Henning Müller-Burzler

Auf den Spuren der
Methusalem-Ernährung

1. Buch

Gesund und allergiefrei

Die Wiederentdeckung der Heil- und Aufbaukräfte
der Nahrung

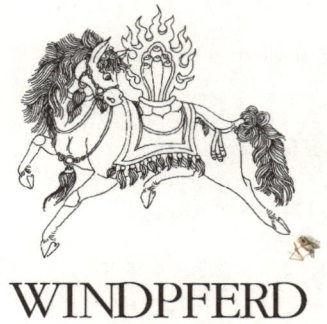

WINDPFERD

In diesem Buch gibt der Autor sein umfangreiches Wissen und seine persönlichen Erfahrungen an den interessierten Leser weiter. Die Informationen sind sowohl zur Weiterbildung gedacht, als auch dazu, größtmöglichen Nutzen aus der Umgestaltung der eigenen Ernährungsgewohnheiten zum Zwecke größeren Wohlbefindens und besserer Gesundheit zu ziehen.

Gleichwohl möchten Autor und Verlag darauf hinweisen, dass die im Buch beschriebene Aufbau- und Entgiftungstherapie unter bestimmten Umständen bei sachgemäßer und bei unsachgemäß übertriebener Anwendung zu starken Entgiftungskrisen mit möglichen Komplikationen führen kann. Deshalb empfehlen wir: Ziehen Sie gegebenenfalls einen Arzt oder Heilpraktiker Ihres Vertrauens zu Rate.

Ihre Gesundheit liegt in Ihren Händen. Autor und Verlag können selbstverständlich keinerlei Haftung für Schäden irgendeiner Art übernehmen, die direkt oder indirekt aus den Empfehlungen und Angaben in diesem Buch entstehen.

3. Auflage 2004
2. stark erweiterte Auflage 2004
© 1998 by Windpferd Verlagsgesellschaft mbH, Aitrang
Alle Rechte vorbehalten
Umschlaggestaltung: Kuhn Grafik, Digitales Design, Zürich
Illustrationen im Innenteil: Helga Damerau
Lektorat: Sylvia Luetjohann
Gesamtherstellung: Schneelöwe, D–87648 Aitrang
ISBN 3-89385-437-1

Printed in Germany

Meinen beiden Söhnen
Manuel und Jonas

Inhalt

KAPITEL 6
DAS GEHEIMNIS DER AUFBAUKRÄFTE

KAPITEL 7
DIE WAHRHEIT IST GANZ EINFACH

KAPITEL 8
GESUND IM SÄURE-BASEN-GLEICHGEWICHT

KAPITEL 9
KRANK DURCH ZUCKER UND WEISSMEHL

KAPITEL 10
DIE BEDEUTUNG DER ROHKOST

KAPITEL 11
DIE NATURGESETZE DER ORDNUNG – DIE TRENNKOST –

KAPITEL 12
DIE RELATIVITÄT DER WAHRHEIT
– ANTHROPOSOPHIE UND HILDEGARD-LEHREN

KAPITEL 13
YIN UND YANG – URKRÄFTE DES LEBENS

KAPITEL 14
DIE BAUSTEINE DER NAHRUNG

KAPITEL 15
DIE HEILKRÄFTE DES AYURVEDA

KAPITEL 16
ALLES WICHTIGE ÜBER ALLERGIEN

KAPITEL 17
DIE ENTSTEHUNG VON DARMPILZEN UND CHRONISCHEN KRANKHEITEN

KAPITEL 18
DIE AUFBAU- UND ENTGIFTUNGSTHERAPIE MIT DER NAHRUNG

KAPITEL 19
DIE PROBLEMATIK DER BINDEGEWEBSENTGIFTUNG

KAPITEL 20
DIE LEBERTHERAPIE

KAPITEL 21
DER WEG ZUR GESUNDHEIT

KAPITEL 22
ERNÄHRUNG FÜR MUTTER UND KIND

KAPITEL 23
„LEBEN KOMMT NUR VOM LEBEN!"

KAPITEL 24
AUSBLICK IN DIE ZUKUNFT

Vorwort zur zweiten Auflage

„Gesund und allergiefrei" ist das erste Buch eines mehrbändigen Gesamtwerkes*, in dem die Wiederentdeckung und Anwendung der **Heil- und Aufbaukräfte der Nahrung** beschrieben werden. Dabei handelt es sich nicht nur um eine spannende Entdeckungsreise in weitgehend unbekannte Ernährungsgeheimnisse, sondern auch um die Beschreibung einer besonders effektiven Heilmethode, mit der man die meisten umwelt- und ernährungsbedingten Stoffwechselstörungen und Erkrankungen erfolgreich behandeln kann.

Spannend auch deshalb, weil die bedeutendsten Erkenntnisse dieses Buches bereits vor 2000 Jahren von Jesus gelehrt wurden. In seinen Ernährungsempfehlungen *(siehe Kapitel 23)* bezog er sich unter anderem auf das Alter von Methusalem, einer biblischen Gestalt, die 969 Jahre alt geworden sein soll, weshalb wir dieser Buchreihe den Titel „Auf den Spuren der Methusalem-Ernährung" gegeben haben. Selbstverständlich kann derzeit wohl kaum jemand sagen, wie sich Methusalem ernährt hat, jedoch steht sein Name vor allem als Metapher für ein großes Geheimnis, das die Menschheit schon immer fasziniert hat. Auch wenn es in diesem Buch in erster Linie um das Gesundwerden und -bleiben mit der Anwendung der Heil- und Aufbaukräfte der Nahrung, der ersten Stufe der so genannten „Methusalem-Ernährung", und einer allgemein gesunden und gut kombinierten Vollwerternährung geht, so wird sich der zweite Band unter anderem mit dem Phänomen des langsameren Alterns beschäftigen.

Zu den wichtigsten Themen dieses Buches gehören die **Regeneration einer geschwächten Verdauungskraft** und die umfassende **Entgiftung des Körpers** von allen abgelagerten Stoffwechselendprodukten und Umweltgiften, insbesondere auch von Schwermetallen, wie zum Beispiel Quecksilber. Gesunde Funktionen des Magens, der Bauchspeicheldrüse und der Leber bezüglich der Gallenbildung sind vor allem deshalb so wichtig, weil die gesündeste Nahrung in unserem Körper zu Gift werden kann, wenn sie nicht richtig verdaut wird. Wie ein roter Faden zieht sich daher eine Botschaft durch das ganze Buch: „Wenn wir uns richtig ernähren und die Heil- und Aufbaukräfte der Nahrung nutzen, können wir dadurch die meisten gestörten Organfunktionen regenerieren und wirklich gesund werden." **Viele Krankheiten und Symptome, wie zum Beispiel Allergien und alle damit in Verbindung stehenden Erkrankungen, Darmpilze und andere chronische Darmbeschwerden, Kopfschmerzen und Migräne, Hyperaktivität und chronische Müdigkeit, entzündliche Muskel- und**

---

*   Hinweise über weitere Veröffentlichungen finden Sie im Schlusswort.

Gelenkbeschwerden sowie Muskelverspannungen, hormonelle Störungen bis hin zu Rheuma und Krebs, können mit dieser Ernährungsweise geheilt oder zumindest gelindert werden.

Wer dieses Buch gelesen hat, verfügt über einen der wichtigsten Schlüssel für ein gesundes Leben. Wirkliche Gesundheit von Körper, Seele und Geist und ein entschlackter Organismus sind aber auch entscheidende Voraussetzungen für einen langsameren Alterungsprozess – ein Geheimnis, das vermutlich schon der alte Methusalem gekannt hat.

Januar 2004, Ihr

Henning Müller-Burbes

Einladung an meine Leser

Wollen Sie gesund und allergiefrei sein? Möchten Sie leistungsstark und widerstandskräftig werden oder bleiben? Und wollen Sie bis ins hohe Alter geistig und körperlich fit bleiben?

– Dann lade ich Sie ein, mich auf meiner Entdeckungsreise in die Heil- und Aufbaukräfte der Nahrung zu begleiten. Sie erfahren, wie Sie mit der Nahrung nicht nur gesund werden und bleiben können, sondern auch, dass bestimmte Lebensmittel geradezu ein Jungbrunnen für Körper und Seele sein können.

„Gibt es einen umfassenden Heilungsweg für die meisten allergischen und chronischen Krankheiten oder ist dies nur ein Wunschtraum von mir?"

Diese Frage stellte ich mir vor über 10 Jahren *(geschrieben 1998)* und heute kann ich mit Gewissheit sagen: Ja, es gibt ihn!

Lange bevor ich die Heil- und Aufbaukräfte der Nahrung entdeckt hatte, war mir eines schon bewusst gewesen: Nur mit Hilfe von natürlichen Heilmethoden würde ich meine eigenen Allergien und körperlichen Beschwerden heilen können. Von einer Heilung würde ich aber erst dann sprechen, wenn ich alle natürlichen Lebensmittel in normalen Mengen essen und verdauen könnte, ohne mit meinen vielen Symptomen auf sie zu reagieren. Außerdem müsste mein Heuschnupfen verschwunden sein und … und … und …!

Nach vielen Jahren des Suchens und Forschens entdeckte ich auf abenteuerliche Art und Weise bestimmte Energien in einigen Lebensmitteln, die alle unsere Körperzellen reaktivieren und jung erhalten können. Ich wusste sofort, dass ich auf ein uraltes Wissen gestoßen war, das viele Jahrtausende vergessen gewesen war! Denn bereits vor zweitausend Jahren empfahl Jesus seinen Jüngern und Anhängern, sich von genau diesen Lebensmitteln zu ernähren[1]. Er nahm sogar Bezug auf unsere biblischen Vorfahren wie **Methusalem**, die noch gewusst haben mussten, wie der Körper mit der Nahrung von allen Giften und Stoffwechselendprodukten befreit und aufgebaut werden kann und dass der Zustand des Bindegewebes ein entscheidender Faktor für die Gesundheit und das Altern des Körpers ist!

Neu ist dieses Wissen um die Gesunderhaltung des Körpers mit lebendigen Lebensmitteln daher keinesfalls! Jedoch fehlen in den alten Überlieferungen die

---

1) Quelle: „Das Friedensevangelium der Essener, Schriften den Essener, Buch 1" von Dr. E. Bordeaux Székely, Neue Erde Verlag, Saarbrücken 2002

notwendigen wissenschaftlichen Erklärungen, wodurch das Wissen in unserer heutigen Zeit überhaupt erst anwendbar wird.

Für mich war es ein großes Abenteuer, die Geheimnisse dieser heilkräftigen Energien der Lebensmittel erneut zu entdecken. Nachdem ich durch die Anwendung dieses Wissens gesund geworden bin und bereits viele Patienten davon profitiert haben, entschloss ich mich, meine Erfahrungen zu veröffentlichen.

Vielleicht geht es Ihnen wie mir in den Jahren vor meiner Genesung!? Auf der Suche nach Heilung oder Ihrer Idealernährung stoßen Sie auf die vielfältigsten Heilmethoden und Ernährungslehren. Die jüngsten Forschungsergebnisse der westlichen Welt interessieren Sie ebenso wie die jahrtausendealten, traditionellen Heilsysteme ferner Kulturen. Sie probieren viel aus und am Ende bleiben Sie vielleicht einer Richtung treu oder Sie praktizieren eine Kombination aus verschiedenen Richtungen.

Viele Wahrheitssucher wissen jedoch bei dieser Fülle von unterschiedlichsten und scheinbar widersprüchlichen Aussagen und Lehren oft nicht, wie sie die einzelnen Erkenntnisse in ihr Leben integrieren können.

Ich stelle Ihnen daher die für mich wichtigsten Ernährungssysteme und -lehren verschiedener Länder vor und werde die jeweiligen Wahrheitskerne herausarbeiten und miteinander verbinden. Gemeinsam mit den von mir wiederentdeckten Aufbaukräften der Nahrung entsteht dadurch ein Ernährungssystem, in dem nicht nur alle lebensnotwendigen Inhaltsstoffe, sondern auch die unterschiedlichsten feinstofflichen Energien berücksichtigt werden.

Ich selbst war einige Jahre lang ein starker Multiallergiker mit extremen Unterfunktionen des Magens und der Bauchspeicheldrüse. Durch die praktische Anwendung dieses Heilungsweges wurde ich innerhalb eines Jahres zunehmend gesünder und war nach zirka 1½ bis 2 Jahren endgültig von der letzten Allergie befreit.

Sie können genauso wie ich diesen Weg der Heilung gehen. Alle allergischen und erworbenen chronischen Krankheiten und Symptome und sogar die meisten akuten Infektionskrankheiten können Sie mit diesem Heilungsweg über die Ernährung heilen oder zumindest lindern. Eine Heilung von Allergien bedeutet für mich, dass sie nicht mehr vorhanden sind und dass Sie im Falle von Nahrungsmittelallergien wieder alles essen können, ohne allergisch zu reagieren.

Ich beschreibe verschiedene Ernährungsstufen, die Sie ganz langsam steigern können, um mit zunehmend gesünderen und besseren Lebensmittelkombinationen Ihren Körper zu entgiften, aufzubauen und zu heilen. Keinesfalls sollte man seine gewohnte Ernährungsweise radikal verändern! Denn der Körper und die Seele des Menschen brauchen viel Zeit, um einerseits zu entgiften und um sich andererseits an das neue „Energieniveau" zu gewöhnen.

Wer sich nach einigen Jahren letztendlich entschließen sollte, die letzten Stufen dieses Systems zu erklimmen, wird auf eine phantastische Art und Weise für diese

„Anstrengungen" belohnt werden[2]! Der Schlüssel des Lebens und der Langlebigkeit war viele Jahrtausende ein großes Geheimnis, er wird jedoch im 3. Jahrtausend allen Menschen wieder zur Verfügung stehen.

Bei Kindern und Babys lassen sich die beschriebenen Aufbau- und Heilungskräfte bestimmter Lebensmittel aus später genannten Gründen nur teilweise anwenden, so dass bei ihnen eine Heilung von schweren allergischen und anderen chronischen Krankheiten oft nur mit zusätzlichen Naturheilmitteln möglich ist. Mehr dazu habe ich in dem praktischen Ratgeber „Das Handbuch für Allergiker" veröffentlicht *(siehe Anhang)*. Außerdem gehe ich im Schlusswort kurz darauf ein.

Mit diesem Buch halten Sie daher alle notwendigen Informationen in den Händen, mit denen Sie ohne Hilfe eines Therapeuten durch die Nahrung gesund werden und bleiben können.

Bevor Sie nun das erste Kapitel zu lesen beginnen, möchte ich noch ein paar Worte zum Stil und Aufbau dieses Buches sagen.

Meine Entdeckungsreise in die Aufbaukräfte der Nahrung schreibe ich so, wie ich sie selbst erlebt habe, so dass Sie alles von Beginn an miterleben und genauso wie ich in dieses Wissen hineinwachsen können.

Um den Inhalt dieses Sachbuches interessanter zu gestalten und ein wenig aufzulockern, habe ich neben einigen autobiographischen Erlebnissen auch fiktive Elemente eingebaut. Bis auf die Zukunftsprojektionen und die frei erfundenen Dialoge mit Anna-Maria und Jonathan habe ich jedoch alles Beschriebene wirklich erlebt. Der Inhalt dieser und aller anderen Gespräche entspricht daher voll und ganz meinen Erfahrungen und meinem derzeitigen Wissensstand.

Zum inhaltlichen Aufbau sei gesagt, dass ich **in den ersten sechs Kapiteln** meine Entdeckungsreise schildere, in der ich die wichtigsten Erkenntnisse dieses Buches sammelte.

In den Kapiteln 8 bis 15 gehe ich dann ausführlicher auf die verschiedenen Ernährungssysteme und -philosophien sowie die Bedeutung der wichtigsten Inhaltsstoffe und feinstofflichen Energien der Nahrungsmittel ein.

Im siebten Kapitel und ab Kapitel 16 beginnt der eigentliche Hauptteil des Buches. Hier erfahren Sie, wie chronische Krankheiten und Allergien entstehen und wie diese mit bestimmten Lebensmitteln geheilt oder gelindert werden können.

---

2) Diese höheren Stufen werden ausführlich im Folgebuch von „Gesund und allergiefrei" beschrieben *(siehe auch das Schlusswort)*.

Nun wünsche ich Ihnen viel Spaß beim Lesen und dass Sie durch dieses Buch neue Erkenntnisse sammeln, die Ihr Leben bereichern und vor allem Ihrer Gesundheit dienen.

Frühjahr 1998, Ihr

KAPITEL 1

Ein überraschendes Ergebnis

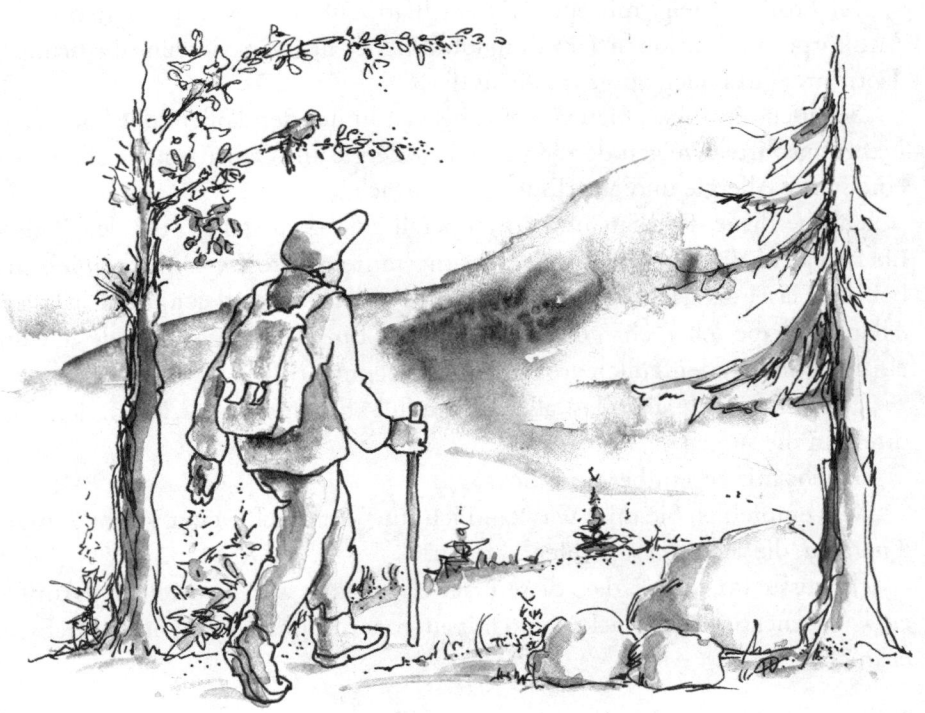

Der Beginn eines langen Weges

Ein überraschendes Ergebnis

Es war im Herbst 1990. Ich stehe vor einem Professor für allergische Erkrankungen. Eine Woche zuvor bin ich zu ihm gegangen, um mich auf mögliche Nahrungsmittelallergien untersuchen zu lassen. Dafür hatte man mir Blut abgenommen, das auf spezifische Antikörper[3], auf so genannte Immunglobuline E[4] untersucht wurde. Nun lag das Ergebnis vor. Dass ich auf verschiedene Blüten- und Gräserpollen allergisch reagierte, wusste ich ja schon. Den Heuschnupfen hatte ich seit meiner frühesten Kindheit. Man sagte immer, ich hätte ihn von meinem Vater geerbt, der ebenfalls darunter litt. Heute weiß ich, dass man Anlagen zwar vererben kann, diese jedoch nur unter bestimmten Umständen in Erscheinung treten. Und diese Umstände lassen sich sehr wohl beeinflussen!

Der Professor zeigt mir ein DIN-A4-Blatt, auf dem die Intensitäten bestimmter Antikörperproduktionen (Immunglobuline E) auf verschiedene Nahrungsmittel, Tierhaare und Pollen ausgedruckt sind:

„Schauen Sie, die Zahlen von eins bis vier hinter den Pollen, den Tierhaaren und Nahrungsmitteln zeigen den Grad einer Allergie an. Dabei kennzeichnet eine Vier eine starke Allergie und eine Eins eine schwache."

Ich überfliege das Blatt und sehe überall eine Zahl stehen, bei den Pollen sogar überwiegend Vieren und bei den Nahrungsmitteln viele Zweien, aber auch eine Drei bei der Haselnuss. Ich bin überrascht und schockiert zugleich, denn mit so vielen Allergien habe ich nicht gerechnet. Von 35 Einzelergebnissen finde ich nur eine einzige Null bei den Pollen von einem Blumenmix.

„Ja, dann bin ich ja auf fast alles allergisch!?" Fassungslos blicke ich dem Professor direkt in die Augen.

Er steht mir gegenüber und nickt.

„Was empfehlen Sie mir? Was kann ich tun?" frage ich weiter. „Gibt es irgendeine Therapie, die Sie mir empfehlen können?"

Ich wusste im voraus, dass diese Frage überflüssig war. Seine einzige Antwort war ein verlegenes Schulternzucken und mit ein paar mitfühlenden Worten verabschiedete er mich.

---

3) **Antikörper** sind körpereigene Abwehrkörper, die in bestimmten weißen Blutkörperchen, den so genannten Plasmazellen, gebildet und ins Blut ausgeschüttet werden.

4) **Immunglobuline** sind spezifische Antikörper, die in Abhängigkeit von ihrer Struktur und ihren Funktionen in verschiedene Klassen eingeteilt werden. Die Immunglobuline der Klasse E, kurz IgE, sind dabei typisch für die häufigste Allergieform, die so genannte Soforttyp-Allergie, bei der es in nur wenigen Sekunden bis Stunden zu den allergischen Reaktionen kommt.

Nun war ich mir sicher: Ich war zu einem Multiallergiker geworden und all diese Allergien waren der Ausdruck meines körperlichen und seelischen Zustandes.

Besonders in den letzten Jahren meiner Heilpraktikerausbildung erhärtete sich in mir der Verdacht, dass ich einige Allergien gehabt haben müsste. Deswegen wollte ich es schwarz auf weiß haben.

Getestet wurden die Antikörperkonzentrationen auf relativ eiweißhaltige Lebensmittel. Am stärksten war ich auf Haselnüsse allergisch. Nun verstand ich auch, woher das merkwürdige Jucken in Mund und Rachen kam, wenn ich Haselnüsse aß. Besonders stark war dieses Symptom bei rohen Haselnüssen, bei denen sogar die Bindehäute der Augen mitreagierten und ebenfalls zu jucken begannen. Am zweitstärksten reagierte ich auf das Eiweiß von Hühnereiern und Weizen, gefolgt von Mandeln, Milch und Roggen. Außerdem hatte man mich noch auf Erdnüsse, Sojaeiweiß, Dorsch, Schellfisch und Erbsen untersucht. Auf alles reagierte ich allergisch. Ich tröstete mich mit dem Gedanken, dass ich wahrscheinlich auf Gemüse, Kartoffeln und die meisten Obstsorten kaum oder gar nicht reagieren würde, denn beim Verzehr dieser Lebensmittel beobachtete ich bei mir körperlich wie psychisch nur geringe oder keine Symptome. Bei den Zitrusfrüchten und bei konventionell angebauten Bananen hatte ich jedoch meine Bedenken. Ich aß sie daher nur selten und wenn, dann nur biologisch angebaute Früchte.

Die Antikörperproduktionen auf Backhefe, Nährhefe und den raffinierten Zucker sind zwar zur damaligen Zeit nicht überprüft worden, jedoch gehörten diese Produkte neben den Haselnüssen aufgrund meiner körperlichen Reaktionen zu den stärksten Allergenen[5]. Zwei Jahre später konnte ich diese Allergien dann mit unseren eigenen Untersuchungen nachweisen.

Interessant an dem Testergebnis war, dass ich auf alle untersuchten Lebensmittel allergisch reagierte. Dabei fiel mir auf, dass ich die getesteten Lebensmittel auch innerhalb des letzten Jahres gegessen hatte. Entweder aß ich sie regelmäßig, wie zum Beispiel Weizen, Roggen, Mandeln und einige Milchprodukte, oder ich verzehrte sie zumindest hin und wieder, wie die Erdnüsse oder das Sojabohneneiweiß in Form von Tofu. Im vergangenen Jahr hatte ich auch einige Male Fisch und Eier gegessen, unter anderem Dorsch und Schellfisch. Ich reagierte also auf all diese Nahrungsmittel, die ich zumindest einmal im letzten Jahr gegessen hatte, allergisch.

Eine Allergie kann daher nur entstehen, wenn man mindestens einmal mit der allergieauslösenden Substanz Kontakt gehabt hat und sie bei diesem Kontakt vom Immunsystem nicht richtig überwunden werden konnte.

---

5) Als Allergen bezeichnet man eine Substanz, die in einem Organismus eine Allergie auslöst.

Im Normalfall werden alle körperfremden Substanzen von bestimmten Antikörpern und weißen Blutkörperchen sowie von speziellen körpereigenen Enzymen gebunden, gefressen und vernichtet. Wird diese normale Abwehrreaktion überfordert oder ist das Immunsystem geschwächt, produzieren bestimmte Abwehrzellen vermehrt spezifische Antikörper, um die Eindringlinge vorerst zu binden. Der Körper merkt sich jedoch diese erste übermäßige Belastung und reagiert beim nächsten Kontakt mit demselben Eindringling sicherheitshalber mit einer überschießenden Antikörperreaktion und entsprechenden Ausschüttungen von Hormonen und hormonähnlichen Substanzen. Diese überschießende Reaktion mit den vielen möglichen Symptomen nennt man dann Allergie *(ausführlicher in den Kapiteln 5, 7 und 16).*

Allergien auf Fleisch hatte man bei mir merkwürdigerweise nicht untersucht. Da ich seit acht Jahren auch kein Rinder- oder Schweinefleisch mehr gegessen hatte, hätte man höchstwahrscheinlich auch keine Antikörperbildungen auf diese Nahrungsmittel feststellen können.

Ich war also ein Multiallergiker! Zu der Zeit war ich mir bereits sicher, dass alle meine Allergien in einer direkten Beziehung zu meiner Verdauungsschwäche standen!

Acht Jahre waren vergangen, seitdem ich 1982 mit 19 Jahren bei der Bundeswehr Vegetarier geworden bin. Damals befand ich mich auf dem Höhepunkt meiner körperlichen Gesundheit und Leistungsfähigkeit und der Vegetarismus hatte diese anfangs noch gesteigert. In der Zwischenzeit war allerdings viel geschehen. Denn nur wenige Jahre später war von dieser Kraft nicht mehr viel übrig geblieben: Ich war ständig müde und blass. Häufig war mir schlecht. Ich konnte kaum noch etwas essen, ohne dass ich mich nicht gleich danach unpässlich und voll fühlte. Zeitweilig plagten mich sogar mehr oder weniger starke Magenschmerzen. Blähungen und Stuhlbeschwerden gehörten zur Tagesordnung. Meine Atemwege waren verschleimt und darüber hinaus hatte ich neben meinem starken Heuschnupfen jeden Morgen nach dem Aufwachen eine laufende Nase. Meine Augenlider waren ständig geschwollen. Am schlimmsten waren jedoch die chronische Müdigkeit, die Konzentrationsschwäche und eine zeitweilige Vergesslichkeit. Lernen fiel mir ungeheuer schwer. Psychisch war ich äußerst labil, hypersensibel und nur wenig belastbar.

Wegen dieser Symptome hatte ich in den letzten Jahren vor dem Allergietest einige Ärzte und Heilpraktiker aufgesucht. Komischerweise konnte keiner dieser Therapeuten jemals etwas finden. Denn meine Blut- und Urinbefunde waren angeblich immer normal gewesen. Dennoch begab ich mich zwei Jahre lang in die Hände einer Heilpraktikerin, die meine Symptome mit homöopathischen Mitteln zu heilen versuchte – jedoch ohne Erfolg.

Vielleicht fragen Sie sich jetzt, wie es denn möglich sein konnte, dass keiner dieser Therapeuten einen Verdacht auf Nahrungsmittelallergien gehabt hatte!? Dazu muss man wissen, dass ich den Allergietest beim Allergologen in einer Zeit machen ließ, als man in Deutschland auch unter den Medizinern gerade erst begann, über die stark zunehmende Zahl von Allergikern nachzudenken. Die meisten deutschen Ärzte und Heilpraktiker waren in den 80er Jahren mit dieser Thematik noch nicht intensiv genug vertraut gewesen und daher oft überfordert. Nur ganz wenige konnten die häufig verschwommenen Krankheitsbilder der Allergien und Darmpilzerkrankungen diagnostizieren und noch weniger hatten einen vernünftigen Therapieansatz. Zu Beginn der 90er Jahre sah diese Situation bereits ganz anders aus. In allen naturheilkundlichen Fachzeitschriften entwickelten sich die Allergien und Pilzerkrankungen zu Dauerthemen und immer mehr Bücher werden seitdem über diese Erkrankungen geschrieben. Heute würden daher die meisten Ärzte und Heilpraktiker bei meinen damaligen Symptomen an Allergien und Darmpilzerkrankungen denken.

Auch wenn es mir im Jahre 1990, acht Jahre nach meiner Zeit als Wehrpflichtiger, schon wieder ein wenig besser ging als in den ersten Jahren nach der Bundeswehr, so war ich trotzdem noch immer ein starker Multiallergiker.

Aber wie war es zu diesem Krankheitsbild gekommen, denn als 19-jähriger erfreute ich mich ja bis auf meinen Heuschnupfen noch bester Gesundheit?

Machen wir daher einen kleinen Zeitsprung zurück in die Vergangenheit und beginnen meine Reise dort, wo sie im Jahre 1982 ihren schicksalhaften Anfang nahm.

KAPITEL 2

Die Bedeutung des Salzes

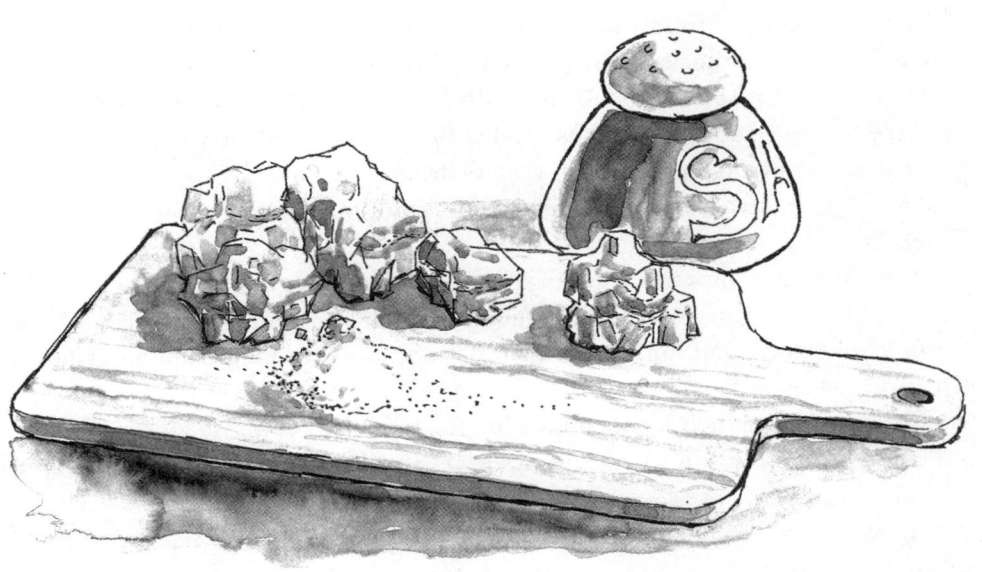

Das Salz des Lebens

Die Bedeutung des Salzes

Etwas unruhig betrachte ich die Gruppe von Männern, die vor der Kantinentheke steht und sich das Essen abholt. Denn mitten in der Reihe steht ein Mann, der meine Aufmerksamkeit geweckt hat. Er ist vielleicht 1,80 Meter groß, schlank und hat graublonde Haare. Er strahlt Autorität aus. Jedoch scheint diese mehr von der Uniform und seinem Dienstrang auszugehen als von seiner inneren Persönlichkeit, die einen durchaus sympathischen Eindruck auf mich macht. Wie jeder andere Soldat nimmt er sich einen Teller, allerdings einen Suppenteller, und lässt ihn sich von einer Küchenfrau mit Milch auffüllen. Er schaut kurz in die Runde und geht dann schnurstracks auf mich zu. Neben mir ist noch ein Platz frei und ich ahne schon, was sein Ziel ist!

„Mahlzeit, ist der Platz hier noch frei?"

Ein wenig überrascht wegen seiner unerwarteten Freundlichkeit begrüße ich ihn etwas unsicher mit einem angedeuteten militärischen Handzeichen an der Schläfe und nicke ihm einladend zu.

Der Generalmajor nimmt neben mir Platz und öffnet eine kleine Tüte mit einer Mischung aus Haferflocken, Rosinen und Nüssen, die er zur Hälfte in die Milch hineinschüttet. Er ist der ranghöchste Offizier dieser Wehrübung und ich hatte in meiner einjährigen Laufbahn als Wehrpflichtiger weder einen diensthöheren Offizier gesehen noch mit einem persönlich gesprochen.

„So, Sie essen kein Fleisch?" Dabei schaut er mit interessiertem Blick auf meinen Teller.

„Nein, seit ungefähr einem Vierteljahr bin ich Vegetarier."

Ich spüre, wie mein Herz vor Aufregung zu rasen beginnt. Was würde das für ein Gespräch werden? Und hoffentlich hat er Verständnis für meine unkonventionelle Ernährungsweise!

„Es ist doch sicherlich nicht einfach für Sie, sich hier bei uns so zu ernähren?"

Seine Frage verblüfft mich ein zweites Mal, zumal er ungewöhnlich offen mit mir zu reden beginnt.

„Ja, da haben Sie vollkommen Recht. Es ist jedoch nicht die praktische Durchführung, die mir schwer fällt, sondern es sind vielmehr einige meiner Kameraden und direkten Vorgesetzten, die für diese Ernährungsweise kein großes Verständnis aufbringen."

„Ja, das kann ich mir denken. Ich treffe übrigens sehr selten Vegetarier bei der Bundeswehr."

Schweigend sitzen wir nebeneinander und essen unser Mittagsmahl.

Noch heute muss ich über das seltsame Bild schmunzeln: Ein Generalmajor sitzt neben einem Gefreiten, wobei der Offizier ein Hafermüsli mit Milch isst und der einfache Soldat Kartoffeln mit Gemüse und Soße.

Und dann wage ich es, ihm eine Frage zu stellen, die mir schon seit einigen Minuten auf der Zunge liegt:

„Entschuldigen Sie, ... ernähren Sie sich denn auch vegetarisch?"

„Ja, überwiegend. Hin und wieder esse ich jedoch auch Fleisch, wenn es sich nicht anders einrichten lässt. Ansonsten esse ich alles. Man kann sonst sehr schnell Mangelerscheinungen bekommen."

Seine Antwort macht mich ein wenig nachdenklich, da ich seit wenigen Wochen kaum noch Milchprodukte verzehre und mich daher zunehmend vegan[6], also ohne tierisches Eiweiß ernähre. „Glauben Sie denn, dass man Milch oder Milchprodukte unbedingt braucht, um sich als Vegetarier ausgewogen zu ernähren?"

Ich bin gespannt auf seine Antwort.

„Ich denke schon. Die vegetarische Ernährungsweise mit Milchprodukten hat sich auf jeden Fall bewährt. Ich persönlich würde die Milchprodukte aus meiner Ernährung jedenfalls nicht weglassen. – Essen Sie denn keine Milchprodukte?"

„Nein, kaum noch. Ich bin davon überzeugt, dass die Milch nur für Säuglinge bestimmt ist und dass sie für erwachsene Menschen keine ideale Nahrung darstellt."

Da ich damals keineswegs aus gesundheitlichen Gründen Vegetarier geworden war, hatte ich auch die Milchprodukte aus eher ethischen Motiven in meiner Ernährung reduziert.

„Nun ja, da mag etwas Wahres dran sein. Aber ganz so philosophisch würde ich die Sache nicht betrachten, denn es gibt bestimmte Nährstoffe, die wir sehr gut mit den Milchprodukten zuführen können und die den reinen Veganern sonst fehlen könnten. Ich denke dabei vor allem an das Vitamin B_{12}, aber auch an Vitamin D und Kalzium."

Mit diesen Worten schob er mit dem Löffel die letzten Reste auf seinem Teller zusammen, um sie dann zu essen. Danach stand er auch schon auf und wünschte mir noch alles Gute für meine Zukunft.

Welch eine Begegnung! Hätte ich die indirekten Warnungen des Offiziers ernst genommen, wäre ich vielleicht drei Jahre später nie so krank gewesen. Auf der anderen Seite hätte ich dann aber auch nie so intensiv nach einer Ernährungsweise gesucht, die sich als Heilungsweg für die meisten chronischen und allergischen Krankheiten entpuppen sollte und darüber hinaus unseren Körper entgiften und gesund erhalten kann.

---

6) Veganer sind Vegetarier, die auch auf Milchprodukte und Eier verzichten.

Antisalzpropaganda mit fatalen Folgen

Während der Bundeswehrzeit wurde ich also Vegetarier. Den Anstoß dazu gab mir letztendlich ein Buch, in dem die Vorteile der vegetarischen Ernährungsweise beschrieben werden. Nicht erwähnt werden in diesem Buch allerdings die möglichen Mangelzustände, die bei einer einseitigen oder ungesunden vegetarischen Kost entstehen können. Und wie es das Schicksal wollte, machte ich mit einer Zielstrebigkeit ohnegleichen in den nächsten drei Jahren alle notwendigen Fehler, um auch ja keinen für Vegetarier kritischen Nährstoffmangel (Vitamine, Mineralien und hochwertiges Eiweiß) auszulassen.

In diesen ersten drei Jahren orientierte ich mich fast ausschließlich nach den Lehren von einem schweizerischen und drei deutschen Ernährungswissenschaftlern, die alle vier zugleich auch Ärzte waren oder noch sind. In Deutschland sind sie vor allem durch ihre Bücher über die vegetarische Vollwertkost, die Rohkosternährung und den Frischkornbrei bekannt geworden.

Ich ernährte mich daher nach deren Empfehlungen und aß viel rohes Getreide, viele Salate, rohes und gedünstetes Gemüse, Obst, Nüsse und Ölsamen. Da keiner von ihnen ein ausgesprochener Liebhaber von Milchprodukten war beziehungsweise ist, reduzierte ich auch alle Milchprodukte in meiner Ernährung.

Das Salz findet bei ihnen ebenfalls keine große Beachtung, so dass es in ihren Ernährungsempfehlungen äußerst sparsam und höchstens als Gewürz verwendet wird. In den Büchern des schweizerischen Arztes und Ernährungswissenschaftlers Dr. med. Ralph Bircher fand ich diese ablehnende Einstellung gegenüber dem Salz am ausgeprägtesten. Dort behauptet er, dass der tatsächliche Salzbedarf eines erwachsenen Menschen nicht drei bis fünf Gramm, sondern nur ein halbes Gramm betragen würde. In seinem Buch „Geheimarchiv der Ernährungslehre" *(siehe Literaturverzeichnis)* bezieht er sich unter anderem auf ein Volk auf Neuguinea, dessen Stammesangehörige täglich nicht mehr als 0,1 Gramm Salz pro Person zu sich nehmen. Diese Menschen lebten allerdings zu 80 bis 90 % von einer sehr eiweißarmen Süßkartoffelart (Bataten) mit einem Eiweißgehalt von nur 1,1 %. Der Rest der Nahrung bestand ebenfalls aus pflanzlichen Lebensmitteln. Die Gesamteiweißzufuhr mit dieser Ernährung ist so gering (15 bis 20 Gramm pro Tag), dass für die Eiweißverdauung nur wenig Magensäure und eiweißspaltende Verdauungsenzyme notwendig sind.

Wer hingegen von Nüssen, Ölsamen[7], Getreide, Hülsenfrüchten oder eiweißreichen tierischen Produkten (Fleisch, Fisch, Eier, Käse etc.) leben möchte, braucht schon deutlich mehr Magensäure und eiweißspaltende Verdauungsenzyme, da diese

---

7) Zu den Ölsamen gehören alle öl- bzw. fetthaltigen Samen, wie zum Beispiel Sonnenblumenkerne, Sesamsamen, Mohnsamen oder Leinsamen.

Lebensmittel bis zu 38 % Eiweiß enthalten können. Nüsse und Ölsamen haben zum Beispiel zwischen 13 und 27 % Eiweiß, die frische Kokosnuss allerdings nur 4,2 %. Aber auch das Getreide und getreideähnliche Samen können bis zu 14 % und mehr Eiweiß enthalten. Für die Verdauung von eiweißreichen Lebensmitteln benötigt man daher wesentlich mehr Magensäure und Verdauungsenzyme als zur Verdauung von eiweißarmen Lebensmitteln, wie Obst, Gemüse oder Kartoffeln.

Eine der wichtigsten Bedingungen für eine optimale Magensäurebildung ist eine ausreichende Menge Salz (Natriumchlorid) im Körper. Es besteht nämlich eine direkte Abhängigkeit zwischen der Magensäurebildung und der Salzmenge im Körper. Ich werde gleich darauf zurückkommen.

Ist die Magensäureproduktion zum Beispiel aufgrund eines Natriumchlorid-mangels verringert, können natürlich nur eiweißarme Lebensmittel optimal verdaut werden. Daher sind in der Regel die meisten vegetarischen Ernährungsformen, die wenig oder gar kein zusätzliches Salz enthalten, auch relativ eiweißarm.

Die große Bedeutung dieses Zusammenhangs und meine späteren Erkenntnisse, dass nicht nur Allergien und Darmpilzerkrankungen, sondern auch viele andere Krankheiten und Symptome mit einer geschwächten Verdauungskraft (Magensäure-, Gallensaft- und Verdauungsenzymmangel) in Verbindung stehen können, werde ich in diesem Buch ausführlich beschreiben *(siehe die Kapitel 5, 7, 16 und 17)*.

Ich nahm also in meiner damaligen Unwissenheit die Aussagen von Bircher und den drei deutschen Autoren sehr ernst und machte einen folgenschweren Fehler: Ich reduzierte meinen Salzverzehr drastisch und ein Jahr später, ich war gerade 21 Jahre alt, aß ich gar kein zusätzliches Salz mehr. Ab und zu aß ich neben meinem rohen Getreide zwar auch Brot, aber immer nur selbstgebackenes – und alles ohne Salz.

Anfangs ging es mir ausgesprochen gut. Ich fühlte eine innere Freiheit, die ich zuvor nicht gekannt hatte. Und körperlich erlebte ich eine sportliche Fitness, die auch ohne viel Training aufrechterhalten blieb. Nach wenigen Monaten ließ meine Leistungskraft jedoch schlagartig nach. Milchprodukte hatte ich seit meiner Bundeswehrzeit aus eher ideologischen Gründen kaum noch gegessen. Nun änderte sich die Situation: Ich vertrug sie nicht mehr. Einerseits verschleimten durch den gelegentlichen Verzehr von Milchprodukten meine Atemwege und andererseits reagierte ich stärker mit meinem Heuschnupfen.

„Ich werde halt sensibler", dachte ich damals. In einigen Büchern hatte ich von ähnlichen Erfahrungen gelesen. Wer seine Ernährung auf Rohkost umstellt, so heißt es da, kann irgendwann diese „großen Mengen" an Fleisch, Fisch oder Milchprodukten nicht mehr vertragen. Es handle sich dabei um eine ganz natürliche Anpassung – eine verhängnisvolle Behauptung, die keinesfalls stimmt!

Man wird zwar sensibler, was gesunde Lebensmittel betrifft, wenn man das nicht vorher schon war. Wer jedoch wirklich gesund ist, kann auf jeden Fall alles essen und verdauen, also auch größere Mengen Fleisch, Milch oder gekochte Hülsenfrüchte. Die Sensibilität betrifft vor allem die Feinsinnigkeit, das Körpergefühl und die Psyche des Menschen. Wenn man zum Beispiel jahrelang kein Fleisch gegessen hat und der Körper durch eine gesunde, vegetarische Vollwertkost entsäuert worden ist, dann spürt man in der Regel die stark übersäuernden Eigenschaften von Fleisch, Fisch oder Eiern *(siehe Kapitel 8)*.

Ebenfalls wird man sich nach dem Fleischverzehr seelisch und körperlich geerdeter *(siehe Kapitel 3)* fühlen als nach der gleichen Menge Nüsse oder Ölsamen. Da man jedoch als erwachsener Mensch in einer reichhaltigen Mahlzeit nicht nur 100 Gramm Fleisch oder Fisch isst, sondern oft sogar zwei- bis dreihundert Gramm, muss man natürlich eine gute Eiweißverdauung haben.

Auch wenn alle tierischen Nahrungsmittel keine idealen Lebensmittel für den Menschen darstellen, kann ein Mensch mit einer gesunden Verdauungskraft nicht nur mehrere hundert Gramm Fisch oder Fleisch auf einmal essen, sondern ebenfalls Milchprodukte, ohne dass die Atemwege verschleimen oder andere Symptome auftreten, die sich sonst infolge einer geschwächten Verdauungskraft entwickeln.

Deshalb kann ein gesunder und verdauungsstarker Mensch alle natürlichen Lebensmittel essen und verdauen!

Dieses Wissen hatte ich aber erst viele Jahre später. Somit gab ich mich mit der irreführenden Aussage der angeblich natürlichen Entwicklung von Unverträglich-keiten gegenüber tierischem Eiweiß bei einer Ernährung mit vegetarischer Rohkost zufrieden. Ich fühlte mich durch sie sogar bestärkt und aß seitdem erst recht kein tierisches Eiweiß, also auch keine Milchprodukte mehr.

Es verging kein halbes Jahr, bis ich Schwierigkeiten mit der Verdauung von Nüssen und Ölsamen, wie Mandeln, Haselnüssen, Sesamsamen oder Sonnenblumenkernen, bekam. Sie lagen wie Steine in meinem Magen und es entwickelten sich zunehmend die allergischen Symptome. Mit dem Getreide erging es mir ähnlich. Ich vertrug es ebenfalls immer schlechter, so dass meine Mahlzeiten automatisch immer kleiner wurden.

Nun wurde mir diese Situation doch unheimlich. Zwar erleichterte das Weglassen der Nüsse und Ölsamen und die Reduktion der Getreidemenge meine Situation wieder einmal, dafür kam jedoch ein anderes Problem hinzu: Mich quälte ein immer stärker werdender Hunger. Die Bedeutung von notwendigen Kalorien (Joule) und hochwertigem Eiweiß *(siehe Kapitel 10)* wurde mir in dieser Zeit immer bewusster. Die Intensität meiner körperlichen Beschwerden nahm in den folgenden Monaten in erschreckender Geschwindigkeit zu und erreichte 1986 im Alter von 23 Jahren den absoluten Höhepunkt.

Seit über vier Jahren hatte ich streng nach den Ratschlägen von Bircher und den drei deutschen Ernährungsforschern gelebt und wurde zusehends zu einem körper-

lichen Wrack. Irgendetwas stimmte da nicht! Allerdings praktizierte ich die Ernährungsratschläge der Autoren „einhundertfünfzigprozentig". Um es besonders gut
zu machen, hatte ich seit fast drei Jahren kaum noch Salz gegessen und verzichtete
auch überwiegend auf erhitzte Lebensmittel. Anstelle der empfohlenen drei Esslöffel
Frischkorngetreide täglich aß ich anfangs sogar zwei- bis dreihundert Gramm.

Ich fragte mich damals, ob meine vielen Symptome nun physisch oder psychisch
bedingt waren. Dabei dachte ich vor allem an die Wechselbeziehungen zwischen
Körper und Seele. Nach einigen Überlegungen war ich mir jedoch sicher, dass meine
Symptome ausschließlich durch körperliche Stoffwechselstörungen und irgendwelche
Mangelzustände bedingt sein mussten. Aber wo sollte ich ansetzen? Ich wusste nur
eines: Vier Jahre zuvor ging es mir relativ gut, dann wurde ich Vegetarier und änderte
meine vegetarische Ernährungsweise in dieser Zeit mehrmals. Wenn sich mein Gesundheitszustand durch meine Ernährungsweise so stark verschlechtert hatte, dann
müsste er sich auch mit einer richtigen Ernährung wieder verbessern lassen! Um mich
heilen zu können, musste ich aber erst einmal herausfinden, was mir fehlte. Dann
musste ich einen Weg finden, wie man die „Schäden" wieder repariert.

Das Salz –
eines der wichtigsten Lebensmittel

Auf der Suche nach Wahrheit und Heilung hatte ich in den letzten drei Jahren
begonnen, alle mir zugänglichen Veröffentlichungen über die bedeutendsten Ernährungsrichtungen zu studieren, die ich auf dem deutschsprachigen Büchermarkt
auftreiben konnte. Die Trennkost nach Dr. Hay *(siehe Kapitel 11)* bereicherte meine
Rohkosternährung enorm, denn durch die besseren Kombinationen der Lebensmittel
fühlte ich mich eindeutig wohler und hatte anfangs auch geringere Verdauungsbeschwerden. Sie wurde daher für mich zu einer grundsätzlichen Ernährungsform, die
ich bei allen Ernährungsvarianten beibehielt, egal ob bei Rohkost oder erhitzter Kost,
der Befolgung der Makrobiotik oder der Ayurveda-Lehre.

Ansonsten konnte mich jedoch keine der vielen Richtungen mehr überzeugen als
die Gesundheitslehren von Bircher und der drei deutschen Ärzte. Für mich war der
Vegetarismus mit lebendigen, rohen Lebensmitteln einfach das Höchste. Dennoch
lernte ich sehr viel durch all die verschiedenen Ideologien und trotz meiner starken
Fixierung auf die Rohkost veränderte sich in mir ganz allmählich der Wahrheitsbe-
griff. Mir wurde klar, dass die Wahrheit immer relativ ist, je nachdem, von wo aus
man eine Sache betrachtet.

Am meisten beschäftigte ich mich mit der japanischen Makrobiotik und der indischen Ayurveda-Lehre. Faszinierend an beiden Systemen ist die Einbeziehung bestimmter biologischer beziehungsweise feinstofflicher Energien, die bei unseren westlichen, überwiegend naturwissenschaftlich ausgerichteten Ernährungsforschungen völlig fehlen.

Im Gegensatz zu den westlichen Forschungsergebnissen basieren die Makrobiotik und der Ayurveda auf eher geistigen Philosophien, die alle Ebenen des menschlichen Lebens mit einbeziehen *(siehe die Kapitel 13 und 15)*. In der Praxis lassen sich dennoch zumindest die ayurvedischen Erkenntnisse sehr gut mit unseren modernen ernährungswissenschaftlichen Ergebnissen kombinieren.

Die Makrobiotik stellte hingegen eine große Herausforderung für mich dar, denn bei ihr ist fast alles anders als bei den Rohkostpionieren des Westens. Nur eines haben sie gemeinsam: Tierisches Eiweiß wird auch bei den Makrobioten sehr eingeschränkt verzehrt, weshalb die Makrobiotik ebenfalls als eine vegetarische Ernährungsrichtung eingestuft werden kann. Zwei Jahre vertiefte ich mich in die Welt des Yin und Yang und verschlang die Bücher von Georges Ohsawa, dem Begründer der Makrobiotik, seinem Schüler Michio Kushi und anderen Autoren *(siehe Kapitel 13)*.

Nachdem ich nun davon ausging, dass mir irgendetwas in meiner Ernährung gefehlt hatte, war ich bei Ohsawa genau an der richtigen Adresse. Denn er war geradezu ein Salzliebhaber. Seine Bücher öffneten meine einseitig ausgerichtete Blickrichtung und konfrontierten mich ständig mit dem Salz. – Und irgendwann war der Groschen gefallen und ich stieß auf einmal bei allen Ernährungsrichtungen der alten Kulturen auf die Bedeutung des Salzes, so, als ob ich diese Stellen in den letzten Jahren nie gelesen hätte. Ich hatte sie überlesen, da mein Bewusstsein durch die starke Beeinflussung mit den Antisalzthesen nicht offen für sie gewesen war.

In der indischen, tibetischen, chinesischen, japanischen und moslemischen Ernährung hat das Salz von alters her eine besondere Bedeutung. Ebenso findet man bei Hildegard von Bingen, der bekannten mittelalterlichen Äbtissin und Mystikerin, die Wertschätzung des Salzes, auch wenn sie vor einem übermäßigen Verzehr warnt.

Betrachtet man das Salz dann noch aus geistiger Sicht, so wie es zum Beispiel der Anthroposoph Rudolf Steiner getan hat, kann es ein wertvolles und notwendiges Hilfsmittel für die Willensstärkung und Erdung *(siehe Kapitel 3)* des Menschen sein.

Stellen Sie sich einmal einen Inder vor, der bei brütender Hitze mit einem Minimum an Wasser und Salz seine Arbeit tun müsste! Wasser und Salz gehören in Indien daher für die meisten Menschen zu den wichtigsten Lebensgrundlagen überhaupt.

Und wenn man unsere heutigen medizinischen Erkenntnisse zu Rate zieht, dann gelten für eine erwachsene Person drei bis fünf Gramm Salz pro Tag als normal und notwendig.

Aber was macht das Salz so bedeutsam? Und standen meine gesundheitlichen Störungen mit dem freiwilligen Verzicht auf Salz in Verbindung? Die fernöstlichen

Ernährungsmodelle, die ja im Grunde uralten Traditionen entsprechen und sich erfahrungsgemäß über Jahrtausende bewährt haben, konnten mir auf diese Frage keine Antwort geben.

Ich war verwirrt! Da behaupten alle alten traditionellen Heilsysteme der Welt, Salz sei lebensnotwendig, und unsere westlichen Ernährungspioniere verdammen es beinahe. Das Schlimme an der Sache war nur, dass ich aus irgendwelchen Gründen nach all den Jahren des Salzentzuges kein Salz mehr vertrug. Ich fühlte mich beim Verzehr von Salz – ich verwendete damals ausschließlich unraffiniertes Meersalz – äußerst unwohl und bekam innerhalb eines Tages stärkste Augenschwellungen, die erst bei absoluter Salzkarenz wieder geringer wurden. Nun wollte ich Ohsawas und Steiners Lehren wenigstens teilweise folgen und konnte es nicht einmal.

Erst einige Wochen später erkannte ich, dass nicht das Salz an sich Schuld an der Verschlimmerung meiner Symptome war, sondern die Kombination von rohem Getreide oder rohen Nüssen und Ölsamen zusammen mit Salz in einer Mahlzeit! Die genauen Hintergründe beschreibe ich im nächsten Kapitel.

Ohne Salz keine Magensäure

Ich begann die Funktionen der Verdauungsorgane zu studieren und stieß dabei auf interessante Zusammenhänge: Unraffiniertes Meer- und Steinsalz besteht je nach Herkunft zu 75 bis über 97 % aus Natriumchlorid und vielen weiteren wichtigen Mineralstoffen. Raffiniertes Salz, unser normales Kochsalz, ist chemisch betrachtet hingegen reines Natriumchlorid, dem derzeit *(geschrieben 2003)* geringe Mengen verschiedener, zum Teil gesundheitsbedenklicher Zusatzstoffe beigefügt werden dürfen. Löst man unraffiniertes oder raffiniertes Salz in Wasser oder anderen wässrigen Flüssigkeiten auf, zerfällt das Natriumchlorid in Natrium- und Chloridteilchen. Diese Natrium- und Chloridionen (Ionen sind gelöste und elektrisch geladene Teilchen oder Moleküle) erfüllen nun viele wichtige Funktionen in unserem Körper und sind für einen gesunden Stoffwechsel unentbehrlich. Chloridionen spielen unter anderem eine entscheidende Rolle bei der Magensaftproduktion. Aus ihnen entsteht nämlich in bestimmten Magendrüsenzellen Salzsäure beziehungsweise Magensäure *(siehe „Die Magensäurebildung in den Belegzellen" im Kasten, Seite 40).* Die Magensäure ist nun entscheidend an der Zerlegung von Nahrungseiweißen im Magen beteiligt. Sie leitet die Eiweißverdauung ein, indem sie die Eiweiße aus dem Nahrungsbrei heraustrennt. Diesen ersten Verdauungsschritt der Eiweiße nennt man daher Ausfällung der Proteine (Proteine = Eiweiße). Die eiweißspaltenden Enzyme des Magens und der Bauchspeicheldrüse zerlegen das ausgefällte Eiweiß dann in die Einzelbausteine, die so genannten Aminosäuren, die schließlich im Dünndarm ins Blut resorbiert werden und aus denen der Körper dann sein eigenes Eiweiß aufbaut. Fehlt die Magensäure oder wird zu wenig davon gebildet, wird die Eiweißzerlegung bereits von Anfang an blockiert oder teilweise verhindert.

Mir ging ein Licht auf! Ich erinnerte mich an eine Situation, in der ich mich vor nicht allzu langer Zeit beim Autofahren übergeben musste und mein Mageninhalt kaum sauer roch noch schmeckte. Aus meiner Kindheit war ich da etwas ganz anderes gewöhnt gewesen. Mir fehlte also Magensäure, weil ich jahrelang kaum Salz gegessen hatte. Und wenn Nahrungsmittel im Magen nicht verdaut werden können, wird einem übel. Die nicht verdauten Eiweiße faulen im Darm und die Folgen können mehr oder weniger starke Blähungen, Darmflorastörungen und Darmpilze, weiche Stühle bis hin zu Durchfällen, aber auch chronische Verstopfung sein.

Nun kannte ich also eine der wichtigsten Bedeutungen des Salzes: **Wer eiweißreiche Lebensmittel verdauen will, braucht auf jeden Fall viel Magensäure und daher eine entsprechende Menge Salz, die entweder zugeführt oder im Körper gebildet beziehungsweise umgewandelt (transmutiert, *siehe die Kapitel 18 und 23*) werden muss.**

In der reinen Pflanzenkost sind nur relativ wenig Natrium- und Chloridionen enthalten, weshalb bei salzlos lebenden Vegetariern und Rohköstlern sehr schnell ein Salzmangel entstehen kann *(siehe den Kasten auf der nächsten Seite: „Wie Rohköstler den Salzbedarf abdecken")*. Fleisch oder Milchprodukte und vor allem Meerestiere enthalten schon deutlich mehr Salz. Wer sich daher überwiegend von tierischen Lebensmitteln ernährt, nimmt mit dieser Nahrung auf jeden Fall mehr Salz auf als mit der reinen Pflanzenkost.

Das betrifft zum Beispiel die traditionell lebenden Eskimos, die fast ausschließlich von Fisch und Fleisch leben und mit dieser Ernährung ohne weitere Salzergänzung täglich bis zu drei Gramm Salz zuführen.

Ähnlich sieht es bei den traditionell lebenden Massai oder Himba aus, zwei afrikanischen Völkern, deren Hauptnahrungsmittel Kuh- und Ziegenmilch sind, hin und wieder aber auch das Blut und das Fleisch dieser Tiere. Die Tagesration eines erwachsenen Massai von mindestens zwei Litern Milch enthält nicht weniger als zwei Gramm Salz.

Ernähren wir uns hingegen nur von Obst, Gemüse oder den eiweißarmen Süßkartoffeln, wie die Papuavölker auf Neuguinea, nehmen wir sehr viel weniger Salz auf. Eine geringere Salzaufnahme bedingt jedoch eine schwächere Magensäurebildung, was sich bei diesen eiweißarmen Lebensmitteln jedoch selten negativ auswirkt, da sie kaum Magensäure zur Verdauung benötigen.

Die gesunden Nieren behalten auf jeden Fall immer so viel Salz zurück, dass zumindest der Salzgehalt im Blut und in allen anderen lebensnotwendigen Körperorganen und -flüssigkeiten konstant bleibt. Täten sie das nicht, würden wir sehr schnell krank werden oder sogar sterben.

Wie Rohköstler den Salzbedarf abdecken

Da Obst, Nüsse, Ölsamen, alle Getreidesorten, Hülsenfrüchte und die meisten Gemüsesorten nur sehr wenig Salz enthalten, gibt es für Rohköstler nur drei Möglichkeiten, den Natriumchloridbedarf abzudecken:

1. mit der Aufnahme größerer Mengen von salzhaltigen Gemüsesorten,
2. mit der bewussten Zufuhr von Meer-, Stein- oder Kristallsalz und
3. mit Hilfe der dritten Trennkoststufe, bei der unter anderem Natrium- und Chloridionen im Körper gebildet werden können *(siehe die Kapitel 18 und 23)*.

Zu den salzhaltigsten Gemüsesorten gehören Bleich-, Blatt- und Knollensellerie, Fenchel und Mangold. Ein Kilogramm dieser Gemüsesorten enthält ungefähr zwei bis drei Gramm Salz, weshalb man mit dieser Menge den Mindestbedarf an Chloridionen für eine relativ gute Magensäurebildung durchaus abdecken kann – vorausgesetzt, sie wird täglich verzehrt.

Wer diese Menge nicht täglich zu sich nimmt, sollte auf jeden Fall zusätzlich möglichst unraffiniertes Meer- oder Steinsalz aufnehmen. Einen Teil des Tagesbedarfs von drei bis fünf Gramm bei einer 70 kg schweren Person kann man zusammen mit Salaten oder Gemüse zuführen, wozu jedoch weder rohes Getreide noch rohe Nüsse oder Ölsamen gegessen werden sollten, da sich diese Lebensmittel nicht mit Salz in einer Mahlzeit vertragen *(siehe nächstes Kapitel und Kapitel 11)*.

Den anderen Teil empfehle ich in Form von Salzwasser zu trinken. Dafür löst man einen gestrichenen bis leicht gehäuften Kaffeelöffel Meer- oder Steinsalz (das entspricht ungefähr drei Gramm) in einem Liter Wasser auf und trinkt davon einmal täglich einen halben Liter frühmorgens auf nüchternen Magen. Das Wasser sollte mild salzig schmecken. Ist es zu salzig, wirkt es leicht abführend, wodurch ein Teil des Salzes wieder verloren geht. Um dem vorzubeugen, kann das Wasser warm getrunken werden, weil es so erfahrungsgemäß besser im Darm resorbiert wird.

Obst und Gemüse, die sich problemlos mit Salz vertragen *(siehe nächstes Kapitel und Kapitel 11)*, können bereits einige Minuten nach der Salzwasseraufnahme gegessen werden. Mit dem Verzehr von rohen Nüssen und Ölsamen oder rohem Getreide beziehungsweise Getreideflocken sollte man hingegen mindestens eine Stunde warten, da es sonst im Magen-Darm-Trakt zu mehr oder weniger starken Unverträglichkeitsreaktionen mit Darmflorastörungen und möglichem Pilzbefall kommen kann *(mehr dazu in Kapitel 11)*. Empfehlenswert ist es daher, dass man in der Zwischenzeit noch ein bis zwei Gläser frisches Wasser trinkt, um den Magen und oberen Dünndarm von den letzten Resten des anorganischen Salzes freizuspülen.

Der Salzbedarf für eine gute Magensäurebildung ist jedoch wesentlich höher als für die Aufrechterhaltung des Elektrolytgleichgewichtes (Elektrolyte = gelöste Mineralsalze) der Körperflüssigkeiten. Zwar schmeckte mein Schweiß schon nach einigen Monaten des völligen Salzverzichtes wie Wasser, die Elektrolytwerte meines Blutes hatten sich jedoch auch zwei Jahre später noch nicht verschlechtert.

In dem Maße, wie im Schweiß das Salz verloren geht, verringert sich auch die Magensäurekonzentration. Wenn die Salzspeicher von ungefähr 100 Gramm Salz bei einem erwachsenen Menschen aufgebraucht sind, werden nur noch alle absolut lebensnotwendigen Körperorgane beziehungsweise -flüssigkeiten mit dem durch die Nieren zurückgehaltenen Salz versorgt. Die Salzsäure produzierenden Magenzellen und der Schweiß gehören dann nicht mehr dazu! Mit zunehmender Salzreduktion in der Nahrung verringert sich daher die Magensäurebildung, bis sie bei einem absoluten Salzverzicht, wie es zum Beispiel bei vegan lebenden Menschen, die sich nur von Obst ernähren (reine „Obstköstler"), meistens der Fall ist, nach einigen Monaten annähernd null werden kann. Man sollte sich nicht wundern, wenn man eiweißreichere Lebensmittel dann immer schlechter verträgt. Sie können nicht mehr verdaut werden!

Je geringer also die Salzmenge im Körper ist, umso schwächer ist die Magensäurebildung. Die Magensäurebildung steht daher in einem direkten Verhältnis zur Salzmenge im Körper.

Salz ist deshalb nicht nur ein Gewürz, sondern auch eines der wichtigsten Lebensmittel.

Der Salzbedarf des Menschen

Der Salzbedarf eines erwachsenen Menschen, der sich mit pflanzlichen und tierischen Nahrungsmitteln ernährt, liegt nach unseren Erfahrungen bei durchschnittlich drei bis fünf Gramm pro Tag[8]. Diese Menge ist in der Regel in der „normalen Mischkost" enthalten, weshalb wir nur selten einen „Normalköstler" kennen gelernt haben, der einen unausgeglichenen Natriumchloridhaushalt im Körper hatte. Ein Überschuss an Salz in der Nahrung wird über die Nieren ausgeschieden. Eine zusätzliche Steigerung der Magensäurebildung findet dadurch nicht mehr statt.

----

8)   Diese Erfahrungen haben wir in mehr als zehn Jahren an zirka 3000 Patienten in unserer Praxis gesammelt. Es gab bisher keine Ausnahmen, auch nicht bei reiner Rohkosternährung (ohne körpereigene Salzbildung) oder wenn ausschließlich Meer-, Stein- oder Kristallsalz in der Küche verwendet wird. Der tägliche Salzbedarf von drei bis fünf Gramm bei einer erwachsenen Person ist also relativ unabhängig von der Ernährungsweise, solange das Salz nicht im Körper gebildet wird, und ändert sich nur unwesentlich, wenn man ausschließlich Meer-, Stein- oder Kristallsalz aufnimmt.

Da der Körper täglich über den Urin, den Stuhl und den Schweiß eine beachtliche Menge an Mineralsalzen verliert, ist es völlig normal und notwendig, die verloren gegangenen Salze über die Nahrung wieder zuzuführen.

Wer darüber hinaus durch körperliche Anstrengungen, in heißen Klimazonen oder durch häufige Saunabesuche viel schwitzt und mit dem Schweiß zusätzlich Salz verliert, braucht natürlich mehr Salz als den durchschnittlichen Tagesbedarf. Mehr als insgesamt zehn Gramm Salz täglich, was zwei gehäuften Kaffeelöffeln entspricht, sind jedoch auch in tropischen Extremsituationen selten notwendig, um den Natriumchloridhaushalt im optimalen Gleichgewicht zu halten.

Neben diesen bekannten Faktoren, die den Salzbedarf des Körpers beeinflussen, gibt es noch weitere, teilweise weniger bekannte Faktoren, wodurch der zusätzliche Salzbedarf sinken oder steigen kann. Einerseits ist die salzausscheidende Wirkung der Nieren von der Gesundheit und Konstitution dieser Organe abhängig und andererseits kann die Art der Ernährung die Salzausscheidung beeinflussen. Eine verringerte Schweißsekretion, die nicht nur typen-, sondern auch rassenabhängig sein kann, trägt natürlich ebenfalls zu einem geringeren Salzverlust bei.

Ernähren wir uns zum Beispiel fast ausschließlich von tierischen Nahrungsmitteln, scheinen die Nieren ganz besonders angeregt zu werden, das in der Nahrung vorkommende Salz zurückzuhalten. Nur so wird verständlich, warum die traditionell lebenden Eskimos, Massai oder Himba trotz ihrer relativ geringen Salzaufnahme von nur zwei bis drei Gramm pro Tag kein zusätzliches Salz in der Nahrung benötigen, um einen ausgeglichenen Natriumchloridhaushalt und eine gute Magensäurebildung zu haben. Nach meiner Ansicht ist das nicht nur auf die geringere Schweißbildung der in Äthiopien und Namibia lebenden Massai und Himba zurückzuführen.

Im Gegensatz dazu habe ich beobachtet, dass unser Körper während intensiver Entgiftungsphasen verstärkt Salz über die Nieren verlieren kann. Besonders stark kann dieser Salzverlust sein, wenn wir den Körper mit rohen pflanzlichen Lebensmitteln entgiften. Innerhalb kürzester Zeit können sich so, zum Beispiel während einer mehrwöchigen Fastenkur mit Obst- oder Gemüsesäften, unsere Salzreserven erschöpfen. Aber auch beim Tee- oder Wasserfasten verlieren wir viel Salz über die Nieren, weshalb wir nach solchen Kuren immer für einen Ausgleich sorgen sollten.

Da das Natriumchlorid ebenso wie viele andere Mineralstoffe sehr schnell in den Stoffwechsel eingebaut wird, können absolute Mangelzustände beim Menschen wie auch bei vielen Tieren durch eine erhöhte Zufuhr, zum Beispiel in Form von Salzwasser, in kurzer Zeit wieder ausgeglichen werden. Am schnellsten erfolgt dieser Ausgleich, wenn man dafür das lebensenergiereiche unraffinierte Stein- oder Kristallsalz verwendet *(mehr dazu ab Seite 36)*. Dabei trinkt man täglich an mehreren aufeinanderfolgenden Tagen auf leeren Magen einen halben bis maximal zwei Liter Salzwasser. Die Salzlösung darf nicht zu salzig sein, da man sonst Durchfall bekommt.

Am besten eignen sich dafür mild salzig schmeckende Lösungen, bei denen man zirka drei Gramm beziehungsweise einen gestrichenen Kaffeelöffel Meer-, Stein- oder Kristallsalz in einem Liter Wasser auflöst. Trinkt man das Salzwasser lauwarm, werden die Mineralien noch besser im Darm resorbiert *(siehe auch den Kasten „Wie Rohköstler den Salzbedarf abdecken" auf Seite 33)*. Sind die entsprechenden Magendrüsenzellen, welche die Magensäure produzieren, gesund und fehlen ihnen ausschließlich die Chloridionen für die Säureproduktion, kann sich die Salzsäurebildung durch eine intensive Salzzufuhr in wenigen Tagen wieder normalisieren.

Letztendlich gibt es neben der normalen Ernährung des Menschen mit Salz aber auch noch das Phänomen der Transmutation der Elemente, wobei bestimmte Elemente, und dazu gehören auch die Natrium- und Chloridionen, aus anderen Elementen umgewandelt werden können. Pflanzen können sogar Materie erschaffen, was durch viele Versuche bewiesen werden konnte. Unter bestimmten Voraussetzungen können aber auch beim Menschen diese Fähigkeiten mehr oder weniger aktiviert werden. Ich stelle Ihnen dieses Phänomen ausführlich in den Kapiteln 18 und 23 sowie im Folgebuch von „Gesund und allergiefrei" *(siehe Schlusswort)* vor.

Besondere Wirkungen des Meer-, Stein- und Kristallsalzes

Aufgrund der Antisalzpropaganda der letzten zwei bis drei Jahrzehnte in bestimmten ernährungswissenschaftlichen Kreisen verbreiten sich trotz der zunehmenden Publikationen zum Thema Kristallsalz noch immer die angeblichen Gesundheitsvorteile einer salzarmen Ernährung *(geschrieben 2003)*. Relativ häufig stellen wir in der Praxis daher besonders bei Vegetariern, Veganern *(siehe Fußnote 6, Seite 25)* und bei einigen sich „bewusst" ernährenden Erwachsenen und ihren Kindern, die diesen Empfehlungen folgen, einen relativen Salzsäuremangel fest.

Fast alle Betroffenen berichten daher von einer erhöhten Sensibilität gegenüber eiweißreichen Mahlzeiten. Dass aber auch viele andere Beschwerden, mit denen diese Menschen zu uns kommen, angefangen bei verschiedenen Magen-Darm-Symptomen, Darmpilzerkrankungen und deren Folgebeschwerden bis hin zu Allergien, mit dieser Salzreduktion in Verbindung stehen können, ist bisher keinem von ihnen bewusst gewesen *(ausführlich in den Kapiteln 7, 16 und 17)*.

Dabei gibt es außer bei bestimmten Herz- und Nierenerkrankungen keine besonderen Indikationen für eine wirklich salzarme Diät. Bluthochdruckkranke können in der Regel mit einer gesunden Salzmenge von drei bis fünf Gramm unraffiniertem Meer- oder Steinsalz problemlos leben, zumal der Blutdruck durch eine alleinige

Reduktion von raffiniertem Salz (= Kochsalz) erwiesenermaßen nicht mehr als um durchschnittlich 5 % absinkt.

Bedeutend bei der Wirkung von Salz auf den **Blutdruck** ist nämlich unter anderem einer der Gegenspieler von Natriumchlorid, das Magnesium, das im unraffinierten Meer- und Steinsalz zu 2 bis 3,8 % vorkommt[9]. Mit 5 Gramm Meersalz täglich nimmt man dadurch zwischen 100 und 190 mg Magnesium auf – eine beachtliche Menge, wenn man von einem täglichen Magnesiumbedarf von 350 mg für eine erwachsene Person ausgeht. Wie stark diese antagonistische Wirkung des Magnesiums gegenüber dem Natrium sein kann, zeigt sich bei therapeutisch angewandten Meerwassertrinkkuren, bei denen sogar blutdrucksenkende Wirkungen beobachtet werden können[10]!

Darüber hinaus enthält unraffiniertes Salz noch eine Vielzahl weiterer Mineralstoffe. Wer daher auf eine gesunde Salzzufuhr Wert legt, sollte reines Kochsalz möglichst meiden oder zumindest reduzieren und durch unraffiniertes Meer-, Stein- oder Kristallsalz ersetzen. **Dennoch sollte man mit der Verwendung von unraffiniertem Stein- und Kristallsalz in den ersten Wochen bis Monaten sehr vorsichtig umgehen. Aufgrund der jahrmillionenlangen tektonischen Einflüsse und der geringeren Verschmutzung mit Umweltgiften enthält das unraffinierte Steinsalz nämlich deutlich mehr vitale Lebenskräfte als das raffinierte Salz (= Kochsalz) oder auch das unraffinierte Meersalz und wird daher wesentlich besser von unserem Körper verwertet, wodurch es zu einer spürbaren Stoffwechselaktivierung mit gleichzeitiger Mobilisierung von abgelagerten Giften und Stoffwechselendprodukten kommen kann. Besonders intensiv wirkt diesbezüglich vor allem das Kristallsalz, bei dem es sich um kristallisiertes Steinsalz handelt, das nur einen geringen Anteil der Steinsalzvorkommen ausmacht.** Zum Verzehr oder für andere Anwendungen stellt man aus den groben Kristallsalzbrocken entweder eine Salzwassersole her oder man verwendet das fein vermahlene Kristallsalz.

Infolge der stärkeren Stoffwechselaktivierung kommt es also bei vielen Menschen, die das Koch- oder Meersalz überwiegend oder ganz durch Stein- oder Kristallsalz ersetzen, vorübergehend zu einer mehr oder weniger starken **Entgiftung** des Körpers, die sich ausgesprochen negativ auf das körperliche und seelische Befinden auswirken kann. Diese Situation kann die vielfältigsten Symptome hervorrufen und auch beste-

9) Der Gehalt der verschiedenen Mineralstoffe in unraffiniertem Meer-, Stein- und Kristallsalz kann sehr unterschiedlich sein. Es gibt auch unraffiniertes Kristallsalz, das zu 97 bis 99 % aus Natriumchlorid besteht und bei dem der Magnesiumanteil dann deutlich unter 2 % liegt. Dennoch ist dieses Salz nicht weniger wertvoll, da es hervorragend vom Körper verwertet wird und den Blutdruck bei normalem Verzehr in der Regel nicht negativ beeinflusst.

10) Quelle: „Nutze die Heilkräfte der Natur" von Dr. med. E. Schneider, 7. Auflage, Saatkorn Verlag, Hamburg, Seite 153.

hende Krankheiten vorübergehend verschlimmern. In der Regel liegt dann auch ein so genannter Leberstau vor *(ausführlich beschrieben in Kapitel 19)*. **Damit Sie bei der Verwendung von Stein- und Kristallsalz keine Beschwerden entwickeln, empfehle ich Ihnen, die aufgenommene Menge ganz allmählich zu steigern.**

Leiden Sie hingegen bereits unter stärkeren Entgiftungssymptomen des Körpers, sollten Sie das Stein- oder Kristallsalz vorübergehend durch Meersalz ersetzen und die Leber bei der Ausleitung unterstützen *(siehe die Kapitel 20 und 21)*.

Hat man sich nach einigen Wochen bis Monaten an das Stein- oder Kristallsalz gewöhnt, findet dadurch keine weitere Verbesserung des Stoffwechsels mehr statt. Der Körper kann durch die Verwendung von Stein- und Kristallsalz daher nur von einem (relativ geringen) Teil aller Stoffwechselschlacken und Gifte befreit werden. Will man den Körper hingegen langfristig von allen Giften und Schlacken befreien und mit der Nahrung heilen, müssen wesentlich stärkere Kräfte und Methoden zur Anwendung kommen, die in diesem Buch ausführlich beschrieben werden[11].

Zusammenfassung:
Der Körper einer erwachsenen Person verfügt über eine Speicherkapazität für ungefähr 100 Gramm Salz. Beim Menschen reichen diese Salzreserven jedoch nicht lange, da schon nach einigen Tagen einer salzfreien Ernährung mit sinkender Gesamtmenge unter anderem die Magensäurebildung langsam abnimmt. Der Mensch ist daher auf eine ständige Salzzufuhr oder Salzbildung *(ausführlich in den Kapiteln 18 und 23)* angewiesen, wenn er einen optimalen Salzhaushalt mit den maximalen Verdauungssaftkonzentrationen haben will.

Wegen der vielen weiteren Mineralstoffe neben dem Natriumchlorid im unraffinierten Salz und den energetischen Wirkungen des unraffinierten Stein- und Kristallsalzes auf unseren Stoffwechsel sollte man das raffinierte Salz (= Kochsalz) möglichst durch Meer-, Stein- oder Kristallsalz ersetzen.

Nachdem ich erkannt hatte, dass nicht das Salz an sich meine körperlichen Symptome verschlechtert hatte, sondern die Kombination von rohem Getreide oder rohen Nüssen und Ölsamen mit Salz in einer Mahlzeit dafür verantwortlich gewesen war, aß ich diese Lebensmittel nur noch im gebackenen, gekochten oder gerösteten Zustand zusammen mit Salz *(siehe nächstes Kapitel)*.

Obst, Gemüse und Salate lassen sich hingegen auch im rohen Zustand problemlos mit Salz kombinieren.

---

11) Mehr zum Thema Stein- und Kristallsalz und seiner großen Bedeutung für den Stoffwechsel des Menschen erfahren Sie im Folgebuch von „Gesund und allergiefrei".

Mit diesen Erkenntnissen hatte ich die erste Station meiner Reise in die Aufbau-
kräfte der Nahrung erreicht. Im Stillen hatte ich damals gehofft, dass meine vielen
Symptome nur durch das fehlende Salz in meinem Körper verursacht worden waren.
Einige Monate später musste ich jedoch erkennen, dass sich meine Beschwerden
durch die Wiedereinführung von Meersalz in meiner Ernährung zwar ein wenig
verringert hatten, jedoch keineswegs verschwanden. Zumindest gab mir diese erste
Besserung meines Gesamtzustandes das Vertrauen und die Sicherheit, auf meinem
Weg weiterzuforschen.

In dieser Zeit stieg nämlich ein Gedanke in mir auf, der mein ganzes Forschen in
eine Richtung lenkte: „Falls alle meine Beschwerden von meiner Verdauungskraft
abhängen, müsste die Regeneration der Verdauungsschwäche meine Symptome zum
Verschwinden bringen."

Nun stand ich vor der großen Aufgabe, herauszufinden, was alles in meinem Verdauungsapparat nicht stimmte, welche Faktoren für die geschwächte Verdauungskraft
verantwortlich waren und wie man diese mit Hilfe der Nahrung oder mit homöopathischen Mitteln wieder reaktivieren kann. Damit hatte ich ein klares Ziel vor Augen.

Ich ahnte damals jedoch nicht, welch großes Abenteuer auf mich wartete, das in
die Erkenntnis mündete, dass die optimalen Lebensmittel des Menschen zugleich zu
unseren stärksten Heilmitteln überhaupt gehören. Bis zu dieser Erkenntnis musste ich
jedoch nochmals vier mühsame Jahre durchleben. Kurz vor meinem 30. Geburtstag
machte ich dann die wichtigste Entdeckung in all meinen Forschungsjahren, durch
die ich innerhalb von 1½ Jahren wieder gesund wurde. Aber dazu später!

Die Bedeutung von Salz für die Magensäurebildung

Wer einweißreiche Nahrungsmittel essen und verdauen will, braucht unter anderem
viel Magensäure.

Wird zu wenig Magensäure gebildet, können die Nahrungseiweiße nicht vollständig ausgefällt und denaturiert werden. Der weitere Abbau der nicht ausgefällten
Proteine mit den Verdauungsenzymen des Magens und der Bauchspeicheldrüse wird
dadurch behindert.

Natriumchlorid (Hauptbestandteil des unraffinierten Salzes) ist notwendig für
die Magensäurebildung.

Aus den Chloridionen des Natriumchlorids entsteht in den Belegzellen der Magenschleimhaut Salzsäure (= Magensäure).

Beim gesunden Menschen steht die maximale Salzsäurebildung im Magen in einem
direkten Verhältnis zur Salzmenge im Körper.

Pflanzliche Lebensmittel enthalten bis auf wenige Ausnahmen *(siehe den Kasten auf Seite 33)* nur sehr wenig Natrium- und Chloridionen.

Das Salz muss daher bei einer überwiegend pflanzlichen Ernährungsweise entweder mit der Nahrung zugeführt oder im Körper gebildet werden *(ausführlich behandelt in den Kapiteln 18 und 23).*

Bei einer erwachsenen Person beträgt der Salzbedarf unter normalen Bedingungen drei bis fünf Gramm.

Die Magensäurebildung in den Belegzellen

Im wässrigen Mageninhalt zerfällt Salz (NaCl) in Na^+- und Cl^--Ionen, die anschließend aus dem Darm ins Blut resorbiert werden.

Zusammen mit Vitamin B_1 entstehen in den Belegzellen der Magenschleimhaut aus Wasser (H_2O) und Kohlendioxid (CO_2) Wasserstoffionen (H^+) und Bikarbonationen (= Hydrogenkarbonationen, HCO_3^-).

Im Austausch mit den Bikarbonationen gelangen die Chloridionen aus dem Blut in die Belegzellen.

Unter Anwesenheit von Eisen können die Wasserstoff- und Chloridionen nun als Salzsäure (HCl) in den Magen abgegeben werden.

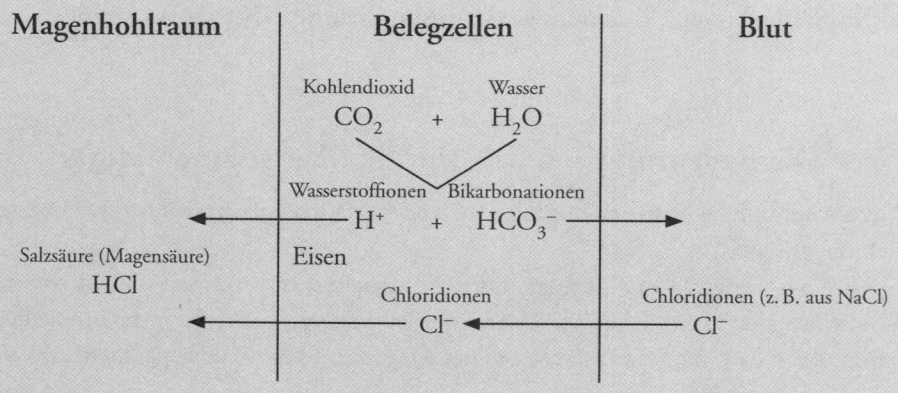

KAPITEL 3

Erste Erfahrungen
mit feinstofflichen Energien

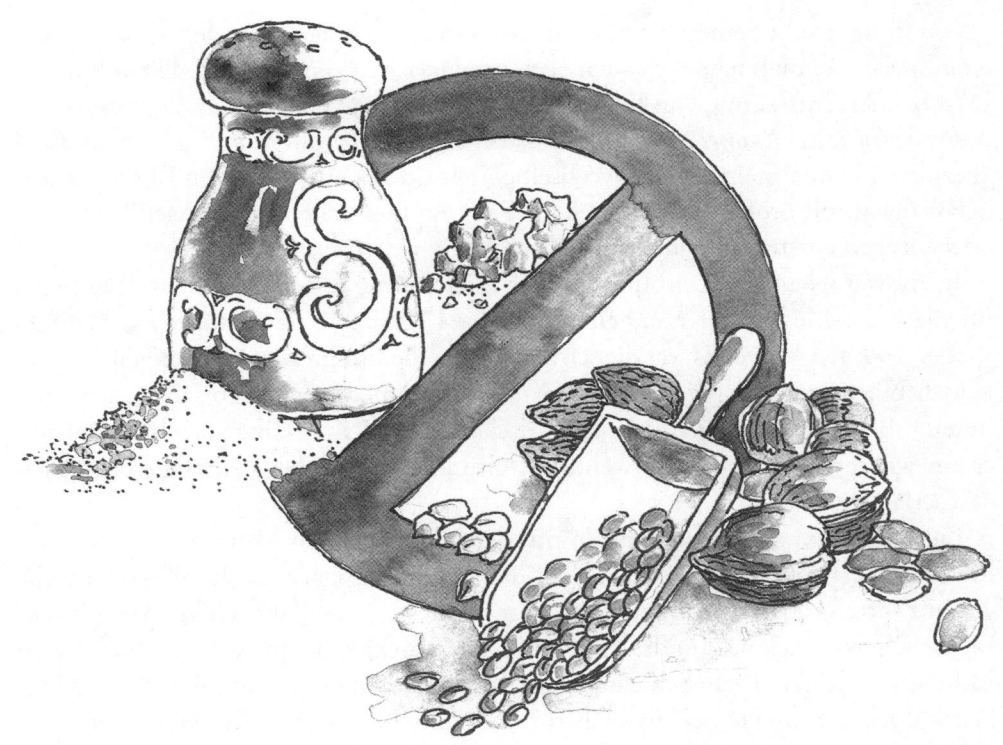

Salz ja, aber nicht mit rohen Nüssen und Samen!

Erste Erfahrungen
mit feinstofflichen Energien

In der Zwischenzeit war ich bereits zweimal umgezogen. Bevor mich mein Weg jedoch ins Ruhrgebiet führte, zog ich das erste Mal im Mai 1983 für drei Jahre nach Münster zu meiner Großmutter, nachdem ich wegen eines Studienplatzes für Zahnmedizin frühzeitig aus der Bundeswehr entlassen worden war. Mit frischem Elan begann ich dort meinen neuen Lebensabschnitt.

Es gab jedoch ein Thema in dieser Zeit, das sich immer mehr in den Vordergrund drängte. Und daran war der frühe Tod meines Vaters nicht ganz unschuldig gewesen. Nur vier Monate vor meiner Entlassung aus der Bundeswehr war er an Krebs verstorben.

Schon im ersten Semester bohrte daher in mir die Frage nach den Ursachen der Krankheiten, damals natürlich auch nach den Ursachen von Karies und Parodontose. Dass bei der Entstehung von Karies die Ernährung eine bedeutende Rolle spielt, ist bekannt *(siehe die Kapitel 8 und 9)*. Dass aber auch die Parodontose und ein Großteil aller Krankheiten meistens stoffwechselbedingt sind oder infolge von Bindegewebsbelastungen mit Stoffwechselschlacken, Umweltgiften, chemischen Medikamenten oder Drogen entstehen, wurde mir erst einige Jahre später bewusst.

Irgendwann kam der Zeitpunkt, wo ich mich nur noch den Ursachenforschungen für die Entstehung von Krankheiten und deren Therapie mit natürlichen Heilmethoden widmen wollte. Es war die schwerste Entscheidung meines bisherigen Lebens, jedoch brach ich nach vier Semestern mein Zahnmedizinstudium ab, um meiner inneren Berufung zu folgen. Mit einer dreijährigen Heilpraktikerausbildung in Bochum wollte ich dann die notwendigen Grundlagen für den neu eingeschlagenen Weg erlangen.

Ein Jahr lang pendelte ich täglich mit dem Zug zwischen Münster und Bochum hin und her. Im Frühjahr 1986 zog ich dann endgültig nach Bochum, weil mir die vielen Fahrten zu lästig wurden. Fünf Jahre meines Lebens sollte ich hier verbringen. Eigentlich wollte ich nur für die letzten zwei Jahre meiner Heilpraktikerausbildung im Ruhrgebiet bleiben. Mein Schicksal hatte jedoch etwas anderes mit mir vor. Letztendlich traf ich hier meine Lebensgefährtin und sollte hier auch noch Vater werden.

Für mich war der Umzug nach Bochum in zweifacher Hinsicht ein Neuanfang: Zum einen lebte ich zum ersten Mal ganz alleine und zum anderen entdeckte ich genau in den ersten Wochen meiner neuen Selbständigkeit die Bedeutung des Salzes für die Magensäurebildung und einen gesunden Stoffwechsel. Gleichzeitig verabschiedete ich mich daher von meiner fast dreijährigen salzlosen Rohkosternährung.

Die Unverträglichkeit von Salz
mit rohen Nüssen und Samen

Ich nahm das Salz also wieder in meine Nahrung auf. Allerdings aß ich es keinesfalls zusammen mit rohem Getreide, rohen Nüssen oder Ölsamen.

Salz verträgt sich nämlich weder im Magen noch im Darm mit rohem Getreide, rohen Nüssen und Ölsamen sowie rohen Hülsenfrüchten, auch dann nicht, wenn diese angekeimt oder gesprosst sind. Diese Kombination kann zu mehr oder weniger starken Darmflorastörungen bis hin zum Pilzbefall führen *(mehr dazu in den Kapiteln 11 und 17, „Optimale Kochzeiten für Getreide und Hülsenfrüchte", siehe Seite 207).*

Aber nicht nur die Darmflora, sondern auch das Immunsystem und die Lebensenergien des Menschen werden durch diese Kombination geschwächt, wodurch sich Allergien und alle anderen Krankheiten verschlimmern können.

Diese Unverträglichkeit betrifft jedoch nicht nur das Koch-, Meer-, Stein- und Kristallsalz, sondern auch die Kombination von rohen Samen und Nüssen mit allen anderen anorganischen Salzen. Dazu gehören unter anderem Natron, Soda, alle Mineralsalzmischungen und alle Mineralwässer, deren gesamter Mineralsalzgehalt über 250 mg pro Liter liegt[12] *(mehr dazu in den Kapiteln 7 und 18).*

Das ist auch der entscheidende Grund, warum viele Rohköstler kaum Salz oder mineralreiche Mineralwässer zu sich nehmen. Umkehrosmosewasser, destilliertes Wasser, alle mineralarmen Wässer und natürlich sauberes, mineralarmes Süß- und Regenwasser, was es heute jedoch immer seltener gibt, kann man problemlos zu rohen Nüssen und Samen trinken.

Schwierigkeiten kann es jedoch auch bei der Kombination von süßer oder gesäuerter Milch mit Salz geben. Ein einziges Mal fand ich bisher in einem Ayurvedabuch die Möglichkeit der Krankheitsentstehung durch diese Kombination beschrieben.

Generell verträgt sich Milch ebenso wenig mit Salz in einer Mahlzeit wie rohe Samen und Nüsse. Jedoch wird diese Unverträglichkeit durch viel Magensäure weitgehend neutralisiert. Wer daher eine gesunde Magensäurebildung hat, kann eine Mahlzeit von süßer oder gesäuerter Milch zusammen mit Salz oder salzhaltigen Lebensmitteln relativ gut vertragen.

---

12) Den gesamten **Mineralsalzgehalt eines Mineralwassers** erhalten Sie, indem Sie die Einzelmengen der auf dem Flaschenetikett angegebenen Kationen, wie Kalium (K^+), Natrium (Na^+), Kalzium (Ca^{2+}) und Magnesium (Mg^{2+}), sowie der Anionen, wozu unter anderem Chloridionen (Cl^-), Hydrogenkarbonationen (HCO_3^-), Sulfationen (SO_4^{2-}) oder Fluoridionen (Fl^-) gehören, addieren.

Demgegenüber wird ein Mensch mit einer geringeren Magensäureproduktion sehr schnell die Folgen einer solchen Kombination zu spüren bekommen. Die Milch verschleimt den Körper, vor allem die Atemwege, und es können sich infolge der Darmflorastörungen einige Beschwerden entwickeln. Hautkrankheiten, Nackenverspannungen sowie Muskel- und Gelenkbeschwerden kommen dabei am häufigsten vor. Vorhandene Allergien werden verstärkt *(siehe auch Kapitel 16 und 17)*.

Quark und Käse sind diesbezüglich unproblematischer, da sie weniger (Quark) oder kaum noch (Käse) Molke enthalten. Es ist nämlich vor allem die Molke, also der flüssige Anteil der Milch, der sich nicht so gut mit Salz verträgt. Das mag neben der längeren Haltbarkeit dieser Milchprodukte auch ein Grund gewesen sein, warum Quark und Käse erfunden wurden.

Neben der Milchunverträglichkeit durch einen Magensäuremangel gibt es noch zwei weitere Möglichkeiten, die ich der Vollständigkeit halber an dieser Stelle erwähnen will:

Einerseits kennt man die Milchzuckerunverträglichkeit (Laktoseintoleranz) aufgrund einer mangelhaften Produktion des Milchzucker spaltenden Enzyms Laktase, das in bestimmten Dünndarmdrüsen gebildet wird. Käse wird dann am besten vertragen, weil dieses Milchprodukt kaum noch Milchzucker enthält[13].

Andererseits können aber auch alle möglichen Enzymmangelzustände des Magens oder der Bauchspeicheldrüse und natürlich eine schlechte Gallenbildung für Verdauungsbeschwerden mit den entsprechenden Folgen sorgen *(ausführlicher behandelt in den Kapiteln 7, 16 und 17)*.

Diejenigen Leser, die sich in der Physiologie der Verdauungsorgane und der Säftezusammensetzung des Magens und der Bauchspeicheldrüse auskennen, werden mir vielleicht entgegnen, dass die Magen- und Bauchspeicheldrüsensäfte selbst eine Menge gelöste Salze enthalten und dass das Salz in der Nahrungskombination mit rohen Nüssen und Samen daher gar nicht so schlimm sein kann. Das habe ich auch eine Zeit lang gedacht und probierte deshalb einige Male die Kombination von rohen Samen oder Nüssen zusammen mit rohem oder geröstetem Salz aus – immer ohne Erfolg!

Dann kam ich jedoch auf die Idee, dass der Körper die Struktur der Elemente irgendwie verändern kann, ähnlich wie unter dem Einfluss bestimmter magnetischer Felder aus den Kalksalzen im Wasser so genannte Kalzitsalze entstehen können, die sich angeblich weniger in den Wasserleitungen ablagern. Beim Kalk und Kalzit handelt es sich in beiden Fällen um das Kalziumkarbonat, jedoch unterscheiden sie sich in der Erscheinungsform und in ihren Eigenschaften voneinander.

---

13) Dabei ist es völlig unerheblich, ob es sich um Rinder-, Schafs- oder Ziegenkäse handelt. Je härter Käse ist, umso weniger Milchzucker enthält er in der Regel.

Alle anorganischen Mineralsalze werden daher nicht nur in den Pflanzen, sondern auch im Körper der Menschen und Tiere einer energetischen und vielleicht sogar einer strukturellen „Umwandlung" unterzogen. Was sich bei diesem Prozess genau verändert, kann ich momentan noch nicht sagen. Jedoch lässt sich nur so die gute Verträglichkeit von rohen Samen und Nüssen mit den verschiedenen Salzen des Magen- oder Bauchspeicheldrüsensaftes erklären. Ich werde im Kapitel 18 noch einmal auf dieses Thema zurückkommen und die energetische „Umwandlung" der Mineralien genau erklären.

Sobald Getreide, Nüsse und Ölsamen jedoch gekocht, gebacken oder geröstet werden, lassen sie sich hervorragend mit Kochsalz, Meersalz oder Steinsalz beziehungsweise Kristallsalz und allen anderen anorganischen Mineralsalzen kombinieren. Außerdem sind sie im erhitzten Zustand viel besser mit anderen Lebensmitteln verträglich *(ausführlicher behandelt in Kapitel 11)*.

Das sind zwei der Gründe, warum alle Naturvölker ihre Getreidegerichte fast immer erhitzt zu sich nahmen und nehmen. Der dritte Grund, der für das erhitzte Getreide spricht, ist, dass Erhitzen eine der beiden Methoden ist, die das Getreide energetisch „aufschließen" kann. Die andere Methode ist das Ankeimen. Sie schließt das Getreide am besten auf und erhöht zudem den Vitalstoffgehalt der Körner *(mehr dazu in den Kapiteln 6, 14, 18 und 23)*.

Alle erhitzten, gebackenen oder gekochten Nahrungsmittel vertragen sich daher grundsätzlich immer mit Salz.

Ebenfalls lassen sich rohes Obst und vor allem rohes Gemüse und Salate problemlos mit Salz kombinieren.

Seit dieser Erkenntnis aß ich Getreide, Nüsse und Ölsamen ausschließlich im erhitzten Zustand, zum Beispiel als Brot, in Form von gekochten Getreidegerichten oder als geröstete Nüsse und Nussmuse.

Ob die römischen Legionäre, die nach alten Aufzeichnungen überwiegend von 700 bis 800 Gramm Getreide täglich gelebt haben sollen, wussten, dass rohes Getreide zusammen mit Salz die Darmflora und das Abwehrsystem schwächt, entzieht sich meiner Kenntnis. Man weiß jedoch, dass das Getreide nur teilweise roh gegessen wurde. Der andere Teil wurde zu Brotfladen gebacken, die sicherlich auch mit Salz gewürzt wurden.

Verschleimung des Körpers durch unverdaute oder falsch kombinierte Lebensmittel

Auch wenn ich das Salz in der Kombination mit gekochtem oder gebackenem Getreide wieder vertrug, so war ich mit diesem Rückschritt zur erhitzten Nahrung eigentlich nicht besonders glücklich. Ich vermisste nämlich das intensive Gefühl der energetischen Vitalisierung des Körpers, wie ich es von den rohen Lebensmitteln her kannte. Aber meiner Gesundheit zuliebe blieb mir nichts anderes übrig, als diesen Schritt vorübergehend zu unternehmen.

Irgendwann würde ich zur Rohkost zurückkehren! – Dessen war ich mir absolut sicher. Für mich war es nur eine Frage der Zeit, bis ich erkannt haben würde, wie man mit Hilfe der Nahrung die Verdauungskraft aufbauen und sich mit rohen Lebensmitteln, mit oder ohne zusätzlichem Salz, gesund ernähren kann, ohne dass irgendwelche Mangelsituationen entstehen.

Mein Speiseplan enthielt nun vor allem viele erhitzte Getreidegerichte, viel Gemüse und Salate, Obst, kaltgepresste Öle und Salz. Mit den eher eiweißhaltigeren Nahrungsmitteln, wie den verschiedenen Milchprodukten, Hülsenfrüchten, Tofu, Sojamilch und allen Nussmusen, hatte ich noch viele Jahre einige Schwierigkeiten. Dennoch begann ich ganz langsam, kleine Mengen an Nussmusen und bestimmte Milchprodukte, wie die leichter verdaulichen Käsesorten Camembert oder Brie und Quark, wieder in meine Ernährung aufzunehmen. Für sich allein oder in der Trennkostkombination mit Früchten oder Honig aß ich hin und wieder sogar etwas größere Mengen an Joghurt oder Quark.

Morgens kochte ich mir in der Regel einen Getreidebrei, der meistens aus Hirse, Gerste, Dinkel, Roggen oder Reis bestand. Dazu ergänzte ich ein wenig kaltgepresstes Öl oder Butter, Meersalz und manchmal auch Honig.

Mittags gab es wiederum gekochtes Getreide oder Vollkornbrot zusammen mit viel Gemüse und Salaten, Öl, Salz und ein wenig Quark oder Weichkäse.

Trotz meiner schwachen Verdauungskraft vertrug ich diese Ernährungsweise mit den Milchprodukten relativ gut. Eine Verschleimung der Atemwege durch die Milchprodukte nahm ich dabei dennoch in Kauf. Davon ganz abgesehen hatten mich ab einem bestimmten Zeitpunkt eigentlich fast alle Lebensmittel, die einen höheren Eiweißgehalt als Obst oder Gemüse aufweisen, mehr oder weniger verschleimt.

Jedes Nahrungsmittel kann daher den Körper verschleimen, wenn es nicht richtig verdaut wird oder wenn die Lebensmittel ungünstig kombiniert werden *(ausführlicher behandelt in Kapitel 11)*. **Haben wir eine gesunde Verdauungskraft, verschleimt uns nicht einmal die süße Kuhmilch, vor allem dann nicht, wenn wir sie für sich allein trinken oder ausschließlich mit Honig oder Obst zusammen essen!**

Als Alternative zu den Milchprodukten hätte ich hin und wieder auch gerne gekochte Hülsenfrüchte gegessen. Jedoch vertrug ich diese zur damaligen Zeit nur in so geringen Mengen, dass ich davon nicht satt werden konnte.

Nachdem sich einige Jahre später meine Verdauungskraft infolge der Aufbautherapie zunehmend gebessert hatte, konnte ich mit der Zeit auch wieder größere Mengen an Joghurt zusammen mit nicht allzu salzigen Speisen problemlos vertragen. Aufgrund der übersäuernden Eigenschaften von Quark und Käse *(ausführlich behandelt in Kapitel 8)* ersetzte ich diese nämlich zunehmend durch Joghurt, Kefir oder Dickmilch.

Die erdende Wirkung unserer Nahrung

Auf keinen Fall wollte ich zu meiner alten, salzlosen Lebensweise zurückkehren. Durch das Salz und die Milchprodukte beobachtete ich nämlich in mir eine merkwürdige Veränderung. Ich hatte das Gefühl, als ob ich mit beiden Beinen wieder fester auf dem Boden stand. Außerdem stärkte vor allem das Salz meine Willens- und Durchsetzungskraft[14].

Betrachtet man die Nahrungsmittel aus einer eher geistigen Perspektive, gibt es neben den rein analytischen und naturwissenschaftlichen Erkenntnissen noch eine Menge weiterer Wirkungen auf den Menschen. Dazu gehört auch die Fähigkeit der Nahrung, die seelische Verfassung und das Bewusstsein des Menschen beeinflussen zu können.

Eine dieser Fähigkeiten ist die so genannte erdende Eigenschaft. Solange wir auf der Erde leben, brauchen wir viel Kraft und Energie, um unsere täglichen Aufgaben erfüllen zu können. Wir sollten daher mit beiden Beinen auf dem Boden stehen, gleichzeitig jedoch immer mit unserer „inneren Mitte" verbunden bleiben. Um die notwendige Bodenständigkeit und Standfestigkeit im Leben zu bekommen, kann die Nahrung sehr hilfreich sein. So gibt es Nahrungsmittel, die diesen Prozess der Erdung stark fördern, und andere wiederum weniger. Zu den am stärksten erdenden Nahrungsmitteln gehören Fleisch, Fisch, Eier, raffinierter Zucker und Weißmehlprodukte, aber auch Genussgifte wie Alkohol und Nikotin. Die Nachteile dieser Nahrungsmittel und Drogen sind ihre mehr oder weniger ungesunden Nebenwirkungen und dass sie uns in der Regel ein wenig „zu intensiv" erden, wodurch der Kontakt mit unserer inneren Mitte leichter verloren gehen kann oder erst gar nicht zustande kommt.

Wollen wir den Kontakt nach innen aufrechterhalten und dennoch einigermaßen geerdet sein, gibt es dafür weniger schädliche Möglichkeiten. Über die Nahrung

---

14) Dieselbe Wirkung entsteht auch, wenn das Salz im Körper gebildet wird *(mehr dazu in den Kapiteln 18 und 23).*

geschieht das vor allem durch Salz, Milchprodukte und im Prinzip alle erhitzten pflanzlichen Lebensmittel. Milchprodukte erden uns dabei besser als Hülsenfrüchte und deren Produkte. Am wenigsten erdend wirken Obst, Getreide, Nüsse und Ölsamen, besonders dann, wenn sie unerhitzt, also roh verzehrt werden.

Es gibt bestimmt einige Leser, die diese Ausführungen über die erdenden Kräfte der Nahrungsmittel und ihre seelisch-geistigen Wirkungen auf den Menschen nicht so ohne weiteres nachvollziehen können. Mit 19 Jahren hätte ich das auch noch nicht gekonnt, da mir diesbezüglich die eigenen Erfahrungen fehlten. Nachdem ich jedoch zwei Jahre vegetarisch gelebt hatte, spürte ich zum ersten Mal, dass ich mich innerlich zu verändern begann. Ich erlebte nicht nur meine Umwelt anders, sondern nahm auch die Qualität der Nahrung viel intensiver wahr. Dennoch brauchte ich noch viele Jahre, bis ich die große Bedeutung dieser energetischen Wirkungen der Nahrungsmittel wirklich verstanden hatte und praktisch nutzen konnte.

Am besten beschrieben fand ich die erdenden Wirkungen der verschiedenen Nahrungsmittel in den ernährungsbezogenen Ayurvedabüchern und in einigen anthroposophischen Schriften *(mehr dazu in den Kapiteln 12 und 15, siehe auch das Literaturverzeichnis)*.

Die meisten Menschen, die so wie ich mit der üblichen Mischkost inklusive Fleisch, Fisch und Eiern aufgewachsen sind und sich dann einige Monate oder Jahre mit einer vegetarischen Vollwertkost ernähren, verändern sich in der Regel körperlich und seelisch. Viele Menschen beobachten bereits nach wenigen Wochen einer „Fastenzeit" ohne Fleisch, Fisch, Eier oder Alkohol eine Veränderung in ihrem Bewusstsein.

Es ist daher von großer Bedeutung, dass wir herausfinden, mit welcher Nahrung wir persönlich noch gerade gut genug geerdet sind, um in unserer derzeitigen Lebenssituation unsere täglichen Pflichten optimal erfüllen zu können. Dabei benötigt der oder die eine vielleicht hin und wieder Fleisch, während andere mit Joghurt, Käse oder nur mit gekochten Hülsenfrüchten und deren Produkten auskommen. Wieder andere habe ich kennen gelernt, die aufgrund ihrer eher fanatischen Einstellung zum Veganismus oder Vegetarismus begonnen haben, regelmäßig Alkohol zu trinken, um überhaupt im „Hier und Jetzt" zu sein. In solchen Fällen sollte man sich ernsthaft überlegen, ob man noch auf dem richtigen Weg ist.

Experimente mit traditionellen Ernährungslehren

Da ich mich nach einigen Monaten meiner „neuen", salzhaltigen Ernährungsweise zwar besser fühlte, meine Beschwerden jedoch noch keinesfalls verschwunden waren, begann ich, einige Ernährungsrichtungen nacheinander auszuprobieren. Mein

Hauptinteresse galt im wesentlichen sechs verschiedenen Lehren. Dabei beschäftigte ich mich neben der Trennkost am intensivsten mit der Makrobiotik und Ayurvedalehre, aber auch mit den Ernährungslehren der Anthroposophen, der Hildegard von Bingen und der islamischen Sufis[15]. Was die meisten traditionellen Richtungen gemeinsam haben, ist die zentrale Stellung des erhitzten Getreides zusammen mit Salz. Nicht umsonst ist Getreide in den meisten Kulturen seit vielen Jahrtausenden das Hauptnahrungsmittel. Es gehört nicht nur zu den ertragreichsten Nutzpflanzen in der Landwirtschaft mit einer langen Lagerfähigkeit, sondern bildet vor allem eine ideale Grundlage für die körperliche und seelische Gesundheit des Menschen.

In der Philosophie der **Makrobiotik** und der chinesischen Ernährungslehre gibt es allerdings eine Besonderheit, die den anderen Richtungen fehlt: die Yin-Yang-Energien. Es handelt sich bei ihnen um universelle Energien beziehungsweise Kräfte, die über den Kosmos, die Erde, die Natur und die Nahrung auf alle Lebewesen und daher auch auf den Menschen wirken. Die ältesten Überlieferungen sind fast 5.000 Jahre alt *(ausführliche Beschreibung in Kapitel 13)*.

Aber auch in Indien beschrieben ebenfalls vor mehr als 5.000 Jahren einige Erleuchtete und Heilige bestimmte Energien und Kräfte, die in der Natur und in allen Lebewesen vorkommen. Dieses Wissen hat sich über all die Jahrtausende erhalten und ist heutzutage genauso gültig wie damals. Im **Ayurveda** unterscheidet man daher ähnlich wie bei den Chinesen und Japanern bestimmte feinstoffliche Energien der Nahrungsmittel und Heilpflanzen, die nicht nur auf den physischen Körper, sondern auch auf unsere Seele und unseren Geist wirken *(ausführliche Beschreibung in Kapitel 15)*.

In der **Anthroposophie** werden die Lebensmittel hingegen weniger in irgendwelche energetischen Systeme eingeordnet, sondern man versucht vielmehr, bestimmte Wesensmerkmale der Mineralien, Pflanzen oder Nahrungsmittel und auch ihre Inhaltsstoffe mit bestimmten Wesensgliedern, Körperregionen oder Organsystemen des Menschen in Beziehung zu setzen *(ausführliche Beschreibung in Kapitel 12)*.

Hildegard von Bingen wiederum bewertet die verschiedenen Lebensmittel ähnlich wie die Anthroposophen nach ihren subtilen Wirkungen auf Körper, Seele und Geist des Menschen. Außerdem verwendet sie daneben ein uraltes Bezugssystem, das die Wirkungen der Nahrungsmittel auf den Stoffwechsel des Menschen beschreibt. Dieses System hat ein wenig Ähnlichkeit mit der Yin-Yang-Lehre, ist jedoch keinesfalls dasselbe! Es handelt sich dabei um vier Eigenschaften der Nahrungsmittel, die den Körper entweder erhitzen oder kühlen können oder in ihm „Feuchtigkeit"

---

15) Mittlerweile habe ich mich auch mit der **Fünf-Elemente-Ernährung** und der **Blutgruppen-Diät** beschäftigt. Da diese Ernährungsrichtungen aus verschiedenen Gründen nicht von derart grundsätzlicher Bedeutung sind wie die in diesem Buch aufgeführten, werde ich mich dazu erst in einem späteren Buch äußern. Aussagen darüber finden Sie jedoch schon jetzt im Forum auf unserer Homepage (www.muellerburzler.de).

beziehungsweise „Trockenheit" erzeugen. Dieses Bezugssystem findet man in einigen Variationen auch bei den Sufis, Indern, Tibetern, Chinesen und Makrobioten sowie in der Anthroposophie *(ausführliche Beschreibung in Kapitel 12 und 13)*.

Die einzelnen Lehren und Systeme unterscheiden sich bei der Bewertung der Lebensmittel jedoch nicht nur in den verschiedenen Betrachtungsweisen und feinstofflichen Energien, sondern auch in den praktischen Empfehlungen und Anwendungsformen. Das führt zum Teil sogar so weit, dass sie sich je nach der Interpretationsart regelrecht widersprechen können.

Da alle Systeme und Betrachtungsweisen immer nur einen Teil der ganzen Wahrheit darstellen, kann im Prinzip nur eine Kombination (Synthese) aller wichtigen Energien und Erkenntnisse der Wahrheit am nächsten kommen.

Jetzt fragen Sie sich sicherlich, ob das bei dieser Vielfalt der Aussagen und den scheinbaren Gegensätzen überhaupt möglich ist. – Warten Sie es ab!

Jedenfalls befand ich mich zu der Zeit, in der ich all diese Systeme und Lehren kennen lernte und einige Jahre ausprobierte, selbst noch in der Suchphase. Aus der Sicht eines strengen Makrobioten gibt es sicherlich viele Unvereinbarkeiten mit der Ayurvedamedizin oder der Rohkosternährung. Betrachtet man die ganze Vielfalt dieser Lehren jedoch aus einer höheren Perspektive, entpuppen sich die einzelnen Wahrheitskerne oft nur als relative Wahrheiten. Dennoch lassen sich diese verschiedenen Einzelwahrheiten miteinander verbinden, wodurch eine ganzheitliche Lehre entsteht, die ich Ihnen in diesem Buch vorstellen werde.

Nach der Umstellung auf meine salzhaltige Kost hatte ich als nächstes die große Hoffnung, dass ich mit der Befolgung von Ohsawas Yin-Yang-Philosophie gesund werden würde. Über ein Jahr lang lebte ich daher relativ streng nach seinen makrobiotischen Richtlinien. Eine Steigerung meiner Verdauungskraft konnte ich dadurch jedoch nicht beobachten.

Nach dieser Zeit praktizierte ich wieder eine Kombination aller mir bis dahin bekannten Ernährungslehren. Schließlich wandte ich mich der Ayurvedalehre zu und bestimmte unter anderem mit Hilfe der ayurvedischen Pulsdiagnostik meinen Konstitutionstyp *(ausführlicher behandelt in Kapitel 15)*. Viele Monate versuchte ich dann durch die bevorzugte Wahl bestimmter Lebensmittel meine Verdauungskraft zu verbessern. Jedoch war auch dieser Versuch von nur geringem Erfolg gekrönt.

Seit der Entdeckung der Bedeutung des Salzes hatte ich einige Jahre lang all diese Ernährungssysteme ausprobiert und nach den fehlenden Faktoren gesucht, durch die unsere Verdauungsorgane auf natürliche Art und Weise aktiviert werden können. Es verging kein Tag, an dem ich nicht deswegen in irgendeinem Buch las oder irgendwelche Experimente machte. Manchmal sank meine Hoffnung bis auf den Nullpunkt. Aber irgendwie spürte ich, dass es ein verborgenes Wissen geben musste, worauf ich bis dahin noch nicht gestoßen war.

1. Die schlechte Kombinierbarkeit von Salz mit rohen Nüssen, Samen[16] und Milch in einer Mahlzeit

Alle anorganischen Salze (Kochsalz, Meersalz, Steinsalz, Kristallsalz, Natron, Mineralwässer mit einem Mineralsalzgehalt von mehr als 250 mg pro Liter etc.) vertragen sich im Magen-Darm-Trakt nicht mit:
• rohem Getreide oder
• rohen Nüssen und Ölsamen.

Diese Kombinationen können zu mehr oder weniger starken Darmflorastörungen bis hin zum Pilzbefall führen. Außerdem werden dadurch das Immunsystem und das feinstoffliche Energiesystem geschwächt, wodurch sich Allergien und andere Krankheiten verschlimmern können.

Anorganische Salze vertragen sich hingegen immer mit:
• allen ausreichend erhitzten Lebensmitteln
• allen Ölen und Fetten
• rohem Obst
• rohem Gemüse
• und mit fast allen tierischen Nahrungsmitteln, außer Milch, egal ob sie roh oder erhitzt sind.

Die relative Unverträglichkeit von Milch zusammen mit Salz in einer Mahlzeit wird jedoch durch eine gute Magensäurebildung weitgehend neutralisiert.

---

16) Zum Oberbegriff **Samen** zähle ich in diesem Buch alle Ölsamen, die verschiedenen Getreidesorten und die getreideähnlichen Samen. Dabei gehören zu den Ölsamen zum Beispiel Sonnenblumenkerne, Sesamsamen, Mohnsamen oder auch Leinsamen und zu den getreideähnlichen Samen Buchweizen, Amaranth und Quinoa. Die bekanntesten Getreidesorten sind Weizen, Dinkel, Roggen, Hafer, Gerste, Reis, Hirse und Mais.

2. Die erdende Wirkung unserer Nahrungsmittel

Eine eher geistig-seelische Wirkung der Nahrung ist die Kraft, den Menschen „erden" zu können. Die Nahrungsmittel, die uns am stärksten erden, sind jedoch in der Regel nicht die gesündesten.

Stark erdende Nahrungsmittel:
- Fleisch, Fisch, Eier
- raffinierter Zucker
- Weißmehlprodukte
- Genussgifte wie Alkohol und Nikotin.

Weniger stark erdende Nahrungsmittel:
- Milchprodukte
- Kochsalz, Meersalz, Steinsalz, Kristallsalz
- Wurzel- und Blattgemüse
- mehr oder weniger alle erhitzten pflanzlichen Lebensmittel.

Kaum erdende Lebensmittel:
- rohes Obst
- rohe Nüsse und Ölsamen
- rohes, angekeimtes Getreide
- rohes Fruchtgemüse wie Tomaten, Paprikafrüchte und Gurken.

3. Die Bedeutung der feinstofflichen Energien der Nahrung

Neben den materiellen Inhaltsstoffen der Nahrung enthalten alle Lebensmittel auch bestimmte feinstoffliche Energien, die für die Gesundheit des Menschen ebenfalls von großer Bedeutung sind.

Die verschiedenen geistig-energetischen Betrachtungsweisen und Ernährungssysteme stellen jedoch immer nur einen Teil der ganzen Wahrheit dar, weshalb nur eine Kombination aller wichtiger Energien und Erkenntnisse der Wahrheit am nächsten kommt.

KAPITEL 4

Eine verlorene Wette

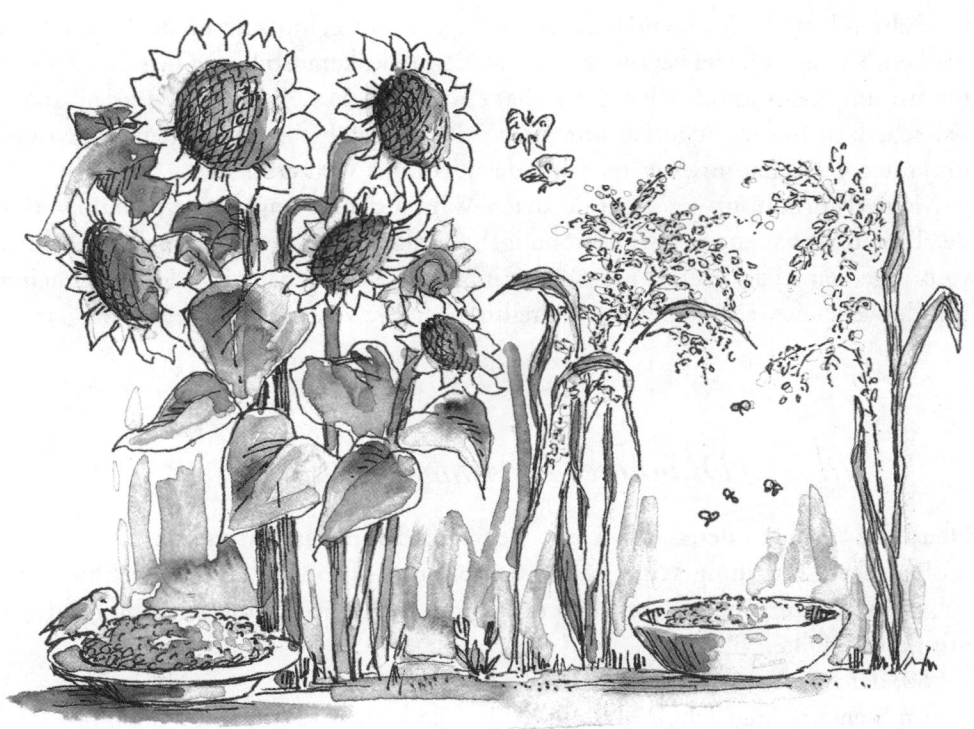

Hirse und Sonnenblumenkerne können einen Eisenmangel beheben

Eine verlorene Wette

Ein elektronisches Piepsen lässt meine Hand wie eigenständig in die Dunkelheit greifen. Wieder einmal greife ich daneben und der Wecker fällt zu Boden. Zumindest ist er jetzt still! Mühsam versuche ich, die Augen zu öffnen, um nicht wieder einzuschlafen. Es ist 4.30 Uhr morgens. Meine Schicht im Krankenhaus beginnt um 6 Uhr. Wie jeden Morgen dusche ich kurz. Danach bin ich meistens erst richtig wach. Wenn das nicht reicht, vertreibe ich die schläfrige Schwere in meinen Gliedern auf der Fahrradtour zur Klinik. Nachdem ich meinen Gerstenbrei gekocht und in das Thermogefäß gefüllt habe, schaue ich noch einmal leise ins Nebenzimmer. Der kleine Manuel und Jutta liegen glücklich und zufrieden nebeneinander im Bett. Mit stolzem Vatergefühl verlasse ich das Haus und schwinge mich auf mein Stahlross.

Während ich der Morgendämmerung entgegenfahre, muss ich an die letzten Jahre denken. Es hat sich viel verändert! Meine Heilpraktikerausbildung liegt bereits hinter mir und mein Junggesellendasein hat ein für alle Mal ein Ende gefunden. In der Zwischenzeit bin ich nämlich mit meiner Lebensgefährtin zusammengezogen und im Januar 1990 hat unser erster Sohn das Licht der Welt erblickt.

Meine Fahrradtour von Bochum nach Witten dauert ungefähr eine halbe Stunde. Einen Monat meines sechsmonatigen Zivildienstes, den ich im Pflegebereich verbringe, habe ich bereits hinter mir. Einige Jahre zuvor hatte ich den Rest meiner Bundeswehrzeit wegen eines alptraumähnlichen Gewissenskonfliktes verweigert.

Diagnose: Eisenmangelanämie

Heute ist ein besonderer Tag. Denn heute wird mir der Stationsarzt, der auf der urologischen Abteilung seine Facharztausbildung absolviert, Blut abnehmen. Ich habe ihn darum gebeten, da ich einmal ein vollständiges Differentialblutbild von mir haben wollte.

„So, dann wollen wir 'mal. Gib mir bitte den Arm!"

„Im Stehen?" frage ich ihn erstaunt. „Auf gar keinen Fall! Ich lege mich hin."

„Ach komm, Sitzen reicht schon."

„Ich kenne mich, Blutabnehmen ist nicht gerade meine Stärke. Das mach' ich nur im Liegen. Ich bin dabei schon einmal in Ohnmacht gefallen!"

Der Assistenzarzt fand meine Anstalten anscheinend lächerlich und so stritten wir einige Zeit herum, bis er schließlich nachgab und mit mir in einen Nebenraum ging, in dem eine Liege stand. Ich legte mich hin und kaum füllte sich die zweite Spritze mit Blut, wurde mir auch schon leicht übel und kalter Schweiß trat mir auf die Stirn. Offensichtlich bemerkte der Arzt mein kleines Kreislaufproblem, denn er erkundigte sich etwas besorgt nach meinem Befinden, und sobald alle Spritzen gefüllt waren, brachte er mir einen feuchten Waschlappen, den er mir auf die Stirn legte.

Am nächsten Morgen sollten die Blutergebnisse vorliegen. Gespannt erwarte ich den Befund. Als alle Ergebnisse zusammen mit den Patientenergebnissen aus dem Labor kommen, hole ich mir sogleich meine eigenen Zettel. Neben dem etwas erhöhten Wert bestimmter weißer Blutkörperchen (eosinophile Granulozyten), wie er unter anderem bei Allergien vorkommen kann, findet sich nur eine Abweichung. Der Hämoglobin-Wert (Hb-Wert) liegt leicht unter dem Normalwert. Ist das vielleicht der Grund, warum ich häufig so müde und schlapp bin? Sollte ich wirklich einen Eisenmangel haben oder liegt eventuell noch mehr vor? Im Gespräch mit dem Arzt deutet alles auf eine Eisenmangelanämie (Blutarmut aufgrund eines Eisenmangels) hin.

Beim Hämoglobin (Hb) handelt es sich um den roten Blutfarbstoff der roten Blutkörperchen. Die rote Farbe des Hämoglobins stammt vom Eisen, das wir mit der Nahrung aufnehmen. Wird zu wenig Eisen aus dem Darm ins Blut resorbiert, werden auch weniger rote Blutkörperchen gebildet und die Konzentration des so genannten Hb-Wertes im Blut nimmt ab. Die Hauptaufgabe der roten Blutkörperchen ist der Sauerstofftransport aus den Lungen zu allen Körperzellen.

Im Gegensatz zur Perniziösen Anämie, bei der es sich um eine Blutbildungsstörung im Knochenmark durch einen Vitamin-B$_{12}$-Mangel handelt *(siehe nächstes Kapitel)*, fehlt bei der Eisenmangelanämie das Eisen.

Die Symptome der Eisenmangelanämie entstehen wie bei allen Anämieformen vor allem durch den Sauerstoffmangel in den Körperzellen. Dazu gehören Müdigkeit und Leistungsschwäche, Atemnot, Herzrhythmusstörungen, Blässe der Haut und Schleimhäute, Schlafstörungen, depressive Verstimmungen, Kopfschmerzen und Schwindel, brüchige Fingernägel, Haarausfall und Einrisse in den Mundwinkeln (Rhagaden). Bei längerer Andauer der Anämie können auch Hohlnägel entstehen und ein leichter Temperaturanstieg auftreten.

Bei 40 % der Betroffenen entwickelt sich jedoch auch ein Magensäuremangel, da das Eisen neben den Chloridionen und dem Vitamin B$_1$ an der Magensäurebildung beteiligt ist *(siehe „Die Magensäurebildung in den Belegzellen" im Kasten auf Seite 40)*. Die Symptome eines Magensäuremangels sind wiederum sehr weitreichend, da er letztendlich zahlreiche Krankheiten und Stoffwechselstörungen auslösen oder verschlimmern kann *(ausführlich behandelt in den Kapiteln 16 und 17)*. Typische Anfangssymptome sind jedoch die Appetitlosigkeit und die Unfähigkeit, größere Eiweißmengen verdauen zu können.

„Siehst du, das kommt vom ständigen Körneressen. Du solltest mal wieder richtig Fleisch essen. Dann wird dein Hb-Wert bald wieder normal sein", frotzelt der Assistenzarzt.

Ich lasse mich auf seine Provokation ein und wir schließen eine Wette ab. Wenn ich allein mit der Ernährung in drei Monaten meinen Hb-Wert nicht auf 14,5 g/ 100 ml Blut erhöht habe, muss ich mit ihm Gyros (gegrilltes Fleisch) essen gehen. Andernfalls will er eine Woche lang kein Fleisch essen. Eine lächerliche Wette, denke ich. Dass meine vegetarische Ernährungsweise in unserer heutigen Zeit noch so provokativ sein kann!

Ich hatte einen Hämoglobinwert von 13,1 g/100 ml Blut. Normalwerte für den Mann liegen zwischen 14 und 18 g/100 ml, bei Frauen zwischen 12 und 16 g/100 ml. Da ich ja wusste, dass meine Magensäureproduktion noch nicht normal war, war ich mit diesem Wert dennoch relativ zufrieden. Bei Eisenmangelanämien können Hb-Werte von weniger als 10 g/100 ml Blut erreicht werden, so dass ein Wert von 13,1 bei Männern zwar relativ niedrig ist, für Frauen jedoch normal wäre.

Die Bedeutung der Magensäure für die Eisenverwertung

Je mehr Magensäure man bildet, umso besser kann das pflanzliche Eisen verwertet werden, wodurch der rote Blutfarbstoff, das Hämoglobin, bei sonst gesundem Stoffwechsel im Blut zunimmt. Bei guter Magensäurebildung wird pflanzliches Eisen fast ebenso gut verwertet wie tierisches. Der Unterschied von pflanzlichem zu tierischem Eisen besteht in der chemischen Wertigkeit, das heißt, in der Ladung der Eisenatome. Pflanzliches Eisen hat eine dreifach positive Ladung (Fe^{3+}), tierisches Eisen ist überwiegend zweifach positiv geladen (Fe^{2+}).

Unser Darm resorbiert zweiwertiges Eisen jedoch ungefähr zehnmal besser als dreiwertiges Eisen. Dreiwertiges Eisen muss also erst einer Umwandlung zu zweiwertigem Eisen unterzogen werden, um im Darm gut resorbiert werden zu können. Die Natur hat dafür eine wunderbare Lösung eingebaut: Unter Mitwirkung der Magensäure kann nämlich dreiwertiges Eisen in zweiwertiges umgewandelt (reduziert) werden. Wird keine oder nur wenig Magensäure gebildet, kommt es zu einer deutlichen Verschlechterung dieser Umwandlung.

Im Einzelnen passiert dabei Folgendes: Als erstes zieht die Magensäure das Eiweiß aus dem Nahrungsbrei heraus und lässt es gerinnen. Das geronnene Eiweiß wird dann im Magen durch das Enzym Pepsin weiterverdaut und im Darm schließlich durch die eiweißspaltenden Enzyme der Bauchspeicheldrüse in seine Einzelbausteine, die so genannten Aminosäuren, zerlegt *(ausführliche Beschreibung der Eiweißverdauung in Kapitel 16)*. Normalerweise werden diese Eiweißbausteine nun ins Blut resorbiert und dienen dem Körper vor allem für den Eiweißaufbau. Einige Aminosäuren haben jedoch auch noch ganz andere Funktionen. So sind bestimmte Aminosäuren (schwefelhaltige Aminosäuren wie z. B. Cystein) daran beteiligt, dass im oberen Dünndarmbereich dreiwertiges Eisen in zweiwertiges Eisen umgewandelt (reduziert) wird. Ohne Magensäure würde das Eiweiß also wesentlich schlechter in Aminosäuren aufgespalten werden, wodurch man langfristig nicht nur einen allgemeinen Eiweißmangel, sondern auch einen Eisenmangel entwickeln kann.

Für die Umwandlung des dreiwertigen Eisens in zweiwertiges benötigen wir also neben der Magensäure auch hochwertiges Eiweiß, das zuvor jedoch in seine Einzelbausteine, die Aminosäuren, zerlegt werden muss. Darüber hinaus trägt auch Vitamin C zur Reduktion des dreiwertigen Eisens bei und kann die Eisenverwertung ebenfalls erhöhen. Wirklich notwendig ist es jedoch nicht, wenn genügend Magensäure gebildet wird und die Nahrung genügend Eiweiß enthält *(siehe hierzu „Vorsicht vor einem Eiweißmangel" in Kapitel 10, Seite 177)*.

Tiere haben das dreiwertige pflanzliche Eisen bereits größtenteils zu zweiwertigem Eisen umgewandelt. Deshalb enthalten alle tierischen Produkte, vor allem die Leber und das dunkle Muskelfleisch, überwiegend zweiwertiges Eisen. Einen Eisenmangel kann man daher mit diesen Nahrungsmitteln relativ gut beheben. Allerdings ist dies mit pflanzlichen Lebensmitteln ebenso gut möglich – vorausgesetzt, wir haben eine gute Magensäurebildung und essen eisenhaltige pflanzliche Lebensmittel, die auch genügend Eiweiß enthalten.

Um die Wette zu gewinnen, erhöhte ich meinen Salzkonsum auf fünf bis sechs Gramm täglich und aß mindestens alle zwei Tage gekochte Hirse. Hirse gehört mit Quinoa, Amaranth, Sesamsamen, Sonnenblumenkernen, einigen Hülsenfrüchten und vor allem Brennnesseln zu den eisenhaltigsten Lebensmitteln überhaupt. Sie enthält zwei- bis dreimal so viel Eisen wie Weizen oder Roggen und viermal so viel wie Fleisch *(siehe Nährwerttabelle am Ende von Kapitel 14)*.

Ich war gespannt, ob ich allein mit dem Salz zur Magensäuresteigerung und der eisenreichen Hirse meinen Hb-Wert in drei Monaten auf 14,5 erhöhen konnte. Ich nahm in dieser Zeit weder Eisenpräparate zu mir noch aß ich Fleisch, Fisch oder Eier.

Der Tag der zweiten Blutuntersuchung war gekommen. Wieder nahm mir der Assistenzarzt Blut ab – im Liegen versteht sich. Tage zuvor wurde bereits auf der Station über das mögliche Ergebnis spekuliert. Der Assistenzarzt sah mich schon vor dem von „Fett triefenden Fleisch sitzen und es mit Bier hinunterspülen". Er machte sich einen Spaß daraus, mir diese Situation so oft wie möglich unter die Nase zu halten.

Dann war es so weit! Mein Hb-Wert lag bei 14,3 g/100 ml Blut. Die Wette hatte ich verloren. Dennoch war mein Wettkamerad relativ ruhig und besonnen. Hatte er Mitleid mit mir, da ich ja eigentlich Fleisch aus tief ethischen Gründen ablehne, oder war er gleichzeitig erstaunt, da ich die 14,5 g/100 ml ja fast erreicht hatte? Auf jeden Fall stellte er es mir frei, ob ich das Fleisch essen wollte oder nicht. Er meinte noch, die Wetteinsätze wären sowieso ungerecht gewesen, da es für ihn überhaupt kein Problem gewesen wäre, eine Woche auf Fleisch zu verzichten. Mich hätte es aber eine große innere Überwindung gekostet, Fleisch essen zu müssen. So viel Einfühlungsvermögen hatte ich ihm nicht zugetraut und irgendwie war ich ihm dafür sehr dankbar.

Für mich war damit jedenfalls bewiesen, dass man mit einer rein vegetarischen Ernährungsweise einen normalen Eisengehalt im Blut erreichen kann.

Die wichtigste Voraussetzung für eine optimale Verwertung von pflanzlichem Eisen ist eine gute Magensäurebildung, da diese entscheidend dazu beiträgt, dass dreiwertiges Eisen zu zweiwertigem umwandelt (reduziert) werden kann. Denn nur das zweiwertige Eisen kann optimal aus dem Darm ins Blut resorbiert werden.

Berechtigte Warnungen vor ungesundem oder einseitigem Vegetarismus

Von wissenschaftlicher Seite wird vor dem Veganismus und auch vor dem Vegetarismus aus berechtigten Gründen immer wieder gewarnt. Auch ich warne vor einer tiereiweißfreien Ernährung, wenn die Darmflora aufgrund einer ungesunden Ernährungsweise, zum Beispiel mit raffiniertem Zucker *(ausführlich behandelt in Kapitel 9)*, oder einer geschwächten Verdauungskraft krank ist und nicht genügend Vitamin B_{12} bilden kann *(siehe nächstes Kapitel)* oder wenn man zu wenig Magensäure für die optimale Verwertung von pflanzlichem Eisen bildet. Wegen der allgemein besseren Versorgung mit zweiwertigem Eisen und Vitamin B_{12} durch tierische Lebensmittel wird Fleisch daher sogar schon als Zusatz in der Babyernährung empfohlen.

Außerdem empfiehlt man zur besseren Eisenverwertung im Darm, in derselben Mahlzeit Vitamin C aufzunehmen. Dabei ist Vitamin C jedoch, wie gesagt, wesentlich unwichtiger als eine gute Magensäurebildung!

Sie sollten nun aber nicht den Empfehlungen folgen und saure Früchte, wie zum Beispiel Zitrusfrüchte oder einen sauren Apfel, wegen des Vitamin-C-Gehaltes zu oder nach einer Mahlzeit essen, die aus Vollkorngetreide, Kartoffeln oder Gemüse besteht. Diese Lebensmittel vertragen sich nämlich nicht gemeinsam mit den Fruchtsäuren. Ich komme im Kapitel 11 über die Trennkost darauf zurück. Eine ideale Ergänzung von erhitztem Getreide stellen hingegen alle Gemüse- und Salatsorten oder auch Kartoffeln dar. Der Vitamin-C-Gehalt dieser Lebensmittel reicht völlig aus, um die Verwertung von dreiwertigem Eisen ebenso zu erhöhen wie zum Beispiel der Vitamin-C-Gehalt einer Orange *(siehe Nährwerttabelle in Kapitel 14)*.

Vegetarier und Veganer, die nicht nur eine gute Magensäurebildung, sondern auch eine gesunde Darmflora haben und aufgrund einer vollwertigen, ausgewogenen Ernährung genügend Eisen und Eiweiß aufnehmen *(mehr dazu in Kapitel 14)*, werden kaum einen Eisen- oder Vitamin-B$_{12}$-Mangel bekommen können. Es sei denn, es liegen andere, eher seltene Stoffwechselstörungen vor.

Die Warnungen bestimmter Ernährungswissenschaftler vor einer tiereiweißfreien Ernährungsweise sind daher nur teilweise berechtigt. Grundsätzlich gilt die unwiderrufliche Tatsache, dass der Mensch völlig gesund ohne tierische Lebensmittel leben kann. Dafür gibt es überall auf der Welt lebende Beweise. Ich selbst bin sogar davon überzeugt, dass wir Menschen ursprünglich für eine vegetarische oder sogar vegane Ernährungsweise geschaffen wurden! Im Kapitel 14 komme ich darauf zurück.

Dennoch liegt es mir äußerst fern, die tierischen Nahrungsmittel, wie Fleisch, Fisch und Eier oder Milchprodukte, wegen ihrer relativen Nachteile für die Gesundheit des Menschen zu verdammen, denn sie sind zu einem Bestandteil unserer heutigen Kultur geworden und prägen vor allem unser jetziges allgemeines Bewusstsein *(Weiteres dazu in den Kapiteln 10 und 12)*.

In der Zukunft werden jedoch nach meiner Überzeugung diese Nahrungsmittel einen immer geringeren Stellenwert einnehmen, bis sie nach und nach ganz vom Speiseplan des Menschen verschwinden. Zuvor wird der Mensch jedoch alle unnatürlichen, raffinierten oder gentechnisch erzeugten Nahrungsmittel als schädlich erkannt haben – und er wird zur chemiefreien, natürlichen Landwirtschaft zurückgekehrt sein.

Auch wenn ich durch die Hämoglobinwette während des Zivildienstes einen objektiven Beweis für die Bedeutung des Salzes für die Magensäurebildung erhielt, so konnten weder das Salz noch meine Versuche mit den verschiedenen Ernährungssystemen meine Verdauungskraft normalisieren und alle Symptome zum Verschwinden bringen. Kaum aß ich nur etwas zu viel Eiweiß in Form von Milchprodukten, Nüssen, Ölsamen oder Hülsenfrüchten, überkamen mich ein starkes Unwohlsein im Magen und eine bleierne Müdigkeit, so dass ich mich regelrecht hinlegen und ausruhen musste. Manchmal fiel ich dann in einen betäubend schweren Schlaf, aus dem ich aber keinesfalls erfrischt aufwachte.

Mittlerweile hatte sich in mir der Verdacht erhärtet, dass ich aufgrund meiner Symptome ein relativ starker Allergiker gewesen sein müsste. Alle Symptome traten nämlich nach einer eiweißreichen Mahlzeit besonders stark auf. Da sich diese Symptome jedoch durch meine salzreiche Lebensweise bereits gebessert hatten und ich auch schon ein wenig mehr Eiweiß vertrug, musste eine eindeutige Beziehung zwischen der Eiweißverdauung und den Allergien bestehen. Diesbezüglich hatte ich keine Zweifel mehr!

Es musste allerdings noch weitere Faktoren geben, welche die Funktionen der Verdauungsorgane stärken. Denn das Salz und eine im makrobiotischen oder ayurvedischen Sinn ausgeglichene Ernährung allein konnten es nicht sein. Sonst hätten sich meine Beschwerden deutlich mehr verringert.

Die Bedeutung der Magensäure für die Eisenverwertung

Hämoglobin ist der rote Blutfarbstoff in den roten Blutkörperchen. Die rote Farbe des Hämoglobins stammt vom Eisen.

Bei einem Eisenmangel im Blut nimmt die Konzentration des Hämoglobins in den roten Blutkörperchen ab. Wird infolgedessen der Normalwert des Hämoglobins unterschritten, spricht man von einer Eisenmangelanämie.

Pflanzen enthalten vor allem dreiwertiges Eisen (Fe^{3+}), tierische Produkte überwiegend zweiwertiges Eisen (Fe^{2+}).

Da im Darm nur das zweiwertige Eisen optimal ins Blut resorbiert werden kann, muss das dreiwertige Eisen zuvor zu zweiwertigem Eisen umgewandelt (reduziert) werden. An dieser Umwandlung sind unter anderem bestimmte Eiweißbausteine (Aminosäuren) sowie eine gute Magensäurebildung als notwendige Voraussetzung für den Eiweißabbau zu Aminosäuren beteiligt. Vitamin C erhöht ebenfalls die Eisenverwertung.

Bei einem Magensäuremangel wird pflanzliches dreiwertiges Eisen daher nur ungenügend umgewandelt. Die Folge ist eine schlechtere Eisenresorption, wodurch bei vegetarischer oder veganer Ernährungsweise ein Eisenmangel im Blut entstehen kann.

Eine gute Magensäurebildung leitet daher nicht nur die Eiweißverdauung ein, sondern ist auch die wichtigste Voraussetzung für die Verwertung von pflanzlichem dreiwertigen Eisen.

Wird genügend Magensäure gebildet, kann pflanzliches Eisen ebenso gut verwertet werden wie tierisches.

Darüber hinaus hat die Magensäure eine antibakterielle Wirkung und verbessert die Resorption von Kalzium und einigen anderen lebensnotwendigen Spurenelementen im Darm *(siehe Kapitel 5).*

KAPITEL 5

Der Wahrheit auf der Spur

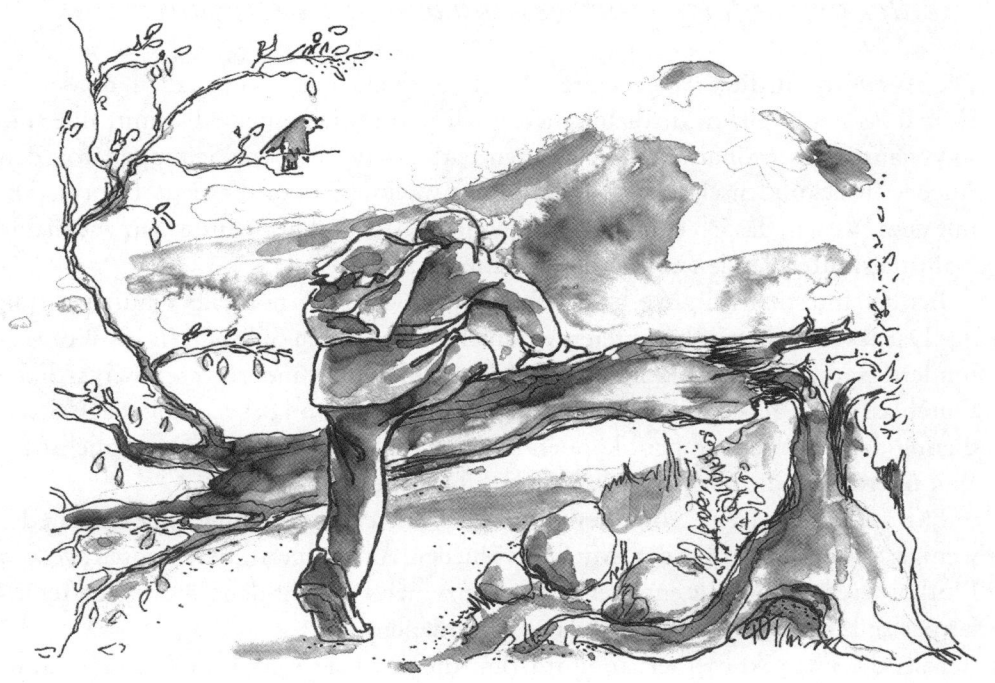

Jedes überwundene Hindernis bringt uns dem Ziel näher

Der Wahrheit auf der Spur

Im Herbst 1990 ließ ich schließlich den bereits erwähnten Allergietest beim Allergologen machen *(siehe Kapitel 1)*. Der Befund bestätigte meine Vermutung, dass ich nicht nur auf einige Pollen, sondern auch auf viele Nahrungsmittel allergisch reagierte.

Auch wenn es aus schulmedizinischer Sicht keine heilende Therapie für mich gab, so hatte ich zumindest einen neuen Anhaltspunkt, durch den ich meine eigenen Forschungen fortsetzen konnte. Natürlich wollte ich nun wissen, wie die vielen Allergien in meinem Körper entstanden waren. Ich dachte mir, dass bei dieser Menge von Allergien mein Immunsystem total überlastet gewesen sein müsste! Aber womit?

Allergien infolge einer geschwächten Intestinalschranke

Die Antwort auf diese Frage sollte ich schon einige Tage später erhalten! Wieder einmal las ich in einem medizinischen Buch und als ich einen Abschnitt über die so genannte „**Intestinalschranke**" gelesen hatte, fiel es mir wie Schuppen von den Augen. In Sekundenschnelle verband sich in meinem Kopf die neue Information mit dem Wissen, das ich bereits über Allergien hatte, und mir wurde klar, wie meine Nahrungsmittelallergien entstanden waren:

Bei der Intestinalschranke handelt es sich um die ganz normale Schutzfunktion der Darmwand, die ein Übertreten von nichterwünschten Substanzen ins Blut verhindert. Ist die Darmschleimhaut allerdings krankhaft verändert, vergrößert sich die Durchlässigkeit der Darmwand und die Barrierefunktion lässt nach. Je nach Schädigung der Darmschleimhaut können nun alle möglichen Substanzen vermehrt ins Blut übertreten, die dort eigentlich nicht hingehören[17].

Für das körpereigene Abwehrsystem stellen diese Eindringlinge eine mehr oder weniger große Belastung dar. Mit individuellen Antikörpern, bestimmten weißen Blutkörperchen und mit entsprechenden Enzymen versucht der Körper die Fremdkörper zu binden, zu fressen und dann zu verdauen.

Falls die Fremdkörperbelastung im Blut die normale Abwehrkraft des Immunsystems jedoch übersteigt, merkt sich der Körper diese Substanzen und schüttet beim

---

17) Dieses Erkrankungsbild hat in der Schulmedizin mittlerweile einen Namen bekommen und wird **Leaky-Gut-Syndrom** genannt, was soviel wie das „Durchlässige-Darm-Syndrom" heißt. „Leaky" (engl., sprich: lieki) heißt undicht beziehungsweise durchlässig und „gut" (engl., sprich: gat) ist der Darm.

nächsten Kontakt sicherheitshalber wesentlich mehr Antikörper aus, als zur Bindung der Eindringlinge notwendig sind. Außerdem werden gleichzeitig ganz bestimmte Hormone und hormonähnliche Substanzen freigesetzt, die zu einer Gefäßerweiterung führen, so dass das Blut die Antikörper schneller in alle Winkel des Körpers tragen kann. Diese Antikörperüberproduktion, verbunden mit der erhöhten Hormonaus-schüttung, nennt man dann Allergie *(mehr dazu in den Kapiteln 7 und 16)*.

Jetzt fragen Sie sich sicherlich, wie die Schutzbarriere der Darmschleimhaut schwä-cher werden kann und das so genannte Leaky-Gut-Syndrom[17] entsteht und um welche Eindringlinge es sich bei der Allergieentstehung handelt.

Es ist einfacher, als Sie denken! Werden irgendwelche Nahrungsmittel, zum Beispiel aufgrund einer geschwächten Magen- oder Bauchspeicheldrüsenfunktion, nicht richtig verdaut, kommt es zu einer verstärkten Fäulnis oder Gärung der nicht richtig zerlegten Nahrung im Darm. Die Folge können eine Menge Symptome sein, angefangen bei Blähungen bis hin zu Durchfällen *(ausführlicher behandelt in Kapitel 17)*.

Auf jeden Fall wird aber die Darmflora durch die vermehrte Fäulnis und Gärung in Mitleidenschaft gezogen. Eine kranke Darmflora ist jedoch die erste Voraussetzung für eine geschwächte Darmschleimhaut. Je stärker die Verdauungsstörungen des Ma-gens, der Bauchspeicheldrüse oder der Gallenbildung in der Leber nun sind, desto intensiver erkrankt neben der Darmflora auch die Darmschleimhaut, wodurch die Durchlässigkeit für Fremdkörper zunimmt.

Die Eindringlinge selbst sind in diesem Fall die nicht richtig zerlegten Nahrungs-mittel, die im unzerlegten Zustand äußerst giftig im Blut sein können und daher sofort vom Immunsystem vernichtet oder zumindest erst einmal durch die Antikörper gebunden werden müssen. Die am stärksten allergieauslösenden Substanzen sind dabei die nicht richtig zerlegten Nahrungsmitteleiweiße (Proteine).

Wird also das Nahrungseiweiß nicht richtig verdaut, nimmt die normale Eiweiß-fäulnis im Darm zu und die Darmflora erkrankt. Bei stärkeren Darmflorastörungen ent-stehen infolgedessen auch Darmpilze *(ausführlicher in Kapitel 17)*. Die Darmschleim-haut erkrankt ebenfalls und wird „großporiger", so dass die nicht richtig zerlegten größeren Eiweißmoleküle oder Eiweißbruchstücke ins Blut übertreten können. Wird das Abwehrsystem zu stark mit den Nahrungseiweißen belastet, reagiert der Körper mit einer überschießenden Immunantwort und die nennt man dann Allergie.

Bei starken Allergikern, deren Allergien auch mit einer verringerten Verdau-ungskraft in Verbindung stehen, kann das Immunsystem so stark mit Nahrungs-eiweißen überfordert und geschwächt sein, dass sich häufig auch andere Allergien, wie zum Beispiel gegen Pollen oder irgendwelche Substanzen aus der Umwelt, dazugesellen.

Andererseits kann es aber auch vorkommen, dass das Abwehrsystem allein durch irgendwelche belastenden Faktoren aus der Nahrung oder der Umwelt so stark ge-

schwächt wird, dass man auch ohne Verdauungsschwäche Allergien auf Nahrungsmittel und andere Substanzen entwickeln kann. Das liegt vor allem daran, dass man
trotz gesunder Verdauungskraft aufgrund unserer Zivilisationskost mit viel Fleisch,
Fisch, Eiern und raffiniertem Zucker sowie den unverträglichen Nahrungsmittelkombinationen *(siehe Kapitel 11)* eine kranke Darmflora und damit eine Funktionsschwäche der Intestinalschranke haben kann. So können auch bei Menschen mit
einer gesunden Verdauungskraft geringe Mengen an noch nicht vollständig zerlegten
Eiweißmolekülen ins Blut übertreten, gegen die man bei einem geschwächten Immunsystem dann allergisch reagieren kann *(ausführlicher behandelt in den Kapiteln 7
und 16).*

Ursachen und Heilung vom Leaky-Gut-Syndrom, dem „durchlässigen Darm"

Ursachen:

1. Stärkere Verdauungsschwächen:
   a) Dazu gehören ein Magensäuremangel, zum Beispiel infolge eines Salzmangels
      oder von Magensäureblockern[18] oder einer Vagotomie[19] *(ausführlich behandelt
      in den Kapiteln 2, 7 und 16),*
   b) ein Enzymmangel der Bauchspeicheldrüse *(sehr häufig! Ursachen hierfür siehe
      Seite 118)* oder des Magens (= Pepsinmangel) *(ausführlich behandelt in den Ka-
      piteln 7, 16 und 17)* und
   c) ein Gallensaftmangel sowie das Problem nach einer Entfernung der Gallenblase,
      wenn zu viel Fett pro Mahlzeit gegessen wird *(ausführlich behandelt in den Ka-
      piteln 7 und 17).*
2. Regelmäßiger Verzehr von raffiniertem und teilraffiniertem Zucker *(siehe Kapitel 9).*

18) Bei **Magensäureblockern** (HCl-Blockern) handelt es sich um pharmazeutische Medikamente
    zur Magensäurereduktion, die in der Schulmedizin zum Beispiel zur Behandlung von Magen-
    und Zwölffingerdarmgeschwüren oder starkem Sodbrennen eingesetzt werden. Die Magen-
    säurebildung kann durch diese Medikamente um bis zu 75 % reduziert werden, wodurch
    eiweißreiche Mahlzeiten dann nur noch schlecht verdaut werden können und es zu mehr oder
    weniger starken Darmflorastörungen und langfristig auch zum Leaky-Gut-Syndrom kommen
    kann.
19) Bei der **Vagotomie** handelt es sich um einen chirurgischen Eingriff, bei dem bestimmte Äste
    des Nervus vagus durchtrennt werden. Dadurch wird die Magensekretion gehemmt und die
    Salzsäurebildung vermindert. Die Folgen sind dieselben wie bei den Magensäureblockern.

3. Häufige Kombinationsfehler:
   a) Getreide und deren Produkte (Brot, Nudeln, Kuchen etc.), Kartoffeln oder Gemüse zusammen mit sauren Früchten in einer Mahlzeit *(ausführlich behandelt in den Kapiteln 3 und 11)*.
   b) Rohes Getreide und Getreideflocken sowie rohe Nüsse und Ölsamen und deren rohe Nussmuse zusammen mit Salz oder anderen anorganischen Salzen in einer Mahlzeit *(ausführlich behandelt in den Kapiteln 3, 11 und 18)*.
   c) Rohes, angekeimtes Getreide und rohe Nüsse und Ölsamen zusammen in einer Mahlzeit sowie in aufeinanderfolgenden Mahlzeiten *(ausführlich behandelt in Kapitel 18, Seite 370)*.
   d) Größere Mengen an tierischen Lebensmitteln, wie Fleisch, Fisch oder Eier, zusammen mit viel Getreide oder deren Produkten, insbesondere mit Vollkornprodukten *(mehr dazu in Kapitel 11, Seite 196)*.
4. Längere Einnahme von darmfloraschädigenden Medikamenten, wie zum Beispiel Antibiotika, Chemotherapeutika oder AZT bei AIDS.
5. Chronische Darmerkrankungen, wie zum Beispiel Zöliakie beziehungsweise Sprue, Morbus Crohn, chronische Darminfektionen oder Darmparasiten.

Heilung:
Geheilt wird das Leaky-Gut-Syndrom nur, wenn die auslösenden Faktoren beseitigt, das heißt geheilt, beziehungsweise gemieden werden. Dazu müssen vor allem eine möglicherweise geschwächte Verdauungskraft aufgebaut und die Ernährungsfehler gemieden werden. Im Falle einer bekannten Verdauungsschwäche sollte immer nur so viel pro Mahlzeit gegessen werden, wie auch verdaut werden kann *(mehr dazu in den Kapiteln 16, 17 und 18)*.

Alle symptomatischen Therapieansätze, wie zum Beispiel Medikamente zur Enzymsubstitution, zur Darmflorasanierung oder zur Abdichtung der Darmwand, können dieses Erkrankungsbild zwar lindern, aber nicht ursächlich und dauerhaft heilen.

Sie können nun sicherlich nachvollziehen, dass bei verdauungskraftbedingten Allergien entweder eine Reduktion der Nahrungsmenge – in diesem Fall der Nahrungseiweiße – oder eine Reaktivierung der Verdauungskraft eine Heilung der Darmflora und der verdauungskraftbedingten Allergien bewirken kann. Alle anderen Therapien können die Beschwerden vielleicht kurzfristige lindern, jedoch nur selten dauerhaft heilen!

Die Reduktion der Eiweißmenge ist bei der Therapie von Allergien sehr populär, da mit ihr tatsächlich bei vielen Allergikern eine Besserung der Symptome erreicht werden kann. Als vorübergehende Ergänzung zur Aufbautherapie der Verdauungsorgane kann sie daher durchaus sinnvoll sein. Werden bei einem verdauungskraftbedingten Allergiker die geschwächten Verdauungsfunktionen jedoch nicht reaktiviert, verändert sich die Gesamtkonstitution nur sehr selten *(mehr dazu in Kapitel 16)*.

Eine ausschließliche Eiweißreduktion ohne Aufbautherapie bedeutet daher, dass man entweder viele Jahre oder für immer Diät leben muss. Man wird dann stets darauf achten müssen, was man isst und darf nie zu viel von dem essen, was man nicht verträgt. Oft müssen die tierischen Eiweißquellen streng gemieden werden und je nach Verdauungsschwäche können auch alle eiweißreicheren pflanzlichen Lebensmittel Darmflorastörungen und Allergien verursachen.

In solchen Fällen besteht die einzige und endgültige Lösung daher ausschließlich im Aufbau der geschwächten Verdauungskraft. Außerdem ist es von entscheidender Wichtigkeit, in der Gesamttherapie auch die Ursachen, die zu der Verdauungsschwäche geführt haben *(ausführlich behandelt in Kapitel 7)*, zu berücksichtigen. Nur so kann man endgültig von den Krankheitssymptomen befreit werden und hat die Gewähr, dass es keine Rückfälle gibt. In den meisten Fällen handelt es sich dabei neben einer Mangel- oder Fehlernährung um die Verschlackung des Körpers mit allen möglichen Giften und chemischen Substanzen, die wir vor allem über die Luft, die Nahrung oder in Form von Medikamenten aufnehmen. Im Zuge der Reaktivierung der geschwächten Verdauungsorgane und der Entgiftung des Körpers werden sich dann nach und nach alle verdauungs- und abwehrkraftbedingten Leiden verringern oder ganz ausheilen.

Da wir bis heute mehr als 2000 *(geschrieben 2003)* Allergiker kennen gelernt und therapiert haben, kann ich mit relativ großer Sicherheit sagen, dass bei über 80 % aller stärkeren Allergiker die Beschwerden auch mit einer Eiweißverdauungsschwäche der Bauchspeicheldrüse oder des Magens in Verbindung stehen. **Der Rest hat ausschließlich ein durch Umweltgifte oder andere schädliche Substanzen oder Strahlungen (Mobilfunk, erhöhte UV-Strahlung etc.) geschwächtes Immunsystem ohne Verdauungsschwäche oder die Allergien stehen mit psychischen Ursachen in Verbindung.**

Die meisten allergischen Babys und Kinder haben daher fast immer eine Eiweißverdauungsschwäche, mit der sie in der Regel schon geboren werden *(ausführlich behandelt in Kapitel 7)*. Alle seelischen Belastungen können die allergischen Symptome zwar verschlimmern, da sie das überforderte Immunsystem zusätzlich schwächen, sie sind jedoch nur äußerst selten die primäre Ursache für die Allergien! Auf die verschiedenen Ursachen der Allergien und möglichen Verdauungsschwächen werde ich ausführlich in den Kapiteln 7, 16 und 17 eingehen *(siehe auch „Das Handbuch für Allergiker"[20])*.

---

20) „Das Handbuch für Allergiker – Das Allergie-Syndrom erkennen und heilen: Neurodermitis, Asthma, Heuschnupfen, Hyperaktivität und andere", Windpferd Verlag 2000 *(siehe Anhang)*.

Dieses soeben beschriebene Wissen hatte ich jedoch erst einige Jahre später. Das einzige, was ich Ende 1990 wusste, war, dass meine Nahrungsmittelallergien und Darmflorastörungen durch meine Verdauungsschwäche entstanden waren. Und ich wusste nun bereits auch, wie Allergien aufgrund einer Eiweißverdauungsschwäche entstehen können.

Außerdem ahnte ich schon damals, dass nicht nur meine Magensaftbildung, sondern auch die Verdauungskraft der Bauchspeicheldrüse und die Gallensaftbildung in der Leber geschwächt waren. Genau untersuchen und beweisen konnte ich diese Vermutung jedoch erst zwei Jahre später, nachdem ich ein einfaches, aber relativ genaues Verfahren entwickelt hatte, mit dem man die maximal zur Verfügung stehende Menge jedes Verdauungsenzyms, der Magensäure und der Galle überprüfen kann *(siehe Schlusswort)*.

Notwendige Nährstoffe
für eine gesunde Verdauungskraft

Auf der Suche nach den Ursachen meiner Verdauungsschwäche begann ich, mich mit der **Orthomolekularmedizin** zu beschäftigen *(mehr dazu in Kapitel 14)*. Ich wollte nämlich wissen, welche Vitamine und Mineralstoffe an der Bildung der Verdauungsenzyme, der Magensäure und eventuell auch der Gallenflüssigkeit beteiligt sind.

Da alle Vitamine und Mineralstoffe wichtige Funktionen im Körper erfüllen, geht diese Therapierichtung davon aus, dass ein Mangel dieser Nährstoffe zu allen möglichen Stoffwechselstörungen und vielen Krankheiten führen kann. Viele Krankheitssymptome müssen daher nicht immer schwerste Krankheiten darstellen, sondern lassen sich relativ häufig auch durch die Gabe bestimmter Nährstoffe korrigieren. Eigentlich sollte eine gesunde, ausgewogene Ernährungsweise alle notwendigen Substanzen, die unser Körper zum Leben braucht, beinhalten. Da sich die meisten Menschen jedoch nicht optimal ernähren und der Alltagsstress zusammen mit den negativen Umwelteinflüssen erst recht eine vitalstoffreiche Ernährung verlangen, kann eine zusätzliche Ergänzung bestimmter Mineralstoffe und Vitamine in der heutigen Zeit durchaus sinnvoll oder sogar notwendig sein *(mehr dazu in Kapitel 14)*.

Bei meinen Studien tat sich mir eine völlig neue Welt mit vielen faszinierenden Zusammenhängen auf. Wie bei einem Zahnrädchenwerk greifen die Aufgaben und Wirkungen der verschiedenen Vitamine und Mineralstoffe ineinander. Und wenn nur ein Nährstoff fehlt, können einige Funktionen des Organismus regelrecht zum Stillstand kommen. Viele Jahrzehnte wurden in der Medizin neben hochwertigem

Eiweiß eigentlich nur die so genannten Mengenelemente, von denen wir jeweils mehrere hundert Milligramm täglich aufnehmen *(ausführlich behandelt in Kapitel 14)*, die Vitamine und einige wenige Spurenelemente, wie zum Beispiel Eisen und Jod, beachtet. Durch die jüngsten Forschungsergebnisse in der Biochemie erkennt man jedoch zunehmend die ebenso große Bedeutung vieler weiterer Spurenelemente, die oft nur in geringen Milligramm- bis Mikrogrammspuren in der Nahrung des Menschen vorkommen, und anderer so genannter sekundärer Pflanzenstoffe.

Auch wenn ich im Kapitel 14 ausführlich die wichtigsten Nährstoffe und Ernährungsweisen, mit denen Sie den Tagesbedarf dieser Substanzen abdecken können, besprechen werde, möchte ich Ihnen schon jetzt diejenigen Vitamine und Mineralstoffe vorstellen, die an der Bildung der Verdauungssäfte beteiligt sind:

Natriumchlorid: Die große Bedeutung der Chloridionen für die Magensäurebildung habe ich bereits ausführlich besprochen *(siehe Kapitel 2)*. Aber auch die Natriumionen sind unentbehrlich für einen gesunden Stoffwechsel. Außerdem finden wir sie in den Verdauungssäften des Magens und der Bauchspeicheldrüse.

Magnesium: Neben dem Natriumchlorid fällt sofort das Magnesium auf, das im ganzen Körper eine Vielfalt von Funktionen erfüllt. Es erhöht nicht nur die Zellmembrandurchlässigkeit für Sauerstoff, sondern ist auch an der Aktivierung von über 300 Enzymen des Zellstoffwechsels und der Verdauungsorgane beteiligt.

Eisen: Eisen haben Sie in diesem Buch schon in Bezug auf die Blutbildung und die Salzsäurebildung im Magen *(siehe „Die Magensäurebildung in den Belegzellen" in Kapitel 2)* kennen gelernt. Da Eisen ebenso wie die Chloridionen und Vitamin B$_1$ an der Magensäurebildung beteiligt ist, wird bei 40 % aller Betroffenen mit einer Eisenmangelanämie die Magensäure schlechter oder gar nicht mehr gebildet. Dieses Symptom ist ebenso wie alle anderen Anämiesymptome von der individuellen Veranlagung abhängig, weshalb nicht jede Person mit einem Eisenmangel auch eine Magensäureschwäche entwickelt.

An diesem Beispiel können Sie sehr gut erkennen, wie sich verschiedene Funktionen im Stoffwechsel oft gegenseitig bedingen: Einerseits benötigen wir eine gute Magensäurebildung, um das dreiwertige, pflanzliche Eisen zu zweiwertigem umzuwandeln (zu reduzieren), und andererseits braucht der Magen das Eisen für die Magensäurebildung.

Zink: Zink hat hingegen eine große Bedeutung für die Bildung der Verdauungsenzyme. Außerdem wird es neben den Vitaminen A, C und E sowie den Carotinoiden und dem Spurenelement Selen für ein gesundes Immunsystem benötigt und ist zusammen mit Mangan und Chrom unentbehrlich für die Insulinproduktion in der Bauchspeicheldrüse.

Mangan: Ebenso wichtig für eine gute Enzymbildung der Verdauungsorgane scheint das Mangan zu sein. Dadurch dass es die Verwertung von Vitamin B$_1$ erhöht, wirkt es indirekt auch auf die Magensäurebildung ein *(siehe Kapitel 2)*.

Vitamin B$_1$ und B$_2$: Unter den Vitaminen fällt neben dem Vitamin B$_1$ vor allem das Vitamin B$_2$ auf, das entscheidend an der Bildung von Verdauungsenzymen beteiligt ist.

Von diesen sieben wichtigen Nährstoffen für eine gute Verdauungsfunktion gehören Eisen, Zink und Mangan zu den eher kritischen Spurenelementen. Einerseits sind sie nicht in allen Lebensmitteln ausreichend enthalten und andererseits unterliegen sie ganz bestimmten Resorptionsbedingungen.

Da Fleisch nicht nur hochwertiges Eiweiß enthält, sondern ebenfalls eine gute Quelle für zweiwertiges Eisen, Vitamin B$_{12}$, Vitamin D und Zink darstellt, wird es aus berechtigten Gründen von bestimmten Ernährungswissenschaftlern als wertvolles Nahrungsmittel betrachtet. Mangan kommt jedoch schon wesentlich weniger in fast allen tierischen Produkten vor *(siehe Nährwerttabelle in Kapitel 14)*.

Besonders manganreich sind hingegen alle Getreidesorten, aber auch Nüsse, Ölsamen und Hülsenfrüchte. Daneben enthalten diese Lebensmittel mindestens ebenso viel Eisen und Zink wie Fleisch *(siehe Nährwerttabelle in Kapitel 14)*. Würde man die Qualität der Lebensmittel ausschließlich am Gehalt dieser drei Spurenelemente bewerten, wären die Samen, Nüsse und Hülsenfrüchte dem Fleisch eindeutig überlegen, wenn da nicht das Problem mit den Resorptionsbedingungen wäre.

Bezüglich des Eisens wissen Sie ja bereits, dass wir für die Verwertung vom dreiwertigen pflanzlichen Eisen eine gute Magensäurebildung brauchen *(siehe Kapitel 4)*. Außerdem erhöht eine gesunde Magensäurekonzentration die Resorption von Kalzium, Eisen, Zink, Mangan und Chrom im oberen Dünndarmbereich.

Phytinsäure und Mineralstoffversorgung

Ein weiteres Hindernis bei der Resorption der Mengenelemente Kalzium und Magnesium sowie einiger Spurenelemente, wie Eisen und Zink, im Darm kann die **Phytinsäure** sein *(ausführlicher wird das Thema Mineralstoffe in Kapitel 14 behandelt)*. Bei der Phytinsäure handelt es sich um eine in allen Pflanzensamen vorkommende energiereiche Phosphorverbindung, die für den Keimungsprozess und das Wachstum der Pflanzen unentbehrlich ist. Dabei sind durchschnittlich 75 % des gesamten Phosphorgehaltes von Getreidesamen und Hülsenfrüchten in der Phytinsäure gebunden. Wird der Phytinsäuregehalt von Mais zum Beispiel durch gentechnische Manipulationen um zirka 25 % verringert, wächst dieser Mais nicht nur schlechter, sondern die Erträge sind auch um bis zu 15 % niedriger. Am höchsten ist der Gehalt an Phytinsäure in allen Getreidesorten, insbesondere in deren Randschichten, und in Hülsenfrüchten, inklusive Erdnüssen. Etwas weniger kommt sie in Nüssen und Ölsamen vor und in sehr geringen Mengen kann sie auch in einigen Obst- und Gemüsesorten, wie zum Beispiel Bananen und Avocados, nachgewiesen werden. Somit ist die Phytinsäure vor allem in denjenigen pflanzlichen Lebensmitteln reichlich vorhanden, die viel Magnesium, Eisen und Zink und teilweise auch viel Kalzium enthalten *(siehe Nährwerttabelle in Kapitel 14)*. Ausgesiebte Mehle und geschälte Getreidesorten enthalten nicht nur deutlich weniger Phytinsäure als die ganzen Körner, sondern je nach Ausmahlungsgrad auch nur 25 bis 50 % des ursprünglichen Mineralgehaltes. Diese Produkte spielen daher bei der Betrachtung der hier beschriebenen Zusammenhänge keine Rolle.

Wird die Phytinsäure in Getreide, Hülsenfrüchten, Nüssen und Ölsamen nicht auf irgendeine Art und Weise aufgespalten beziehungsweise verringert, kann einerseits der in der Phytinsäure gebundene Phosphor nicht verwertet werden und andererseits kann sie mit einem Teil der Mineralstoffe, die wir mit der Nahrung aufnehmen, Komplexsalze, so genannte Phytate, im Darm bilden, die nicht ins Blut resorbiert werden können. Davon betroffen sind vor allem Zink, Eisen, Kalzium und Magnesium und im geringen Maße auch Kupfer und Mangan. Dadurch wird ein mehr oder weniger großer Teil dieser lebenswichtigen Mengen- und Spurenelemente mit dem Stuhl ausgeschieden und geht dem Stoffwechsel damit verloren.

Das ist auch der Grund, warum viele asiatische Völkergruppen, die überwiegend von gekochtem Getreide (Reis, Hirse etc.) oder ungesäuertem Fladenbrot aus Weizen oder Gerste unter Beigabe einiger anderer Nahrungsmittel, wie Gemüse, gekochten Hülsenfrüchten und mittlerweile auch zuckerhaltigen Produkten, leben, einen niedrigeren Zinkgehalt im Blut aufweisen können als zum Beispiel Europäer, die meistens auch andere zinkreiche Nahrungsmittel wie Fleisch oder Käse verzehren. Man nimmt an, dass die geringere Körpergröße der meisten asiatischen Völker unter anderem mit diesem relativen Zinkmangel in Verbindung steht. Weitere Faktoren, die hierbei eine Rolle spielen, sind die Erbanlagen und teilweise auch der relativ niedrige Eiweißgehalt der Nahrung, wenn zum Beispiel ausschließlich gekochtes Getreide mit Gemüse verzehrt wird.

Wollen wir diese lebenswichtigen Mineralstoffe daher optimal verwerten, sollte die Phytinsäure größtenteils abgebaut werden. Dafür gibt es im Prinzip nur eine Möglichkeit: durch das Enzym Phytase, das einerseits in den meisten Samen, Nüssen und Hülsenfrüchten in unterschiedlicher Menge vorkommt, andererseits aber auch von einer gesunden Darmflora gebildet werden kann. Aktiviert wird es, wenn es mit Wasser in Verbindung kommt. Dies geschieht sowohl bei der Verarbeitung und Zubereitung von geschroteten oder gemahlenen Getreidekörnern, Ölsamen, Nüssen und Hülsenfrüchten mit Wasser oder wässrigen Flüssigkeiten, wie zum Beispiel bei der Sauerteigführung und beim mehrstündigen Einweichen von Getreideschrot in Wasser, und beim Keimungsprozess von ganzen eingeweichten Samen als auch während der Verdauung von rohem Getreide sowie rohen Nüssen und Ölsamen in Mund, Magen und Dünndarm. Da es sich bei allen Enzymen und somit auch bei der Phytase um hitzeempfindliche Eiweißkörper handelt, werden sie beim Kochen, Backen oder Rösten hundertprozentig zerstört. Die Phytinsäure ist hingegen deutlich stabiler gegenüber höheren Temperaturen und wird deshalb auch durch längeres Kochen nur unwesentlich reduziert. Gekochtes und gepufftes Getreide (Getreidebreie, Nudeln, Reiswaffeln etc.), gekochte Hülsenfrüchte sowie ungesäuerte und ohne Hefe hergestellte Backwaren enthalten daher annähernd den vollen Phytinsäuregehalt der rohen Lebensmittel und keine Phytase.

Etwas anders verhält es sich, wenn zum Beispiel Weizen, Roggen oder Gerste, die den höchsten Phytasegehalt aller Samen, Nüsse und Hülsenfrüchte aufweisen, roh gegessen werden. Bei entsprechenden Untersuchungen an Schweinen hat man nämlich herausgefunden, dass bei der Verdauung einer Kraftfuttermischung, welche aus diesen phytasereichen Getreidesorten und Soja im unerhitzten Zustand besteht, ungefähr ein Drittel der Phytinsäure im Magen-Darm-Trakt aufgespalten werden kann. Da der Mensch einen ähnlichen Verdauungstrakt wie das Schwein hat, sind diese Ergebnisse größtenteils auf ihn übertragbar. Mindestens zwei Drittel der Phytinsäure würden aber dennoch beim Verzehr von rohem Getreide oder rohen Nüssen und Ölsamen im menschlichen Verdauungstrakt nicht aufgespalten werden und könnten dann vor allem mit Zink, Eisen, Kalzium und Magnesium Komplexsalze im Darm bilden.

Demzufolge könnten sämtliche Getreidesorten, Hülsenfrüchte, Nüsse und Ölsamen sowohl im rohen als auch im erhitzten Zustand nicht optimal im Magen-Darm-Trakt des Menschen verwertet werden, wenn es nicht noch weitere Möglichkeiten und Faktoren gäbe, wodurch der Phytinsäuregehalt dieser Lebensmittel gesenkt werden kann.

So wird beim Einweichen von Getreideschrot der besonders phytasereichen Sorten (Weizen, Roggen, Gerste) in Wasser bereits ein Teil der Phytinsäure abgebaut. Nach zehn Stunden sind dies bis zu 20 %. Je feiner das Getreide vermahlen wird und je länger die Einweichzeit ist, umso mehr Phytinsäure wird dabei aufgespalten. Nimmt man dieses voreingeweichte Getreide dann zum Beispiel in Form eines Frischkornbreis zu sich, kann die sameneigene Phytase im Magen-Darm-Trakt weiterwirken, wodurch nochmals 10 bis 30 % des restlichen Phytinsäuregehaltes dieser Mahlzeit abgebaut werden können. Je weniger Phytase die verzehrten Getreidesorten jedoch enthalten, desto geringer ist auch der Phytinsäureabbau.

Wesentlich mehr Phytinsäure wird hingegen bei der traditionellen Sauerteigführung und der mehrstufigen Zubereitung von Getreide mit Backferment abgebaut. Ein auf diese Weise hergestelltes Brot kann bis zu 90 % weniger Phytinsäure aufweisen als das rohe Getreide. Aber auch in einem mit Hefe gebackenen Brot kann der Phytinsäuregehalt um bis zu 50 % verringert sein, vor allem dann, wenn man den Gärprozess mehrstufig und relativ langsam mit nur wenig Hefe gestaltet. Es ist daher durchaus ratsam, traditionell gebackenes Brot zu kaufen, weil die Phytinsäure durch die chemischen Triebmittel bei der Herstellung von industriell erzeugtem Brot deutlich weniger aufgespalten wird – es sei denn, man setzt der Teigmischung auf Schimmelpilzbasis beziehungsweise gentechnisch erzeugte Phytase zu.

Beim Ankeimen von Getreide wird ebenfalls ein Teil der Phytinsäure abgebaut. Allerdings ist dieser Abbau, ähnlich wie die Länge der Teigführung beim Brotbacken, von der Keimdauer abhängig. Da ich im Kapitel 18 aus bestimmten Gründen empfehle, das Getreide nach dem Einweichen nur ein bis drei Tage ankeimen zu lassen, ist der Großteil der Phytinsäure in diesem Stadium des Keimens noch vorhanden.

Um den in der Phytinsäure gebundenen Phosphor und die anderen Mineralstoffe aus rohem, angekeimten und ungekeimten Getreide, rohen und erhitzten Nüssen und Ölsamen, gekochten Hülsenfrüchten und Getreidegerichten sowie ungesäuertem Brot, wie zum Beispiel Fladenbrot (Chapatis – *siehe „Chapatis richtig gebacken", Seite 215),* besser verwerten zu können, muss es also noch eine weitere Möglichkeit geben, wodurch der Phytinsäuregehalt dieser Lebensmittel verringert werden kann. Die Natur hat uns dafür tatsächlich ein Werkzeug mitgegeben. Allerdings funktioniert dieses Werkzeug nur in einem wirklich gesunden Darm mit einer völlig intakten Darmflora. Das setzt einerseits eine gesunde Verdauungskraft und andererseits eine harmonisch kombinierte, vitalstoffreiche Nahrung voraus. **Eine gesunde Darmflora ist nämlich in der Lage, ebenfalls Phytase zu bilden. Je gesünder daher die Darmverhältnisse sind, umso besser kann die selbst gebildete Phytase einen Teil der Phytinsäure spalten, wodurch der in der Phytinsäure gebundene Phosphor freigesetzt wird und die anderen Mineralstoffe deutlich weniger Komplexsalzbindungen (Phytate) eingehen und der Resorption im Dünndarm zur Verfügung stehen.**

Bekanntermaßen sind dazu vor allem Wiederkäuer (Rinder, Schafe etc.) mit einer guten Verdauungskraft und gesunden Magen-Darm-Flora bei artgerechter Ernährung und Tierhaltung in der Lage, da bei ihnen bestimmte Bakterien im Magen-Darm-Trakt, insbesondere in den Vormägen, so viel Phytase bilden, dass die Phytinsäure der aufgenommenen Lebensmittel nahezu vollständig abgebaut und verwertet wird. Dass dies teilweise auch beim Menschen möglich ist, war bisher weitgehend unbekannt. Durch meine eigenen Untersuchungen habe ich jedoch herausgefunden, dass Phytase auch bei uns von einer gesunden Darmflora gebildet werden kann. Dies setzt jedoch nicht nur einen hundertprozentigen Verzicht auf alle darmfloraschädigenden Medikamente (Antibiotika, Chemotherapeutika etc.) und Lebensmittel, insbesondere den voll- und teilraffinierten Zucker *(siehe Kapitel 9)*, und eine harmonisch kombinierte, möglichst laktovegetarische oder vegane Nahrung *(ausführlich beschrieben in Kapitel 11)*, sondern auch eine gute Verdauungskraft und gut gekaute Lebensmittel voraus. Mit welcher Ernährungsweise letztendlich die gesündeste Darmflora und damit auch die höchste körpereigene Phytasebildung erreicht werden kann, bespreche ich ausführlich im Folgebuch von „Gesund und allergiefrei" *(siehe Schlusswort)*.

Dass die Phytinsäure neben dieser eher kritischen Betrachtung aber auch positive Wirkungen im Körper hat, beschreibe ich in Kapitel 14 *(siehe Seite 271)*. Es ist daher keinesfalls ratsam, sie völlig abzubauen!

Zusammenfassung:

Alle Getreidesorten, Hülsenfrüchte, Nüsse und Ölsamen sind ausgesprochen reich an vielen wichtigen Mineralstoffen. Sie enthalten jedoch auch unterschiedlich viel Phytinsäure, eine phosphorhaltige organische Verbindung, die im Darm vor allem mit Zink, Eisen, Kalzium und Magnesium Komplexsalze (Phytate) bilden kann, die nicht im Darm resorbiert werden können. Um diese Mineralstoffe und den in der Phytinsäure gebundenen Phosphor gut verwerten zu können, muss die Phytinsäure durch das Enzym Phytase abgebaut werden. Das Erhitzen (Kochen, Backen, Rösten) dieser Lebensmittel reduziert die Phytinsäure nur unwesentlich.

Besonders stark wird die sameneigene Phytase bei der Sauerteigführung und der Zubereitung von Getreide mit Backferment, aber auch bei langsamer Hefegärung aktiviert. Daher können traditionell hergestellte Sauerteigbrote bis zu 90 % und durch eine mehrstündige Hefegärung produzierte Backwaren bis zu 50 % weniger Phytinsäure enthalten als das rohe Getreide. Durch zehnstündiges Einweichen von rohem, geschroteten Getreide in Wasser werden hingegen nur maximal 20 % der Phytinsäure aufgespalten. Isst man rohe Nüsse und Ölsamen oder rohes, angekeimtes oder ungekeimtes Getreide, wird die sameneigene Phytase ebenfalls im Magen-Darm-Trakt aktiviert, wodurch die Phytinsäuremenge dieser Lebensmittel je nach Phytasegehalt um bis zu 30 % verringert werden kann.

Neben dem Phytinsäureabbau durch die sameneigene Phytase kann die Phytinsäure jedoch auch durch körpereigene Phytase aufgespalten werden. Diese wird jedoch nur in einem wirklich gesunden Darm mit optimalen Darmfloraverhältnissen gebildet.

Fazit:

Um die lebenswichtigen Mineralstoffe Zink, Eisen, Kalzium und Magnesium und einige weitere Spurenelemente, wie Kupfer und Mangan, aus Getreide, Nüssen, Ölsamen und Hülsenfrüchten optimal verwerten zu können, sollte man einerseits eine gesunde Darmflora haben und andererseits empfiehlt es sich, vor allem rohe Nüsse und Ölsamen, rohes, angekeimtes Getreide und mit Sauerteig oder Hefe hergestellte Backwaren aus Weizen, Dinkel, Roggen oder Gerste anderen Produkten dieser Getreidesorten vorzuziehen.

Ist die Darmflora gesund, können die Mineralstoffe wegen der im Darm gebildeten Phytase aber auch aus gekochten Gerichten dieser und anderer phytinsäurereicher Lebensmittel, wie zum Beispiel Linsensuppe, Vollkornnudeln, Haferporridge und andere Getreidebreie, sowie aus ungesäuerten und ohne Hefe hergestellten Backwaren, wie Kuchen und Chapatis, relativ gut verwertet werden.

Wird hingegen aufgrund entsprechender Darmflorastörungen nur wenig oder keine Phytase im Darm gebildet, werden die betreffenden Mineralstoffe beim Verzehr von erhitzten phytinsäurereichen Lebensmitteln deutlich schlechter verwertet. Langfristig kann es dadurch bei häufigem oder überwiegendem Verzehr solcher Nahrungsmittel beziehungsweise phytinsäurereicher Mahlzeiten vor allem zu einer Unterversorgung des Körpers mit Zink und Eisen, möglicherweise aber auch mit Phosphor, Kalzium, Magnesium, Kupfer und Mangan kommen. Zu den gravierendsten Erkrankungen, die durch diesen Mineralmangel ausgelöst werden können, gehören dann neben der Schwächung des Immunsystems unter anderem Wachstumsstörungen, Eisenmangelanämien und Osteoporose.

Vitamin B$_{12}$ – ein kritischer Nährstoff bei Vegetariern

Unsere Gesundheit ist von vielen Faktoren abhängig. Eine der wichtigsten Bedingungen ist jedoch die gesunde Verdauungskraft und eine intakte Darmflora. Wenn diese beiden sich teilweise gegenseitig bedingenden Voraussetzungen nicht erfüllt sind, kann man niemals richtig gesund sein oder werden!

Die körperliche Gesundheit des Menschen ist vor allem von drei Bedingungen abhängig:
1. **Eine gesunde Verdauungskraft mit einer intakten Darmflora**
2. **Eine ausreichende Versorgung des Körpers mit allen notwendigen Nährstoffen**
3. **Ein möglichst hohes Niveau der Lebensenergien und eine ausgeglichene Psyche.**

Aufgrund meiner vegetarischen, phytinsäurehaltigen Ernährungsweise und den jahrelangen Verdauungsbeschwerden ging ich davon aus, dass ich vor allem einen größeren Mangel an Zink, Mangan und Chrom in meinem Körper haben müsste. Meinen Salz- und Eisenmangel hatte ich ja bereits behoben. Einen Mangel an Magnesium oder den Vitaminen B$_1$ und B$_2$ schloss ich bei mir aus, da diese Nährstoffe in einer getreidereichen Ernährung ausreichend vorkommen und der Großteil des Magnesiums auch bei einer phytinsäurehaltigen Ernährung im Darm resorbiert werden kann.

Ungefähr ein Jahr lang ergänzte ich meine Ernährung daher mit Zink- und Manganpräparaten. Leider konnte ich weder eine Besserung meiner Verdauungskraft beobachten noch spürte ich irgendeinen Einfluss auf mein Allgemeinbefinden.

Gegen Ende dieser Zeit begann ich mit einer ebenso langen Kur mit natürlichem Vitamin B_{12} in Form von Injektionen. Damals konnte ich zwar einen Vitaminmangel und somit auch einen möglichen Vitamin-B_{12}-Mangel noch nicht diagnostizieren, jedoch vermutete ich, dass ich meine Reserven an diesem wichtigen Speichervitamin in den letzten Jahren ebenfalls erschöpft hatte. Auch wenn diese Therapie meine Verdauungskraft nicht beeinflusste, so hatte ich dennoch das sichere Gefühl, dass mir die Injektionen irgendwie gut taten. Ich fühlte mich auf jeden Fall etwas wacher und leistungsfähiger.

Vitamin B_{12} wird hauptsächlich in der Leber gespeichert und hat vor allem zwei große Aufgabenbereiche. Zum einen ist es entscheidend im Knochenmark an der Bildung der roten Blutkörperchen beteiligt und zum anderen ist es, wie die meisten B-Vitamine, ein bedeutendes Nervenvitamin.

Bei einem Mangel an Vitamin B_{12} können verschiedene Symptome auftreten. Dazu gehört vor allem das Bild der Perniziösen Anämie, einer Erkrankung der Blutbildung im Knochenmark mit einer verringerten Produktion der roten Blutkörperchen. Bei der Perniziösen Anämie kann es neben den Anämiesymptomen infolge des Sauerstoffmangels im Körper *(siehe Kapitel 4)* auch zum typischen Zungenbrennen oder zu nervlich bedingten Störungen mit Kribbeln in den Gliedmaßen kommen. Die Magensäurebildung kann absinken und bei Kindern können körperliche, aber auch geistige Entwicklungsstörungen auftreten. Die Kinder sind dann kleiner und wiegen weniger als ihre Altersgenossen und haben eventuell Konzentrationsstörungen und Lernschwierigkeiten.

Ein gesunder Mensch bildet aus dem Spurenelement Kobalt, das in allen vollwertigen Lebenssmitteln ausreichend vorkommt, mit Hilfe einer gesunden Darmflora sein eigenes Vitamin B_{12}. Gebunden an den Intrinsicfaktor, eine Trägersubstanz aus dem Magen, wird es dann im unteren Dünndarm, dem Krummdarm (Ileum), ins Blut resorbiert. **Auch wenn das meiste Vitamin B_{12} von verschiedenen Bakterien im Dickdarm gebildet wird und mit dem Stuhl verloren geht, wird es ebenfalls von den Milchsäurebakterien (Laktobazillen) im Dünndarm synthetisiert. Je gesünder daher die Dünndarmflora ist, umso mehr Milchsäurebakterien kommen nicht nur im Ileum, sondern auch im davor befindlichen Leerdarm (Jejunum) vor, wodurch eine ausreichende Versorgung mit Vitamin B_{12} auf jeden Fall gewährleistet ist. Liegen hingegen keine optimalen Floraverhältnisse im Dünndarm vor, besteht die Gefahr, dass Vitamin B_{12} nicht mehr in ausreichender Menge von den Milchsäurebakterien gebildet werden kann, wodurch man auf eine äußere Zufuhr angewiesen ist.**

Alle tierischen, fermentierten oder milchsauer vergorenen Nahrungsmittel und Algen, wie zum Beispiel die Mikroalgen Spirulina und Chlorella, enthalten fertiges Vitamin B_{12}, also auch Milch und deren Produkte (mit Ausnahme von Butter), aber auch Sauerkraut, echte Sojasoßen und Miso. Essen wir regelmäßig diese Nahrungsmittel, brauchen wir uns um eine ausreichende Vitamin-B_{12}-Versorgung keine Gedanken machen.

Anders sieht es bei den Vollvegetariern, den so genannten Veganern aus, die ausschließlich pflanzliche Lebensmittel essen, wenn sie weder Algen noch milchsauer vergorene oder fermentierte Nahrungsmittel zu sich nehmen. Sie müssen eine absolut intakte Dünndarmflora haben, um ausreichend mit Vitamin B_{12} versorgt zu sein!

Eine gesunde Darmflora setzt aber eine gesunde Verdauungskraft des Magens, der Bauchspeicheldrüse und der Gallenbildung in der Leber voraus, da nicht richtig verdaute Nahrungsmittel sonst verstärkt in Fäulnis oder Gärung übergehen und die Darmflora dadurch erkrankt *(ausführlicher behandelt in den Kapiteln 7, 16 und 17)*.

Wer daher ständig unter Blähungen, Bauchschmerzen, weichen Stühlen bis zu Durchfällen, Verstopfung oder Darmpilzerkrankungen leidet oder ein Multiallergiker ist, wird mit großer Wahrscheinlichkeit, wenn keine psychischen Krankheitsursachen vorliegen, eine geschwächte Verdauungskraft und auch eine kranke Darmflora haben.

Außerdem müssen besonders Veganer darauf achten, dass sie ihre Nahrung immer richtig kombinieren *(siehe Kapitel 11)* und sich möglichst ausschließlich von gesunden Lebensmitteln ernähren. So kann zum Beispiel ein regelmäßiger Konsum von raffiniertem Zucker – und sei die Menge noch so gering – die Darmflora derart schädigen *(siehe Kapitel 9)*, dass dadurch eine ausreichende Vitamin-B_{12}-Produktion im Darm gefährdet wird. Veganer und solche Menschen, die sich sehr tiereiweißarm ernähren, dürfen sich einen Konsum von raffiniertem Zucker daher am wenigsten erlauben, besonders dann nicht, wenn sie nicht regelmäßig Algen oder fermentierte und milchsauer vergorene Lebensmittel zu sich nehmen.

Würde Vitamin B_{12} ausschließlich von bestimmten Bakterien im Dickdarm synthetisiert, müssten wir es regelmäßig mit der Nahrung zuführen. Da es jedoch, ebenso wie bei der Milchsäuregärung von Milchprodukten, Gemüse oder Getreide, von den Milchsäurebakterien einer gesunden Dünndarmflora im unteren Leer- und Krummdarm gebildet wird, sind wir auf eine äußere Zufuhr dieses Vitamins nur dann angewiesen, wenn keine optimalen Darmfloraverhältnisse vorliegen. Eine wichtige Voraussetzung für unsere Gesundheit ist daher auch hier wieder eine gesunde Darmflora, die aber nur dann vorhanden ist, wenn wir eine gute Verdauungskraft haben, unsere Nahrung nicht falsch kombinieren, ausschließlich natürliche Lebensmittel verzehren und diese auch noch gründlich kauen. Außerdem darf man natürlich nicht wegen irgendeiner Erkrankung von darmfloraschädigenden Medikamenten (Antibiotika, Chemotherapeutika etc.) abhängig sein und sollte diese grundsätzlich nur in Ausnahmesituationen einnehmen.

Haarmineralanalysen:
Indizien, die durchaus hilfreich sein können

Nach meiner Kur mit Zink, Mangan und Vitamin B_{12} kam ich auf die Idee, von meinem Haar eine Mineralanalyse machen zu lassen. Ich wollte wissen, ob meine Haare irgendwelche Verschiebungen oder Mängel an Mengen- oder Spurenelementen aufwiesen. Bei entsprechenden Veränderungen lassen sich nämlich bis zu einem gewissen Grad Rückschlüsse auf den Mineralhaushalt des Körpers ziehen. Da jedoch alle Organe konstitutionsbedingt unterschiedlich mit Lebensenergien und daher auch mehr oder weniger mit Nährstoffen versorgt werden, lässt sich nicht generell von der Haarsituation auf alle Organe schließen. Außerdem kann auch die Versorgung des Haares selbst gestört sein. Ein leichter Mangel einer Substanz im Haar muss also nicht gleich bedeuten, dass im Blut oder in allen Organen dieselbe Störung vorliegt. Dennoch ist vor allem bei größeren oder mehreren Verschiebungen oder Mangelzuständen an Vitalstoffen im Haar ein Verdacht auf entsprechende Körperstörungen absolut berechtigt.

Das Ergebnis meiner Analyse überraschte mich kaum. Ich hatte einen leichten Mangel an Kalium, Chrom, Mangan und Selen und einen geringen Überschuss an Kalzium. Alle anderen Werte waren im Normbereich. Die Schwermetallbelastung war äußerst gering.

Mit Sicherheit hätte ich auch einen Mangel an Zink gehabt, wenn ich dieses nicht mehrere Monate lang substituiert hätte.

Da Chrom und Mangan teilweise auch den Resorptionsbedingungen im Darm unterliegen, war dieser Mangel nicht verwunderlich. Dass aber noch immer ein leichter Mangel an Mangan vorlag, ließ auf einen extremen Mangel vor der Kur schließen.

Ein Kaliummangel im Haar kann mehrere Ursachen haben. Bei mir hing er jedoch sehr wahrscheinlich mit einer Funktionsstörung der Nebennieren zusammen. Die ständige Überlastung des Immunsystems bei starken Allergikern stellt nämlich einen regelrechten Dauerstress für den Körper dar. Und da die Nebennieren wichtige Stresshormone produzieren, können ihre Funktionen durch diese ständige Belastung irgendwann einmal nachlassen.

Dass der leichte Kalziumüberschuss in meinem Haar von einer zu kalziumreichen Ernährung herrührte, konnte ich ausschließen, da ich mich nicht besonders kalziumreich ernährte. Er war vielmehr die Folge der permanenten Übersäuerung des Blutes mit sauren Stoffwechselprodukten, die bei der Gärung und Fäulnis der nicht richtig verdauten Nahrungsmittel im Darm entstanden und teilweise ins Blut resorbiert wurden.

Wenn nämlich alle Möglichkeiten des Blutes zur Neutralisierung (Pufferung) dieser Säuren erschöpft sind, löst der Körper aus den Knochen unter anderem Kalziumphosphat. Die Phosphationen dienen dann der Säurepufferung im Blut und das freiwerdende Kalzium wird vermehrt über den Urin ausgeschieden. Hält dieser Zustand einige Zeit an, kann sich der relative Kalziumüberschuss im Blut unter anderem in den Haaren zeigen (mehr dazu in Kapitel 8).

Der leichte Selenmangel schließlich steht mit unserer relativ selenarmen Nahrung in Verbindung, da Europas Böden generell als selenarm gelten. Dieser Mangel lässt sich daher in unserem Land bei vielen Haarmineralanalysen feststellen.

Gesund durch ein hohes Lebensenergieniveau

Nun war das Mosaik für mich fast komplett. Es fehlte nur noch ein entscheidendes Steinchen, das die Lebensenergien in meinen geschwächten Verdauungsorganen erhöhen konnte.

Seitdem ich mich mit den fernöstlichen Ernährungslehren beschäftigt hatte, ging ich nämlich davon aus, dass alle Krankheiten oder Organunterfunktionen nicht nur durch einen Nährstoffmangel entstehen können, sondern dass bei einer relativ ausgeglichenen Ernährungsweise in den meisten Fällen auch ein Mangel an Lebensenergien im Körper und in den Organen für die Krankheiten oder Unterfunktionen verantwortlich ist.

Dieser Energiemangel kann die Folge von Bindegewebs- oder Organablagerungen mit Stoffwechselendprodukten, Umweltgiften und anderen toxischen Substanzen sein, aber auch eher geistige, psychische, ernährungsbedingte oder sogar klimatische Ursachen haben oder mit der allgemeinen Lebensweise (Stress, Schlafmangel, Strahlungsbelastungen etc.), mit dem Alterungsprozess oder mit erblich bedingten Faktoren zusammenhängen.

Je niedriger das Energieniveau des Körpers oder eines Organs ist, desto weniger Nährstoffe können die entsprechenden Zellen aus dem Blut aufnehmen. Die Blutanalyse kann theoretisch für alle Nährstoffe völlig normal ausfallen; entscheidend ist immer, ob die Zellen, insbesondere die kranken oder alternden Zellen, das Nährstoffangebot überhaupt nutzen können!

Je höher das Energieniveau unseres Körpers daher ist, umso mehr Nährstoffe können unsere Körperzellen aus dem Blut aufnehmen.

Das erklärt auch, warum viele Babys und Kinder bis zu einem bestimmten Alter bei normaler Durchschnittskost, inklusive raffiniertem Zucker, Weißmehlprodukten und Fleisch, noch relativ gesund sein können. Wenn jedoch ab dem dritten Lebensjahrzehnt der Körper zu altern beginnt und die angeborene Lebensenergie von Jahr zu Jahr abnimmt, werden alle Zellen immer schlechter mit Nährstoffen versorgt, auch wenn im Blut oder im Haar normale Verhältnisse vorliegen. Spätestens ab dieser Zeit müssten wir eigentlich so gesund und vital wie möglich leben, um das allgemeine Lebensenergieniveau durch die Aufnahme äußerer Lebensenergien aufrechtzuerhalten.

Ich war mir daher sicher, dass ich meine geschwächten Verdauungsorgane mit der richtigen energetischen Aktivierung ohne zusätzliche Substitution irgendwelcher Nährstoffe regenerieren konnte. Sobald das Energieniveau hoch genug ist, würden sie alle notwendigen Nährstoffe vermehrt aufnehmen können und ihre normalen Funktionen wieder auszuüben beginnen.

Ich wandte mich daher erneut den energetischen Aspekten des Lebens zu und begab ich mich dabei in eine Dimension, die für uns analytisch denkende Europäer oft schwer zu verstehen ist. Ein Jahr später war es dann soweit! Aber darüber im nächsten Kapitel.

Die Entstehung von Allergien durch eine Eiweißverdauungsschwäche

1. Ist die Eiweißverdauung des Magens oder der Bauchspeicheldrüse geschwächt, kann es zur verstärkten Fäulnis der nicht richtig verdauten Nahrungseiweiße im Darm kommen.
2. Die Folge sind Darmflorastörungen bis hin zu Darmpilzerkrankungen.
3. Die Darmschleimhaut erkrankt, so dass die Intestinalschranke nachlässt und nicht richtig zerlegte Proteine vermehrt ins Blut gelangen können. Es entsteht das Leaky-Gut-Syndrom[17, siehe Seite 62].
4. Wird das Abwehrsystem mit zu vielen unverdauten Nahrungseiweißen im Blut belastet, reagiert es schließlich mit einer überschießenden Immunantwort, einer Allergie.

Eine echte Heilung von Allergien, die durch eine verringerte Verdauungskraft bedingt sind, geschieht daher nur über die Reaktivierung der geschwächten Verdauungskraft, egal mit welcher Methode.

Wichtige Nährstoffe für die Bildung der Verdauungssäfte:

Chloridionen (z. B. aus Salz), Magnesium, Eisen, Zink, Mangan, Vitamin B_1 und Vitamin B_2.

Davon gehören **Eisen, Zink und Mangan** zu den so genannten kritischen Spurenelementen, da sie nicht in allen Lebensmitteln ausreichend vorkommen und zwei Resorptionsbedingungen unterliegen:

1. Je mehr Magensäure gebildet wird, desto besser ist die Verwertung und Resorption von Kalzium, Eisen, Zink, Mangan und Chrom im oberen Dünndarmbereich.
2. Die Phytinsäure in Getreide, Nüssen, Ölsamen und Hülsenfrüchten kann die Resorption von Kalzium, Magnesium, Eisen, Zink und anderen zweiwertigen Mineralstoffen durch eine Komplexsalzbildung (Phytate) vermindern.

Eine gute Magensäurebildung und die Verringerung der Phytinsäure sind daher zwei Grundvoraussetzungen für eine optimale Verwertung dieser Nährstoffe.

Die Phytinsäure kann durch folgende Faktoren mehr oder weniger abgebaut werden:

- durch das Enzym Phytase, das in den meisten Samen selbst vorkommt und von einer gesunden Dünndarmflora gebildet werden kann
- durch die Sauerteiggärung, die Teigführung mit Backferment und die Hefegärung
- durch das Ankeimen.

Die Bedeutung von Vitamin B$_{12}$

Vitamin B$_{12}$ ist an der Blutbildung im roten Knochenmark beteiligt und ist unentbehrlich für eine gesunde Nervenfunktion.

Es gehört zu den kritischen Vitaminen, da es nur mit tierischen, milchsauer vergorenen oder fermentierten Nahrungsmitteln sowie mit Algen zugeführt werden kann oder im Darm mit Hilfe einer gesunden Dünndarmflora (Milchsäurebakterien) aus dem Kobalt, das in der Nahrung ausreichend vorkommt, gebildet werden muss.

Wer kein fertiges Vitamin B$_{12}$ mit der Nahrung aufnimmt, muss daher eine gesunde Dünndarmflora haben. Das setzt jedoch eine gesunde Ernährungsweise und eine gute Verdauungskraft voraus.

Die Bedeutung der körpereigenen Lebensenergie für unsere Gesundheit

Je höher das Lebensenergieniveau unseres Körpers ist, desto mehr Nährstoffe können die Körperzellen aus dem Blut aufnehmen. Die Gesundheit des Körpers und aller Organe hängt also nicht nur von dem Nährstoffangebot des Blutes ab, sondern auch von der Fähigkeit der Zellen, dieses zu nutzen!

KAPITEL 6

Das Geheimnis der Aufbaukräfte

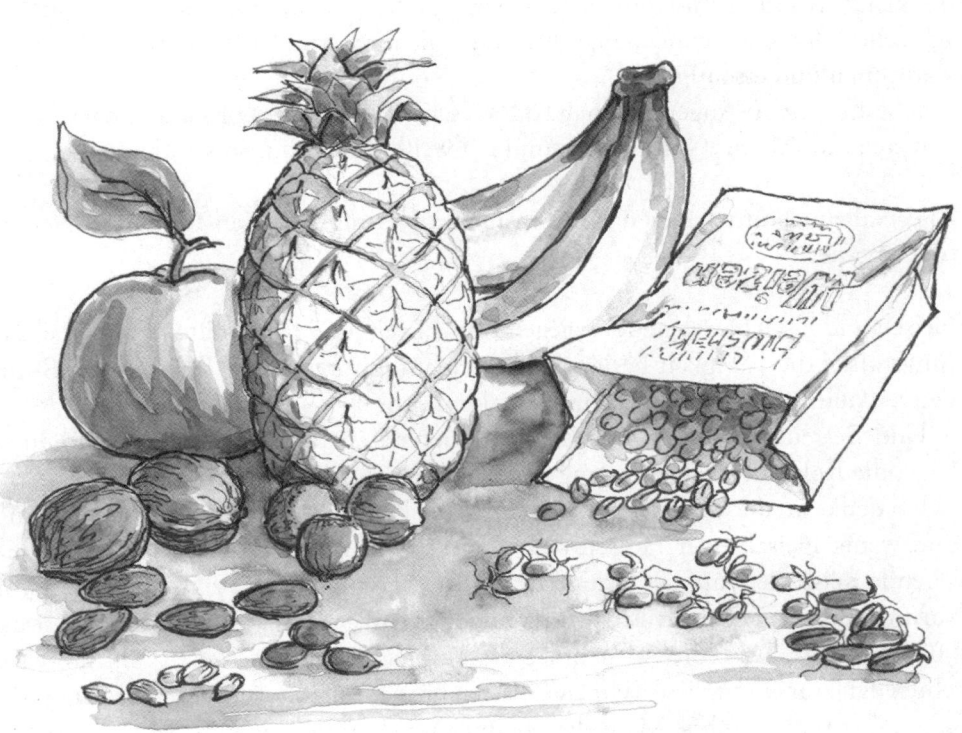

Unsere heilkräftigsten Lebensmittel

Das Geheimnis der Aufbaukräfte

Mit geschlossenen Augen sitze ich auf meinem Bett und bitte Gott um Hilfe. Nach meinem Gebet versuche ich, innerlich still und leer zu werden, um die leisen Impulse meiner inneren Stimme wahrnehmen zu können. Ich konzentriere mich auf meinen Atem und versenke dann meine Aufmerksamkeit in mein geistiges Herz. Immer wieder durchkreuzen Gedanken an die Familie und die Erlebnisse der letzten Tage meine innere Sammlung. Mit der Zeit werde ich jedoch ruhiger und ein innerer Frieden breitet sich in mir aus. Es wird heller in mir und ich genieße diesen Zustand des Losgelöstseins.

Auf einmal tauchen in meinem Inneren zwei Szenen auf und ich spüre, dass sie wie eine Botschaft aus meinem Herzen zu mir sprechen wollen. Ich sehe asiatische Reisbauern bei ihrer Feldarbeit und muss dabei an ihre Ernährungsgewohnheiten denken. Das andere Bild führt mich in eine mit Schnee und Eis bedeckte Landschaft. Ich sehe Iglus und schlitzäugige Eskimos mit ihren runden Gesichtern. Sie sitzen zusammen und essen Fisch.

Ich öffne meine Augen und halte das Gesehene in meinem Bewusstsein fest. Plötzlich steigt in mir ein Gedanke auf und ich weiß, dass es nur so sein kann:

Alle Nahrungsmittel haben bestimmte Aktivierungsenergien für unsere Verdauungsorgane.

Fleisch und Fisch bestehen überwiegend aus Eiweiß und Fett. Sollten nun diese Nahrungsmittel die Fähigkeit besitzen, alle Verdauungsorgane, die für die Eiweiß- und Fettverdauung verantwortlich sind, zu aktivieren?

Und Getreide ist ein überwiegender Kohlenhydratträger. Ist Getreide dann in der Lage, die Kohlenhydratverdauung der Bauchspeicheldrüse zu aktivieren?

Ich denke an die asiatischen Reisbauern, die hauptsächlich von Getreide, Gemüse und wenig Fleisch oder Hülsenfrüchten leben. Ich hatte gelesen, dass traditionell lebende Reisbauern auf der indonesischen Insel Java täglich bis zu 600 Gramm Vollkornreis aßen. Die einzige Ergänzung bildeten etwas Gemüse, ganz wenig Obst und Hülsenfrüchte. Absolute Ausnahmen waren Fleisch und Fisch. Seit Jahrhunderten lebten die Javaner mit dieser sehr eiweißarmen Ernährung und erfreuten sich angeblich bester Gesundheit, ohne Mangelerscheinungen bekommen zu haben[21]!

Obwohl Salz in dieser Untersuchung nicht erwähnt wird, kann man jedoch davon ausgehen, dass es in der traditionellen Ernährung der Javaner ebenso verwendet

---

21) Quelle: „Geheimarchiv der Ernährungslehre" von Dr. Ralph Bircher, 3. Auflage, Bircher-Benner Verlag, Bad Homburg v. d. H., Seite 118.

wurde wie in allen anderen asiatischen Kulturen. Bei dieser Menge Getreide muss die Kohlenhydratverdauung natürlich gut funktionieren.

Größere Eiweißmengen können die mit Reis und Gemüse aufgewachsenen Asiaten jedoch nicht verdauen. Denn die meisten von ihnen, die nach Europa oder in andere Industrienationen kommen, reagieren auf eine eiweißreiche Ernährung mit viel Fleisch und Milchprodukten häufig mit Blähungen, Durchfällen und anderen Magen-Darm-Beschwerden. Viele ziehen dann ihre gewohnte, eiweißärmere Kost der unsrigen vor.

Wenn hingegen traditionell lebende Eskimos, skandinavische Lappen oder Mongolen überwiegend von Fisch oder Fleisch leben und davon an einem arbeitsreichen Tag mehrere hundert Gramm auf einmal verzehren können, müssen sie eine hervorragende Eiweiß- und Fettverdauung haben. Diese fisch- und fleischreiche Ernährung muss also die eiweiß- und fettverdauenden Organe auf irgendeine Weise aktivieren können.

Ich denke an die fleisch- und fischfressenden Tiere, bei denen es genauso sein muss. Andererseits müssen pflanzenfressende Tiere an ihre kohlenhydrat- und faserstoffreichen Nahrungsmittel angepasste Verdauungsorgane haben.

Ich bin begeistert von dieser Idee! Mir wird klar, dass der Trennkost dadurch noch eine weitere große Bedeutung zukommt. Die wichtigste Erkenntnis von Dr. Hay, dem Begründer der Trennkost, ist nämlich, dass eine Mahlzeit aus kohlenhydratreichen Lebensmitteln, wie Getreide oder Kartoffeln, zusammen mit eiweißreichen Nahrungsmitteln, wie Fleisch, Fisch, Eiern oder Käse, schlechter verdaut wird, als wenn beide Lebensmittelgruppen schwerpunktmäßig getrennt gegessen werden *(ausführlicher behandelt in Kapitel 11)*.

Ich hatte nun die große Hoffnung, dass sich durch die hundertprozentige Trennung dieser Lebensmittelgruppen in den einzelnen Mahlzeiten die Aufbauenergien besser entfalten können. Werden hingegen Nahrungsmittel beider Gruppen in einer Mahlzeit gemischt, so dürften sich dadurch alle Aktivierungsenergien verringern.

Monatelang experimentierte ich mit dieser neuen Trennkostidee. Um die Eiweißverdauung zu aktivieren, erweiterte ich meinen Speiseplan daher um die Kombination von Nüssen mit Obst. Da ich Nüsse und Ölsamen roh noch nicht vertrug und sie auch nicht zusammen mit Salz verzehrt werden sollten, aß ich sie im gerösteten oder gebackenen Zustand. Täglich gab es daher weiterhin mindestens eine Getreidemahlzeit mit Gemüse und eine Mahlzeit aus gerösteten Nüssen oder Ölsamen mit Obst. Anstelle der Nuss-Obst-Mahlzeit aß ich auch relativ häufig Joghurt oder Quark mit Honig oder Obst. Hin und wieder gab es aber auch Eier oder Fisch mit Salaten oder Fisch mit Obst, wie es auf Hawaii Tradition gewesen war. Meersalz ergänzte ich natürlich zu allen Mahlzeiten, außer zu den Kombinationen von Joghurt oder Quark mit Honig oder Obst, weil es vor allem geschmacklich nicht dazu passt.

Mir ging es in dieser Zeit nicht schlecht. Jedoch beobachtete ich nur geringe gesundheitliche Fortschritte. Ich fragte mich, wie lange ich so leben müsste, bis sich meine Verdauungskraft wieder normalisiert haben würde. Ein Jahr verging und in mir breitete sich eine gewisse Ungeduld aus.

Jutta, Manuel und ich waren in der Zwischenzeit in die Nähe von Ingolstadt gezogen, wo wir eine kleine Dachgeschosswohnung bezogen. Wir begannen, uns auf unsere berufliche Tätigkeit vorzubereiten und im Sommer 1992 eröffneten wir unsere Naturheilpraxis.

Fortbildungsveranstaltungen waren in den ersten Berufsjahren besonders wichtig für uns. Daher studierte ich immer sehr aufmerksam die Fachzeitschriften, insbesondere die Veranstaltungshinweise.

Es war im Jahr der Praxiseröffnung. Beim Durchblättern einer medizinischen Zeitschrift blieb mein Blick an einer Anzeige hängen: Im November sollte in Düsseldorf die medizinische Messe „Medica" stattfinden. Normalerweise interessieren mich Messen überhaupt nicht, da wir in unserer Praxis nur wenig mit elektronischen Geräten arbeiten. Aber beim Lesen dieser Anzeige hatte ich das sichere Gefühl, dort hinfahren zu müssen.

Irgendetwas trieb mich dazu, unbedingt diese Messe zu besuchen! Da ich in Essen einen Freund hatte, wollte ich meine Reise in meine frühere Wohngegend mit einem Besuch bei ihm verbinden.

Eine unerwartete Entdeckung

Vor mir befinden sich die riesigen Hallen des Messegeländes. Von allen Seiten strömen Menschenmengen dem Eingang entgegen. Ich bleibe stehen und nehme ein paar tiefe Atemzüge, um mich dann gestärkt in die Massen zu stürzen, in denen ich wenige Minuten später untertauche.

Warum bin ich eigentlich hier? Ich weiß es nicht! Im Eiltempo durchschreite ich die Hallen. Hin und wieder verweile ich an einem Stand und bin beeindruckt von den vielen elektronischen, computergesteuerten Diagnose- und Therapiegeräten. Ich lasse mich ganz von dieser Hightech-Atmosphäre aufsaugen. Doch plötzlich durchfährt mich ein Schauer von Kopf bis Fuß. – Soll das wirklich die Medizin der Zukunft sein?

Nachdem ich einige Hallen hinter mir habe, sehe ich vor mir einen Stand mit für mich eigentlich unbedeutenden Vitaminpräparaten. Dennoch trete ich an ihn heran, finde jedoch nichts, was mich interessiert, und gehe weiter. Was ist das?! Je mehr ich mich von dem Stand entferne, umso intensiver überkommt mich ein eigenartiges

Unwohlsein, das von der Magengegend auf den ganzen Körper ausstrahlt. Ich bleibe sicherheitshalber stehen, um mich kurz zu besinnen. Dann drehe ich mich um und kehre zum Stand zurück. Sofort fühle ich mich erleichtert. Am Stand angekommen, schaue ich mir die Mitarbeiter an und frage sie, ob es außer den Vitaminpräparaten noch weitere Produkte dieser Firma gibt. Man überreicht mir ein Heilmittelkompendium. Ich bedanke mich und setze zufrieden meine Eroberung der Hallen fort.

„Das war's also!" dachte ich, als ich erschöpft im Auto saß und mich erst einmal wieder selbst finden musste. Meine Beute bestand aus ein paar Informationsblättern, aus einer Packung mit chinesischen Teebeuteln gegen Kopfschmerzen und aus dem Heilmittelkompendium. Welchen Schatz ich da bei mir hatte, konnte ich zu dem Zeitpunkt noch nicht ahnen, denn durch dieses Buch sollte ich eine der wichtigsten Entdeckungen in all meinen Forschungsjahren machen.

Erst eine Woche später finde ich die nötige Ruhe, mir das Buch anschauen zu können. Ich blättere es Seite für Seite durch und entdecke nichts Neues. Gegen Ende des Buches schlage ich ein Kapitel auf, dessen Inhalt mir fast den Atem verschlägt. Gespannt lese ich es einmal und dann ein zweites Mal. Ich schließe die Augen und erlebe in meinen Gedanken, wie sich eine Brücke in eine völlig neue Dimension bildet. Sollte das der lang ersehnte Durchbruch sein? Gab es wirklich diesen letzten Faktor, an den ich immer geglaubt hatte?

Die Bedeutung der Stoffwechselkatalysatoren

Das Schlüsselwort heißt Stoffwechselkatalysatoren (= intermediäre Atmungskatalysatoren). Es handelt sich dabei um enzymähnliche Substanzen, die wichtige Stoffwechselfunktionen im Bereich der Körperzellen ausführen. Für die Mediziner und naturwissenschaftlich Interessierten erwähne ich der Vollständigkeit halber die wichtigsten der mir bekannten Stoffwechselkatalysatoren beim Namen: Glyoxal, Methylglyoxal, Trichinoyl, Hydrochinon, Naphthochinon, Anthrachinon, Chinhydron, Para-Benzochinon, Methylenblau und Ubichinon (= Coenzym Q). Sie werden von ein paar Firmen, wie zum Beispiel Heel (Deutschland), Homeoden (Belgien) und Staufen-Pharma (Deutschland), als homöopathische Mittel angeboten und in der Broschüre „Therapie mit intermediären Katalysatoren" der Firma Heel einzeln beschrieben *(siehe Literaturverzeichnis)*.

Diese Stoffwechselkatalysatoren sind unter anderem daran beteiligt, die Zellwände und die Zellen selber von Stoffwechselendprodukten, von freien Radikalen *(siehe Kapitel 14)* und anderen zelltoxischen Substanzen freizuhalten. Je durchlässiger die Zellmembranen sind, umso besser können die Zellen Sauerstoff und andere lebensnotwendige Nährstoffe aufnehmen und ihre Stoffwechselendprodukte nach außen abgeben. Bei allen Krankheiten oder Organunterfunktionen ist das Gegenteil der Fall: Eine Funktionsminderung dieser Katalysatoren und anderer Enzyme sorgt nämlich für die Verschlackung der Membranen und der Zellen selber, so dass sich in den Zellen die Stoffwechselendprodukte anhäufen. Die Zellen werden insgesamt schlechter mit Nahrung versorgt und da sie weniger Sauerstoff aufnehmen können, verschlechtert sich die Zellatmung. Ein Endstadium dieser Entwicklung ist letztendlich Krebs.

Je intensiver daher der Sauerstoffmangel und die Verschlackung der Zellen sind, umso eher können im Zellkern entsprechende Genschäden auftreten, wodurch sich die Zellen unkontrolliert zu teilen beginnen und der Tumor zu wachsen beginnt. Damit kapseln sie sich regelrecht von allen anderen Körperzellen ab und beginnen ein isoliertes Eigenleben. Die wuchernden Krebszellen verdrängen gesundes Körpergewebe und können mit ihrem Schmarotzerdasein den ganzen Körper aufzehren. Geheilt wird Krebs daher nur, wenn die erkrankten Zellen entweder vom Immunsystem zerstört oder wieder in einen sauerstoffreicheren Stoffwechsel eingebunden und die Genschäden repariert werden. In Kapitel 17 komme ich auf dieses Thema zurück und erkläre weitere Ursachen der Krebsentstehung, wozu neben den direkten Genschäden durch erbgutschädigende Strahlungen und Gifte sowie den psychischen oder erblich bedingten Faktoren auch bestimmte Darmpilze und Parasiten gehören können.

Die Ursachen für eine verminderte Katalysatortätigkeit und die daraus resultierenden Stoffwechselstörungen und Krankheiten sind nun dieselben, die ich am Ende des letzten Kapitels in Bezug auf die Verringerung der Lebensenergie aufgezählt habe. Sie betreffen die Ernährungs- und Lebensweise, die Psyche, die Umweltbelastungen und so weiter.

Viele akute und chronische Krankheiten sind im Prinzip nur Vorstadien der totalen Katalysatorblockade, es sei denn, es liegen irgendwelche Mangelsituationen in der Blutversorgung der Zellen vor.

Die wirklichen Ursachen einer Krankheit sind daher niemals irgendwelche Bakterien, Viren, Prionen oder aus dem Darm stammende Pilzformen oder Parasiten, sondern immer die Bereitschaft des Körpers oder der Seele, bei vorhandenen Stoffwechsel- und Milieustörungen in den entsprechend geschwächten Organen oder Körperbereichen zu erkranken. Das heißt also, dass ein durch psychische Belastungen, durch lebensfeindliche Umweltfaktoren oder durch eine ungesunde Lebensweise geschwächter Körper generell anfälliger für alle möglichen Krankheiten und Erreger ist und dass in einem gesunden, widerstandskräftigen Körper keine krankmachenden Erreger überleben können. Die Erreger selbst stellen daher eher bestimmte Begleiterscheinungen oder Folgen der allgemeinen Stoffwechsel- und Milieustörungen dar, auch wenn sie letztendlich in einer direkten Beziehung zu den äußerlich erkennbaren Symptomen einer Krankheit stehen. Die wirklichen Ursachen einer Krankheit sind hingegen die eher unsichtbaren und mit den heutigen chemisch-physikalischen Standarduntersuchungen kaum erfassbaren Störungen des Körpers und der Seele.

Die Gesundheit unseres Körpers ist daher unter anderem von der Vitalität der Körperzellen abhängig. Der vielleicht bedeutendste biochemische Faktor für die Vitalität unserer Körperzellen und aller wichtigen Organfunktionen ist jedoch die Aktivität der Stoffwechselkatalysatoren und überhaupt aller Enzyme im Körper, da ohne die Enzyme und Stoffwechselkatalysatoren das Leben nicht möglich wäre. Je besser daher die Stoffwechselkatalysatoren und Enzyme im Körper gebildet werden und funktionieren, umso gesünder ist unser Körper.

Einer der Entdecker der großen Bedeutung dieser Katalysatortätigkeiten war der Arzt Prof. Dr. William Frederick Koch aus den USA. Er entwickelte spezielle Naturheilmittel, deren Wirkung einerseits auf die Substitution bestimmter Stoffwechselkatalysatoren und ähnlicher Substanzen zurückzuführen ist und nach meiner Ansicht auch mit der energetischen Aktivierung von entsprechenden körpereigenen Stoffwechselkatalysatoren in Verbindung steht. In Deutschland werden diese Heilmittel derzeit *(geschrieben 2003)* von der Firma „Reiko" Pharma vertrieben *(siehe Literaturverzeichnis)*. Zusammen mit einer eiweißarmen, vegetarischen Ernährungsempfehlung konnte Koch mit dieser Heilmethode vielen Menschen wieder zur Gesundheit verhelfen. Seine Erfolge, besonders bei Krebserkrankungen, hat er in einem Buch veröffentlicht[22].

Leider sind seine Erkenntnisse von der Schulmedizin weder gewürdigt noch beachtet worden, so dass sie bis heute nur wenigen Medizinern bekannt sind. Anderen Forschern und Wissenschaftlern mit revolutionären Entdeckungen, wie zum Beispiel Professor Enderlein, auf den ich im Kapitel 17 zu sprechen komme, erging oder ergeht es ebenso.

Der Einfluss der Lebensmittel auf die Stoffwechselkatalysatoren

Mein Interesse an dieser Sache war nun vor allem darauf ausgerichtet, herauszufinden, wie man auf natürliche Art und Weise diese Katalysatoren im Körper beeinflussen und aktivieren kann. Ich war überzeugt von der Idee, dass es sowohl mit der Ernährung, mit homöopathischen Heilmitteln, mit der Gedankenkraft und auch mit anderen Methoden, wie Meditation, Yoga, Tai Chi, Qi Gong oder mit bestimmten Atemtechniken, möglich sein müsste. Diese Vermutung wurde später in jeder Hinsicht bestätigt.

---

22) „Das Überleben bei Krebs- und Viruskrankheiten" von Prof. Dr. William Frederick Koch, Haug Verlag Heidelberg – leider derzeit *(geschrieben 2003)* nicht mehr im Buchhandel erhältlich.

Mit einer bestimmten Untersuchungsmethode[23] versuchte ich nun, herauszufinden, ob irgendwelche Lebensmittel in der Lage sind, die Stoffwechselkatalysatoren
zu aktivieren.

Noch heute kann ich mich genau an diese aufregenden Stunden in meinem Leben
erinnern. Wie sehr hoffte ich damals, endlich den entscheidenden Schlüssel in die
Hände zu bekommen, womit ich die schlafenden Zellen meiner Verdauungsorgane
wieder zum Leben erwecken konnte!

Sie können sich sicherlich vorstellen, wie enttäuscht ich war, als die ersten Testergeb-
nisse mit rohen Früchten, rohen Nüssen oder rohem, angekeimten Getreide negativ
ausfielen. Sollten nicht einmal diese energiereichen Lebensmittel die Katalysatoren
aktivieren können?

Ich gab die Hoffnung jedoch nicht auf und fragte mich, ob die Lebensmittel vielleicht irgendwie aufgeschlossen werden müssten. Dabei erinnerte ich mich an die
Gesundheitslehren von Jesus im „Friedensevangelium der Essener" *(siehe Fußnote 1
auf Seite 13 sowie Kapitel 23)*, an Georges Ohsawa, den Begründer der Makrobiotik,
und an den ebenfalls bereits verstorbenen amerikanischen Arzt Dr. Horace Fletcher,
die alle das gründliche Kauen und Einspeicheln von Lebensmitteln empfohlen hatten.
Dr. Fletcher konnte sogar mit dem gründlichen Kauen gesunder Lebensmittel seine
Krankheiten auskurieren. Der Begriff „Fletchern" für besonders ausgiebiges Kauen
und Einspeicheln erinnerte daher einige Zeit an diese Heilmethode. Er konnte damals
jedoch nicht erklären, was biochemisch alles durch das gründliche Kauen passierte.

Ich begann also, ein paar rohe Mandeln so gründlich zu kauen, bis sie im Mund
einigermaßen breiig wurden. Der anschließende Test[23] ließ mein Herz höher schlagen. Die gut gekauten Mandeln waren tatsächlich in der Lage, alle Stoffwechselkatalysatoren zu aktivieren.

Ich kaute weiter, bis die Mandeln „verflüssigt" waren. Das Untersuchungsergebnis
ergab die vierfache Katalysatoraktivierung wie im Vortest. Eine weitere Steigerung
war auch durch noch gründlicheres Kauen nicht mehr möglich.

Als nächstes untersuchte ich, welche Lebensmittel in der Lage waren, die Katalysatoren optimal zu aktivieren. Das Ergebnis überraschte mich nicht, denn es entspricht
im Prinzip all den Lehren über die ideale Ernährung des Menschen, die ich schon
kennen gelernt hatte:

**Nur rohe Früchte, rohe Nüsse und Ölsamen sowie rohes, angekeimtes Getreide
haben die Fähigkeit, alle Katalysatoren maximal zu aktivieren, vorausgesetzt, diese
Lebensmittel werden gründlich gekaut.**

---

23) Die von mir angewandte Testmethode wird ausführlich in den Büchern über die Aura-Kinesiologie
erklärt *(siehe Schlusswort)*.

Eine Ausnahme macht die arteigene Muttermilch bei Säuglingen. Auch diese Nahrung aktiviert bei Babys mit gesunder Verdauungskraft die Katalysatoren ausgesprochen stark *(siehe auch Kapitel 22).*

Alle anderen Nahrungsmittel können die Katalysatoren nur sehr gering aktivieren. Rohes Gemüse oder Salate sind dabei etwas stärker in ihrer Wirkung als Fisch, Fleisch oder Eier. Beim Erhitzen dieser Nahrungsmittel verringert sich diese Fähigkeit grundsätzlich auf weniger als ein Viertel des Rohzustandes.

Eine Ausnahme machen hier jedoch Nahrungsmittel, die im Rohzustand ungesünder sind als im gekochten, wie zum Beispiel Kartoffeln und Hülsenfrüchte. Allerdings ist die katalysatoraktivierende Wirkung von gekochten Kartoffeln nicht stärker als von anderem erhitzten Gemüse – also relativ schwach.

Zu den rohen Nüssen und Ölsamen sei an dieser Stelle noch gesagt, dass sie im Gegensatz zum Getreide durch das Ankeimen generell an Aktivierungsenergien verlieren und mit zunehmender Keimlingslänge, ebenso wie das zu lang gekeimte Getreide, auch für unsere Darmflora keine ideale Nahrung mehr darstellen *(siehe auch „Ratschläge für das Keimen von Getreide" am Ende von Kapitel 18).*

Mit meinen letzten Versuchen wollte ich noch die idealen Kombinationen der Lebensmittel herausfinden. Es stellte sich mir nämlich die Frage, ob hier die Trennkostprinzipien eine Rolle spielen.

Über das Ergebnis war ich ausgesprochen erfreut, denn bei der Kombination von einer Obstsorte mit einer Nuss- oder Ölsamensorte kommt es je nach Wahl der verschiedenen Lebensmittel entweder zu keiner oder einer nur relativ geringen Reduktion der maximalen Katalysatoraktivierung.

Nüsse und Ölsamen passen daher ideal mit Obst in einer Mahlzeit zusammen – auch dann, wenn man mehrere Nuss-, Ölsamen- und Obstsorten gemeinsam verzehrt. Allerdings verringert sich die Katalysatoraktivierung dabei um 20 bis 80 %, je mehr Obst-, Nuss- oder Ölsamensorten die Mahlzeit enthält.

Diejenigen Frucht-Nuss- beziehungsweise Frucht-Ölsamen-Kombinationen, die besonders starke Aktivierungsenergien haben, werden im Folgebuch beschrieben, da diese Kombinationen erst in den letzten Jahren von mir entdeckt wurden und für die Aufbau- und Entgiftungstherapie mit der Nahrung *(siehe Kapitel 18)* nicht von Bedeutung sind. Erst wenn man sich überwiegend oder ausschließlich von rohen Lebensmitteln ernähren will, spielen diese Kombinationen eine große Rolle[24] *(siehe*

---

24) Darüber hinaus entdeckte ich in den Jahren 2000 und 2001 noch ein paar weitere Lebensmittelkombinationen, die ebenfalls in der Lage sind, alle Stoffwechselkatalysatoren zu 80 bis 100 % zu aktivieren, vorausgesetzt, die Verdauungskraft ist gesund und es liegt keine Laktoseintoleranz vor. Eine davon ist rohe Milch von Tieren mit Honig. Sie alle gehören zu den höheren Ebenen der dritten Trennkoststufe *(siehe die Kapitel 11 und 18)* und werden ausführlich im Folgebuch von „Gesund und allergiefrei" besprochen.

auch das Schlusswort). Angekeimtes Getreide lässt sich hingegen mit fast gar nichts kombinieren, will man die hohen Energien dieses Lebensmittels für die Heil- und Aufbaunahrung voll nutzen *(siehe Kapitel 18).* – Mit einer Ausnahme, die ich im Herbst 1998, ein halbes Jahr nach dem Erscheinen der ersten Auflage dieses Buches, entdeckte. Es handelt sich um die Kombination von rohem, angekeimten Getreide mit sortenreinem Olivenöl[25]. Da diese Kombination jedoch für die Aufbau- und Entgiftungstherapie in der Regel zu stark ist, wird ihre große Bedeutung ebenfalls erst im Folgebuch besprochen. Als Heilnahrung sollte das rohe, angekeimte Getreide daher anfangs immer für sich allein gegessen werden.

Alle rohen Gemüsesorten sind, wie bereits erwähnt, diesbezüglich uninteressant, da ihre katalysatoraktivierenden Energien generell recht schwach sind. Sie entgiften den Körper daher auch schwächer als rohes Obst.

Kombiniert man rohes, angekeimtes Getreide oder rohe Nüsse oder Ölsamen mit anderen Lebensmitteln, zum Beispiel mit rohem Gemüse oder anderen pflanzlichen Ölen (Sonnenblumenöl, Sesamöl etc.), werden die katalysatoraktivierenden Energien dieser energiereichen Lebensmittel deutlich abgeschwächt. Eine besondere Heil- und Aufbauwirkung haben diese Kombinationen daher nicht mehr. Dennoch kann man rohes, angekeimtes und ungekeimtes Getreide aber mit bestimmten Gemüsesorten *(siehe Kapitel 11, Seite 211)* **und allen pflanzlichen sowie tierischen Ölen und Fetten zusammen essen. Dasselbe trifft auf die Kombination von rohen Nüssen oder Ölsamen mit rohem Gemüse zu. Letztere ist eine relativ gut verträgliche Trennkostkombination, jedoch keinesfalls so gut wie Nüsse oder Ölsamen zusammen mit Obst.** Ich komme im Kapitel 11 über die Trennkost darauf zurück.

Ich legte mich aufs Bett und fühlte ein seltsames Gefühl von Erleichterung und Zufriedenheit in mir. „Das ist es!" – Nach so langer Zeit des Suchens hatte ich endlich die Lösung gefunden. Ich wusste es, ohne dass ich es ausprobiert hatte.

Ich wusste, dass ich mit gut gekauten rohen Nüssen oder Ölsamen mit oder ohne rohem Obst die gesamte Eiweiß- und Fettverdauung aktivieren kann. Und gut gekautes rohes, angekeimtes Getreide war mit Sicherheit in der Lage, die Kohlenhydratverdauung aufzubauen.

Diese Vermutung bestätigte sich später in der Praxis:

Das gründliche Kauen dieser drei Lebensmittelgruppen in den richtigen Kombinationen kann je nach verzehrter Menge eine mehrstündige Aktivierung aller Stoffwechselkatalysatoren und vermutlich auch aller anderen Körperenzyme bewirken. Dadurch werden alle Körperzellen und Zellmembranen verstärkt entgif-

---

25) **Sortenreines Olivenöl** wird aus einer einzigen Olivensorte gewonnen. Bei den meisten Olivenölsorten handelt es sich hingegen um Mischöle, bei denen entweder nach dem Pressen zwei oder mehr Ölsorten vermischt oder verschiedene Olivensorten miteinander ausgepresst werden.

tet, wodurch sich die Zellatmung und -ernährung verbessert und letztendlich der gesamte Zellstoffwechsel (wie zum Beispiel alle Stufen des Zitronensäurezyklus) optimal aktiviert wird.

Die starken verdauungskraftaktivierenden Aufbauenergien von rohen Nüssen und Ölsamen sowie vom rohen, angekeimten Getreide *(siehe die Grafik mit den Aufbauenergien auf der nächsten Seite)* können nun zirka zehnmal stärker wirken als ohne die katalysatorbedingte Zellentgiftung.

Mit jeder Mahlzeit, die wir auf diese Art und Weise zu uns nehmen, verbessert sich die Verdauungskraft von Mal zu Mal. Die einzelnen Verdauungskraftsteigerungen addieren sich, so dass wir nach einigen Wochen bis Monaten schon beachtliche Resultate dadurch erzielen können.

Die Aufbaukräfte unserer Nahrung

Ich unterscheide fortan zwei Energien, die ich gemeinsam die **Aktivierungsenergien** oder **Aufbaukräfte der Nahrung** nenne:

1. **Die katalysatoraktivierenden Energien:** Es handelt sich um diejenigen biologischen beziehungsweise feinstofflichen Energien in den Lebensmitteln, die alle Stoffwechselkatalysatoren und vermutlich auch alle anderen Körperenzyme optimal aktivieren können. Durch das gründliche Kauen bestimmter Lebensmittel werden sie besonders stark aktiviert, so dass für eine gewisse Zeit alle Körperzellen maximal entgiftet und wesentlich besser mit Sauerstoff und allen anderen Nährstoffen versorgt werden. Dadurch kommt es zu einer deutlichen Verbesserung des gesamten Zellstoffwechsels.

2. **Die Aufbauenergien:** Als Aufbauenergien bezeichne ich diejenigen feinstofflichen Energien, die in der Lage sind, die Verdauungsorgane direkt zu aktivieren. Diese Energien sind an die entsprechenden grobstofflichen Energieträger gebunden, so dass Eiweiße nur die Eiweißverdauung, Fette nur die Fettverdauung und komplexe Kohlenhydrate nur die Kohlenhydratverdauung aktivieren können *(siehe Grafik)*. Bei rohen Lebensmitteln sind sie mit wenigen Ausnahmen (rohes, ungekeimtes Getreide, rohe Hülsenfrüchte, rohe Kartoffeln) grundsätzlich stärker als bei erhitzten Nahrungsmitteln.

Einige Aufbauenergien im relativen Vergleich

(bezogen auf den Menschen)

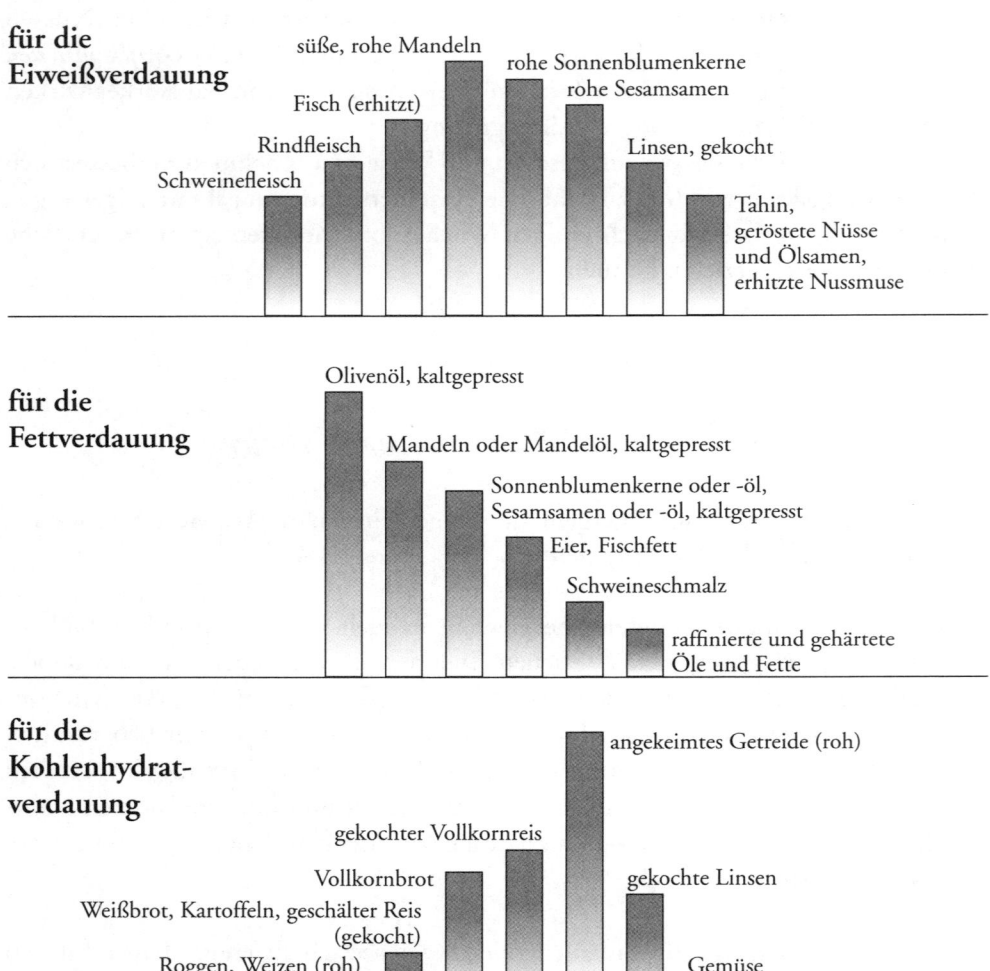

**für die
Eiweißverdauung**

süße, rohe Mandeln

rohe Sonnenblumenkerne
rohe Sesamsamen

Fisch (erhitzt)

Rindfleisch

Linsen, gekocht

Schweinefleisch

Tahin,
geröstete Nüsse
und Ölsamen,
erhitzte Nussmuse

**für die
Fettverdauung**

Olivenöl, kaltgepresst

Mandeln oder Mandelöl, kaltgepresst

Sonnenblumenkerne oder -öl,
Sesamsamen oder -öl, kaltgepresst

Eier, Fischfett

Schweineschmalz

raffinierte und gehärtete
Öle und Fette

**für die
Kohlenhydrat-
verdauung**

angekeimtes Getreide (roh)

gekochter Vollkornreis

Vollkornbrot

gekochte Linsen

Weißbrot, Kartoffeln, geschälter Reis
(gekocht)

Roggen, Weizen (roh)

Gemüse

Kurze Zeit nach dieser Entdeckung entwickelte ich ein relativ einfaches Diagnoseverfahren, mit dem man die maximale Verdauungssaftbildung der einzelnen Verdauungsorgane genau überprüfen kann. Dieses Verfahren stelle ich Ihnen auf meinen Seminaren vor und beschreibe es ausführlich im ersten Buch über die Aura-Kinesiologie *(siehe Schlusswort).*

Aufgrund meiner Untersuchungen an gesunden Erwachsenen, Kindern und Babys erkannte ich die altersabhängige, normale Verdauungskraft der einzelnen Organe. Ich war schockiert, feststellen zu müssen, dass nicht nur mein Magensaft noch immer relativ schwach gebildet wurde, wie ich all die Jahre vermutet hatte, sondern dass ähnliche Verhältnisse auch in allen anderen Verdauungsorganen vorlagen. Sogar die Verdauungsenzymbildung der Bauchspeicheldrüse zur Spaltung der Kohlenhydrate war stark verringert.

Mit der Zeit erkannte ich ein interessantes Bezugssystem, in dem viele Krankheiten und Symptome, allen voran der größte Teil aller Darmpilzerkrankungen und häufig auch allergische Beschwerden, in einem direkten Verhältnis zu einer geschwächten Verdauungskraft stehen können *(ausführlich behandelt in den Kapiteln 5, 7, 16 und 17)*.

Nachdem ich nun herausgefunden hatte, wie man die maximale Leistung der Verdauungsorgane untersuchen kann, konnte ich die kontinuierliche Verbesserung der Verdauungskraft objektiv feststellen und dokumentieren. Die Reaktivierung der Verdauungsorgane nahm mit der Anwendung der aufbauenden Kräfte der rohen Nüsse und Ölsamen und dem rohen, angekeimten Getreide eine Geschwindigkeit an, wodurch ich innerhalb von eineinhalb Jahren nicht nur meine Verdauungsbeschwerden und Darmpilzerkrankungen verlor, sondern auch fast alle Allergien. Weitere sechs Monate später war die letzte Nahrungsmittelallergie verschwunden. Ebenso erging es meinem Heuschnupfen.

Die Wirkung der Aufbaukräfte im Körper

Bevor ich im nächsten Kapitel in einem ersten Überblick die wichtigsten Ursachen für die Entstehung von Verdauungsschwächen, Allergien und Pilzerkrankungen beschreibe, führe ich Sie in die Bedeutung und Wirkung der Aufbaukräfte der Nahrung ein. Ab Kapitel 18 werde ich darauf zurückkommen und ausführlich die praktische Anwendung besprechen, wie Sie mit Hilfe der Nahrung Ihren Verdauungstrakt aufbauen und Ihren Körper umfassend entgiften können. Für das bessere Verständnis ist es jedoch empfehlenswert, zuvor alle anderen Kapitel gelesen zu haben.

Alle Lebensmittel besitzen eine Vielzahl verschiedener Energien. Dazu gehören unter anderem die Yin-Yang-Energien *(siehe Kapitel 13)*, die Kapha-, Pitta- und Vata-Energien und auch die drei Gunas der Ayurvedalehre *(siehe Kapitel 15)*, die Kalt-Warm-Eigenschaften *(siehe Kapitel 12)*, die katalysatoraktivierenden Energien und natürlich die Aufbauenergien, welche die Verdauungsorgane aktivieren können.

Der eine oder andere in die Makrobiotik oder Ayurvedalehre eingeweihte Leser wird an dieser Stelle vielleicht denken, dass die in diesen Systemen beschriebenen

Energien doch ebenso auf die Verdauungsorgane wirken. Indirekt trifft dies auch zu, indem die Körperenergien mehr oder weniger harmonisiert werden. Ist die Störung der Verdauungsorgane jedoch zu stark, reichen diese Energien nicht mehr aus. Dann müssen die Verdauungsorgane direkt aktiviert werden.

Auch wenn die Energieformen, die in den fernöstlichen Systemen beschrieben werden, eine große Bedeutung für die allgemeine Gesundheit des Menschen haben, so halte ich die katalysatoraktivierenden Energien und Aufbauenergien erfahrungsgemäß dennoch für wichtiger.

Die Aufbaukräfte wirken generell nur so lange auf die Verdauungsorgane, wie die Nahrung im Mund oder Magen ist. Sobald die Nahrung den Dünndarm erreicht hat, hört die direkte Aktivierung der Verdauungsorgane auf.

Allerdings ist die energetische Wirkung der Nahrung auf unseren Körper in den Därmen keinesfalls abgeschlossen. So ist zum Beispiel eine möglichst harmonische Zusammensetzung der Nahrung im Dünndarm die wichtigste Voraussetzung für die Umwandlung (Transmutation) oder Neubildung von Elementen. Ich werde in den Kapiteln 18 und 23 darauf zurückkommen.

Außerdem verändert jede Mahlzeit die momentane energetische Situation des Menschen, die noch viele Stunden nach der Magenverdauung im Körper nachwirken kann. Je häufiger wir daher dieselben energetischen Impulse mit der Nahrung geben, umso eher können wir dadurch die Gesamtkonstitution beeinflussen und verändern.

Grundsätzlich findet man die Aufbauenergien ausschließlich in den Lebensmitteln, die überwiegend aus komplexen, langkettigen Energieträgern (komplexen Kohlenhydraten, Fetten und Eiweißen) bestehen und daher durch die Verdauungssäfte aufgespalten, das heißt verdaut werden müssen.

Je natürlicher und unbehandelter die Lebensmittel sind, desto stärker sind auch ihre Aufbauenergien. Am stärksten sind sie mit wenigen Ausnahmen in rohen, natürlichen Lebensmitteln.

Je mehr ein Nahrungsmittel jedoch raffiniert, ausgesiebt, chemisch oder physikalisch verändert oder behandelt wird, umso schwächer werden in der Regel alle feinstofflichen Energien. Also verringert auch das Kochen und Backen diese wichtigen Energien mehr oder weniger. **Und bei rohen geschälten Mandeln oder Sesamsamen und deren Musen sind die katalysatoraktivierenden Energien um zirka 25 % und die Aufbauenergien um 50 % gegenüber den ungeschälten Nüssen und Samen reduziert.** Radioaktiv bestrahlte Nahrungsmittel sind hingegen absolut tot! Ihre Samen sind nicht mehr keimfähig und die Aktivierungsenergien sind mehr oder weniger zerstört.

Ungekeimtes Getreide, Hülsenfrüchte, Kartoffeln und Esskastanien (Maronen) machen hier die Ausnahme, da sie durch das Erhitzen an bestimmten Qualitäten gewinnen *(siehe die Kapitel 10 und 12)*. Im Rohzustand sind Kartoffeln wegen des hitzeempfindlichen Solaningehaltes und Hülsenfrüchte wegen des Alkaloids Phasin in größeren Mengen sogar giftig.

Die Aufbauenergien für die Eiweiß- und Fettverdauung

Interessanterweise sind in der Natur, von wenigen Ausnahmen abgesehen, die Aufbauenergien für die Eiweiß- und Fettverdauung immer in einem Lebensmittel vereint. Dazu gehören alle Nüsse und Ölsamen, die arteigene Milch für einen Säugling, Fisch, Fleisch, Eier, Sojabohnen und Erdnüsse. Die Ausnahmen bilden die meisten Hülsenfrüchte, die überwiegend aus Eiweiß und komplexen Kohlenhydraten bestehen. Deshalb aktivieren sie auch nicht die Eiweiß- und Fettverdauung, sondern die Eiweiß- und Kohlenhydratverdauung.

Stärker eiweißhaltige Nahrungsmittel aktivieren nun alle Zellen im Magen und in der Bauchspeicheldrüse, die entweder Magensäure oder die eiweißverdauenden Enzyme produzieren.

Um eine schwache Eiweißverdauung mit der Nahrung zu stärken, muss man daher regelmäßig Lebensmittel essen, die diese Organe aktivieren können. Am besten eignen sich dafür in der Reihenfolge der Aufzählung *(siehe auch die Grafik auf Seite 92)*:

- Nüsse und Ölsamen
- Hülsenfrüchte
- Fisch
- Fleisch
- Eier.

Für Säuglinge ist es im ersten Lebensjahr die arteigene Muttermilch. Die vielen Kunstmilchprodukte (Ersatznahrung) für Säuglinge enthalten hingegen nur sehr geringe oder gar keine Aufbaukräfte.

Neben der Stärkung der Eiweißverdauung aktivieren diese Nahrungsmittel auch die Magenschleimbildung. Das ist sehr wichtig, da eine vermehrte Magensäureproduktion sonst die Magenwand angreifen könnte *(Weiteres dazu in Kapitel 16)*.

Getreide und Gemüse können zwar auch beachtliche Mengen an Eiweiß enthalten, jedoch fehlen ihnen mehr oder weniger die Aufbauenergien für die Eiweißverdauung.

Wer die Fettverdauung mit der Nahrung stärken will, muss dementsprechend Lebensmittel essen, die hochwertiges Fett beziehungsweise Öl enthalten. Wer nie oder nur wenig Fett oder Öl isst, vielleicht gerade weil es nicht vertragen wird, sollte sich dann nicht wundern, wenn die Fettverdauung von Jahr zu Jahr immer schlechter wird. Rückgängig machen kann man diesen Prozess nur, wenn man mit der Nahrung wieder hochwertiges Fett beziehungsweise Öl zu sich nimmt. Man beginnt anfangs mit kleinen Mengen und steigert diese langsam über viele Monate bis Jahre *(ausführliche Beschreibung in den Kapiteln 11 und 18)*.

Personen, denen die Gallenblase operativ entfernt wurde, sind hiervon jedoch ausgenommen, da sie in der Regel nie mehr als 20 bis 30 Gramm Fett pro Mahlzeit optimal verdauen können und sich die Fettverdauung bei ihnen nur in den seltensten Fällen geringfügig steigern lässt *(mehr dazu in Kapitel 17)*. Dennoch sollten gerade diese Menschen gesunde Fette und Öle zu sich nehmen, da sie häufig erhöhte Cholesterin- und Blutfettwerte haben und eine gesunde Ernährung generell einen großen Einfluss auf alle krankhaften Abweichungen ausübt.

Hochwertige Fette sind in allen Nüssen und Ölsamen, in Sojabohnen, aber auch in Fisch enthalten. In Fleisch und Eiern sind die Aufbauenergien für die Fettverdauung schon schwächer. Am stärksten ist die Aufbauenergie für die gesamte Fettverdauung in Oliven und kaltgepresstem Olivenöl, dicht gefolgt von rohen Mandeln, rohen Sonnenblumenkernen und anderen Nüssen und Ölsamen sowie den daraus hergestellten kaltgepressten Ölen *(siehe Grafik, Seite 92)*.

Raffinierte Öle und Fette sind hingegen im Prinzip tote Fette und haben daher deutlich schwächere Aufbaukräfte. Sie enthalten häufig keine natürlichen Begleitstoffe mehr, wie Vitamine oder Geschmacksstoffe, und werden zum Teil gehärtet, wodurch sie ihre starken stoffwechselaktivierenden Wirkungen verlieren *(mehr dazu in Kapitel 10)*. Solche Fette stellen einen reinen Ballast für unseren Körper dar und fördern keinesfalls die Gesundheit.

Butter nimmt hier eine Sonderstellung ein: Sie ist zwar ein leicht verdauliches und auch relativ gesundes Fett, jedoch aktiviert das Milchfett nur beim Baby die Fettverdauung. Sobald wir älter als ein Jahr sind, ist die energetische Aktivierung für die Fettverdauung gleich null. Nur dadurch, dass die Fettverdauung durch das Milchfett weiterhin gefordert wird, bleibt die Verdauungskraft für Fett einigermaßen erhalten. Eine schlechte Fettverdauung lässt sich mit Milchfett beziehungsweise Butter daher kaum reaktivieren.

Wer also ausschließlich raffinierte Fette und Öle oder Butter isst oder grundsätzlich nur wenig Fett verzehrt, kann mit der Zeit automatisch eine schlechtere Fettverdauung entwickeln.

Vergleicht man die Aufbauenergien für die Eiweiß- und Fettverdauung der verschiedenen Fleischsorten untereinander, so hat das Fleisch die stärksten Kräfte, das dem Menschen am wenigsten verwandt ist. Oder umgekehrt: Je mehr das Fleisch in seiner Struktur dem Menschenfleisch ähnelt, umso schwächer werden die Aufbaukräfte für ihn. Geflügelfleisch ist somit kräftiger als Schaf- oder Ziegenfleisch, das wiederum ist stärker als Rindfleisch. Am schwächsten ist das Schweinefleisch. Schweineschmalz gehört neben den raffinierten Ölen und Fetten zu den Nahrungsmitteln mit den geringsten Aufbauenergien für die Fettverdauung. Es wird nur noch von der Butter unterboten *(siehe Grafik, Seite 92)*.

Betrachten wir noch einmal die Milchprodukte. Ursprünglich ist die Milch nur für Säuglinge gedacht. Sie ist unwidersprochen die gesündeste Nahrung für alle Säugetiere und Babys in den ersten Lebensmonaten. Solange ein Säugling das Labferment (das entsprechende Enzym beim Menschen wird Gastricisin genannt) im Magen bildet, gibt es für ihn keine bessere Nahrung, die alle Verdauungsorgane so gut aufbaut. Sobald sich jedoch spätestens nach einem halben bis einem Jahr der Magen des Babys verändert und Magensäure und Pepsinogen zu bilden beginnt, aktiviert die Milch die Eiweiß-, Fett- und Kohlenhydratverdauung zunehmend schlechter. Das ist dann der Zeitpunkt, wo Menschen und Säugetiere eigentlich von „fester" Nahrung leben sollten. Kinder und Erwachsene können Milchprodukte zwar verdauen, wenn die Verdauungskraft gesund ist und keine Milchzuckerunverträglichkeit (Laktoseintoleranz) vorliegt; jedoch sollte der Genuss nicht übertrieben werden, da Milchprodukte weder die Eiweiß- noch die Fettverdauung aktivieren *(mehr zum Thema „Milch" in den Kapiteln 11, 12 und 22)*.

Die Aufbauenergien für die Kohlenhydratverdauung

Die Aufbauenergien für die Kohlenhydratverdauung sind in der Regel an die langkettigen, komplexen Kohlenhydrate gebunden. Wir finden sie daher vor allem im Getreide und in den getreideähnlichen Samen, wie Amaranth, Quinoa oder Buchweizen, in Kartoffeln und ein wenig im Gemüse. All diese Lebensmittel enthalten zwar auch mehr oder weniger Eiweiß und manchmal auch ein wenig Fett, jedoch überwiegt der Kohlenhydratanteil bei weitem. Die Eiweißverdauung wird daher von diesen Lebensmitteln nur geringfügig (Getreide) oder gar nicht (Gemüse, Kartoffeln) aktiviert.

Außerdem können diejenigen Hülsenfrüchte, die neben dem Eiweiß überwiegend komplexe Kohlenhydrate enthalten, die Kohlenhydratverdauung beinahe ebenso stark aktivieren wie erhitztes Vollkorngetreide *(siehe Grafik auf Seite 92)*.

Nüsse und Ölsamen enthalten zwar auch mehr oder weniger komplexe Kohlenhydrate, jedoch fehlen ihnen die Aktivierungsenergien für die Kohlenhydratverdauung fast vollständig. Dafür können sie die Eiweiß- und Fettverdauung hervorragend aufbauen *(siehe Grafik, Seite 92)*.

Am besten lässt sich die Kohlenhydratverdauung daher mit Vollkorngetreide steigern, das zudem aufgeschlossen sein muss *(ausführlich in den Kapiteln 5 und 14)*.

Getreideerzeugnisse und Brote aus Weißmehl enthalten nur zirka ein Drittel der Energien des erhitzten Vollkorngetreides. Sie können nun sicherlich gut nachvollziehen, dass ein Mensch, der ausschließlich Weiß- und Mischbrote oder geschälten Reis isst, mit der Zeit eher eine schlechtere Kohlenhydratverdauung entwickeln kann als jemand, der sich generell von aufgeschlossenem Vollkorngetreide ernährt.

Rohes, ungekeimtes Getreide ist für den Menschen in keiner Weise aufgeschlossen! Es besitzt sogar noch geringere Aufbaukräfte als Weißbrot oder gekochter, geschälter Reis. Das Erhitzen schließt das Getreide zumindest teilweise auf, weil dadurch die Aufbaukräfte deutlich zunehmen.

Eine optimale Aktivierung der Aufbaukräfte findet beim Getreide allerdings erst durch das Ankeimen statt, das je nach Sorte ein bis drei Tage nicht überschreiten sollte *(mehr dazu in Kapitel 18).* **Die Aufbauenergien nehmen dann um 50 bis 100 % gegenüber denen vom erhitzten Vollkorngetreide zu** *(siehe Grafik, Seite 92)* **und die katalysatoraktivierenden Energien können sich durch das gründliche Kauen von angekeimtem, rohen Getreide verzehnfachen.**

Lässt man Getreide länger als ein bis drei Tage keimen, werden die Aktivierungsenergien, aber auch die Yang-Energien des Getreides allmählich schwächer *(siehe Grafik in Kapitel 13).* Außerdem schwächt das rohe, gekeimte Getreide mit einer Keimlingslänge, die länger als das Korn selbst ist, zunehmend die Darmflora. Beträgt die Keimlingslänge jedoch nur 25 bis 50 % der Kornlänge, also nur vier bis fünf Millimeter, gehört das so angekeimte Getreide neben rohen Früchten und Nüssen zu den gesündesten Lebensmitteln für die menschliche Darmflora – vorausgesetzt, wir können es gut verdauen und essen es entweder für sich allein oder nur mit Olivenöl zusammen.

Obst, Honig und alle Zuckersorten bestehen überwiegend aus Einfach- und Zweifachzuckern (Glukose, Fruktose, Saccharose etc.). Da Einfachzucker ohne weiteren Verdauungsprozess direkt ins Blut resorbiert werden und Zweifachzucker nur einmal gespalten werden müssen, besitzen diese Nahrungsmittel keine oder nur sehr geringe Aufbauenergien.

Wäre die Tätigkeit der verschiedenen Verdauungsorgane nicht von diesen Aufbauenergien abhängig, könnten wir ohne weitere Folgen nur von Obst oder Gemüse leben. Wer das jedoch länger als ein Jahr tut, verliert zunehmend die Fähigkeit, Eiweiße, Fette und komplexe Kohlenhydrate in normalen Mengen verdauen zu können. Dann geht es uns ebenso wie den Papuavölkern auf Neuguinea, die sich so eiweiß- und salzarm ernährten, dass sie größere Eiweißmengen nicht mehr verdauen konnten *(siehe Kapitel 2).* Bei ihrem alljährlichen kultischen Festmahl verzehrten sie nämlich Schweinefleisch, wodurch alle Festteilnehmer für kurze Zeit krank wurden. Daher brauchen wir diese Aufbauenergien und somit auch die entsprechenden Lebensmittel, welche die Träger dieser Energien sind.

Sie können jetzt verstehen, warum ich in den Jahren, in denen ich mich überwiegend von Frischkornbrei mit Obst oder Gemüse ernährte, eine immer schwächere Verdauungskraft entwickelte. Zum einen fehlte mir das Salz für die Magensäurebildung und zum anderen enthält diese Nahrung so gut wie keine Aufbauenergien. Die Funktion der Verdauungsorgane wurde nicht mehr stimuliert und die Verdauungskraft sank dadurch kontinuierlich ab.

Aufgrund der schwächer werdenden Verdauungskraft konnte die Nahrung nicht mehr optimal verdaut werden, so dass durch die zunehmenden Fäulnis- und Gärungsprozesse der nicht richtig verdauten Nahrung die Darmflora erkrankte und das Phytinsäure spaltende Enzym Phytase kaum noch im Darm gebildet wurde.

Die geringe Verdauungssaftbildung und der hohe Phytinsäuregehalt des rohen, unaufgeschlossenen Getreides mit der verstärkten Bildung von Komplexsalzen führte zu einer schlechteren Verwertung und Resorption von Kalzium, Eisen, Zink, Mangan und Chrom im Darm, wodurch sich zum Teil gravierende Mangelzustände entwickelten und die Verdauungskraft wiederum geschwächt wurde.

Kombinieren wir die Lebensmittel nun nach den Trennkostregeln *(siehe Kapitel 11)*, können wir die Aufbauenergien am besten nutzen, um unsere Verdauungsorgane zu aktivieren. Daher haben traditionell lebende Eskimos oder Lappen mit ihrer fisch- und fleischreichen Ernährung eine hervorragende Eiweiß- und Fettverdauung. Traditionell lebende Asiaten, die sich überwiegend von gekochtem oder gebackenem Vollkorngetreide und Gemüse ernähren, haben hingegen eine gute Kohlenhydratverdauung, dafür jedoch eine schwächere Eiweißverdauung.

Durch die Kombination von eiweiß- und fettreichen Nahrungsmitteln mit solchen, die sehr kohlenhydratreich sind, wie zum Beispiel Fleisch oder Fisch mit Getreide oder Kartoffeln, schwächen sich die Aufbauenergien gegenseitig ab. Je nach der Zusammenstellung können sie sich bis zu 50 % blockieren *(weitere Kombinationen werden im Kapitel 11 über die Trennkost besprochen)*. Das ist auch ein Grund, warum viele Menschen, die sich ausschließlich von der üblichen Mischkost mit einem relativ hohen Anteil an industriell verarbeiteten Nahrungsmitteln und Milchprodukten ernähren, eher eine Verdauungsschwäche entwickeln, als Menschen, die sich nach den Trennkostprinzipien ernähren.

Fast alle Lebensmittelkombinationen der drei Trennkoststufen *(siehe Kapitel 11)* **können den Körper aufbauen oder zumindest entlasten. Am intensivsten wirken die Aufbauenergien jedoch in der dritten Trennkoststufe, wenn die Stoffwechselkatalysatoren maximal aktiviert werden. Nüsse und Ölsamen werden so zu den stärksten Aufbaumitteln für die gesamte Eiweiß- und Fettverdauung und das angekeimte Getreide für die Kohlenhydratverdauung.**

Ich persönlich ernähre mich noch heute nach diesen Erkenntnissen. Der Hauptgrund besteht jedoch nicht mehr im Aufbau der Verdauungskraft, sondern in der Aufrechterhaltung eines möglichst optimalen Stoffwechselgleichgewichtes mit einer maximalen Entgiftung des Bindegewebes. Der Körper wird so am besten ernährt, man bleibt länger jung und letztendlich fühle ich mich mit dieser Nahrung am wohlsten.

Die Aufbaukräfte der Nahrung

Die meisten Nahrungsmittel enthalten bestimmte feinstoffliche Aufbaukräfte, die alle Körperzellen vitalisieren und unsere Verdauungsorgane aktivieren können.

Bei den Aufbaukräften der Nahrung unterscheide ich zwei feinstoffliche Energieformen:

1. **Die katalysatoraktivierenden Energien:** Es handelt sich um diejenigen feinstofflichen Energien in den Lebensmitteln, die in der Lage sind, alle Stoffwechselkatalysatoren und wahrscheinlich auch alle anderen Körperenzyme zu aktivieren. Dadurch werden für eine gewisse Zeit alle Körperzellen verstärkt entgiftet, so dass die Versorgung der Zellen mit Sauerstoff und anderen Nährstoffen zunimmt und der gesamte Zellstoffwechsel verbessert wird.
2. **Die Aufbauenergien:** Als Aufbauenergien bezeichne ich diejenigen feinstofflichen Energien, die unsere Verdauungsorgane direkt aktivieren können. Diese Energien sind vor allem an die entsprechenden grobstofflichen Energieträger gebunden, so dass Eiweiße nur die Eiweißverdauung, Fette nur die Fettverdauung und komplexe Kohlenhydrate nur die Kohlenhydratverdauung aktivieren können.

Die katalysatoraktivierenden Energien

Die katalysatoraktivierenden Energien sind am stärksten im rohen, angekeimten Getreide, in rohen Nüssen und Ölsamen, im sortenreinen, kaltgepressten Olivenöl und in anderen kaltgepressten Pflanzenölen, im rohen Obst sowie in roher Milch von Tieren und unerhitztem Honig.

Die meisten anderen Nahrungsmittel können die Stoffwechselkatalysatoren bis auf wenige Ausnahmen nur maximal bis zu einem Viertel oder weniger aktivieren. Die Ausnahmen werden ausführlich im Folgebuch von „Gesund und allergiefrei" besprochen *(siehe Schlusswort)*.

Durch die richtigen Kombinationen und das gründliche Kauen von rohem, angekeimten Getreide mit oder ohne sortenreinem Olivenöl sowie von rohen Nüssen oder Ölsamen mit oder ohne rohem Obst können die katalysatoraktivierenden Energien und Aufbauenergien optimal wirken. Alle Zellen werden verstärkt entgiftet, wodurch sich die Zellatmung und -ernährung verbessert und letztendlich der gesamte Zellstoffwechsel optimal aktiviert wird. Die Zellen der Verdauungsorgane werden so zirka zehnmal stärker aktiviert als ohne die katalysatorbedingte Zellentgiftung.

Die Aufbauenergien der Nahrungsmittel in abnehmender Intensität

- **für die Eiweißverdauung:** rohe Mandeln (ungeschält), rohe Sonnenblumenkerne, rohe Sesamsamen (ungeschält), rohe Walnüsse, rohe Haselnüsse sowie die meisten anderen rohen Nüsse und Ölsamen, Fisch, Geflügel, Schaf- und Ziegenfleisch, Rindfleisch, gekochte Hülsenfrüchte; geschälte, rohe Mandeln und Sesamsamen, geröstete Nüsse und Ölsamen, Eier, Schweinefleisch, Getreide
- **für die Fettverdauung:** Oliven und kaltgepresstes Olivenöl, rohe Mandeln und kaltgepresstes Mandelöl, rohe Nüsse und Ölsamen sowie deren Öle, kaltgepresstes Sojaöl, kaltgepresstes Distelöl, Fischfett, geröstete Nüsse und Ölsamen, Schweineschmalz, raffinierte Öle und Fette, gehärtete pflanzliche Fette
- **für die Kohlenhydratverdauung:** rohes, angekeimtes Getreide; erhitztes, angekeimtes Getreide; gekochtes Vollkorngetreide, Vollkornbrot, gekochte Vollkornnudeln, Hülsenfrüchte (außer der Sojabohne), Mischbrot, Weißmehlerzeugnisse (Weißbrot, gekochte Weißmehlnudeln), Kartoffeln; rohes, ungekeimtes Vollkorngetreide; Gemüse.

Die Aufbauenergien für die Eiweißverdauung von rohen, geschälten Mandeln und Sesamsamen sind ungefähr um die Hälfte schwächer als von ungeschälten Nüssen beziehungsweise Samen.

Milchprodukte können den menschlichen Verdauungstrakt ab dem Kleinkindalter energetisch kaum noch aktivieren.

KAPITEL 7

Die Wahrheit ist ganz einfach

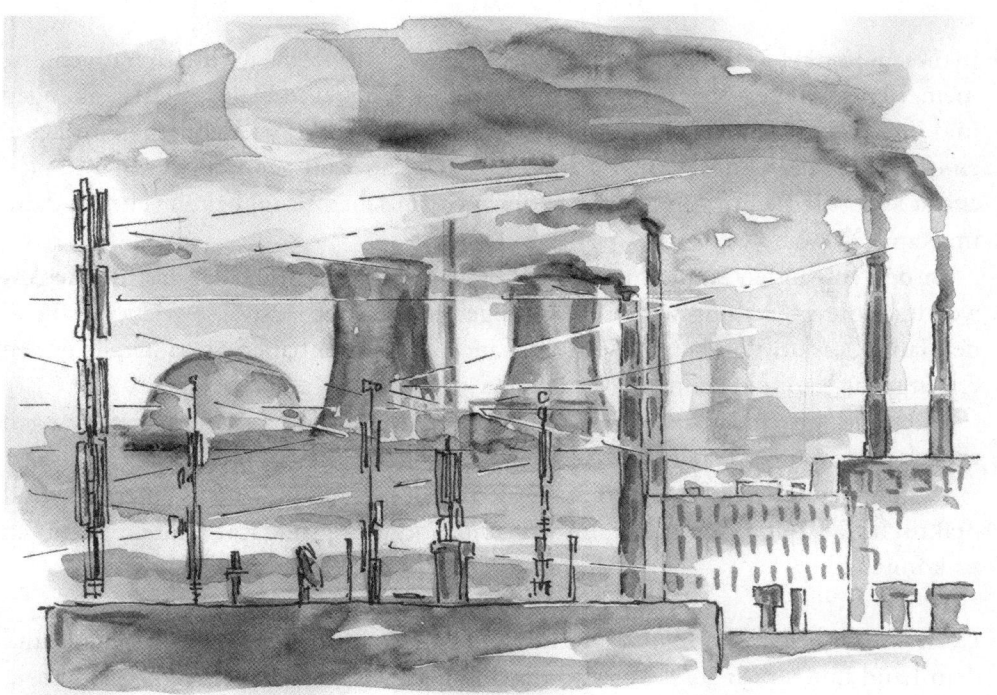

Kranke Umwelt — kranker Mensch!

Die Wahrheit ist ganz einfach

Inhaltsübersicht

- Krank durch Umweltgifte
- Die Ursachen der Allergieentstehung
- Die Ursachen für Verdauungsschwächen
- Die Ursachen von Darmflorastörungen und Darmpilzerkrankungen
- Die Entstehung von Allergien bei Babys und Kleinkindern
- Heilung ist möglich!

In diesem Kapitel möchte ich Ihnen, lieber Leser, schon jetzt die wichtigsten Ergebnisse meiner Forschungen über die Entstehung von Allergien und Darmpilzerkrankungen und ihre Heilung vorstellen. Denn ich weiß von mir selbst, wie sehr ich beim Lesen einer Lektüre die Quintessenz erfahren will und daher oft genug die letzten Kapitel zuerst lese. Auf die Entstehung von anderen chronischen Krankheiten gehe ich dann im Kapitel 17 ein.

In den folgenden Kapiteln 8 bis 15 beschreibe ich ausführlich das für die Anwendung dieses Heilungsweges notwendige Hintergrundwissen, so wie ich es in all den Jahren erkannt und entdeckt habe. Einen Teil davon haben Sie ja bereits in den ersten sechs Kapiteln kennen gelernt.

In den Kapiteln 16 und 17 komme ich dann auf die Krankheitsentstehungen zurück und werde sie noch einmal in aller Ausführlichkeit besprechen.

In den Kapiteln 18 bis 21 erfahren Sie schließlich das gesamte theoretische und praktische Wissen, um mit der Aufbau- und Entgiftungstherapie endlich beginnen zu können.

Es ist ein kalter Novembermorgen. Der Donaunebel liegt noch über der Stadt und dem Land und wie es aussieht, wird die Sonne heute große Schwierigkeiten haben, die Wolkendecke zu durchbrechen. Ich sitze auf meinem Bett und auf meinen Beinen liegt der Computer. Ich liebe zwar nicht gerade die Arbeit am Computer, jedoch ein so kleines, handliches Notebook mit allen Raffinessen der größeren Brüder ist schon ein Wunderwerk der Technik. Gestern Abend erst, ich war müde von einem neunstündigen Schreibtag, habe ich aus Versehen dieses Kapitel gelöscht. Ärgerlich legte ich mich ins Bett und fragte mich, wofür das wohl wieder gut gewesen sein sollte. Eigentlich war ich auch dieses Mal mit der Form dieses Kapitels nicht richtig zufrieden gewesen. Zum zweiten Mal hatte ich versucht, dieses so wichtige Kapitel zu schreiben. Aber eine andere Verpackung als der Sachbuchstil war mir nicht eingefallen. Nun muss ich dieses Kapitel notgedrungen zum dritten Mal schreiben und suche nach einer Möglichkeit, den Inhalt aufzulockern.

Ich schließe meine Augen und sehe das gestrige Tagesgeschehen noch einmal an mir vorüberziehen. Plötzlich erlebe ich einen Zeitsprung und sehe mich selbst in der Zukunft. Wir müssen bereits die zweite Hälfte des 21. Jahrhunderts überschritten haben, denn ich bin ein alter Mann geworden. Intuitiv weiß ich, dass ich über 90 Jahre alt bin. Ich fühle mich jedoch innerlich jung und lebendig. Habe ich es geschafft, mich mit meiner Lebensweise einigermaßen fit zu halten? Ja, ich glaube schon. Denn trotz meines relativ hohen Alters sehe ich nicht wesentlich älter als ein 70-jähriger Mann aus.

Vor mir sitzen zwei Jugendliche, ein Mädchen und ein Junge. Es sind meine Urenkel Anna-Maria und Jonathan. Wir sitzen auf der Terrasse eines Einfamilienhauses inmitten eines großen Gartens. Zwischen uns befindet sich ein kleiner, runder Tisch, auf dem drei Gläser mit einem Fruchtsaft stehen.

„Großvater!" so nennen mich alle meine Enkel und Urenkel.

„Erzähl' uns bitte aus der Zeit, in der Großvater Jonas und Onkel Manuel noch Kinder waren!"

Die beiden blicken mich mit erwartungsvollen Augen an. Meine Gedanken führen mich zurück in die Vergangenheit, in eine Zeit, in der viele Kriege und jahrelange Unruhen überall auf der Erde ihren Anfang nahmen. Dennoch hatten wir es nach den Jahren des Chaos geschafft, den Weltfrieden zu erreichen. Die Jahre des Umbruchs sind daher noch nicht allzu lange her, weshalb Anna-Maria und Jonathan die Ausläufer davon noch mitbekommen haben.

„Wie ihr ja wisst, machten sich damals immer mehr Menschen ernsthafte Gedanken um die Zukunft unseres Planeten. Viele Länder hatten Atomkraftwerke und immer mehr Länder produzierten Atombomben. Hunderte von Atombombentests und die vielen ungezählten Reaktorunfälle verseuchten die Umwelt und die Atmosphäre. Ständig führten irgendwelche Länder Kriege und immer häufiger berichteten die Medien über Naturkatastrophen, die weltweit zunahmen. Das Wetter veränderte sich, so dass die typischen Jahreszeiten immer undeutlicher wurden. Die Frühlings- und Herbstperioden, wie ich sie aus meiner frühen Kindheit noch kannte, wurden immer kürzer. So konnte es passieren, dass der heißeste Sommer innerhalb von wenigen Wochen vom Winter abgelöst wurde. Im Sommer gab es besonders in anderen Ländern und auf anderen Kontinenten extreme Hitzeperioden und der Winter wusste auch nicht mehr, was er wollte. Mal herrschte eisige Kälte, mal war er verregnet mit völlig unnatürlichen Wärmeeinbrüchen. Man konnte regelrecht beobachten, wie die Natur aus ihrem Gleichgewicht geriet. Das Baumsterben war damals ein ganz alltägliches Thema, mit dem eure Großeltern aufgewachsen sind. Der abgasbedingte erhöhte Stickstoffanteil in der Luft ließ die Bäume zwar schneller wachsen, jedoch bildeten sie auch mehr Zucker, wodurch sie anfälliger für Schädlinge wurden. So waren um die Jahrtausendwende über 50 % aller Bäume in Deutschland erkrankt. In vielen Städten und Industrieballungszonen gab es bei bestimmten Wetterlagen immer häufiger Tage, an denen die verschmutzte Luft wie eine nebligtrübe Glocke über diesen Gebieten hing. Aber nicht nur die Atemluft verschlechterte sich als Folge unseres Industriezeitalters, sondern auch unser Leitungswasser, das in einigen Ländern und Regionen ungefiltert oder ungekocht nicht mehr trinkbar war. An all das hatten sich die meisten Menschen scheinbar gewöhnt. Jedoch spürten viele, dass es so nicht weitergehen konnte. Auf irgendetwas verzichten wollten jedoch nur die wenigsten. Und die neuen, umweltfreundlichen Technologien und Erfindungen sollten ihren Durchbruch erst einige Jahre bis Jahrzehnte nach der Jahrtausendwende erleben.

Die Sorge um unsere Zukunft galt damals aber nicht nur den äußeren Dingen, denn anscheinend unheilbare Krankheiten nahmen immer mehr zu. Zunehmend mehr Menschen erkrankten und starben an Krebs, AIDS, der Creutzfeldt-Jakob-Krankheit, die bei Rindern BSE genannt wird, und an anderen Virus- oder virusähnlichen Erkrankungen, wie zum Beispiel SARS (schweres akutes respiratorisches Syndrom = virusbedingte Lungenentzündung) und der chronischen Epstein-Barr-Virusinfektion (chronische Verlaufsform des Pfeifferschen Drüsenfiebers, *siehe „Die chronische Epstein-Barr-Virusinfektion" im Kasten, Seite 108*). Dennoch nahm die Weltbevölkerung mit rasender Geschwindigkeit zu und es drohte in nicht allzu ferner Zukunft eine Überbevölkerung unseres kleinen Planeten mit unvorstellbaren sozialen, ökologischen und politischen Folgen."

„Warum sagtest du gerade ‚anscheinend unheilbare Krankheiten'?" fragt mich Anna-Maria.

„Die damalige, an den Universitäten gelehrte Medizin, man nannte sie daher Schulmedizin, betrachtete die meisten Krankheiten lange Zeit als ein isoliertes Geschehen im Körper. Man suchte zumeist nach Viren, Bakterien oder irgendwelchen anderen Erregern, die man allein für die Krankheiten verantwortlich machen konnte, um sie dann irgendwie zu bekämpfen. Die moderne Medizin hatte zweifelsohne ihre Stärken, die zum Beispiel in der Notfallmedizin, in der Chirurgie, der Zahnheilkunde und in der Behandlung von gefährlichen bakteriellen Infektionen mit Antibiotika-Medikamenten lagen.

Viele Viren und Prionen – das sind die kleinsten bekannten infektiösen Eiweißkörperchen, die unter anderem BSE beziehungsweise die Creutzfeldt-Jakob-Krankheit auslösen können – trotzten dennoch allen Behandlungsversuchen dieser Medizin.

Bis in die 70er Jahre des letzten Jahrhunderts hinein erlebte die Schulmedizin mit ihren chemischen Medikamenten einen Triumphzug nach dem anderen. Auch ich hätte ohne die Antibiotika mit Sicherheit heute mein linkes Bein nicht mehr. Als dreijähriger Junge erkrankte ich an einer schweren Knochenmarksentzündung des Kniegelenkes und ohne das Penicillin, das man mir verabreichte und ins Knie spritzte, hätte mein Bein damals amputiert werden müssen.

Bei den vielen chronischen Krankheiten konnte die Schulmedizin jedoch oft nur die Symptome mit mehr oder weniger nebenwirkungsreichen chemischen Medikamenten lindern. Und dabei wusste man spätestens seit den letzten Erkenntnissen von Louis Pasteur gegen Ende des 19. Jahrhunderts, dass sich alle Krankheitserreger nur dann in einem Wirt vermehren und ausbreiten können, wenn das Terrain (das Blut, einzelne Organe oder Körperbereiche als ‚Nährboden') die Voraussetzung dafür bietet. Nur durch eine Behandlung der disharmonischen Zustände im Menschen können solche Krankheiten daher geheilt werden. Und das ist in der Regel ausschließlich mit natürlichen Heilmitteln und -methoden möglich, die den Menschen wieder zurück in seine innere und äußere Harmonie führen.

Die letzten Jahrzehnte vor der Jahrtausendwende veränderten die Anforderungen an die Schulmedizin zunehmend, da sie nun mit neuen Krankheiten konfrontiert wurde, die sie immer weniger heilen konnte. Man kann diese Zeit daher das medizinische Zeitalter der Viren, Prionen, Allergien und Pilzerkrankungen nennen. Außerdem kam es immer häufiger vor, dass bestimmte Bakterienstämme gegen die Antibiotika resistent wurden, und die chronischen Krankheiten nahmen infolge der massiven Belastungen aus der Umwelt, der Zivilisationsernährung und nicht zuletzt gerade wegen der vielen chemischen Medikamente immer mehr zu. Die Schulmedizin stand all diesen Erscheinungen relativ machtlos gegenüber. In dieser Zeit erfuhr die Naturheilkunde sozusagen ihre Wiedergeburt.

Ihr kennt heute nur eine Medizin, die ausschließlich nach den Gesetzen der Natur ausgerichtet ist und eine Synthese der schulmedizinischen Erkenntnisse der letzten Jahrhunderte mit den uralten und neuzeitlichen Naturheilmethoden darstellt. In der damaligen Naturheilkunde versuchte man jedenfalls, ebenso wie in der heutigen ganzheitlichen Medizin, den gesamten Menschen zu betrachten und zu behandeln. Daher war es einigen Ärzten, Heilpraktikern oder auch Geistheilern möglich, virus- oder prionenbedingte, sonst tödlich verlaufende Krankheiten zu heilen. Heute sind diese Krankheiten sehr selten geworden, weil wir wieder im Einklang mit den Naturgesetzen leben. Das stärkt unsere Abwehrkräfte und krankmachende Erreger haben dann keine Chance mehr, im Körper zu überleben."

Die chronische Epstein-Barr-Virusinfektion – eine Erkrankung mit vielen Gesichtern

Beim Epstein-Barr-Virus handelt es sich um den Erreger des „Pfeifferschen Drüsen-fiebers" (= Mononukleose), einer fieberhaften Erkrankung mit Kopf- und Glieder-schmerzen sowie starken Lymphknotenschwellungen. Übertragen wird das Virus per Tröpfcheninfektion und somit auch über den Speichel, weshalb diese Krankheit im Volksmund als „Kusskrankheit" bezeichnet wird. Durch entsprechende Blutunter-suchungen (serologische Antikörperbestimmungen) kann eine akute Infektion eindeutig festgestellt werden.

Neben dieser akuten Verlaufsform der Epstein-Barr-Virusinfektion gibt es jedoch auch die chronisch verlaufende Erkrankung, die besonders in den letzten Jahren neben anderen chronischen Infektionen, zum Beispiel mit Herpes-, Zytomegalie- oder Coxsackie-Viren, immer häufiger bei Jung und Alt vorkommt. Die Hauptur-sache für die starke Zunahme an chronischen Virusinfektionen, insbesondere der chronischen Epstein-Barr-Virusinfektion, ist ein durch negative Umwelteinflüsse (Umweltgifte, Mobilfunkstrahlung, erhöhte UV-Strahlung, Radioaktivität etc.) und die dadurch entstehenden Stoffwechselstörungen zunehmend geschwächtes Immun-system. **Grundsätzlich kann man die chronische Epstein-Barr-Virusinfektion auch bekommen, ohne jemals akut daran erkrankt gewesen zu sein. Andererseits ist es aber auch möglich, dass eine akute Mononukleose nicht richtig vom Körper überwunden wird und eine chronische Infektion zurückbleibt und für vielerlei Beschwerden sorgen kann.**

Der Blutbefund dieser zumeist subakut verlaufenden Erkrankung ist gegenüber der akuten Verlaufsform jedoch weniger eindeutig. Es sind nämlich meistens nur bestimmte Langzeitantikörper (Immunglobuline der Klasse G, kurz IgG) im Blut nachweisbar, die ebenfalls nach einer akuten Mononukleose dauerhaft vorhanden sind. Aus diesem Grund lässt sich die chronische Epstein-Barr-Virusinfektion von einer möglicherweise früher durchgemachten Mononukleose serologisch kaum unter-scheiden, weshalb solche Blutbefunde derzeit *(geschrieben 2003)* häufig fehlgedeutet werden und diese Erkrankung nicht diagnostiziert wird. Dennoch gibt es ziemlich genaue Untersuchungsmethoden für die chronische Epstein-Barr-Virusinfektion, wie zum Beispiel bestimmte kinesiologische Tests, die jedoch schulmedizinisch nicht anerkannt sind.

Ob und wie stark man nach einer Infektion mit diesem Virus daran erkrankt, ist immer von der momentanen Immunlage abhängig. Eine Infektion muss bei gesundem Immunsystem daher keinesfalls zu einer Erkrankung führen. Ist das Im-

munsystem jedoch geschwächt, kann das Epstein-Barr-Virus grundsätzlich bestimmte Körperregionen oder den ganzen Körper befallen, wodurch die unterschiedlichsten Symptome entstehen können. Am häufigsten betroffen sind das Gehirn, bestimmte Nerven und Organe, wie zum Beispiel Herz, Leber, Nieren, Bauchspeicheldrüse und Milz, die Speicheldrüsen, Lymphknoten, Muskeln und Gelenke, aber auch das Blut beziehungsweise bestimmte Blutkörperchen. Da die Intensität der Symptome von der Gesamtverfassung des Körpers und der Seele abhängt, haben viele Betroffene entweder permanent dieselben Beschwerden oder sie kennen auch Phasen, in denen sie sich deutlich besser fühlen. Am *häufigsten* treten folgende Symptome auf:

— Kopfschmerzen (Infektion verschiedener Großhirnbereiche)
— Schwindel (Infektion des Gleichgewichtsorgans oder des Hör- und Gleichgewichtsnervs)
— Epilepsie (Infektion bestimmter Gehirnbereiche)
— psychische Störungen (Infektion bestimmter Gehirnbereiche und des Nervus sympathicus)
— leicht erhöhte (subfebrile) Körpertemperatur, zeitweilig bis 38°C, besonders bei Kindern (Infektion verschiedener Körperbereiche, insbesondere des Temperaturzentrums im Gehirn)
— Konzentrationsstörungen bis hin zu ADS (= Aufmerksamkeits-Defizit-Syndrom, meistens in Verbindung mit einer toxischen Belastung des Gehirns und Allergien, *siehe auch Kapitel 16, Seite 325*) und Gedächtnisstörungen (Infektion bestimmter Gehirnbereiche)
— Schlafstörungen (Infektion der Schlafzentren)
— chronische Müdigkeit (Infektion des Nervus vagus)
— innere Unruhe (Infektion des Nervus sympathicus)
— Nervenschmerzen (Infektion verschiedener sensibler Nerven)
— Schilddrüsenstörungen (Über- und Unterfunktion, Infektion der Schilddrüse)
— Herzklopfen, Herzrhythmusstörungen, Herzziehen bis Herzschmerzen (Infektion des Reizleitungssystems, Plexus cardiacus und/oder Herzmuskels)
— Leberfunktionsstörungen (Hepatopathie) mit oder ohne erhöhten Leberwerten (Infektion der Leber)
— chronische Nierenbeschwerden, z. B. Nierenschmerzen, Blut und/oder Eiweiß im Urin (Infektion der Nieren)
— Milzvergrößerung (Infektion der Milz)
— Lymphknotenschwellungen (Lymphknoteninfektion)
— rheumaähnliche Muskelschmerzen (Infektion von Muskeln)
— Rückenschmerzen (Infektion der Rückenmuskulatur)

- rheumaähnliche Gelenkbeschwerden (Infektion von Gelenken)
- Blutbildveränderungen (Infektion und Zerstörung von bestimmten Blutkör-
  perchen, z. B. durch das Epstein-Barr-Virus bedingte Granulozytopenie, Lym-
  phozytopenie oder Thrombozytopenie = Verminderung der Granulozyten bzw.
  Lymphozyten oder Thrombozyten im Blut. Im Extremfall kann es auch zur
  Panzytopenie kommen = Verminderung aller Blutkörperchen.)
- Hodenschmerzen (Infektion der Hoden)
- Eierstockschmerzen (Infektion der Eierstöcke)

Wichtige Anmerkung: Alle aufgeführten Symptome können grundsätzlich auch
andere Krankheitsursachen haben[26]!

**Aufgrund der relativ häufig vorkommenden chronischen Infektion der Leber mit
dem Epstein-Barr-Virus kann eine Entgiftungstherapie regelrecht zur Tortur werden. Infolge einer solchen Leberinfektion ist das Organ nämlich meistens kaum
noch in der Lage, die normal anfallenden Stoffwechselendprodukte auszuscheiden,
weshalb es mit einer Zusatzbelastung aus mobilisierten „Altlasten" dann erst recht
nicht mehr fertig wird. Ein Leberstau mit einer Vielzahl von Symptomen kann die
Folge sein** *(siehe die Kapitel 19 und 20).* Das ist einer der Gründe, warum immer
mehr Menschen mit einem geschwächten Immunsystem große Schwierigkeiten mit
Entgiftungskuren und Ernährungsverbesserungen haben. Solche Änderungen in der
Ernährung führen kurzfristig ebenfalls zu einer mehr oder weniger starken Entschlackung und Entgiftung des Körpers, bis sich dieser an das neue Stoffwechselniveau
gewöhnt hat.

Um sich von einer Virusinfektion zu befreien, gibt es grundsätzlich zwei Wege:
1. Man wendet bestimmte bewährte naturheilkundliche Maßnahmen an, bis die
   Infektion ausgeheilt ist[27]. Wenn sie erfolgreich behandelt wurde, ist die Leber
   in der Regel wieder deutlich belastbarer.
2. Wenn die vorhandenen Virusinfektionen nicht allzu stark sind, beachtet man sie
   nicht weiter und versucht, den Körper mit Hilfe einer möglichst gesunden Le-
   bens- und Ernährungsweise und des in diesem Buch beschriebenen Heilungsweges

---

26) In unserer Praxis werden die verschiedenen Krankheitsursachen für diese Symptome mit einer
    speziellen Untersuchungsmethode *(siehe die Bücher über die Aura-Kinesiologie im Schlusswort)*
    nacheinander abgeklärt.
27) In unserer Praxis wenden wir bei chronischen Viruserkrankungen und somit auch bei der
    chronischen Epstein-Barr-Virusinfektion vor allem eine von mir entwickelte homöopathische
    Kur mit individuell ausgesuchten Einzelmitteln in verschiedenen Potenzen an.

ganz langsam zu entgiften und aufzubauen, wodurch sich in der Regel auch das Immunsystem regeneriert und die Viren irgendwann ohne zusätzliche Hilfsmittel überwindet. Dies kann jedoch bei entsprechend schlechter Ausgangssituation bis zu mehreren Jahren dauern.

Aktuelle Informationen zur chronischen Epstein-Barr-Virusinfektion und zu anderen Erkrankungen finden Sie auf unserer Homepage www.mueller-burzler.de unter dem Link „Artikel".

Krank durch Umweltgifte

Ich beobachte Jonathan, wie er gedankenversunken in die Ferne schaut. Er ist bereits 18 Jahre alt, ein großer, schlanker junger Mann, der ein wenig Ähnlichkeit mit seinem Großonkel, meinem ersten Sohn, hat. Jonathan verspürt in sich den starken Wunsch, anderen Menschen zu helfen, und will daher Medizin studieren. Er ist begeistert von den energetischen Zusammenhängen unserer Seelenkörper mit dem physischen Körper und zeigt schon jetzt großes Interesse an den jüngsten Forschungsergebnissen über die Einheit von Körper, Seele und Geist, welche die westliche Medizin und eigentlich alle anderen Lebensbereiche des Menschen revolutionär verändert haben. Immer wieder faszinieren ihn daher meine Ausführungen über das medizinische Wissen alter Kulturen und der Neuzeit.

„Ist es wahr, dass ungefähr zehn Jahre nach der Jahrtausendwende die meisten Menschen in den Industrienationen unter Allergien litten?" fragt er.

Ein nachdenkliches „Ja!" kommt mir über die Lippen, denn ich denke dabei an meine eigene Vergangenheit als Allergiker. Ich fühle, dass die 16-jährige Anna-Maria meine Gedanken aufgefangen hat. Sie hat ein stark ausgeprägtes Einfühlungsvermögen und ihr offenes Herz lässt sie so manche Dinge erkennen, die vielen anderen Menschen verborgen bleiben.

„Du warst doch auch mal ein Allergiker, oder? Kannst du uns erzählen, wie Allergien entstehen?"

„Allergien können nur entstehen, wenn das Immunsystem geschwächt oder mit Fremdsubstanzen überlastet wird.

Als ich so alt war wie ihr, waren die Natur, die Luft, die Erde und das Wasser stark mit Umweltgiften belastet. In der so genannten konventionellen Landwirtschaft verwandte man chemische Düngemittel und viel Gülle, um das Pflanzenwachstum zu steigern. Leider geht dadurch das ökologische Gleichgewicht des Bodens verloren, was sich negativ auf die Lebenskraft und die inhaltliche Qualität der Pflanzen auswirkt. Die Verminderung der Lebenskraft wirkt sich jedoch auch derart aus, dass einige Pflanzen gegenüber Schädlingen widerstandsschwächer werden. Gegen den allgemeinen Schädlingsbefall der Pflanzen und gegen unerwünschte so genannte Unkräuter auf den Feldern bot die Chemie den Landwirten zum Teil hochgiftige Fungizide, Insektizide und Herbizide an, die dann fleißig gespritzt wurden. Die Erträge der Felder erhöhten sich wiederum, was die Bauern natürlich nur erfreute. Die Vitalität der Lebensmittel nimmt durch solche Maßnahmen jedoch weiter ab und die chemische Belastung zu, was sich sehr negativ auf die Gesundheit von Mensch und Tier auswirkt. Die Dünge- und Spritzmittel gelangten vor allem in unsere Flüsse und ins Grundwasser und verunreinigten zusammen mit den Abwässern aus den Haushalten und der Industrie unser Trinkwasser. Viele Flüsse, Seen und die Meere waren daher krank, so dass die Artenvielfalt in diesen Gewässern immer mehr abnahm.

Die Emissionen der vielen Autos, die ja damals vor allem mit Benzin oder Diesel fuhren, von Kohlekraftwerken, aus der Industrie und von den Müll- und Sondermüll-verbrennungsanlagen belasteten die Luft. Besonders verschlechterte sich die Qualität der Atemluft, wenn aufgrund der starken Luftverschmutzung im Sommer noch zusätzlich die Ozonwerte anstiegen. Viele abwehrgeschwächte und an den Atemwegen erkrankte Menschen konnten an solchen Tagen kaum das Haus verlassen.

Die Menschen hatten damals einen enorm hohen Konsum an chemischen Medikamenten und kariöse Zähne sind viele Jahrzehnte unter anderem mit Quecksilberamalgam, einer Metalllegierung, die mehr als 50 % vom hochgiftigen Quecksilber enthalten kann, gefüllt worden.

Die Nahrungsmittel selbst wurden teilweise mit chemischen Zusatzstoffen versehen, einerseits, um sie haltbarer zu machen, und andererseits, um sie optisch und geschmacklich zu verändern oder um sie schneller verarbeiten zu können.

Anfang bis Mitte der 90er Jahre des letzten Jahrhunderts setzte man in vielen Ländern als Konservierungsmethode sogar die radioaktive Bestrahlung einiger Lebensmittel ein. Ihr wisst ja, dass die gesamte Atmosphäre infolge der vielen Atombombenversuche und der bekannten und geheim gehaltenen kleineren Reaktorunfälle sowieso schon stark mit Radioaktivität belastet war.

Zur gleichen Zeit erschienen die ersten genmanipulierten oder gentechnisch hergestellten Nahrungsmittel, Nahrungszusatz- und Nahrungshilfsstoffe auf dem Markt, wie zum Beispiel einige Getreide- und Gemüsesorten, Sojabohnen, bestimmte Hefen, Labfermente, Enzyme und Bakterien.

Das war jedoch noch nicht alles, denn einige dieser chemischen Umweltgifte stiegen bei ihrer Freisetzung in die Atmosphäre auf und zerstörten zusammen mit der Radioaktivität die Ozonschicht. Man prangerte in der Öffentlichkeit als Ursache für die Zerstörung der Ozonschicht lange Zeit irgendwelche Treibgase aus Spraydosen und

andere hochgiftige gasförmige Chemikalien, wie die Fluor-Chlor-Kohlenwasserstoff-
verbindungen (FCKW), oder die zunehmende Kohlendioxidkonzentration in der Luft
an, verschwieg jedoch, so gut es ging, einen der Hauptauslöser für dieses Geschehen:
die **Radioaktivität.** Das tat man vor allem, um die Bevölkerung nicht zu beunruhigen
und um das Image der Atomenergie nicht noch mehr zu belasten. Denn an die vielen
Vorteile der Chemie und der fossilen Brennstoffe hatten sich die Menschen bereits
gewöhnt. Und da sie aus der Industrie und den meisten privaten Haushalten nicht
mehr wegzudenken waren, nahm man auch vorübergehend die negativen Wirkungen
der umweltschädlichen Chemikalien und Verbrennungsprodukte in Kauf, bis man
weniger giftige Substanzen und Alternativen gefunden hatte. Auch wenn die direkten
oder Langzeitwirkungen dieser Umweltgifte zum Teil genauso schädlich waren wie
die radioaktive Belastung, so reagierten die meisten Menschen dennoch wesentlich
sensibler auf das Thema Radioaktivität als auf irgendwelche Dioxine, Stickoxide oder
auf die erhöhten Ozonwerte in der Atemluft.

Auf jeden Fall kam es durch die **Ozonzerstörung in der Stratosphäre** zu einem
enormen Anstieg der UV-Strahlen des Sonnenlichts, die normalerweise größtenteils
durch die Ozonschicht reflektiert und herausgefiltert werden. Der Ozongürtel in
unserer Atmosphäre ist jedoch die wichtigste Voraussetzung für höher organisiertes
Leben auf der Erde. Die UV-Strahlen gelten ab einer bestimmten Intensität als absolut
lebensfeindlich und schädigen das Erbgut. Eine Evolution wäre ohne die Ozonschicht
nicht möglich gewesen! Nun war das Leben auf der Erde zunehmend bedroht. Einige
hautempfindliche Tierarten, wie zum Beispiel bestimmte Frosch- und Krötenarten,
gehörten zu den ersten Opfern der ständig intensiver werdenden UV-Lichtbelastung.
Aber auch die Menschen erkrankten immer häufiger an ihren individuellen Schwachstellen und die Hautkrebsrate nahm von Jahr zu Jahr deutlich zu.

Einige Jahre vor der Jahrtausendwende und in den ersten Jahren danach wurde
jedoch weltweit noch eine weitere Technologie eingeführt, deren Wirkung auf das
Leben ausgesprochen gesundheitsschädlich ist. Dies wurde mittlerweile in einigen
Studien eindeutig nachgewiesen. Es handelte sich um die völlig naturfremde nieder-
frequent gepulste **Mobilfunkstrahlung** mit Hochfrequenzen (periodisches Funken
mit Hochfrequenzen). Im damals boomenden Kommunikationszeitalter gab es für
viele Menschen kaum etwas Wichtigeres, als sich per Internet möglichst schnell und
umfassend über sämtliche Themen des Lebens informieren und sich mit jedermann
überall unterhalten zu können. Daher besaß bereits im Jahr 2001 jeder zweite Deutsche ein Handy und in anderen Industrieländern sah es nicht anders aus. Leider hatte
die Industrie bei der damaligen Funktechnologie jedoch weniger an die Gesundheit
von Mensch, Tier und Pflanze als vielmehr an ihren Profit gedacht. Sie hatte nämlich
die völlig unnatürlichen gepulsten Hochfrequenzen eingeführt, die sowohl von den
überall wie Pilze aus der Erde schießenden Sendemasten als auch von den schnurlo-

sen Heimtelefonen und eingeschalteten Handys ausgingen. Dabei wäre es durchaus
schon damals möglich gewesen, die deutlich weniger schädliche Technologie mit
ungepulsten, analogen Funkwellen weiterzuentwickeln und im Zivilbereich einzusetzen. Denn sowohl die Polizei und Feuerwehr als auch die amerikanische Armee
hatten diese Funktechnologie bereits viele Jahrzehnte zuvor verwendet.

**Die damalige Mobilfunkstrahlung führte nun zu einer flächendeckenden
zusätzlichen Schwächung des gesamten Zellstoffwechsels und Immunsystems,
insbesondere der Thymusdrüse, bei allen Menschen und Tieren. Diese Strahlung
ist sogar fähig, wie ein Bohrhammer ins Innere der Zellen vorzudringen und dort
genetische Schäden zu verursachen. Dies führte dazu, dass Umweltgifte, chemische
Medikamente, aber auch die ganz normalen Stoffwechselschlacken weniger gut
ausgeschieden werden konnten und vermehrt im Körper abgelagert wurden. Es war
daher keinesfalls verwunderlich, dass viele chronische Erkrankungen, allen voran
Allergien, einige Virusinfekte, wie die chronische Epstein-Barr-Virusinfektion** (siehe
„Die chronische Epstein-Barr-Virusinfektion" Seite 108)**, und Krebs, sowie psychische
Störungen in genau diesen Jahren in erschreckender Geschwindigkeit zunahmen**
(mehr zu diesem Thema unter www.buergerwelle.de).

Das Fatale an der gesundheitlichen Gesamtentwicklung der Menschen war jedoch,
dass man weder die Mobilfunkstrahlung, die UV-Strahlen, die Radioaktivität, die
Umweltgifte und die chemischen Belastungen aus der Nahrung oder der Medizin,
die schlechte Allgemeinernährung noch irgendwelche anderen Faktoren allein für die
zunehmenden Anfälligkeiten und Immunschwächen verantwortlich machen konnte.
All diese Störfaktoren wirkten sozusagen synergetisch auf das gesamte Leben auf
unserer Erde, was so viel bedeutet, dass sich ihre lebensfeindlichen Wirkungen nicht
nur addierten, sondern auch gegenseitig verstärken konnten.

Die meisten Verursacher der damaligen Umweltbelastungen schoben den schwarzen
Peter häufig einem anderen zu. Nur die wenigsten erkannten die große Verantwortung
für unseren Planeten, so dass zu wenig gegen das Fortschreiten dieser Umweltzerstörung
unternommen wurde. Man versuchte in einigen Ländern zwar, die Symptome so gut
wie möglich zu bekämpfen, tat jedoch insgesamt viel zu wenig für die Ursachenbesei-
tigung. In der damaligen Politik wurden daher zur Beruhigung der Bevölkerung die
eigenen Anstrengungen und Fortschritte im Umweltschutz immer hervorgehoben. Es
war jedoch zu wenig – das Fass war längst am Überlaufen! Die allgemeine Umstellung
auf eine umweltfreundliche Energiegewinnung aus Sonne, Wind, Wasser oder Biogas
und auf umweltfreundliche Technologien und Verfahren in der Industrie und Tele-
kommunikation geschah entweder lange Zeit gar nicht oder viel zu langsam.

Wir mussten uns daher nicht wundern, dass die Abwehrkraft unseres Immunsystems
kontinuierlich nachließ und immer mehr Menschen unter Allergien und anderen
chronischen Krankheiten litten.

Wenn wir irgendwelche Umweltgifte nun mit der Nahrung oder der Luft aufnehmen, gelangen sie ins Blut, was zu einer direkten Belastung des Immunsystems
führt. In den meisten Fällen handelt es sich dabei um völlig unnatürliche Substanzen,
mit denen unser Körper nicht besonders gut umgehen kann. Sie werden daher nur
unvollkommen vernichtet oder über die Leber und die Nieren ausgeschieden, so
dass ein großer Teil im Körper bleibt und im Bindegewebe, zum Beispiel in den
Knochen, im Unterhautfettgewebe und im lymphatischen Bindegewebe, aber auch
in den Organen abgelagert wird.

Diese Ablagerungen schwächen das Immunsystem nun ein zweites Mal, da sich
in spezifischen Bindegewebsbereichen und Organen wichtige Bildungsstätten für die
Abwehrzellen befinden. Dazu gehören die Thymusdrüse, die Milz, die Lymphknoten,
die Mandeln, der Wurmfortsatz des Blinddarms und die Peyerschen Plaques, das sind
wichtige lymphatische Zellansammlungen im Dünndarm. Je belasteter nun diese
Bindegewebsbereiche und Organe sind, umso weniger werden die entsprechenden
Abwehrzellen gebildet.

Da alle anderen Organe und Körperzellen ebenso betroffen sein können, führt
zum Beispiel eine zu starke Belastung der Hormondrüsen zu hormonellen Störungen
bis hin zu Diabetes mellitus oder zur Zeugungsunfähigkeit und Unfruchtbarkeit,
eine Belastung der Haarwurzeln zu Haarausfall und eine Vergiftung des Gehirns
zu Konzentrations- und Gedächtnisstörungen beziehungsweise zum so genannten
Aufmerksamkeits-Defizit-Syndrom (ADS)[28].

Außerdem kommt es durch die Umweltgifte und unnatürlichen Strahlen zu einer
vermehrten Entstehung von freien Radikalen im Körper. Das sind hochaggressive
Substanzen, die das Immunsystem zusätzlich schwächen, unser Erbgut schädigen
können und letztendlich eine Vielzahl von Krankheiten negativ beeinflussen (mehr
dazu in Kapitel 14).

Auch wenn all diese Belastungen in vielen Fällen schon ausreichen, das Immunsystem derart zu schwächen, dass es auf immer mehr Substanzen mit einer überschießenden Antikörperbildung, also mit einer Allergie reagiert, liegt in der Regel bei den
meisten stärkeren Allergikern, insbesondere bei starken Nahrungsmittelallergikern,
noch ein weiterer Entstehungsgrund für die Allergien vor:

---

28) Bei **ADS** handelt es sich nach unseren Erfahrungen in den meisten Fällen um eine Kombination aus
umweltbedingten Belastungen (toxischen Ablagerungen, Mobilfunk etc.) des Gehirns, insbesondere
des Großhirnvorderlappens, mit Allergien, die sich unter anderem über das Gehirn auswirken. Geheilt
wird diese Erkrankung genauso wie alle anderen umweltbedingten Erkrankungen. Dazu muss der
Körper umfassend entgiftet und eine möglicherweise geschwächte Verdauungskraft aufgebaut werden.
In Verbindung mit einer gesunden Ernährungsweise kommt es dann nicht nur zu einem allmählichen
Verschwinden sämtlicher Allergien, sondern auch zur Normalisierung der Gehirnfunktionen und damit
zur Abnahme der ADS-Symptome.

Je nach der vererbten oder erworbenen Konstitution können die Umweltgifte und Chemikalien nämlich auch in die Verdauungsorgane gelangen. Besonders sensibel reagiert die Bauchspeicheldrüse auf diese Giftablagerungen. Je nach Veranlagung kann es dadurch zu verschiedenen Mangelsituationen der Verdauungsenzyme kommen *(ausführlicher in Kapitel 16).*

Alle Verdauungsfunktionen können durch diesen Vergiftungsprozess geschwächt werden. Dazu gehören die Verdauungssäfte für die Eiweiß-, Fett- und Kohlenhydratverdauung, wobei die Eiweißverdauungsschwäche mit Abstand am häufigsten vorkommt *(ausführlicher behandelt in Kapitel 16).*

Verdauungsbeschwerden mit Blähungen, Bauchschmerzen, Durchfällen oder Verstopfung kamen in dieser Zeit daher immer häufiger vor. Sie entstehen durch die vermehrten Fäulnis- oder Gärungsprozesse der nicht richtig verdauten Nahrungsmittel. Die Darmflora erkrankt und nicht selten nehmen dann bestimmte Pilzstämme, die in niedrig entwickelter Form lebensnotwendig sind, höhere Entwicklungsstadien an und können am Ende als krankmachende Darmpilze den Darm überwuchern *(mehr dazu in Kapitel 17).*

Da für die Entstehung von Nahrungsmittelallergien bei vielen Betroffenen auch eine schlechte Eiweißverdauung verantwortlich ist, erkläre ich euch nun, was passiert, wenn die Nahrungseiweiße nicht richtig verdaut werden können:

Die von den Magen- oder Bauchspeicheldrüsensäften nicht richtig aufgespaltenen Eiweißmoleküle *(ausführliche Beschreibung in Kapitel 16)* beginnen verstärkt im Darm zu faulen, wodurch es zu Darmflorastörungen und langfristig auch zu einer Veränderung der Darmschleimhaut mit einer erhöhten Durchlässigkeit (Permeabiliät) für noch nicht verdaute Eiweißmoleküle und andere im Blut unerwünschte Substanzen kommt. Eine Zunahme von Fremdkörpern im Blut belastet jedoch das Immunsystem, da diese von bestimmten weißen Blutkörperchen, der Polizei des Körpers, oder speziellen Enzymen möglichst schnell unschädlich gemacht werden müssen. Besonders belastend sind dabei die körperfremden Eiweißmoleküle beziehungsweise -bruchstücke. Aus diesem Grund entwickeln sich beim „durchlässigen Darm" (Leaky-Gut-Syndrom, *ausführlich beschrieben in Kapitel 5)* infolge einer stärkeren Eiweißverdauungsschwäche auch wesentlich schneller Allergien auf Nahrungseiweiße als auf andere Bestandteile der Lebensmittel. Im Folgenden spreche ich der Einfachheit halber daher nur noch von den Eiweißallergien.

Solange das Abwehrsystem noch stark genug ist, passiert nichts. Fallen jedoch zu viele Eiweißmoleküle oder Eiweißbruchstücke an oder wird das Immunsystem durch psychische oder andere Faktoren zusätzlich belastet und geschwächt, so dass nicht mehr alle Eiweiße ordnungsgemäß vernichtet werden können, muss der Körper zu einer Notlösung greifen: Er produziert vermehrt Antikörper, um dieses Fremdeiweiß erst

einmal zu binden. Später werden diese Komplexe dann von speziellen weißen Blutkörperchen, die dafür natürlich auch verstärkt gebildet werden müssen, vernichtet.

Der Körper merkt sich nun diese Überbelastung, so dass er beim nächsten Kontakt
mit diesen speziellen Eiweißkörpern auf Nummer Sicher geht und vorsichtshalber
eine große Menge von den spezifischen Antikörpern bildet und ins Blut ausschüttet.
Denn er weiß ja nicht, wie viel Eiweiß im Blut ankommen wird. Eine solche Über-
reaktion nennt man dann Allergie. Die Antikörperbildung ist also lebensnotwendig
und sollte auf keinen Fall unterdrückt werden.

Die typischen allergischen Reaktionen werden nun einerseits von den Fremd-
körper-Antikörper-Komplexen (= Antigen-Antikörper-Komplexen) selbst, aber vor
allem von den gleichzeitig ausgeschütteten gefäßwirksamen Hormonen und hormonähnlichen Substanzen (Histamin, bestimmte Prostaglandine etc.) ausgelöst *(siehe auch
die Kapitel 5 und 16).*

**Eine Heilung von Allergien ist daher nur möglich, wenn das Immunsystem
gestärkt und die Verdauungsschwäche als eine der wichtigsten Ursachen für die
meisten stärkeren allergischen Erkrankungen wieder aufgebaut wird. Die Entgiftung
des Körpers ist natürlich die Grundvoraussetzung für eine schnelle und dauerhafte
Genesung.“**

Die Ursachen der Allergieentstehung

„Wir können also nur dann Allergien bekommen, wenn unser Immunsystem durch
irgendwelche Faktoren überfordert und geschwächt wird. Neben den vielen verschiedenen lebensfeindlichen Umweltfaktoren und Chemikalien in der alten Zeit war also
in vielen Fällen auch eine Eiweißverdauungsschwäche an der Entstehung der Allergien
beteiligt. Sind das denn alle Möglichkeiten, wodurch man Allergien bekommen kann,
oder gibt es daneben noch weitere Faktoren, die unser Immunsystem schwächen oder
überfordern können?“ fragt mich Jonathan.

„Ja, es gibt durchaus noch ein paar weitere äußere und innere Faktoren, die unser
Immunsystem schwächen können. Die wichtigsten Gründe für die Entstehung von
Allergien habe ich euch jedoch bereits erzählt.

Zu den äußeren Faktoren gehören vor allem all die negativen Einflüsse der alten
Zeit, über die ich euch eben berichtet habe. Dazu zählen die giftigen Chemikalien aus
der Nahrung und der Umwelt, die schädlichen Strahlenbelastungen, die Raumgifte
und so weiter.

Bestimmte medizinische Behandlungsmethoden, wie zum Beispiel das Impfen,
und viele chemische Medikamente können das Immunsystem ebenfalls nachhaltig

schädigen, wodurch latent vorhandene Immunschwächen plötzlich ans Tageslicht treten. Nicht umsonst wird ungern geimpft, wenn ein Patient gerade eine akute Infektionskrankheit durchmacht, weil man nämlich weiß, dass die Impfung das Immunsystem fordert und bei einer vorhandenen Krankheit schnell überfordern kann *(mehr dazu in den Kapiteln 16 und 22)*!

Es gibt zwar noch weitere äußere Faktoren, die uns schwächen können, wie zum Beispiel ungesunde Klimaverhältnisse, direkt allergieauslösend sind sie jedoch selten. Sie können aber vorhandene Immunschwächen und Allergien verstärken.

Zu den inneren Faktoren gehören an aller erster Stelle die psychischen Möglichkeiten, Allergien zu bekommen. Dazu zählen emotionale Zustände wie Antipathien oder Aversionen, aber auch psychische Traumen, Schockzustände und extreme Stresssituationen *(ausführliche Beschreibung in Kapitel 16)*.

Innere, zumeist chronische Krankheiten, Herdinfektionen oder verschlackte Narben sind eine weitere Möglichkeit, unser Immunsystem derart zu schwächen, dass dadurch Allergien entstehen können oder vorhandene Allergien verstärkt werden.

Das Zahnen bei Babys und Kindern hat ebenfalls einen schwächenden Einfluss auf das Abwehrsystem, so dass vorhandene Allergien dadurch kurzfristig verstärkt werden können.

Die Lebensweise selbst und nicht zuletzt die Ernährungsweise haben natürlich eine große Bedeutung für unser Immunsystem. Je gesünder und stressfreier wir daher leben, umso mehr stärken wir dadurch unser Immunsystem."

Die Ursachen für Verdauungsschwächen

„Wenn ich dich richtig verstanden habe, spielt die Verdauungskraft also eine bedeutende Rolle für die Gesundheit des Menschen, so dass im Falle einer stärkeren Eiweißverdauungsstörung nicht nur Allergien dadurch entstehen können, sondern auch eine Menge andere Krankheiten?"

Anna-Maria schaut mich mit einem etwas unsicheren Blick an, weshalb ich ihre Frage mit einem kurzen Kopfnicken bestätige.

„Es gibt jedoch neben den Umweltgiften, Chemikalien oder Strahlenbelastungen noch einige andere Möglichkeiten, wodurch die Verdauungskraft geschwächt werden kann. Ebenso wie das Immunsystem reagiert nämlich auch unser Verdauungstrakt besonders sensibel auf unsere Lebensweise, weshalb viel Stress und eine ungesunde Ernährungsweise mit viel Alkohol und vitalstoffarmen Nahrungsmitteln über längere Zeit zu denselben Verdauungsbeschwerden führen können *(mehr dazu in Kapitel 14)*.

Das betrifft natürlich auch eine allgemeine Unterernährung oder eine einseitige Ernährung ohne die wichtigen Aufbauenergien. Die ‚Ernährung aus der Tube‘ entpuppte sich daher schon vor einigen Jahrzehnten als eine absolut unrealistische Illusion. Und da auch Algen keine Aufbauenergien für den Menschen haben, gehören sie ebenfalls nicht zu unseren idealen Grundnahrungsmitteln, auch wenn sie als Ergänzung sehr wertvoll sein können *(mehr dazu in den Kapiteln 10 und 14).*

Wer als ‚Normalsterblicher‘ daher nur von Obst oder Gemüse lebt, muss sich nicht wundern, wenn nach einigen Monaten bis Jahren die Eiweiß-, Kohlenhydrat- und Fettverdauung zunehmend nachlässt. Wer dann wieder Nüsse, Samen und andere eiweiß-, kohlenhydrat- oder fettreiche Lebensmittel essen will, kann sie vorerst nicht mehr verdauen und muss sie ganz langsam in den Mahlzeiten steigern *(ausführlicher behandelt in den Kapiteln 16 und 18).*

Eine zu starke oder totale Reduktion von Kochsalz, Meersalz oder Steinsalz in der Nahrung kann relativ schnell zu einem Magensäuremangel oder zum Totalverlust der Magensäure führen. Die Nahrungseiweiße werden dann deutlich schlechter oder kaum noch verdaut *(siehe Kapitel 2).*

Außerdem wird jedes Mal, wenn ein Mensch mehr isst, als er verdauen kann, das überlastete Organ gestresst. Diese Überbelastung der Verdauungsorgane führt dann ebenfalls zu einer weiteren Schwächung der Funktion, wodurch sich in relativ kurzer Zeit ein extremes Krankheitsbild entwickeln kann. Die Entwicklung von Allergien und Darmfloraerkrankungen kann dadurch in wenigen Monaten einen vorher schwachen Allergiker zum pilzgeplagten Multiallergiker werden lassen *(ausführliche Beschreibung in Kapitel 16).*

Halten wir also fest, dass die Konstitution unserer Verdauungsorgane sehr von unserer Lebens- und Ernährungsweise abhängt. Wir sollten auf eine ausreichende Salzzufuhr oder -bildung *(ausführlich beschrieben in den Kapiteln 18 und 23)* **achten und möglichst nicht mehr essen, als wir benötigen und verdauen können.“**

Die Ursachen von Darmflorastörungen und Darmpilzerkrankungen

„Dann kann also eine Eiweißverdauungsschwäche nicht nur für verschiedene Allergien verantwortlich sein, sondern gleichzeitig auch die Ursache für mehr oder weniger starke Darmflorastörungen und Darmpilze darstellen?! – Neben einer entsprechenden Verdauungsschwäche gibt es aber doch bestimmt noch weitere Ursachen für Darmflorastörungen und Darmpilze, oder?“

„Das ist richtig, Jonathan.

1. Immer wenn Eiweiße, Kohlenhydrate oder Fette nicht richtig verdaut werden, kommt es zu einer vermehrten Fäulnis, Gärung oder Verseifung dieser Nährstoffe im Darm, wodurch die Darmflora erkrankt und Darmpilze sowie Darmparasiten entstehen können. Im Falle einer Eiweißverdauungsschwäche können bei einer zu starken Belastung des Blutes mit nicht richtig verdauten Eiweißkörpern außerdem Allergien auf diese Eiweiße entstehen.

   Alle weiteren Faktoren, die unsere Darmflora schädigen, sind nicht immer allergieauslösend, können bestehende Allergien jedoch verstärken. Das liegt vor allem daran, dass eine zusätzliche Darmfloraschädigung die Durchlässigkeit der Darmwand für nicht verdaute Eiweiße erhöht. Die noch unvollständig verdauten Eiweiße treten dann vermehrt ins Blut über und können so die vorhandenen Allergien verstärken *(ausführlicher in Kapitel 16)*.

2. Zu diesen Allergieverstärkern gehört besonders der raffinierte Zucker. Er schädigt grundsätzlich immer die gesunde Darmflora, so dass ab einer bestimmten Menge nicht nur die Dünndarmflora, sondern auch die Dickdarmflora erkrankt *(ausführliche Beschreibung in Kapitel 17)*.

   Die Candidapilze *(siehe Kapitel 9 und 17)* stammen meistens aus dem Dickdarm und können daher sowohl bei vermehrten Fäulnis- oder Gärungsprozessen, aber auch durch den raffinierten Zucker im Darm entstehen. Sie lieben geradezu den weißen Zucker als Nahrung! Andere ungesunde Nahrungs- oder Genussmittel, wie alkoholische Getränke oder chemisch-physikalisch verarbeitete Nahrungsmittel, tragen zwar ebenfalls nicht zu einer gesunden Darmflora bei, sind jedoch keinesfalls so schädlich für die Darmflora wie der raffinierte Zucker.

3. Die dritte Entstehungsmöglichkeit für Darmpilze sind spezielle Medikamente, die unsere gesunden Darmflorabakterien abtöten. Dazu gehören vor allem Antibiotika und Chemotherapeutika.

   Aber auch die Strahlenbehandlung in der damaligen schulmedizinischen Krebstherapie konnte ebenfalls eine starke Verschlechterung der Darmfloraverhältnisse bewirken, vor allem, wenn sie im Bereich des Unterleibs stattfand.

   Es gibt verschiedene Pilzstämme im Dünndarm, wozu der Mucor racemosus und der Aspergillus niger gehören, die in ihren höheren Entwicklungsstadien an der Entstehung einiger Tumor- und Krebsformen beteiligt sein können *(siehe Kapitel 17)*. Wegen der starken Schwächung der Darmflora infolge dieser Therapien nehmen diese Pilzstämme erst recht höhere Entwicklungsstadien an, um dann über das Blut in die körperlichen Schwachstellen und in die vom Krebs befallenen Regionen vorzudringen. Das ist einer der Gründe, warum diese Therapien den Krebs nicht generell besiegen konnten, da die Ursachen des Krebsgeschehens nicht berücksichtigt wurden *(siehe auch die Kapitel 6 und 17)*.

4. Darmflorastörungen können aber auch durch ungünstige Lebensmittelkombinationen entstehen, wie zum Beispiel durch die Kombinationen von sauren Früchten zusammen mit Vollkorngetreide oder von rohen Samen oder Nüssen mit Salz *(ausführlicher in Kapitel 11)*.

   Bestimmte Nahrungsmittel, wie Fleisch, Fisch und Eier, sind auch bei der besten Verdauungskraft nicht ideal für die Darmflora des Menschen. Die Fleisch oder Fisch fressenden Tiere betrifft das natürlich nicht, weil ihr kurzer, glattwandiger Darm von Natur aus auf diese Nahrung eingestellt ist *(mehr dazu in Kapitel 14)*.

5. Ein starker Leberstau, der immer dann entsteht, wenn die Leber mehr entgiften muss als sie kann, führt ebenfalls zu Darmflorastörungen mit der Gefahr der Entstehung von Darmpilzen. Jedoch regeneriert sich die Darmflora relativ schnell wieder, wenn der Leberstau schwächer wird beziehungsweise behoben ist *(ausführlicher in Kapitel 19)*.

6. Weitere Möglichkeiten für eine Darmfloraschwächung können auch psychische Belastungen sein oder durch das Zahnen bei Babys und Kindern ausgelöst werden.

Ich berichte euch später einmal mehr über dieses Thema und über bedeutende Forscher, die daran gearbeitet hatten."

Die Entstehung von Allergien bei Babys und Kleinkindern

„Aber warum gab es vor der Jahrtausendwende und in den Jahren danach so viele allergische Babys und Kleinkinder? Wie konnten sie zu Allergikern werden, wo sie doch noch gar keinen oder nur relativ kurze Zeit Kontakt zur Außenwelt gehabt hatten?"

Anna-Maria schaut mich bei dieser Frage besorgt an und ihr mitfühlender Gesichtsausdruck verrät mir ihre starke Anteilnahme am Leid der damaligen Zeit.

„In der Schwangerschaft löst sich unter dem Einfluss der Schwangerschaftshormone ein Teil dieser Umweltgifte und chemischen Medikamente neben den normalen Stoffwechselablagerungen vermehrt aus dem gesamten Bindegewebe und den Organen. Die früher häufig vorkommende Schwangerschaftsübelkeit lässt sich vor allem auf eine starke Leberbelastung durch diese Entgiftung zurückführen, wenn die Leber mehr entgiften muss als sie kann. Dabei stauen sich die gelösten ‚Schlacken' und Gifte dann regelrecht vor der Leber im Blut. Und da der Magen, die Bauchspeicheldrüse und der Darm ihr Blut direkt der Leber zuführen, kann sich ein Rückstau natürlich primär in diesen Organen bemerkbar machen. Übelkeit, Erbrechen, vermehrte Blähungen,

Stuhlbeschwerden, Hämorrhoiden und Venenstauungen in den Beinen, Darmflorastörungen bis hin zu den stauungsbedingten Pilzerkrankungen sind daher häufige Symptome für dieses Krankheitsbild *(ausführliche Beschreibung in Kapitel 19)*.

Alle Maßnahmen, die den Leberstoffwechsel unterstützen, können diese Beschwerden lindern oder beseitigen. Da die Leber für die Entgiftungsfunktion vor allem viel Vitamin C, B_1 und B_6 im Zusammenwirken mit Zink und Coenzym Q_{10} benötigt und verbraucht, kann man die Entgiftungsfunktion der Leber sehr gut mit einer Substitution dieser Nährstoffe verbessern. Ich selbst arbeitete vorzugsweise mit verschiedenen homöopathischen Lebermitteln und gab zur Nährstoffsubstitution möglichst natürliche Vitamin- und Mineralstoffpräparate. Daneben haben sich aber auch bestimmte pflanzliche Extrakte, zum Beispiel aus der Mariendistel, dem Schöllkraut und der Gelbwurz, bewährt *(ausführliche Beschreibung in Kapitel 20)*.

Dennoch befinden sich mit oder ohne Lebertherapie die Gifte im Blut und erreichen über den Mutterkuchen, die Plazenta, das heranwachsende Baby. Beim Leberstau können das natürlich bedeutend mehr sein! Das ungeborene Kind lagert diese Umweltgifte und ‚Schlacken‘ nun in seinem Bindegewebe und in den Organen ab. Je nach der genetischen Veranlagung gelangen sie auch in den Magen oder die Bauchspeicheldrüse. Mit zunehmender Giftbelastung in diesen Organen nimmt die Bildung der Verdauungssäfte jedoch kontinuierlich ab, weshalb die Verdauungskraft dann ab der Geburt mehr oder weniger geschwächt sein kann.

So wurden am Ende des letzten Jahrhunderts und vor allem im ersten Jahrzehnt nach der Jahrtausendwende zunehmend mehr Babys mit einem mehr oder weniger stark geschwächten Immunsystem und einer durch die Umweltgifte bedingten Verdauungsschwäche geboren. Manchmal wiesen sie sogar nur ein Viertel oder ein Fünftel der normalen Verdauungskraft auf. Die Verdauungskraft ist dann so gering, dass diese Babys nicht einmal 200 ml Muttermilch mit nur 2,4 Gramm Eiweiß normal verdauen können. In weniger starken Fällen reagieren sie darauf mit Blähungen, Bauchkrämpfen, Durchfällen und Darmflorastörungen. In extremeren Fällen entstehen durch die vermehrte Eiweißfäulnis jedoch zusätzliche Pilzerkrankungen im Darm, die auch als weißer Soor im Mund auftreten können, und oft entwickelte sich schon in den ersten Tagen nach der Geburt eine Allergie auf das nicht verdaute Muttermilcheiweiß oder das Eiweiß der adaptierten Flaschennahrung beziehungsweise Ersatznahrung.

Je nach der erblich bedingten Veranlagung treten die allergischen Reaktionen dann entweder auf der Haut oder im Bereich der Schleimhäute des Verdauungstraktes, der Atemwege oder anderer Organe auf *(ausführliche Beschreibung in Kapitel 16)*.

Eine Heilung von Allergien bei solchen Kindern ist nur möglich, wenn sich im Verlauf der Therapie auch die Verdauungskraft wieder normalisiert. Der konstitutionelle Aufbau mit homöopathischen Mitteln ist dabei nur eine von mehreren Möglichkeiten *(siehe Schlusswort)*.“

Heilung ist möglich!

„Dann kann man also alle allergischen Erkrankungen heilen, egal, welche Ursache sie haben?" Ich spüre, wie Jonathan gespannt meine Antwort abwartet.

„Im Prinzip ja, denn der Großteil aller allergischen Erkrankungen wird durch lebensfeindliche Umweltfaktoren und Fremdstoffe oder durch Fehlernährungen hervorgerufen. Psychische Faktoren und die Erbanlagen sind dann hauptsächlich für die Art und den Reaktionsort der Allergien verantwortlich. Durch die Beseitigung dieser Ursachen lassen sich daher grundsätzlich alle Allergien erfolgreich therapieren *(ausführlicher beschrieben in Kapitel 16).*

Ab der zweiten Hälfte des 20. Jahrhunderts nahmen die Allergien besonders in den Industrienationen schlagartig zu. Und genauso schnell verschwinden sie seit zirka 20 Jahren wieder.

Eine dauerhafte Heilung von Allergien geschieht also nur über eine Ursachenbehandlung. Neben der Mobilisierung und Ausleitung der belastenden Umweltgifte muss bei denjenigen Allergien, die mit einer Verdauungsschwäche in Verbindung stehen, auch die Verdauungskraft reaktiviert werden. Eine gesunde Ernährung und eine zusätzliche Stärkung des Immunsystems gehören in jedem Fall zur Gesamttherapie. Außerdem sollte für möglichst gesunde Umweltbedingungen gesorgt werden (Luftbelastung, Wohngifte, Mobilfunk und Elektrosmog, Erdstrahlung etc.) und es sollten eventuelle körperliche oder psychische Blockaden erkannt und behoben werden."

„Ja, dann ist es doch ganz einfach, Allergien zu heilen!?"

„Du hast Recht, Anna-Maria. Heute ist es relativ einfach, weil wir wieder saubere Luft atmen, gesundes Wasser trinken und uns von natürlichen Lebensmitteln ernähren.

Eure Generation hat von den Müttern nicht mehr so viele Gifte mitbekommen wie eure Eltern von ihren Müttern oder wie meine Generation. Vor 50 Jahren sah die Situation daher völlig anders aus als heute. Die Menschen, die in den durch die Auto- und Industrieabgase belasteten Großstädten lebten, hatten zum Teil so viele Umweltgifte im Körper abgelagert, dass die Ausleitung dieser Gifte große Probleme bereiten konnte. Die starken Leber- oder Nierenbelastungen, die durch die Entgiftung häufig entstanden, konnten vorübergehend alle Krankheitsbilder verschlimmern. Daher musste man bei dem Aufbau der Verdauungskraft und der Bindegewebsentgiftung sehr behutsam vorgehen, damit nie mehr Gifte gelöst wurden, als die Leber und die Nieren verarbeiten und ausscheiden konnten. Dieser Prozess zog sich dann vor allem bei älteren Menschen manchmal über mehrere Jahre hin.

Ihr müsst dabei bedenken, dass viele langjährige Allergiker nicht nur Umweltgifte, Medikamente und andere chemische Substanzen abgelagert hatten. Dazu kamen ja häufig auch noch die durch eine ungesunde Ernährungsweise oder infolge einer

Verdauungsschwäche im Darm entstandenen Stoffwechselschlacken, die jahrelang ins Blut resorbiert und teilweise ins Bindegewebe und in die Organe abgeschoben worden waren.

Das Paradoxe an dieser Situation war damals jedoch, dass man die Umweltgifte zwar lösen und ausleiten konnte, sie jedoch mehr oder weniger mit jedem Atemzug oder mit dem Wasser und der Nahrung wieder aufgenommen wurden. Wollte man das erreichte Reinheitsniveau daher einigermaßen aufrechterhalten, musste man das Bindegewebe in regelmäßigen Abständen aktivieren und entgiften.

Die Bedeutung und Wichtigkeit einer gesunden und chemiefreien Ernährung bekam infolgedessen einen immer größeren Stellenwert, weshalb die biologische Landwirtschaft gerade in dieser Zeit ihren Durchbruch erlebte.

Ja, und heute wird kaum noch von der so genannten konventionellen Landwirtschaft gesprochen. Vielmehr ist die biologische Landwirtschaft bereits zur Normalität und damit zur Konvention geworden."

„Wie hast du denn damals deine Allergien geheilt?" fragt Jonathan.

„Ich selbst heilte meine Verdauungsschwächen und Allergien mit rohen Nüssen, Ölsamen und Früchten und mit dem rohen, angekeimten Getreide. Mit dieser Nahrung habe ich den Körper entgiftet, das Immunsystem gestärkt und die gesamte Verdauungskraft aufgebaut ...'' *(Die Anwendung der Heilnahrung beziehungsweise die Aufbau- und Entgiftungstherapie mit der Nahrung wird ausführlich in den Kapiteln 18 bis 21 besprochen.)*

„Ja, dann hast du dich damals genauso ernährt wie heute?" unterbricht mich Anna-Maria.

„Nicht ganz, denn heute können wir wieder lebendiges, reines Wasser trinken und unbelastete Lebensmittel essen. Aber im Prinzip hat sich in meiner Ernährungsweise nicht viel geändert, da hast du ganz Recht.

Entscheidend bei diesem Heilungsweg über die Ernährung ist die ganz allmähliche Steigerung der Heilnahrung.

Anfangs vertrug ich wegen meiner schwachen Verdauungskraft und der starken Bindegewebsentgiftung täglich nur 10 bis 20 Gramm rohe Nüsse, Ölsamen oder angekeimtes Getreide. Nach einem Jahr aß ich bereits einmal täglich zirka 70 bis 80 Gramm dieser Lebensmittel und nach drei Jahren konnte ich mit Nüssen, Ölsamen und Früchten zumindest schon zwei normale Mahlzeiten gestalten. *(Vor einer derart intensiven Anwendung der Heilnahrung muss an dieser Stelle ausdrücklich gewarnt werden! Mehr dazu in den Kapiteln 18 bis 21.)*

Meine Verdauungskraft hatte ich allerdings schon nach insgesamt eineinhalb bis zwei Jahren aufgebaut. In derselben Zeit sind auch alle meine Allergien verschwunden.

Wegen der starken Bindegewebsentgiftung kann die Heilnahrung für den Körper besonders bei älteren und stark verschlackten Menschen in den ersten Monaten bis

Jahren sehr anstrengend sein, so dass man dadurch regelrecht schwach werden kann. Je mehr der Körper jedoch entgiftet worden ist, desto mehr Kraft bezieht man aus ihr, bis man sich von ihr eines Tages genauso ernähren kann wie einige Jahre zuvor von irgendeinem belegten Brot. Daher sollte man grundsätzlich immer nur so viel von diesen Lebensmitteln essen, dass der Entgiftungsprozess nicht zu intensiv wird und man sich nach einer solchen Mahlzeit noch einigermaßen wohl fühlt!

Wer daher anfängliche Entgiftungskrisen vermeiden will, sollte die Heilnahrung zum Aufbau der Verdauungskraft und zur Entgiftung des Körpers in den ersten Monaten bis Jahren nur zwei- bis maximal dreimal wöchentlich zu sich nehmen und sich sonst mit einer gesunden, gut kombinierten Vollwertkost ernähren *(mehr dazu in Kapitel 18)."*

„Ich kann mir eigentlich kein besseres Frühstück als Früchte und Nüsse vorstellen."

Anna-Maria nimmt einen Schluck aus ihrem Glas, um mir dann eine weitere Frage zu stellen:

„Und wie hast du deine Patienten und vor allem die Kinder und Babys therapiert? Die können zwar Früchtebrei mit Nussmusen zu essen bekommen – wir sind ja auch so großgezogen worden –, aber ich kann mich nicht erinnern, dass wir die Nahrung 200-mal gekaut haben."

Bei den letzten Worten muss sie herzhaft lachen und steckt uns beide mit ihrem fröhlichen Wesen an.

„Wisst ihr, eigentlich erkannten in den ersten Jahren meiner beruflichen Tätigkeit nur ganz wenige meiner Patienten den Wert dieser Ernährungsweise, so dass die meisten Erwachsenen, ebenso wie alle Kinder und Babys, den leichteren Weg mit Hilfe der homöopathischen Heilmittel gegangen sind. Erst nachdem ich mein erstes Buch geschrieben hatte, wählten immer mehr Menschen von Anfang an den vollkommeneren Heilungsweg über die Ernährung. Das schließt natürlich keinesfalls eine zusätzliche homöopathische Konstitutionstherapie aus. In vielen Fällen kann sie sogar durchaus hilfreich sein und den Gesundungsprozess deutlich beschleunigen *(siehe auch das Schlusswort)."*

„Und welchen Einfluss hat diese Aufbautherapie auf andere Krankheiten?" Jonathan sieht mich dabei an, als ob er die Antwort schon weiß.

„Was meinst denn du?" frage ich ihn zurück.

„Ich könnte mir vorstellen, dass durch die verbesserte Blut- und Bindegewebsqualität und die Regeneration der Darmflora eigentlich alle chronischen und akuten Krankheiten positiv beeinflusst werden. Wenn wir uns dann noch von lebendigen, vitalstoffreichen Lebensmitteln ernähren, dürfte dem Körper doch eigentlich nichts fehlen, oder?"

„Du hast ganz Recht. Eine gesunde Darmflora ist eine Grundvoraussetzung für einen gesunden Körper. Und je besser unsere Blut- und Bindegewebsqualität ist, umso stärker wird unser Abwehrsystem. Rohe Früchte, Nüsse und Samen aktivieren zudem noch sämtliche Hormondrüsen und sind von allen Lebensmitteln die beste Nahrung für unsere feinstofflichen Körper. Es gibt keine Krankheit, die auf eine solche Lebensweise nicht positiv anspricht. Es reicht schon, wenn man dem Körper nach einer entsprechend langen Aufbau- und Entgiftungsphase einmal täglich diese energiereiche Nahrung anbietet. Die übrige Nahrung sollte dann jedoch auf jeden Fall eine möglichst gesunde Vollwertkost sein."

„Ich kann es kaum glauben, dass die Wahrheit so einfach ist!" Anna-Maria schaut mich mit leuchtenden Augen an.

„Essen wir gesunde Lebensmittel, werden und bleiben wir gesund. Essen wir ungesunde Dinge, nimmt die Vitalität unseres Körpers zunehmend ab. Das Geheimnis scheint mir jedoch in der Einfachheit zu liegen. Je vielfältiger und komplizierter wir unsere Nahrung zusammenstellen und zubereiten, desto eher macht man Fehler *(siehe Kapitel 11 über die Trennkost)*."

„Ja, die Nahrung kann viel zur Gesunderhaltung des Körpers beitragen. Für uns Menschen sollte jedoch nie ein gesunder Körper das wichtigste Ziel im Leben sein. Der Körper wird von alleine gesund, wenn wir nach den göttlichen Naturgesetzen leben. Allein die Liebe zu Gott und seiner ganzen Schöpfung kann uns wirklich gesund erhalten. Versteht ihr, was ich meine?"

Jonathan und Anna-Maria nicken mir zu, denn die meisten Kinder lernen heute von ihren Eltern und in der Schule, der Natur, ihren Mitmenschen und sich selbst respektvoll zu begegnen. Wir hatten aus den Fehlern der Vergangenheit gelernt und um sie nicht zu wiederholen, wird den „Neuankömmlingen" auf der Erde nicht nur das Schreiben oder Rechnen in der Schule beigebracht, sondern sie lernen sich selbst auch als Teil der Schöpfung kennen. So bestimmen in den ersten Schuljahren vor allem die Wunder der Natur den Unterricht. Die Kinder lernen durch die Beobachtung und sammeln durch bestimmte Lernprojekte eigene Erfahrungen. Das Schreiben, Lesen und Rechnen lernen sie spielerisch nebenbei. Aber auch in den höheren Jahrgangsstufen gehören die Selbsterkenntnis und das erlebnisreiche Lernen zu den wichtigsten pädagogischen Zielen.

Ich öffne meine Augen und erwache aus meiner Zukunftsvision. Ist es nur ein Traum, der Wunsch nach einer heilen Welt? Nein, in meinem tiefsten Inneren bin ich mir sicher: Diese Vision wird Wirklichkeit werden!

Das Kapitel 16 ist die direkte Fortsetzung dieses Kapitels. Ich empfehle Ihnen jedoch für das bessere Verständnis, vorher die Kapitel 8 bis 15 zu lesen. Für den einen oder anderen Leser kann es dann jedoch durchaus sinnvoll sein, danach die Kapitel 6 und 7 noch einmal zu wiederholen, um erst dann mit Kapitel 16 fortzufahren.

Die Ursachen einer Verdauungsschwäche

- Ablagerungen von Stoffwechselendprodukten und giftigen Substanzen (z. B. Umweltgifte und „giftige" Medikamente) in den Verdauungsorganen
- Zu viel Stress
- Eine ungesunde Ernährungsweise (Alkohol, vitalstoffarme Nahrung)
- Eine allgemeine Unterernährung oder eine einseitige Ernährung ohne die wichtigen Aufbauenergien
- Ein Natriumchloridmangel (Salzmangel) führt zum Magensäuremangel
- Die Überlastung der geschwächten Verdauungsorgane mit zu viel Nahrung

In der Schwangerschaft werden die abgelagerten Stoffwechselendprodukte und Umweltgifte, wie Schwermetalle und chemische Substanzen, im Körper der Mutter aufgrund der hormonell bedingten Bindegewebsentgiftung teilweise gelöst und gelangen auf dem Blutweg über die Plazenta ins heranwachsende Baby. Beim ungeborenen Kind werden diese Gifte dann je nach Veranlagung genauso wie beim Erwachsenen im Bindegewebe oder in den Organen abgelagert und können so zu denselben Organunterfunktionen und Verdauungsschwächen führen.

Die Ursachen von Darmflorastörungen und Darmpilzerkrankungen

1. **Eine geschwächte Verdauungskraft** für Eiweiße, Fette oder komplexe Kohlenhydrate
2. Der raffinierte Zucker
3. Zellzerstörende Therapien:
   - bestimmte Medikamente, wie Antibiotika, Zytostatika (Tumortherapeutika) und andere Chemotherapeutika sowie
   - Strahlentherapien bei Krebs
4. Ungesunde Lebensmittelkombinationen, wie z. B.
   - Vollkorngetreide oder Gemüse mit sauren Früchten
   - rohe Nüsse oder Samen mit Salz
5. Ein Leberstau
6. Psychische Faktoren
7. Das Zahnen bei Babys und Kindern

Die Ursachen der Allergieentstehung

1. Alle unnatürlichen Umwelteinflüsse, wie Umweltgifte (Chemikalien, Schwermetalle), lebensfeindliche Strahlen (Radioaktiviät, digital gepulster Mobilfunk, UV-Srahlung etc.), elektromagnetische Felder

2. **Eine geschwächte Eiweißverdauungskraft** des Magens oder der Bauchspeicheldrüse
3. Eine ungesunde Lebens- und Ernährungsweise
4. Psychische Faktoren, wie z. B.
   - Antipathien und Aversionen oder
   - psychische Traumen und Schockzustände
5. Innere Faktoren, wie z. B.
   - chronische Krankheiten
   - Herdinfektionen
   - verschlacktes Narbengewebe

Allergien können nur entstehen, wenn das Immunsystem geschwächt oder mit körperfremden Substanzen überlastet ist.

Eine ursächliche Heilung von umweltbedingten Allergien geschieht daher ausschließlich über die Entgiftung sowie Ausleitung der Bindegewebs- und Organablagerungen, egal mit welcher Methode! Bei Allergien, Darmflorastörungen und Erkrankungen, die mit einer geschwächten Verdauungskraft in Verbindung stehen (z. B. Leaky-Gut-Syndrom), muss zusätzlich die Verdauungskraft reaktiviert werden.

KAPITEL 8

Gesund im Säure-Basen-Gleichgewicht

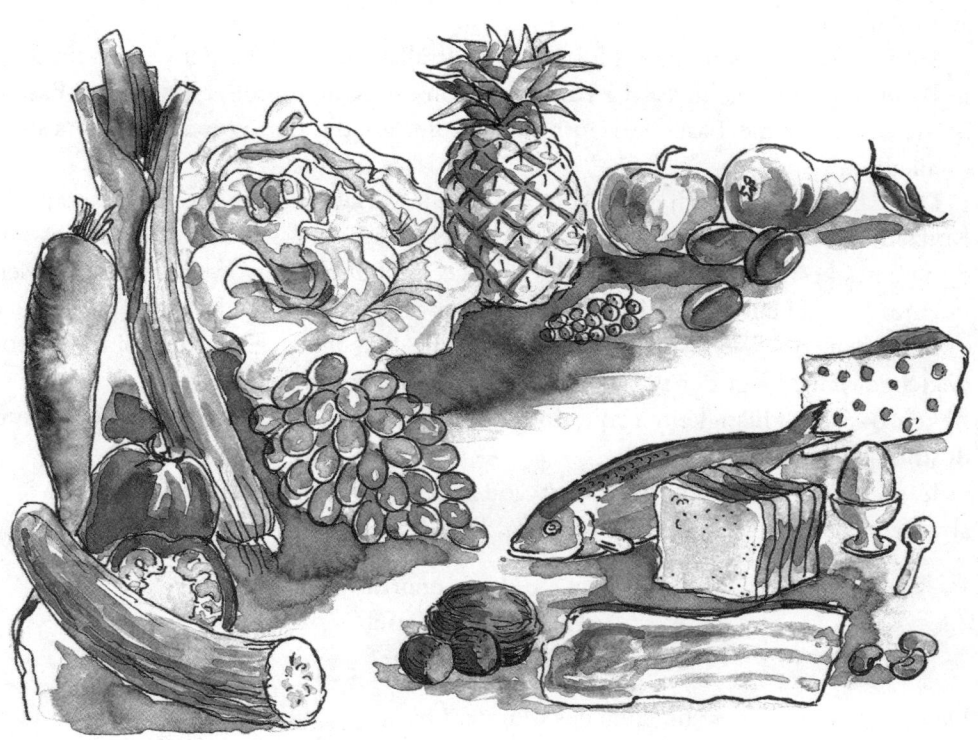

Mehr basisch als sauer!

Gesund im Säure-Basen-Gleichgewicht

Was sind Säuren und Basen?

Da in unserem Körper ständig saure und basische Stoffwechselendprodukte entstehen und ausgeschieden werden müssen, ist es notwendig, kurz auf die beiden Begriffe Säuren und Basen einzugehen.

Wie das Wort „Säuren" schon vermuten lässt, schmecken die meisten Säuren tatsächlich sauer. Dazu gehören zum Beispiel die Magensäure oder die Fruchtsäuren.

Basen haben hingegen die Fähigkeit, die saure Wirkung von Säuren zu neutralisieren, so dass sie nicht mehr sauer schmecken. Einen solchen Vorgang nennt man auch Puffern.

Sobald alle Säuren in einer Flüssigkeit neutralisiert sind, befindet sie sich im Säure-Basen-Gleichgewicht. Ist die Konzentration der Säuren größer als die der Basen, ist sie sauer; ist die Basenkonzentration größer als die der Säuren, ist sie basisch (= alkalisch).

Die Chemiker und Physiker haben nun ein Verfahren entwickelt, wie man die Konzentration von Säuren oder Basen in einer Lösung messen kann. Unter Anwendung eines bestimmten Gesetzes, das die Wechselbeziehung von Säuren und Basen in einer Flüssigkeit beschreibt, erhält man den so genannten pH-Wert.

Bei einem pH-Wert von 7 befindet sich die Flüssigkeit genau im Säure-Basen-Gleichgewicht. Liegt der pH-Wert über 7, also zwischen 7,01 und 14, ist die Flüssigkeit basisch. Flüssigkeiten mit einem pH-Wert unter 7, also zwischen 6,99 und 0, sind dagegen sauer.

Je mehr der gemessene pH-Wert von 7, also vom Säure-Basen-Gleichgewicht abweicht, desto saurer oder basischer ist die Flüssigkeit.

pH 7 = neutral
pH über 7 = basisch
pH unter 7 = sauer

Da in unserem Körper vor allem das Blut der Ort ist, wo die Säure-Basen-Reaktionen stattfinden, wird dieses zum Dreh- und Angelpunkt des Säure-Basen-Haushaltes. Unser Stoffwechsel verfügt über einige ausgesprochen ausgeklügelte Mechanismen, womit er den leicht basischen pH-Wert des Blutes von 7,4 möglichst konstant halten kann. Die Aufrechterhaltung dieses Wertes ist deswegen so wichtig, da schon geringe Abweichungen starke Stoffwechselstörungen bewirken können. Blut-pH-Werte unter

7 oder über 7,8 sind mit dem menschlichen Leben bereits nicht mehr vereinbar. In der Regel schwankt der pH-Wert des gesunden Blutes jedoch nur im Bereich von 7,39 bis 7,41.

Wie entstehen die Säuren im Körper?

Immer wenn wir Nahrung zu uns nehmen, führen wir unserem Körper Eiweiße, Fette und Kohlenhydrate zu. In unserem Verdauungstrakt werden diese Nährstoffe in kleinere Einheiten zerlegt *(ausführliche Beschreibung in den Kapiteln 16 und 17)* und über die Dünndarmschleimhaut ins Blut resorbiert. Das Blut transportiert sie dann zur Leber oder zu den Körperzellen, wo sie entweder gespeichert oder zu Energie „verbrannt" werden oder dem Aufbaustoffwechsel dienen.

Neben der Energiegewinnung und dem Aufbau von körpereigenen Verbindungen aus den Nahrungsbausteinen findet gleichzeitig ein ständiger Abbau von ausgedienten Körpereiweißen, Abwehrzellen und anderen Substanzen statt.

Bei diesem Abbau von körpereigenen Substanzen entstehen ebenso wie bei der Energiegewinnung aus Kohlenhydraten, Fetten und Eiweiß verschiedene Stoffwechselendprodukte, die entweder über die Leber beziehungsweise die Galle und den Darm oder die Nieren ausgeschieden oder über die Lunge abgeatmet werden müssen.

Da die meisten dieser Stoffwechselendprodukte sauer sind, können sie unser Blut und letztendlich den ganzen Körper übersäuern. Sie müssen daher mit basischen Substanzen neutralisiert werden, weil unser Blut seine Aufgaben nur im leicht basischen Bereich optimal erfüllen kann.

Neben diesen säurebildenden Eigenschaften von Eiweißen, Fetten und Kohlenhydraten gibt es noch Nahrungsmittel, die zusätzlich zu den im Stoffwechsel anfallenden sauren Endprodukten von vornherein Säuren enthalten.

Dazu gehören einerseits einige organische Säuren, wie zum Beispiel die Frucht- oder Milchsäuren, die jedoch im Stoffwechsel „verbrannt" werden und den Säure-Basen-Haushalt kaum belasten.

Andererseits gehören dazu aber auch harnpflichtige[29] Säuren, wie zum Beispiel die Harnsäure, die zusätzlich zu den im Stoffwechsel gebildeten Endprodukten gepuffert und über den Urin ausgeschieden werden müssen.

Besonders harnsäurehaltig sind vor allem Fleisch, Fisch und Erdnüsse. Ein wenig Harnsäure ist aber auch in Hülsenfrüchten, in einigen Gemüsesorten und in Pilzen enthalten.

---

29) Unter harnpflichtigen Substanzen versteht man Stoffwechselzwischen- bzw. -endprodukte, die obligatorisch über die Nieren ausgeschieden werden.

Fruchtsäuren kommen mehr oder weniger in allen Früchten und Gemüsesorten vor. Besonders fruchtsäurehaltig ist beim Gemüse vor allem der Rhabarber. Aber auch in Tomaten, Paprikafrüchten, Blumenkohl, Karotten und sogar in Kartoffeln sind einige Fruchtsäuren relativ reichhaltig vertreten.

Die **Milchsäure** entsteht bei der Vergärung von Milchprodukten, Getreide oder Gemüse. Man unterscheidet bei der Milchsäure die rechtsdrehende L(+)-Milchsäure und die linksdrehende D(-)-Milchsäure. Chemisch betrachtet sind beide Säuren bis auf einen kleinen Unterschied völlig identisch aufgebaut. Sie verhalten sich nämlich wie Spiegelbilder zueinander und lenken daher polarisiertes, also in einer Ebene schwingendes Licht, unterschiedlich ab, die eine nach rechts, die andere nach links.

Aber auch im Stoffwechsel unterscheiden sie sich in ihrer Wirkung. Während die L(+)-Milchsäure als wichtiges Zwischenprodukt des Stoffwechsels relativ schnell umgesetzt wird, kann die D(-)-Milchsäure, die im Körper kaum gebildet wird, nur sehr langsam abgebaut werden.

Bei der spontanen Milchsäuregärung von süßer Milch, Getreide oder Gemüse an der Luft entsteht vor allem die rechtsdrehende L(+)-Milchsäure. Erst bei längerem Stehenlassen produzieren bestimmte Bakterien die D(-)-Milchsäure. Nach abgeschlossener Säuerung sollte man diese Produkte daher im Kühlschrank aufbewahren, da eine weitere Säuerung durch die Kühlung auf ein Minimum reduziert wird.

Käse, Joghurt und Kefir enthalten stets ein Gemisch aus der rechtsdrehenden und linksdrehenden Milchsäure, es sei denn, diese Milchprodukte werden mit speziellen Bakterienkulturen hergestellt, die überwiegend L(+)-Milchsäure produzieren.

Fruchtsäuren und die rechtsdrehende Milchsäure können den pH-Wert des Blutes zwar kurzfristig verändern; sobald sie jedoch „verbrannt" worden sind, belasten sie den Säure-Basen-Haushalt kaum noch.

Da die relativ körperfremde linksdrehende D(-)-Milchsäure nur sehr langsam abgebaut wird, kann sie den Säure-Basen-Haushalt schon mehr belasten. Man sollte daher vor allem solche Produkte in der Ernährung bevorzugen, die einen hohen Anteil an rechtsdrehender L(+)-Milchsäure enthalten.

Säuren entstehen jedoch auch im Körper, wenn die Nahrung unvollständig verdaut wird und im Darm zu faulen oder zu gären beginnt. Bei diesen Fäulnis- und Gärungsprozessen entstehen eine Menge giftige und saure Endprodukte, die teilweise ins Blut resorbiert werden und eine starke Belastung für unseren Säure-Basen-Haushalt darstellen können.

Ständiger Stress führt nicht nur zu einer Verschlechterung des gesamten Stoffwechsels, sondern bewirkt auch eine vermehrte Ausscheidung von bestimmten Mineralstoffen und basischen Mineralsalzen über den Urin, wodurch der pH-Wert des Blutes ebenfalls belastet wird.

Wie werden die Säuren im Körper neutralisiert?

Einerseits bilden wir also ständig Stoffwechselendprodukte im Körper und andererseits nehmen wir sie eventuell zusätzlich mit der Nahrung auf. Die meisten von ihnen werden über die Nieren ausgeschieden. Nur Kohlendioxid, das ein Endprodukt des Kohlenhydrat-, Fett- oder Eiweißabbaus ist, wird überwiegend über die Lungen abgeatmet.

Bevor die belastenden Säuren den Körper jedoch verlassen, müssen sie im Blut gepuffert werden, denn die Aufrechterhaltung des Blut-pH-Wertes von 7,4 ist von lebenswichtiger Notwendigkeit. Wir müssen daher ständig Basen mit der Nahrung aufnehmen oder selbst bilden, um die Säuren im Blut zu neutralisieren, bevor sie über den Urin oder die Atemluft ausgeschieden werden.

Fälschlicherweise werden in einigen Veröffentlichungen und sogar in der Werbung für Mineralstoffpräparate die Mengenelemente, wie Kalium, Natrium, Magnesium und Kalzium, oder sogar die Spurenelemente, wozu unter anderem Eisen, Zink und Mangan gehören, als Basen bezeichnet. Das stimmt jedoch nicht ganz, da diese Mineralstoffe selbst keine Säuren binden oder puffern und daher den pH-Wert des Blutes oder anderer Flüssigkeiten nicht direkt beeinflussen können.

Dennoch erfüllen alle Mengen- und Spurenelemente wichtige Aufgaben im Blut und im Zellstoffwechsel, was die Ausscheidungsfunktionen des Körpers für die zumeist sauren Stoffwechselendprodukte erhöht.

Außerdem wird die harnpflichtige Harnsäure, die im Stoffwechsel entweder als ein Endprodukt des Eiweißabbaus (Purinstoffwechsels) anfällt oder mit der Nahrung aufgenommen wird, überwiegend an Kalzium-, Kalium- und Magnesiumionen gebunden und in Form von Harnsäuresalzen im Urin ausgeschieden.

Auch wenn die Mengen- und Spurenelemente selbst keinen direkten Einfluss auf den pH-Wert des Blutes haben, so verhält es sich mit einigen Salzen dieser Mineralstoffe jedoch völlig anders. Denn die Mineralsalzreste[30] bestimmter Natrium-, Kalium-, Magnesium- oder Kalziumsalze, die in der Nahrung und in unserem Körper vorkommen, können sehr wohl in den Säure-Basen-Haushalt eingreifen und den pH-Wert erhöhen (= basischer machen). Dazu gehören zum Beispiel einige, vor allem in pflanzlichen Lebensmitteln vorkommende Salze, die dem Körper so genannte basische Hydroxidionen (OH^--Ionen) zuführen.

Ein anderes Beispiel betrifft die basischen Phosphationen. Sie kommen ebenfalls in der Nahrung vor und erfüllen wichtige Funktionen im Stoffwechsel. Eine besondere Bedeutung haben sie für die Stabilität unserer Knochen, wo sie zusammen mit den Kalzium- und Magnesiumionen als Kalzium- und Magnesiumphosphatsalze eingebaut

---

30) Für Fachleute: Der Einfachheit halber bezeichne ich in diesem Buch die negativ geladenen Reste der Mineralsalze als „Mineralsalzreste".

werden. Für die Pufferung der im Stoffwechsel ständig anfallenden Säuren spielen die Phosphationen nur eine untergeordnete Rolle. Dennoch dienen sie dem Säure-Basen-Haushalt sozusagen als Alkali- beziehungsweise Basenreserve. Bei einer stärkeren Übersäuerung des Blutes werden die Kalzium- und Magnesiumphosphatsalze nämlich aus den Knochen gelöst, um mit den Phosphationen die Säuren zu puffern.

Die größte Bedeutung im Säure-Basen-Haushalt haben jedoch die Hydrogenkarbonationen, die im Körper selbst gebildet werden, aber auch mit entsprechenden Mineralwässern oder mit dem basisch wirkenden Natronsalz (Natriumbikarbonat = Natriumhydrogenkarbonat) zugeführt werden können. Löst man dieses Salz in Wasser auf, zerfällt es in Natriumionen (Na^+) und den basischen Mineralsalzrest, die Hydrogenkarbonationen (= Bikarbonationen).

Die Natriumionen sind nun ebenso wenig wie alle anderen Mineralionen in der Lage, Säuren zu puffern. Anders verhält es sich jedoch mit dem basischen Mineralsalzrest, den Hydrogenkarbonationen, die das beste Puffersystem für unser Blut darstellen.

Man kann daher Säuren im Blut oder im Magen mit Natron puffern. Will man die Magensäure mit Natron binden, so nimmt man das Natron nach den Mahlzeiten auf, wodurch es sich mit dem Mageninhalt vermischt und die Säurewirkung der Magensäure reduziert.

Will man hingegen die Säuren im Blut neutralisieren, trinkt man das Natronwasser auf leeren Magen. So gelangt es direkt in den Darm, wo die Ionen ins Blut resorbiert werden und die Säurekonzentration verringern.

Eine gesunde Ernährung hält normalerweise den pH-Wert des Blutes und des gesamten Körpers im Gleichgewicht, so dass die Anwendung von Natron nur bei stärker übersäuerten Menschen sinnvoll ist.

Was passiert, wenn unser Körper übersäuert?

Je besser der Stoffwechsel funktioniert, umso eher werden diese ständig anfallenden Stoffwechselendprodukte und die mit der Nahrung aufgenommenen Säuren hundertprozentig ausgeschieden. Der Körper befindet sich dann im Stoffwechselgleichgewicht.

Sobald der Stoffwechsel oder die Ausscheidungsfunktionen jedoch überlastet werden oder nachlassen, bleibt ein Teil dieser Endprodukte und Säuren im Körper zurück. Zusammen mit den vielen Umweltgiften werden sie dann im Bindegewebe abgelagert oder sammeln sich letztendlich in den Zellen an. Der Körper verschlackt, wodurch sich alle Stoffwechselfunktionen verschlechtern und das Abwehrsystem geschwächt wird. Sind wir erst einmal chronisch übersäuert, entsteht ein idealer Nährboden für alle möglichen Krankheiten *(ausführlicher behandelt in Kapitel 17)*. Außerdem altern wir schneller.

Die **Gicht**, die sich vor allem im Bereich der Gelenke abspielt, ist ein Beispiel für Harnsäureablagerungen. Sie kann bei Nierenfunktionsstörungen auftreten oder wenn man zu viel harnsäurehaltige Nahrungsmittel, wie zum Beispiel Fleisch und tierische Innereien, isst. Dabei verschlechtert sich die Nierenausscheidung von Harnsäure vor allem dann, wenn gleichzeitig alkoholhaltige Getränke getrunken werden. Deshalb treten Gichtanfälle besonders nach reichhaltigen Fleischmahlzeiten auf, zu denen viel Alkohol getrunken wird.

Eine weitere direkte Folge des übersäuerten Stoffwechsels ist die Knochenentkalkung oder **Osteoporose**. Wenn nämlich alle Puffersysteme des Blutes überfordert sind, beginnt der Körper, vermehrt Kalzium- und Magnesiumphosphat aus den Knochen zu lösen. Neben der chronischen Blutübersäuerung wird dieser Prozess der Knochenentkalkung jedoch auch bei einem Kalziummangel im Blut eingeleitet.

In den meisten Fällen ist die Hauptursache für Osteoporose aber eine jahrelange Übersäuerung des Blutes aufgrund einer übersäuernden Ernährungsweise oder einer schlechten Verdauungskraft. Viel seltener ist dafür ein Kalziummangel in der Ernährung verantwortlich.

Bestimmte weibliche Geschlechtshormone erhöhen zwar die Resorption von Kalzium im Darm und stimulieren den Knochenaufbau, die nachlassende Hormontätigkeit in und nach den Wechseljahren der Frau ist jedoch nicht der Grund für die Osteoporose. Dann müssten alle Männer grundsätzlich darunter leiden, weil sie von Natur aus weniger weibliche Geschlechtshormone produzieren als Frauen.

Die Sexualhormone sind nur *ein* Faktor von vielen, die den Kalziumstoffwechsel und Knochenaufbau beeinflussen *(mehr dazu in Kapitel 14)*, was vor allem in der Schwangerschaft von großer Bedeutung ist.

Die Schulmedizin macht sich diese Erkenntnisse zunutze und versucht, mit synthetischen Hormonen, Kalzium- und Vitamin-D-Präparaten den Kalzium- und Phosphoreinbau in die Knochen zu verbessern. Dabei werden die wahren Ursachen der Osteoporose, die meistens im übersäuerten Stoffwechsel und in einem allgemein verschlackten Körper liegen, völlig unberücksichtigt gelassen.

Weder Frauen noch Männer müssen daher im Alter Osteoporose bekommen! Sie entsteht nur, wenn alle anderen Puffersysteme nicht mehr ausreichen, die Säuren im Blut zu neutralisieren. Der Körper ist dann gezwungen, das Kalzium- und Magnesiumphosphat aus den Knochen zu lösen, um mit den basischen Phosphationen das Säure-Basen-Gleichgewicht einigermaßen aufrechtzuerhalten. Die Kalzium- und Magnesiumionen haben, wie gesagt, keinen direkten Einfluss auf die Pufferung der Säuren.

Die Osteoporose ist also keinesfalls natürlich und sollte auch nicht als normale Alterserscheinung betrachtet werden. Vielmehr ist sie ein eindeutiges Symptom für einen stark überlasteten oder entgleisten Stoffwechsel.

Wie ernähre ich mich gesund im Säure-Basen-Gleichgewicht?

Eine der wichtigsten Grundvoraussetzungen für einen ausgeglichenen Säure-Basen-Haushalt ist unter anderem eine gesunde Leber-, Nieren- und Lungenfunktion, da alle Stoffwechselendprodukte über diese Organe ausgeschieden werden.

Da viele Menschen aufgrund einer jahrelangen Übersäuerung des Stoffwechsels oft eine geschwächte Entgiftungsfunktion der Nieren aufweisen, kann man diese Organe zum Beispiel mit Zinnkraut- oder Brennnesseltee in ihrer Ausscheidungsfunktion unterstützen.

Die Regeneration dieser Organe ist vor allem davon abhängig, wie viele abgelagerte Stoffwechselendprodukte und Gifte sie zusätzlich zur täglich anfallenden Normalmenge herausfiltern müssen. Eine gesunde, entgiftende Ernährungsweise kann zwar die Menge der auszuscheidenden Substanzen für einige Monate oder Jahre erhöhen; je stärker unser Körper jedoch entsäuert und entgiftet worden ist, umso mehr werden die Nieren wieder entlastet. In den Kapiteln 20 und 21 werde ich die therapeutische Unterstützung der Leber- und Nierenausscheidung ausführlich beschreiben.

Wollen wir uns im Säure-Basen-Gleichgewicht ernähren, muss eine eiweiß-, fett- und kohlenhydratreiche Nahrung einerseits entsprechend viele basische Mineralsalze enthalten und sollte andererseits aber auch in der Lage sein, die körpereigene Bildung der Hydrogenkarbonationen verstärkt anzuregen. Letzteres geschieht vor allem durch rohe, pflanzliche Lebensmittel, die optimal kombiniert (= dritte Trennkoststufe, *siehe die Kapitel 11 und 18*) und gut gekaut werden.

Nahrungsmittel, die im Verhältnis zu den säurebildenden Eiweißen, Fetten und Kohlenhydraten weniger basische Mineralsalze und nur geringe biologische Lebensenergien besitzen, wirken daher säurebildend auf den Organismus. Dazu gehören vor allem Fleisch, Fisch, Eier, Käse, Weißmehlprodukte und polierter Reis.

Am stärksten übersäuert jedoch der raffinierte Zucker unseren Stoffwechsel, da er zu annähernd 100 % aus dem Zweifachzucker Saccharose besteht und weder Mineralsalze noch Vitamine enthält. Und wegen seines extremen Mangels an gesunden biologischen Energien regt er außerdem die körpereigene Hydrogenkarbonatbildung nicht an.

Eine Nahrung, die daher überwiegend aus tierischem Eiweiß, aus raffinierten Fetten und isolierten Kohlenhydraten (Weißmehl, geschälter Reis und raffinierter Zucker) besteht, enthält relativ wenig basische Mineralsalze, Vitalstoffe und Aktivierungsenergien *(Definition in Kapitel 6)*. Sie übersäuert den Stoffwechsel und führt automatisch zu einem schlechteren Zellstoffwechsel und mit der Zeit sogar zu einer geringeren Ausscheidungsfunktion der Nieren, der Leber und der Lunge.

Wer darüber hinaus regelmäßig Alkohol trinkt, verschlechtert diese Situation noch zusätzlich, da Alkohol ein regelrechter Enzym- und Katalysatorblocker ist. **Alkoholische Getränke wirken daher immer säurebildend, unabhängig davon, ob sie vor der Gärung zum Beispiel ein basischer Trauben- oder Apfelsaft waren.**

Demgegenüber haben Lebensmittel, die reich an Lebensenergie und Mineralsalzen sind, eine basenüberschüssige Wirkung auf den Körper. Besonders basisch sind alle reifen Früchte, fast alle Gemüsesorten und die rohe Milch.

Wir übersäuern daher vor allem dann,
- **wenn wir uns längere Zeit überwiegend von lebensenergiearmen, säurebildenden oder säureüberschüssigen Nahrungsmitteln ernähren,**
- **wenn wir eine schlechte Verdauungskraft haben,**
- **wenn die Ausscheidungsfunktionen der Leber, der Nieren oder der Lunge geschwächt sind oder**
- **wenn wir ständigem Stress ausgesetzt sind.**

In der heutigen Zeit sind leider schon die meisten Menschen in den Industrienationen von mindestens ein bis zwei dieser vier Möglichkeiten betroffen. Daher können sogar Babys und Kinder mit geschwächter Verdauungskraft bereits in ihren ersten Lebensjahren einen übersäuerten Stoffwechsel aufweisen!

Es ist somit von großer Bedeutung für einen ausgeglichenen Säure-Basen-Haushalt, dass wir neben einer gesunden Ernährung auch eine gute Verdauungskraft und nicht zu viel Stress in unserem Leben haben.

Je basenüberschüssiger und lebensenergiereicher unsere Nahrung daher ist und je harmonischer sie zusammengestellt wird, umso intensiver werden alle Stoffwechselfunktionen und unsere Ausscheidungsorgane aktiviert. Die Gesundheit unseres Körpers ist deshalb in hohem Maße von den basischen Mineralsalzen und allen anderen lebensnotwendigen Nährstoffen sowie von den verschiedenen feinstofflichen Energien der Lebensmittel abhängig.

Zusammenfassung

Beim Abbau unserer Nahrung entstehen im Stoffwechsel überwiegend saure Stoffwechselendprodukte. Daneben gibt es Nahrungsmittel, die von vornherein schon harnpflichtige Säuren enthalten, wodurch der Säure-Basen-Haushalt zusätzlich belastet wird. Bevor diese Säuren über die Nieren, die Leber oder die Lunge ausgeschieden werden, müssen sie im Blut gepuffert werden. Dazu bedient sich der Körper verschiedener Puffersysteme und einiger basischer Mineralsalzreste, die wir mit der Nahrung aufnehmen.

Je basischer und lebensenergiereicher die Nahrung ist und je mehr natürliche Vitamine und Mineralien sie enthält, umso intensiver werden alle Stoffwechsel- und Ausscheidungsfunktionen aktiviert. Im Rahmen dieser allgemeinen Verbesserung des Stoffwechsels wird unter anderem auch die Bildung der basischen Hydrogenkarbonationen verstärkt angeregt, wodurch die körpereigene Pufferkapazität des Blutes ebenfalls zunimmt.

Auch wenn die Mengen- und Spurenelemente selbst keinen direkten Einfluss auf den pH-Wert des Blutes haben, so sind sie dennoch unentbehrlich für einen gesunden Stoffwechsel und die Harnsäureausscheidung über die Nieren.

Aufgrund dieser starken stoffwechselaktivierenden und harnsäureausscheidenden Wirkungen der Mineralionen und der basischen Wirkung einiger Mineralsalzreste gelten die Mineralstoffe und ihre Salze allgemein als Basen.

Der Säure- und Basenüberschuss in unseren Lebensmitteln

Aus dem Verhältnis der säurebildenden Eigenschaften und säureüberschüssigen Inhaltsstoffe der Nahrungsmittel zu den basenüberschüssigen Mineralstoffverbindungen ergibt sich nun, ob ein Lebensmittel insgesamt säure- oder basenüberschüssig auf den Stoffwechsel des Menschen wirkt.

Basenüberschüssige Lebensmittel
- alle reifen Obstsorten und deren Säfte
- alle Gemüsesorten und Salate sowie deren Säfte – Ausnahmen sind Spargel, Rosenkohl und Artischocken, die ein wenig säurebildend sein sollen
- junge, grüne Erbsen
- Kartoffeln
- Esskastanien (Maronen)
- süße und gesäuerte Milch (nicht ultrahocherhitzt)
- Molke
- Vollrohrzucker, Vollzucker, Zuckerrübensirup, Zuckerrohrmelasse, Ahornsirup
- Sojabohnen, Sojamilch (angeblich)
- Kakaopulver (angeblich)
- alle Kräuter
- essbare Pilze (sie enthalten ein wenig Harnsäure)

Lebensmittel im relativen Säure-Basen-Gleichgewicht

- angekeimtes Getreide
- Hirse
- Mandeln
- Kokosnuss

Schwach säurebildende Lebensmittel

- alle Vollkorngetreidesorten und deren Produkte, bis auf Hirse und angekeimtes Getreide
- Haselnüsse, Walnüsse, Pekannüsse, Macadamianüsse
- Ölsamen, wie zum Beispiel Sonnenblumenkerne, Sesamsamen, Mohnsamen, Kürbiskerne und Cashewkerne
- Sahne, Quark (Topfen, Schichtkäse)
- Sojabohnenquark (Tofu)
- Spargel, Artischocken, Rosenkohl
- Honig
- Schokolade mit Vollrohrzucker oder Vollzucker

Stark säurebildende (sb) und zum Teil säureüberschüssige (sü) Nahrungsmittel

- raffinierter, weißer Zucker
- Limonaden und Colagetränke mit raffiniertem Zucker
- Schokolade mit raffiniertem Zucker
- Fleisch, Fisch, Eier, Geflügel, Innereien, Würste (sb + sü)
- Hartkäse und Weichkäse (z. B. Camembert und Brie)
- ausgesiebte Mehle (z. B. Typ 405 und 1050) und deren Produkte: Weiß- und Mischbrot, Weißmehlzwieback, Weißmehlkuchen mit raffiniertem Zucker, Teigwaren, Weizengrieß; Gerstengraupen
- geschälter Reis
- alle Hülsenfrüchte (sb und ein wenig sü): Linsen, Bohnen, gelbe Erbsen, Kichererbsen, mit Ausnahme der Sojabohnen
- Erdnüsse (sb + sü)
- Paranüsse
- alle Öle und Fette, besonders wenn sie raffiniert und gehärtet sind
- Genussmittel: alle alkoholischen Getränke und Bohnenkaffee

Wodurch eine basische Nahrung sauer wird

Entscheidend bei der Gesamtbeurteilung aller Nahrungsmittel auf den Säure-Basen-Haushalt ist neben ihrem Säure- oder Basenüberschuss vor allem die Kombination der Lebensmittel innerhalb einer Mahlzeit und die Verdauungskraft des Menschen.

Eine relativ gesunde und vielleicht basenüberschüssige Mahlzeit kann zu „Gift" werden, wenn sie
- **falsch kombiniert wird oder**
- **nicht richtig verdaut werden kann.**

Durch die anschließende Gärung oder Fäulnis der Nahrung im Darm entstehen viele giftige Substanzen und Säuren, so dass der ursprüngliche Basenüberschuss völlig verloren gehen kann.

Daneben können bestimmte Verarbeitungsverfahren der Lebensmittel die basischen Eigenschaften verringern. So können zum Beispiel beim längeren Erhitzen mit hohen Temperaturen (Kochen, Backen und Rösten) geringe Mengen schwer löslicher Mineralsalze entstehen, die im Darm nicht mehr resorbiert werden. Dadurch nimmt die Gesamtmenge der resorbierbaren Mineralsalze ab, wodurch die sauren Eigenschaften der Nahrungsmittel geringfügig zunehmen.

Obst und Gemüse bleiben jedoch auch nach dem Erhitzen in der Regel basenüberschüssig, besonders dann, wenn sie nicht lange gekocht, sondern nur schonend gedünstet werden.

Dasselbe trifft auf die Pasteurisierung von Milch zu, die ihren basischen Charakter (Basizität) dadurch nur unwesentlich verändert. Anders verhält es sich hingegen beim Ultrahocherhitzen (H-Milch) von Milch, wodurch nicht nur viele Vitamine zerstört, sondern auch die Mineralsalze in Mitleidenschaft gezogen werden *(mehr dazu in Kapitel 22)*.

Die wichtigsten Lebensmittel im Vergleich

Es gibt einige Bücher und Tabellen mit relativ genauen Berechnungen vom Säure- und Basenüberschuss der Nahrungsmittel. Nach meiner Ansicht hat es jedoch keinen Sinn, sich genaue Zahlenwerte einzuprägen und seine Nahrung danach zusammenzustellen. Es genügt, grob zu wissen, welche Nahrung uns entsäuert und entgiftet und welche Nahrung den Körper übersäuert und verschlackt.

Grundsätzlich sind **die meisten konzentrierten Eiweißlieferanten**, vor allem jedoch Fleisch, Fisch, Eier, Käse und ein Großteil der Hülsenfrüchte *(siehe Säure-Basen-Tabelle)*, säurebildend oder auch säureüberschüssig.

Ebenso verhält es sich mit **allen isolierten Kohlenhydraten und Fetten**. Dazu gehören vor allem der raffinierte, weiße Zucker und alle Fette und Öle, weil sie keine Mineralstoffe enthalten. Isst man die Öle hingegen im Verbund mit der ganzen Frucht, sieht das Verhältnis schon anders aus, denn die meisten Ölfrüchte und Ölsamen sind nicht nur voller Lebensenergie, sondern auch sehr mineralreich.

Das bedeutet nun keineswegs, dass kaltgepresste Öle ungesund sind. Jedoch entscheidet, ebenso wie bei allen anderen säureüberschüssigen, gesunden Lebensmitteln, die Menge und die Kombination mit anderen basenüberschüssigen Lebensmitteln, ob die gesamte Mahlzeit letztendlich im Säure-Basen-Gleichgewicht, säure- oder basenüberschüssig ist.

Da beim **Getreide** die meisten Mineralstoffe überwiegend in den Randschichten enthalten sind, nehmen die säurebildenden Eigenschaften beim geschälten Reis und bei den ausgesiebten Mehlen mit dem Feinheitsgrad des Mehles zu. Leider lassen sich viele Umweltgifte gerade in den Randschichten des Getreidekorns verstärkt nachweisen. Das führte zu der paradoxen Empfehlung, Vollkorngetreide eher zu meiden. Damit geht uns aber nicht nur ein Großteil der feinstofflichen Energien verloren, sondern auch bis zu 80 % der Mineralien und Vitamine. Trotz der stärkeren Belastung der Randschichten mit Umweltgiften kann das Getreide unseren Körper dennoch hervorragend entgiften, vor allem dann, wenn es im rohen, angekeimten Zustand gegessen wird.

Die Lösung dieses Problems liegt daher nicht im bevorzugten Verzehr von geschältem Reis oder Getreideprodukten aus ausgesiebten Mehlen, sondern in der Wiederherstellung einer gesunden Umwelt. Biologisch angebautes Getreide ist auf jeden Fall weniger mit chemischen Substanzen belastet. Das betrifft natürlich auch alle anderen pflanzlichen und tierischen Lebensmittel, die ohne Kunstdünger und „Chemie" gewachsen und erzeugt worden sind. Sie haben die Wahl!

Reifes Obst und Gemüse sind bis auf wenige Ausnahmen *(siehe Säure-Basen-Tabelle)* immer basenüberschüssig. Ganz bestimmte Früchte mit ihrem eigenen Enzymreichtum, wie zum Beispiel Melonen, Papayas und Feigen, eignen sich daher ganz besonders dafür, den Körper zu entsäuern und zu entgiften.

Süße und gesäuerte Milch ist immer basisch. Beim Ultrahocherhitzen der Milch findet allerdings neben der Vitaminzerstörung auch eine Veränderung einiger Mineralsalze zu schwer löslichen Salzen statt, wodurch sich ihr Basenüberschuss verringert *(mehr dazu in Kapitel 22)*.

Die basische Molke entsteht als Nebenprodukt bei der Quark- und Käseherstellung. Sie ist ähnlich mineralreich wie Milch, enthält aber weniger Milcheiweiß und fast kein Fett.

Quark stellt im Prinzip geronnenes Milcheiweiß mit oder ohne Fett dar, aus dem ein Teil der Molke abgepresst wurde. Je fester Quark und Käse daher sind, desto weniger Molke enthalten sie. Da die meisten Mineralstoffe und wasserlöslichen Vitamine der

Milch, wie Kalium, Kalzium und einige B-Vitamine, jedoch in der Molke bleiben, enthält Quark im Verhältnis zum Eiweiß- und Fettgehalt deutlich weniger Mineralien als Milch, weshalb er leicht säurebildend ist.

Käse stellt somit bereits ein Eiweißkonzentrat mit viel oder wenig Fett dar. Sein relativer Mangel an Mineralsalzen und Lebensenergien macht ihn daher zu einem stärker säurebildenden Nahrungsmittel.

Kochsalz, Meersalz, unraffiniertes Steinsalz und Kristallsalz haben keinen direkten Einfluss auf den Säure-Basen-Haushalt des Körpers. Da Natriumchlorid jedoch nicht nur für die optimale Bildung und Zusammensetzung der Verdauungssäfte, insbesondere der Magensäure *(siehe Kapitel 2)* und des Bauchspeicheldrüsensaftes, unentbehrlich ist, sondern auch eine zentrale Bedeutung in unserem Blut, für den Zellstoffwechsel und die Ausscheidungsfunktionen des Körpers hat, wirkt es ebenso wie alle anderen Mineralsalze und letztlich auch alle Vitamine indirekt auf den Säure-Basen-Haushalt ein. Welch große Bedeutung darüber hinaus das unraffinierte Steinsalz beziehungsweise Kristallsalz für unseren Stoffwechsel hat, wird ausführlich im Folgebuch von „Gesund und allergiefrei" behandelt *(siehe Schlusswort)*.

Vollrohrzucker und Vollzucker (= getrockneter Zuckerrohr- und Zuckerrübensaft) sind aufgrund ihres Mineralreichtums basenüberschüssig.

Reines Kakaopulver wird in der Fachliteratur allgemein als leicht basisch angegeben. Ich selbst beziehe mich unter anderem auf die „Wissenschaftlichen Tabellen" von J. R. Geigy *(siehe Literaturverzeichnis)*. Dennoch sollte man Kakao eher als Genussmittel betrachten, da er ein wenig Koffein und eine Menge Oxalsäure enthält. Einerseits kann die Oxalsäure mit dem Kalzium aus der Nahrung im Darm schwer lösliche Kalziumoxalatsalze bilden, wodurch die Kalziumresorption verringert wird. Andererseits wird sie teilweise ins Blut resorbiert, kann sich dort mit dem Kalzium zum Kalziumoxalat verbinden und begünstigt bei einer zu großen Menge die Entstehung von Nierensteinen oder von Leber- und Nierenschäden.

Neben dem Kakao gibt es noch ein paar weitere pflanzliche Lebensmittel, die ebenfalls überdurchschnittlich viel Oxalsäure enthalten. Das sind Rhabarber, Spinat, rote Rüben (Rote Bete) und ihre Blätter, Sauerampfer und Sellerieknollen. Der Oxalsäuregehalt von Tomaten ist hingegen relativ niedrig. Dafür enthalten sie umso mehr Fruchtsäuren (Äpfelsäure, Zitronensäure). Vor allem bei Personen mit einer Erkrankung oder Funktionsschwäche der Leber oder der Nieren, einem übersäuerten Organismus in Verbindung mit Osteoporose und bei Kindern, die sich noch im Wachstum befinden, sollten Lebensmittel mit einem hohen Oxalsäuregehalt nicht zu häufig oder gar nicht in der Küche verwendet werden.

Bier ist keinesfalls ein basisches Getränk, wie hin und wieder behauptet wird, sondern immer säureüberschüssig und säurebildend. Zum einen wirken fast alle alkoholischen Getränke mehr oder weniger säurebildend und zum anderen sind die

Ausgangssubstanzen, wie Hefe und Malz, bereits säurebildend und die Hefe zusätzlich sogar säureüberschüssig.

Über den **Kaffee** will ich in diesem Buch nicht viele Worte verlieren, da im Prinzip jeder weiß, dass er zu den ungesündesten Getränken überhaupt gehört, auch wenn er massenhaft getrunken wird. Es sei nur noch einmal in Erinnerung gerufen, dass alle Aufputschmittel, und dazu gehört ja auch der stark koffeinhaltige Kaffee, unser Nervensystem auf Dauer stark überstrapazieren können, da wir durch die anregende Wirkung des Koffeins in einen künstlich erzeugten Wachheitszustand versetzt werden, der in der Regel keinesfalls unserer körperlichen Situation entspricht. Andererseits soll Kaffee die Entstehung von Arteriosklerose fördern und auch eine erbgutschädigende Wirkung haben. Schwangere und stillende Mütter sollten daher auf den Kaffeegenuss völlig verzichten, da zirka 1 % des Koffeins und auch andere gesundheitsbedenkliche Inhaltsstoffe des Kaffees über die Plazenta und die Muttermilch an die Feten beziehungsweise Babys weitergegeben werden. Und da die Kaffeeröststoffe außerdem den Leberstoffwechsel schwächen, sollten Sie auch während einer Aufbau- und Entgiftungstherapie generell so wenig Kaffee wie möglich trinken *(siehe auch Kapitel 20).*

Schwarzer und grüner Tee enthalten zwar ebenfalls Koffein (früher als Thein bezeichnet), vor allem der grüne Tee weist jedoch eine Menge Inhaltsstoffe auf, die eine gesundheitsfördernde Wirkung auf unseren Körper ausüben. Dennoch empfehle ich, auch mit dem Genuss von schwarzem oder grünem Tee bewusst umzugehen.

Mindestens zwei Drittel basisch

Betrachtet man eine gesunde Ernährung aus der Sicht des Säure-Basen-Gleichgewichtes, sollte sie zu
- **über zwei Dritteln aus basenüberschüssigen Lebensmitteln und zu**
- **höchstens einem Drittel aus leicht säurebildenden Lebensmitteln bestehen.**

Dieses Zweidrittel-Eindrittel-Verhältnis bezieht sich immer auf die rohen, ungebackenen und ungekochten Lebensmittel.

Will man zum Beispiel 100 Gramm der leicht säurebildenden Sonnenblumenkerne essen, verzehrt man **mindestens** 200 Gramm frisches Obst oder Gemüse dazu.

100 Gramm Getreide im ungekochten Zustand ergänzt man dementsprechend ebenfalls mit **mindestens** 200 Gramm Gemüse oder Kartoffeln.

Da frisches Vollkornbrot zu einem Drittel aus Wasser besteht, enthält es nur zwei Drittel der ursprünglichen Inhaltsstoffe, weshalb man zu Vollkornbrot nicht ganz so viel Gemüse, Kartoffeln, Milch oder Joghurt kombinieren muss, damit sich die Gesamtnahrung im Säure-Basen-Gleichgewicht befindet.

Grundsätzlich ist es jedoch nicht notwendig, dass sich jede Mahlzeit im Säure-Basen-Gleichgewicht befindet oder leicht basenüberschüssig ist. Entscheidend ist, dass man im Tagesverlauf eine positive Säure-Basen-Bilanz erreicht. Sie können daher durchaus in einer Mahlzeit nur Obst essen oder Milch trinken und in einer anderen ein Käsebrot oder Nudeln mit Öl und Tomatensoße zu sich nehmen. Erst wenn Sie sich ausschließlich nach der zweiten und dritten Trennkoststufe ernähren *(siehe Kapitel 11)*, **sollten die meisten schwach säurebildenden und alle stark über-säuernden Nahrungsmittel grundsätzlich aus dem Speiseplan verschwinden.**

Aufgrund der Angaben in einigen Büchern über die Basizität von frischen Früch-ten gegenüber getrockneten kann man sehr leicht zu dem Schluss kommen, dass Trockenfrüchte basischer sind als frische Früchte. Das ist jedoch nicht der Fall. Der Mineralsalzgehalt und der Basenüberschuss einer Frucht ist im frischen Zustand genauso hoch wie im getrockneten. Da sich allerdings beim Trocknungsprozess das Gewicht verringert, konzentrieren sich fast alle Inhaltsstoffe durchschnittlich auf das Vierfache. Daher erscheinen in den entsprechenden Tabellen bei 100 Gramm Tro-ckenfrüchten zirka viermal höhere Angaben über die Basizität und alle Inhaltsstoffe, mit Ausnahme des Vitamins C, als bei 100 Gramm frischen Früchten.

Bezüglich des Basenüberschusses in der Nahrung ist es daher egal, ob Sie sechs frische Feigen mit einem Gewicht von 400 Gramm essen oder sechs getrocknete Feigen mit einem Gewicht von 100 Gramm.

Alle ungesunden, säurebildenden oder säureüberschüssigen Nahrungsmittel, wie raffinierter Zucker, Weißmehlprodukte, geschälter Reis oder alkoholische Getränke, werden am besten gar nicht oder nur gering verzehrt.

Da Fleisch, Fisch, Eier und Käse stark säurebildend oder sogar säureüberschüssig sind, sollte man zum Ausgleich mindestens die dreifache Menge an Gemüse oder Obst in derselben Mahlzeit oder am selben Tag zu sich nehmen.

Rohes, angekeimtes Getreide isst man am besten immer für sich allein oder kombiniert es nur mit Olivenöl, da es sich mit keinem anderen Lebensmittel optimal kombinieren lässt, noch nicht einmal mit Honig *(siehe Kapitel 11)*. Eine basische Ergänzung ist auch nicht notwendig, da es sich ungefähr im Säure-Basen-Gleichgewicht befindet.

Entsäuerung und Entgiftung:
zwei unterschiedliche Vorgänge

Der Säure-Basen-Charakter eines Lebensmittels ist zwar wichtig, da auf Dauer nur eine sich im Säure-Basen-Gleichgewicht befindende oder basenüberschüssige Nahrung gesund sein kann, jedoch gibt es weitere Kriterien der Lebensmittel, die mindestens ebenso wichtig sind. Dazu gehören vor allem die Kombinationsregeln der Trennkost, die Vitalkräfte und Aktivierungsenergien *(siehe Definition in Kapitel 6)* der rohen Lebensmittel und andere feinstoffliche Energien, wie zum Beispiel die Yin-Yang-Energien *(ausführliche Beschreibung in Kapitel 13)*.

Wollen wir unser Bindegewebe von allen Umweltgiften und Stoffwechselend-produkten befreien, reicht es in der Regel nicht aus, sich im Säure-Basen-Gleichge-wicht oder basenüberschüssig zu ernähren, mäßig Sport zu treiben, oft in der Sauna zu schwitzen oder den Körper mit Natronwasser zu entsäuern. Neben den abgela-gerten Umweltgiften haben fast alle Menschen ab einem bestimmten Alter mehr oder weniger starke Ablagerungen von Stoffwechselendprodukten, wie Harnstoff und Harnsäure, die jahrelangen Entsäuerungstherapien trotzen können. In diesen Fällen müssen die Körperzellen und das Bindegewebe direkt aktiviert und entgiftet werden, was unter anderem durch die Freisetzung der Aktivierungsenergien von rohen Früchten, Nüssen und Ölsamen sowie von rohem, angekeimten Getreide geschehen kann. Eine ausschließliche Entsäuerung des Blutes und Wiederherstellung des Säure-Basen-Gleichgewichtes im Körper schließt daher nicht unbedingt die automatische Entgiftung des Bindegewebes und der Körperzellen von allen Umweltgiften und Stoffwechselendprodukten mit ein.

Die drei Begriffe *Übersäuerung*, *Vergiftung* und *Verschlackung* werden häufig mitein-ander vertauscht oder gleichgesetzt. Sie bedeuten jedoch nicht immer dasselbe, weshalb auch die drei Begriffe *Entsäuerung*, *Entgiftung* und *Entschlackung* unterschiedliche Vorgänge beschreiben können. Ich werde sie daher kurz definieren.

- **Übersäuerung**: Unter der Übersäuerung des Blutes, des Bindegewebes und der Organe versteht man eine Anhäufung von sauren Stoffwechselendprodukten, wodurch der pH-Wert sinkt.
- **Vergiftung**: Unter der Vergiftung des Körpers verstehe ich die toxische Belastung mit körperfremden Substanzen. Dazu gehören alle organischen, chemischen und radioaktiven Umweltgifte, viele chemisch-pharmazeutische Medikamente und alle giftigen Schwermetalle.
- **Verschlackung**: Dieser Begriff ist etwas unglücklich gewählt, obwohl er viel ver-wendet wird. Ursprünglich bezeichnete er die Übersäuerung des Bindegewebes und der Organe. Heute wird er jedoch zunehmend auch in Verbindung mit der

starken Belastung des Körpers mit Umweltgiften, Schwermetallen und anderen chemischen Substanzen gebracht. Ich selbst verwende ihn daher für die gesamte Belastung des Körpers mit Stoffwechselendprodukten, den Giften aus der Umwelt und den Amalgamfüllungen der Zähne sowie den chemischen Medikamenten.

- **Entsäuerung:** Unter Entsäuerung verstehe ich die Mobilisierung und Ausscheidung von abgelagerten Stoffwechselendprodukten und die Wiederherstellung des Säure-Basen-Gleichgewichtes im Blut, im Bindegewebe und in den Organen. Umweltgifte, Schwermetalle und andere chemische Substanzen werden durch die reine Entsäuerung jedoch nur teilweise mobilisiert.
- **Entgiftung:** Der Begriff Entgiftung beschreibt einen Reinigungsprozess, bei dem das Bindegewebe und die Organe von abgelagerten, körperfremden und giftigen Substanzen befreit werden. Das setzt nicht unbedingt ein Säure-Basen-Gleichgewicht des Körpers voraus, obwohl es die Entgiftung grundsätzlich positiv unterstützt.
- **Entschlackung:** Unter Entschlackung verstehe ich die gleichzeitige Entsäuerung und Entgiftung des Körpers.

Die Anwendung von Natronwasser

Da die meisten Zivilisationskrankheiten und Stoffwechselbeschwerden durch den ständigen Verzehr von unnatürlichen Nahrungsmitteln auftreten können und in der Regel mit einer Übersäuerung des Körpers in Verbindung stehen, kann das Natronwasser die Entsäuerung des Körpers als Ergänzung zur gesunden Ernährung positiv unterstützen. Für viele Menschen kann das Natronwasser daher besonders am Anfang der Ernährungsumstellung auf gesündere, basischere Lebensmittel eine große Hilfe sein.

In den ersten Monaten bis Jahren der schrittweisen Nahrungsumstellung *(siehe die Kapitel 11, 18 und 21)* entsäuert und entgiftet der Körper am intensivsten. Man fühlt sich dann oft müde und schlapp und es können durch einen eventuellen Leberstau eine Menge Beschwerden auftreten und sich bereits vorhandene Krankheitssymptome vorübergehend verschlimmern *(siehe die Kapitel 7 und 19)*. Mit dem Natronwasser unterstützt man die Pufferung der sich aus dem Bindegewebe lösenden Stoffwechselsäuren.

Das Natron (Natriumbikarbonat = Natriumhydrogenkarbonat), das in Deutschland auch unter dem Produktnamen „Bullrichsalz" in Pulver- und Tablettenform angeboten wird, kann rezeptfrei über die Apotheke bezogen werden. In einem Liter Wasser löst man einen halben beziehungsweise einen gestrichenen Kaffeelöffel Natron auf. Das

Wasser sollte mild salzig schmecken, ähnlich wie ein stark salzhaltiges Mineralwasser. Ist die Lösung einem persönlich zu salzig, nimmt man einfach weniger Salz. Ist sie zu mild, nimmt man etwas mehr.

Ein- bis dreimal täglich trinkt man nun mindestens eine Viertelstunde vor dem Essen ein Glas von dieser Salzlösung auf leeren Magen[31]. Nach ungefähr 10 Minuten hat das Natronwasser den leeren Magen verlassen und wird nun im Darm resorbiert.

Trinkt man das Natronwasser jedoch direkt nach einer Mahlzeit oder trifft das Natron auf noch unverdaute Nahrung im Magen, wird ein Teil der Magensäure von den Hydrogenkarbonationen neutralisiert. Das Nahrungseiweiß wird schlechter ausgefällt und unter Umständen können dadurch Verdauungs- oder Darmflorastörungen entstehen.

Vermischt sich das Natronwasser mit irgendwelchen Resten einer Vormahlzeit im Magen, die jedoch von den Magensäften schon verdaut worden sind, hat die jetzige Magensäurepufferung keine weiteren Auswirkungen.

Die Gefahr einer schlechteren Eiweißverdauung im Magen entsteht bei allen Therapien mit Magensäurebindern und -blockern oder bei der Vagotomie. Bei der Vagotomie handelt es sich um einen chirurgischen Eingriff, bei dem bestimmte Äste des Nervus vagus durchtrennt werden. Dadurch wird die Magensekretion gehemmt und die Salzsäurebildung vermindert. Wie weitreichend die Folgen solcher Therapien sein können, wird ausführlich in den Kapiteln 16 und 17 beschrieben.

Die Therapie mit Natron zur Bindung von Magensäure bei Sodbrennen, Magenschleimhautentzündungen, Magen-Darm-Geschwüren und sogar bei Magen- oder Zwölffingerdarmkrebs kann zwar sinnvoll sein, ist aber bei gefülltem Magen nicht ganz frei von Nebenwirkungen, wenn zu viel Magensäure gebunden und die Verdauung der Nahrungseiweiße dadurch teilweise blockiert wird.

Ganz davon abgesehen gibt es selten zu viel Magensäure! In den meisten Fällen liegt ein Missverhältnis zwischen der ausgeschütteten Magensäure und dem produzierten Magenschleim vor, der die Magenwand normalerweise vor dem Säureangriff schützt. Ein stressreiches Leben mit ungesunden Nahrungsmitteln führt häufig zu diesem so genannten „Managersyndrom" des relativen Magenschleimmangels. In extremeren Fällen kann es sogar zu einer stressbedingten unkontrollierten Ausschüttung von Magensäure in den leeren Magen kommen, die dann erst recht die Magen- und Dünndarmwände angreift.

---

31) Da sich Natron, ebenso wie Salz, nicht mit rohen Nüssen und Ölsamen sowie rohem Getreide im Magen-Darm-Trakt verträgt, darf man es selbstverständlich nicht direkt vor oder nach einer Mahlzeit, die diese Lebensmittel enthält, zu sich nehmen. Die Wartezeiten sind dieselben wie bei Salz *(siehe die Kapitel 2 und 11)*.

Will man also die Säuren im Blut puffern, sollte der Magen möglichst immer leer sein, wenn das Natronwasser getrunken wird. So gelangt es ungehindert in den Darm, wo die Ionen ins Blut resorbiert werden.

Für das Natronwasser gelten dieselben Bedingungen wie für alle anorganischen Salze: Es verträgt sich im Magen-Darm-Trakt nicht mit rohen Nüssen und Samen[31].

Der obere Grenzwert für die Verträglichkeit von anorganischen Salzen in Mineralwässern mit rohen Nüssen und Samen liegt bei ungefähr 250 mg gelösten Salzen in einem Liter Wasser, was einer elektrischen Leitfähigkeit von zirka 360 Mikrosiemens entspricht. Das ist relativ wenig, wenn man bedenkt, dass viele Mineralwässer 1.000 bis 2.000 mg (= 1 bis 2 Gramm) gelöste Salze pro Liter enthalten.

Da wir bei gesundem Stoffwechsel das Hydrogenkarbonation zur Pufferung von sauren Stoffwechselendprodukten massenhaft selbst in unserem Stoffwechsel aus Kohlendioxid und Wasser herstellen, nehmen wir mit dem Natriumhydrogenkarbonat somit teilweise körpereigene Substanzen auf. Ein eventuell vorhandener Überschuss an Natriumionen wird dann über die Nieren ausgeschieden. **Bluthochdruckkranke, Herz- oder Nierenkranke sollten diese Anwendung wegen einer möglichen Belastung daher mit ihrem Arzt oder Heilpraktiker besprechen.**

Vielleicht haben sich einige Leser bereits gefragt, warum es überhaupt sinnvoll sein kann, Hydrogenkarbonationen zur Pufferung von Stoffwechselsäuren mit dem Natron zuzuführen, wenn wir diese selbst bilden.

In einem gesunden, entsäuerten Stoffwechsel ist dies natürlich keinesfalls notwendig, da unsere Puffersysteme dann wenig belastet sind und daher bestens funktionieren. Im übersäuerten und mit Umweltgiften belasteten Körper funktioniert jedoch nicht immer alles so, wie es sein sollte. Im Kapitel 6 habe ich bereits beschrieben, dass die vielen schädlichen Umwelteinflüsse die Funktionen der Stoffwechselkatalysatoren und aller anderen Enzyme unseres Körpers vermindern oder blockieren können.

Das betrifft auch das Enzym Carboanhydrase, das unter anderem für die Entstehung von Hydrogenkarbonationen aus Wasser und Kohlendioxid verantwortlich ist. Nur in einem entsäuerten, entgifteten und gesunden Körper funktionieren alle Enzymreaktionen optimal. Je mehr wir jedoch verschlackt sind, umso schlechter arbeiten sie, weshalb auch die Hydrogenkarbonationen unter Umständen weniger gebildet werden, als sie vielleicht notwendig wären. Daher kann für einige Monate oder Jahre eine zusätzliche Natronwassertherapie sehr hilfreich sein. Selbstverständlich können Sie anstelle des Natronwassers auch natronhaltige Tabletten mit Wasser auf leeren Magen schlucken. Die nächste Mahlzeit sollte dann jedoch frühestens nach 30 Minuten eingenommen werden, damit sich die Tabletten zuvor im Magen aufgelöst und diesen auch vollständig verlassen haben.

Ob Ihnen diese zusätzliche Anwendung gut tut, müssen Sie selbst herausfinden. Probieren Sie es aus! Sie kann sehr hilfreich sein, absolut notwendig ist sie jedoch nicht.

KAPITEL 9

Krank durch Zucker und Weißmehl

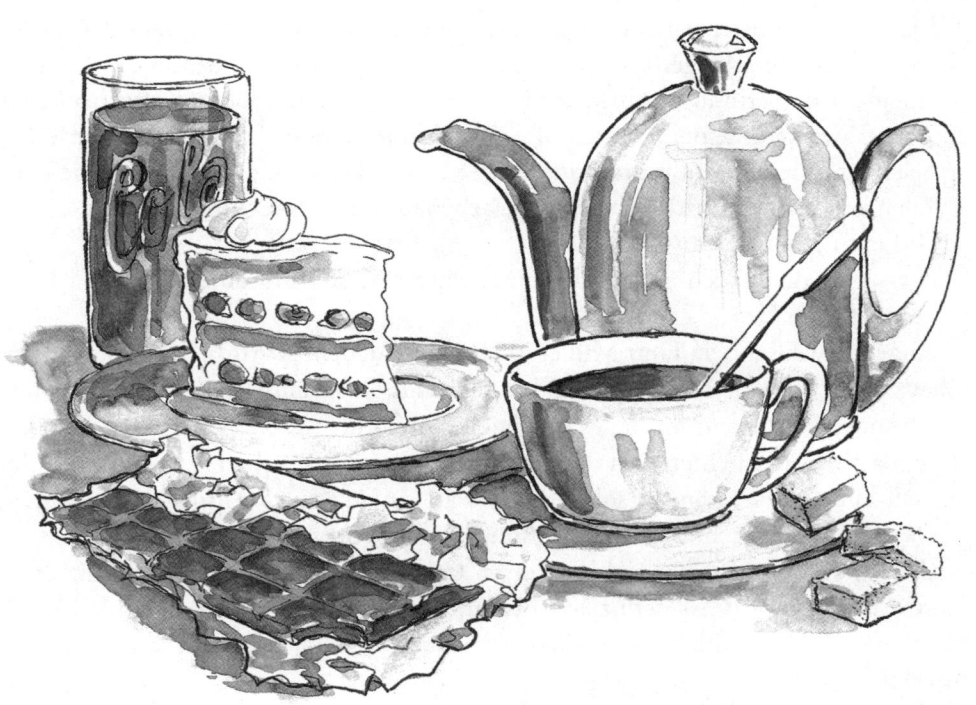

Die süße Versuchung

Krank durch Zucker und Weißmehl

„Guten Tag!" Ich betrete das Wohnzimmer und begrüße jede der drei anwesenden Damen noch einmal einzeln.

„Junger Mann, setzen Sie sich doch zu uns! – Wie geht es mit Ihrem Studium?"

Frau Walter ist mit einem Zahnarzt verheiratet, der jedoch aus Altersgründen kaum noch arbeitet. Vor einigen Jahren ist einer ihrer beiden Söhne mit in die Praxis eingestiegen und führt den Familienbetrieb nun weiter.

„Gut! Das Studium ist sehr interessant. Am meisten Spaß machen mir zur Zeit die praktischen Übungen ..."

Während ich den Damen noch ein wenig Frage und Antwort stehe, wird unser Gespräch auch schon unterbrochen.

„Ah, da kommt ja Paula mit dem Kaffee!"

Meine Großmutter tritt durch die Tür und sofort nimmt der Raum den unverkennbaren Geruch der gerösteten Bohnen an, der mich noch heute an die drei Jahre bei meiner Oma erinnert, sobald er in meine Nase aufsteigt. Denn Kaffeetrinken ist eine ihrer wenigen Leidenschaften, die sie sich nur ungern abgewöhnen würde.

Nachdem meine Großmutter den Kaffee eingeschenkt hat und den Kuchen auszuteilen beginnt, will ich mich gerade erheben, um die Viererrunde zu verlassen, als mich Frau Petschenka anspricht:

„Essen Sie doch auch ein Stückchen Kuchen. Sie sind so schlank, es wird Ihnen sicher nicht schaden."

„Inge, du weißt doch, Herr Müller isst keinen Kuchen!" wirft Frau Köhler ein und schaut mich mit einem fragenden Blick an, so als ob sie eine Bestätigung erwartet.

Ich nicke ihr zu und mache es mir noch einmal im Sessel bequem, da ich schon ahne, dass die drei Frauen nun wissen wollen, warum ich keinen Kuchen esse. Und wie ich mich kenne, können solche Gespräche einige Zeit in Anspruch nehmen.

Da ergreift auch schon meine Großmutter das Wort:

„Er hat ganz Recht! Zu viel Zucker ist ungesund. Ich habe meinen Zuckerverbrauch auch schon stark reduziert. Bis auf den Kuchen esse ich eigentlich nichts Süßes mehr! Aber ganz auf den Zucker verzichten, nein, das kann ich in meinem Alter nicht mehr."

„Ja, übertreiben sollte man nie!" pflichtet Frau Köhler meiner Großmutter bei und wendet sich dann an mich: „Sie kennen sich doch in dieser Sache recht gut aus. Was ist eigentlich so schädlich am Zucker?"

„Nun, ich möchte Ihnen mit meinen Erklärungen aber nicht den Appetit verderben ..."

Raffinierter Zucker: ein Vitalstoffräuber

Einstimmig wird betont, dass dieses Thema keiner der Damen unangenehm ist und so erzähle ich als erstes etwas über die Wirkung des raffinierten Zuckers als Vitamin- und Mineralstoffräuber:

„Wissen Sie, der raffinierte Zucker und seine Nebenprodukte, wie Glukose oder Glukosesirup, gehören zu den am stärksten industriell verarbeiteten Nahrungsmitteln und enthalten außer dem Zweifachzucker Saccharose oder dem Einfachzucker Glukose so gut wie keine anderen Begleitstoffe mehr. Somit handelt es sich bei ihnen um reine Nahrungsextrakte, so genannte isolierte Kohlenhydrate. Unser Stoffwechsel funktioniert jedoch nur dann reibungslos, wenn er auch sämtliche Begleitstoffe bekommt, die normalerweise in allen vollwertigen Lebensmitteln enthalten sind. Je mehr raffinierten Zucker wir essen, umso stärker verursacht er ein Defizit an bestimmten Vitaminen und Mineralstoffen, die beim Abbau des Zuckers zu Energie beteiligt sind. Er ist daher ein regelrechter Vitamin-B- und Mineralstoffräuber für unseren Stoffwechsel.

An diesem Kohlenhydratabbau sind vor allem die Vitamine B_1, B_2, B_3, B_5, B_6 und Biotin beteiligt. Sie müssen ständig mit der Nahrung zugeführt werden, weil sie nicht lange im Körper gespeichert werden und wir einige dieser B-Vitamine schon nach acht Stunden wieder über den Urin ausgeschieden haben. Besonders Vitamin-B-reich sind unter anderem alle Vollkorngetreidesorten, Nüsse, Ölsamen, Hülsenfrüchte und vor allem die Bier- oder Melassehefe. Natürlicher Vollrohrzucker oder Vollzucker, bei dem es sich um den getrockneten Saft aus Zuckerrohr beziehungsweise Zuckerrüben handelt, enthält noch einen Großteil der im Pflanzensaft vorkommenden B-Vitamine, vor allem dann, wenn das Trocknungsverfahren vitaminschonend geschieht.

Bei einem Vitamin-B-Mangel entstehen alle möglichen Störungen im Körper und viele Krankheiten können dadurch verschlimmert oder sogar ausgelöst werden. Die ersten Warnzeichen sind fast immer dieselben: Konzentrations- und Nervenschwäche, Gereiztheit, innere Unruhe, Müdigkeit, Leistungsschwäche, Kopfschmerzen, Schlafstörungen, depressive Verstimmungen, Schwindelgefühle, Herzrhythmusstörungen, Haut- und Schleimhautbeschwerden sowie Wachstumsstörungen von Haaren und Nägeln.

Da einige B-Vitamine unentbehrlich für eine gute Verdauungsfunktion sind *(siehe Kapitel 5)*, können bei einem stärkeren Mangel mehr oder weniger starke Verdauungsbeschwerden hinzukommen. Das kann mit einem Appetitmangel aufgrund eines Vitamin-B_1-Mangels beginnen und sich auf einige Funktionsstörungen des Magens und der Bauchspeicheldrüse ausweiten, wodurch Verdauungsstörungen mit Blähungen, Durchfällen oder Verstopfung, aber auch hormonelle Erkrankungen, wie Diabetes mellitus, entstehen können. Sobald die Verdauungskraft erst einmal geschwächt ist, entwickelt sich mit der Zeit ein Rattenschwanz von vielen weiteren Störungen und Krankheiten *(siehe die Kapitel 16 und 17)*.

Die Wirkungen der Vitamine in den Zellen sind nun aber auch von der Anwesenheit einiger Mineralstoffe abhängig. Daher müssen wir diese mit der Nahrung ebenso zuführen. Ganz bestimmte Mengen- und Spurenelemente arbeiten besonders eng mit den B-Vitaminen zusammen. Das sind vor allem Magnesium, Zink und Mangan. Vollrohrzucker und Vollzucker enthalten alle Mineralien und Spurenelemente noch in genau der Menge, wie sie im ursprünglichen Pflanzensaft vorkommen. Dieser Saft ist besonders kaliumreich, enthält aber auch nicht unbedeutende Mengen an Zink, Mangan und Chrom."

Es ist ganz still im Zimmer geworden und daher unterbreche ich meine Ausführungen an dieser Stelle. Ich sehe nachdenkliche Gesichter. Schließlich möchte ich keiner Person zu nahe treten.

Raffinierter Zucker: der wichtigste Darmflorakiller

Es dauert nicht lange, bis Frau Walter das Gespräch fortsetzt:

„Ich nehme schon seit Jahren Vitamintabletten und kaufe mir auch hin und wieder ein Multimineralpräparat in der Apotheke. Damit kann man doch sicherlich die Schäden wieder ausgleichen?"

Diese Frage habe ich erwartet. Sie zeugt von der allgemeinen Unwissenheit über die vielfältigen Schäden, die eine ungesunde Ernährung mit raffiniertem Zucker anrichten kann. Weder Vitamintabletten noch irgendein „Wundermittel" können diese Schäden jemals vollständig korrigieren.

„Wenn es nur die Vitamine oder Mineralien wären, die wir durch den Verzehr von raffiniertem Zucker weniger aufnehmen, dann wären die gesundheitlichen Folgen sicherlich nicht ganz so schlimm. Die möglichen Defizite könnte man mit einer allgemein gesunden Ernährung oder mit vitaminreichen Hefepräparaten einigermaßen gut kompensieren.

Der raffinierte Zucker verursacht jedoch noch weitere Schäden und die lassen sich nicht mehr so leicht ausgleichen! Der Verzehr von nur einem bis zwei Kaffeelöffeln raffinierten Zucker pro Tag reicht schon aus, um bei einer erwachsenen Person die gesunde Darmflora zu schwächen. Bei Babys und kleinen Kindern ist die entsprechende Menge etwas geringer. Das betrifft selbstverständlich auch den versteckten Zucker in Süßigkeiten, Kuchen und anderen Nahrungsmitteln. Je mehr raffinierten Zucker wir zu uns nehmen, umso kränker wird die Darmflora und umso weniger kann sie ihre natürlichen Aufgaben und Funktionen erfüllen. Die gesunde Dünndarmflora bildet nämlich einige der lebensnotwendigen B-Vitamine. Dazu gehören Vitamin B$_{12}$ *(siehe Kapitel 5)*, Biotin und Paraaminobenzoesäure (PABA). Die Dickdarmflora synthetisiert unter anderem Vitamin K, das nicht nur für die

Blutgerinnung notwendig ist, sondern auch eine bedeutende Rolle im gesamten Zellstoffwechsel der Organe und des Bindegewebes spielt.

Die Folge einer erkrankten Darmflora ist jedoch nicht nur eine verringerte Produktion dieser Vitamine, sondern es entsteht bei jeder Darmflorastörung auch ein Missverhältnis aller Bakterienstämme zueinander. Allein das kann schon krankmachende Auswirkungen auf den Körper haben *(ausführlicher behandelt in Kapitel 17)*.

Daneben nehmen ganz bestimmte Pilzstämme, deren niedrig entwickelter Urstamm normal und gesund ist, höhere, krankmachende Formen an und können schließlich über das ‚Bakterienstadium‘ zu Darmpilzen heranwachsen. Es gibt eine Menge dieser Darmpilze und die meisten Krankheiten werden durch diese krankmachenden Pilzformen mitverursacht. Das beginnt mit arteriellen oder venösen Gefäßerkrankungen (Arteriosklerose, Krampfadern etc.), geht über viele Organ-, Stoffwechsel- und Gelenkerkrankungen und kann letztendlich bei Krebs enden *(siehe die Kapitel 7 und 17)*.

Die Candidapilze im Dickdarm lieben den raffinierten Zucker ganz besonders. Sie können den Menschen sogar regelrecht süchtig auf ihn machen, so stark ist ihr Drang zum Überleben!“

Arteriosklerose durch raffinierten Zucker

„Ja, das kann ich nur bestätigen!“ wirft Frau Petschenka ein. „Meine Enkel sind regelrecht süchtig auf alles, was süß ist, und auch bei mir gibt es Tage, an denen ich eine ganze Tafel Schokolade (mit raffiniertem Zucker) auf einmal essen muss. Ich kann jetzt zumindest verstehen, warum ich so schlecht schlafen kann und auch sonst allerlei Beschwerden habe. Aber warum geht es meinen Enkeln noch so gut, obwohl sie so viel Zucker essen?“

„Das ist eine gute Frage. Aufgrund des hohen Zuckerkonsums in unserer Bevölkerung müssten wir eigentlich viel kränker sein. Das liegt auf der einen Seite daran, dass sich die Folgen einer verringerten Vitamin- und Mineralstoffaufnahme nicht immer sofort bemerkbar machen. Denn jeder Mensch hat eine unterschiedliche Verwertung aller Nährstoffe in den Körperzellen, die in hohem Maß auch vom Gesamtniveau der Lebensenergien und von der psychischen Situation abhängig ist. Daher kommen gesunde Kinder und Babys, die noch vor Lebenskraft strotzen, oft mit viel weniger Vitaminen und Mineralstoffen aus, als sie mit einer vollwertigen Nahrung aufnehmen. Und so sollte es auch sein!

Auf der anderen Seite werden die meisten Vitaminmängel durch eine tiereiweißreiche Ernährungsweise mit viel Fleisch, Fisch, Eiern und Milchprodukten teilweise

kaschiert, weshalb trotz der möglichen Vitaminmängel im Körper typische Vitaminmangelkrankheiten oder Wachstumsstörungen bei uns relativ selten auftreten.

Ab einem bestimmten Alter jedoch, wenn die Lebenskraft von Jahr zu Jahr abnimmt und der Körper aufgrund einer jahrelangen übersäuernden Ernährungsweise
zunehmend verschlackt ist, beginnt die Zeit der chronischen Beschwerden und
Krankheiten. Die meisten chronischen Krankheiten brauchen daher viele Jahre bis
Jahrzehnte für ihre Entstehung. Die Arteriosklerose zum Beispiel kann relativ schnell
entstehen, sie kann sich aber auch ganz allmählich über einige Jahrzehnte entwickeln.
Die Geschwindigkeit, mit der eine Krankheit entsteht, hat immer viele Gründe: Zu
den wichtigsten gehören die Darmfloraverhältnisse, die Lebens- und Ernährungsweise, das Niveau der Lebensenergien, das auch durch die seelisch-geistige Situation
beeinflusst wird, und die Erbanlagen.

Der raffinierte Zucker gehört jedenfalls zu den wichtigsten Auslösern für die Arteriosklerose. Einerseits kann er an der Entstehung erhöhter Fett- und Cholesterinwerte
im Blut beteiligt sein und fördert daher die Bildung von Cholesteringallensteinen.
Andererseits entsteht durch ihn im Darm unter anderem die krankmachende Form
des Dünndarmpilzes Mucor racemosus, der über die Darmwand ins Blut tritt und
letztendlich an der Entstehung der Arteriosklerose durch Cholesterin-, Eiweiß- und
Kalkablagerungen in den Gefäßwänden stark beteiligt ist *(siehe auch den Kasten „Arteriosklerose ist heilbar“ in Kapitel 17, Seite 349).“*

Raffinierter Zucker: ein „reines Naturprodukt“ oder leblose Materie?

„Ich kann aber nicht so ganz verstehen, wieso der raffinierte Zucker so schädlich
für die Darmflora sein soll und wie es zur Entstehung der Darmpilze kommt. Denn
eigentlich ist der Zucker doch ein ‚reines Naturprodukt‘, oder?“

Frau Köhler trinkt nach dieser Frage einen Schluck aus ihrer Kaffeetasse, um sich
dann das letzte Stück Kuchen in den Mund zu schieben.

„Vom rein naturwissenschaftlichen Standpunkt aus gibt es bis heute keine Antwort
auf diese Frage, auch wenn in einigen Tierversuchen (leider!) die krankmachenden
Wirkungen des Zuckers absolut bewiesen wurden. Solange die meisten Ärzte und
Chemiker daher noch der Überzeugung sind, dass es außer dem Nährstoffverlust
keinen anderen Unterschied zum Vollrohrzucker, Vollzucker oder Honig gibt, werden
der raffinierte Zucker und seine Nebenprodukte, wie Glukose und Glukosesirup,
wohl weiterhin in der Krankenhauskost, in der konventionellen Babyfertignahrung
und in einigen Medikamenten, Säften und Elixieren verwendet werden.

Dennoch ist es eine Tatsache, dass es kaum ein Nahrungsmittel gibt, das unsere Darmflora mehr schädigt als der raffinierte Zucker. Ich persönlich glaube, dass dieses Phänomen mit dem großen Verlust an wichtigen feinstofflichen Energien zusammenhängt, die beim Raffinationsprozess verloren gehen. Der Zucker stellt am Ende dieses Verfahrens reine Saccharose oder Glukose dar und wird damit zur ‚leblosen Materie‘, mit der unsere gesunden Darmbakterien auf jeden Fall stark zu kämpfen haben.

Wird die Menge des raffinierten Zuckers im Darm zu groß, sterben bestimmte Bakterien ab, wodurch das bereits erwähnte Ungleichgewicht der verschiedenen Darmbakterien zueinander entsteht. In derselben Intensität, wie die gesunden Darmbakterien jedoch abnehmen, nehmen die krankmachenden Kulturen und Pilzstämme zu. Dauern solche Darmflorastörungen längere Zeit an, verändert sich mit der Zeit auch die Darmwand und wird großporiger. Die natürliche Schutzbarriere des Darms (Intestinalschranke) geht dadurch verloren und viele körperfremde Substanzen, wie zum Beispiel noch nicht vollständig aufgespaltene Eiweißmoleküle, können vermehrt ins Blut übertreten. Man spricht bei diesem Erkrankungsbild dann vom so genannten Leaky-Gut-Syndrom *(ausführlich beschrieben in Kapitel 5)*. Die Folge ist eine zunehmende Belastung des Immunsystems, eine Zunahme von Allergien und eine verstärkte Verschlackung des Körpers. Am Ende steht ein entgleister Stoffwechsel mit vielen verschiedenen Krankheitssymptomen. **Raffinierter Zucker gehört daher nicht nur zu den ungesündesten Nahrungsmitteln, sondern er ist auch einer der stärksten Allergieförderer beziehungsweise -verstärker.** Rückgängig machen kann man diesen Prozess nur, wenn man für eine gesunde Darmflora sorgt, indem man sich gesund ernährt. Denn parallel zur Darmflorasanierung regeneriert sich in der Regel auch die Darmwand und die Darmpilze werden auf ihre physiologische Urform zurückgeführt. **In einer gesunden Darmflora befinden sich also alle Bakterienkulturen und die Pilz-Urstämme im Gleichgewicht.**“

Karies und Osteoporose durch raffinierten Zucker

„Das ist ja alles hochinteressant, was Sie uns da erzählen!“ sagt Frau Walter. „In der Zahnmedizin jedenfalls scheinen diese Zusammenhänge noch nicht so bekannt zu sein, denn weder mein Mann noch mein Sohn haben mir davon erzählt. Sie empfehlen ihren Patienten wegen der erhöhten Kariesgefahr durch Zucker zwar immer, seinen Verzehr möglichst zu reduzieren und sich nach einer zuckerhaltigen Mahlzeit die Zähne zu putzen; dass wir jedoch durch den Zucker so krank werden können, hätte ich nicht gedacht!“

„Eigentlich ist alles extrem Süße und Saure schädlich für unsere Zähne. Immer wenn die direkte Süße im Mund 15 bis 20 % übersteigt, wird der Zahnschmelz schon angegriffen. Dasselbe geschieht aber auch durch die Fruchtsäuren oder durch Essig, wenn er zu konzentriert an die Zähne gelangt. Wenn der Speichel jedoch gesund (annähernd pH-neutral bis basisch) ist, kann er die leichte Entmineralisierung des Zahnschmelzes schnell wieder remineralisieren.

Das regelmäßige Zähneputzen ist auf jeden Fall wichtig, um eventuelle Speisereste in den Zahnnischen und die Zahnplaque zu entfernen. Allerdings sollten wir mit dem Zähneputzen nach einer Mahlzeit mit besonders sauren Lebensmitteln mindestens eine halbe Stunde warten, damit der Speichel den durch die Säuren angegriffenen Zahnschmelz teilweise wieder remineralisiert hat. Sonst kann es durch das zu frühe Zähneputzen bei häufiger Missachtung dieser Regel allmählich zu einer Schädigung der Zahnkronen kommen.

Was die Süßspeisen betrifft, besteht jedoch ein großer Unterschied zwischen dem raffinierten Zucker und allen anderen vollwertigen Süßmitteln, wie Honig, Trockenfrüchten, Zuckerrübensirup, Vollrohrzucker oder Vollzucker, eingedickten Fruchtsäften, Agavendicksaft und Ahornsirup. Auch wenn sie sich im direkten Angriff auf den Zahnschmelz kaum voneinander unterscheiden, schädigen die vollwertigen Süßmittel im Gegensatz zum raffinierten Zucker die Darmflora nicht – vorausgesetzt, die Nahrungsmittel werden gut kombiniert und es liegt keine Schwäche der Kohlenhydratverdauung vor.

Daneben sind sie bis auf den Honig alle basenüberschüssig und übersäuern den Stoffwechsel nicht. Der raffinierte Zucker gehört hingegen unter anderem wegen seines absoluten Mineral- und Lebensenergiemangels zu den am stärksten säurebildenden Nahrungsmitteln, die es gibt. Daher verstärkt er wie kaum ein anderes Nahrungsmittel die allgemeine Übersäuerung des Stoffwechsels.

Trotz dieser gesundheitlichen Vorteile der natürlichen Süßmittel sollte man jedoch nie vergessen, dass auch sie aufgrund ihres hohen Zuckeranteils den Zahnschmelz direkt angreifen und so die Entstehung von Karies fördern können. Es ist daher durchaus empfehlenswert, diese Süßmittel niemals pur, sondern immer verdünnt oder mit anderen Lebensmitteln vermischt zu sich zu nehmen. Trockenfrüchte kann man zudem über Nacht in Wasser einweichen, wodurch sich der hohe Frucht- oder Traubenzuckergehalt von über 50 % auf mindestens die Hälfte verringert.

Je übersäuerter unser Blut nun ist, umso eher werden zur Neutralisierung der Säuren die Knochen entkalkt *(siehe Kapitel 8)*. Der raffinierte Zucker gehört daher zu den Hauptverursachern von Osteoporose und vielen anderen Muskel- und Gelenk-erkrankungen. Da die Zähne die härtesten Knochen im Körper sind, werden auch sie von der allgemeinen Entkalkung nicht verschont. Sie werden dadurch weicher und anfälliger für Karies.

Das ist jedoch noch nicht alles! Die allgemeine Übersäuerung des Körpers bewirkt nämlich auch ein Absinken des pH-Wertes unseres Speichels. Der gesunde Speichelsaft hat normalerweise einen neutralen bis leicht basischen pH-Wert von 7 bis 8. Er ist dann besonders mineralreich und greift den Zahnschmelz keineswegs an. Der Zahnschmelz wird so am besten geschützt und ernährt.

Bei den meisten Erwachsenen liegt jedoch oft nur ein pH-Wert des Speichels von 6 oder 5 vor, der sogar bis auf 4 absinken kann. Dieser saure Speichel entsteht immer infolge der allgemeinen Blut- und Stoffwechselübersäuerung durch unsere übersäuernde Lebensweise mit ungesunden Nahrungsmitteln, durch viel Stress oder wegen einer geschwächten Verdauungskraft. Beim Fasten allerdings und bei allen anderen Entgiftungskuren kann der pH-Wert des Speichels vorübergehend ebenfalls auf Werte von unter 5 absinken *(mehr dazu in Kapitel 19).*

Ein saurer Speichel enthält nun nicht nur weniger Kalzium-, Phosphat- und Fluoridionen, die zur Remineralisierung des Zahnschmelzes von großer Bedeutung sind, sondern greift auch von sich aus den Zahnschmelz an, da er sauer ist. Dazu kommt noch, dass sich in einem ungesunden Speichel bestimmte kariesauslösende Bakterien und Pilzstämme (u. a. Streptokokken, Milchsäurebakterien, Candidapilze) sehr wohl fühlen, so dass wir uns nicht wundern dürfen, dass Karies zu einer Zivilisationskrankheit ersten Ranges geworden ist. Erst wenn der Körper weitgehend entgiftet und entsäuert ist, verbessert sich auch der pH-Wert und die Zusammensetzung des Speichels wieder, in dem die kariesauslösenden Keime dann kaum noch eine Überlebenschance haben."

Keine guten Alternativen: brauner Zucker und Süßstoffe

„Eine letzte Frage habe ich noch, Herr Müller, und dann entlassen wir Sie auch! Sie sprachen eben vom getrockneten Zuckerrohrsaft beziehungsweise Vollrohrzucker[32], der für die Darmflora unschädlich sein soll. Ist das derselbe Zucker wie der braune Zucker oder der Kandiszucker? Den hätte ich nämlich zu Hause."

Frau Petschenka rührt sich bei dieser Frage den Kaffee um, in den sie kurz zuvor eine Tablette Süßstoff getan hat.

---

32) Die bekanntesten **Produktnamen für den getrockneten Zuckerrohrsaft beziehungsweise Vollrohrzucker** sind in Deutschland: Sucanat (Bioladen und Reformhaus), Rapadura (Bioladen), Ur-Süße (Reformhaus) und Mascobado (Dritte-Welt-Laden).

„Nein, brauner Zucker beziehungsweise Kandiszucker stellt meistens ein teilraffiniertes Produkt aus dem Zuckerrüben- oder Zuckerrohrsaft dar. Allerdings hat er den letzten Raffinationsschritt und somit auch die letzte Bleichung mit schwefliger Säure noch nicht erfahren, weshalb er noch eine leichte Braunfärbung aufweist. Neben dieser klassischen Herstellung des braunen Zuckers werden jedoch auch noch andere Verfahren angewandt, bei denen braune Zuckerkristalle durch so genanntes ‚Impfen‘ des bereits eingedickten Saftes mit weißem Zucker gewonnen werden. **In jedem Fall enthält der braune Zucker beziehungsweise Rohzucker oder Rohrohrzucker im Verhältnis zum getrockneten Zuckerrüben- oder Zuckerrohrsaft (Vollzucker oder Vollrohrzucker) höchstens ein Fünftel der ursprünglichen Mineralien und Vitamine und für die Darmflora ist er fast genauso schädlich wie der weiße, vollraffinierte Zucker.**

Vielleicht interessiert es Sie noch zum Schluss: Auch bei den anderen Zuckersorten, wie **Milchzucker, Fruchtzucker** oder **Traubenzucker,** die im Handel in Form von Pulver, Tabletten oder Bonbons erhältlich sind, handelt es sich um isolierte Kohlenhydrate, die ebenfalls fast immer keine natürlichen Vitamine oder Mineralstoffe mehr enthalten. Sie übersäuern den Stoffwechsel daher auf ähnliche Art und Weise, wenn sie in größeren Mengen aufgenommen werden. Jedoch wirken sie nicht ganz so negativ auf die Darmflora wie der raffinierte Zucker aus den Zuckerrüben oder dem Zuckerrohr. Milchzucker kann die Darmflora sogar aufbauen. Wirklich empfehlenswert sind dennoch ausschließlich die vollwertigen Süßmittel.“

Damit schloss ich natürlich auch den Süßstoff aus, aber ganz so direkt wollte ich nun doch nicht sein.

Auch wenn dieses Gespräch in einer ähnlichen Form tatsächlich stattgefunden hat, so habe ich dennoch vieles von meinen Ausführungen damals noch nicht gewusst und der Vollständigkeit halber ergänzt. Außerdem habe ich die Namen geändert.

Bezüglich der chemisch hergestellten **Süßstoffe,** wie Saccharin, Cyclamat und Sorbit, sowie der gentechnisch erzeugten **Zuckeraustauschstoffe,** wie zum Beispiel Aspartam, sei noch erwähnt, dass sie generell gesundheitsbedenklich oder sogar -gefährlich sind. Einerseits handelt es sich um künstlich hergestellte Produkte und andererseits kommen sie in den Mengen, wie sie üblicherweise zum Süßen verwendet und verzehrt werden, in keinem natürlichen Lebensmittel vor. Tatsache ist, dass nicht nur hohe Dosen von Saccharin und Cyclamat Krebs erzeugen können, sondern dass auch „normale“ Mengen von Saccharin in Verbindung mit dem Rauchen krebsfördernd sind[33]. Noch gefährlicher ist allerdings das Aspartam, das durch Mikroorganismen aus den beiden Aminosäuren L-Asparaginsäure und L-Phenylalanin hergestellt wird

33) Quelle: „Chemie in Lebensmitteln“ von der Katalyse-Umweltgruppe in Köln e.V., 20. Auflage, Verlag Zweitausendeins, Frankfurt am Main, Seite 201.

und 200-mal süßer als Zucker ist. Es kann je nach der aufgenommenen Menge die vielfältigsten körperlichen Störungen und Krankheiten auslösen oder verstärken. Auf jeden Fall belasten all diese künstlichen Süßstoffe unseren Stoffwechsel, der auf den Abbau dieser Substanzen keineswegs optimal eingestellt ist. Man sollte sie daher so weit wie möglich meiden.

Raffinierter Zucker schwächt Immunsystem und Lebenskraft

Neben den eben genannten Wirkungen des raffinierten Zuckers auf unseren Stoffwechsel gibt es noch einige weitere Störungen, auf die ich kurz eingehe:

Das Immunsystem wird durch raffinierten Zucker auf vielfältige Weise geschwächt. Zum einen wirken sich alle Darmflorastörungen und Mangelzustände immer negativ auf das Immunsystem aus und zum anderen können bestimmte Nahrungsmittelkombinationen die Darmflora und das Immunsystem zusätzlich schwächen. Dazu gehören vor allem die Kombinationen von raffiniertem Zucker mit rohem oder erhitztem Vollkorngetreide oder mit Nüssen und Ölsamen *(ausführlicher behandelt in Kapitel 11)*.

Ebenso wird das Energiesystem des Menschen durch den raffinierten Zucker so stark geschwächt wie durch kaum ein anderes Nahrungsmittel. Der Fluss aller Körperenergien wird irritiert und die gesamte Lebenskraft verringert. Man kann sich schlechter konzentrieren, wodurch es schwerer wird, sich innerlich zu sammeln. Diese Beeinträchtigung des Energiesystems hat natürlich Auswirkungen auf den physischen Körper, was sich primär in einer schlechteren energetischen Versorgung aller Körperzellen bemerkbar macht, die dadurch in ihren Stoffwechselaktivitäten nachlassen. Das betrifft nun wiederum alle Drüsen, Organe und das Immunsystem.

Weißmehl und polierter Reis: leere Kohlenhydrate ohne Power

Auch wenn der raffinierte Zucker und das ausgesiebte Mehl zwei völlig unterschiedliche Nahrungsmittel sind, so haben sie doch einige Gemeinsamkeiten: Beide übersäuern den Stoffwechsel und können zu ähnlichen Vitaminmangelkrankheiten führen. Allerdings sind diese Wirkungen beim Mehl vom Aussiebungsgrad abhängig.

Beim **Getreidemehl** unterscheidet man nämlich verschiedene Ausmahlungsgrade beziehungsweise Mehltypen. Je höher der Ausmahlungsgrad ist, desto höher ist der Schalenanteil und damit der Nährwert des Mehles. Die Typenbezeichnung des Mehls steht in einem direkten Zusammenhang zum Ausmahlungsgrad und gibt den Mineralstoffgehalt an. Da die Mineralien und Vitamine im Getreide überwiegend in den Randschichten vorkommen, enthält ein Mehl mit einem hohen Ausmahlungsgrad und einer höheren Typenbezeichnung auch mehr Vitamine und Mineralien.

Vollkornmehl hat den Ausmahlungsgrad 100 % und bekommt die Typenbezeichnung 1800, was einem Mineralgehalt von zirka 1800 mg in 100 Gramm Mehl entspricht. Es enthält den vollen Nährwert des ganzen Getreidekorns.

Das am meisten ausgesiebte Mehl ist das Weißmehl mit der Typenbezeichnung 405. Der Ausmahlungsgrad von Weißmehl ist 40 % und das bedeutet, dass so gut wie alle Randschichten und der Keimling vom Mehlkern getrennt wurden. Dieses Mehl enthält durchschnittlich nur noch ein Fünftel aller Nährstoffe des Vollkorngetreides. 80 % der Vitamine, Mineralien und Spurenelemente gehen also verloren.

Andere Mehltypen, wie zum Beispiel die Typen 815 oder 1050, liegen daher zwischen den Nährwerten von Vollkornmehl und Weißmehl.

Bei der Herstellung von poliertem beziehungsweise geschältem Reis werden die vitamin- und mineralstoffreichen Randschichten sowie der Keimling durch ein spezielles Schälverfahren entfernt. Alles, was ich über das Weißmehl sage, trifft daher im Großen und Ganzen auch auf den polierten Reis und andere geschälte Getreidesorten, wie zum Beispiel Gerstengraupen, zu. Somit können die Wirkungen von poliertem Reis oder Gerstengraupen auf unseren Organismus mehr oder weniger mit denen des Weißmehls gleichgesetzt werden.

Weißmehl- oder Mischmehlbrote und natürlich auch Weißmehlnudeln weisen daher immer einen mehr oder weniger großen Mineral- und Vitaminmangel auf. Auf diese Weise werden sie zu säurebildenden Nahrungsmitteln *(siehe Tabelle in Kapitel 8)* und führen bei regelmäßigem Verzehr zu einem übersäuerten Stoffwechsel und vor allem zu einem relativen Vitamin-B-Mangel.

Der Faserstoffmangel dieser Produkte verursacht eine geringere Darmbewegung, wodurch es zu Darmträgheit und Stuhlverstopfung kommen kann. Bleibt die verdaute Nahrung länger als 24 Stunden im Darm liegen, werden vermehrt Fäulnisprodukte aus dem Dickdarm ins Blut resorbiert und können den Körper zusätzlich übersäuern.

Im Gegensatz zum raffinierten Zucker entstehen durch die Weißmehlprodukte keine gravierenden Darmfloraschädigungen.

Die Darmflora wird zwar durch diese Produkte nicht gerade ideal ernährt; bedeutende Darmflorastörungen oder sogar Darmpilze entstehen jedoch keinesfalls, vorausgesetzt, die Kohlenhydrate werden normal verdaut. Daher sind Weißmehlprodukte längst nicht so gesundheitsschädlich wie der raffinierte Zucker, so dass eine Weißmehlsemmel als Ausnahme keine schwerwiegenden Schäden oder Mangelzustände verursachen kann. Es sollte jedoch bei der seltenen Ausnahme bleiben, da sich der tägliche Verzehr von Weiß- oder Mischbrot sehr wohl negativ auf die Gesamtkonstitution auswirkt.

Nun könnte man wieder dem Irrglauben verfallen, dass die säurebildende Wirkung von Weißmehlprodukten oder den geschälten Getreidesorten in unserem Stoffwechsel mit entsprechenden Vitamin- und Mineralstoffpräparaten ausgeglichen werden kann. Ich hoffe, Sie haben im letzten Kapitel verstanden, dass die primär basisch wirkenden Substanzen eines Lebensmittels nicht die Mineralionen selbst, sondern die Mineralsalzreste sind, und diese sind in den handelsüblichen Mineralstoffpräparaten in der Regel nicht enthalten. Die säurebildenden Eigenschaften von Weißmehl und den geschälten Getreidesorten werden durch solche Produkte daher kaum neutralisiert.

„Ja, dann könnte man doch mit dem Natronwasser nachhelfen oder viel Gemüse oder Kartoffeln zu den Weißmehlprodukten essen!?" werden Sie jetzt vielleicht fragen. – Wenn da nicht die feinstofflichen Energien wären! Im Weißmehl sind nämlich, ebenso wie im raffinierten Zucker, alle wichtigen feinstofflichen Energien stark verringert oder verändert. Die starken Aktivierungsenergien für einen gesunden Stoffwechsel werden Sie in diesen Produkten daher vergeblich suchen und die wertvollen Yang-Energien des Vollkorngetreides sind mit dem Verlust der Randschichten ebenfalls größtenteils verloren gegangen. Was das bedeutet, erkläre ich Ihnen im Kapitel 13 über die Yin-Yang-Energien.

Zu guter Letzt bedarf es, so glaube ich, keiner langen Erklärungen mehr, um verständlich zu machen, dass nicht nur der raffinierte Zucker, sondern auch das ausgesiebte Mehl den Menschen insgesamt mit weniger Lebensenergien versorgt. Dieser allgemeine Lebensenergiemangel lässt sich auch nicht mit irgendwelchen Vitamin- oder Mineralstoffpräparaten ausgleichen, schon gar nicht mit synthetisch hergestellten Nährstoffen *(siehe auch Kapitel 14)*.

Die verschiedenen Zuckerarten und Bezeichnungen im Überblick

1. **raffinierte Zuckerarten:**
   a) vollraffinierter Zucker und seine Nebenprodukte:
      Zucker, Saccharose, Glukose, Glukosesirup
   b) teilraffinierter Zucker:
      Rohrohrzucker (= Rohr-Rohzucker), Rohzucker, brauner Zucker, Kandiszucker
2. **unraffinierte Zuckerarten:**
   – Vollrohrzucker = getrockneter Zuckerrohrsaft *(u. a. Rapadura, Sucanat, Ur-Süße, Mascobado),*
   – Vollzucker = getrockneter Zuckerrübensaft

Leider gibt es bereits Firmen, die sich nicht mehr an diese Terminologie halten – die Begriffe sind derzeit nicht gesetzlich geschützt *(geschrieben 2003)*! – und **auskristallisierten, noch nicht raffinierten braunen Zucker** als Vollrohrzucker bezeichnen. In seiner Zusammensetzung und Wirkung auf unseren Organismus entspricht er jedoch dem teilraffinierten Zucker. Um Vollrohrzucker und Vollzucker im ursprünglichen Sinne handelt es sich ausschließlich beim getrockneten, nicht auskristallisierten Zuckerrohr- und Zuckerrübensaft.

Die krankmachenden Wirkungen von raffiniertem Zucker

1. Er ist ein „Vitamin-B- und Mineralstoffräuber".
2. Er verursacht Darmflorastörungen und Darmpilze mit folgenden Auswirkungen:
   – In einer erkrankten Darmflora verringert sich die Eigensynthese des Phytinsäure spaltenden Enzyms Phytase *(sieheKapitel 5)* und bestimmter Vitamine. Dazu gehören unter anderem Vitamin B_{12}, Biotin, PABA und Vitamin K.
   – Die Darmflorastörungen und Darmpilze gehören zu den Hauptursachen vieler Krankheiten und Krankheitssymptome.
   – Die Candidapilze im Dickdarm können die Sucht auf raffinierten Zucker verstärken.
   – Er fördert das Leaky-Gut-Syndrom („durchlässiger Darm") und gehört daher zu den größten Allergieverstärkern.

3. Langfristig kann er den Leberstoffwechsel schwächen, wodurch die Fett- und Cholesterinwerte im Blut ansteigen können.

Die Folgen können sein:
- Cholesteringallensteine
- Arteriosklerose im Zusammenwirken mit dem Dünndarmpilz Mucor racemosus

4. Er greift die Zähne direkt an.

5. Er übersäuert das Blut und den Körper wie kaum ein anderes Nahrungsmittel mit folgenden Auswirkungen:
- Die starke Blutübersäuerung führt zur Knochenentkalkung (Osteoporose), die auch die Zähne betrifft, wodurch sie weicher und kariesanfälliger werden.
- Der Mineralgehalt und pH-Wert des Speichels nehmen ab, so dass der saure Speichel den Zahnschmelz angreift.
- Im ungesunden Speichel können krankmachende Keime (Milchsäurebakterien, Streptokokken, Candidapilze etc.) entstehen, die an der Kariesentstehung mitbeteiligt sind.

6. Er schwächt das Immunsystem und Energiesystem des Menschen, wodurch alle Körperzellen mit weniger Lebensenergien versorgt werden und man für viele Krankheiten anfälliger wird.

Die krankmachenden Wirkungen von Weißmehl und geschälten Getreidesorten

1. Sie sind „Vitamin-B- und Mineralstoffräuber".

2. Sie übersäuern das Blut und den Körper mit denselben Folgen wie der raffinierte Zucker.

3. Die Darmmotorik wird geringer aktiviert mit den möglichen Folgen der Darmträgheit, Stuhlverstopfung und Rückvergiftung.

4. Sie schwächen das Immunsystem und Energiesystem des Menschen mit denselben Folgen wie beim raffinierten Zucker, jedoch weniger intensiv.

KAPITEL 10

Die Bedeutung der Rohkost

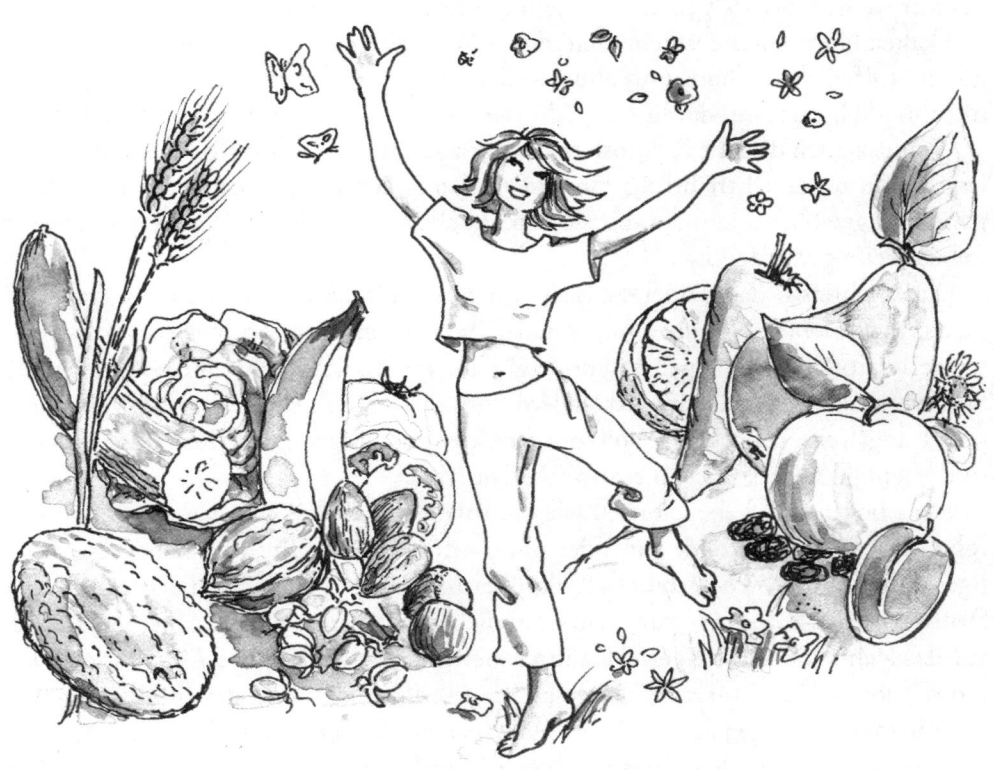

Roh macht froh!

Die Bedeutung der Rohkost

Jung und vital durch lebendige Nahrung

Aus allem, was Sie bisher in diesem Buch gelesen haben, können Sie entnehmen, dass ich grundsätzlich ein Freund der rohen, aufgeschlossenen Lebensmittel bin. Jedoch haben Sie auch erfahren, dass die erhitzte Kost relative Vorteile haben kann, denn nur die wenigsten Menschen können sich von heute auf morgen ausschließlich von Rohkost ernähren – vor allem nicht in den Jahreszeiten, in denen die Außentemperatur weniger als 15°C beträgt. Denn die Ernährung mit rohen Lebensmitteln in den kalten Jahreszeiten setzt einerseits einen weitgehend entgifteten Körper mit einem guten Stoffwechsel voraus und andererseits sollten wir wissen, welche Lebensmittel uns innerlich wärmen, damit wir nicht die meiste Zeit frieren *(siehe Kapitel 13)*!

Grundsätzlich darf die Rohkosternährung auch nicht erzwungen werden. Sie sollte langsam in unserer Ernährung zunehmen, damit sich unsere Seele und unser Körper daran gewöhnen können, bis sie allmählich zu einem festen Bestandteil unserer Lebensweise geworden ist.

Das Wichtigste, das es über die Bedeutung der Rohkost zu berichten gibt, habe ich bereits beschrieben: Nur die rohen, pflanzlichen Lebensmittel können die Stoffwechselkatalysatoren und Körperenzyme so gut aktivieren, dass dadurch ein relativ gutes Stoffwechselniveau erreicht wird – allerdings mit zwei Ausnahmen: Frisch gekochtes beziehungsweise gebackenes Vollkorngetreide sowie frisch gekochte Hülsenfrüchte sind ebenfalls ausgesprochen stoffwechselaktiv.

Ganz bestimmte Lebensmittel, wie die rohen Früchte, Nüsse, Ölsamen und das rohe, angekeimte Getreide mit oder ohne sortenreinem Olivenöl, haben bei richtiger Anwendung *(siehe Kapitel 18)* darüber hinaus die Fähigkeit, die Tätigkeit der Stoffwechselkatalysatoren und wahrscheinlich auch aller anderen Körperenzyme bis auf das Zehnfache zu steigern. Dadurch bewirken sie eine ideale Aktivierung aller Hormondrüsen und Organe, des gesamten Bindegewebes und des Immunsystems. Innerhalb von einigen Jahren kann man so den Körper von einem Großteil aller Gifte und Stoffwechselendprodukte befreien und den Zellstoffwechsel auf ein völlig neues Niveau heben.

Richtig angewandte Rohkost kann also die Vitalität der Zellen und damit des Körpers erhöhen. Das bedeutet jedoch, dass die Körperzellen im vitalisierten Zustand deutlich mehr von allen Nährstoffen aus dem Blut aufnehmen können, als wenn sie durch die erhitzte Kost „wie ein welkes Blatt erschlaffen" und alle Stoffwechselvorgänge dadurch verlangsamt sind.

Je vitaler Ihr Körper ist, desto weniger Nährstoffe benötigt er, um alle Körperzellen optimal zu ernähren.

Es geht also bei allen Bemühungen, gesund und fit zu werden und zu bleiben, immer um eine Vitalitätserhöhung des Körpers. Viele Wege und Methoden können diesen Prozess unterstützen, egal, ob Sie spezielle Atemübungen machen, Hatha-Yoga oder Qi Gong praktizieren oder ob Sie regelmäßig meditieren oder beten. All diese Praktiken erhöhen das Energieniveau Ihrer Seele und Ihres Körpers. Eine lebendige Nahrung hat denselben Effekt und trägt vor allem zu einer dauerhaften Vitalisierung des Körpers bei. **Außerdem ist sie die natürlichste und einfachste Methode, den Körper gesund zu erhalten. Und wer einen gesunden Körper hat, profitiert natürlich auch seelisch und geistig davon.**

Immer mehr Erkenntnisse wurden in den vergangenen Jahrzehnten im Bereich der Biochemie gewonnen. Besonders in den letzten Jahren offenbaren sich den Forschern weitere Geheimnisse bestimmter Spurenelemente, Vitamine und der verschiedensten Substanzen unseres Körpers und der Nahrung. Es entsteht dabei ein stetig wachsendes Gebäude aus komplexen und vielfältigen Wechselwirkungen aller Vitalstoffe zueinander, so dass es schon heute fast unmöglich ist, alles im Detail zu überblicken. Die gesunde Vollwertkost bekommt daher von wissenschaftlicher Seite eine zunehmend größere Bedeutung, da sich auf keine andere Art und Weise alle notwendigen Nährstoffe zuführen lassen.

Auf der anderen Seite haben die Wissenschaftler mittlerweile aber auch erkannt, dass die normale Vollwerternährung oft nicht mehr ausreicht, um alle Körperzellen des Menschen, besonders wenn er jenseits der 20 ist, optimal mit allen Substanzen zu versorgen. Daher war man vor allem in den USA besonders schnell bei der Sache und produzierte alle möglichen, zum Teil synthetischen Vitamin- und Mineralstoffpräparate, von denen man sich dann die „ewige Jugend" erhoffte. Das ersehnte Erfolgserlebnis blieb jedoch weitgehend aus.

Im Prinzip ist es jetzt nur noch ein kleiner Schritt zur pflanzlichen Rohkosternährung, denn nur die rohen, pflanzlichen Lebensmittel können ein annäherndes oder optimales Stoffwechselgleichgewicht mit einem größtmöglichen Abtransport aller Stoffwechselendprodukte sowie körperfremder Substanzen und Gifte bewirken, wodurch die Spannkraft und Vitalität der Zellen erhalten bleibt. Erst dann können alle Zellen auch ab dem dritten Lebensjahrzehnt optimal ernährt werden; und erst dann beginnen auch die Hormondrüsen alle Hormone in den Mengen zu produzieren, wie es für ein gesundes und langes Leben notwendig ist.

Müde und schlapp durch erhitzte Kost

Aber welche Gründe sprechen, unabhängig vom Vitalitätsverlust, so stark gegen die erhitzte Nahrung?

Denken Sie nur an Ihr letztes gekochtes Mittagessen, in dem Sie eine bestimmte Menge Eiweiß zusammen mit Gemüse, Kartoffeln, Nudeln oder irgendeiner Getreidesorte verzehrt haben. Wie haben Sie sich nach dem Essen gefühlt? – Gehörten Sie vielleicht zu der großen Gruppe von Menschen, die nach dem Essen müde wurde und sich am liebsten für eine halbe Stunde aufs Ohr gelegt hätte und es teilweise auch getan hat? Was ist da geschehen? Diese Müdigkeit hat nämlich zwei Gründe:

Ganz unabhängig vom tagesrhythmusbedingten Leistungstief um die Mittagszeit ist die Mischkost einerseits schwerer verdaulich und andererseits bewirkt die erhitzte Nahrung die so genannte Verdauungsleukozytose. Bei der **Verdauungsleukozytose**[34] handelt es sich um eine Reaktion des Körpers, die nur nach erhitzten Nahrungsmitteln auftritt – unabhängig davon, ob die Nahrung heiß oder abgekühlt gegessen oder getrunken wird. Nach der Aufnahme von erhitzten Nahrungsmitteln kann man im Blut nämlich für eine relativ kurze Zeit eine Vermehrung der weißen Blutkörperchen (Leukozyten) nachweisen, ähnlich wie sie im Anfangsstadium einer Entzündung beobachtet wird. Das Blut „sackt" in den Magen-Darm-Trakt, wodurch unser Gehirn kurzfristig weniger mit Sauerstoff versorgt wird, und wir werden müde. Auf diese Weise gelangen die weißen Blutkörperchen, die Polizisten unseres Körpers, verstärkt in den Verdauungstrakt, weil es dort anscheinend etwas zu bekämpfen gibt!

Nach dem Verzehr von rohen, pflanzlichen Lebensmitteln oder wenn man vor der erhitzten Nahrung pflanzliche Rohkost isst, tritt die Verdauungsleukozytose nicht oder weniger auf. Man kann daraus schließen, dass unser Körper die erhitzte Nahrung als Fremdkörper betrachtet und dass nur die rohen Lebensmittel optimal für unsere Gesundheit sind.

Aber wodurch wird ein erhitztes Lebensmittel zu einem Fremdkörper für unser Immunsystem? Nach meiner Ansicht sind dafür neben den denaturierten Inhaltsstoffen (Eiweiße, Fette etc.) viele giftige Substanzen verantwortlich, die durch das Erhitzen der Nahrung entstehen. Bislang ist dieses Gebiet noch relativ unerforscht *(geschrieben 2003)*, auch wenn mir ein paar Wissenschaftler bekannt sind, die bereits daran gearbeitet haben. Im Jahre 2002 bekam es jedoch eine erneute Aktualität durch das **Acrylamid**. Acrylamid ist eine giftige Substanz, die ausschließlich bei hohen Temperaturen von über 120°C aus der Aminosäure (Eiweißbaustein) Asparaginsäure und

---

34) Quelle: „Die Ordnung unserer Nahrung" von Prof. Dr. Werner Kollath, Haug Verlag, Heidelberg.

dem Einfachzucker Glukose entsteht. Daher enthalten alle gebackenen, gebratenen, gerösteten, frittierten und bei hohen Temperaturen getrocknete beziehungsweise eingedickte Lebensmittel, die sowohl kohlenhydrat- als auch eiweißhaltig sind, mehr oder weniger Acrylamid. Normal gekochte und rohe Lebensmittel enthalten somit kein Acrylamid. Durch Tierversuche (leider!) konnte nachgewiesen werden, dass diese Substanz erbgutschädigend und krebserregend ist. In größeren Mengen schädigt sie auch die Nerven. Acrylamid ist jedoch, wie gesagt, nur eine von vielen mehr oder weniger giftigen Substanzen, die beim Erhitzen von Lebensmitteln entstehen. Ich bin davon überzeugt, dass die Chemie beziehungsweise Biochemie in den nächsten Jahren noch viele Enthüllungen diesbezüglich für uns bereithält.

Als Regel sollte man sich daher schon jetzt merken: Je höher die Temperaturen sind, mit denen Lebensmittel erhitzt werden, und je länger dies geschieht, umso mehr giftige Substanzen entstehen dadurch.

Kochen und Backen
zerstört lebenswichtige Nährstoffe

Ein weiterer Grund, der gegen das Erhitzen von Lebensmitteln spricht, ist die allgemein bekannte Zerstörung der hitzeempfindlichen Vitamine. Dazu gehören vor allem Vitamin C und einige B-Vitamine. Aber auch die Vitamine A, D und E werden durch den Sauerstoffangriff (Oxidation) beim Kochen oder Dämpfen vermindert. Am geringsten sind die Vitaminverluste beim Dünsten. Beim Druckdämpfen werden wegen der verkürzten Kochzeit zwar weniger Vitamine zerstört, dafür verringern sich jedoch aufgrund der höheren Temperaturen andere wichtige Nährstoffe. Unter anderem gehören dazu bestimmte lebensnotwendige Wuchsstoffe, die Professor Kollath Auxone nannte. Ich komme am Ende des Kapitels darauf zurück.

Ähnliche Einbußen entstehen aber auch bei den Mineralstoffen. Durch einen längeren Hitzeeinfluss mit höheren Temperaturen (Kochen, Backen, Rösten, Frittieren) können sie teilweise zu schwerlöslichen Salzen gebunden werden, wodurch sie nicht mehr im Darm resorbiert werden.

Das Erhitzen führt also immer zu einem Verlust an Vitalstoffen, der bei Vitamin C und einigen besonders temperaturempfindlichen B-Vitaminen bis zu 50 % und mehr betragen kann, bei den Mineralien jedoch deutlich niedriger liegt.

Als Faustregel gilt auch hier: Je länger die Kochzeit und je höher die Temperatur ist, umso größer werden die Verluste an den meisten Vitalstoffen.

Gesunde Zellfunktionen
durch lebendige Öle und Fette

Neben der Zerstörung und Veränderung von Vitaminen und Mineralstoffen werden durch das Erhitzen von Lebensmitteln aber auch die Fette, Kohlenhydrate und Eiweiße in Mitleidenschaft gezogen. Am wenigsten verändern sich die Kohlenhydrate.

Die Fette können jedoch unter dem Hitzeeinfluss schon mehr leiden. Besonders die für unsere Gesundheit so wichtigen ungesättigten Fettsäuren[35], die vor allem in pflanzlichen Ölen vorkommen, büßen durch das Erhitzen einen Großteil ihrer Stoffwechselaktivität ein. Bei hohen Temperaturen, wie zum Beispiel beim Frittieren und Braten, werden die ungesättigten Fettsäuren unter Anwesenheit von Sauerstoff teilweise oxidiert oder sie verändern ihre Struktur zu den so genannten trans-Fettsäuren[36]. Trans-Fettsäuren werden zwar in geringen Mengen auch im menschlichen und tierischen Organismus gebildet, jedoch besteht der begründete Verdacht, dass die durch eine erhöhte Hitzeeinwirkung entstandenen trans-Fettsäuren zelltoxisch und damit krebserregend sind und durch den Einbau in die Zellmembranen auch den Alterungsprozess fördern. Daher sollten Nahrungsmittel mit hocherhitzten und gehärteten Ölen und Fetten – dazu gehören zum Beispiel Frittiergerichte, konventionell hergestellte Margarinesorten sowie raffinierte und teilweise gehärtete Pflanzenöle – möglichst gemieden werden.

Dr. Johanna Budwig hat in ihren Forschungsarbeiten[37] wichtige Zusammenhänge über den Wert der ungesättigten Fettsäuren für den gesamten Fettstoffwechsel und

---

35) Öle und Fette bestehen aus dem dreiwertigen Alkohol Glycerin und drei Fettsäuren (= Triglyceride). Unter ungesättigten Fettsäuren versteht man im Gegensatz zu den gesättigten Fettsäuren solche Fettsäuren, die zwischen den kettenförmig angeordneten 18 bis 22 Kohlenstoffatomen eine bis maximal sechs elektronenbedingte Doppelbindungen aufweisen und daher nicht mit Wasserstoff abgesättigt sind. Diese doppelten Elektronenbindungen machen die Fettsäuren zu besonders stoffwechselaktiven Substanzen. Unter normalen Stoffwechselbedingungen kann unser Körper keine ungesättigten Fettsäuren selbst herstellen, weshalb sie auch als essentielle Fettsäuren bezeichnet werden, und ist daher auf die Zufuhr mit der Nahrung angewiesen. Eine besondere Bedeutung haben vor allem die mehrfach ungesättigten Fettsäuren, die reichlich in fast allen naturbelassenen pflanzlichen Ölen und Fetten, in gewissen Mengen aber auch im Fischfett bzw. Fischöl vorkommen. Wenig ungesättigte Fettsäuren sind hingegen in den industriell gehärteten Fetten, im Milchfett (Butter), im Rinder- und Schweinefett sowie im Kokos- und Palmkernfett enthalten.

36) Die cis- oder trans-Form einer ungesättigten Fettsäure unterscheidet sich ausschließlich in der strukturellen Konfiguration des Moleküls an den Doppelbindungen, an denen bestimmte Teile des Moleküls regelrecht verdreht miteinander verbunden sind. Ansonsten sind diese beiden Fettsäureformen (Isomere) völlig identisch aufgebaut.

37) Quellen: „Das Fettsyndrom" und „Kosmische Kräfte gegen Krebs" von Dr. Johanna Budwig, Hyperion-Verlag, Freiburg im Breisgau.

alle Lebensfunktionen nachgewiesen. Dabei erkannte sie unter anderem die große Bedeutung der mehrfach ungesättigten Fettsäuren für eine gesunde Bildung und Funktion der Zellmembranen unseres Körpers. Die Zellmembranen bestehen vor allem aus bestimmten Fetten, so genannten Lipiden, und aus Eiweiß. Die mehrfach ungesättigten Fettsäuren sind nun entscheidend an der Bildung einer gesunden Zellmembran beteiligt, wodurch sich die Aufnahme- und Abgabefähigkeit der Zellen für alle Substanzen verbessert. Das hat natürlich positive Auswirkungen auf die meisten Krankheiten bis hin zu Krebs, da ein gesunder, gut funktionierender Zellstoffwechsel zu den wichtigsten Voraussetzungen für die Gesundheit des Körpers gehört.

Mehrfach ungesättigte Fettsäuren sind vor allem in Leinöl, Sonnenblumenöl, Sojaöl, Distelöl und in allen Getreidekeimölen enthalten. Olivenöl enthält vor allem die einfach ungesättigte Ölsäure und nur zirka 8 % der zweifach ungesättigten Linolsäure. Dennoch ist Olivenöl keinesfalls ungesünder als andere pflanzliche Öle, denn die hochungesättigten Fettsäuren sind nur ein Faktor von vielen für eine gesunde Nahrung.

Kaltgepresste pflanzliche Öle sollte man dem Essen daher immer erst *nach* dem Kochen oder Backen zusetzen. Zum Braten verwendet man am besten Kokos- oder Palmkernfett, die beide von Natur aus nur geringe Mengen an ungesättigten Fettsäuren enthalten, wodurch sie weniger hitzeempfindlich sind. Am zweitbesten eignen sich zum Braten Olivenöl, aber auch Sesam- und Maiskeimöl, da sich bei diesen Ölen durch das Erhitzen unter 200°C angeblich keine allzu großen Veränderungen nachweisen lassen[38]. Hochwertige kaltgepresste Öle sind diesbezüglich angeblich weniger hitzeempfindlich als minderwertige raffinierte Öle und Fette. Die Lebensenergien gehen jedoch beim Erhitzen immer teilweise verloren, wodurch die Stoffwechselaktivität und die Fähigkeit, eine gesunde Zellmembran zu bilden, grundsätzlich nachlassen.

Bessere Verwertung von rohem Eiweiß

Ein immer wieder diskutiertes Thema ist die **Eiweißdenaturierung**: Bei einer Erwärmung der Nahrung auf über 43°C wird das Nahrungseiweiß mit steigender Temperatur irreversibel zerstört beziehungsweise denaturiert. Da an das unerhitzte, nicht denaturierte Eiweiß bestimmte Lebensenergien gebunden sind, gehen diese durch das Kochen, Rösten und Backen teilweise verloren.

---

38) Quelle: „Fett und Ernährung" von Dr. Lotte Ludwig, Margarine-Institut für gesunde Ernährung Hamburg.

Zwar wird das rohe Eiweiß durch die Magensäure ebenfalls ausgefällt und dena-turiert, jedoch können wir in diesem Fall die frei werdenden Lebensenergien über unser feinstoffliches Energiesystem aufnehmen und voll nutzen. Es besteht daher ein großer Unterschied, ob wir unsere Nahrung über 43°C erhitzen und dann essen oder ob wir sie roh zu uns nehmen.

Dennoch hat die erhitzte Nahrung den relativen Vorteil, dass sie generell leichter verdaulich ist und den Körper weniger entgiftet, was unter Umständen sehr nützlich sein kann. Wird die Ernährungsumstellung auf rohe und basenüberschüssige Lebens-mittel nämlich zu schnell vollzogen, kann die Bindegewebsentgiftung so stark werden, dass es zu einer Überlastung der Ausscheidungsfunktionen von Leber und Nieren kommt. Die Folgen können unangenehme bis gefährliche Entgiftungskrisen sein, die natürlich jede Krankheit negativ beeinflussen *(siehe auch die Kapitel 19 bis 21)*.

Daher muss die Nahrung dem jeweiligen Gesundheitszustand angepasst werden. Sie sollte aus vollwertigen, gesunden Lebensmitteln bestehen, gut kombiniert sein und der Verdauungskraft entsprechend zusammengestellt werden. Aufgrund der entgiftenden Wirkung sollten sich der Rohkostanteil und die Basizität der Nahrung dann am Gesamtzustand des Organismus orientieren und dürfen nur sehr langsam (über Monate bis Jahre) gesteigert werden. Diese Maßnahmen betreffen im Prinzip jede Person, vor allem aber geschwächte, kranke und alte Menschen *(siehe auch Ka-pitel 22: Der Weg zur Gesundheit)*.

Neben der Reduktion bestimmter Lebensenergien verschlechtert sich durch das Erhitzen jedoch auch die Verwertbarkeit bestimmter Eiweißbausteine, der so ge-nannten Aminosäuren. Rohes Nahrungseiweiß wird daher in den Körperzellen besser ausgenutzt, weshalb die relative Eiweißwertigkeit von rohen Lebensmitteln höher ist als von erhitzten.

Machen wir zum besseren Verständnis einen kurzen Ausflug in die Biochemie. Alle natürlichen Lebensmittel enthalten mehr oder weniger Eiweiß. Besonders eiweiß-reich sind tierische Produkte, wie Fleisch, Fisch, Eier, Quark und Käse. Aber auch verschiedene pflanzliche Lebensmittel können sehr eiweißreich sein, wie zum Beispiel Hülsenfrüchte und die meisten Nüsse, Ölsamen und Getreidesorten. Die Kuhmilch liegt mit ihren 3,3 % Eiweiß grundsätzlich nicht sehr hoch. Trinken wir jedoch einen halben Liter Milch auf einmal oder essen die gleiche Menge Joghurt, nehmen wir damit bereits 16,5 Gramm Eiweiß auf. Das ist fast so viel, wie in 100 Gramm Fleisch enthalten sind.

Diese Nahrungseiweiße oder Proteine stellen nun „riesige" Moleküle dar, die aus mehreren hundert Einzelbausteinen, den so genannten Aminosäuren, bestehen. Für den menschlichen Körper sind zirka 25 Aminosäuren von Bedeutung. Die meisten davon kann er selbst herstellen oder aus anderen Aminosäuren umwandeln. Acht bis neun Aminosäuren müssen wir dem Körper hingegen ständig in ausreichender

Menge zuführen, da wir sie unter normalen Bedingungen nicht bilden können. Beim Säugling sind es neun bis zehn. Diese Eiweißbausteine werden essentielle Aminosäuren genannt.

Beim Verdauungsprozess *(siehe Kapitel 16)* werden die Proteine in die Aminosäuren zerlegt, die dann über die Darmschleimhaut ins Blut resorbiert werden. In der Leber und in den meisten Körperzellen baut unser Organismus aus diesen Eiweißeinzelbausteinen sein eigenes Körpereiweiß auf.

Da wir täglich Eiweiß im Körper abbauen, müssen wir die verloren gegangenen Aminosäuren regelmäßig ersetzen. Einerseits benötigt unser Stoffwechsel eine individuell etwas unterschiedliche Gesamtmenge an Eiweiß, die bei Erwachsenen mit Ideal- bis Normalgewicht und normaler Tätigkeit ungefähr 0,75 Gramm pro Kilogramm Körpergewicht und Tag beträgt, und andererseits müssen auch alle essentiellen Aminosäuren in ausreichender Menge zugeführt werden. Bei Personen mit Untergewicht kann der **Tagesbedarf an Eiweiß** allerdings auch auf 1 bis 1,25 Gramm pro Kilogramm Körpergewicht ansteigen, wohingegen Personen mit Übergewicht täglich nicht mehr als 0,5 bis 0,75 Gramm Eiweiß pro Kilogramm Körpergewicht mit der Nahrung aufnehmen sollten. Wer viel Sport betreibt beziehungsweise anstrengende körperliche Tätigkeiten ausübt, benötigt ebenfalls mehr hochwertiges Eiweiß. Sonst kommt es vor allem in den beanspruchten Muskeln zu einer Unterversorgung von Aminosäuren, wodurch leichter Muskelkrämpfe und Muskelkater auftreten und die Muskeln auch nicht wachsen können. Sportler und körperlich schwer arbeitende Personen mit Ideal- bis Normalgewicht können daher durchaus auch einen Eiweißbedarf von 1 bis 1,25 Gramm pro Kilogramm Körpergewicht und Tag haben.

Wir brauchen also immer alle acht bis neun essentiellen Aminosäuren in einem bestimmten Mengenverhältnis zu den nichtessentiellen Aminosäuren, damit wir das Gesamteiweiß optimal verwerten können.

Werden eine oder mehr essentielle Aminosäuren relativ wenig zugeführt, orientiert sich die Verwertung der Gesamteiweißmenge an der Konzentration dieser zu gering aufgenommenen Aminosäuren.

Der Gehalt der essentiellen Aminosäuren in der Nahrung bestimmt damit die Eiweißwertigkeit (biologische Wertigkeit).

Alle Nahrungsmittel liefern uns die Aminosäuren nun in den unterschiedlichsten Konzentrationen. Interessant für uns ist also einerseits die Gesamteiweißmenge und andererseits der Gehalt an essentiellen Aminosäuren.

In tierischen Produkten sind die essentiellen Aminosäuren so reichhaltig vorhanden, dass wir das Eiweiß von Fleisch, Fisch, Eiern und Milchprodukten zu 80 bis 100 % nutzen können.

Bei allen pflanzlichen Lebensmitteln fehlen jedoch eine oder mehr Aminosäuren teilweise. Pflanzliche Lebensmittel haben daher eine durchschnittliche Eiweißwertigkeit von 60 bis 80 %. Das bedeutet jedoch, dass wir nur 60 bis 80 % vom Pflanzeneiweiß nutzen könnten, wenn wir die fehlenden Aminosäuren nicht irgendwie ergänzen würden.

Nun fehlen zum Glück nicht in allen pflanzlichen Lebensmitteln dieselben Aminosäuren. Häufig ist es sogar so, dass die fehlenden Aminosäuren aus einem Lebensmittel in einem anderen besonders reichhaltig vorkommen, so dass durch eine Kombination dieser beiden Lebensmittel die Eiweißwertigkeit auf bis zu 90 % oder mehr ansteigen kann.

Schon seit Jahrtausenden wird die Nahrung daher in vielen Kulturen so kombiniert, dass sich die Gesamteiweißwertigkeit durch diese Kombinationen erhöht. Man orientiert sich dabei vor allem am Sättigungseffekt der Nahrung, der neben der Kalorienmenge (Joule) und der Vitalität der Lebensmittel auch von der Eiweißmenge und der Eiweißwertigkeit bestimmt wird. Entweder wird heute wie früher generell tierisches Eiweiß in Form von Fleisch, Fisch, Eiern und Milchprodukten gegessen oder man kombiniert zum Beispiel Getreide mit Hülsenfrüchten oder Tofu (Sojabohnenquark).

Es gibt allerdings auch Ausnahmen, bei denen sich bestimmte Völker fast ausschließlich von Vollkornreis oder Süßkartoffeln ernährten *(siehe die Kapitel 2 und 6)* und trotzdem ausreichend mit Eiweiß versorgt waren. Warum das so ist und wie man das mit Lebensmitteln erreichen kann, die nur wenig Eiweiß enthalten oder keine optimale Eiweißwertigkeit aufweisen, erkläre ich ausführlich im Folgebuch von „Gesund und allergiefrei".

Die Kombination von erhitztem Vollkorngetreide mit möglichst rohem Gemüse erhöht die Eiweißwertigkeit zwar auch ein wenig, jedoch bedarf es noch einer zusätzlichen Ergänzung von ein wenig Fleisch, Fisch, Eiern, Milchprodukten oder Hülsenfrüchten, um eine Gesamteiweißwertigkeit von über 90 % zu erreichen.

Einige ovo-lakto-vegetarische Kombinationen mit einer hohen Eiweißwertigkeit:
* erhitztes Getreide mit Hülsenfrüchten oder Tofu
* erhitztes Getreide mit Milchprodukten
* erhitztes Getreide mit Ei
* Kartoffeln mit Ei
* Bohnen mit Ei

Nun ist jedoch nicht nur die Quantität der essentiellen Aminosäuren für die Eiweißverwertung verantwortlich, sondern auch die Qualität der Nahrung.

Wie ich am Anfang dieses Themas bereits erwähnte, verändert sich das Nahrungseiweiß durch den Hitzeeinfluss derart, dass dadurch die Verwertung in den Körperzellen abnimmt. Man hat nämlich herausgefunden, dass bestimmte Amino-

säuren bei einer Ernährung mit rohen Lebensmitteln weniger gebraucht werden, als wenn wir uns von erhitzter Nahrung ernähren.

Diese Erkenntnis erklärt nun, warum das Eiweiß einer reinen Rohkostmahlzeit, wie zum Beispiel rohe Nüsse oder Ölsamen zusammen mit Obst, trotz der relativ niedrigen Eiweißwertigkeit sehr gut vom Körper verwertet wird und einen hohen Sättigungsgrad besitzt.

Essen wir jedoch ausschließlich geröstete oder gebackene Nüsse zusammen mit Obst, brauchen wir nicht nur mehr von dieser Nahrung, bis wir einigermaßen satt sind, sondern sie hält auch längst nicht so lange vor wie dieselbe Menge an rohen Nüssen oder Ölsamen.

Dasselbe trifft auf rohes Gemüse zu und ebenfalls auf das rohe, angekeimte Getreide, das durch das Ankeimen noch eine zusätzliche Eiweißaufwertung erfährt.

Obst ist hingegen so eiweißarm, dass es bei dieser Betrachtung keine wesentliche Rolle spielt, auch wenn das Obsteiweiß sehr hochwertig ist.

Fassen wir das Gesagte noch einmal zusammen:

Für den menschlichen Organismus sind zirka 25 Aminosäuren von Bedeutung, von denen er unter normalen Bedingungen acht bis neun (beim Säugling neun bis zehn) nicht selbst herstellen kann, die daher essentielle Aminosäuren genannt werden. Der Gehalt dieser acht bis neun essentiellen Aminosäuren in unserer Nahrung bestimmt die Eiweißwertigkeit.

Die Eiweißwertigkeit von tierischen Nahrungsmitteln liegt zwischen 80 und 100 % und von pflanzlichen Lebensmitteln durchschnittlich zwischen 60 und 80 %.

Die Verwertung von pflanzlichem Eiweiß erhöht sich jedoch bei einer Ernährung mit rohen, pflanzlichen Lebensmitteln:

Einerseits verbessert sich durch die allgemeine Vitalitätserhöhung des Körpers die Aufnahmefähigkeit der Zellen für alle Nährstoffe und andererseits werden bestimmte essentielle Aminosäuren weniger benötigt, wodurch die Ausnutzung des Gesamteiweißes ansteigt.

Die relative Eiweißwertigkeit von rohen Lebensmitteln ist damit höher als von denselben Nahrungsmitteln im erhitzten Zustand.

Vorsicht vor einem Eiweißmangel!

Diese bessere Verwertung von rohen Lebensmitteln gegenüber erhitzten führte in bestimmten Ernährungskreisen zu der Annahme, dass man sich auch als vegan lebender Rohköstler keine Gedanken um einen möglichen Eiweißmangel machen braucht. Aufgrund meiner Forschungs- und Untersuchungsergebnisse sowie unserer Praxiserfahrung ist diese Annahme jedoch nicht richtig. Der Bedarf an essentiellen

Aminosäuren ist bei einem Rohköstler zwar geringer, als wenn man sich überwiegend von erhitzten Nahrungsmitteln ernährt, dieser kann unter normalen Bedingungen jedoch nicht optimal durch eine ausschließliche Ernährung mit Nüssen, Ölsamen, Getreide, Obst, Gemüse, Wildkräutern und einer zusätzlichen Ergänzung mit ein paar Tabletten Mikroalgen[39] (Spirulina, Chlorella etc.) abgedeckt werden – auch dann nicht, wenn man als Erwachsener täglich mehr als 200 Gramm rohe Nüsse oder Ölsamen oder rohes, angekeimtes Getreide zu sich nimmt.

Solange wir uns daher noch von verschiedenen pflanzlichen Lebensmitteln oder unterschiedlichen Lebensmittelkombinationen pro Tag ernähren, sollten wir als Vegetarier beziehungsweise Veganer je nach körperlicher Belastung und Tätigkeit zumindest einmal täglich eine bestimmte Mindestmenge an
- **Milch (am besten Rohmilch, ca. 300 bis 600 ml)[40],**
- **Joghurt oder Kefir (ca. 300 bis 600 ml)[40],**
- **Quark (= Topfen, 100 bis 200 g)[40],**
- **Käse (50 bis 100 g)[40],**
- **gekochten Hülsenfrüchten (50 bis 100 g Trockengewicht,** *optimale Kochzeiten für Hülsenfrüchte siehe Kapitel 11, Seite 208)*[40]**,**
- **Tofu (100 bis 200 g)[40],**
- **Sojamilch (250 bis 500 ml)[40],**
- **gedünsteten Sojasprossen (200 bis 400 g Rohgewicht,** *siehe auch Kapitel 11, Seite 214)*[40] **oder anderen gesprossten Hülsenfrüchten, wie zum Beispiel gesprossten Mungbohnen oder Linsen** *(optimale Kochzeiten für gesprosste Hülsenfrüchte siehe Kapitel 11, Seite 208)*,
- **gerösteten Erdnüssen[41] oder Erdnussmus (80 bis 100 g)[40],**
- **Nährhefepasteten (125 bis 250 g)[40], konzentrierten Nährhefepasten oder anderen Hefeprodukten zu uns nehmen.**

---

39) Bestimmte Mikroalgen, wie zum Beispiel Spirulina oder Chlorella, sind ausgesprochen eiweißreich – sie enthalten bis zu 60 % Eiweiß – und weisen ein relativ hochwertiges Aminosäurespektrum auf. Um damit das Eiweiß von normalen Getreide-, Nuss- und Gemüsemengen jedoch einigermaßen aufzuwerten, müsste man mit ihnen mindestens 10 bis 12 Gramm Eiweiß pro Tag zuführen. Das entspricht einer Menge von zirka 20 Gramm des getrockneten Algenpulvers oder 50 Tabletten à 400 mg. Dies ist nicht nur eine relativ teure Angelegenheit, sondern auch nicht unbedingt jedermanns Geschmack.

40) Die in Klammern angegebenen Mengen der verschiedenen Lebensmittel zur Eiweißergänzung beziehungsweise -aufwertung enthalten zirka 10 bis 25 Gramm Eiweiß und gelten für Erwachsene. **Kinder benötigen entsprechend ihres Körpergewichtes zwar weniger Eiweiß als Erwachsene; da der relative Eiweißbedarf von Kindern jedoch höher als von normal arbeitenden Erwachsenen ist, sollte man ihnen dennoch nicht zu wenig Eiweiß geben. Sie benötigen es für das Wachstum und ihre geistige Entwicklung** *(siehe auch Kapitel 22 „Ernährung für Mutter und Kind")*.

41) **Erdnüsse** sollten immer geröstet beziehungsweise erhitzt worden sein, da rohe Erdnüsse, ebenso wie rohe Hülsenfrüchte, ungesund für unsere Darmflora sind. Erdnüsse gehören botanisch betrachtet zu den Hülsenfrüchten.

Da aber auch rohes Eiweiß von Gemüse relativ hochwertig ist und dieses das Eiweiß von Getreide, Nüssen und Ölsamen teilweise aufwerten kann, lässt sich auch mit entsprechend großen Mengen dieser Lebensmittel eine einigermaßen gute Eiweißversorgung des Körpers erreichen. Dafür sollte man dann aber als Erwachsener zusätzlich zum Getreide beziehungsweise zu den Nüssen oder Ölsamen pro Tag *mindestens* zwei Kilogramm verschiedene Gemüsesorten (Wurzel-, Blatt- und Fruchtgemüse) essen oder *mindestens* 1,5 bis 2 Liter möglichst frisch gepressten Gemüsesaft trinken.

Zwar ist auch das Eiweiß von rohen Früchten (Obst) relativ hochwertig, jedoch enthalten die meisten ungetrockneten Früchte nur sehr wenig Eiweiß. Zu den eiweißreichsten ungetrockneten Obstsorten gehören unter anderem Feigen, Bananen, Orangen und viele Beeren. Um das Eiweiß von Getreide, Nüssen oder Ölsamen allein damit aufzuwerten, muss man von diesen eiweißreicheren Sorten dann *mindestens* zwei bis drei Kilogramm reines Fruchtfleisch oder entsprechend große Mengen an frisch gepresstem Fruchtsaft pro Tag zu sich nehmen.

Nur so ist eine ausreichende Versorgung mit allen notwendigen Aminosäuren gewährleistet. Dasselbe wird natürlich auch erreicht, wenn man die tägliche Nahrung mit einer ausreichenden Menge an anderen tierischen Eiweißquellen, wie Fleisch (50 bis 100 g)[40], Fisch (50 bis 100 g)[40] oder Eiern (ein bis drei Hühnereier)[40], ergänzt.

Es ist allerdings nicht notwendig, die empfohlenen Lebensmittel zur Eiweißergänzung beziehungsweise -aufwertung gemeinsam mit anderen Lebensmitteln in einer Mahlzeit zu essen. Man kann sie also auch für sich allein essen. Entscheidend ist nur, dass die an einem Tag verzehrten Lebensmittel insgesamt eine möglichst hohe Gesamteiweißwertigkeit erreichen.

Grundsätzlich kann man natürlich auch mehr als die angegebenen täglichen Mindestmengen zu sich nehmen. Dies ist zumeist dann notwendig, wenn man regelmäßig anstrengende körperliche Tätigkeiten verrichtet oder Kraft- beziehungsweise Leistungssport betreibt *(siehe den Eiweißbedarf von Sportlern und körperlich Arbeitenden weiter oben).* **Man sollte jedoch wissen, dass eine zu hohe Eiweißzufuhr von deutlich mehr als 1,25 Gramm pro Kilogramm Körpergewicht und Tag auf Dauer ebenso ungesund ist wie zu wenig Eiweiß in der Nahrung.**

Wer sich mehrere Wochen bis Monate ausschließlich von verschiedenen pflanzlichen Lebensmitteln ohne die empfohlene Eiweißergänzung beziehungsweise die entsprechend großen Gemüse- oder Fruchtmengen ernährt, kann je nach Ernährungsweise einen leichten bis mittelschweren oder sogar starken Eiweißmangel in einzelnen oder mehreren Organen beziehungsweise Körperbereichen aufweisen – auch dann, wenn die Eiweißwerte im Blut noch normal sind. Dies betrifft neben vegan lebenden Rohköstlern vor allem stärkere Allergiker, wenn sie auf tierische Lebensmittel, Hülsenfrüchte und deren Produkte, Erdnüsse und Nährhefeprodukte allergisch reagieren und diese über einen größeren Zeitraum in ihrer Ernährung meiden. Ein länger anhaltender Eiweißmangel führt grundsätzlich immer zu einem schlechteren Zellstoffwechsel und somit zu einer Unterfunktion der betroffenen Regionen. Ohne eine ausreichende Eiweißversorgung können nämlich auch Vitamine, Mineralien und andere Nährstoffe nicht richtig in die Zellen aufgenommen und in ihnen verwertet werden. Andererseits verschlacken die Zellen dadurch auch leichter, weil die Entgiftungsvorgänge ebenfalls abnehmen. Körperliche Fehlfunktionen, Entwicklungs- und Wachstumsstörungen bei Kindern sowie verschiedene Erkrankungen können dann die Folge sein. Außerdem altert man schneller.

Allergiker sollten daher eine möglicherweise geschwächte Verdauungskraft aufbauen und den Körper entgiften (*ausführlich beschrieben in den Kapiteln 18 bis 21*), **wodurch sie nach und nach tierische und eiweißreichere pflanzliche Lebensmittel wieder vertragen. Vorübergehend sollten sie das Nahrungseiweiß mit denjenigen Lebensmitteln aufwerten, auf die sie am wenigsten allergisch reagieren.** Unter Umständen kann es sich dabei dann auch um bestimmte Fleischsorten oder Fisch handeln. Vegetariern kann man in einem solchen Fall nur empfehlen, die Nahrung so lange mit einer geringen Menge von 50 bis 100 g Fleisch oder Fisch pro Tag zu ergänzen, bis Milchprodukte, Hülsenfrüchte, Tofu oder Nährhefeprodukte wieder vertragen werden. Können aufgrund der allergischen Reaktionen keine der zur Eiweißaufwertung empfohlenen Lebensmittel gegessen werden, auch nicht im mehrtägigen Rotationsverfahren, sollte man darauf selbstverständlich so lange verzichten, bis sie wieder einigermaßen gut vertragen werden. In der Zwischenzeit kann man aber auch entsprechende Aminosäurepräparate einnehmen, da Allergien auf freie Aminosäuren in der Regel nicht vorkommen (*mehr zu Aminosäurepräparaten und ihrer Anwendung auf unserer Homepage, siehe Schlusswort*), und man sollte sich dann so gesund und vitalstoffreich wie möglich ernähren, weil dadurch die Auswirkungen eines relativen Eiweißmangels so gering wie möglich gehalten werden können.

Dennoch gibt es, wie gesagt, eine Ernährungsweise, sozusagen einen „Trick", wie man sich ausschließlich von bestimmten rohen pflanzlichen Lebensmitteln ohne die empfohlene Eiweißergänzung völlig gesund ernähren kann. Ausführlich gehe ich darauf im Folgebuch von „Gesund und allergiefrei" und auf unseren Ernährungsseminaren ein (*siehe das Schlusswort*).

Die wichtigsten Eiweiß-Mangelsymptome

Aminosäuren (= Eiweißbausteine, *Eiweißverdauung siehe Kapitel 16*) gehören zu den wichtigsten Bausteinen unseres Körpers, da aus ihnen körpereigenes Eiweiß aufgebaut wird, das für alle Zellfunktionen, den gesamten Stoffwechsel und ein gesundes Immunsystem unentbehrlich ist. Wird insgesamt zu wenig Eiweiß aufgenommen oder enthält die Nahrung einen relativen Mangel an einer oder mehreren essentiellen Aminosäuren, kann das körpereigene Eiweiß nicht mehr ausreichend hergestellt werden. Da körpereigenes Eiweiß in Verbindung mit ungesättigten Fettsäuren unter anderem für eine gesunde und gut funktionierende Zellmembran notwendig ist, führt ein beginnender Eiweißmangel primär zu einer schlechteren Zellernährung, vor allem jener Zellen beziehungsweise Organe, die genetisch oder psychisch bedingte Schwachstellen des Körpers darstellen. Jeder Mensch hat solche Schwachstellen, weshalb die Reaktionen auf einen beginnenden Eiweißmangel sehr unterschiedlich sein können. Gehört zum Beispiel das Zahnfleisch zu den genetisch bedingten Schwachstellen, kann es trotz ausreichender Zufuhr und Resorption von Vitamin C, Zink und anderen Nährstoffen zu einer Mangelsituation in den betroffenen Zellen und somit zu Zahnfleischschwund und Parodontose kommen. Ein anderes Symptom des Eiweißmangels kann auch ein vorzeitiges Altern und Ergrauen der Haare sein. Ist der Eiweißmangel stärker, nehmen im entsprechenden Verhältnis auch die Eiweiß-Mangelsymptome zu.

In der nachfolgenden Liste sind die *wichtigsten* Eiweiß-Mangelsymptome aufgeführt. Sie entstehen immer dann, wenn längere Zeit zu wenig Gesamteiweiß aufgenommen wird oder ein Mangel an essentiellen Aminosäuren vorhanden ist. Je nach Intensität des Eiweißmangels in Verbindung mit der allgemeinen Ernährungsweise und der individuellen Konstitution beziehungsweise Stoffwechselsituation können nur wenige oder auch mehrere Symptome gleichzeitig in unterschiedlicher Stärke auftreten:

- körperliche Schwäche
- Konzentrations- und Gedächtnisstörungen
- Muskelabbau
- ungewollter Gewichtsverlust
- Eine Verminderung von Bluteiweißen, insbesondere von Albuminen (Hypalbuminämie) führt unter anderem zu Wasseransammlungen (Ödemen) im Bindegewebe, zum Beispiel an den Augenlidern oder Extremitäten, und im fortgeschrittenen Stadium zur Bauchwassersucht (Aszites). Aufgrund dieser Wassereinlagerungen kann es auch zur Gewichtszunahme kommen.
- Verdauungsbeschwerden (Blähungen, weiche Stühle bis Durchfälle, Verstopfung, Darmflorastörungen etc.) infolge eines Mangels an Verdauungsenzymen (Enzyme

bestehen hauptsächlich aus Aminosäuren, weshalb ein länger anhaltender Eiweißmangel auch zu einem allgemeinen Enzymmangel im Körper führt.)
- Schwächung des Immunsystems mit zunehmender Anfälligkeit für akute und chronische Infektionskrankheiten *(siehe auch „Die chronische Epstein-Barr-Virusinfektion", Seite 108)*
- Funktionsstörungen von Organen
- Stoffwechsel- und Entgiftungsstörungen der Leber – die Fähigkeit der Leber, gelöste Gifte und Stoffwechselendprodukte auszuscheiden, verringert sich
- Abnahme der Entgiftungsfunktionen des gesamten Körpers
- Zahnfleischschwund, Parodontose
- Haarausfall, frühes Ergrauen der Haare
- vorzeitiges Altern
- Entwicklungs- und Wachstumsstörungen bei Kindern
- Verdickung der Hornschicht der Haut (Hyperkeratosis) zum Beispiel an den Extremitäten
- Menstruationsstörungen bis Ausbleiben der Menstruationsblutung (Amenorrhoe) und Unfruchtbarkeit
- Verringerung der Libido sowie der Samenbildung

Bei zu geringer Tryptophanaufnahme (= eine der acht bis neun essentiellen Aminosäuren) und gleichzeitigem Mangel der Vitamine B_2, B_6 und Folsäure kann ein Niacinmangel (Niacin = Nikotinsäureamid = Vitamin B_3) entstehen[42]. Als klassische Niacin-Mangelkrankheit ist Pellagra („kranke Haut") bekannt, die unter anderem bei einer einseitigen Ernährung mit Mais auftreten kann. Hauptsymptome des Niacin und damit auch des Tryptophanmangels sind:
- Hautentzündungen (Dermatitis) und Hautschuppungen
- starke Pigmentierung der Haut an sonnenexponierten Stellen
- Verdauungsstörungen und Durchfall (Diarrhoe)
- Nervenentzündungen
- nervlich bedingter Muskelschwund
- psychische Störungen bis hin zu Psychosen und „geistigem Zerfall" (Demenz)

Wichtige Anmerkung: Alle aufgeführten Symptome können grundsätzlich auch andere Krankheitsursachen haben!

42) Bei ausgeglichener Proteinzufuhr kann vom Körper unter Anwesenheit von Vitamin B_2, B_6 und Folsäure aus der Aminosäure Tryptophan Niacin (Vitamin B_3) synthetisiert werden. Quelle: „Mit Nährstoffen heilen" von Norbert Fuchs, Ralf Reglin Verlag, Köln 1999, *siehe Literaturverzeichnis.*

Auxone verringern den Nährstoffbedarf

Zum Schluss dieses Kapitels möchte ich nicht versäumen, die Forschungsergebnisse eines der bedeutendsten Ernährungswissenschaftler des 20. Jahrhunderts, des Arztes Prof. Dr. Werner Kollath, zu erwähnen. Neben seinen Forschungsarbeiten über die große Bedeutung der Rohkost hat er eine fundamentale Einteilung der menschlichen Nahrung in gesunde und weniger gesunde Lebensmittel erarbeitet[43]. Auch wenn das rohe, ungekeimte Getreide im Gegensatz zum rohen, angekeimten Getreide nicht zu den idealen Lebensmitteln des Menschen gehört *(siehe die Kapitel 2, 5, 6, 11 und 18)*, enthält das rohe Getreide trotz der fehlenden Aktivierungsenergien auch im ungekeimten Zustand bedeutende Inhaltsstoffe, die Kollath entdeckt und in seiner „Mesotrophielehre" beschrieben hat[43]. Leider gehen diese Erkenntnisse, wie so häufig in der Medizin, auf Tierversuche mit Ratten zurück.

Mesotrophie bedeutet Halbernährung und die Lehre beschreibt, wie durch eine künstlich herbeigeführte Mangelernährung Störungen und Krankheiten bei den Ratten bis in die nachfolgenden Generationen hinein entstehen.

Als Prof. Kollath jedoch dieser künstlichen Mangelnahrung rohes, nicht denaturiertes Eiweiß (er benutzte ein bei niedrigen Temperaturen gereinigtes Casein, der Haupteiweißbestandteil der Milch) zusetzte, wurden die Ratten wieder gesund und blieben es auch bis in die nachfolgenden Generationen hinein. Die gleiche Beobachtung machte er, wenn er den mangelernährten Ratten zusätzlich rohe Getreidekörner zu fressen gab.

Rohes (natives) Eiweiß und rohe Getreidekörner sind daher bei Ratten in der Lage, extreme Mangelsituationen an Vitaminen, Mineralien und anderen Nährstoffen zu kaschieren.

Ergänzte er diese Mangelnahrung hingegen mit denaturiertem, bei 74°C extrahiertem Casein, verschlimmerten sich alle Krankheitssymptome der Tiere noch zusätzlich. Es kam zu starken Wachstumsstörungen und zu schweren Erkrankungen an den Zähnen, am Skelett und an den inneren Organen.

Es musste also einen Faktor geben, der sowohl im rohen Casein als auch in den Getreidekörnern vorhanden ist, wodurch die Ratten wieder gesund wurden. Da Prof. Kollath diesen Faktor weder sehen noch analysieren konnte, gab er ihm den Namen Auxone, was soviel wie „Wuchsstoffe" bedeutet.

Wird die Nahrung auf über 43°C erhitzt, gehen die Auxone mehr oder weniger verloren. Bei Getreide und anderen Samen werden diese Wuchsstoffe angeblich jedoch erst bei Temperaturen von über 160°C hundertprozentig zerstört, weshalb der innere Teil von normal gebackenem Brot noch relativ auxonhaltig ist.

---

43) „Die Ordnung unserer Nahrung" von Prof. Dr. Werner Kollath, Haug Verlag, Heidelberg.

Besonders reichhaltig an Auxonen sind alle Getreidesamen, Ölsamen und Nüsse. Das ist auch durchaus nachvollziehbar, da ja in jedem Samen die gespeicherte Kraft ruht, aus der eine ganze Pflanze wachsen kann. Der Same ist somit ein Kraftpaket an Wuchsstoffen.

Andererseits lassen sich die Wirkungen der Auxone aber auch mit bestimmten feinstofflichen Vitalkräften und Energien der rohen, pflanzlichen Lebensmittel vergleichen. Vielleicht sind sie sogar dasselbe?!

Aus diesen Erkenntnissen heraus wurde der Frischkornbrei für die menschliche Ernährung geboren. Später wurde er von anderen Forschern und Autoren übernommen und in ihre Gesundheitslehren eingebaut.

Nach Kollath würden drei Esslöffel rohes Getreide pro Tag und Person ausreichen, um den Menschen ausreichend mit Auxonen zu versorgen. Einer Mesotrophie-Entwicklung oder Mangelernährung würde man damit auf ideale Art und Weise vorbeugen können, solange der Rest der Nahrung ebenfalls Rohkostanteile enthielte und ansonsten vollwertig wäre.

Auch wenn nach diesen Forschungsergebnissen noch viele Fragen offen geblieben sind, zum Beispiel, inwieweit sie sich grundsätzlich auf den Menschen übertragen lassen, so war für Kollath eines zumindest sicher:

Rohe, auxonreiche Lebensmittel sind in der Lage, die Zellen so stark zu vitalisieren, dass sie nicht nur mehr Nährstoffe aus dem Blut aufnehmen können, sondern dass vorhandene Vitamin- und Mineralstoffmängel wenigstens teilweise aufgehoben werden.

Das lässt die Vermutung aufkommen, dass der Körper die fehlenden Substanzen selbst bildet. Das würde jedoch bedeuten, dass bestimmte Vitamine oder Mineralstoffe entweder neu entstehen oder aus anderen Elementen umgewandelt (transmutiert) werden können. In den Kapiteln 18 und 23 werde ich darauf zurückkommen.

Die Vorteile der Rohkost

1. Rohe Lebensmittel aktivieren alle Stoffwechselprozesse intensiver als erhitzte Nahrungsmittel, wodurch der Zellstoffwechsel um ein Vielfaches zunehmen kann. Darüber hinaus stärken sie unser feinstoffliches Energiesystem und haben eine positive Wirkung auf unser seelisches Befinden.

2. Rohe Lebensmittel enthalten keine giftigen Substanzen, die durch das Erhitzen entstehen. Es tritt keine Verdauungsleukozytose auf. Man ist leistungsfähiger und braucht weniger Schlaf.

3. Die meisten Inhaltsstoffe der Lebensmittel werden durch das Erhitzen verändert oder vermindert:
   – Die hitzeempfindlichen B-Vitamine und Vitamin C werden teilweise zerstört.
   – Die sauerstoffempfindlichen Vitamine A, D und E werden teilweise oxidiert.
   – Bei länger anhaltenden, höheren Temperaturen können zum Teil schwer lösliche Salze der Mengen- und Spurenelemente entstehen, die nicht im Darm resorbiert werden.
   – Ungesättigte Fettsäuren werden teilweise oxidiert oder bei hohen Temperaturen unter Anwesenheit von Sauerstoff zu trans-Fettsäuren umgewandelt.
   – Das Eiweiß wird denaturiert. Durch den allgemeinen Vitalitätsverlust, der mit der Eiweißdenaturierung verbunden ist, nimmt die Verwertung der Aminosäuren ab, wodurch das Gesamteiweiß schlechter ausgenutzt wird.
   – Die Auxone (Wuchsstoffe) gehen teilweise oder ganz verloren. Sie sind vergleichbar mit bestimmten Vitalkräften und feinstofflichen Energien der rohen, pflanzlichen Lebensmittel.

KAPITEL 11

Die Naturgesetze der Ordnung
– Die Trennkost –

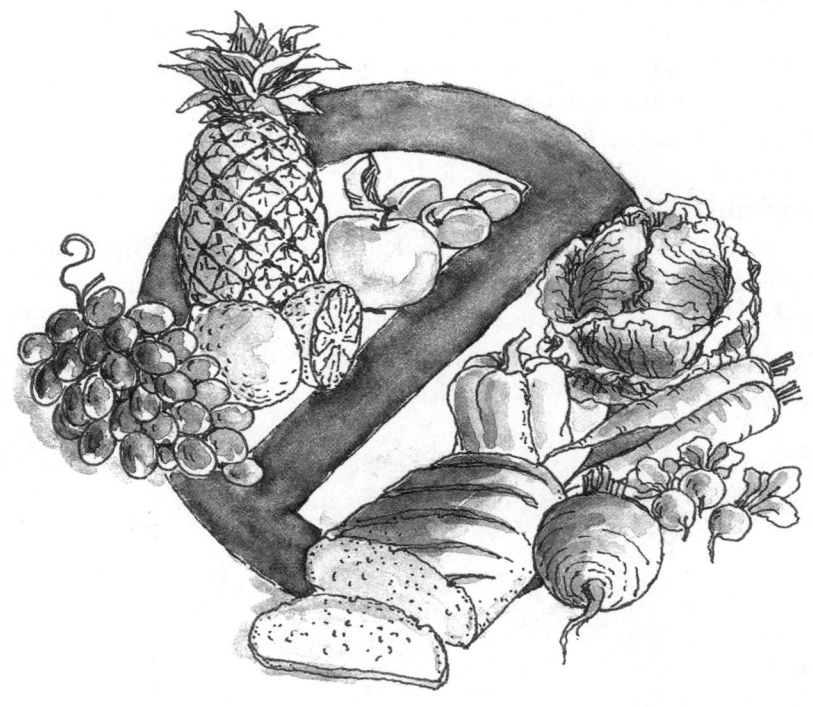

Für sich allein gesund – gemeinsam werden sie zu Gift

Die Naturgesetze der Ordnung
– Die Trennkost –

Stellen Sie sich einen Tisch vor, auf dem fünf flache Schalen stehen. Vier von ihnen sind im Kreis angeordnet und eine steht ein wenig abseits. Alle Schalen sind mit verschiedenen Lebensmitteln gefüllt und bei genauerer Betrachtung fällt Ihnen auf, dass es sich jeweils um bestimmte Lebensmittelgruppen handelt.

In der oberen Schale liegen auf der linken Seite ein Salatkopf, eine Gurke und ein paar Tomaten, in der Mitte Karotten und ein Kohlkopf und weiter rechts einige Kartoffeln.

Direkt vor Ihnen auf dem Tisch steht eine Doppelschale. In der linken Hälfte sehen Sie ein paar Orangen, eine Zitrone, eine Ananasfrucht, einen Apfel und einige Weintrauben liegen. In der rechten Hälfte liegen hingegen Bananen, Datteln, ein paar getrocknete Feigen, eine Avocadofrucht und mehrere Oliven.

Die rechte Schale unterscheidet sich ein wenig von den anderen, weil in ihr mehrere kleine Einzelschalen stehen. Sie enthalten die bekanntesten Getreidesorten, wie Weizen, Dinkel, Roggen, Hafer, Gerste, Reis, Hirse, Mais, und die getreideähnlichen Samen Amaranth, Quinoa und Buchweizen.

Dem Getreide gegenüber steht auf der linken Seite eine große Schale, auf der Sie vier unterschiedliche Nahrungsmittelgruppen erkennen. Am unteren Rand liegen einige Mandeln, Haselnüsse und ein paar Sonnenblumenkerne. Zur Mitte hin steht ein Glas mit Milch, neben dem ein Stück Käse liegt. Am oberen Rand sehen Sie ein Ei, einen kleinen Fisch und etwas Fleisch und ganz links liegen ein paar Erdnüsse und ein Stück Tofu.

In der Mitte dieser vier Schalen stehen jeweils eine Flasche Olivenöl und Essig, ein Salzstreuer, eine Pfeffermühle, ein Honigglas und ein Schälchen mit Vollrohrzucker.

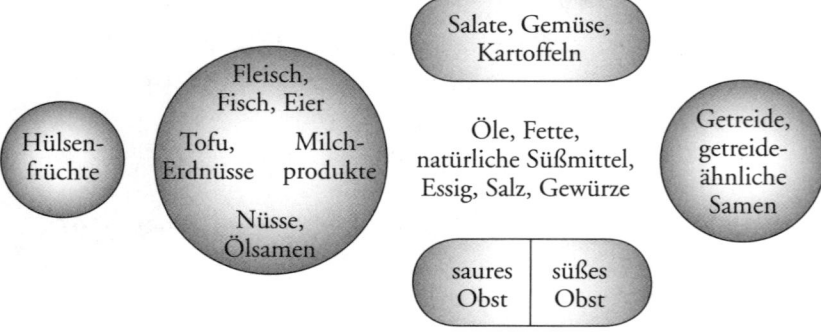

Beinahe hätten Sie es übersehen! Denn ganz links neben der großen Schale mit den tierischen Produkten und den Nüssen steht noch eine Schale, in der ein paar Bohnen, Linsen und Kichererbsen liegen.

Betrachten wir nun die einzelnen Lebensmittelgruppen im Hinblick auf ihre Hauptinhaltsstoffe. Im Laufe des Kapitels werde ich dann auf die obige Anordnung der Schalen zurückkommen und Ihnen die Bedeutung ausführlich erklären.

1. Lebensmittelgruppe

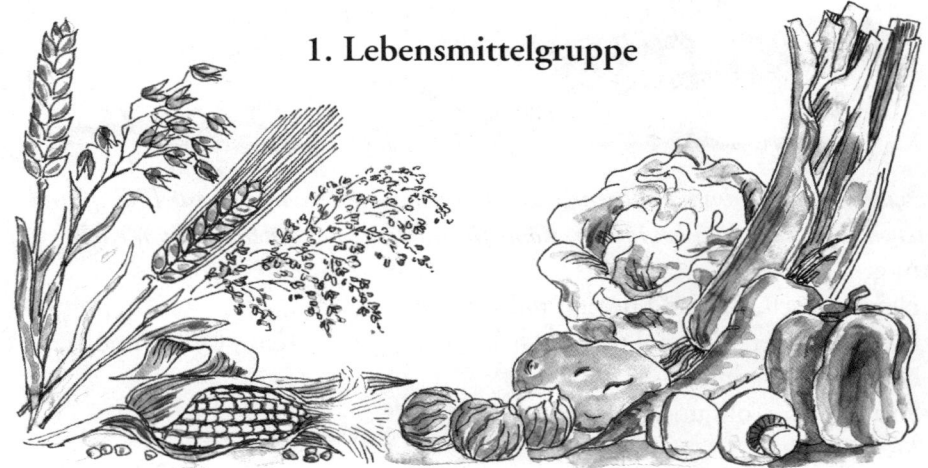

Zur ersten Lebensmittelgruppe gehören alle Lebensmittel, die überwiegend aus langkettigen, komplexen Kohlenhydraten bestehen.

Dazu gehören:

- alle Getreidesorten (Weizen, Roggen, Dinkel und Grünkern, Hafer, Gerste, Reis, Mais, Hirse etc.),
- getreideähnliche Samen, wie Amaranth, Quinoa und Buchweizen,
- Esskastanien (Maronen),
- Kartoffeln und
- alle Gemüsesorten, Salate und essbare Pilze.

Das Getreide und die getreideähnlichen Samen enthalten 56 bis 80 % verwertbare komplexe Kohlenhydrate, Maronen 41 %, Gemüsemais und Süßkartoffeln (Bataten) 21 %, normale Kartoffeln 15 %, Rote Bete 8,5 % und alle anderen Gemüsesorten zwischen 2 und 5 %, einige Salatsorten, Spinat und Mangold allerdings weniger als 1 %. Zwar können die Getreidesorten auch bis zu 15 % Eiweiß und ein wenig Fett enthalten, jedoch ist der Kohlenhydratanteil bei diesen Lebensmitteln bei weitem am höchsten. Die verschiedenen Gemüsesorten enthalten ebenfalls relativ wenig Eiweiß. Der Wassergehalt aller Lebensmittel hat bei dieser Betrachtung keine Bedeutung.

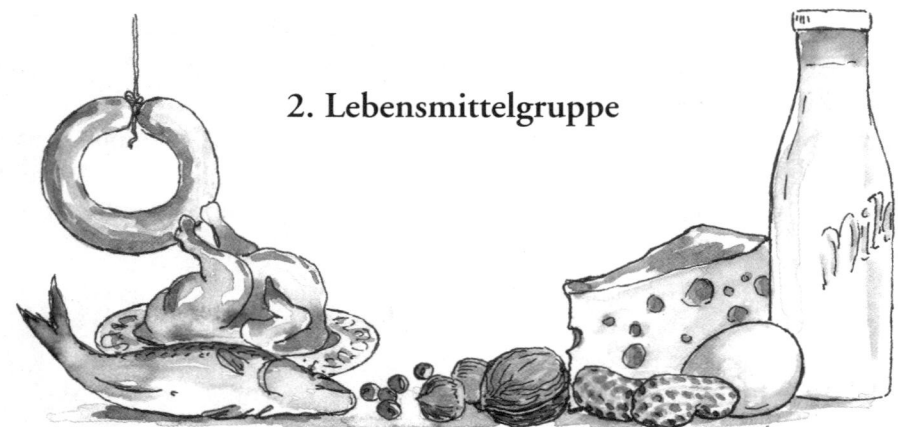

2. Lebensmittelgruppe

Die zweite Gruppe bilden all jene Lebensmittel, die überwiegend aus Eiweiß und Fett bestehen. Der Anteil an komplexen Kohlenhydraten ist bei ihnen relativ niedrig.
Dazu gehören:

- Fleisch, Fisch, Eier und deren Produkte,
- Milch und deren Produkte, wie Dickmilch, Joghurt, Kefir, Quark und Käse,
- Nüsse und Ölsamen,
- Sojabohnen, Tofu und Erdnüsse.

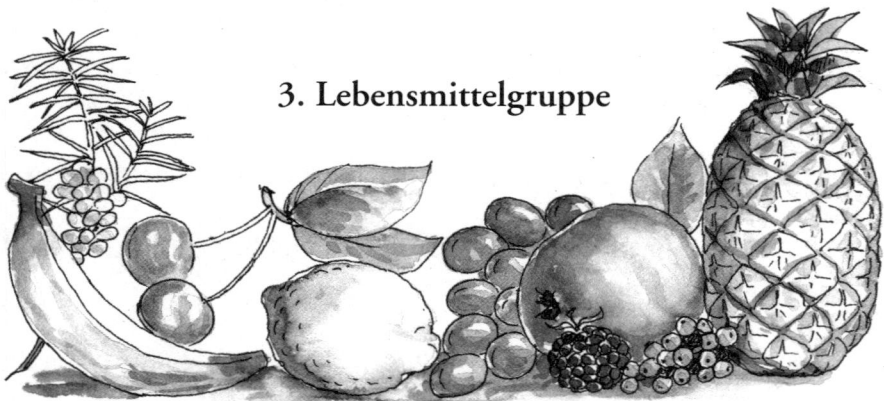

3. Lebensmittelgruppe

Die dritte Lebensmittelgruppe enthält ausschließlich Obst.
Alle Obstfrüchte bestehen mit wenigen Ausnahmen überwiegend aus Wasser und den beiden Einfachzuckern Fruchtzucker (Fruktose) und Traubenzucker (Gluko-se). Da Einfachzucker nicht mehr verdaut, das heißt, durch die Verdauungsenzyme aufgespalten werden müssen, können sie im Darm sofort resorbiert werden. Früchte liefern uns daher ebenso wie Honig, der zu 80 % aus Glukose und Fruktose besteht, die am leichtesten zu verwertende Energie.

Den höchsten Gehalt an Fruchtzucker im ungetrockneten Zustand haben reife Bananen. Weintrauben sind hingegen sehr glukosereich.

Die Ausnahmen bilden Oliven und Avocadofrüchte, die einen beachtlichen Fettgehalt aufweisen, dafür jedoch sehr wenig Kohlenhydrate enthalten. Fruchtsäuren enthalten sie so gut wie keine.

Grundsätzlich haben in den Mahlzeiten alle Früchte im frischen Zustand dieselben Eigenschaften und Wirkungen auf unseren Organismus wie im getrockneten, sofern sie schonend getrocknet wurden.

Es besteht daher kein wesentlicher Unterschied, ob wir zu irgendwelchen Lebensmitteln drei getrocknete Bananen mit einem Gewicht von 100 Gramm oder drei frische Bananen mit einem Gewicht von 400 Gramm essen *(siehe auch Kapitel 8)*.

Eine bedeutende Rolle spielt in der Kombinationslehre hingegen der Fruchtsäuregehalt der Früchte, weshalb man die sauren Früchte mit vielen Fruchtsäuren von den fruchtsäurearmen, eher süßen Früchten unterscheidet.

Zu den **fruchtsäurearmen Früchten** gehören unter anderem:

Avocados, Oliven, Bananen, Datteln, Feigen, Jackfrucht, süße Aprikosen, Weinbeeren, süße Rosinen, Mangos, Papayas, Melonen und Birnen.

Zu den **fruchtsäurereichen Früchten** gehören mit abnehmendem Fruchtsäuregehalt unter anderem:

Zitronen, Acerolakirschen, Sanddornbeeren, Johannisbeeren, Stachelbeeren, Heidelbeeren, Pampelmusen, Himbeeren, Sauerkirschen, saure Aprikosen, Zwetschgen und Pflaumen, Erdbeeren, Ananas, Orangen, Mandarinen, Pfirsiche, Nektarinen, Süßkirschen, Weintrauben und Äpfel (der Fruchtsäuregehalt von Äpfeln ist sortenabhängig).

4. Lebensmittelgruppe

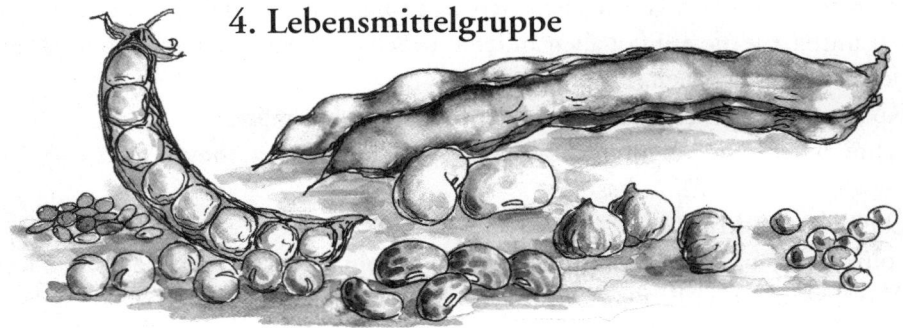

Eine vierte Gruppe von Lebensmitteln bilden die Hülsenfrüchte.

Die meisten Sorten enthalten nämlich größere Mengen an komplexen Kohlenhydraten neben viel Eiweiß. Dazu gehören – mit Ausnahme der grünen Bohnen beziehungsweise Stangenbohnen und jungen, grünen Erbsen, die zum Gemüse zählen – fast alle Bohnen, Linsen, die gelben Erbsen und Kichererbsen.

Diese Lebensmittel sind somit die einzigen, bei der die Natur die Trennung von einer größeren Menge an komplexen Kohlenhydraten und viel Eiweiß nicht vorgenommen hat. Das ist auch der wichtigste Grund, warum sie schwerer verdaulich sind.

Sojabohnen und Erdnüsse gehören botanisch zwar auch zu den Hülsenfrüchten, da sie jedoch relativ wenig komplexe Kohlenhydrate und dafür umso mehr Fett enthalten, habe ich sie der zweiten Lebensmittelgruppe zugeordnet.

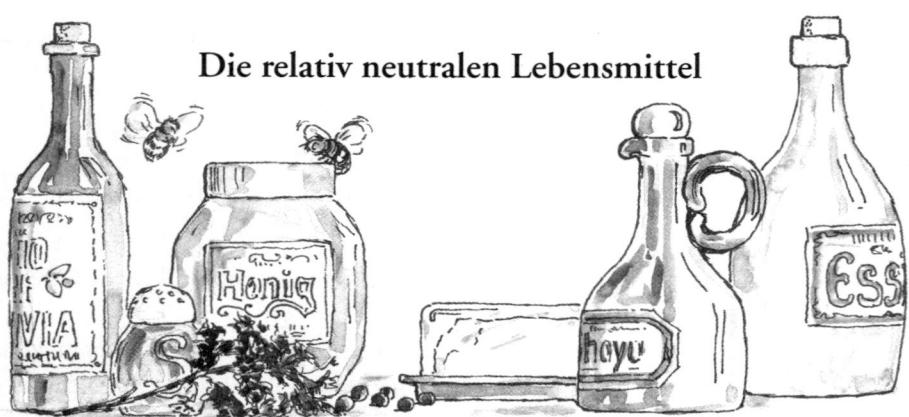

Die relativ neutralen Lebensmittel

Damit haben wir eigentlich fast alle Lebensmittel angesprochen, die ich Ihnen in den fünf Schalen vorgestellt habe. Es fehlen nur noch die verschiedenen Produkte, die in der Mitte der vier Hauptschalen stehen. Es handelt sich dabei um eher neutrale Lebensmittel, die Sie mit fast allen anderen Lebensmittelgruppen mehr oder weniger gut kombinieren können. Dazu gehören:

- Kochsalz, Meersalz, unraffiniertes Steinsalz und Kristallsalz,
- echte, milchsauer vergorene Sojasoßen, wie Tamari oder Shoyu,
- Gewürze, Kräuter und Essig,
- Öle, Fette und Butter,
- vollwertige, natürliche Süßmittel, wie Vollrohrzucker und Vollzucker, Honig, Ahornsirup, Apfel-Birnen-Dicksaft und Agavendicksaft.

Milch, Quark und Weichkäse sind keine neutralen Lebensmittel

Im Gegensatz zu Dr. Hay und einigen anderen Autoren von Trennkostbüchern betrachte ich Milch, Quark und alle Weichkäsesorten mit einem hohen Fettanteil nicht als neutrale Lebensmittel, sondern ordne sie grundsätzlich der zweiten Lebensmittelgruppe zu. Was die Eiweißmenge dieser Lebensmittel betrifft, besteht nämlich kein Unterschied darin, ob man einen halben Liter Milch oder Joghurt, 120 Gramm Magerquark, 100 Gramm Camembert mit 60 % Fett in der Trockenmasse oder 60 bis 70 Gramm Hartkäse (Gouda, Edamer etc.) zu sich nimmt. Alle aufgeführten Produktmengen enthalten 16 bis 17 Gramm Eiweiß. Auch wenn Weichkäse mit einem hohen Fettanteil bis zu 50 % weniger Eiweiß als Hartkäse enthalten kann, handelt es sich deshalb keinesfalls um ein neutrales Lebensmittel, schon gar nicht aus energetischer Sicht. Denn Milch und deren Produkte haben nur geringe Aufbauenergien *(siehe Seite 97)*. Man braucht nur etwas mehr von diesem Lebensmittel zu essen und nimmt dadurch dieselbe Eiweißmenge auf wie mit einer entsprechend geringeren Menge Hartkäse.

Die Bedeutung und Entwicklung der Trennkost

Im Prinzip ist die Trennkost so alt wie es höher differenziertes Leben auf der Erde gibt. Seit ewigen Zeiten ernähren sich die meisten Tiere nach diesen natürlichen Gesetzmäßigkeiten. Entweder fressen sie Insekten oder Kleintiere oder sie sind Raubtiere und fressen Fleisch oder Fisch oder sie ernähren sich von Pflanzen. Es gibt natürlich auch so genannte Allesfresser; jedoch verzehrt in der freien Wildbahn kein Tier regelmäßig kohlenhydratreiche Nahrungsmittel, wie zum Beispiel Gräser und Gräsersamen, Heu, Kastanien oder Eicheln, gleichzeitig mit einer großen Menge an tierischem oder pflanzlichem Eiweiß! – So ernährt sich in den meisten heutigen Kulturen nur der Mensch und nicht selten werden auch seine Haus- oder Nutztiere ebenso artfremd ernährt.

Aber was spricht so stark gegen eine Kombination von größeren Mengen an komplexen Kohlenhydraten mit viel Eiweiß in einer Mahlzeit? Um diese Frage beantworten zu können, müssen wir wissen, wie die komplexen Kohlenhydrate und Eiweiße im Verdauungstrakt in ihre Einzelbausteine zerlegt werden.

Die komplexen Kohlenhydrate werden auch Polysaccharide genannt. Sie bestehen aus mehreren tausend einzelnen Zuckermolekülen, den so genannten Einfachzuckern oder Monosacchariden, die im Körper vor allem der Energiegewinnung dienen. Da unser Körper bei gesunden Darmverhältnissen jedoch nur die Einfachzucker im Darm resorbieren und im Stoffwechsel verwerten kann, müssen die Polysaccharide im Verdauungstrakt erst zu Monosacchariden aufgespalten werden.

Komplexe Kohlenhydrate kommen vor allem im Getreide, in Hülsenfrüchten, Maronen, Kartoffeln und im Gemüse, aber auch ein wenig in Nüssen und Ölsamen vor *(siehe erste und vierte Lebensmittelgruppe)*.

Der Abbau dieser zum Teil „riesigen" Kohlenhydratmoleküle beginnt bereits im Mund. Sicherlich ist Ihnen schon einmal aufgefallen, dass Brot im Mund süß wird, wenn Sie es längere Zeit kauen. Aber wissen Sie auch, warum das geschieht? Der Grund dafür ist das kohlenhydratspaltende Speichelenzym Ptyalin (= Amylase), das die langkettigen Polysaccharide teilweise schon im Mund in einfache Zuckermoleküle zerlegt. Da aber die Geschmacksknospen der Zunge Einfachzucker schmecken können, wird das Brot mit der Zeit süß.

Im vorletzten Kapitel haben Sie erfahren, dass der gesunde Speichel einen neutralen bis leicht basischen pH-Wert aufweist. Dementsprechend hat auch das Ptyalin seinen optimalen Wirkbereich in einem eher pH-neutralen Milieu. Sobald der pH-Wert jedoch unter 4 absinkt, wird das Ptyalin zunehmend inaktiviert.

Da im Magen durch die Salzsäureausschüttung (Salzsäure = Magensäure) pH-Werte von annähernd 2 erreicht werden können, kann das Ptyalin hier nicht mehr wirken und die Kohlenhydratverdauung wird vorerst unterbrochen. Erst im Dünndarm wird der weitere Abbau der Polysaccharide durch die kohlenhydratspaltenden Enzyme der Bauchspeicheldrüse fortgesetzt, nachdem der basische Bauchspeicheldrüsensaft die Magensäure neutralisiert hat.

Die Verdauung der Kohlenhydrate beginnt daher im Mund und kann nur bei einer relativ geringen Magensäureausschüttung für kurze Zeit im Magen fortgesetzt werden. Der Endabbau der Mehrfachzucker geschieht dann im Darm durch die Enzyme der Bauchspeicheldrüse.

Den Nahrungseiweißen ergeht es im Verdauungstrakt ähnlich wie den Kohlenhydraten. Allerdings beginnt die Eiweißverdauung erst im Magen, wo sie durch die Magensäure und das Magenpepsin eingeleitet wird. Im Dünndarm werden die Eiweiße dann zusammen mit den Fetten und den restlichen komplexen Kohlenhydraten in ihre Einzelbausteine zerlegt *(ausführliche Beschreibung in den Kapiteln 16 und 17)*.

Je mehr Eiweiß wir nun mit der Nahrung aufnehmen, umso mehr Salzsäure schüttet der Magen aus und umso schneller wird das Ptyalin inaktiviert. Haben wir in derselben Mahlzeit auch eine größere Menge an komplexen Kohlenhydraten aufgenommen, können diese vorerst nicht weiter verdaut werden und bleiben so lange im Magen liegen, bis sie zur Weiterverdauung in den Dünndarm abgegeben werden. Je nach verzehrter Nahrungsmenge können die unverdauten komplexen Kohlenhydrate einige Stunden im Magen liegen bleiben und zu gären beginnen. Man fühlt sich dann unpässlich und es kann zu Aufstoßen (Rülpsen) und Sodbrennen kommen.

Isst man hingegen das relativ eiweißarme Getreide für sich allein oder ergänzt es ausschließlich mit Gemüse, Öl und Gewürzen, dann produziert der Magen auf jeden Fall weniger Magensäure, als beim gleichzeitigen Verzehr von viel Fleisch, Fisch oder Käse. Der Mageninhalt wird nicht so schnell von der Magensäure durchdrungen, so dass das Ptyalin im Magen noch eine Zeit lang nachwirken kann, was für die Verdauung der Kohlenhydrate von großer Bedeutung ist.

Der Arzt Dr. Howard Hay entwickelte aus diesen Erkenntnissen seine Trennkost, bei der er vor allem größere Mengen an komplexen Kohlenhydraten nicht mit großen Eiweißmengen in einer Mahlzeit kombinierte. Grundsätzlich sollte die Nahrung natürlich möglichst aus vollwertigen Lebensmitteln bestehen und sich im Säure-Basen-Gleichgewicht befinden oder sogar basenüberschüssig sein. Durch diese einfache Trennung werden die Verdauungsorgane entlastet und die Nahrung wird generell besser verdaut, soweit die Verdauungskraft dazu ausreicht! Die Fäulnis- und Gärungsprozesse werden geringer, was auch der Darmflora zugute kommt. Man fühlt sich leichter und ausgeglichener und viele chronische Krankheiten und Stoffwechselstörungen können dadurch ausheilen oder sich zumindest verbessern. Das Entscheidende für den Durchbruch der Trennkost war sicherlich, dass sich Hay mit ihr von seiner eigenen chronischen Nierenerkrankung (Brightschen Krankheit) heilen konnte. Seitdem wird sie vor allem bei Nierenerkrankungen, Diabetes mellitus, Herz-Kreislauf-Krankheiten, Rheuma und Gicht, Magen- und Zwölffingerdarmerkrankungen, aber auch bei Übergewicht und Fettsucht eingesetzt.

Ungefähr eineinhalb Jahrzehnte, nachdem Hay sich selbst geheilt hatte, konnten der Arzt Dr. O. Hauswirth und der Ingenieur Prof. Dr. F. Kracmar durch bioelektrische Potentialmessungen nachweisen, dass eine Nahrung, die aus einer Mischung von erhitztem Fleisch und komplexen Kohlenhydraten besteht, ein deutlich höheres bioelektrisches Potential verursacht als die beiden Nahrungsmittelgruppen für sich allein[44]. Je niedriger diese Spannung ist, desto wohler und ausgeglichener fühlen wir uns. Je höher die Spannung ansteigt, umso angespannter oder gereizter werden wir. Der Magen-Darm-Trakt selbst kann auf diese Spannungen mit einem erhöhten Magendruck, mit Magenstechen bis hin zu Magen-Darm-Koliken reagieren.

Im Prinzip hatte Hay mit dieser schwerpunktmäßigen Eiweiß-Kohlenhydrat-Trennung die erste Kombinationsregel entdeckt. Mit der Zeit erkannten Hay und andere Ernährungsforscher jedoch noch weitere Regeln und Feinheiten, wodurch

---

44) Quelle: „Über die bioelektrische Natur der Nahrung", ein Beitrag zum Wirkungsmechanismus der Hayschen Trennkost von Dr. med. Otto Hauswirth (Wien) und Prof. Dr. Ing. Franz Kracmar (Wien) in der Zeitschrift „Erfahrungsheilkunde", Karl F. Haug Verlag 1959, Heft 5, Seite 205-208.

letztendlich ein richtiges System entstand. Als ich schließlich die Aufbaukräfte der Lebensmittel sowie die dritte und vierte Kombinationsregel entdeckt hatte, wurde mir endgültig klar, dass die Trennkost nicht nur irgendeine Diätform ist, sondern die wichtigste Grundlage für eine gesunde Ernährung darstellt, die den Naturgesetzen des Lebens entspricht.

Betrachten wir die vier Kombinationsregeln nun im einzelnen:

1. Kombinationsregel

Die erste Regel besagt, dass eine größere Menge an komplexen Kohlenhydraten nicht optimal mit viel Eiweiß zusammen verdaut werden kann.

Besonders negativ wirkt sich diesbezüglich die Kombination von Vollkorngetreide und seinen Produkten mit Fleisch, Fisch und Eiern aus. Größere Mengen an eiweißreicheren Milchprodukten, wie Käse und Quark, oder Tofu sind davon hingegen weniger betroffen. Wer daher gekochtes Vollkorngetreide, Vollkornbrot oder Vollkornnudeln mit normalen beziehungsweise größeren Mengen an Fleisch, Wurst, Fisch oder Eiern in einer Mahlzeit zu sich nimmt, kann sich danach nicht nur unpässlich fühlen, sondern dadurch auch mehr oder weniger starke Darmflorastörungen mit entsprechend starkem Pilzbefall des Darms bekommen.

Darmflorastörungen und Darmpilze werden also nicht nur durch den raffinierten Zucker oder durch eine stärkere Verdauungsschwäche verursacht, sondern können auch durch solche Kombinationsfehler entstehen. In unserer Praxis mussten wir schon häufig auf diesen Ernährungsfehler hinweisen.

Sobald man die Eiweißmenge in der Kombination mit Vollkorngetreide reduziert und sich an die in diesem Kapitel beschriebenen Regeln der ersten Trennkoststufe hält, verringern sich in der Regel die möglichen Darmbeschwerden, wodurch sich die Darmflora wieder regeneriert und auch die Darmpilze von ganz allein verschwinden – vorausgesetzt, es liegen keine weiteren Störfaktoren vor.

Denselben Effekt erzielen Sie allerdings auch, wenn Sie die Menge des Vollkorngetreides stark reduzieren oder anstelle dessen Kartoffeln, Weißmehlprodukte oder geschälten Reis essen. Denn diese Nahrungsmittel verursachen erfahrungsgemäß deutlich weniger Magen-Darm-Beschwerden, wenn sie mit größeren Mengen an Fleisch, Wurst, Fisch oder Eiern zusammen gegessen werden. Wirklich gesund sind solche Kombinationen wegen ihrer mehr oder weniger säurebildenden Eigenschaften *(siehe Kapitel 8)* jedoch nicht!

Größere Mengen an Fleisch, Fisch oder Eiern werden somit am besten verdaut, wenn man dazu nur Salate und Gemüse oder Obst isst.

Grundsätzlich lassen sich daher alle Lebensmittel aus derselben Lebensmittelgruppe – mit Ausnahme des rohen Getreides und der rohen Nüsse und Ölsamen – immer in einer Mahlzeit miteinander kombinieren, da sie demselben Verdauungsprozess unterliegen. Öle und Fette und alle Lebensmittel, die ich in die Mitte des Tisches platziert habe *(siehe Grafik zu Beginn dieses Kapitels)*, gelten diesbezüglich als neutral und können problemlos dazu kombiniert werden.

2. Kombinationsregel

Die zweite wichtige Kombinationsregel besagt, dass sich größere Mengen an komplexen Kohlenhydraten nicht mit Fruchtsäuren zusammmen in einer Mahlzeit vertragen.

Das heißt, dass man generell keine sauren Früchte oder Fruchtsäfte mit Getreide, Maronen, Kartoffeln, Gemüse und mit den kohlenhydratreichen Hülsenfrüchten in einer Mahlzeit kombinieren sollte. Bei diesen Kombinationen kann es im Magen-Darm-Trakt, ebenso wie bei der Kombination von relativ viel komplexen Kohlenhydraten mit viel Eiweiß, erfahrungsgemäß zu entsprechend hohen bioelektrischen Spannungen und zu stärkeren Darmflorastörungen mit all ihren Folgesymptomen kommen *(siehe Kapitel 9 und 17)*. **Dies betrifft selbstverständlich auch sämtliche Mischungen von Obst- und Gemüsesäften – daher Vorsicht vor entsprechenden Produkten!**

Fruchtsäurearme Früchte, wie zum Beispiel Bananen, Feigen oder Datteln, vertragen sich schon eher mit Getreide, Kartoffeln oder Gemüse in einer Mahlzeit. Oliven und Avocados passen hingegen hervorragend zu diesen kohlenhydratreichen Lebensmitteln.

Es gibt zwar auch einige Gemüsesorten, wie zum Beispiel Tomaten, Paprikafrüchte oder Blumenkohl, die relativ viele Fruchtsäuren enthalten, jedoch lassen sich diese problemlos mit erhitztem Getreide oder Kartoffeln kombinieren. Die einzige Ausnahme bildet Rhabarber, der so viele Fruchtsäuren enthält, dass man ihn keinesfalls zusammen mit gekochtem oder gebackenem Vollkorngetreide beziehungsweise erhitzten getreideähnlichen Samen, Maronen, Kartoffeln oder anderem Gemüse essen sollte.

Rohes Getreide sollte hingegen sowohl im ungekeimten als auch im angekeimten Zustand, wenn überhaupt, nur mit den fruchtsäureärmeren Gemüssorten, wie Gurke oder Chinakohl, zusammen gegessen werden. Isst man das ausgesprochen lebensenergiereiche rohe, angekeimte Getreide zum Beispiel mit den fruchsäurereicheren Tomaten oder Paprikafrüchten zusammen, dann kann es dadurch ebenfalls zu bioelektrischen Spannungen im Verdauungstrakt und auch zu Darmflorastörungen kommen.

Verwenden Sie zum Anmachen von Salaten daher niemals Zitronensaft, sondern ausschließlich Essig.

Alle Essigsorten, wie Obst-, Wein- oder Branntweinessig, vertragen sich sogar mit dem erhitzten Getreide in einer Mahlzeit. Allerdings erhöht Essig auch den Säuregehalt des Magens, weshalb man ihn zusammen mit Getreide nicht übermäßig verzehren sollte, weil das Ptyalin sonst schneller inaktiviert wird. Menschen mit einer schwachen Magensäurebildung können Essig jedoch auch ganz bewusst einsetzen, da er die fehlende Magensäure teilweise ersetzt.

Weil durch das Erhitzen von Obst und Gemüse immer ein Teil der Fruchtsäuren zerstört wird, nimmt die Verträglichkeit von erhitzten säurehaltigen Früchten mit komplexen Kohlenhydraten zu.

Besonders saure Früchte, wie zum Beispiel Zwetschgen, Johannisbeeren oder Zitrusfrüchte, aber auch die meisten Apfelsorten und natürlich Rhabarber, vertragen sich jedoch auch im erhitzten Zustand nicht mit Vollkorngetreide, weshalb ein Zwetschgen- oder Rhabarberkuchen mit Vollkorngetreide oder ein Vollkornbrot mit Johannisbeermarmelade starke Störungen im Verdauungstrakt und Körper hervorrufen kann.

Weißmehl oder geschälter Reis vertragen sich schon besser mit sauren Früchten als Vollkorngetreide. Daher bereitet ein Weißmehlkuchen mit sauren Äpfeln oder Zwetschgen weniger Probleme im Verdauungstrakt als derselbe Kuchen mit Vollkornmehl, vorausgesetzt, er enthält keinen raffinierten Zucker. **Dennoch empfehle ich Ihnen, auch diese Kombinationen eher zu meiden, da sie keinesfalls optimal für unsere Darmflora sind und meistens auch entsprechende Störungen und Beschwerden verursachen.**

Saures Obst lässt sich hingegen ebenso wie süßes Obst hervorragend mit den eiweiß- und fettreichen Lebensmitteln der zweiten Gruppe kombinieren. Es harmoniert daher auf ideale Art und Weise mit allen Nüssen und Ölsamen und mit Fleisch, Fisch und Eiern. Aber auch mit Milchprodukten verträgt es sich relativ gut, vor allem mit Quark und Käse.

3. Kombinationsregel

In der dritten Regel kommen eher die feinstofflichen Energien zum Ausdruck. **Je lebensenergiereicher ein Lebensmittel ist und je mehr Aufbaukräfte es enthält, umso schlechter lässt es sich mit anderen Nahrungsmitteln kombinieren.**

Dazu zählen in erster Linie alle rohen Nüsse und Ölsamen und alle rohen Getreidesorten sowie getreideähnlichen Samen im angekeimten Zustand. Für diese Lebensmittel gibt es daher nur ein paar mehr oder weniger gute Kombinationsmöglichkeiten:

- rohe Nüsse und Ölsamen für sich allein
- rohe Nüsse und Ölsamen mit Obst
- rohe Nüsse und Ölsamen mit Gemüse
- rohes, angekeimtes Getreide für sich allein
- rohes, angekeimtes Getreide mit Olivenöl

Grundsätzlich kann man zu rohen Nüssen und Ölsamen zwar auch ungesalzene Milchprodukte, wie Milch, Joghurt oder Quark, essen, jedoch ist diese Kombination erfahrungsgemäß nicht optimal und kann je nach der verzehrten Menge bereits zu leichten Magen-Darm-Störungen führen. Dies betrifft natürlich auch alle Müslis, in denen rohe Nüsse oder Ölsamen mit Milch, Joghurt oder Quark zusammen gegessen werden.

Das Erhitzen dieser Lebensmittel verringert ihre Lebensenergien hingegen so stark, dass sie sich dadurch wesentlich besser mit anderen Lebensmitteln kombinieren lassen. Auf eine harmonische Zusammenstellung der Nahrung sollte man aber dennoch achten.

WICHTIGER HINWEIS

Rohe Nüsse und Ölsamen (Mandeln, Haselnüsse, Sonnenblumenkerne, Sesamsamen, Macadamianüsse, Paranüsse etc.) sowie deren rohe Nussmuse und rohe, angekeimte Getreidesorten sind die lebensenergie- und vitalstoffreichsten Lebensmittel in der menschlichen Nahrung. Gleichzeitig gehören sie jedoch zu denjenigen Lebensmitteln, die sich aufgrund bestimmter feinstofflicher Energien, wie den Aufbauenergien *(siehe Kapitel 6)* und den Yin-Yang-Energien *(ausführlich in Kapitel 13)*, stark voneinander unterscheiden. Wegen dieser starken Polarität vertragen sie sich nicht gemeinsam im Magen-Darm-Trakt. Erfahrungsgemäß kommt es auch dann zu mehr oder weniger starken bioelektrischen Spannungen mit Darmflorastörungen und Darmpilzen, wenn man sie in aufeinander folgenden Mahlzeiten mit normal großem Abstand von vier bis sechs Stunden verzehrt. **Es empfiehlt sich daher, rohe Nüsse oder Ölsamen und rohes, angekeimtes Getreide niemals am selben Tag zu essen.** Zumindest sollte immer eine „Puffermahlzeit" dazwischen liegen.

Wenn Sie zum Beispiel morgens rohe Nüsse mit Früchten essen möchten, sollten Sie am Abend zuvor auf keinen Fall angekeimtes Getreide mit oder ohne Olivenöl gegessen haben. Wollen Sie dennoch diese beiden Lebensmittelgruppen ohne Zwischenmahlzeit in direkter Folge verzehren, sollten mindestens 15 Stunden dazwischen liegen. In diesem Fall isst man dann abends die eine Mahlzeit und erst gegen Mittag des nächsten Tages die andere.

4. Kombinationsregel

Salz ist zwar lebensnotwendig, jedoch verträgt es sich im Verdauungstrakt nicht zusammen mit <u>rohem</u> Getreide oder <u>rohen</u> Nüssen und Ölsamen. Erfahrungsgemäß kann es im Verdauungstrakt dadurch zu mehr oder weniger starken bioelektrischen Spannungen und zu leichten bis schweren Darmflorastörungen und Pilzerkrankungen kommen.

Diese Kombinationsregel betrifft jedoch nicht nur das Kochsalz, Meersalz, unraffinierte Steinsalz und Kristallsalz, sondern alle anorganischen Mineralsalze. Dazu gehören vor allem sämtliche Mineralwässer mit einem Mineralgehalt von mehr als 250 Milligramm (mg) pro Liter sowie alle anorganischen Mineralsalzpulver und -präparate, wie zum Beispiel Natron.

- <u>Rohe</u> Nüsse und Ölsamen und <u>rohes</u> Getreide vertragen sich also nicht mit Salz und anderen anorganischen Salzen in einer Mahlzeit.
- <u>Rohes</u> Getreide isst man daher am besten für sich allein oder zusammen mit kaltgepresstem Olivenöl. Die optimale Ergänzung von <u>rohen</u> Nüsse und Ölsamen ist Obst und an zweiter Stelle Gemüse.

Die große Bedeutung der Wartezeiten

Damit es nicht zu den kombinationsbedingten Magen-Darm-Beschwerden kommt, ist es ausgesprochen wichtig, dass der Magen wieder vollkommen leer ist, bevor man eine Mahlzeit zu sich nimmt, die sich nicht mit der vorigen verträgt. Dazu muss man die Verweildauer der einzelnen Lebensmittel und deren verschiedene Kombinationen im Magen kennen *(siehe hierzu „Die Verweildauer der Nahrung im Magen" im nachfolgenden Kasten und das nächste Unterkapitel „Mindestwartezeiten nach rohen Nüssen und Samen").*

Wer zum Beispiel morgens Nüsse mit (sauren) Früchten isst und mittags eine Getreidemahlzeit (Teigwaren, Bratlinge, Pizza, Brot etc.) mit Gemüse zu sich nehmen möchte, die auch Salz enthält, sollte wissen, wie lange die verzehrte Nussmenge mit dem Obst im Magen verdaut wird, damit die beiden Mahlzeiten weder im Magen noch im oberen Dünndarm aufeinander stoßen. Einerseits vertragen sich ja rohe Nüsse nicht mit Salz *(siehe 4. Kombinationsregel)* und andererseits auch die sauren Früchte nicht mit Getreide *(siehe 2. Kombinationsregel).*

Ein anderes wichtiges Beispiel betrifft das Thema **Fruchtsäfte.** Wässrige Fruchtsäfte werden normalerweise sehr schnell im Magen verdaut, weshalb dieser in der Regel nach ein bis zwei Gläsern (= 0,2 bis 0,5 l) innerhalb von 20 bis 30 Minuten wieder leer ist – vorausgesetzt, man hat den Saft auf leeren Magen getrunken. Da sich nun Getreide und Gemüse in jeglicher Form und Verarbeitung nicht mit sauren Früchten und deren Säften im Magen-Darm-Trakt vertragen, sollte man diese Lebensmittel keinesfalls zu oder zwischen solchen Mahlzeiten zu sich nehmen, die Getreide, Kartoffeln, Gemüse oder Maronen enthalten *(siehe 2. Kombinationsregel)*.

Das bedeutet also einerseits, dass man nicht nur auf den (sauren) Apfel oder die Apfelsine als Dessert nach einer Brotzeit, Pizza oder einem Nudelgericht verzichten sollte, sondern dass man auch nach oder zwischen solchen Mahlzeiten zum Beispiel **keine Apfelschorle** trinkt. **Die fruchtsäurearmen Bananen, Birnen, Feigen oder Datteln eignen sich als Nachtisch oder Zwischenmahlzeit dann schon eher** *(siehe die fruchtsäurearmen Früchte auf Seite 191)*. Als Säfte, auch in verdünnter Form, bieten sich dann ausschließlich solche aus fruchtsäurearmen Obstsorten an, wie zum Beispiel Birnen-, Mango- oder Bananensaft. Ebenso sollte man auch keinen Orangen- oder Apfelsaft zum Frühstück trinken, das Getreide oder deren Produkte (Brot, Flocken etc.) enthält. Am besten trinkt man ihn auf nüchternen beziehungsweise leeren Magen mindestens 20 bis 30 Minuten vor einem solchen Frühstück.

Besteht das Frühstück hingegen nur aus verschiedenen Nüssen, Ölsamen und Obstsorten oder aus Quark oder Joghurt mit Obst, kann man selbstverständlich auch einen Fruchtsaft dazu trinken.

Grundsätzlich kann man natürlich auch immer dann saure Früchte und deren Säfte zu sich nehmen, wenn der Magen wieder leer ist. Weil dies jedoch vor allem bei Kindern meistens nur morgens der Fall ist, empfehle ich, auf saure Früchte und Obstsäfte als Zwischenmahlzeit und Durstlöscher besser zu verzichten – auch dann, wenn man sie mit Wasser verdünnt. Dies geht, wie gesagt, nur, wenn sich die Früchte beziehungsweise Fruchtsäfte mit den davor aufgenommenen Lebensmitteln vertragen.

Ein relativ häufig vorkommender Ernährungsfehler ist neben den Kombinationsfehlern mit sauren Früchten und deren Säften der Verzehr von rohen Nüssen oder Ölsamen, zum Beispiel in Form von Studentenfutter, ein bis vier Stunden nach einer normalen Mahlzeit, die Salz enthält. Je nachdem, was und wie viel man nämlich gegessen hat, ist der Magen in der Regel ein bis vier Stunden später noch keinesfalls leer. Hat man zum Beispiel am Abend Brot und Käse gegessen, dann kommt es nach dem Verzehr der rohen Nüsse und Ölsamen im Magen-Darm-Trakt zu relativ starken Störungen, die sich sehr unangenehm im gesamten Körper auswirken können *(siehe die 4. Kombinationsregel)*. Man sollte sich dann nicht wundern, wenn man am nächsten Morgen mit Nackenverspannungen, Rückenbeschwerden, Kopfschmerzen oder zumindest mit mehr oder weniger starkem Zerschlagenheitsgefühl aufwacht *(mehr zu den Folgen und Symptomen solcher Ernährungsfehler in Kapitel 17)*.

Geröstete und in Brot oder Kuchen verbackene Nüsse und Ölsamen, wie zum Beispiel geröstete Erdnüsse oder Pistazienkerne und Walnuss- oder Sonnenblumenbrot, betrifft das natürlich nicht. Denn diese vertragen sich ohne weiteres mit Salz im Magen-Darm-Trakt. In der Regel werden diese Produkte ja auch im gesalzenen Zustand verkauft, es sei denn, man kauft zum Beispiel geröstete Erdnüsse in der Schale.

Da sich rohe Nüsse und Ölsamen, saure Früchte und das rohe, angekeimte und ungekeimte Getreide relativ schlecht in einen konventionellen Ernährungsalltag integrieren lassen, empfiehlt es sich, diese Lebensmittel ausschließlich morgens zum Frühstück zu essen und danach die entsprechenden Wartezeiten zur nächsten Mahlzeit einzuhalten.

Isst man daher morgens zum Beispiel Nüsse mit Früchten im Sinne der zweiten oder dritten Trennkoststufe *(die drei Trennkoststufen werden nachfolgend erklärt)*, kann man als Zwischenmahlzeit durchaus noch etwas Obst oder auch Fruchtsäfte zu sich nehmen. Die Wartezeit zur nächsten Mahlzeit verlängert sich dadurch nur unwesentlich.

Wer sich nach dem Verzehr von rohen Nüssen und Ölsamen mit oder ohne Früchten nicht ganz sicher ist, ob der Magen nach der entsprechenden Wartezeit wieder leer ist, kann den Magen auch von den möglicherweise noch vorhandenen Speiseresten mit einem oder zwei Gläsern Wasser oder Kräutertee wieder „freispülen". 20 bis 30 Minuten später kann man dann die nächste Mahlzeit zu sich nehmen.

Wie wichtig diese vier Kombinationsregeln und die Einhaltung der Wartezeiten sind, zeigt sich unter anderem auch im Bereich des Bewegungsapparates. So konnten wir in unserer Praxis allein durch diese Ernährungsratschläge schon viele Patienten, insbesondere Sportler und ältere Menschen, von chronischen Muskel- und Gelenkbeschwerden befreien. Wie diese Symptome infolge von Ernährungsfehlern entstehen und warum eine gesündere Ernährung zur Heilung derselben beiträgt, habe ich ausführlich in Kapitel 17 erklärt.

Die Verweildauer der Nahrung im Magen

Die Verweildauer der einzelnen Lebensmittel und Nahrungskombinationen im Magen kann sehr unterschiedlich sein. Sie orientiert sich einerseits an der Art und Menge der Nahrung, andererseits hängt sie aber auch von der Verdauungskraft ab *(siehe auch den Absatz „Die Verweildauer der Nahrung im Magen ...“ in Kapitel 18, Seite 372).* Der natürliche Hunger ist daher beim gesunden Menschen eines der besten Zeichen dafür, dass der Magen wieder leer ist.

Grundsätzlich bleiben Kohlenhydrate am kürzesten im Magen liegen, da der Magen nur Eiweiße und geringe Mengen an Fetten *(siehe Fußnote 53 auf Seite 293)* verdaut. Eiweißhaltige Lebensmittel bleiben daher schon länger im Magen. Am längsten ist jedoch die Verweildauer für Fett im Magen, zumal die meisten fettreichen Lebensmittel ebenfalls mehr oder weniger Eiweiß enthalten.

Frisches Obst, das überwiegend aus Wasser und Einfachzuckern besteht, hat generell die kürzeste Verweildauer im Magen. Je nach der verzehrten Menge ist der Magen bereits nach 20 bis 60 Minuten wieder leer – vorausgesetzt, der Magen war vor dem Essen leer und man hat das Obst ausschließlich für sich allein gegessen. Dabei bleiben Bananen etwas länger im Magen als die wässrigen Obstsorten. Dasselbe trifft auch auf Trockenfrüchte zu. Auf nüchternen Magen getrunkene **Fruchtsäfte** haben diesen ebenfalls nach 20 bis 30 Minuten wieder verlassen.

Essen Sie nur **Gemüse** ohne irgendwelche Zutaten, wird es fast ebenso schnell im Magen verdaut wie Obst. Sobald Sie jedoch etwas Öl hinzufügen, verlängert sich die Verweildauer bereits ein wenig. Für einen gemischten Salat aus verschiedenen Salat- und Gemüsesorten ohne Öl sollte man ungefähr mit einer Verdauungszeit im Magen von einer Stunde rechnen. Mit Öl kann er hingegen auch bis zu zwei oder sogar drei Stunden im Magen verdaut werden, insbesondere dann, wenn man neben kohlenhydratreicheren Wurzeln, wie Karotten, auch Oliven dazu isst.

Ein bis zwei für sich allein gegessene **Avocados** können den Magen aufgrund ihres Fettgehaltes ungefähr ein bis zwei Stunden füllen.

Ein nicht allzu großes **Frühstücksmüsli** aus zirka 50 Gramm Getreideflocken, etwas fruchtsäurearmem Obst, ein paar Nüssen und vielleicht 200 ml Milch, Joghurt oder etwas Sahne wird nicht länger als drei bis vier Stunden im Magen verdaut *(mehr zum Thema Müsli auf Seite 208).*

Eine reine **Getreide-Gemüse-Mahlzeit** ohne Fett kann den Magen zwar schon nach drei bis vier Stunden wieder verlassen haben; je mehr Öl oder Fett diese Kombination jedoch enthält, desto länger bleibt sie im Magen. Das kann bei größeren Portionen dann auch bis zu fünf oder sechs Stunden sein.

Eiweißreiche Mahlzeiten mit Fleisch, Fisch, Eiern, Milchprodukten, Nüssen, Ölsamen oder Hülsenfrüchten brauchen ebenfalls drei bis sechs Stunden, um im Magen verdaut zu werden. Immer ist natürlich die Gesamtmenge für die Verweildauer beziehungsweise Verdauungszeit entscheidend.

Grundsätzlich liegen **Mischkostmahlzeiten** länger im Magen als entsprechend kalorienreiche (joulereiche) Trennkostkombinationen.

Mindestwartezeiten
nach rohen Nüssen und Samen

Isst man ausschließlich **rohe Nüsse oder Ölsamen mit oder ohne Früchten,** orientiert sich die Verweildauer der Nahrung im Magen vor allem an der verzehrten Nuss- und Ölsamenmenge. Die Fruchtmenge ist dabei von geringerer Bedeutung. Die Abstände zu einer anderen Mahlzeit, die Salz, Getreide oder Gemüse enthält, sollten dabei folgende Wartezeiten nicht unterschreiten:

– nach   10 Gramm Nüssen oder Ölsamen: 45 Minuten
– nach   25 Gramm Nüssen oder Ölsamen: 1½ Stunden
– nach   50 Gramm Nüssen oder Ölsamen: 2½ Stunden
– nach   75 Gramm Nüssen oder Ölsamen: 3½ bis 4 Stunden
– nach 100 Gramm Nüssen oder Ölsamen: 4½ bis 5 Stunden
– nach 125 Gramm Nüssen oder Ölsamen: 5 bis 5½ Stunden
– nach 150 Gramm Nüssen oder Ölsamen: 5½ bis 6 Stunden

Grundsätzlich beginnt die Wartezeit immer erst dann, wenn der letzte Bissen der Mahlzeit hinuntergeschluckt wurde.

Da sich **rohes, angekeimtes und ungekeimtes Getreide** ebenso wenig wie die rohen Nüsse und Ölsamen mit Salz und den meisten anderen Lebensmitteln gemeinsam im Magen-Darm-Trakt verträgt, sollte man auch nach dem Verzehr dieser Lebensmittel entsprechende Abstände zu anderen Mahlzeiten einhalten. Folgende Wartezeiten sollten dabei nicht unterschritten werden:

– nach   10 Gramm rohem Getreide ohne Öl: 45 Minuten
– nach   25 Gramm rohem Getreide ohne Öl: 1 Stunde
– nach   50 Gramm rohem Getreide ohne Öl: 2 bis 2½ Stunden
– nach   75 Gramm rohem Getreide ohne Öl: 3 bis 3½ Stunden
– nach 100 Gramm rohem Getreide ohne Öl: 4 bis 4½ Stunden
– nach 150 Gramm rohem Getreide ohne Öl: 5 Stunden
– nach 180 Gramm rohem Getreide ohne Öl: 5½ Stunden
– nach   10 Gramm rohem Getreide mit etwas Öl: 1 Stunde
– nach   25 Gramm rohem Getreide mit etwas Öl: 1½ Stunden
– nach   50 Gramm rohem Getreide mit ca. 25 ml Öl: 3 Stunden
– nach   75 Gramm rohem Getreide mit ca. 35 ml Öl: 4 bis 4½ Stunden
– nach 100 Gramm rohem Getreide mit ca. 50 ml Öl: 5 bis 5½ Stunden
– nach 150 Gramm rohem Getreide mit ca. 75 ml Öl: 6 Stunden
– nach 180 Gramm rohem Getreide mit ca. 90 ml Öl: 6½ Stunden

Auch hier beginnen die Wartezeiten immer erst dann, wenn der letzte Bissen der Mahlzeit hinuntergeschluckt wurde. Zwar ist der Magen nach dem Verzehr von 75 bis 180 Gramm Getreide ohne Öl meistens schon eine halbe bis eine Stunde früher wieder leer, aus Sicherheitsgründen habe ich die Wartezeiten jedoch ein wenig verlängert.

Alle in der Liste angegebenen Getreidemengen beziehen sich immer auf getrocknete Getreidekörner und deren Produkte, wie zum Beispiel an der Sonne getrocknetes Fladenbrot aus angekeimtem Getreide. Im frisch angekeimten, ungetrockneten Zustand können alle Mengenangaben für das Getreide grundsätzlich verdoppelt werden.

Die drei Trennkoststufen im Überblick

Bei der genauen Besprechung der Trennkost unterscheide ich drei Trennkoststufen, bei der jede Stufe eine Steigerung der vorigen darstellt.

Die erste Trennkoststufe eignet sich vor allem für die allgemeine Familien- und Kinderernährung und für „Anfänger", die ihre Ernährung langsam umstellen wollen. Wir haben mit diesen Ernährungsempfehlungen ausgesprochen gute Erfahrungen gemacht, vor allem, weil sie sich in jeder Küche leicht anwenden lassen.

Die zweite Trennkoststufe ist schon eher etwas für „Fortgeschrittene". Sie setzt bereits ein größeres Mitdenken in dieser Ernährungsweise voraus. Außerdem entgiftet sie den Körper mehr als die Kombinationen der ersten Stufe, weshalb man sich nach solchen Mahlzeiten vorübergehend etwas unwohl fühlen kann *(ausführlicher behandelt in den Kapiteln 19 bis 21)*. Da in dieser Trennkoststufe in der Regel nur noch ausgesprochen harmonische Kombinationen zur Anwendung kommen, eignet sie sich natürlich nicht für Menschen, denen es schwer fällt, mit nur wenig verschiedenen Lebensmitteln in einer Mahlzeit zufrieden zu sein. Vielen Kindern gefallen diese natürlichen Kombinationen hingegen ausgesprochen gut, zumal wir beobachtet haben, dass sie häufig einfachen Mahlzeiten mit gut kombinierten Lebensmitteln instinktiv den Vorzug vor der Mischkost geben.

Die dritte Trennkoststufe entspricht der höchsten Stufe der menschlichen Ernährung mit rohen Früchten, rohen Nüssen und Ölsamen und dem rohen, angekeimten Getreide mit oder ohne sortenreinem Olivenöl. Sie kann den Körper von allen Schlacken und Umweltgiften befreien und übt eine optimale Aktivierung auf den gesamten Stoffwechsel, die Funktionen der Verdauungsorgane und auf alle Hormondrüsen aus. Da für die praktische Anwendung und wegen ihrer starken Entgiftungskraft einiges an Hintergrundwissen notwendig ist, bespreche ich diese Stufe ausführlich in den Kapiteln 18 bis 21.

1. Trennkoststufe

Kehren wir zurück zu unserem Tisch, auf dem die fünf Schalen stehen *(siehe Grafik am Anfang des Kapitels)*. Im Prinzip können Sie in dieser ersten Trennkoststufe unter Berücksichtigung der vier Kombinationsregeln alle Lebensmittel dieser Schalen mit denen aus den Nachbarschalen kombinieren. Die Lebensmittel in den gegenüberliegenden Schalen sind jedoch mit Ausnahme der Kombination von fruchtsäurearmen Früchten mit Gemüse und Kartoffeln schon schwerer kombinierbar.

Die Lebensmittel in der Mitte der vier Schalen gelten in dieser Trennkoststufe als mehr oder weniger neutral und können daher zusammen mit fast allen Lebensmitteln gegessen werden.

Getreide und die getreideähnlichen Samen lassen sich im erhitzten Zustand hervorragend mit Kartoffeln und mit allen rohen und erhitzten Gemüse- und Salatsorten kombinieren. Botanisch betrachtet gehören Avocados und Oliven zwar zu den Früchten, da sie jedoch überwiegend Fett und kaum Fruchtsäuren enthalten, kann man sie ebenso gut zum erhitzten Getreide essen wie das Gemüse. Zusammen mit pflanzlichen Ölen, Butter oder Sahne, etwas Essig, Salz, Gewürzen und Kräutern können Sie aus diesen Lebensmitteln einfache, aber sehr schmackhafte und gesunde Mahlzeiten zubereiten.

Will man das Getreideeiweiß, das ja durch das Gemüseeiweiß schon eine geringe Aufwertung erfährt, noch zusätzlich aufwerten *(siehe Kapitel 10)*, kann man zu diesen Mahlzeiten eine kleine Menge an Joghurt, Quark, Käse oder Tofu, aber auch an Fleisch, Fisch oder Eiern ergänzen. Die Menge von

- 250 ml Milch, Dickmilch, Joghurt oder Kefir,
- 200 ml Sojamilch,
- 100 g Quark oder Tofu,
- 100 g Nährhefepastete,
- 50 g **erhitzten** Nüssen oder Ölsamen, Käse, Fleisch oder Fisch
- oder einem Hühnerei

sollte bei einer erwachsenen Person jedoch nicht überschritten werden, da der Trennkosteffekt sonst völlig verloren geht. Bei Kindern berechnet man je nach Alter und Körpergröße entsprechend weniger. Die zunehmende Müdigkeit und eventuelle Magen-Darm-Beschwerden nach einer solchen Mahlzeit sind die ersten Warnsignale für ein Überschreiten der individuellen Grenzen.

Zur Aufwertung des Getreideeiweißes eignen sich Nüsse und Ölsamen allerdings nicht so gut wie die anderen aufgeführten Lebensmittel, da diese beiden Lebensmittelgruppen eine ähnliche Zusammensetzung der Aminosäuren haben und eine gegenseitige Eiweißaufwertung daher kaum stattfindet *(siehe auch „Vorsicht vor einem Eiweißmangel", Seite 177).*

Eier sollte man so wenig wie möglich mit Vollkorngetreide verbacken, da die Speisen dadurch schwerer verdaulich werden. Als Alternative kann man etwas Quark verwenden, auch wenn das Getreide (Bratlinge etc.) oder der Teig dadurch nicht ganz so gut zusammenhält.

Optimale Kochzeiten für Getreide und Hülsenfrüchte

Damit Getreide und Hülsenfrüchte nicht nur aufgeschlossen *(siehe die Kapitel 5 und 6)*, sondern auch mit Salz und anderen anorganischen Mineralstoffen (z. B. Natron- oder Dolomitpräparate) gut im Magen-Darm-Trakt verträglich sind *(siehe Kapitel 3)*, sollten sie lange genug erhitzt werden. Dabei ist Kochen die schonendste Methode, da beim Rösten und Backen infolge der höheren Temperaturen von bis zu 200°C deutlich mehr giftige Substanzen entstehen *(siehe auch das Thema „Acrylamid" in Kapitel 10)*. Andererseits sollte Getreide auch nicht zu gering erhitzt werden. Denn wenn zum Beispiel Brot nicht lange genug oder bei relativ niedrigen Temperaturen von nur 70 bis 80°C gebacken wird, verträgt es sich nicht mit Salz in einer Mahlzeit, wodurch mehr oder weniger starke Magen-Darm-Beschwerden und eine Menge Folgesymptome entstehen können (Muskel- und Gelenkbeschwerden, Kopfschmerzen etc., *siehe Kapitel 17*). **Brot und Semmeln sollten daher immer traditionell bei entsprechend hohen Temperaturen von zirka 160 bis 180°C gebacken werden. Nur so wird auch im Brotinneren eine Kerntemperatur von mindestens 90°C erreicht, wodurch es mit Salz verträglich wird.** Wer hingegen kein Salz zum Brot isst und mineralarmes Wasser dazu trinkt, kann das Getreide selbstverständlich auch bei niedrigen Temperaturen oder gar nicht erhitzen. Allerdings wird es dadurch nicht optimal aufgeschlossen, es sei denn, das Getreide wurde vor dem Backen beziehungsweise dem Verzehr angekeimt.

Um die Kochzeiten von ganzen Hülsenfrüchten und größeren, harten Getreidesorten (Weizen, Roggen, Dinkel, Gerste etc.) zu verringern, sollten sie zuvor lange genug (harte Getreidesorten zirka 8 Stunden, größere Hülsenfrüchte bis zu 12 Stunden) in Wasser eingeweicht werden.

Optimale Kochzeiten:
- fein gemahlenes Getreidemehl für Brei: 15 bis 20 Minuten *(Getreidebrei richtig kochen, siehe Kapitel 22, Seite 503)*
- Instantflocken: 10 bis 20 Minuten

- Getreideschrot für groben Brei: je nach Getreidesorte und Größe des Getreideschrotes zwischen 30 und 45 Minuten
- größere Getreideflocken (Hafer, Gerste, Weizen): ca. 30 Minuten
- Vollkornnudeln (Spaghetti, Spätzle, Spiralen, Makkaroni etc.): ca. 20 bis 25 Minuten – bitte nicht nur 10 Minuten kochen, da sie sonst nicht richtig aufgeschlossen sind!
- dünne bzw. kleine Suppennudeln: ca. 10 bis 15 Minuten
- uneingeweichter Vollkornreis: ca. 45 bis 60 Minuten
- ganze, eingeweichte Getreidekörner (Weizen, Dinkel etc.): ca. 45 Minuten
- uneingeweichtes Quinoa: ca. 20 bis 30 Minuten
- uneingeweichte Hirse: ca. 20 bis 30 Minuten
- Hirseflocken: ca. 20 Minuten
- ganze, geschälte Linsen: ca. 15 bis 20 Minuten
- ganze, ungeschälte Linsen: ca. 45 Minuten
- ganze, eingeweichte Erbsen: ca. 60 Minuten
- ganze, eingeweichte Bohnen: je nach Größe zwischen 45 und 90 Minuten
- ganze, eingeweichte Kichererbsen: mindestens eine Stunde
- gesprosste Hülsenfrüchte (Mungbohnen, Linsen etc.): ca. 10 Minuten dünsten oder kochen *(über Sprossen und Keime, siehe Seite 214)*

Sie können natürlich auch **Müslis** aus Getreideflocken mit süßen, fruchtsäurearmen Obstsorten, geringen Mengen an Nüssen oder Ölsamen und süßer Sahne, Milch oder Joghurt essen. Je mehr Milchprodukte, Nüsse oder Ölsamen Sie jedoch mit dem Getreide kombinieren, umso weniger handelt es sich dabei um eine Trennkostmahlzeit *(siehe auch das Thema „Frischkornbrei" weiter unten)*.

Bitte beachten Sie bei der Zubereitung eines Müslis,
- dass süße Sahne mit einem Fettgehalt von 30 % zirka 2,4 % Milcheiweiß enthält. Vollmilch enthält 3,3 % Milcheiweiß.
- dass sich saure Früchte nicht mit den Vollkorngetreideflocken in einer Mahlzeit vertragen. Meiden Sie daher auch Äpfel oder Zitronensaft im Müsli. Ihr Verdauungstrakt wird es Ihnen danken!
- dass es sich bei allen Getreideflocken um kein aufgeschlossenes Getreide handelt, da die rohen Getreidekörner vor dem Walzen entweder gar nicht oder nur kurz mit Wasserdampf behandelt werden. Aber auch wenn die Flocken zuvor erhitzt wurden, sind sie noch so roh, dass sie sich nicht mit Salz in einer Mahlzeit vertragen. Außerdem sind die Aufbaukräfte von erhitzten Getreideflocken nur geringfügig stärker als von rohen, ungekeimten Getreidekörnern *(siehe Kapitel 6)*.

• dass sich neben den Getreideflocken auch **rohe** Nüsse und Ölsamen nicht mit Salz und anderen anorganischen Salzen zusammen in einer Mahlzeit vertragen. Essen Sie daher kein salzhaltiges Brot oder andere gesalzene Nahrungsmittel direkt vor oder nach einem solchen Müsli.

Als Getränk sollten Sie mineralarmes Wasser bevorzugen, woraus Sie natürlich auch Tee bereiten können. Aber bitte keinen (fruchtsäurehaltigen) Früchtetee!

Der Abstand zwischen dem Verzehr eines Müslis und einer salzhaltigen Speise sollte so groß sein, dass der Magen nach der Müslimahlzeit wieder leer ist. Das gilt natürlich auch dann, wenn Sie zuvor etwas Salziges oder saure Früchte gegessen haben und anschließend ein Müsli essen wollen *(siehe hierzu „Die Verweildauer der Nahrung im Magen" im Kasten auf Seite 202)!*

Gebackene Müslimischungen, wie zum Beispiel „Crunchy", vertragen sich daher deutlich besser mit Salz in einer Mahlzeit und sind auch leichter verdaulich. Die allgemeine Vitalität und der Nährstoffgehalt solcher Produkte nehmen durch das Erhitzen hingegen ab.

Den klassischen **Frischkornbrei** aus geschrotetem und in Wasser eingeweichtem rohen Getreide mit Obst, Nüssen und Ölsamen und eventuell ein wenig Sahne, Honig oder Vollrohrzucker kann ich Ihnen nicht empfehlen, da es außer Olivenöl kein anderes Lebensmittel gibt, das sich optimal mit dem rohen Getreide in einer Mahlzeit verträgt. Zum einen besitzt das rohe, ungekeimte Getreide kaum Aktivierungsenergien für den Menschen *(siehe Seite 98)* und zum anderen können durch solche Kombinationen Verdauungsbeschwerden und stärkere Darmflorastörungen entstehen, vor allem dann, wenn man zum Vollkorngetreide Zitronensaft oder andere saure Früchte isst *(siehe 2. Kombinationsregel)*.

Wenn Sie dennoch einen Frischkornbrei essen möchten, empfehle ich Ihnen, das Getreide entweder für sich allein oder mit etwas Olivenöl zusammen zu essen oder Sie kombinieren es ausschließlich mit fruchtsäurearmen Obstsorten *(Auflistung siehe Seite 191)*, wie Bananen, Feigen oder Datteln, und süßen den Brei mit etwas Honig. Grundsätzlich kann man außer Olivenöl zum rohen Getreide zwar auch andere Ölsorten, wie zum Beispiel Sonnenblumenöl, Sesamöl und Distelöl, ergänzen, aus bestimmten Gründen, auf die ich ausführlich im Folgebuch von „Gesund und allergiefrei" eingehe, eignet sich dafür aber am besten das sortenreine Olivenöl. Da Milchprodukte sowie alle Nüsse und Ölsamen erfahrungsgemäß nicht besonders gut mit rohem Getreide zusammenpassen, sollte man diese Lebensmittel, wenn überhaupt, nur in geringen Mengen einem Frischkornbrei oder Müsli hinzufügen *(siehe auch das Thema „Müsli" weiter oben)*.

Auch wenn ein Flockenmüsli und der Frischkornbrei keine optimale Nahrung für uns darstellen, bin ich dennoch ein absoluter Fan vom rohen, angekeimten Getreide, das ich heute ausschließlich mit sortenreinem, kaltgepressten Olivenöl zusammen esse. Zu Beginn einer Aufbau- und Entgiftungstherapie empfehle ich jedoch, das angekeimte Getreide erst einmal für sich allein zu essen, weil dadurch die Entgiftungswirkung etwas geringer ist *(ausführlich behandelt in Kapitel 18)*.

Wollen Sie **süße Getreidespeisen** essen, können Sie grundsätzlich alle natürlichen und vollwertigen Süßmittel, wie Honig, Vollrohrzucker (Rapadura, Sucanat, Ur-Süße, Mascobado etc.), Vollzucker, Ahornsirup oder Agavendicksaft, zum erhitzten Getreide ergänzen oder mit Getreide verbacken.

Der vollraffinierte, weiße Zucker eignet sich hingegen überhaupt nicht für die Vollwertkost in Verbindung mit Vollkorngetreide, Nüssen und Ölsamen. Zusammen mit diesen vitalstoffreichen Lebensmitteln verursacht er noch größere Darmflorastörungen, als wenn er allein oder zusammen mit lebensenergie- und auxonärmeren Nahrungsmitteln, wie Weißmehl, geschältem Reis, Fleisch, Fisch und Eiern, gekochtem Gemüse inklusive Kartoffeln, oder mit erhitzter Milch oder deren Produkten, gegessen wird. Für den teilraffinierten, braunen Zucker (= Rohrrohrzucker, Rohzucker, Kandiszucker) trifft dies zwar ebenfalls zu, aber nicht ganz so intensiv. Aus diesem Grund sollte man generell auch auf den teilraffinierten und auskristallisierten Zucker so weit wie möglich verzichten *(mehr zu den verschiedenen Zuckerarten in Kapitel 9)*.

Essen Sie daher möglichst keinen raffinierten oder teilraffinierten beziehungsweise auskristallisierten Zucker zusammen mit rohen oder erhitzten Gerichten aus Vollkorngetreide, den getreideähnlichen Samen, Nüssen oder Ölsamen. Meiden Sie außerdem alle Produkte, in denen diese Lebensmittel mit diesen Zuckerarten kombiniert wurden.

Falls Sie oder Ihre Kinder dennoch einmal raffinierten Zucker erwischt haben, was in unserer heutigen Zeit leider nicht immer zu vermeiden ist, sollte auch die Folgemahlzeit kein Vollkorngetreide und möglichst auch keine Nüsse oder Ölsamen enthalten. Im Darm würden sich diese Lebensmittel sonst mit dem noch nicht resorbierten Teil des raffinierten Zuckers verbinden, wodurch es verstärkt zu den entsprechenden Darmflorastörungen kommen kann. Die übernächste Mahlzeit kann dann wieder Vollkorngetreide oder Nüsse und Ölsamen enthalten.

Leichte Darmflorastörungen regenerieren sich in der Regel in ein bis zwei Tagen von ganz allein, wenn die Nahrung gesund ist, gut kombiniert wird und verdaut werden kann. Bei schweren Darmfloraschäden sollte man allerdings einige Tage Geduld haben. Zusätzliche Heilmittel zum Aufbau der Darmflora können die Regeneration zwar beschleunigen, notwendig sind sie jedoch nicht. **Gesunde, gut kombinierte und verdaute Lebensmittel sind die beste Nahrung für unsere Darmflora!**

Zu den Hauptgründen für ständige Darmflorabeschwerden gehören also neben einer schlechten Verdauungskraft oder dem regelmäßigen Verzehr von raffiniertem Zucker auch die falsch kombinierten Lebensmittel.

Meine Frau und ich geben unseren Kindern zum Beispiel nach einem „lang erkämpften Eis" im Urlaub oder nach einem zuckerreichen Kindergeburtstag am Abend Gemüse oder Kartoffeln mit Joghurt, Quark oder Käse. Am nächsten Morgen gibt es dann wieder Vollkornbrot oder irgendein harmonisch kombiniertes Müsli *(siehe auch Kapitel 22)*.

Immer wieder erleben wir in unserer Praxistätigkeit, dass gerade nach solchen gravierenden Kombinationsfehlern Muskel- und Gelenkbeschwerden vor allem im Bereich der Nacken- und Rückenmuskulatur sowie der Wirbelsäule und Extremitätengelenke, Kopfschmerzen oder Migräne, Mittelohrentzündungen, Schnupfen, Husten, Beschwerden im Verdauungstrakt oder eine Verschlimmerung der bekannten allergischen oder chronischen Leiden auftreten. Wie diese Krankheiten und Symptome entstehen, wird ausführlich in Kapitel 17 erklärt.

Möchten Sie **Obst mit Vollkorngetreide, Gemüse oder Kartoffeln** kombinieren, eignen sich dafür ausschließlich die fruchtsäurearmen Sorten, da größere Mengen an Fruchtsäuren zusammen mit Getreide oder Gemüse mehr oder weniger starke Verdauungsbeschwerden und Darmflorastörungen verursachen. Deswegen habe ich die untere Schale auf dem Tisch *(siehe die Grafik zu Beginn des Kapitels)* in zwei Hälften geteilt und das fruchtsäurearme Obst *(Auflistung siehe Seite 191)* auf die rechte Seite in die Nähe der Schale mit dem Getreide und den getreideähnlichen Samen gelegt.

Zwar enthalten Tomaten und viele andere Gemüsesorten ebenfalls eine gewisse Menge an Fruchtsäuren, jedoch wirken sie sich in diesen Lebensmitteln deutlich weniger störend in der Kombination mit erhitztem Getreide aus. Eine Ausnahme macht hingegen der Rhabarber, der nicht nur viele Fruchtsäuren, sondern auch relativ viel Oxalsäure enthält *(siehe Kapitel 8)*.

Die relativ gute Verträglichkeit von fruchtsäurereicheren Gemüsesorten, wie Tomaten, Paprikafrüchte oder Blumenkohl, mit erhitztem Getreide beziehungsweise gekochten oder gebackenen getreideähnlichen Samen (Buchweizen, Quinoa, Amaranth etc.) betrifft jedoch nicht das rohe Getreide. Rohes Getreide sollte daher weder im ungekeimten noch im angekeimten Zustand mit diesen Gemüsesorten zusammen gegessen werden. Wenn überhaupt kommen für diese Kombination ausschließlich fruchsäurearme Gemüsesorten, wie Gurken oder Chinakohl, in Frage.

Alle eiweißreichen Lebensmittel, wie Nüsse und Ölsamen, Erdnüsse, Fleisch, Fisch, Eier, Käse, Quark, Sojabohnen und Tofu, können Sie in dieser Trennkoststufe relativ gut mit allen Gemüse- und Salatsorten kombinieren. Am besten eignen sich dafür jedoch die kohlenhydratarmen Sorten, wie Salat, Chinakohl, Gurken, Tomaten, Paprika, Radieschen oder Rettich, da durch diese Lebensmittel die Aufbauenergien für die Eiweiß- und Fettverdauung am wenigsten abgeschwächt werden *(siehe Kapitel 6)*. Die Kombination von eiweißreichen Lebensmitteln mit größeren Kartoffelmengen entspricht hingegen nicht mehr den Trennkostprinzipien, da Kartoffeln zu viele komplexe Kohlenhydrate (Stärke) enthalten.

Noch besser lassen sich diese eiweiß- und fettreichen Lebensmittel allerdings mit Obst kombinieren. Jetzt denken bestimmt einige Leser: Obst enthält doch ebenfalls Kohlenhydrate und die sollte man möglichst nicht zusammen mit eiweißreichen Lebensmitteln essen. – Obst enthält überwiegend Fruchtzucker oder Traubenzucker, zwei Einfachzucker, die keiner enzymatischen Zerlegung mehr bedürfen und daher als relativ neutrale Inhaltsstoffe zu bewerten sind.

Diese Monosaccharide gären auch nicht im Magen-Darm-Trakt, wenn das Obst gut kombiniert und gekaut wird. **Allerdings entgiftet uns eine Kombination aus rohen Nüssen oder Ölsamen zusammen mit Obst aufgrund der stärkeren Aktivierung der Stoffwechselkatalysatoren wesentlich intensiver als eine Mahlzeit aus rohen Nüssen oder Ölsamen zusammen mit Gemüse** *(siehe Kapitel 6)*. Durch die relativ schnell einsetzenden Entgiftungsreaktionen kann es zum allgemeinen Unwohlsein bis hin zum so genannten Leberstau mit den stauungsbedingten Beschwerden kommen *(ausführliche Beschreibung in Kapitel 19)*. Dass man dann das Gefühl hat, diese Kombination nicht vertragen zu können, ist nur allzu verständlich. Wie ich in den Kapiteln 18 bis 21 ausführlich beschreibe, sollte man in solchen Fällen die Mengen dieser Mahlzeiten nur ganz allmählich innerhalb von mehreren Monaten bis Jahren steigern.

Grundsätzlich gehört die Kombination von rohen Nüssen oder Ölsamen zusammen mit rohem Obst also zu den beiden besten Kombinationen, die es überhaupt in der Trennkost gibt. Die andere hervorragende Kombination wird durch das rohe, angekeimte Getreide mit sortenreinem, kaltgepressten Olivenöl gebildet.

Süße **Milch** von Tieren ist ebenso wenig wie Fleisch, Fisch oder Eier ein ideales Lebensmittel für den Menschen. Die wichtigsten Kriterien, nach denen ich ein gesundes Lebensmittel beurteile, sind vor allem,

- wie es auf den Säure-Basen-Haushalt wirkt,
- ob es Aufbaukräfte für den Menschen enthält und damit bestimmte Funktionen des Stoffwechsels und die Hormondrüsen aktiviert,
- ob es die Darmflora positiv beeinflusst, unter der Voraussetzung, dass es auch gut verdaut wird,
- und ob es den Menschen in seiner seelisch-geistigen Entwicklung unterstützen kann.

Im Gegensatz zu Neugeborenen, bei denen die arteigene, rohe Milch all diese Kriterien erfüllt, lassen die Aktivierungsenergien für die Verdauungsorgane, für einen optimalen Stoffwechsel und für die Hormondrüsen schon beim Kleinkind zunehmend nach. Artfremde und erhitzte Milch ist grundsätzlich wesentlich schwächer in diesen Wirkungen als arteigene und rohe Milch *(mehr dazu in Kapitel 22)*.

Dennoch kann die Milch von Tieren auch für Kinder oder Erwachsene mit einer gesunden Verdauungskraft und einer intakten Milchzuckerverwertung im Darm eine relativ gesunde Nahrung sein, da sie basenüberschüssig ist, die Darmflora nicht schwächt und den Menschen zwar erdet, ihn jedoch in seiner spirituell-geistigen Entwicklung nicht „blockiert".

Verdaut wird Milch am besten, wenn man sie ganz für sich allein „isst" oder mit etwas Honig süßt. In einigen alten Kulturen kennt man diese Kombination von Milch und Honig. Sie ist uns sogar in der Bibel überliefert worden. Dass Rohmilch mit Honig auch bestimmte Heilwirkungen hat und den Körper nicht nur wegen ihres Basenüberschusses entsäuern, sondern auch von Umweltgiften befreien kann, wird ausführlich im Folgebuch von „Gesund und allergiefrei" besprochen.

Außer mit Honig kann man Milch und deren Produkte aber auch mit Obst oder Gemüse essen oder mit den anderen Lebensmitteln der zweiten Lebensmittelgruppe kombinieren. Eine Mahlzeit aus Milch mit Getreide ist schon schwerer verdaulich, weshalb man immer nur geringe Mengen von Milch oder Milchprodukten zusammen mit Getreide essen sollte.

Gesäuerte Milchprodukte sind grundsätzlich leichter verdaulich, da bei ihnen ein Teil des Milchzuckers bereits zu Milchsäure umgewandelt wurde und das Milcheiweiß teilweise vorverdaut ist. Ob und wie Sie Milchprodukte am besten vertragen, müssen Sie selbst herausfinden. Ich werde in den Kapiteln 12 und 22 auf dieses Thema zurückkommen. Es sei auch noch einmal daran erinnert, dass sich bei Menschen mit einer schwachen Magensäurebildung anorganische Salze, wie das Koch-, Meer- oder unraffinierte Steinsalz und Kristallsalz, schlechter mit Milch und gesäuerten Milchprodukten, wie Joghurt, Kefir oder Dickmilch, in einer Mahlzeit vertragen als mit Quark oder Käse *(siehe Kapitel 3)*.

Hülsenfrüchte isst man am besten im weichgekochten Zustand für sich allein. Roh sind sie ebenso wie das Getreide unaufgeschlossen und wegen des Alkaloids Phasin, das Blausäure enthält, sogar ein wenig giftig. Zusammen mit Öl, Salz, Gewürzen, Essig oder auch ein wenig Gemüse wird eine solche Mahlzeit bei gesunder Verdauungskraft in der Regel gut vertragen und verursacht auch keine Blähungen, wenn die Nahrung gut gekaut wird. Sobald Sie jedoch Brot oder Fleisch dazu essen, wird diese Kombination schon schwerer verdaulich. Weißbrot oder geschälter Reis sind diesbezüglich weniger problematisch als Vollkornbrot, Vollkornnudeln, Vollkornreis oder andere gekochte Getreidesamen.

Damit Hülsenfrüchte gut verdaut werden und keine Darmflorastörungen verursachen, sollten sie lange genug gekocht werden. Die optimalen Kochzeiten betragen
für ungeschälte Linsen ungefähr 45 Minuten und für bereits eingeweichte Erbsen
und Bohnen je nach Größe 1 bis 1½ Stunden. Geschälte Linsen kocht man zirka 15
bis 20 Minuten lang. Möchten Sie Hülsenfrüchte im Drucktopf kochen, verringert
sich die Kochzeit um zirka 50 Prozent der angegebenen Zeit *(siehe auch „Optimale
Kochzeiten für Getreide und Hülsenfrüchte", Seite 207)*.

Sprossen von kleinen Samen, wie Kresse, Alfalfa oder Radieschen, können ab einer
Keimlingslänge von drei bis vier Zentimetern als Gemüse betrachtet werden. Sie können
roh oder erhitzt zum Essen ergänzt werden. Gesprosste Hülsenfrüchte, wie zum Beispiel
Sojasprossen oder Sprossen von Mungbohnen, sollten jedoch eine Sprossenlänge von
mindestens vier bis fünf Zentimetern erreicht haben und grundsätzlich auch gedünstet
oder gekocht werden (mindestens acht bis zehn Minuten), da sie sich im rohen Zustand
ebenso wie rohes Getreide und rohe Nüsse und Ölsamen nicht mit Salz im Magen-Darm-
Trakt vertragen. Außerdem enthalten gesprosste Hülsenfrüchte nach meiner Ansicht
noch etwas Phasin, was erst durch das Erhitzen vollständig abgebaut wird.

**Getreidesprossen, aber auch angekeimte Ölsamen, wie zum Beispiel angekeimte
Sonnenblumenkerne, und deren Sprossen sind aufgrund meiner Erfahrung keine
ideale Nahrung für unsere Darmflora, weshalb ich sie grundsätzlich nicht empfehlen kann.**

Sehr heilkräftig ist hingegen der **Getreidegrassaft**, der ebenso wie das rohe, angekeimte Getreide oder die rohen Früchte, Nüsse und Ölsamen besondere Reini-
gungs- und Entgiftungskräfte besitzt. Man kann das Getreidegras, wie zum Beispiel
Weizen- oder Gerstengras, auspressen beziehungsweise entsaften oder auch kauen.
**Die Faserstoffe sollten dann aber auf jeden Fall wieder ausgespuckt werden, da sie,
ebenso wie die Getreidesprossen, unsere Darmflora und unser Immunsystem eher
schwächen als stärken. Denken Sie diesbezüglich bitte auch an die Gersten- und
Weizengrasprodukte, die häufig aus dem getrockneten und pulverisierten Gras
bestehen. Handelt es sich hingegen um den getrockneten Saft ohne die Faserstoffe,
ist gegen solche Produkte nichts einzuwenden.**

Dass im Gegensatz zum Getreidegrassaft die Faserstoffe des Getreidegrases sowie
des zu lang gekeimten Getreides keine optimale Nahrung für unsere Darmflora darstellen, habe ich durch spezielle kinesiologische Untersuchungen eindeutig bestätigen
können, nachdem ich beobachtet hatte, dass diese mir und anderen Personen nicht
gut taten und einige kleinere Beschwerden verursachten. Ich möchte an dieser Stelle
zu bedenken geben, dass rohes Gras zwar eine ideale Nahrung für viele Tiere darstellt,
der Verdauungstrakt des Menschen jedoch vor allem auf Früchte, Nüsse und Samen
eingestellt ist.

2. Trennkoststufe

Wenn Sie die Heil- und Aufbaukräfte der Lebensmittel intensiver nutzen wollen, reicht die erste Trennkoststufe in der Regel nicht aus. In der zweiten Trennkoststufe bleiben dann eigentlich nur ein paar Kombinationen übrig, bei denen alle feinstofflichen Energien deutlich stärker zur Wirkung kommen. Alle Stoffwechselvorgänge werden dadurch besser aktiviert und der Körper wird intensiver entgiftet.

Es ist jedoch absolut notwendig, seine Ernährungsgewohnheiten nur ganz langsam zu verbessern, da sich eine zu starke Entgiftung sonst sehr negativ auf das seelische und körperliche Wohlbefinden auswirken kann *(ausführlicher behandelt in Kapitel 19).*

Erhitztes Getreide essen Sie nun für sich allein oder zusammen mit möglichst rohen Salaten und Gemüsesorten. Salz, insbesondere das Meer- oder unraffinierte Steinsalz beziehungsweise Kristallsalz, Kräuter und Gewürze, Essig, kaltgepresste Öle, Honig und andere natürliche, vollwertige Süßmittel können Sie in beliebiger Menge ergänzen. Durch eine solche Mahlzeit wird die Kohlenhydrat- und Fettverdauung relativ gut aktiviert, sofern man kaltgepresste Öle zum Getreide isst.

Die Verwendung von Butter anstelle der kaltgepressten, pflanzlichen Öle hat generell den Nachteil, dass Butter die Fettverdauung nicht aktiviert *(siehe Kapitel 6)*. Außerdem passen pflanzliche Öle, allen voran das Olivenöl, energetisch besser zum Getreide als Butter.

Viele Jahre lang aß ich mindestens einmal täglich Vollkornbrot oder selbstgebackene Getreidefladen (Chapatis, *siehe „Chapatis richtig gebacken" im Kasten*), die ich mit Olivenöl, Oliven und einigen rohen Gemüsesorten kombinierte. Das war für mich eine vollkommene, runde Mahlzeit. Hin und wieder ergänzte ich diese Kombination mit ein wenig Käse oder Quark. Als sich später im Zuge der Aufbau- und Entgiftungstherapie mit den rohen Nüssen und Ölsamen und dem rohen, angekeimten Getreide meine Verdauungskraft gebessert hatte, ersetzte ich den Käse durch einen Viertelliter Joghurt.

Chapatis richtig gebacken – eine Nahrung voller Power

Grundsätzlich sollten Chapatis in einer möglichst sauberen Pfanne ohne Zugabe von Öl oder Fett bei nicht allzu großer Hitze gebacken werden. Dies ist zwar nicht ganz einfach, aber durchaus erlernbar. Bäckt man Chapatis in Öl oder Fett, entstehen wesentlich mehr giftige Substanzen, als wenn man sie ohne Öl beziehungsweise Fett zubereitet. Gewisse Mengen Acrylamid *(siehe Kapitel 10, Seite 170)* entstehen jedoch immer, da die Pfanne auch bei relativ niedriger Backtemperatur heißer als 120°C wird. Bei der Wahl des Pfannentyps empfehlen sich vor allem gusseiserne Pfannen. Stahlpfannen eignen sich weniger gut, da in ihnen die ohne Öl gebackenen Chapatis wesentlich leichter festkleben und anbrennen. Teflonbeschichtete Pfannen kann ich nicht empfehlen, da es sich bei Teflon um für die Gesundheit bedenkliche Kunststoffverbindungen (Fluorkunststoffe mit hohem Fluorgehalt) handelt. Giftig kann die Teflonschicht vor allem dann werden, wenn sie durch Kratzer beschädigt ist.

Bei der Herstellung des Teiges sollte darauf geachtet werden, dass er eine gute Festigkeit hat. Er darf also weder zu trocken noch zu matschig sein, da er sich nach dem Ausrollen sonst nicht in einem Stück von der Unterlage entfernen lässt. Für den Teig verwende man ausschließlich frisch gemahlenes, feines Vollkornmehl und etwas Wasser – das richtige Mengenverhältnis kann nur durch Übung herausgefunden werden. Wer es „rustikal" liebt, isst das Salz extra zum Chapati. Ansonsten kann man den Teig selbstverständlich auch schon bei der Herstellung salzen.

Damit sich der Teig leicht verarbeiten lässt, sollte man ihn gut kneten und danach mindestens zehn Minuten stehen lassen. Für einen Chapati nimmt man ein zirka eigroßes Teigstück, das man mit einer Nudelrolle auf einem glatten, mit Wasser angefeuchteten Küchentisch oder einer anderen glatten Unterlage zu einem dünnen Pfannkuchen ausrollt. Der Chapati sollte so dünn wie möglich, aber auch nicht zu dünn sein, da er sonst beim Abheben reißt. Damit der Chapati nicht an der Rolle festkleben bleibt, empfiehlt es sich, auch diese mit Wasser anzufeuchten. Neben der Anfeuchtung des Tisches und der Nudelrolle können Sie zum Ausrollen natürlich auch feines Vollkornmehl verwenden. Der ausgerollte Chapati sollte nicht größer als der Pfannenboden sein, damit er gleichmäßig durchbacken kann.

Mit einem langen Messer löst man nun den ausgerollten Chapati vom Untergrund ab und legt ihn vorsichtig in die vorerhitzte Pfanne. Es entsteht sofort ein Dampfpolster, wodurch ein Festkleben in der Pfanne verhindert wird. Die Temperatur, mit der man die Pfanne aufheizt, darf nicht zu hoch und natürlich auch nicht zu niedrig sein. Bei einem Elektroherd mit 6 Regelstufen liegt die Einstellung bei Stufe 2 bis maximal 3. Legt man den Chapati hingegen in eine kalte Eisenpfanne und erhitzt diese erst dann, klebt der Chapati in der Regel in der Pfanne fest.

Die Backdauer eines Chapati beträgt für beide Seiten jeweils ungefähr 6 bis 7 Minuten, insgesamt also 12 bis 14 Minuten. Er sollte allerdings in dieser Zeit mehrmals gewendet werden, damit er gleichmäßig durchbäckt und nicht an einigen Stellen überhitzt und dunkelbraun wird. Entstehen beim Backen Luftblasen im Teig, öffnet man diese einfach mit einem spitzen Gegenstand. Richtig gebacken ist ein Chapati dann, wenn er einerseits völlig durchgebacken und bereits ein wenig knusprig ist und andererseits an keinen Stellen dunkelbraune Verbrennungen aufweist. Denn nicht richtig durcherhitztes Getreide verträgt sich ja nicht mit Salz im Magen-Darm-Trakt. Ist der Chapati dennoch an einigen Stellen angebrannt, dann werden diese einfach entfernt – sie sollten also nicht mitgegessen werden.

Wegen des hohen Kleberanteils von Weizen, Dinkel oder Kamuth, einer Urweizensorte, eignen sich diese Getreidesorten am besten für die Chapati-Herstellung. Sobald man darin allerdings ein wenig Übung hat, kann man sich natürlich auch an schwierigere Getreidesorten, wie Roggen, Gerste oder Hafer, heranwagen.

Was zum Chapati hervorragend passt, ist sortenreines Olivenöl, eine „gute Prise" Meer-, Stein- oder Kristallsalz sowie möglichst lebendiges Wasser.

Aber Vorsicht! Die Dreierkombination Chapati, sortenreines Olivenöl und Kristallsalz hat es in sich. Denn sie kann den Körper fast ebenso intensiv entgiften wie das rohe, angekeimte Getreide mit oder ohne sortenreinem Olivenöl, wenn das Getreide gründlich gekaut wird *(ausführlich behandelt in Kapitel 18)*. Wer diese intensive Wirkung abschwächen will, sollte zu den Chapatis Meersalz, ein anderes kaltgepresstes Öl, zum Beispiel Sonnenblumenöl, und einen gemischten Salat essen. Eine weitere Abschwächung findet natürlich auch dann statt, wenn man Chapatis zusammen mit verschiedenen Lebensmitteln im Sinne der ersten Trennkoststufe verzehrt oder mit entsprechend viel Käse oder Tofu daraus eine Mischkostmahlzeit macht.

Eine hervorragende Kombination besteht aus **Nüssen und Ölsamen mit frischem Obst oder Trockenfrüchten**, die man vor dem Verzehr jedoch auch in mineralarmem Wasser einweichen kann, damit der hohe Fruchtzuckergehalt verringert wird und die Zähne nicht angreift *(siehe Kapitel 9)*. In dieser Trennkoststufe können Sie grundsätzlich beliebig viele Sorten miteinander kombinieren.

Rohe Nüsse und Ölsamen haben die höchsten Aufbauenergien für die gesamte Eiweiß- und Fettverdauung. Nur Oliven und das kaltgepresste Olivenöl könnten zumindest die Fettverdauung noch stärker aktivieren als alle Nüsse und Ölsamen, wenn sie für sich allein gegessen würden.

Für sich allein verzehrt und nur mit Salz, echten, milchsauer vergorenen Sojasoßen, Kräutern und Gewürzen geschmacklich abgerundet, können **Hülsenfrüchte** ebenfalls die Eiweiß-, Fett- oder Kohlenhydratverdauung relativ gut aktivieren, je nachdem, ob sie überwiegend aus Eiweiß und Fett oder aus Eiweiß und komplexen Kohlenhydraten bestehen. Als Ergänzung zu solchen Mahlzeiten fallen in dieser Stufe also alle Öle, Fette und das Gemüse weg.

Die stärksten Aufbauenergien haben Hülsenfrüchte im ungekeimten und gekochten Zustand *(Kochzeiten siehe Seite 208)*. Lässt man die Hülsenfrüchte hingegen keimen, werden sie zwar leichter verdaulich und bilden auch eine Menge an Vitaminen und Enzymen, verlieren jedoch zunehmend ihre Aufbauenergien und entwickeln die energetischen Yin-Qualitäten von Gemüse *(ausführlich behandelt in Kapitel 13)*.

Fleisch, Fisch und Eier isst man in dieser Stufe ausschließlich mit möglichst viel rohem oder erhitztem Obst zusammen. Alle neutralen Lebensmittel können Sie beliebig dazukombinieren. Frischen Fisch und nicht allzu alte Eier können Sie grundsätzlich zwar auch roh essen, besondere gesundheitliche Vorteile werden Sie dadurch jedoch kaum erfahren, da diese Nahrungsmittel weder im erhitzten noch im rohen Zustand ideal für den Menschen sind. Das betrifft natürlich auch rohes Fleisch. Da es jedoch wegen seiner stark erdenden Eigenschaften *(siehe Kapitel 3)* mehr als alle anderen Lebensmittel die geistige Entwicklung des Menschen erschwert, ist es durchaus verständlich, dass in der heutigen Zeit immer mehr Menschen nicht nur aus gesundheitlichen oder ethischen Gründen rohes und erhitztes Fleisch in ihrer Ernährung reduzieren oder meiden, sondern auch aus geistig-spirituellen *(mehr dazu im nächsten Kapitel)*.

Enthält der Fisch oder das Fleisch Fett, dann wird in der Kombination mit Obst neben der Eiweißverdauung auch die Fettverdauung aktiviert. Die katalysatoraktivierenden Energien *(siehe Kapitel 6)* sind bei diesen Nahrungsmitteln jedoch deutlich schwächer als bei den meisten anderen, wodurch mit ihnen eine besonders schnelle Reaktivierung der Verdauungsorgane nicht erreicht werden kann. Demzufolge findet auch kaum eine Aktivierung des Bindegewebes und der Hormondrüsen, wie der Zirbeldrüse (Epiphyse), Hirnanhangdrüse (Hypophyse) oder Thymusdrüse, statt.

Als **Milchprodukte** kommen in dieser Stufe nur noch frische Rohmilch, Dickmilch, Joghurt und Kefir in Frage, die man für sich allein oder mit etwas Honig isst. Käse und Quark übersäuern den Stoffwechsel wegen der fehlenden kaliumreichen Molke zu sehr. Natürlich betrifft das mindestens ebenso stark Fleisch, Fisch und Eier *(siehe Kapitel 8)*. Ich habe die letztgenannten Nahrungsmittel aber dennoch in die zweite Trennkoststufe aufgenommen, da sie im Gegensatz zu den Milchprodukten relativ starke Aufbauenergien besitzen *(siehe Kapitel 6)*.

3. Trennkoststufe

In der dritten Trennkoststufe kommen alle wichtigen Kombinationsregeln und meine Erkenntnisse über die Aufbau- und katalysatoraktivierenden Energien zur Anwendung. Der Übersicht halber erwähne ich die beiden „Lebensmittelkombinationen" an dieser Stelle, erkläre die Anwendung aber erst in den Kapiteln 18 bis 21.

Das Ziel dieser Stufe ist nicht nur eine Entlastung des Verdauungstraktes, sondern vor allem die intensive Reaktivierung des Stoffwechsels und der Verdauungsorgane sowie die Entsäuerung und Entgiftung des gesamten Körpers. Nur zwei Lebensmittelkombinationen kommen hierfür in Frage:

1. eine Sorte rohes, angekeimtes Getreide mit oder ohne sortenreinem Olivenöl
2. eine rohe Nuss- oder Ölsamensorte zusammen mit einer rohen Obstsorte.

Zusammenfassung

In der ersten Trennkoststufe lassen sich unter Berücksichtigung der vier Kombinationsregeln alle Lebensmittel der beiden Kolonnen *(siehe Grafik auf der nächsten Seite)*, alle neutralen Lebensmittel und die in Pfeilrichtung miteinander verbundenen Lebensmittel kombinieren. Die erste Kolonne wird dabei aus den eher eiweißreichen Lebensmitteln und Obst gebildet, die zweite aus denjenigen Lebensmitteln, die als Energielieferanten überwiegend komplexe Kohlenhydrate enthalten, wie Getreide, Kartoffeln und Gemüse.

Zur Aufwertung des Getreideeiweißes sollten bei einer gesunden, erwachsenen Person folgende Nahrungsmittelmengen nicht überschritten werden:

- 250 ml Milch, Dickmilch, Joghurt oder Kefir,
- 200 ml Sojamilch,
- 100 Gramm Quark oder Tofu,
- 100 g Nährhefepastete,
- 50 Gramm Käse, Fleisch oder Fisch,
- 1 großes Hühnerei.

Die relativ neutralen Lebensmittel:
Salz; echte, milchsauer vergorene Sojasoßen, wie Tamari oder Shoyu; Gewürze, Kräuter, Essig, Öle und Fette, Butter, Honig, Ahornsirup, Vollrohrzucker und Vollzucker, Apfel-Birnen-Dicksaft, Agavendicksaft und andere fruchtsäurearme natürliche Süßmittel.

In der zweiten Trennkoststufe fallen die Verbindungspfeile zwischen den beiden Kolonnen weg. Unter Berücksichtigung der vier Kombinationsregeln werden in dieser Stufe daher nur noch bestimmte Lebensmittel aus derselben Kolonne eventuell zusammen mit den neutralen Lebensmitteln kombiniert. Dazu gehören:

- erhitztes Getreide + Kartoffeln + Gemüse und Salate
- Nüsse und Ölsamen + Obst
- Fleisch, Fisch und Eier + Obst
- Milch + Honig.

In der dritten Trennkoststufe gibt es nur zwei Lebensmittelkombinationen:

1. eine Sorte rohes, angekeimtes Getreide mit oder ohne sortenreinem, kaltgepressten Olivenöl
2. eine rohe Nuss- oder Ölsamensorte zusammen mit einer rohen Obstsorte.

Hülsenfrüchte werden am besten für sich allein, zusammen mit den neutralen Lebensmitteln oder auch mit etwas Gemüse gegessen.

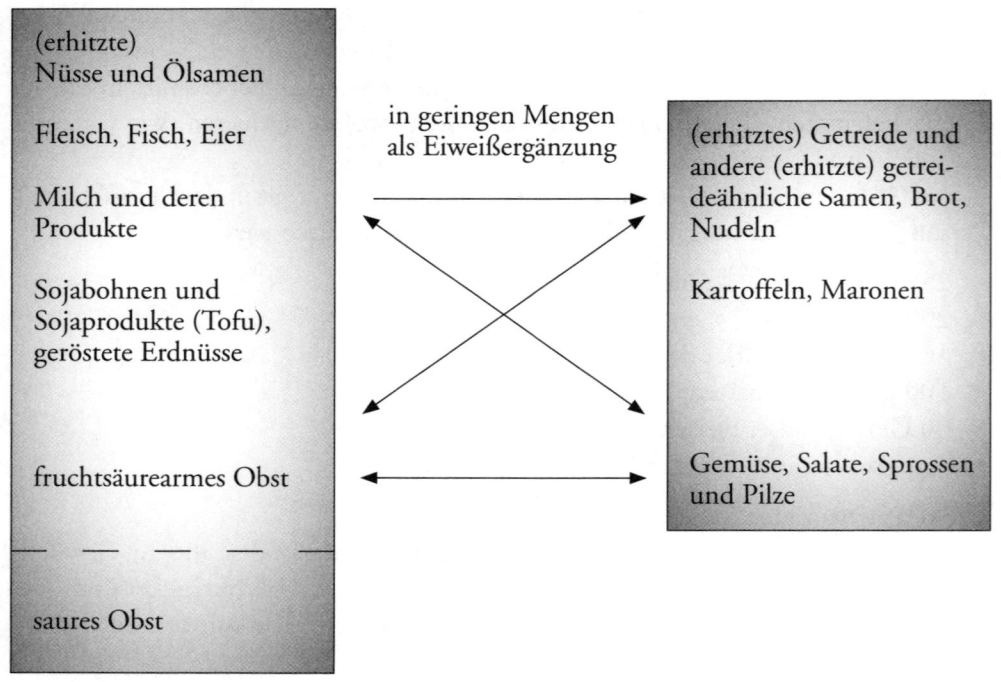

Die verschiedenen Lebensmittelkombinationen der Trennkost in ansteigender Qualität im Überblick:

1. Trennkoststufe

- beliebige Kombinationen aus:
  - Fleisch, Fisch und Eiern,
  - Milchprodukten,
  - **erhitzten** Nüssen und Ölsamen,
  - Sojaprodukten und gerösteten Erdnüssen,
  - fruchtsäurearmen Obstsorten,
  - Gemüse, Salaten und essbaren Pilzen **oder** sauren Früchten
  - zusammen mit den neutralen Lebensmitteln.

- gekochte oder geröstete Hülsenfrüchte zusammen mit Gemüse und den neutralen Lebensmitteln.

- Milchprodukte zusammen mit Honig, Obst, Gemüse und/oder geringen Mengen an Nüssen und Ölsamen.

- beliebige Müslimischungen aus:
  - Getreideflocken,
  - **fruchtsäurearmen** Obstsorten,
  - geringen Mengen an rohen oder gerösteten Nüssen und Ölsamen,
  - natürlichen Süßmitteln,
  - Milchprodukten **ohne** (zusätzlichem) Salz,
  - **mineralarmem** Wasser.

- beliebige Kombinationen aus:
  - **erhitztem** Vollkorngetreide oder den **erhitzten** getreideähnlichen Samen,
  - allen Gemüse- und Salatsorten (außer Rhabarber), essbaren Pilzen,
  - Kartoffeln und Maronen,
  - **fruchtsäurearmen** Obstsorten,
  - geringen Mengen an **erhitzten** Nüssen oder Ölsamen,
  - geringen Mengen an Milchprodukten,
  - geringen Mengen an Fleisch, Fisch, Eiern oder Sojaprodukten
  - zusammen mit den neutralen Lebensmitteln.

2. Trennkoststufe

- Fleisch, Fisch, Eier, Erdnüsse oder Sojaprodukte zusammen mit Obst und den neutralen Lebensmitteln,

- gekochte Hülsenfrüchte nur mit Salz, Sojasoßen, Kräutern und Gewürzen,
- süße oder gesäuerte Milch für sich allein oder mit Honig,
- **erhitztes** Vollkorngetreide oder **erhitzte** getreideähnliche Samen zusammen mit Gemüse, Salaten, essbaren Pilzen, Avocados, Oliven und den neutralen Lebensmitteln,
- **rohe** Nüsse und Ölsamen zusammen mit Gemüse und Salaten,
- verschiedene **rohe** Nuss- und Ölsamensorten zusammen mit verschiedenen Obstsorten.

3. Trennkoststufe

- jeweils nur **eine rohe** Nuss- oder Ölsamensorte mit **einer rohen** Obstsorte,
- **eine Sorte rohes, angekeimtes** Getreide für sich allein oder mit sortenreinem, kaltgepressten Olivenöl.

Die vier wichtigsten Ernährungsregeln

Die Trennkost ist zwar generell gesünder als die Mischkost, jedoch kann man sich auch mit der Mischkost einigermaßen gesund ernähren, wenn man ein paar Regeln einhält. Auch wenn Sie nur hin und wieder eine Trennkostmahlzeit zu sich nehmen, sollten Sie die vier wichtigsten Ernährungsregeln unbedingt beachten, damit die schlimmsten Darmflora- und Stoffwechselstörungen vermieden werden:

1. **Nehmen Sie so wenig vollraffinierten, teilraffinierten und auskristallisierten Zucker wie möglich auf.**

2. **Essen Sie keinen voll- oder teilraffinierten beziehungsweise auskristallisierten Zucker zusammen mit Vollkorngetreide, Nüssen oder Ölsamen im erhitzten oder rohen Zustand. Dasselbe gilt für Getränke, die raffinierten Zucker enthalten, wie zum Beispiel Limonaden, Colagetränke, Malzbier und einige alkoholische Getränke.**

3. **Essen Sie keine *sauren* Früchte zusammen mit Vollkorngetreide, Kartoffeln, Maronen oder Gemüse in einer Mahlzeit.**

4. **Essen Sie keine *rohen* Nüsse und Ölsamen oder *rohes* Getreide zusammen mit Salz oder in, vor oder direkt nach einer Mahlzeit, die Salz oder anorganische Mineralien (Mineralwässer, kalkreiches Leitungswasser etc.) enthält.**

Die „Organuhr" des Körpers

Zum Schluss dieses Kapitels möchte ich noch kurz auf die so genannte **Organuhr** eingehen.

Alle Funktionen unserer Organe und Hormondrüsen unterliegen einem individuellen Tages- oder Monatsrhythmus. So wird zum Beispiel die Gallenflüssigkeit am intensivsten in den Stunden nach Mitternacht gebildet und gelangt über die Gallengänge in die Gallenblase, wo sie durch Wasserentzug eingedickt und gesammelt wird. Während des Tages wird sie dann zusammen mit dem Bauchspeicheldrüsensaft wohl dosiert zur Verdauung von fettreichen Lebensmitteln in den Dünndarm abgegeben. Zwar wird auch tagsüber von der Leber ständig Galle produziert, jedoch reicht dieser relativ geringe Gallenfluss für die Verdauung von fettreichen Mahlzeiten nicht aus, weshalb man dann auf die gespeicherte Gallenflüssigkeit aus der Gallenblase angewiesen ist.

Da Pferde keine Gallenblase haben, dürfen sie nie zu viel Hafer auf einmal bekommen. Sie können das Fett des Hafers sonst nicht verdauen und werden krank davon. Der Hafer enthält zirka 7 % Fett, so dass in einem Kilogramm Hafer bereits 70 Gramm Fett enthalten sind. Für ein Tier ohne Gallenblase können daher einige Kilogramm Hafer pro Tag nicht nur zu viel Eiweiß, sondern auch zu viel Fett enthalten. Bedenken Sie dabei, dass in der freien Wildbahn kein Pferd jemals so viele fett- und eiweißreiche Getreidekörner auf einmal fressen würde.

Gesunde Menschen mit Gallenblase können fettreiche Lebensmittel tagsüber daher am besten verdauen. Neben den Kohlenhydraten gehört das Fett zu unseren besten Energielieferanten und kann die Glukoseverbrennung im Zellstoffwechsel auf ideale Art und Weise unterstützten. Aber auch geschmacklich wird rohes und erhitztes Vollkorngetreide erst durch ein wenig Öl oder Fett zu einer runden Mahlzeit.

Da Fett im Stoffwechsel vor allem zur Energiegewinnung verbrannt wird, dient es uns am Abend natürlich weniger gut. Nicht „verbranntes" Fett wird während des Schlafes dann als Depotfett im Unterhautfettgewebe gespeichert. Wer daher abnehmen oder zumindest nicht zunehmen möchte, sollte abends eher fettarm essen. Wer seine Mahlzeiten dann noch nach den Trennkostregeln kombiniert und sich ausschließlich von vollwertigen Lebensmitteln ernährt und natürlich nicht „allzu viel" isst, wird entsprechende Erfolge mit der Zeit auch an seinem Gewicht beobachten können. Je gesünder nämlich unser Stoffwechsel ist, umso eher werden wir unser Idealgewicht erreichen.

Wenn wir uns am Abend von unserem Tageswerk erholen, beginnt die Regenerationsphase des Körpers, die sich in der Nacht während des Schlafes fortsetzt. In den Regenerations- und Ruhephasen findet jedoch auch der Körperaufbau statt, für den wir vor allem Aminosäuren, also Eiweiß benötigen. In den Aktivitätsphasen brauchen unser Gehirn und unsere Muskeln hingegen vor allem Energie, die wir am leichtesten aus allen Kohlenhydraten und Fetten gewinnen.

Gesundheitsbewusste Sportler und vor allem Kraftsportler machen sich diese Erkenntnisse zu Nutze und essen daher tagsüber überwiegend kohlenhydratreiche Lebensmittel. Abends oder nach dem Training ernähren sie sich hingegen eher eiweißreich, wodurch der Muskelaufbau am besten unterstützt wird.

Aber auch für weniger körperlich aktive Menschen ist es sinnvoll, die Haupteiweißmahlzeit zumindest nicht vormittags zu sich zu nehmen, da unsere Verdauungsorgane morgens erst einmal „aufwachen" müssen. Gegen vier Uhr morgens werden der Magen und die Bauchspeicheldrüse nämlich „geweckt" und zunehmend mit Lebensenergien versorgt, so dass sie im Laufe des Tages immer leistungsfähiger werden, bis sie gegen 18 Uhr ihre maximale Leistung erreichen. Danach fällt die Sekretionsleistung allmählich wieder ab, weshalb man nach 20 Uhr möglichst keine großen Mahlzeiten mehr zu sich nehmen sollte. Man kann daher sogar bei Menschen, die morgens überhaupt keine Magensäure bilden, am Abend dennoch eine gewisse Säureproduktion nachweisen.

Ich selbst habe diesen Zustand viele Jahre erlebt. Morgens konnte ich daher lange Zeit nur Obst oder relativ eiweißarme Getreidegerichte aus Reis oder Hirse verdauen. Am Abend war meine Verdauungskraft bereits soweit angestiegen, dass ich mich zu dieser Zeit schon etwas eiweißreicher ernähren konnte und mich dadurch einigermaßen bei Kräften hielt.

Aufgrund dieser tageszeitbedingten Maximalleistungen der Verdauungsorgane ist es sinnvoll,

* **Lebensmittel oder Mahlzeiten, die viele komplexe Kohlenhydrate und viel Fett enthalten, eher morgens und mittags zu essen und**
* **mittags oder abends eher die eiweißreicheren Nahrungsmittel, wie Fleisch, Fisch, Eier, Milchprodukte oder Hülsenfrüchte zu bevorzugen.**

Diese Empfehlungen betreffen vor allem diejenigen Personen, die insgesamt relativ viel (kalorien- bzw. joulereich) essen oder regelmäßig eiweißreiche Mahlzeiten mit viel Fleisch, Fisch oder Käse zu sich nehmen. Wer sich hingegen mit normalen Mengen pro Mahlzeit oder überwiegend vegetarisch ernährt und verhältnismäßig wenig Eiweiß (nicht mehr als 0,75 Gramm pro Kilogramm Körpergewicht und Tag) aufnimmt, braucht sich an diese Empfehlungen nicht allzu sehr halten. Ein Dogma sollte daraus also keinesfalls gemacht werden.

KAPITEL 12

Die Relativität der Wahrheit – Anthroposophie und Hildegard-Lehren

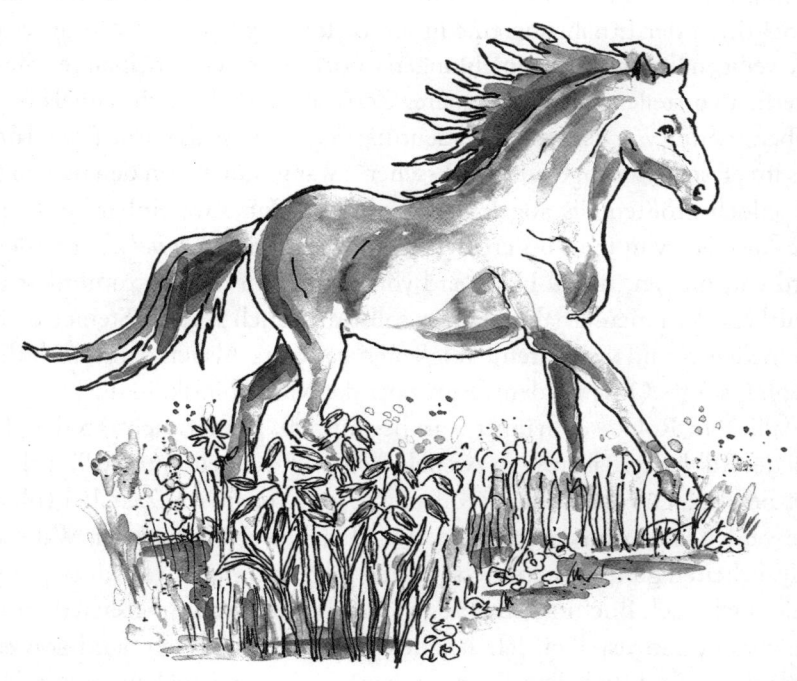

Vom Hafer „gestochen"

Die Relativität der Wahrheit –
Anthroposophie und Hildegard-Lehren

Noch während meines dreijährigen Aufenthalts in Münster begann ich, mich mit den Schriften von Hildegard von Bingen und Rudolf Steiner, dem Begründer der Anthroposophie, zu beschäftigen. Dabei interessierten mich neben deren religiösen und geisteswissenschaftlichen Lehren natürlich auch die Aussagen, die sie über eine menschengerechte Ernährung gemacht haben. Besonders fasziniert war ich von der ganzheitlichen Betrachtungsweise beider Richtungen, bei denen die Religion kein abstraktes Gedankengebäude darstellt, sondern viele wichtige Aspekte des Lebens integriert. Diese Bücher gehörten neben einigen anderen, wie zum Beispiel dem „Friedensevangelium der Essener", zu denen, wodurch ich das Christentum völlig neu entdeckte und mir die Bedeutung der Lehre Jesu zunehmend bewusster wurde.

Auch wenn in der Anthroposophie, in den Hildegard-Übersetzungen oder in den Essener-Schriften der Ernährung eine große Bedeutung zukommt, so unterscheiden sich die jeweiligen Ernährungsempfehlungen jedoch erheblich voneinander. Sie können sich sicherlich vorstellen, in welch innerer Zerrissenheit ich mich damals befand, da meine Überzeugung von der großen Bedeutung der Rohkost als ideale Ernährungsform von Jesus im „Friedensevangelium der Essener" zwar gestützt, von den beiden anderen Autoren jedoch größtenteils abgelehnt wurde. Absolut unvereinbar erschienen mir daher die Aussagen von Jesus im Friedensevangelium *(siehe Kapitel 23)* mit denen von Hildegard von Bingen, zumal Hildegard von Bingen ihr Wissen zumindest teilweise durch göttliche Visionen erhalten haben soll. Aber auch Rudolf Steiner ist bekannt für seine medialen und visionären Fähigkeiten gewesen. Als ich dann noch die ersten Bücher von Georges Ohsawa, dem Begründer der Makrobiotik, in die Hände bekam, der ebenfalls kein Rohkostanhänger war, begann ich, immer mehr an der absoluten Wahrheit der Rohkosternährung zu zweifeln. Ich wollte damals nur die Wahrheit erfahren! Dass diese jedoch von Kultur zu Kultur und von Zeitalter zu Zeitalter völlig anders ausgelegt werden kann und dass es diesbezüglich neben einer absoluten Wahrheit auch relative Wahrheiten gibt, sollte mir erst in den folgenden Jahren bewusst werden.

Nachdem ich nach Bochum umgezogen war, begann ich schließlich damit, meine Ernährungsweise umzustellen. Ich ernährte mich wieder zunehmend von erhitzten Nahrungsmitteln und probierte die meisten vegetarischen Ernährungsempfehlungen aus, die ich aus den Originalübersetzungen der Hildegard-Schriften *(siehe Literaturverzeichnis)* entnehmen konnte. Im Prinzip kann man die Ernährungslehren der Hildegard von Bingen sehr gut mit denen von Rudolf Steiner und anderen anthroposophischen Autoren, wie zum Beispiel Udo Renzenbrink *(siehe Literaturverzeichnis)*, kombinieren, weshalb sich auch viele Anthroposophen zu den „Küchengeheimnissen der Hildegard-Medizin" hingezogen fühlen.

Anders sieht es natürlich mit der Makrobiotik aus, da schon die Philosophie des Yin und Yang den meisten Europäern mehr oder weniger fremd ist und eine bewusste Auseinandersetzung erfordert. Dabei ist es gar nicht so schwer, die beiden Urkräfte von Yin und Yang auch in unser Denken zu integrieren. Am Anfang mag es vielleicht ein wenig ungewohnt sein; mit der Zeit erkennt man jedoch die Universalität dieser beiden Energieformen, so dass sie eine enorme Bereicherung in unserem Leben darstellen können *(siehe nächstes Kapitel)*.

Da das **Salz** nicht nur bei Ohsawa, sondern auch bei den Anthroposophen und bei Hildegard von Bingen eine beachtliche Rolle spielt, wurde ich dadurch angeregt, die Bedeutung des Salzes für unseren Stoffwechsel zu erforschen. Auch wenn ich in Kapitel 2 die große Bedeutung des Salzes für die Magensäurebildung beschrieben habe, möchte ich an dieser Stelle noch einmal darauf hinweisen, dass es einige Ernährungsweisen gibt, bei denen man kein oder nur wenig zusätzliches Salz benötigt. Ich werde in den Kapiteln 18 und 23 darauf zurückkommen. Für die normale Ernährung mit pflanzlichen und tierischen Lebensmitteln ist eine gewisse Menge Salz jedoch unentbehrlich, wenn wir eine gute Magensäurebildung und einen gesunden Zellstoffwechsel haben wollen.

Ebenfalls wird in allen drei Ernährungsrichtungen das **Getreide** erhitzt. Entweder wird es gekocht, gebacken, gedarrt oder geröstet. Eine Antwort auf die Frage, warum das Getreide in fast allen alten Kulturen traditionell erhitzt wird, fand ich nur bei Rudolf Steiner und etwas später auch in einem Ayurveda-Buch. Steiner zufolge muss das Getreide, nachdem es geerntet worden ist, im Gegensatz zum reifen Obst für den menschlichen Organismus noch aufgeschlossen werden. Das geschieht, indem man den „Reifungsprozess" des Getreides, der durch die Sonnenreifung noch nicht ganz abgeschlossen ist, mit dem Kochen oder Backen vollendet.

Wie Sie ja bereits wissen, ist es tatsächlich so, dass rohes, ungekeimtes Getreide für die menschliche Ernährung energetisch (Aufbaukräfte) nicht aufgeschlossen ist. Erst durch das Erhitzen oder Ankeimen werden die Aufbaukräfte für den menschlichen Organismus aktiviert. Letztlich hat man Getreide in allen alten Kulturen aber auch deshalb erhitzt, da es sich im rohen Zustand erfahrungsgemäß weder mit anorganischen Salzen, wie zum Beispiel dem Koch-, Meer- oder unraffinierten Steinsalz beziehungsweise Kristallsalz, noch mit den meisten anderen Lebensmitteln im Magen-Darm-Trakt verträgt.

Die **Milch** hat besonders in der Anthroposophie einen relativ hohen Stellenwert. Aber nicht nur, weil sie ein guter Kalzium- oder Kaliumlieferant ist oder die in pflanzlichen Lebensmitteln kaum vorkommenden Vitamine B_{12} und D enthält, sondern weil das

Milcheiweiß einen besonderen Bezug zu unserem Empfindungsleib beziehungsweise unseren Gefühlen hat. Da die Milchnahrung die erste Nahrung für einen Säugling darstellt, ist sie sozusagen der materialisierte Ausdruck für Zuwendung und Liebe und vermittelt im höchsten Maße das Gefühl von Sicherheit und Geborgenheit. Beim heranwachsenden oder erwachsenen Menschen hat die Milch daher eine ähnliche Wirkung. Sie erhöht das Bedürfnis des Menschen, sich gefühlsmäßig zu äußern oder auszutauschen und kann so das Einfühlungsvermögen und die soziale Kontaktbereit- schaft verstärken. Ähnliche Wirkungen haben allerdings auch die meisten pflanzlichen Lebensmittel auf den Menschen, wenn auch etwas abgeschwächter.

Die **Fleischnahrung** kann hingegen genau das Gegenteil bewirken, da sie weniger den Empfindungsleib des Menschen nährt, sondern vor allem die ichbezogenen Willenskräfte. Das soll nun keinesfalls bedeuten, dass überwiegende Fleisch- oder Fischesser, wie zum Beispiel die Eskimos, zu egoistischen Einzelgängern werden, was ja keinesfalls der Realität entspricht. Jedoch kann die Fleischnahrung den Menschen im Gegensatz zur Ernährung mit pflanzlichen Lebensmitteln und Milchprodukten gefühlsmäßig härter, aber auch durchsetzungsfähiger machen, was in einem so rauen Klima nördlich des 65. Breitengrades manchmal sogar überlebensnotwendig ist.

Ohsawa hat die starke Wirkung der Milch auf unser Gefühlsleben ebenfalls er- kannt. Jedoch lehnte er sie für Menschen ab dem Kleinkindalter kategorisch ab, da nach seiner Ansicht die Milch von Tieren die Entwicklung der eigenen Urteilskraft keinesfalls fördern und uns bei regelmäßigem Verzehr eher zu „urteilsschwachen, unfreien Herdenmenschen" (sinngemäßes Zitat) machen würde. Zweifelsohne gehört sie, sobald wir aus dem Säuglingsalter herausgewachsen sind, zu den am schwersten verdaulichen Lebensmitteln und kann uns am stärksten verschleimen. Man muss dabei bedenken, dass die Makrobioten relativ viel Salz essen und sich Milch vor allem dann nicht mit Salz verträgt, wenn die Magensäurebildung schwach ist *(siehe Kapitel 3)*. Außerdem setzt eine Ernährungsweise mit Milch und ihren Produkten generell eine gute Eiweißverdauung voraus und die ist ja bei vielen Menschen heutzutage bereits geschwächt.

In Indien wird die Kuh hingegen wegen ihrer nährenden und „lebensspendenden" Milchproduktion schon seit Jahrtausenden als „heilige Mutter" verehrt und mit dem lebenserhaltenden Aspekt Gottes (Vishnu) in Verbindung gebracht. Die Milch gilt in Indien daher als heilige Nahrung und stellt neben Reis, Weizen und Linsen eines der bedeutendsten Grundnahrungsmittel dar.

Ich selbst betrachte Milchprodukte für unsere heutige Zeit als reine Kompromiss- lösung und Übergangsnahrung. Sicherlich braucht weder ein erwachsener Mensch noch ein ausgewachsenes Tier die Milch von anderen Tieren! Wer sich jedoch in unserer heutigen verstandesgeprägten Hightech-Gesellschaft vegetarisch ernähren möchte, kann die Milch nutzen, um sich mit dem tierischen Milcheiweiß besser zu erden als mit pflanzlichen Lebensmitteln *(siehe Kapitel 3)*. Wenn Sie Milch oder deren Produkte daher in den empfohlenen Trennkostkombinationen zu sich nehmen, werden Sie sie bei gesunder Verdauungskraft auch problemlos vertragen *(mehr zum Thema Milch in Kapitel 22)*.

Bei diesen Betrachtungen beziehe ich mich grundsätzlich immer auf den gesunden Menschen mit einer intakten Milchzuckerverwertung im Darm. Denn bei entsprechenden Verdauungsschwächen (Enzymmängel der Bauchspeicheldrüse, Milchzuckerintoleranz etc.) und bei einem Milchallergiker können Milchprodukte natürlich eine Menge unangenehme körperliche oder seelische Symptome hervorrufen.

Ein besonderes Charakteristikum in den Hildegard-Schriften ist die so genannte „Subtilitätslehre". Jede Pflanzen- oder Tierart besitzt nämlich ein ureigenes Wesen und subtile Energien und Eigenschaften, die wir beim Verzehr dieser Lebensmittel teilweise aufnehmen und die uns psychisch oder körperlich beeinflussen können.

So gehören zum Beispiel die meisten Getreidesorten bei Hildegard von Bingen zu den gesündesten Lebensmitteln des Menschen, da sie unser natürliches Wesen am wenigsten beeinflussen und uns körperlich und seelisch am besten stärken und aufbauen können. Das betrifft allerdings nur das Vollkorngetreide. Ausgesiebte Mehle lehnte sie grundsätzlich ab, da sie den Menschen auf Dauer schwächen.

Bestimmte andere Lebensmittel können die seelische und körperliche Harmonie des Menschen angeblich so stark stören oder aufwühlen, dass diese bei ihr ebenfalls einen weniger guten Stellenwert bekamen. Dazu gehören zum Beispiel Porree (Lauch), Pflaumen oder auch Erdbeeren, die ihr zufolge die Qualität des Blutes verschlechtern, die „Säuren im Körper aufwallen lassen" oder den Körper vermehrt verschleimen. Ich selbst kann diesen Aussagen nach meinen eigenen Erfahrungen jedoch nur teilweise zustimmen.

Bei ihren Bewertungen der Lebensmittel unterschied sie aber auch verschiedene Temperamente, die man unter anderem jedoch ebenfalls bei den Anthroposophen findet. So teilt sich angeblich das eher unruhige Temperament der Ziege über die Milch und das Fleisch auf den Menschen mit. Im Gegensatz dazu haben die Milch und das Fleisch von Kühen oder Schafen ein ruhigeres „Temperament".

Vom Hafer schreibt sie, dass er dem Menschen einen frohen Sinn und einen reinen und klaren Verstand bereite. Ich selbst habe nach einem Hafergericht oft die Erfahrung gemacht, dass ich voller Tatendrang war, ja fast ein wenig euphorisch wurde. Das uralte Sprichwort: „Ihn sticht der Hafer!" geht auf diese anregende Wirkung des Hafers zurück, was man auch bei Pferden beobachten kann, die viel Hafer zu fressen bekommen.

Als König unter den Getreidesorten betrachtete sie jedoch – neben dem Weizen – den Dinkel, von dem sie schreibt, dass er das beste Getreide sei und dem Menschen

„rechtes Fleisch und rechtes Blut" bereite und ihm einen frohen Sinn und Freude im Gemüt mache.

Fleisch gilt bei Hildegard von Bingen grundsätzlich als Kräftigungsmittel, Schweinefleisch lehnte sie jedoch eher ab. Grundsätzlich empfahl sie dennoch vor allem gesunden Menschen, nur wenig Fleisch zu essen.

Da das Eiweiß im Fleisch aufgrund der Zusammensetzung seiner Aminosäuren besonders hochwertig ist *(siehe Kapitel 10)* und leicht in körpereigenes Eiweiß umgewandelt werden kann, muss der Mensch selber nur wenig dazu tun, um seinen Körper mit Fleisch aufzubauen. Im ausgehungerten oder geschwächten Zustand können tierische Produkte daher äußerst nützlich sein. Wer jedoch generell viel Fleisch isst, schwächt auf längere Sicht seinen Stoffwechsel, weil es zu den Nahrungsmitteln gehört, welche die Stoffwechselkatalysatoren am wenigsten aktivieren und den Körper am intensivsten übersäuern. Dadurch verschlacken wir schneller, wodurch der Boden für zahlreiche Stoffwechselstörungen und Krankheiten bereitet wird *(ausführliche Beschreibung in Kapitel 17)*.

Je weiter die Lebensmittel evolutionsmäßig von uns entfernt sind, desto weniger **Seelenqualitäten** besitzen sie und umso mehr unterstützen sie uns in unserer seelischen, geistigen und spirituellen Entwicklung. Je mehr Seelenqualitäten sie jedoch besitzen, umso mehr können sie unsere Emotionen und unser Verhalten beeinflussen und uns seelisch auf „ihre Daseinsebene herabziehen". Da uns das Fleisch von Tieren als Nahrungsmittel am nächsten steht, kann es uns seelisch und bewusstseinsmäßig am meisten beeinflussen. Als nächstes folgen Fische und Eier. Essen wir Gemüsepflanzen, muss die ganze Pflanze „getötet" werden. Gemüse besitzt daher noch mehr Seelenqualitäten als die reine Samen- und Früchtenahrung, bei der die Erzeugerpflanzen selbst nicht gegessen werden. Interessanterweise sind es nun aber gerade die Früchte und Samen, welche die höchsten Aufbaukräfte für unseren Körper in sich tragen. Daher werden diese Lebensmittel die Nahrung der Zukunft sein *(mehr dazu in Kapitel 24)*.

Milch und Honig nehmen hier eine Sonderstellung ein, da durch ihren Verzehr zwar direkt kein Leben zerstört wird, sie aber von Tieren verstoffwechselte beziehungsweise vorverdaute Pflanzennahrung darstellen. Dennoch kann die etwas mystische Kombination von Rohmilch mit Honig enorme Stoffwechselprozesse aktivieren, auf die ich ausführlich im Folgebuch von „Gesund und allergiefrei" eingehe *(siehe Schlusswort)*.

Je mehr wir unseren Körper daher befähigen oder anregen, bestimmte Substanzen selber zu bilden, umso gesünder ist unser Stoffwechsel und umso unabhängiger werden wir.

Lebensenergiereiche, pflanzliche Lebensmittel, wie die rohen Samen und Früchte, können unsere Stoffwechselfunktionen so stark aktivieren, dass dadurch bestimmte

Substanzen, wie zum Beispiel die Stoffwechselkatalysatoren, Enzyme, Hormone, Vitamine und sogar Mineralstoffe, vermehrt gebildet oder transmutiert (umgewandelt) werden. Nutzen Sie daher diese Lebensmittel, um durch „die Überwindung der Materie an ihr stark zu werden"!

Eine große Bedeutung haben in den Hildegard-Lehren, aber auch in den anthroposophischen Ernährungslehren die **Kalt-Warm-Eigenschaften** der Lebensmittel. Parallelen dazu finden sich unter anderem in den traditionellen Ernährungslehren der Sufis, im Ayurveda und in anderen Qualitätsbeurteilungen alter Kulturen des eurasischen Raumes.

Lebensmittel mit wärmenden Eigenschaften erhöhen die Stoffwechseltätigkeit, wodurch der Körper von innen erwärmt wird. Diese Eigenschaften sind jedoch nicht identisch mit den feinstofflichen Aufbaukräften der lebensenergiereichen pflanzlichen Lebensmittel. So hat zum Beispiel Fleisch die Eigenschaft, uns innerlich zu erhitzen, jedoch aktiviert es die körpereigene Enzym- und Hormonproduktion von allen natürlichen Nahrungsmitteln am schlechtesten.

Kühlende Lebensmittel verringern hingegen bestimmte Stoffwechselfunktionen, wodurch es zur inneren Abkühlung kommt.

Leider gibt es in den Büchern, die ich gelesen habe, keine allgemeine Übereinstimmung bezüglich der kalten und warmen Eigenschaften der Lebensmittel, weshalb ich sie nur grob auf der Basis meiner eigenen Erfahrungen beschreibe. Viel bedeutsamer scheinen mir hingegen die Yin-Yang-Energien zu sein, auf die ich im nächsten Kapitel eingehen werde. Wie ich im Kapitel 3 schon ausführte, sind die Kalt-Warm-Eigenschaften der Lebensmittel nicht identisch mit den Yin-Yang-Energien, auch wenn die Wirkungen dieser Energien bei den meisten Lebensmitteln sehr ähnlich sind *(ausführliche Beschreibung in Kapitel 13)*.

Zu den Lebensmitteln mit warmen beziehungsweise erhitzenden Eigenschaften gehören nach meinen Erfahrungen in abnehmender Intensität Fleisch, Fisch und Eier, alle Getreidesorten, Hülsenfrüchte, Käse, alle Nüsse und Ölsamen sowie alle Öle und Fette. Innerhalb der einzelnen Nahrungsmittelgruppen gibt es natürlich wiederum mehr oder weniger starke Unterschiede.

So erhitzen zum Beispiel vom Getreide Dinkel und Weizen unseren Stoffwechsel am stärksten. Hirse, Roggen, Gerste und Mais sind schon etwas „kühler". Am „kühlsten" unter den Getreidesorten ist jedoch Reis, obwohl er natürlich grundsätzlich den Körper erhitzt.

Der Hafer fällt bei dieser Betrachtung ein wenig aus der Reihe, weil er mehr Energie zur Verdauung benötigt als die anderen Getreidesorten. Dadurch ist er etwas schwerer verdaulich und kann bei Menschen mit schwacher Verdauungskraft leichter Blähungen und andere Verdauungsbeschwerden verursachen, vor allem dann, wenn er nicht gut gekaut wird. Eine Person mit einer geschwächten Verdauungskraft wird durch Hafer daher weniger gut erwärmt und ernährt, weshalb verdauungsschwache Menschen eher die anderen, leichter verdaulichen Getreidesorten bevorzugen sollten. Ein gesunder, verdauungsstarker Mensch wird hingegen durch Hafer ebenso erwärmt wie durch Dinkel oder Weizen.

Neben all diesen Nahrungsmitteln hat auch unser Kochsalz beziehungsweise das unraffinierte Meer- oder Steinsalz erhitzende Eigenschaften und kann daher die Stoffwechseltätigkeit erhöhen, was besonders in den kalten Jahreszeiten und Klimazonen von Bedeutung sein kann.

Kühlende Eigenschaften haben besonders alle Obstsorten, die meisten Gemüsesorten, Milch, Joghurt und Kefir.

Je nach Jahreszeit und körperlicher Tätigkeit kann man sich diese Nahrungseigenschaften zu Nutze machen, um die innere Körperwärme zu erhöhen oder zu verringern. Sie sehen: Nicht alles ist eine Frage von Kalorien beziehungsweise Joule.

In der Sufi-Medizin, aber auch teilweise in der anthroposophischen Medizin werden bestimmte Krankheiten unter anderem der Kälte- oder Hitzekategorie zugeordnet. Da die meisten chronischen Krankheiten durch eine Verringerung der Stoffwechselfunktionen hervorgerufen werden, stellen sie demnach Kältekrankheiten dar. Zwei typische Kältekrankheiten mit den entsprechenden Ablagerungen im Bindegewebe und in den Organen sind zum Beispiel Krebs und Rheuma *(siehe auch Kapitel 17)*. Um sie zu heilen, versucht man in der anthroposophischen Medizin, die Stoffwechselleistung mit stoffwechselsteigernden Heilkräutern, wie zum Beispiel Mistelextrakten, oder mit erhitzenden Lebensmitteln zu erhöhen. Dazu wird dann vor allem gekochtes oder gebackenes Vollkorngetreide verwendet.

Nachdem ich mich viele Jahre mit den bekanntesten Ernährungsrichtungen beschäftigt und sie auch lange Zeit praktiziert hatte, ist mir vor allem durch die Ayurveda-Lehre *(siehe Kapitel 15)* und durch das „Friedensevangelium der Essener" *(siehe Kapitel 23)*, aber auch durch die Schriften von Rudolf Steiner und Hildegard von Bingen *(siehe Literaturverzeichnis)* bewusst geworden, dass die verschiedenen Lebensmittel uns nicht nur physisch, sondern auch seelisch und geistig ernähren und beeinflussen. Bestimmte Lebensmittel können uns sogar auf unserem spirituellen Weg unterstützen, andere wiederum hemmen uns. Mit der Zeit konnte ich nicht nur die meisten Wirkungen der Lebensmittel, die ich in den entsprechenden Schriften beschrieben fand, bei mir selbst nachvollziehen, sondern ich entdeckte auch noch einige andere Wirkungen, die nicht in den Büchern erwähnt werden. Zu den wichtigsten Entdeckungen zählen zweifelsohne die Aufbauenergien und die katalysatoraktivierenden Energien der Lebensmittel, aber auch noch einige andere auf den Körper oder die Psyche wirkende Eigenschaften.

Immer mehr Menschen sind heute auf der Suche nach dem Sinn des Lebens und der „Wahrheit", die sich häufig auch auf eine möglichst optimale Ernährungsweise erstreckt. Um Ihnen bei dieser Suche zu helfen, versuche ich in diesem Buch so objektiv wie möglich die Essenzen der wichtigsten Ernährungsrichtungen mit unseren naturwissenschaftlichen Ergebnissen zu verbinden. Wenn Sie am Ende des Buches verstanden haben, dass viele angebliche Wahrheiten nur Teilwahrheiten darstellen und daher relativ sind, je nachdem, von welchem Standpunkt aus Sie diese betrachten, habe ich eines meiner Ziele erreicht. Das wichtigste Ziel dieses Buches ist jedoch die Beschreibung eines Weges, der nach meiner Ansicht der Wahrheit am nächsten kommt. Um diese Wahrheit zu erfahren, müssen Sie sich letztendlich selbst auf diesen Weg begeben und ihn durch eigene Erfahrungen kennen lernen.

Auch wenn die Ernährung den Menschen in seiner seelischen und geistigen Entwicklung unterstützen kann, darf sie nie zur Religion werden! Die Nahrung sollte uns gesund erhalten und die notwendige physische oder auch seelische Kraft geben, unsere täglichen Aufgaben zu erfüllen. Falls man durch die Nahrung jedoch seine innere Seelenwärme verliert, egal, ob das durch Fleisch oder Alkohol geschieht oder eine fanatische Einstellung gegenüber irgendeiner Ernährungsrichtung, sollte man seine Ernährungsweise ernsthaft überdenken. Damit Sie Ihre individuelle Aufgabe erfüllen können, kann es unter Umständen sogar notwendig sein, dass Sie sich der momentanen Umgebung einigermaßen anpassen, um nicht durch Ihre Lebensweise den Zugang zu Ihren Mitmenschen zu behindern oder zu verlieren. Gewisse Kompromisse sind daher oft unumgänglich.

Eine gesunde Ernährungsweise ist zwar wichtig, für die seelische und geistige Gesundheit des Menschen bleibt sie jedoch immer nur eine sekundäre Angelegenheit, so wie Jesus schon sagte: „Der Mensch lebt nicht vom Brot allein ...!"

KAPITEL 13

Yin und Yang – Urkräfte des Lebens

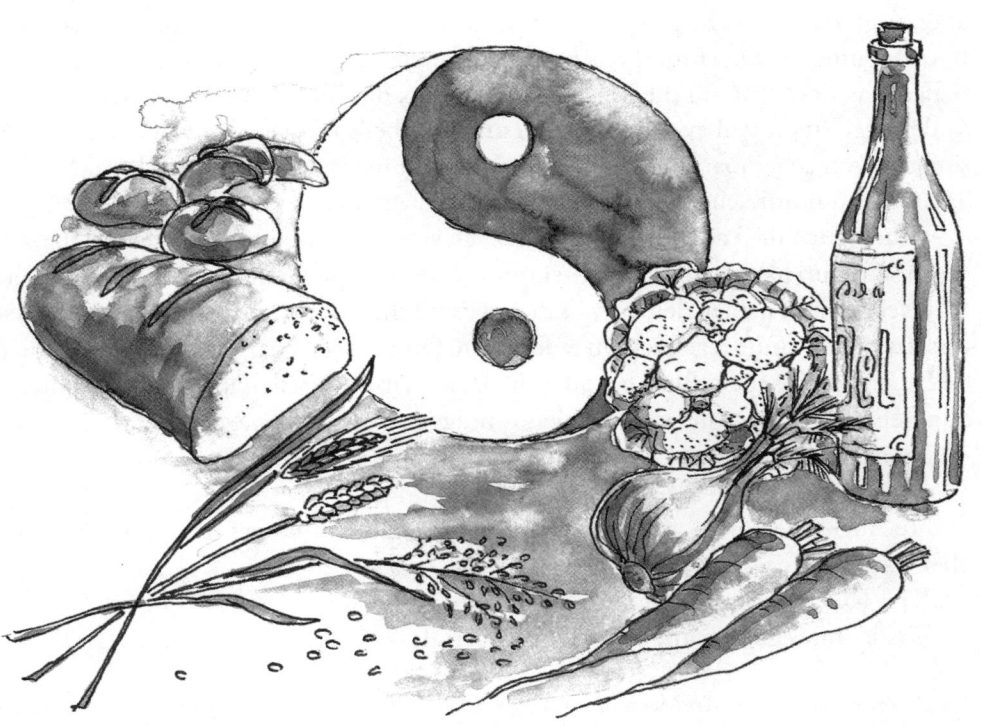

Im Gleichgewicht von Yin und Yang

Yin und Yang – Urkräfte des Lebens

Bereits einige Zeit, bevor ich nach Bochum umgezogen war, hatte ich begonnen, mich für die geistigen Philosophien des Fernen Ostens zu interessieren. Tief ergriffen von dem jahrtausendealten chinesischen Kulturgut wollte ich mehr über die Zusammenhänge der beiden Urkräfte des Lebens, Yin und Yang, erfahren. In den makrobiotischen Lehren, die von dem Japaner Georges Ohsawa verbreitet wurden, fand ich das fernöstliche Weltbild von Yin und Yang am besten beschrieben. Viele Jahre fesselten diese beiden Energien meine Aufmerksamkeit und mit der Zeit entwickelte ich ein völlig neues Grundverständnis für die Wechselwirkungen zwischen Himmel und Erde und dem Menschen, der inmitten dieser Kräfte sein Gleichgewicht finden muss.

Da das Salz in den meisten alten Kulturen und besonders bei Ohsawa einen hohen Stellenwert in der Ernährung des Menschen besitzt, wurde ich letztendlich davon überzeugt, dass es wichtig für unseren Stoffwechsel sein musste. Kaum war ich nach Bochum umgezogen, entdeckte ich in einem alten Physiologiebuch meines Vaters die Bedeutung des Salzes für die Magensäurebildung, das Blut und den Zellstoffwechsel. Voller Begeisterung über diese zum Teil uralten, aber in einigen neuzeitlichen Ernährungskreisen scheinbar völlig vergessenen Zusammenhänge machte ich mich eines Tages auf, um mir „ein wenig" Meersalz[45] zu kaufen.

Während ich die Ladentür öffne, werde ich von einem freundlichen Glockengeläut begrüßt. Kaum hat sich die Tür hinter mir geschlossen, habe ich das Gefühl, die äußere Welt verlassen zu haben, denn der Duft von exotischen Kräutern und ätherischen Ölen versetzt meine Sinne regelrecht in eine andere Dimension. Neugierig schaue ich mich im Laden um, bis mein Blick bei Silvia hängen bleibt. Zwischen ihren schulterlangen, dunklen Haaren begegne ich zwei tiefgründigen Augen und wegen ihres natürlichen Auftretens fasse ich sofort Vertrauen zu ihr und trage mein Anliegen vor:

„Ich möchte gern drei Kilo Meersalz!"

Ihre Augen beginnen auf einmal zu leuchten und ein kurzes Schmunzeln gleitet über ihre Lippen:

„Drei Kilo? – Kann es auch loses Salz sein?" fragt sie.

„Das ist mir egal, Hauptsache, es ist Meersalz."

---

45) Als ich mir im Jahre 1986 das Meersalz im Bioladen kaufte, war ich gerade 23 Jahre alt. In dieser Zeit ist über das unraffinierte Stein- und Kristallsalz und seine Bedeutung für unseren Stoffwechsel jedoch weder gesprochen noch irgendetwas Bedeutendes geschrieben worden – zumindest hatte ich darüber nie etwas gelesen. Deshalb hatte ich mir auch noch keine Gedanken zu diesem Thema gemacht und kannte daher auch die qualitativen Unterschiede vom unraffinierten Meersalz zum Stein- beziehungsweise Kristallsalz noch nicht. Mit diesem Thema habe ich mich erst in den Jahren 2000 und 2001 beschäftigt, weshalb es auch erst in die Neuauflage dieses Buches mit einfließen konnte *(siehe Kapitel 2)*.

Dann dreht sie sich um und holt aus einer Holzkiste zwei riesige Klumpen Salz hervor.

„Ich wäre froh, wenn ich dir die hier verkaufen könnte. Es macht nämlich sehr viel Arbeit, das verklumpte Salz wieder fein zu klopfen!"

Mir war es egal, ob ich rieselfeines oder verklumptes Salz kaufte. Ich wollte vorerst sowieso nur zwei Gramm Salz täglich essen; und die konnte ich mir ja auch jeden Tag von den Brocken abkratzen. Also erwarb ich meine Salzklumpen zu einem etwas günstigeren Preis und erzählte Silvia, was ich damit vorhatte. Sie war eine begeisterte Zuhörerin und mir gefiel es, einer anderen Person mein bisheriges Wissen über meine Erfahrungen mitteilen zu können. Am meisten interessierten sie jedoch meine Ausführungen über die Makrobiotik. Obwohl ich sie bis dahin selber noch nicht hundertprozentig praktiziert hatte, da ich das Getreide zu dieser Zeit noch roh aß, hatte ich die Yin-Yang-Philosophie dennoch recht gut verstanden. Spontan lud sie mich ein, noch am selben Abend einen Vortrag über die Ernährung im Yin-Yang-Gleichgewicht in einem Dritte-Welt-Café zu halten. Sie leitete dort einen Kochkurs und war sich sicher, dass dieses Thema eine Bereicherung für alle Kursteilnehmer darstellen würde.

Mein kleiner Vortrag war ein voller Erfolg. Meine Yin-Yang-Kenntnisse, die ich mit den Kombinationsregeln von Hay und den wertvollen Elementen der Rohkosternährung verknüpft hatte, wurden mit großem Interesse aufgenommen. Auch Silvia war beeindruckt. Seit diesem Abend trafen wir uns häufiger und es entwickelte sich eine tiefgehende geistige Freundschaft.

Nur wenige Tage später fragte mich Silvia, ob ich nicht in einem etwas größeren Rahmen noch einmal über dieses Thema einen organisierten Vortrag halten wollte. Ich hatte erst einige Bedenken, da ich ja selbst noch nicht gesund war und die letztendliche Wahrheit, wenn es sie überhaupt geben würde, noch nicht gefunden hatte. Da ich jedoch mit der Verknüpfung dieser drei Ernährungsrichtungen unter Vermeidung aller fanatischen Ansätze nur Grundwahrheiten weitergab, willigte ich schließlich ein. Silvia war froh über meine Entscheidung und organisierte den vorangekündigten Vortrag im selben Café wie vorher.

Aufgeregt fahre ich mit dem Fahrrad durch Bochum. Es ist kurz vor 20 Uhr. Ich nehme bewusst ein paar tiefe Atemzüge. Die Luft ist schwer und es riecht nach Diesel und anderen Abgasen. – „Alles pathologisches Yang", schießt es mir durch den Kopf. Wenige Minuten später betrete ich, innerlich unruhig, den Vortragsraum. Silvia ist bereits da und begrüßt mich. Nach und nach kommen immer mehr Gäste. Bis zum Vortragsbeginn sind es vielleicht 20 bis 30 Zuhörer und Silvia hält eine kleine Vorrede. Nun übergibt sie mir das Wort und mein Herz beginnt zu galoppieren. Ich spreche über die Ursprünge der Makrobiotik. Dabei spüre ich, wie ich langsam ruhiger werde, und das Reden beginnt mir Spaß zu machen. Ich versuche, mich auf meine Zuhörer einzustellen und mich in ihre Auffassungsfähigkeit hineinzufühlen:

„... In den Kulturen von China und Japan spielen die Yin-Yang-Energien also bis heute eine große Rolle. Sie bilden die Wurzeln des geistig-philosophischen Weltbildes der Chinesen und stellen die Grundlage der traditionellen chinesischen, koreanischen und japanischen Medizin dar. Aber was bedeuten nun Yin und Yang?"

Gespannt blicke ich in die Runde und suche nach den richtigen Worten.

„Yin und Yang sind zwei sich ergänzende universelle Energieformen oder Urkräfte des Lebens, die nur zusammen ein Ganzes und Vollkommenes darstellen. Diese Einheit, in der es noch keine Aufspaltung in Yin und Yang gibt, bezeichnen die Chinesen als Tao. In unserer materiellen Welt, in der wir leben, befinden wir uns jedoch nicht mehr in der Einheit mit Gott oder ebendiesem Tao. Wir sind äußerlich getrennt von Gott und können ihn daher nur im Geiste beziehungsweise im Herzen erleben. Deshalb kann man unsere Welt auch als eine polare Welt bezeichen, in der alle Erscheinungsformen immer zwei Seiten haben. Diese zwei Seiten, die wir in der ganzen materiellen Schöpfung finden, haben die Chinesen Yin und Yang genannt."

Ich mache eine Atempause. Es herrscht konzentrierte Aufmerksamkeit und ich bin froh, dass ich verstanden werde.

„Grundsätzlich gibt es zu allen Dingen auf der Erde immer ein Gegenstück und keine der beiden Seiten ist besser oder schlechter als die andere. Nur gemeinsam bestimmen oder bilden sie das Leben. Beide Seiten brauchen und ergänzen sich daher gegenseitig.

So definierten die Chinesen den Himmel als Yang und die Erde als Yin. Der Tag, das Licht und die Wärme sind yang, die Nacht, die Dunkelheit und die Kälte sind yin. Das Sonnenlicht ist also yang und die Erde und das Wasser sind yin. Gemeinsam mit dem yang-betonten Licht bilden die Erde und das Wasser als yin-betonter Gegenpol nun die drei wichtigsten Lebensgrundlagen für das Pflanzenwachstum und damit für alles Leben auf der Erde. Das Yang kann daher ohne das Yin kein Leben erschaffen und umgekehrt ..."

Während ich die wichtigsten Yin-Yang-Gegensatzpaare, die es in der Natur gibt, erkläre, trete ich an unsere vorbereitete Tafel und schreibe sie auf das Papier:

Yin	Yang
Erde	Himmel
Nacht	Tag
Dunkelheit	Licht
Kälte	Wärme
Winter	Sommer
Feuchtigkeit	Trockenheit
weich	hart
groß	klein

Die Yin-Yang-Qualitäten unserer Nahrung

Schließlich komme ich zu den Nahrungsmitteln und beschreibe ihre Yin- und Yang-Qualitäten.

„Das Sonnenlicht erzeugt also Wärme, weshalb der Sommer gegenüber dem Winter yang ist. Die Wärme wiederum erzeugt Trockenheit, weshalb die Trockenheit gegenüber der Feuchtigkeit oder dem Wasser ebenfalls yang ist. Je wässriger daher ein Lebensmittel ist, umso mehr überwiegt der Yin-Anteil. Dazu gehören vor allem Obst, Gemüse und Milch. Wenn Sie daher ein Lebensmittel, wie zum Beispiel Obst, trocknen, verliert es seine Feuchtigkeit und wird damit ein wenig yangiger gegenüber der frischen Frucht. Sobald Sie jedoch Wasser zum Trockenobst dazutrinken, wird dieser Yin-Verlust wieder ausgeglichen.

Die Trockenheit bewirkt jedoch auch, dass die Materie härter und kompakter wird. Daher spielen die Größe und die Struktur bei der Betrachtung von Yin und Yang ebenfalls eine Rolle, weshalb groß und klein oder weich und hart ebenfalls Yin-Yang-Gegensatzpaare darstellen. Getreide ist zum Beispiel gegenüber einem Apfel trocken, hart und klein und enthält daher mehr Yang-Qualitäten als ein Apfel.“

Ich trete noch einmal an die Tafel und ergänze die zuletzt erwähnten Gegensatzpaare in den Yin-Yang-Rubriken. Danach schaue ich in die Runde und da ich keine fragenden Gesichter sehe, setze ich meinen Vortrag fort.

„Wenn man nun die verschiedenen Nahrungsmittelgruppen in Bezug auf ihre Yin- und Yang-Wirkungen auf den Menschen miteinander vergleicht, kommt man zu folgender Gegenüberstellung:

Yang-überschüssig sind Kochsalz beziehungsweise das Meer- und Steinsalz sowie alle anderen Salz- und Mineralverbindungen, Fleisch, Fisch, Eier, Hefe, alle Vollkorngetreidesorten und getreideähnliche Samen, wie Buchweizen, Amaranth und Quinoa, und Hartkäse. Andere bedeutende Yang-Quellen gibt es in der Nahrung des Menschen nicht.

Yin-überschüssig sind daher alle anderen Lebensmittel, allerdings mit größeren Unterschieden. Weniger yin-überschüssig sind die Hülsenfrüchte. Danach folgen Ölsamen und dann die Nüsse. Stärker yin-überschüssig sind Gemüse, Obst und auch Milch, gefolgt von Ölen und Fetten. Man kann die Yin- oder Yang-Qualitäten natürlich auch noch innerhalb der einzelnen Gruppen differenzieren. So ist zum Beispiel Wurzelgemüse trockener und härter als Salat. Daher sind Karotten innerhalb der Gemüsegruppe mehr yang als Salat.“

Zum besseren Verständnis skizziere ich in einer einfachen Grafik *(siehe übernächste Seite)* die unterschiedlichen Yin- und Yang-Qualitäten der verschiedenen Lebensmittel, so wie sie sich auf den Menschen beziehen, an die Tafel. Ich betone dabei, dass es nicht entscheidend ist, ob die Yin-Yang-Unterschiede exakt stimmen, sondern dass es darauf ankommt, die relativen Unterschiede verstanden zu haben. Außerdem sollte man die Yin-Yang-Philosophie grundsätzlich nicht dogmatisch betrachten, da sie nur einer Teilwahrheit entspricht und keinesfalls die ganze Wahrheit beziehungsweise alle Geheimnisse des Lebens beschreibt. Ansonsten kann man dadurch sehr leicht zu großer Einseitigkeit neigen.

Nachdem ich die Grafik fertig gezeichnet habe, wende ich mich wieder meinen Zuhörern zu:

„Die gesamte Materie wird also durch diese beiden polaren Energien gebildet. Es gibt daher nichts in dieser Welt, das ausschließlich yin oder yang ist. Eine absolute Trennung von Yin und Yang ist mit dem Leben nicht vereinbar und bedeutet immer den Tod. Alle unsere Nahrungsmittel sind daher mehr oder weniger yin- oder yang-überschüssig. **Zum besseren Verständnis habe ich in der Grafik deshalb bei den meisten Lebensmitteln nur den jeweiligen Überschuss eingezeichnet. Jedoch enthalten alle Lebensmittel auch die Gegenenergie, wenn auch in entsprechend geringerem Verhältnis.**

Wie sich durch die Manipulation eines Lebensmittels die Qualitäten von Yin und Yang verändern können, wird bei der Käseherstellung sehr deutlich. Da hierbei der wässrige Yin-Anteil der Milch, die Molke, herausgepresst wird, verliert das dadurch entstehende Milchprodukt einen Großteil seiner Yin-Qualitäten. Durch das Hinzufügen von Salz wird der Käse zusätzlich yangisiert. Je härter, salziger und eventuell fettärmer das Endprodukt dann ist, umso geringer ist der Yin-Anteil. Hartkäse ist daher ein mehr oder weniger yang-überschüssiges Nahrungsmittel, insbesondere dann, wenn er relativ viel Salz und wenig Fett enthält. Je mehr Molke ein Käse hingegen enthält, desto yin-betonter ist er. Quark besitzt deshalb noch relativ starke Yin-Qualitäten.

Ein anderes klassisches Beispiel betrifft das Aussieben des Getreidemehles beziehungsweise das Schälen von Reis oder Gerste. Beim Getreide befinden sich die meisten Mineralstoffe in den faserstoffhaltigen Randschichten. Mineralstoffe und Kleie sind jedoch gegenüber dem überwiegend aus Stärke bestehenden Getreidekern yang. Entfernt man nun die yang-konzentrierten Randschichten, bleibt das yin-überschüssige Auszugsmehl übrig. Der Ausmahlungsgrad des Mehles bestimmt daher, ob das Mehl yang-überschüssig oder leicht yin ist. Alle Vollkorngetreidesorten und deren Mehle sind mit geringen Unterschieden immer yang-überschüssig. Ein 1050er-Mehl befindet sich hingegen ungefähr im Yin-Yang-Gleichgewicht. Weißmehl, geschälter Reis und Gerstengraupen sind dagegen leicht yin-überschüssig.

Ebenso wie dem Getreide ergeht es dem Vollrohrzucker oder dem Zuckerrübensaft, die durch die Raffination alle Mineralien und Vitamine verlieren und dadurch zu extrem yin-betonten Nahrungsmitteln werden.

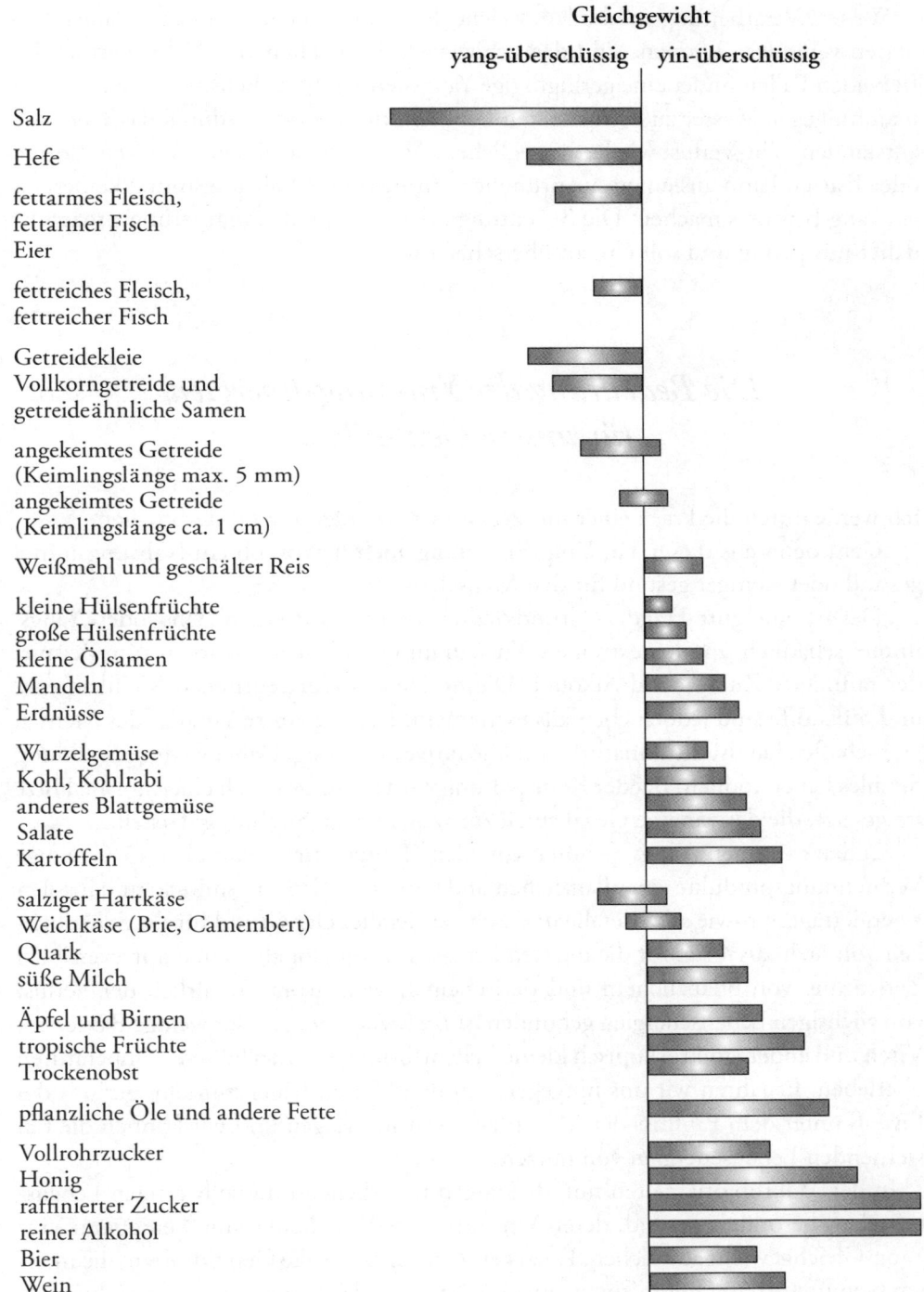

Gleichgewicht

yang-überschüssig   yin-überschüssig

Salz

Hefe

fettarmes Fleisch,
fettarmer Fisch
Eier

fettreiches Fleisch,
fettreicher Fisch

Getreidekleie
Vollkorngetreide und
getreideähnliche Samen

angekeimtes Getreide
(Keimlingslänge max. 5 mm)
angekeimtes Getreide
(Keimlingslänge ca. 1 cm)

Weißmehl und geschälter Reis

kleine Hülsenfrüchte
große Hülsenfrüchte
kleine Ölsamen
Mandeln
Erdnüsse

Wurzelgemüse
Kohl, Kohlrabi
anderes Blattgemüse
Salate
Kartoffeln

salziger Hartkäse
Weichkäse (Brie, Camembert)
Quark
süße Milch

Äpfel und Birnen
tropische Früchte
Trockenobst

pflanzliche Öle und andere Fette

Vollrohrzucker
Honig
raffinierter Zucker
reiner Alkohol
Bier
Wein

Weitere Verarbeitungsmethoden, welche die ursprünglichen Yin- oder Yang-Qualitäten verändern können, sind das Erhitzen und Trocknen von Nahrungsmitteln. In beiden Fällen findet eine geringfügige Yangisierung der Lebensmittel statt. Trinkt man hingegen Wasser zu getrockneten Lebensmitteln, wird der durch das Trocknen entstandene Yin-Verlust wieder ausgeglichen. Aber auch das Kochen, Backen, Rösten oder Darren kann aus einem ursprünglich yin-betonten Nahrungsmittel keinesfalls ein yang-betontes machen. Die Bedeutung des Erhitzens als Yangisierungsprozess ist daher nur gering und sollte nicht überschätzt werden."

Die Bedeutung der Yin-Yang-Energien für unsere Gesundheit

Ich werde durch die Frage einer mir gegenübersitzenden Frau unterbrochen:

„Geht denn aus dieser Yin-Yang-Einteilung auch hervor, ob ein Nahrungsmittel gesund oder weniger gesund für den Menschen ist?"

„Das ist eine gute Frage. – Grundsätzlich sind alle extremen ‚Yins‘ oder ‚Yangs‘ immer schädlich. Zu den extremen ‚Yins‘ in unserer Nahrung gehören zum Beispiel der raffinierte Zucker und Alkohol. Die meisten pharmazeutischen Medikamente und Süßstoffe sind jedoch ebenfalls extrem yin. Das extremste Yin, das der Mensch je geschaffen hat, ist die unnatürliche radioaktive Strahlung. Daher ist diese Strahlung für alles Leben tödlich. Bei der Kernspaltung wird allerdings auch eine enorme Hitze freigesetzt, die das yangige Gegenstück zur radioaktiven Strahlung darstellt.

Zu den extremen ‚Yangs‘ gehören vor allem Temperaturen von über 43°C, einige Verbrennungsprodukte von pflanzlichen und tierischen Nahrungsmitteln und fossilen Energieträgern sowie alle Metalle und Schwermetalle. Der Grund für die Schädlichkeit von mehr als 43°C für die meisten Lebewesen liegt vor allem in der irreversiblen Zerstörung von pflanzlichem und tierischem Eiweiß, woran natürlich der Verlust von wichtigen Lebensenergien gebunden ist *(siehe Kapitel 10)*. Nur wenige Bakterien, Viren und andere mikroskopisch kleine Lebensformen können höhere Temperaturen überleben. Ernähren wir uns hingegen von unerhitzten Lebensmitteln, gerinnt das Eiweiß unter dem Einfluss der Magensäure erst im Magen und wir können die frei werdenden Lebensenergien voll nutzen.

In der Makrobiotik gelten nun diejenigen natürlichen und vollwertigen Lebensmittel als besonders gesund, deren Yin- oder Yang-Qualitäten nur wenig vom Yin-Yang-Gleichgewicht abweichen. Dazu gehören vor allem alle Getreidearten, die meisten Gemüsesorten, Hülsenfrüchte und die Nüsse und Ölsamen. Eine der wichtigsten

Voraussetzungen für unsere Gesundheit ist nämlich das annähernde Gleichgewicht der Yin-Yang-Energien im Körper. Aus der Sicht der Traditionellen Chinesischen Medizin und der Makrobioten entstehen Krankheiten vor allem dann, wenn dieses Yin-Yang-Gleichgewicht aufgrund psychischer oder körperlicher Ursachen gestört ist.

Ohsawa beschrieb nun in seinen Büchern so treffend wie kaum ein anderer, dass die meisten Zivilisationskrankheiten durch zu viel ‚pathologisches Yin‘, wie er es nannte, entstehen. Er verurteilte daher aufs schärfste den raffinierten Zucker, Alkohol, die raffinierten Fette, Weißmehlprodukte und den geschälten Reis sowie die vielen chemischen und pharmazeutischen Produkte unserer Zeit. Daneben lehnte er jedoch auch eine übermäßige Eiweißernährung mit tierischen Nahrungsmitteln, vor allem mit Milchprodukten ab. Ernähren wir uns daher lange Zeit von diesen Nahrungsmitteln, verschlechtert sich mit der Zeit unsere Konstitution und es stellen sich chronische Krankheiten ein. Um dieser allgemeinen Yinisierung und Eiweißüberernährung der Menschheit entgegenzuwirken, entwickelte er seine makrobiotische Ernährungsweise, die auf folgendem Naturgesetz, das auch in der Yin-Yang-Monade zum Ausdruck kommt, basiert:

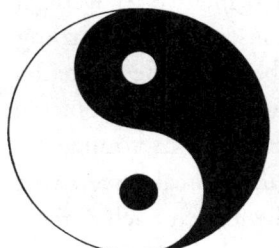

Das Yin nährt das Yang und das Yang aktiviert das Yin.
Überwiegt eine der beiden Energien, wird die andere dadurch geschwächt. Fehlt jedoch eine Energie, kann die andere ihre Funktion ebenfalls nicht erfüllen.
Optimal ist daher ein Gleichgewicht von Yin und Yang.

Für die Ernährung bedeutet das unter anderem, dass die Yang-Energien einen Yin-Überschuss abbauen und den Körper von Yin-Ablagerungen befreien können.

Die Yin-Energien verringern hingegen das Yang im Körper und können uns von den Yang-Schlacken entgiften.

Allerdings wirken diese Energien beim Menschen am besten in Verbindung mit denjenigen Lebensmitteln, bei deren Verzehr am wenigsten Leben zerstört wird und die evolutionsmäßig am wenigsten mit uns verwandt sind. Und das sind vor allem die verschiedenen Getreidesorten, Nüsse, Ölsamen und Früchte und in geringerem Maße auch Hülsenfrüchte, Gemüse und die Milch von Tieren.

Das vorrangige Ziel der makrobiotischen Ernährungsweise ist es nun, durch eine leichte Yangisierung des Körpers einen allmählichen Abbau des überschüssigen Yin zu erreichen. Ohsawa wusste sehr wohl, dass in der Regel viele Monate bis Jahre notwendig sind, um eine yin-betonte Grundkonstitution zu harmonisieren und den Körper von allen Yin-Giften und -Schlacken zu befreien.

Daher empfahl er Kranken, sich überwiegend von gekochtem Vollkorngetreide mit Meersalz zu ernähren und nur wenig Flüssigkeit in Form von Getränken wie Wasser oder Tee zusätzlich zum gekochten Getreide aufzunehmen. Ihm zufolge hat das Wasser nämlich eine relativ starke Yin-Betonung. Vollkorngetreide und Salz sind hingegen yang-überschüssig, weshalb eine überwiegende Ernährung mit Getreide und Salz den Menschen relativ schnell yangisieren und von vielen Yin-Giften und -Schlacken befreien kann *(siehe hierzu das Fallbeispiel über die Selbstbehandlung von Rheuma mit Ohsawas „Diät Nr. 7" auf den Seiten 317/318).*

Die Ernährung von Gesunden sieht in der Makrobiotik allerdings schon reichhaltiger aus. Das erhitzte Getreide bleibt jedoch immer Hauptnahrungsmittel, das nun mit möglichst gering yin-überschüssigen Lebensmitteln ergänzt wird. Dazu zählen bestimmte Gemüsesorten, die in der Regel gekocht oder gedünstet werden, gekochte Hülsenfrüchte und deren Produkte, wie Miso oder Tofu, geröstete Nüsse und Ölsamen und in geringen Mengen einige kaltgepresste, pflanzliche Öle.

Das Erhitzen der Lebensmittel spielt in der Makrobiotik also eine große Rolle, da man damit die Nahrung zusätzlich zu yangisieren versucht.

Ohsawas Ernährungsempfehlungen sind daher grundsätzlich mehr oder weniger yang-überschüssig und entbehren darüber hinaus aufgrund der konsequenten Erhitzung der meisten Lebensmittel fast jeder Lebendigkeit. Dass die überwiegende Getreideernährung einem Europäer mit einer yin-betonten Grundkonstitution große Probleme bereiten kann, ist in den makrobiotischen Kreisen sehr wohl bekannt. Es können bei der intensiven Yangisierung durch das Getreide starke Entgiftungsreaktionen und zahlreiche körperliche und seelische Beschwerden auftreten, die jedoch nach einigen Wochen oder Monaten wieder vergehen, sobald sich der Körper an die Nahrung angepasst hat. Aufgrund dieser schweren Durchführbarkeit von Ohsawas überwiegenden Getreideernährung für die meisten Europäer haben seine Schüler und Nachfolger, wie zum Beispiel Michio Kushi, einen gemäßigteren Weg eingeschlagen.

Dennoch werden auch heute noch alle Milchprodukte *(siehe auch Kapitel 12),* die meisten Früchte, Honig, Vollrohrzucker und Vollzucker, einige Gemüsesorten, wie Kartoffeln, Tomaten oder Auberginen, und sogar „normale" Mengen an rohen pflanzlichen Lebensmitteln (Gemüse- und Obstsalate etc.) aufgrund ihrer stärkeren Yin-Qualitäten oder verschleimenden Wirkung in der Makrobiotik abgelehnt. Andere tierische Eiweißquellen, wie Fisch, Fleisch und Eier, gelten ebenfalls als ungesund. Wegen dieser relativ strengen und teilweise einseitigen Ernährungsweise gehört die Makrobiotik, so wie sie von Ohsawa und Kushi praktiziert und gelehrt wurde und wird, nach wie vor zu den eher umstrittenen Ernährungslehren unserer Zeit.

Dass die stärker yin- oder yang-haltigen Nahrungsmittel, wie Obst beziehungsweise Fleisch *(siehe Grafik auf Seite 241),* dennoch eine große Bedeutung für uns haben können, wird vor allem dann deutlich, wenn wir die verschiedenen Klimazonen und Jahreszeiten betrachten. Da das Klima im Sommer warm oder sogar heiß sein kann, werden wir durch die Hitze von außen yangisiert, wodurch sich unsere Körpertemperatur erhöht. Steigt die innere Wärme jedoch über eine bestimmte Temperatur an, beginnen wir zu schwitzen. Die Verdunstungskälte des Schweißes führt dann zur gewünschten angenehmen Kühlung des Körpers. Um diesen Prozess zu unterstützen, bevorzugen wir instinktiv yin-betonte Lebensmittel, wie Obst, Gemüse oder Milchprodukte. Der Yin-Überschuss dieser Lebensmittel bewirkt eine Ausdehnung der Körperzellen und Hautporen, so dass wir die innere Wärme leichter nach außen abgeben können und unser Körper dadurch abkühlt.

Wenn es hingegen draußen kalt ist oder sogar friert, braucht unser Körper mehr Yang-Energien, wodurch sich unsere Hautporen zusammenziehen und die Körperwärme weniger nach außen abgegeben und vermehrt im Körperinneren gespeichert wird. Haben Sie sich im Winter schon einmal ausschließlich von Obst, Gemüse, Milch oder Joghurt ernährt? Ich garantiere Ihnen, dass Sie trotz warmer Kleidung sehr leicht zu frieren beginnen! Und das kann uns regelrecht an die Nieren gehen. Denn die Nieren gehören zu denjenigen Organen, deren gesunde Konstitution vor allem von den Yang-Energien abhängig ist. Da alles Feste und Kompakte im Körper mehr yang ist als das Weiche, Flüssige oder Hohle, sind die Knochen, das Herz, die Nieren, die Leber, die Bauchspeicheldrüse, die Milz und die Lungen mehr yang gegenüber dem Blut oder den Hohlorganen, wie der Magen, die Därme, die Gallenblase oder die Harnblase[46]. Diese stärker yang-geprägten Körperteile benötigen für eine gesunde Funktion daher ein wenig mehr Yang-Energien als das Blut oder die Hohlorgane, so dass Sie besonders in der kalten Jahreszeit mehr von den yang-überschüssigen Lebensmitteln benötigen als in der warmen. Sie werden dann automatisch mehr Vollkorngetreide, Fleisch, Fisch oder Hartkäse essen.

Verstehen Sie nun, warum Eskimos überwiegend von Fisch und Fleisch leben ‚müssen‘? In den Tropen können Sie hingegen gar nicht genug von den sehr yin-überschüssigen tropischen Früchten essen.

Die Natur bringt in der Regel genau das hervor, was der Mensch in der Klimazone, in der er lebt, für sein Wohlergehen benötigt. Die Empfehlung, nur die Nahrungsmittel der Saison besonders aus der eigenen Region zu essen, ist daher nicht ganz unbegründet."

---

46) Für diejenigen Leser, die sich mit der Traditionellen Chinesischen Medizin auskennen: Man darf ein anatomisches Yang- oder Yin-Organ nicht mit den entsprechenden Meridianen gleichsetzen, da zu einem Yang-Organ immer ein Yin-Meridian und zu einem Yin-Organ ein Yang-Meridian gehört. Beispiel: Das Herz ist ein Yang-Organ und der Herzmeridian ist aufgrund seiner Lage und der Fließrichtung des Chi ein Yin-Meridian.

Nach diesen Worten beendete ich den ersten Teil meines Vortrages und besprach nach einer kurzen Pause die Bedeutung der Rohkost und die Kombinationsregeln der Trennkost, die sich hervorragend mit der Yin-Yang-Lehre verbinden lassen. Abschließend betonte ich noch einmal, es sei keinesfalls notwendig, dass sich unsere Mahlzeiten immer im Yin-Yang-Gleichgewicht befinden müssen, da unsere Yin-Yang-Energien nicht nur durch die Nahrung beeinflusst werden, sondern auch durch das Klima, durch unsere körperlichen und geistigen Aktivitäten sowie durch unser Bewusstsein. Denn anstrengende körperliche Arbeiten und sportliche Betätigungen, aber auch spirituelle Praktiken, wie zum Beispiel das Meditieren und eine tiefe innere Verbindung mit Gott, können uns ebenfalls yangisieren oder zumindest die Yin-Yang-Energien in uns ausgleichen. Das Saunen stellt natürlich ebenfalls einen starken Yang-Einfluss dar. In der Praxis bedeutet das, dass man bei einer intensiven Yangisierung durch Sport, an heißen Sommertagen oder wenn man viel meditiert beziehungsweise die Einheit mit Gott auch im Alltag einigermaßen aufrechterhält, durchaus mehr yin-überschüssige Lebensmittel essen kann, ohne dadurch zu yinisieren. Im Winter und in den anderen kalten Jahreszeiten wird man dennoch automatisch etwas yang-betontere Nahrungsmittel bevorzugen.

Auch wenn ich durch diesen und durch spätere Vorträge vielen Zuhörern die große Bedeutung der Yin-Yang-Energien in Verbindung mit der Bedeutung der Rohkost und den Kombinationsregeln der Trennkost näher bringen konnte, war mir damals durchaus bewusst, dass mir noch ein wesentliches Steinchen in diesem großen Ernährungsmosaik fehlte.

Fünf Jahre später war es dann soweit: Mit der Entdeckung der Aufbauenergien und katalysatoraktivierenden Energien hatte ich den Schlüssel in die Hände bekommen, durch den man nicht nur die Verdauungsorgane reaktivieren, sondern wodurch auch der gesamte Körper von allen Yin- und Yang-Ablagerungen entgiftet werden kann. Zu diesem Zeitpunkt wurde mir endgültig klar, dass Ohsawas strenge Ernährungslehre, die überwiegend aus erhitztem Getreide, Meersalz und relativ wenig Wasser besteht, einseitig ist. **Denn mit den Yang-Energien des Getreides lassen sich vor allem die Yin-Gifte und -Schlacken im Körper mobilisieren, die allerdings einen wichtigen Teil der allgemeinen Verschlackung ausmachen. Um jedoch die Yang-Gifte und -Schlacken, wie zum Beispiel Schwermetalle, organische Verbrennungsprodukte, abgelagerte Eiweiße und bestimmte Endprodukte aus dem Eiweißstoffwechsel, mit Hilfe der Nahrung zu lösen, benötigt man Lebensmittel mit qualitativ hochwertigen Yin-Energien, die zugleich auch die Stoffwechselkatalysatoren maximal aktivieren können. Das aber sind nun einmal alle rohen Obstsorten sowie alle rohen Nüsse und Ölsamen.**

Die meisten chronischen Krankheiten und Stoffwechselstörungen der heutigen Zeit werden in zunehmendem Maße unter anderem durch die vielen verschiedenen

Umweltgifte hervorgerufen. Es handelt sich dabei um eine Vielzahl von chemischen Verbindungen, die überwiegend yin sind, aber auch um viele yang-betonte Substanzen, wie Schwermetalle oder bestimmte Rückstände, die bei der Verbrennung von organischen Energieträgern, wie Erdöl, Erdgas und Kohle, entstehen.

Wenn wir unseren Körper mit Hilfe der Nahrung von all diesen Fremdstoffen entgiften wollen, reicht es heutzutage nicht mehr aus, sich überwiegend mit erhitzten pflanzlichen Lebensmitteln leicht yang-überschüssig oder im Yin-Yang-Gleichgewicht zu ernähren. Wir benötigen dafür die vitalen Kräfte der rohen, aufgeschlossenen Lebensmittel. Zwar entgiftet uns das erhitzte Vollkorngetreide relativ intensiv von vielen Yin-Ablagerungen, wenn wir frisch gekochtes oder gebackenes *Getreide (siehe auch „Chapatis richtig gebacken" in Kapitel 11, Seite 215)* nur mit etwas unraffiniertem Steinsalz oder Kristallsalz und Olivenöl zusammen essen und möglichst gut kauen, jedoch ist die Wirkung des angekeimten, rohen Getreides diesbezüglich deutlich stärker.

Rohe Nüsse und Ölsamen sowie rohes Obst können uns, wie gesagt, vor allem von den Yang-Giften befreien. Die verschiedenen Gemüsesorten wirken diesbezüglich hingegen deutlich schwächer, da sie die Stoffwechselkatalysatoren wesentlich geringer aktivieren.

Und wie Sie ja bereits wissen, kommen dem rohen, angekeimten Getreide und den rohen Nüssen und Ölsamen noch zwei weitere wichtige Bedeutungen zu: Sie sind wie kein anderes Lebensmittel in der Lage, unsere Verdauungsorgane aufzubauen und alle Organ- und Zellfunktionen optimal zu stärken und im Stoffwechselgleichgewicht zu halten.

Auch wenn Sie in den beiden folgenden Kapiteln noch weitere Hintergrundinformationen für eine gesunde Ernährung erhalten, so habe ich das Wichtigste bereits gesagt.

Eine gesunde Ernährung besteht für mich aus naturbelassenen, vollwertigen Lebensmitteln, die man so wenig wie möglich erhitzt und den Kombinationsregeln entsprechend zusammenstellt. Bei der Wahl der Lebensmittel sollten Sie darauf achten, dass die Gesamtmenge pro Tag leicht basenüberschüssig ist oder sich zumindest im Säure-Basen-Gleichgewicht befindet. Wer seine Nahrung dann noch im Einklang mit Yin und Yang nach den Jahreszeiten ausrichtet oder seinen körperlichen beziehungsweise geistigen Tätigkeiten anpasst, wird sich auch im Sommer wohl fühlen und im Winter nicht allzu sehr frieren.

Ich möchte an dieser Stelle jedoch noch einmal darauf hinweisen, dass die gesündeste Nahrung zu Gift werden kann, wenn sie nicht richtig verdaut wird. Eine gesunde Verdauungskraft ist daher eine der wichtigsten Grundvoraussetzungen für unsere Gesundheit. Ab Kapitel 16 beschreibe ich ausführlich, was alles passieren kann, wenn die Verdauungskraft geschwächt ist und wie Sie eine geschwächte Verdauungskraft wieder aufbauen können.

Der Unterschied zwischen den Yin-Yang-Energien und den Kalt-Warm-Eigenschaften

Zum Schluss dieses Kapitels möchte ich noch eine Frage beantworten, die sich vielleicht einige Leser gestellt haben: worin nämlich der Unterschied zwischen den Kalt-Warm-Eigenschaften und den Yin-Yang-Energien besteht.

Ich rufe noch einmal in Erinnerung: Erhitzende Lebensmittel erhöhen die Stoffwechseltätigkeit, wodurch die innere Körperwärme zunimmt. Kühlende Nahrungsmittel verringern hingegen die Stoffwechselaktivitäten. Dadurch nimmt die innere Körperwärme ab *(siehe auch Kapitel 12)*.

Die Yang-Energien bewirken zwar auch eine Erhöhung der inneren Wärme, jedoch geschieht das vor allem dadurch, dass sich die Körperzellen und Hautporen zusammenziehen und der Körper die Wärme speichert. Die Yin-Energien bewirken demgegenüber unter anderem eine Ausdehnung der Körperzellen und Hautporen, wodurch der Körper mehr Wärme nach außen abgibt und dadurch abkühlt.

Die meisten kühlenden Lebensmittel sind auch yin-überschüssig, jedoch haben nicht alle erhitzenden Nahrungsmittel gleichzeitig einen Yang-Überschuss. Denken Sie nur an die Nüsse und Ölsamen oder an die Öle und Fette, bei denen es sich um yin-überschüssige Lebensmittel mit erhitzenden Eigenschaften handelt. Essen Sie zum Beispiel eine bestimmte Menge Nüsse, wird Ihnen wesentlich schneller warm als bei einer Mahlzeit aus Obst mit entspechendem Kaloriengehalt (Joulegehalt). Das liegt daran, dass Nüsse erhitzende Eigenschaften besitzen und Obst auf unseren Körper kühlend wirkt. Dennoch sind die Nüsse yin-überschüssig, weshalb sich gleichzeitig die Hautporen öffnen und viel von der erzeugten Körperwärme nach außen abgegeben wird. Die Folge ist, dass uns eine Nussmahlzeit anfänglich zwar wärmt, diese Wärme den Körper jedoch relativ schnell wieder verlässt, so dass wir in der kalten Jahreszeit nach einer Nussmahlzeit schneller anfangen zu frieren als nach einer entsprechenden Mahlzeit aus yang-überschüssigem Getreide oder Fleisch.

Durch die Kombination von yang-überschüssigen Lebensmitteln, wie Getreide, Fisch oder Fleisch, mit den erhitzenden, pflanzlichen oder tierischen Ölen oder Fetten wird der Körper am intensivsten und längsten erwärmt. Wenn wir unsere Nahrung dann noch erhitzen, führen wir dem Körper natürlich nochmals zusätzliche Wärme zu und erleichtern den Verdauungsprozess. Erhitztes Vollkorngetreide oder Vollkornbrot mit Butter oder Öl kann uns im Winter daher hervorragend yangisieren und wärmen. Dasselbe geschieht natürlich auch durch Fisch oder Fleisch mit einem hohen Fettanteil. Und genau das sind die Hauptnahrungsmittel der traditionell lebenden Eskimos. Angekeimtes Getreide wirkt diesbezüglich ein wenig schwächer als ungekeimtes Vollkorngetreide oder Fisch, Fleisch und Eier, da ein Teil der Yang-

Energien durch den Wachstumsprozess in Yin-Energien umgewandelt wurde *(siehe Grafik, Seite 241)*.

In der kalten Jahreszeit sollten wir daher durchaus mehr von den yang-überschüssigen und erhitzenden Lebensmitteln zu uns nehmen. Für Vegetarier eignen sich dazu neben dem angekeimten, rohen Getreide am besten die Kombinationen von gekochtem oder gebackenem Vollkorngetreide mit kaltgepressten, pflanzlichen Ölen oder Butter, Gemüse und nicht allzu großen Mengen an Käse und anderen Milchprodukten, Tofu, Nussmusen oder gerösteten Nüssen und Ölsamen. Wer Fleisch-, Fisch- oder Eigericht essen möchte, sollte natürlich die besseren Kombinationen der Trennkost bevorzugen.

KAPITEL 14

Die Bausteine der Nahrung

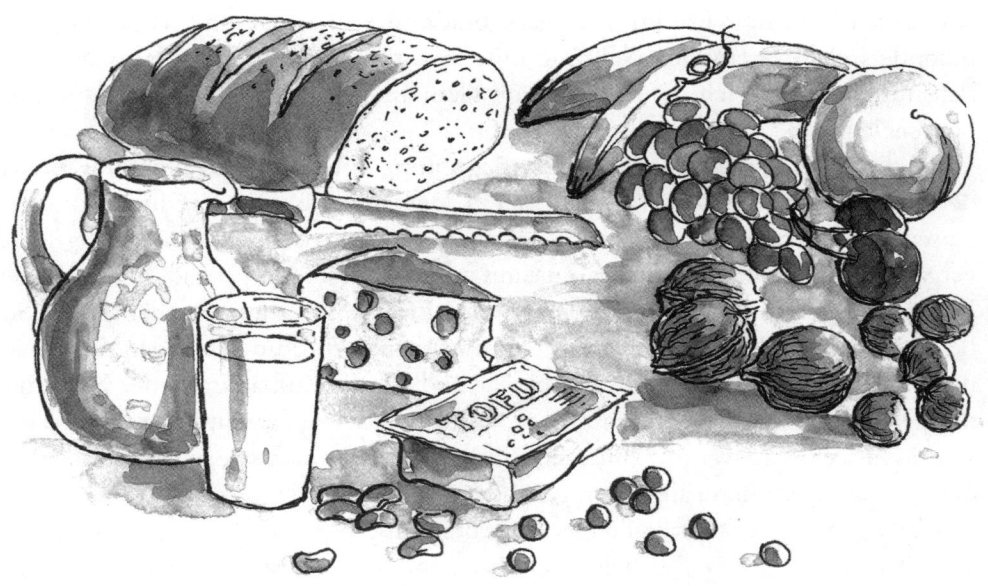

Laktovegetarismus — Ernährung ohne Risiko

Die Bausteine der Nahrung

Silvia und ich trafen uns fortan häufiger in unserer Freizeit. Da Silvia elf Jahre älter ist als ich, fand ich in ihr eine reife Gesprächspartnerin, mit der ich meine Erfahrungen und mein Wissen aus allen Bereichen des Lebens austauschen konnte. Ich erinnere mich noch gut an viele Abende, an denen wir in ihrer kleinen Wohnung in intensive Gespräche vertieft waren, Kräutertee tranken und dazu ihr selbstgebackenes Vollkorngebäck aßen.

Die Gespräche mit Silvia fanden vor allem in den Jahren 1986 und 1987 statt. Um den Inhalt des nachfolgenden Gespräches dennoch auf den neuestes Stand zu bringen, habe ich einige Informationen und Zusammenhänge, die erst in den letzten Jahren erforscht und veröffentlicht worden sind, in den Dialog mit eingebaut, wodurch er natürlich nur teilweise authentisch ist.

„Nun bin ich seit zwei Jahren Vegetarierin und eigentlich geht es mir ganz gut. Aber wie kann ich mir sicher sein, dass ich auch alle Stoffe bekomme, die mein Körper zum Leben benötigt? Es gibt doch ganz bestimmte Vitamine und Mineralien, die besonders viel in tierischen Nahrungsmitteln vorkommen und in pflanzlichen Lebensmitteln fehlen. Ich denke dabei vor allem an Vitamin B_{12} und an bestimmte Spurenelemente."

Bei dieser Frage musste ich an meine Begegnung mit dem Generalmajor während der Bundeswehrzeit denken *(siehe Kapitel 2)*. Damals hatte er mich indirekt vor einer einseitigen vegetarischen Ernährung gewarnt. In der Zwischenzeit waren vier Jahre vergangen und mein körperlicher Zustand war alles andere als gesund. In diesen vier Jahren hatte ich mich jedoch mit den meisten Ernährungslehren beschäftigt, die Sie bereits in diesem Buch kennen gelernt haben. Auch wenn zum damaligen Zeitpunkt noch so manche Frage unbeantwortet war und ich die Aufbaukräfte der Nahrung, mit denen ich meine Verdauungsorgane wieder reaktivieren konnte, erst einige Jahre später entdeckte, so war mir zu jenem Zeitpunkt bereits klar, wie man sich mit oder ohne tierische Produkte allgemein gesund ernähren kann.

Wer sich daher ernsthaft mit dieser Frage beschäftigt, wird auf einen Berg von vielen verschiedenen wissenschaftlichen Ergebnissen und Aussagen stoßen. Mir ist es damals ebenso ergangen und es war für mich nicht einfach, alle einzelnen Teile dieses riesigen Puzzles zusammenzusetzen. Als das Puzzle dann fertig war, schien alles ganz einfach zu sein – so einfach, dass ich über mich selbst staunte, wie viel Zeit ich gebraucht hatte, um aus einem wissenschaftlichen Chaos vieler hundert Einzelinformationen eine einfache Wahrheit zu formulieren.

„Das ist eine der wichtigsten Fragen, die sich jede Person, die ihre Ernährung auf eine vegetarische oder fleisch-, fisch- und eiarme Kost umstellt, stellen sollte. Jeder Mensch braucht, um körperlich gesund zu bleiben, neben hochwertigem Eiweiß *(siehe „Vorsicht vor einem Eiweißmangel" in Kapitel 10, Seite 177)*, Kohlenhydraten und Fetten eine Vielzahl an Vitaminen und Mineralstoffen. Es gibt natürlich auch ein paar Ausnahmesituationen, bei denen der Körper in die Lage versetzt wird, einige dieser Substanzen oder sogar alle selbst zu bilden *(ausführliche Beschreibung in den Kapiteln 18, 23 und 24)*. Für dich und mich und natürlich für fast alle anderen Menschen auf der Erde gelten momentan jedoch die ‚normalen‘ Bedingungen, bei denen wir auf eine äußere Zufuhr der meisten Nährstoffe mit der Nahrung angewiesen sind.

Die wichtigsten Vitamine sind die Vitamine A, C, D, E und die vielen B-Vitamine. Bei den Mineralstoffen unterscheidet man zwei Gruppen. Zur ersten zählen die so genannten Mengenelemente, von denen wir täglich einige Gramm benötigen. Dazu gehören das Natriumchlorid sowie Kalium, Kalzium, Magnesium und Phosphor. Die zweite Gruppe wird von den so genannten Spurenelementen gebildet, die wir in wenigen Mikrogramm bis Milligramm mit der täglichen Nahrung aufnehmen. Die wichtigsten sind Eisen, Zink, Mangan, Chrom, Jod, Kupfer und Selen. Es gibt natürlich noch wesentlich mehr zum Teil wichtige Spurenelemente, wie zum Beispiel Vanadium, Lithium, Germanium oder sogar Arsen, jedoch kommt es bei ihnen mit einer vollwertigen, ausgewogenen Ernährungsweise äußerst selten zu Mangelsituationen."

„Ich glaube," unterbricht mich Silvia, „dass ich bezüglich der Vitamine auf jeden Fall genügend Vitamin C aufnehme. Denn ausreichende Mengen an frischen Früchten und Gemüsesorten habe ich schon immer gegessen *(siehe Nährwerttabelle am Ende dieses Kapitels)*. Außerdem ist ja auch viel Vitamin C in allen frischen Keimen und Sprossen enthalten. Und da ich meine Salate immer mit kaltgepressten Ölen anrichte und ab und zu auch Nüsse esse, dürfte ich doch auch genügend Vitamin E aufnehmen?"

„Ja, **Vitamin E** ist vor allem in Nüssen und Ölsamen, aber auch in den Keimen der Getreidekörner und Hülsenfrüchte sowie in den fetthaltigen Früchten, wie Avocados oder Oliven, enthalten."

„Die große Bedeutung dieses Vitamins für unsere Gesundheit ist ja mittlerweile relativ gut bekannt. Aber welche Aufgaben erfüllt das Vitamin E eigentlich in den Pflanzen selbst?"

„Es schützt die so genannten ungesättigten Fettsäuren des Pflanzenöls in der Frucht vor dem Sauerstoffangriff, damit sie nicht oxidieren und ranzig werden. Dennoch verliert das Vitamin E besonders in den Nüssen und Ölsamen nach wenigen Jahren seine Schutzwirkung, so dass sich diese Früchte nicht so lange lagern lassen wie zum Beispiel das Getreide. Ist ein Öl erst einmal ausgepresst, kann es durch den direkten Luft- und Lichtkontakt deutlich schneller ranzig werden als in der Frucht. Das betrifft vor allem diejenigen Öle, die größere Mengen von den mehrfach ungesättigten Fettsäuren enthalten, wie zum Beispiel das Leinöl.

Genauso ergeht es aber auch dem gemahlenen Vollkornmehl, das nun der vollen Sauerstoffoxidation ausgesetzt ist und relativ schnell ranzig werden kann. Ursprünglich diente daher die Entfernung der Getreidekeime, bei der auch ein Großteil der Kleie verloren geht, der besseren Haltbarkeit des Mehls. Wenn daher jede Bäckerei ihre eigene Mühle hätte, so wie sie heute schon ein wesentlicher Bestandteil der meisten Vollkornbäckereien ist, könnte das Getreide vor Ort frisch gemahlen werden und das Haltbarkeitsproblem würde dadurch wegfallen. Aber wie du ja weißt, sind die Auszugsmehle bereits zu einem so festen Bestandteil der Esskultur unserer zivilisierten Welt geworden, dass es noch viele Jahre dauern wird, bis diese Produkte infolge des wachsenden Gesundheitsbewusstseins der Bevölkerung an Bedeutung verlieren werden.

Im gleichen Maße wie das Vitamin E die ungesättigten Fettsäuren vor der Oxidation schützt, schützt es aber auch im Körper des Menschen viele Substanzen vor dem Sauerstoffangriff. Außerdem dient es uns noch als ein wichtiger Fänger von freien Radikalen und schützt uns so vor deren Angriffen auf unsere Zellen und unser Erbgut.“

Wie uns die Nahrung vor den freien Radikalen schützen kann

„Man hört und liest in letzter Zeit so viel von diesen freien Radikalen und ihren krebsfördernden Eigenschaften, aber kaum jemand weiß, um was es sich dabei eigentlich handelt!?“

„**Freie Radikale** sind im Prinzip zerrissene Moleküle, die ein ungebundenes Atom besitzen, das in den meisten Fällen ein freies Elektron besitzt. Diese negative oder auch positive Ladung der freien Radikale macht diese Moleküle zu extrem reaktiven Teilchen, die immer auf der Suche sind, ihre Ladung zu neutralisieren. Sie können dabei fremden Molekülen Elektronen oder ganze Teile entreißen und bieten dadurch ein gefährliches Potential für eine Zellschädigung, insbesondere des Erbgutes. Freie Radikale fördern daher den vorzeitigen Alterungsprozess, Autoimmunerkrankungen und Krebs. Im Prinzip werden alle Stoffwechselfunktionen und Krankheiten durch sie negativ beeinflusst.“

„Wodurch entstehen denn die freien Radikale in unserem Körper?“ Silvia scheint ein wenig besorgt zu sein, da meine letzten Sätze ja nicht gerade erbauend klingen.

„Grundsätzlich fallen sie vor allem als Nebenprodukte bei der Sauerstoffverwertung in den Zellen selbst an. Ungefähr 5 % des Sauerstoffs, den unsere Zellen aufnehmen, werden zu Sauerstoffradikalen, den so genannten ‚Reaktive Oxygen Spezies‘, kurz ROS, abgebaut und belasten unseren Körper. Das geschieht übrigens bei allen luftatmenden Lebewesen gleichermaßen, weshalb alles tierische und menschliche Leben den ständigen Angriffen der freien Radikale ausgesetzt ist.

Daneben gibt es jedoch noch eine Menge an äußeren Umwelteinflüssen, welche die Entstehung der freien Radikale in unserem Körper stark erhöhen können. Dazu gehören vor allem alle unnatürlichen Strahlungen, wie die technisch erzeugte radioaktive Strahlung, die Funkstrahlung, insbesondere der Mobilfunk mit gepulsten Hochfrequenzen, oder die ständig zunehmende UV-Strahlung des Sonnenlichtes, die Bildröhrenstrahlung von entsprechenden Fernsehern und Computern, alle möglichen Umweltgifte, Smog und alle schädlichen Auto- und Industrieabgase sowie die erhöhten Ozonwerte der Luft im Sommer, das Rauchen, geräucherte und gepökelte Nahrungsmittel, chemische Konservierungsmittel und einige chemisch-pharmazeutische Medikamente. Aber auch anstrengende körperliche Tätigkeiten, wozu unter anderem der Leistungssport gehört, viel Stress und ein länger andauernder Hitzeeinfluss können die Entstehung von freien Radikalen im Körper erhöhen.

Dass man sich besonders in den letzten beiden Jahrzehnten für die Folgen der freien Radikale in unserem Körper interessiert, liegt natürlich vor allem daran, dass sie zunehmend zu einer Bedrohung des menschlichen und tierischen Lebens werden. Schuld daran sind letztlich die stetig zunehmenden Umweltbelastungen."

„Und wie schützt uns dann das Vitamin E vor den freien Radikalen?"

„Vitamin E ist nur einer von vielen **Radikalfängern**, die man bisher kennt. Einige davon kann der Körper selber bilden, wozu zum Beispiel das Coenzym Q_{10} *(siehe Kapitel 23)*, das reduzierte Glutathion *(siehe Kapitel 17)* und einige Enzyme gehören. Andere müssen wir grundsätzlich mit der Nahrung zuführen. Neben dem Vitamin E sind das vor allem die Vitamine C und A, die Carotinoide und das Spurenelement Selen. Carotinoide ist der Sammelbegriff für die rot-gelben Pflanzenfarbstoffe, die besonders reichhaltig in Gemüse und Früchten vorkommen. Zur Zeit sind etwa 600 Carotinoide in ihren chemischen Strukturen aufgeklärt *(geschrieben 2003)*. Das bekannteste von ihnen ist sicherlich das Beta-Carotin, das vor allem in Karotten und in einigen Mikoalgen, wie Spirulina und Chlorella, vorkommt. Aber auch Spinat, Kürbis, Grünkohl, Brokkoli, Paprika, Tomaten, Kartoffeln, Avocados, Rettich, Petersilie und grüner Salat sind sehr carotinoidreich. Bei den Früchten enthalten besonders Papayas, Mangos, Melonen, Aprikosen, Pfirsiche und Sanddornbeeren viele Carotinoide.

All diese Radikalfänger haben nun die Fähigkeit, sich mit den freien Radikalen zu verbinden und sie dadurch unschädlich zu machen. Sie sind also in der Lage, die negative oder positive Ladung der freien Radikale zu neutralisieren, ohne selbst zum Radikal zu werden."

„Na, das sind ja schöne Aussichten für unsere Zukunft! Wie können wir uns denn vor den schädlichen Wirkungen der freien Radikale schützen?"

„Am besten wäre es natürlich, wenn wir dieses Problem ursächlich angehen könnten. Unter gesunden Umweltbedingungen wäre diese Frage ja nie so brisant geworden!

Aber so wie es aussieht, werden wir in den nächsten Jahrzehnten eher eine Verschlimmerung als eine Besserung dieser äußeren Umstände zu erwarten haben.

Die beste Vorsorge, die wir in unserer heutigen Zeit daher treffen können, ist, sich so gesund wie möglich zu ernähren und möglichst auf Nikotin und Alkohol zu verzichten. Denn nur dadurch wird gewährleistet, dass wir so viel wie möglich von den körpereigenen Radikalfängern bilden. Außerdem sollte man darauf achten, dass die Nahrung reich an natürlichem Vitamin C, E und A beziehungsweise den Carotinoiden ist.

Haselnüsse, Mandeln, Walnüsse, Sonnenblumenkerne, Sesamsamen und besonders die Leinsamen sind ausgesprochen reich an Vitamin E. Ebenso enthalten alle daraus hergestellten kaltgepressten Öle, aber auch das Sojaöl und die Getreidekeimöle viel Vitamin E. Weizenkeimöl enthält sogar bis zu 280 mg Vitamin E pro 100 ml Öl. Das ist mehr als der zwanzigfache Tagesbedarf. Olivenöl hingegen ist nicht so reich an Vitamin E.

Vitamin A finden wir eigentlich in allen tierischen Produkten. Da es in der Leber gespeichert wird, ist es vor allem in den Lebern von allen Landtieren und Fischen enthalten. Ansonsten kommt es noch relativ viel in Eiern und im Fettanteil von Milchprodukten vor.

Allerdings ist der Mensch nicht auf die Zufuhr von Vitamin A angewiesen, da wir dieses Vitamin auch aus den pflanzlichen Vitamin-A-Vorstufen, dem **Beta-Carotin** und zirka 50 weiteren Carotinoiden, selber im Körper herstellen können *(Beispiele für carotinoidreiche Lebensmittel siehe weiter oben)*. Damit die Carotinoide auch optimal im Darm resorbiert werden können, sollte unbedingt Fett in der Nahrung sein. Ein wenig Öl im Gemüse oder am Salat und ein paar Nüsse zu den Aprikosen erhöhen die Carotinoidverwertung um das Zweieinhalbfache.

Selen kommt in der Regel in allen Lebensmitteln vor. Die Konzentration dieses Spurenelements in den Lebensmitteln ist jedoch von der Bodenbeschaffenheit abhängig. Es gibt selenarme und selenreichere Böden und die Böden von Europa, Nordamerika, Südafrika, Australien und vor allem von China sind dafür bekannt, dass sie eher selenarm sind.

Natürliche Vitamine: Wann sind sie echt?

Wir leben in einer Zeit, in der krankheitsfördernde Umweltfaktoren immer mehr zunehmen. Im gleichen Maße nehmen die freien Radikale in unserem Körper zu. Daher kann es durchaus sinnvoll sein, die eben beschriebenen Radikalfänger, die Vitamine E und C, Selen und die Carotinoide, in Form von nahrungsergänzenden Präparaten regelmäßig einzunehmen, um damit die Abwehrkraft zusätzlich zu steigern. Jedoch empfehle ich dir grundsätzlich, natürliche Präparate und Vitaminextrakte zu bevorzugen, auch wenn sie teurer sind, denn den synthetischen Vitaminen stehe ich aus mehreren Gründen eher skeptisch gegenüber *(mehr dazu in den Kapiteln 20 und 21)*.

Leider werben heute bereits viele Firmen mit dem Begriff ‚natürliche Vitamine‘ für ihre Produkte, obwohl es sich bei ihnen relativ häufig um künstlich hergestellte Vitamine handelt. Diese Form der Werbung ist derzeit noch möglich, da der Begriff ‚natürlich‘ verbraucherrechtlich nicht exakt definiert ist. Die Hersteller solcher Präparate berufen sich zumeist darauf, dass die Ausgangssubstanzen, aus denen die Vitamine synthetisiert werden, natürlich vorkommende Bestandteile bestimmter Lebensmittel sind. Was die Unnatürlichkeit der Vitamine betrifft, ist es jedoch völlig egal, ob die Vitamine aus pflanzlichen Rohstoffen oder aus bestimmten Bestandteilen des Erdöls hergestellt werden. Sie sind und bleiben synthetisch hergestellte Vitamine, denen die natürlichen Lebenskräfte fehlen und die unser Immunsystem teilweise als Fremdstoffe erkennt. Allergien auf synthetische Vitamine sind daher keine Seltenheit mehr. Selbstverständlich können auch bestimmte Hefebakterien aus synthetischen Vitaminen keine natürlichen machen, auch wenn unser Körper die von solchen Hefebakterien verstoffwechselten synthetischen Vitamine ein wenig besser verwerten kann als die reinen Vitamine. Man sollte beim Kauf von entsprechenden Präparaten daher genau nachfragen, ob es sich um Vitaminextrakte beziehungsweise -konzentrate oder um chemisch hergestellte Vitamine handelt. Nicht selten werden aber auch natürliche Extrakte mit synthetischen Vitaminen vermischt beziehungsweise angereichert. Die Werbestrategien der meisten vitaminvertreibenden Firmen sind mittlerweile für den Laien so undurchsichtig, dass man schon ein Fachmann auf diesem Gebiet sein muss, um ein wirklich natürliches Vitaminpräparat von einem synthetischen oder einem Mischpräparat unterscheiden zu können.

Um natürliche Vitamine handelt es sich daher nur dann, wenn sie von bestimmten Bakterien, von Pflanzen, Tieren oder von uns Menschen selbst erzeugt werden – und nur die kann unser Körper optimal verwerten.

Dennoch gibt es einige gute Vitaminpräparate. Natürliches Vitamin A[47] gibt es zum Beispiel als Extrakt aus Fischlebertran und bestimmte Carotinoide kann man

---

47) Da Vitamin A in höheren Dosierungen von mehr als 1,5 bis 3 mg (= 5000 bis 10.000 I. E.) pro Tag bei längerer Einnahme auch negative Nebenwirkungen haben kann – es soll angeblich Osteoporose fördern oder Missbildungen in der Schwangerschaft begünstigen – wird empfohlen, davon durchschnittlich nicht mehr als 1,5 mg pro Tag einzunehmen. Der Tagesbedarf von Vitamin A liegt nach Angaben der Deutschen Gesellschaft für Ernährung (DGE) bei ungefähr 1 mg. Allerdings kann man den gesamten Vitamin-A-Bedarf auch mit carotinoidreichen pflanzlichen Lebensmitteln abdecken, insbesondere mit solchen Gemüsesorten und Früchten, die viel Beta-Carotin enthalten. Dazu gehören unter anderem Karotten, Spirulina- und Chlorellaalgen, Sanddornsaft, Aprikosen und Kürbisse. Eine gesundheitsbedenkliche Obergrenze für die Aufnahme von Carotinoiden scheint es nicht zu geben, da der Körper immer nur so viel Vitamin A aus den pflanzlichen Vorstufen produziert, wie er benötigt.

hervorragend mit den Mikoalgen Spirulina und Chloralla oder mit carotinoidreichem Gemüse oder Obst aufnehmen. Natürliche Vitamin-C-Präparate werden unter anderem aus den Acerolakirschen oder den südamerikanischen Camu-Camu-Beeren hergestellt und natürliches Vitamin E gewinnt man meistens aus Sojaöl. Natürlich gebundenes Selen wird in Form von Selen-Hefe oder Selen-Spirulina (in selenreichem Wasser gezüchtete Spirulinaalgen) angeboten. Coenzym Q_{10} ist in der Regel immer natürlichen Urprungs, da es seit 1977 durch die Fermentation von Tabakblättern und anderen Pflanzen gewonnen wird *(Adressenliste mit Vertriebsfirmen für natürliche Vitaminprodukte siehe Schlusswort)*. – In der naturheilkundlichen Krebsprophylaxe und -therapie spielen diese Substanzen und Präparate daher eine immer größer werdende Rolle.“

Ist der Mensch vom Ursprung her Vegetarier?

Ich mache eine kleine Pause, um meinen roten Faden wiederzufinden.

„Du hattest mich doch gefragt, wie man als Vegetarier zu allen lebensnotwendigen Nährstoffen kommt. Viele problematische Substanzen gibt es eigentlich nicht. Jedoch kann es neben dem Vitamin B_{12} und einigen Spurenelementen unter ungünstigen Umständen oder bei falscher Ernährungsweise auch zu einem mehr oder weniger ausgeprägten Eiweißmangel *(siehe „Vorsicht vor einem Eiweißmangel“ in Kapitel 10, Seite 177)* oder Vitamin-D-Mangel kommen.

Vitamin D ist wie Vitamin A in allen tierischen Produkten enthalten. Wer regelmäßig Fleisch, Fisch, Eier und Milchprodukte isst, wird kaum einen Vitamin-D-Mangel entwickeln können. Im Lebertran von Fischen findet man die höchsten Vitamin-D-Mengen. In pflanzlichen Lebensmitteln ist es hingegen mit Ausnahme von reifen Avocados, die bis zu 5 Mikrogramm (µg) pro 100 Gramm Fruchtfleisch enthalten sollen (Tagesbedarf von Vitamin D einer erwachsenen Person: 2,5 bis 5 µg = 100 bis 200 I. E.), kaum enthalten. Jedoch kann der Mensch mit Hilfe der UV-Strahlen des Sonnenlichtes sein eigenes Vitamin D in der Haut bilden. Dabei wird das körpereigene Cholesterin in Vitamin D umgewandelt. Wenn wir uns also ausreichend lange in der Sonne aufhalten, brauchen wir uns um einen möglichen Vitamin-D-Mangel keine Gedanken machen. Da Vitamin D ebenso wie die Vitamine A und B_{12} in der Leber gespeichert wird, lassen sich auch einige sonnenarme Monate ohne irgendwelche negativen Folgen für die Gesundheit überbrücken. Bei hellhäutigen Menschen reicht bereits eine halbe Stunde direkte Sonnenlichtbestrahlung mit unbedecktem Gesicht und freien Armen aus, um den täglichen Bedarf an Vitamin D zu bilden. Sogar das indirekte Sonnenlicht vermag die Vitamin-D-Bildung in der

Haut zu aktivieren, wenn auch etwas langsamer. Babys sollten daher mindestens eine Stunde täglich mit unbedecktem Gesicht und freien Händen in der indirekten Sonne unter freiem Himmel liegen. Dunkelhäutige Menschen, wie die Afrikaner oder die australischen Ureinwohner, müssen sich hingegen bis zu sechsmal so lange in der Sonne aufhalten, bis sie dieselbe Menge an Vitamin D in der Haut gebildet haben.

Aufgrund der zunehmenden UV-Strahlung des Sonnenlichtes wegen der Ozonlöcher in der Stratosphäre wird natürlich diese biologische Fähigkeit der Vitamin-D-Bildung in der Haut immer mehr zu einem Gesundheitsrisiko, je länger wir uns der direkten Strahlung aussetzen. Daher kann es besonders für Menschen mit empfindlichem Hauttyp, die sich wenig in der Sonne aufhalten und vegetarisch ernähren, sinnvoll sein, zumindest auf die Butter und andere fetthaltige Milchprodukte nicht zu verzichten, um so den Vitamin-D-Bedarf zu decken. Da Vitamin D fettlöslich ist, enthält fettarme Milch natürlich entsprechend weniger Vitamin D und Magermilch oder Magerquark fast gar kein Vitamin D mehr. Wer sich daher laktovegetarisch ernährt und regelmäßig Milchprodukte mit dem vollen Fettgehalt oder Butter aufnimmt, führt seinem Körper mit dem Milchfett in der Regel genügend Vitamin D zu *(mehr dazu in Kapitel 22: Ernährung für Mutter und Kind)*.

Man sollte immer bedenken, dass wir uns zur Zeit in einer Ausnahmesituation befinden, in der alle Naturelemente und so auch die Intensität unseres Sonnenlichtes durch die allgemeine Umweltzerstörung krank sind und daher auch unser Leben bedrohen. In einer solchen Situation sind wir gezwungen, gewisse Kompromisse einzugehen, so dass bestimmte Präparate, die zum Beispiel die Radikalfänger oder Vitamin D enthalten, sinnvoll und nützlich sein können!"

„Das würde doch grundsätzlich bedeuten, dass der Mensch sich an eine pflanzliche Ernährung bereits angepasst hat. Er kann Vitamin A aus pflanzlichen Vorstufen herstellen und produziert mit Hilfe des Sonnenlichtes sein eigenes Vitamin D in der Haut?" Silvia schaut mich erwartungsvoll an.

„Im Prnzip schon! Jedoch würde ich diese Tatsachen andersherum formulieren. Ich bin nämlich davon überzeugt, dass der Mensch als Vegetarier erschaffen wurde und nicht primär ein Fleischesser war. Eine zufällige Evolution schließe ich grundsätzlich aus. Wie auch immer der Schöpfungsplan im Sinne einer ursprünglichen Evolution ausgesehen hat, so kann ich mir nicht vorstellen, dass unser Schöpfer menschliche Wesen erschafft, für die er als Nahrung ursprünglich Fleisch vorgesehen hat. Wir sollten zumindest geistig zum Ebenbild Gottes heranwachsen. Die Entwicklung des Menschen in Richtung der Verfeinerung seiner Sinne und der Vervollkommnung seiner Charaktereigenschaften würde eine Ernährung mit Fleisch eher behindern, denn Fleisch hat stark erdende Eigenschaften für unser Bewusstsein und fördert daher das rationale und eher materielle Denken. Wohin das führt, können wir seit Jahrtausenden auf der ganzen Welt beobachten.

Unser gesamter Verdauungsapparat ist eigentlich ideal auf pflanzliche Lebensmittel, wie Samen, Nüsse, Früchte und Gemüsepflanzen, ausgerichtet. Unser Gebiss enthält 16 bis 20 Mahlzähne, die ein optimales Werkzeug zum Zerkleinern von Samen und Früchten darstellen. Hast du schon einmal in das Maul einer Katze geschaut? Du findest dort zwar ein paar spitze Backenzähne, aber keinen richtigen Mahlzahn. Gut entwickelte Schneidezähne, so wie wir Menschen sie zum Abbeißen von irgendwelchen größeren Lebensmitteln haben, sucht man bei einer Katze auch vergebens. Hingegen haben alle Raubtiere ausgeprägte Reißzähne, die wiederum uns Menschen fehlen.

Außerdem eignet sich unser zirka sechs Meter langer Darm mit den vielen Darmzotten zur Oberflächenvergrößerung optimal zur Auswertung von relativ faserstoffarmen, pflanzlichen Lebensmitteln. Raubtiere haben hingegen einen kurzen, glattwandigen Darm, damit das Fleisch sehr schnell wieder ausgeschieden werden kann. Hätten sie einen den Rindern oder gar Elefanten vergleichbar langen Darm, würde die Fleischnahrung diese Tiere von innen vergiften.

Der Mensch ist daher von seiner biologischen Bestimmung her eigentlich ein reiner Pflanzenesser. Allerdings kann er auch Fleisch und Fisch verdauen, was jedoch bei regelmäßigem Verzehr auf Dauer gesundheitliche Nachteile mit sich bringt. Auch wenn man mit einer vollwertigen Mischkost relativ gesund lebt, verschlechtern sich dadurch im Vergleich zur harmonisch kombinierten, reinen Pflanzenkost auf jeden Fall die Darmfloraverhältnisse."

Während ich meine letzten Worte spreche, schaut Silvia zum Fenster. Es ist stockdunkel draußen. Vor der Scheibe fliegen ein paar Nachtfalter unermüdlich auf und ab. Sie haben nur ein Ziel: dem Licht näher zu kommen. Mit einem etwas traurigen Blick wendet sie sich mir schließlich wieder zu.

„Warum ist in unserer Welt nur alles so kompliziert, wenn die Wahrheit doch so einfach ist?"

„Die Wahrheit als solche zu erkennen ist nicht nur eine Frage der Naturwissenschaften, sondern vor allem eine Angelegenheit des Bewusstseins. Je mehr wir Menschen in der Materie verstrickt sind, umso schwerer fällt es uns, größere Zusammenhänge zu erkennen und zu überblicken. Das Leben erscheint dann kompliziert und unüberschaubar. Je mehr wir jedoch versuchen, nach den göttlichen Naturgesetzen zu leben, umso einfacher werden die Wahrheiten, die wir entdecken. Erst diese Wahrheiten können unserem Leben einen tieferen Sinn geben und uns zu wirklich freien Menschen machen. Je klarer und einfacher daher eine Lehre ist, umso eher entspricht sie einer göttlichen Wahrheit.

Was die Ernährung betrifft, so wurde von vielen Forschern bereits bewiesen, dass eine vegetarische Lebensweise mit vollwertigen Lebensmitteln im Allgemeinen eine gesündere Darmflora fördert. Dazu gehören zum Beispiel Professor Günther Enderlein (deutscher Mikrobiologe), Dr. Edward Bach (englischer Arzt und Entdecker der

Bachblütentherapie), Dr. F. X. Mayr (österreichischer Arzt und Darmspezialist) und auch Dr. Ralph Bircher (schweizerischer Arzt und Ernährungswissenschaftler). Bis heute scheinen jedoch all ihre Rufe ungehört geblieben zu sein. Ich glaube dennoch fest daran, dass eine Zeit kommen wird, in der kaum ein erwachsener Mensch in der zivilisierten Welt diese Wahrheit nicht kennen wird.

Wir hatten eben darüber gesprochen, dass unser Körper die Vitamine A und D aus pflanzlichen oder körpereigenen Vorstufen selbst erzeugen kann und wir sie daher nicht mit tierischen Lebensmitteln aufzunehmen brauchen. In Bezug auf das **Vitamin B$_{12}$** liegt nun ein weiterer Beweis dafür vor, dass der Mensch völlig gesund ohne tierische Produkte leben kann ...“

Ich erkläre Silvia, wie die gesunde Darmflora aus dem Kobalt, das in allen natürlichen Lebensmitteln ausreichend vorkommt, Vitamin B$_{12}$ herstellt und dass es dann gebunden an den Intrinsicfaktor, der mit dem Magensaft abgesondert wird, im unteren Dünndarm ins Blut resorbiert wird *(siehe Kapitel 5).*

„Ganz besonders wichtig ist, dass die Dünndarmflora gesund ist, denn sonst kann sie Vitamin B$_{12}$ nicht ausreichend bilden. Das setzt natürlich eine möglichst gesunde Nahrung und eine gesunde Verdauungskraft voraus. Damit haben wir eigentlich alle kritischen Vitamine besprochen, deren Versorgung vor allem für Vegetarier problematisch sein kann.

Die anderen B-Vitamine, wie B$_1$, B$_2$, B$_3$, B$_5$, B$_6$ oder das Biotin und die PABA (Paraaminobenzoesäure), sind in der üblichen vegetarischen Vollwertnahrung in der Regel ausreichend enthalten. Außerdem werden einige von ihnen, wie das Biotin und die PABA, ebenfalls von einer gesunden Darmflora gebildet *(siehe Kapitel 9).* Besonders Vitamin-B-reich sind vor allem sämtliche Getreidesorten, Nüsse und Ölsamen, Hülsenfrüchte und Gemüse. Aber auch Milch und deren gesäuerte Produkte, wie Joghurt, Dickmilch oder Kefir, sind reich an einigen B-Vitaminen. Da die B-Vitamine jedoch wasserlöslich sind, gehen sie bei der Quark- und Käseherstellung mit dem Trennen und Abpressen der Molke teilweise verloren, weshalb diese Produkte relativ wenig B-Vitamine enthalten. Fleisch, Fisch und Eier können ebenfalls größere Mengen an B-Vitaminen aufweisen, vor allem Schweinefleisch.“

Eigenschaften und Wirkungen der Vitamine

„Kannst du mir noch kurz sagen, wofür die Vitamine gut sind? Ausführlicher kann ich das ja bei Bedarf in entsprechenden Büchern nachlesen.“

„Nun ja, das **Vitamin A beziehungsweise die Carotinoide** hast du neben den Vitaminen C und E und dem Selen ja schon als Radikalfänger kennen gelernt. Am bekanntesten ist Vitamin A als ‚Augen-Vitamin‘, mit dessen Hilfe wir überhaupt sehen können. Darüber hinaus erfüllt es jedoch noch eine Menge andere wichtige Funktionen. Neben seinen Wirkungen auf das Abwehrsystem und die Sehfunktion der Augen ist es unentbehrlich für ein gesundes Knochenwachstum, für die Bildung von weiblichen Sexualhormonen, den männlichen Spermien und für gesunde Haut- und Schleimhautfunktionen. Aber auch die Schönheit und der Glanz unserer Haare und Nägel sind von diesem Vitamin abhängig.

Die **B-Vitamine** sind im gesamten Zellstoffwechsel aller Organe, insbesondere der Nerven und des Gehirns von großer Bedeutung. Wenn du daher deine Konzentrationskraft und Gedächtnisleistung stärken willst, brauchst du viel von den B-Vitaminen. Bei einem Vitamin-B-Mangel kann es zu Beschwerden der Nerven, der Haut, der Schleimhäute sowie der Haare und Nägel kommen. Die ersten Warnzeichen eines Vitamin-B-Mangels sind meistens eine zunehmende Müdigkeit und Nervosität oder depressive Verstimmungen. Wer längere Zeit unter einem Vitamin-B-Mangel leidet, kann auch verschiedene Verdauungsbeschwerden entwickeln und bei Kindern können sich Wachstumsstörungen und konzentrationsbedingte Lernschwierigkeiten einstellen.

Vitamin C ist ebenfalls im ganzen Stoffwechsel notwendig. Es stärkt nicht nur unsere Abwehrkräfte, sondern fördert auch ein gesundes Nervensystem und zusammen mit den Vitaminen A, D und K einen gesunden Knochenbau. Außerdem ist es mitverantwortlich für gesunde Funktionen der Muskeln und Blutgefäße, was vor allem bei der Prophylaxe oder Therapie von Arteriosklerose Beachtung finden kann *(siehe hierzu den Kasten „Arteriosklerose ist heilbar“ in Kapitel 17, Seite 349)*. Die Wirkung auf das Zahnfleisch ist dir ja durch die Krankheiten Parodontose und Skorbut bekannt.

Zu den Hauptwirkungen von **Vitamin D** gehören die Steigerung der Kalziumaufnahme aus dem Darm ins Blut sowie der Kalzium- und Phosphoreinbau in die Knochen. Da Kalzium und Phosphor jedoch die beiden wichtigsten Mineralstoffe für unsere Knochen und Zähne sind, brauchen wir Vitamin D ebenso wie die Vitamine A und C für ein gesundes Knochensystem.

Vitamin E schließlich ist – neben der Wirkung als Radikalfänger – noch das wichtigste biologische Antioxidans und schützt andere Vitamine, ungesättigte Fettsäuren und einige Hormone im Blut vor der Sauerstoffoxidation. Gemeinsam mit Vitamin C[48] schützt es die Blutgefäße vor Ablagerungen, ist am Hormonhaushalt

---

48) Die Bildung körpereigener Peptidhormone ist nur bei ausreichender Vitamin-C-Versorgung gewährleistet. Zu diesen Hormonen gehören unter anderem Calcitonin (CT, ein Schilddrüsenhormon, das am Kalziumstoffwechsel beteilig ist), Corticotropin-releasing-factor (CRF, wird in bestimmten Gehirnbereichen gebildet und regt die Produktion des Hormons ACTH in der Hirnanhangdrüse an, das ein wichtiges Steuerungshormon für den Stoffwechsel, besonders in Stresssituationen ist) und das antidiuretisches Hormon (ADH = Vasopressin, wird im Hypothalamus des Gehirns gebildet und ist am Wasserhaushalt des Körpers beteiligt).

beteiligt und scheint den Körper durch seine vielfältigen Wirkungen länger jung zu halten."

„Das ist ja eine richtige Wissenschaft für sich bei all den vielen Wirkungen."

„Das ist vollkommen richtig! Jedoch können diese vielen Einzelinformationen auch ganz schön verwirren, vor allem deshalb, weil man durch die enorme Bedeutung der einzelnen Vitalstoffe das Gefühl suggeriert bekommt, dass man mit der Nahrung, und sei sie noch so ausgewogen, niemals genügend von ihnen aufnehmen kann. Die Frage ist also, wie viel von den Vitaminen und Mineralien brauchen wir wirklich, und gibt es nicht auch noch andere wichtige Faktoren der Ernährung, wodurch die Bedeutung dieser Vitalstoffe eher zweitrangig wird?

Um dennoch herauszufinden, was man grundsätzlich essen muss, damit man dem Körper alle notwendigen Nährstoffe, die er unter normalen Bedingungen selbst nicht bilden kann, zuführt, habe ich viele Monate lang verschiedene Nährwerttabellen studiert. **Letztendlich bin ich zu dem Schluss gekommen, dass eine vegetarische Ernährung aus Nüssen und Ölsamen mit Obst, aus Getreide, Gemüse und pflanzlichen Ölen mit einer Ergänzung aus Milchprodukten, Hülsenfrüchten, Tofu oder Sojamilch sowie Meer-, Stein- oder Kristallsalz alles enthält, was der Mensch zum Leben benötigt. Leben wir allerdings vegan und verzichten daher auch auf Milchprodukte, setzt eine solche Ernährungsweise auf jeden Fall eine gesunde Darmflora voraus, mit der wir unser eigenes Vitamin B_{12} erzeugen können. Außerdem sollten wir dann unsere Haut hin und wieder der Sonne aussetzen, um genügend Vitamin D zu bilden**[49].

Die Bedeutung der Hauptmineralstoffe

Ernähren wir uns hingegen von der üblichen Mischkost mit Fleisch, Fisch und Eiern, Getreideprodukten aus den ausgesiebten Mehlen oder dem geschälten Reis, mit Kartoffeln, Gemüse, Obst und den raffinierten Produkten aus der Zucker- und Ölindustrie, kann es neben den in diesen Lebensmitteln weniger enthaltenen Vitaminen B und E auch zu Mangelsituationen im Bereich einiger Mengen- und Spurenelemente kommen.

Am häufigsten tritt bei einer solchen Ernährung ein **Magnesiummangel** auf, denn die besten Magnesiumquellen sind Vollkorngetreide, alle Nüsse und Ölsamen sowie Hülsenfrüchte. Wer daher neben tierischen Produkten überwiegend ge-

---

49) Auf die Gefahr eines möglichen Eiweißmangels bei dieser Ernährungsweise habe ich bereits in Kapitel 10 hingewiesen *(siehe Seite 177).*

schälten Reis oder Produkte aus ausgesiebten Mehlen isst, kann relativ schnell einen Magnesium- und möglicherweise auch einen Vitamin-B-Mangel entwickeln, denn diese Nahrungsmittel, und dazu gehört auch die Milch, enthalten nur sehr wenig Magnesium. Da der Mensch jedoch relativ viel Magnesium zum Leben benötigt, deutet dieser große Bedarf *(siehe Nährwerttabelle am Ende des Kapitels)* eindeutig auf eine menschengerechte Ernährung mit den eher pflanzlichen, magnesiumreicheren Lebensmitteln hin.

Die Symptome des Magnesiummangels sind in unserer stressgeplagten Gesellschaft regelrecht zu einer Zeiterscheinung geworden. Einerseits enthält die eben beschriebene Mischkost und vor allem die Fast-Food-Nahrung nur wenig Magnesium und andererseits führt Stress unter anderem zu einem erhöhten Magnesiumverlust über den Urin. Da Magnesium allgemein entkrampfend und entspannend wirkt, indem es die Zellen wie ein Schlüssel für die Sauerstoffaufnahme öffnet und den Zellstoffwechsel verbessert, kann es bei einem Mangel dieses Mineralstoffs zu Muskelkrämpfen oder Muskelzuckungen, Übelkeit, Durchblutungsstörungen im Gehirn mit Konzentrationsstörungen, Kopfschmerzen oder Schwindel und zu nervösen Herzbeschwerden bis hin zur Herzenge (Angina pectoris) kommen.

Magnesium ist jedoch zusammen mit einigen anderen Spurenelementen und Vitaminen auch an der Bildung von über 300 Enzymen in unserem Körper beteiligt. Daneben dienen die meisten Vitamine und Mineralstoffe, und so auch das Magnesium, den Enzymen zusätzlich als Co-Faktoren für ihre Arbeit. Ein Magnesiummangel kann daher schwerwiegende Folgen für unseren gesamten Stoffwechsel nach sich ziehen, zumal die Enzyme durch die vielen Umweltgifte und schädlichen Strahlen oder durch einen übersäuerten Stoffwechsel ebenfalls in ihrer Bildung und ihren Funktionen behindert oder blockiert werden.

Kalium ist das am meisten vertretene Mineral überhaupt in unseren pflanzlichen und tierischen Nahrungsmitteln. Es ist daher in allen natürlichen, unverarbeiteten Lebensmitteln in großer Menge enthalten. Bei der Käseherstellung, beim Aussieben des Getreidemehls und beim Schälen von Reis geht es allerdings, ebenso wie die meisten anderen Mineralien und Vitamine, mit der Molke oder den Randschichten des Getreides teilweise verloren *(siehe Nährwerttabelle)*. Bei einem Mangel an Kalium kann es vor allem zu Störungen im Bereich des Wasserhaushaltes, der Nerven und der Muskeln kommen. Es können aber auch Herzrhythmusstörungen auftreten.

Kalzium gehört neben Kalium zu den Hauptmineralstoffen der Milch. Reines Muskelfleisch und die meisten Fischarten sind hingegen relativ kalziumarm. Auch Getreide und Obst enthalten nur sehr wenig Kalzium, dafür sind jedoch ein paar Gemüsesorten sowie einige Nüsse und Ölsamen zum Teil richtige Kalziumbomben. Dazu gehören vor allem Sesamsamen, Mandeln, Haselnüsse und Leinsamen. Unter den Gemüsesorten fallen diesbezüglich ganz besonders Brokkoli, Grünkohl, Mangold und Spinat auf *(siehe Nährwerttabelle)*. Einige Kräuter, wie Petersilie oder Schnittlauch, aber auch Brennnesseln und Löwenzahnblätter sind ebenfalls sehr kalziumreich. **Wusstest du, dass 100 Gramm Sesamsamen ebenso viel Kalzium wie 100 Gramm Hartkäse, 600 ml Kuhmilch oder 2,5 Liter Muttermilch enthalten?"**

Silvia schüttelt etwas erstaunt den Kopf.

„Dann könnte man mit einer rein pflanzlichen Lebensweise seinen Kalziumbedarf ja ebenso gut abdecken wie mit einer Ernährung, die Milchprodukte oder besonders kalziumreiche Fischarten enthält!?"

„Ja, da hast du völlig Recht! Vor allem dann, wenn unser Körper durch eine gesunde Lebensweise weniger verschlackt ist. Ein entsäuerter und entgifteter Organismus benötigt nämlich grundsätzlich weniger von allen Nährstoffen als ein verschlackter Körper. Das liegt daran, dass durch einen erhöhten Zellstoffwechsel, wie er vor allem durch rohe, pflanzliche Lebensmittel bewirkt wird, alle Nährstoffe besser verwertet werden *(siehe Kapitel 10)*.

Außerdem werden in einem entsäuerten Stoffwechsel weniger oder gar keine Mineralien, wozu vor allem die Phosphationen aus dem Kalzium- und Magnesiumphosphat der Knochen gehören, zur Pufferung der Säuren im Blut herangezogen *(siehe die Kapitel 8 und 9)*. Das Problem einer Unterversorgung mit Kalzium und Phosphor stellt sich daher vor allem bei den Menschen, die einen übersäuerten Stoffwechsel haben. Dass man aber auch mit einer relativ kalzium- und Vitamin-D-armen Ernährungsweise keinerlei Knochen- oder Gelenkbeschwerden haben muss, beweist seit Jahrtausenden die traditionelle Lebensweise vieler asiatischer Völker.

Wer sich hingegen viel von übersäuernden Lebensmitteln, wie dem raffinierten Zucker oder Fleisch, Fisch, Eiern und Weißmehlprodukten, ernährt und zusätzlich ständigem Stress ausgesetzt ist, wird seinen Mineralhaushalt wahrscheinlich nie ins Gleichgewicht bekommen. Ständige Fäulnisprozesse im Darm aufgrund einer schlechten Verdauungskraft übersäuern uns natürlich ebenso.

Der **Knochenaufbau** ist jedoch nicht nur von den Vitaminen D, C oder A und von der Kalzium- und Phosphoraufnahme abhängig, sondern auch vom Magnesium und Vitamin K[50]. Das bedeutet also, dass unser Stoffwechsel auch mit **Vitamin K** ausreichend versorgt sein sollte. Es gibt zwar Vitamin-K-reiche Lebensmittel, zu denen vor allem einige Gemüsesorten gehören, jedoch bildet eine gesunde Dickdarmflora ebenfalls Vitamin K. Wer sich daher ungesund ernährt, regelmäßig darmfloraschädigende Medikamente (Antibiotika etc.) einnimmt oder eine schlechte Verdauungskraft hat, wird niemals in einer idealen Symbiose mit seiner Darmflora leben können.

---

50) Quellen: „Fit durch Vitamine" von Klaus Oberbeil, 9. Auflage 1995, Südwest Verlag, München, Seite 24, und „Mit Nährstoffen heilen" von Norbert Fuchs, 1. Auflage 1999, Ralf Reglin Verlag, Köln.

Eine Ernährungsweise mit pflanzlichen Lebensmitteln kann uns also ebenso gut aufbauen und ernähren wie die übliche Mischkost mit tierischen Produkten. Getreide-körner, bestimmte Nüsse und Ölsamen, Obst und Gemüse sowie Hülsenfrüchte und deren eiweißhaltige Produkte bilden somit die wichtigste Grundlage für eine ausgewo-gene Ernährung und versorgen uns, bis auf die Vitamine B_{12} und D, mit allen lebens-notwendigen Eiweißen, Kohlenhydraten, Fetten, Vitaminen und Mineralstoffen.

Bei alldem musst du jedoch auch bedenken, dass der Auf- und Abbau der Knochen vor allem durch ganz bestimmte Hormone gesteuert wird. Da nun die Aktivität der Hormondrüsen besonders von unserer Lebenskraft abhängig ist, besteht ein direkter Zusammenhang zwischen dem **Niveau der Lebensenergien** und dem Knochenaufbau. In unseren Jugendjahren sind unsere angeborene Lebenskraft und die Funktionen aller Hormondrüsen noch relativ hoch, weshalb wir unsere Knochensubstanz be-sonders gut in der Kindheit und Jugendzeit bilden können. Ab dem Beginn des dritten Lebensjahrzehnts nimmt die angeborene Lebenskraft jedoch zunehmend ab. Wenn wir unsere Lebensenergien dann nicht durch eine entsprechende Lebensweise aufrechterhalten, werden mit der Zeit automatisch alle Hormondrüsen schlechter funktionieren. Besonders deutlich wird das am bekannten Schrumpfen der Thy-musdrüse, deren Hormone nicht nur für unser Abwehrsystem eine große Bedeutung haben, sondern auch für das Wachstum und den allgemeinen Stoffwechsel. Heute weiß man zwar schon, dass zum Beispiel Vitamin A geradezu ein Jungbrunnen für die Thymusdrüse ist; wirklich entscheidend für die Jungerhaltung aller Körperzellen und Hormondrüsen sind jedoch nicht nur irgendwelche Vitalstoffe, sondern vor allem unsere Lebensenergien. Je höher die Lebensenergien unseres Körpers daher sind, umso eher behalten alle Körperzellen und Hormondrüsen ihre vollen Funktionen. Das trifft ganz besonders auf die Thymusdrüse zu, die sonst bei einem Durchschnittsalter von 50 Jahren bereits so klein ist, dass sie fast keine Hormone mehr produziert.

Auch wenn viele spirituelle und yogaähnliche Praktiken eine starke Wirkung auf die Körperzellen und Hormondrüsen ausüben können, so stellt die gesunde Ernährung mit rohen, aufgeschlossenen pflanzlichen Lebensmitteln in jedem Fall das wichtigste Element einer jung erhaltenden Lebensweise dar. Eine Kombination der verschiedenen Möglichkeiten und Wege wäre natürlich ideal."

„Das bedeutet ja wiederum, dass wir uns am gesündesten mit pflanzlichen Le-bensmitteln ernähren!?"

„Im Prinzip schon! Dennoch gibt es wichtige Gründe, die auch für eine Ernährung mit tierischen Produkten sprechen, vor allem dann, wenn wir durch einen gelegent-lichen Verzehr von raffiniertem Zucker oder wegen einer chronischen Verdauungs-schwäche keine idealen Darmfloraverhältnisse haben. Außerdem kann sich nicht jeder Mensch nur von pflanzlichen Lebensmitteln ernähren. Viele Menschen essen einfach gerne Fisch oder Fleisch. Andere wiederum fühlen sich seelisch unausgeglichen oder werden sogar regelrecht ,krank', wenn sie kein Fleisch zu essen bekommen. Schließ-lich gibt es auch Menschen, die so stark verschlackt sind, dass die reine Pflanzenkost mit vollwertigen Lebensmitteln eine zu intensive Entgiftung provozieren würde. In solchen Fällen müssen die pflanzlichen Lebensmittel dann ganz allmählich in der Nahrung gesteigert werden. – Und wie du ja selbst weißt, können wir die tierischen Nahrungsmittel auch ganz bewusst zum Erden einsetzen *(siehe Kapitel 3)*.

Aber kehren wir noch einmal zu den Mineralien zurück. Eines der wichtigsten Mineralsalze habe ich nämlich noch nicht besprochen. Es ist das **Natriumchlorid**, unser normales Kochsalz beziehungsweise der Hauptbestandteil des Meer- und un-raffinierten Steinsalzes. Die auf dem Land wachsenden Pflanzen enthalten nämlich kaum Salz. Alle tierischen Produkte sind schon etwas reicher an Natriumchlorid. In der Regel ist daher eine Ergänzung der Nahrung mit Salz notwendig *(siehe Kapitel 2)*. Wir brauchen Salz für die Magensäurebildung und für viele weitere Funktionen im Körper. Außerdem hat Salz erhitzende Eigenschaften und ist stark yang-überschüssig *(siehe Kapitel 13)*. Es stärkt die Willenskraft des Menschen und unterstützt uns so beimVerfolgen bestimmter Ziele *(siehe Kapitel 3)*.

Da sich Salz und alle anderen anorganischen Salzverbindungen nicht mit rohen Nüssen und Samen in einer Mahlzeit vertragen und gemeinsam mit ihnen stärkere Darmflorastörungen entstehen können, solltest du unbedingt die Kombinationsregeln der Trennkost beachten *(siehe die Kapitel 3 und 11)*.“

Die Vorteile von organisch gebundenen Mineralien

Während ich meine letzten Sätze ausspreche, schaut mich Silvia etwas nachdenklich an:

„Bei den anorganischen Salzen handelt es sich doch um Mineralverbindungen der Erde oder des Wassers, die von den Pflanzen noch nicht aufgenommen und in den Zell-stoffwechsel eingebaut worden sind. Alle Mineralien, die wir daher mit pflanzlichen oder tierischen Nahrungsmitteln aufnehmen, sind daher organisch gebunden. Nun heißt es jedoch immer, dass man organisch gebundene Mineralien besser verwerten kann als die anorganischen Salze. Können wir denn überhaupt die anorganischen Mineralien der Mineralwässer und entsprechender Präparate nutzen oder stellen sie nur einen Ballast für unseren Körper dar?“

„Nach meinen persönlichen Erfahrungen und nach allem, was ich darüber gelesen habe, schon! Sonst könnte man zum Beispiel den Eisengehalt des Blutes und der roten Blutkörperchen nicht mit dem anorganischen Eisen(II)sulfatsalz positiv beein-

flussen. Seit einigen Jahrzehnten wird es in der Medizin zur Behandlung von Eisenmangelanämien eingesetzt. Außerdem ist doch das Natriumchlorid, unser normales
Kochsalz, ebenfalls ein anorganisches Salz, das in der Regel sogar lebensnotwendig für
uns ist. Das Meersalz und unraffinierte Steinsalz enthalten darüber hinaus noch eine
Menge andere anorganische Mineralsalzverbindungen, vor allem Magnesiumchlorid
und Magnesiumsulfat, die wir ebenfalls im Körper verwerten können.

Dass durch anorganische Kalziumsalze, wie sie zum Beispiel in größerer Menge
in vielen Mineralwässern vorkommen, generell Kalkablagerungen in den Gefäßen
entstehen können, halte ich für ein Gerücht. Allein durch das Beispiel der Hunza,
einem Volk im Himalaya, wird diese Behauptung entkräftet, da die Hunza mit ihrer
überwiegend vegetarischen Vollwertkost und dem kalkreichen Gletscherwasser bei
voller Gesundheit ein überdurchschnittliches Alter erreicht haben. Die ältesten Hunza
sollen bis zu 130 Jahre und älter geworden sein.

Sicherlich können bei entsprechenden Stoffwechselstörungen Kalk-, Fett- und Ei-
weißablagerungen in den Blutgefäßen entstehen; jedoch sind für diese Ablagerungen
bestimmte Stoffwechselstörungen und Läsionen (Verletzungen) der Gefäßinnenwände
und nicht die Mineralien an sich verantwortlich. Die Kalziumverbindungen werden
nämlich nur dann als ‚Kittsubstanz‘ zusammen mit Cholesterin und Eiweißen in diese
Läsionen eingelagert, wenn der Körper die Verletzungen nicht von innen reparieren
kann (mehr zum Thema „Entstehung und Heilung von Arteriosklerose" in Kapitel 17).

Dennoch werden organisch gebundene Mineralverbindungen zweifelsohne besser
im Darm resorbiert als die meisten anorganischen Salze und sie können mit wenigen
Ausnahmen, wie dem unraffinierten Stein- oder Kristallsalz, auch leichter im Stoffwechsel verwertet werden (Weiteres dazu in den Kapiteln 18 und 23). Diese Erkenntnis
machen sich einige Chemiker zu Nutze und versuchen die Natur zu kopieren, indem
sie die Mineralien an natürliche Aminosäuren binden, wodurch so genannte Chelat-
salze entstehen. Diese künstlich hergestellten Chelatverbindungen sind nun tatsächlich
wesentlich verträglicher als so manch anderes anorganisches Mineralpräparat und sie
werden auch sehr gut im Darm resorbiert und in den Stoffwechsel eingebaut. Die
Lebenskraft der natürlich gebundenen organischen Mineralverbindungen haben sie
jedoch keinesfalls, weshalb es bei diesen Präparaten auch gewisse energetische Nebenwirkungen gibt, solange sie im Blut noch nicht in die Mineralionen und Aminosäuren
zerlegt worden sind (mehr dazu in Kapitel 20).

Grundsätzlich können wir also alle wasserlöslichen anorganischen Mineralsalze
ebenfalls verwerten, zumeist jedoch etwas schlechter als die organisch gebundenen
Mineralstoffe.

**Die Unverträglichkeit von anorganischen Salzen bei vielen Rohköstlern ist hin-
gegen fast immer auf die schlechte Kombinierbarkeit von rohen Samen und Nüssen
mit den anorganischen Salzen zurückzuführen."**

Die Rolle der Spurenelemente für den Stoffwechsel

„Dann sind also die Mineralien Kalium, Kalzium, Magnesium, Phosphor und das Natriumchlorid die wichtigsten Mineralstoffe, die wir benötigen?"

„Die wichtigsten nicht unbedingt, aber die häufigsten. Denn insgesamt nehmen wir täglich bis zu 10 Gramm und mehr von diesen Mineralverbindungen in der Nahrung zu uns. Das sind ein bis zwei volle Kaffeelöffel. Allein das Koch-, Meer- oder Steinsalz kann dabei schon die Hälfte ausmachen. Genauso wichtig wie die Mengenelemente sind jedoch die Spurenelemente.

Eisen ist wohl das bekannteste unter ihnen. Für die Blutbildung ist es unentbehrlich. Wenn wir zu wenig Eisen aufnehmen, nehmen die roten Blutkörperchen im Blut ab und unser Körper wird nicht mehr richtig mit Sauerstoff versorgt. Produzieren wir genügend Magensäure, ist es für uns kein Problem, das dreiwertige Eisen, das überwiegend in Pflanzen vorkommt, zu zweiwertigem umzuwandeln (zu reduzieren), um es dann im Dünndarm besser resorbieren zu können. Allerdings sollte man schon wissen, welche Lebensmittel besonders eisenhaltig sind, und man darf sich auch nicht zu eiweißarm ernähren *(mehr dazu in Kapitel 4)*.

Rotes Fleisch und Eier sind ja bekannt als gute Quellen für zweiwertiges Eisen. Bei den pflanzlichen Lebensmitteln ragen besonders Sesamsamen, Leinsamen, Sonnenblumenkerne sowie Hirse, Amaranth und Quinoa hervor. Diese Lebensmittel enthalten bis zu viermal so viel Eisen wie Fleisch. Ansonsten sind alle Vollkorngetreidesorten sowie alle Nüsse, Ölsamen und Hülsenfrüchte sehr eisenhaltig. Aber auch einige Gemüsesorten enthalten beachtliche Mengen an Eisen. Mit Abstand am meisten Eisen kommt in den Brennnesseln vor. Obst und Milch sind hingegen relativ eisenarm *(siehe Nährwerttabelle)*.

Wer sich daher von all diesen Lebensmitteln ernährt, eine gute Magensäurebildung und eine gesunde Darmflora hat, die genügend Vitamin B$_{12}$ produziert, wird immer eine gesunde Blutbildung haben."

„Ich muss einfach staunen," sagt Silvia, „wie der Mensch und die Natur aufeinander abgestimmt sind. An eine zufällige Evolutionsentwicklung kann man bei diesem perfekten Zusammenspiel aller Einzelfaktoren wirklich nicht mehr glauben! Für mich kann das nur durch eine allmächtige Intelligenz ins Leben gerufen worden sein. Umso weniger kann ich verstehen, warum wir unsere Umwelt immer mehr zerstören und immer mehr künstliche Nahrungsmittel herstellen, denen wir dann allerlei chemische Zusatzstoffe und synthetisch erzeugte Vitamine zufügen. Das können doch nur Menschen tun, die den Zugang zur Natur völlig verloren haben!"

Ich nicke ihr zu und in mir steigt eine tiefe Traurigkeit auf, denn schon seit vielen Jahren beobachte ich diese verrückte Entwicklung. Erst zerstören wir die Natur und die Qualität unserer Nahrung, um dann an den Folgen der Zerstörung oder der Mangel- und Fehlernährung der Menschen mit irgendwelchen symptomatischen Maßnahmen herumzudoktern und Geld zu verdienen. All das bräuchte nicht sein, wenn wir die Naturgesetze des Lebens beachten und respektieren würden.

Wir sitzen uns einige Zeit schweigend gegenüber, bis ich wieder das Wort ergreife:

„Auch wenn die momentane Situation nicht rosig aussieht, bin ich dennoch davon überzeugt, dass die Zeit bald reif sein wird, wo die Menschen durch all diese Fehler zum Umdenken gezwungen werden. Wir haben in diesem Jahrhundert so viele Fehler gemacht, dass wir uns weitere Fehltritte kaum noch erlauben können. Aber so wie jedes Kind durch seine eigenen Fehler lernen muss, so ergeht es momentan der Menschheit. Wollen wir nur hoffen, dass sie rechtzeitig erwachsen wird und die Verantwortung für sich und diesen Planeten übernimmt!

Aber lass uns noch kurz die letzten Spurenelemente besprechen. Neben dem Eisen gehören nämlich **Zink und Mangan** zu den wichtigsten Spurenelementen in unserem Stoffwechsel. Zusammen mit dem Magnesium sind sie für die Bildung vieler Enzyme im Körper verantwortlich, wozu auch die Bildung der Verdauungsenzyme in der Bauchspeicheldrüse gehört.

Daneben ist Zink unentbehrlich für das Wachstum und die Geschlechtsreife. Bei einem Mangel kommt es zu Wachstumsstörungen, zur verzögerten Geschlechtsreifung, zum vorzeitigen Altern mit Haarausfall und grauen Haaren oder auch zu Haut- und Nagelerkrankungen. Prostataleiden beim Mann werden ebenfalls durch einen Zinkmangel begünstigt.

Außer für die Bildung und Aktivierung von Enzymen spielt Mangan auch noch eine große Rolle im Bereich des Fettstoffwechsels und ist ebenfalls unentbehrlich für das Knochenwachstum, die normale Nervenfunktion und die Fortpflanzung.

Neben diesen drei Spurenelementen haben aber auch **Chrom und Kupfer** eine große Bedeutung im Stoffwechsel des Menschen. Chrom ist zusammen mit Zink und Mangan vor allem an der Insulinproduktion in speziellen Zellen der Bauchspeicheldrüse beteiligt. Kupfer ist wichtig für die Resorption von Eisen im Darm und für den Einbau von Eisen in das Hämoglobin der roten Blutkörperchen. Außerdem erhöht Kupfer die Verwertung von Vitamin C, wodurch die Immunabwehr indirekt gestärkt wird. Es hat jedoch auch eine direkte Wirkung auf das Abwehrsystem, weil die Antikörper einen Kupferkern besitzen. Eine ausreichende Kupferversorgung ist daher bei allen allergischen und rheumatischen Erkrankungen sowie bei allen Infektionskrankheiten und beim Krebsgeschehen wichtig."

„Das kann ich nie behalten, was du mir da alles erzählt hast!" stöhnt Silvia. „Aber ich denke, das ist auch gar nicht notwendig. Wichtig für mich ist nur, wie ich all diese Substanzen über die Ernährung zu mir nehmen kann."

„Wie ich dir eben schon sagte, enthalten unsere natürlichen Lebensmittel im Prinzip alle lebensnotwendigen Nährstoffe in ausreichenden Mengen. Das bezieht sich natürlich auch auf die Spurenelemente, die besonders reichhaltig im Vollkorngetreide, in Nüssen und Ölsamen, in Hülsenfrüchten und teilweise auch im Gemüse vorkommen.

Nun hat die Natur diesbezüglich jedoch einen kleinen Haken eingebaut. Denn besonders Getreidekörner, Hülsenfrüchte und die meisten Nüsse und Ölsamen enthalten die so genannte **Phytinsäure**, die einige dieser Spurenelemente, insbesondere Zink und Eisen, aber auch Kalzium und Magnesium im Darm an sich binden kann, wodurch diese Mineralstoffe schlechter ins Blut resorbiert werden. Allerdings kann eine wirklich gesunde Dünndarmflora das Enzym Phytase bilden, wodurch die Phytinsäure zum Teil abgebaut wird und die zuvor gebundenen Mineralien der Resorption im Darm wieder zur Verfügung stehen. Darüber hinaus wird durch den Abbau der Phytinsäure unter anderem eine Menge Phosphor freigesetzt, der ebenfalls wichtig für einen gesunden Stoffwechsel ist. Du siehst also, dass unsere Gesundheit regelrecht von einer gesunden Darmflora abhängig ist. Zwar wird die Phytinsäure auch durch die Sauerteigführung, eine langsame Hefegärung oder das Ankeimen der Getreidekörner mehr oder weniger abgebaut, jedoch ist der Phytinsäureabbau durch die Phytase im gesunden Darm sicherlich die natürlichste und möglicherweise auch effektivste Variante *(siehe auch „Phytinsäure und Mineralstoffversorgung" in Kapitel 5, Seite 69)*.

Wegen dieser Komplexsalzbildung der Phytinsäure mit einigen Mineralstoffen empfehlen viele Wissenschaftler, auf tierische Produkte nicht zu verzichten. Denn einerseits fehlt Fleisch, Fisch und Eiern die Phytinsäure und andererseits enthalten sie ebenfalls Eisen, Zink, Kupfer und Chrom in ähnlichen Mengen wie Getreide, Nüsse, Ölsamen und Hülsenfrüchte. Mangan findet man hingegen vor allem in Samen, Nüssen, Hülsenfrüchten und im Gemüse *(siehe Nährwerttabelle)*.

Dennoch sind sich viele Wissenschaftler mittlerweile darüber einig, dass die Phytinsäure auch nützliche Funktionen im Stoffwechsel des Menschen erfüllt. In den letzten Jahren häufen sich nämlich die Hinweise, dass die Phytinsäure das Auftreten einiger Erkrankungen, wie Dickdarmkrebs, Karies, Arteriosklerose, Diabetes mellitus und Herzgefäßerkrankungen, aber auch das Entstehen von Nierensteinen verhindern kann. Besonders intensiv wird zur Zeit der Einfluss der Phytinsäure auf unser Immunsystem erforscht und inwieweit sie generell in der Lage ist, die Entstehung oder Vermehrung von Krebszellen zu verhindern.

Wenn die Backindustrie daher in diesen Jahren damit beginnt, unter Zusatz von künstlich hergestellter Phytase bei der Getreideteigführung die Phytinsäure abzubauen, so stehe ich dieser Entwicklung äußerst skeptisch gegenüber. Die Natur hat noch nie etwas Unvollkommenes hervorgebracht! Daher sollten wir auch das Getreide, eines unserer Hauptlebensmittel, so belassen, wie es seit Jahrtausenden von den Menschen aller Kulturen verzehrt wird – ganz zu schweigen von der allergieauslösenden Gefahr, die von den mit Schimmelpilzen beziehungsweise gentechnisch hergestellten Enzymen selbst ausgeht."

Die Vorteile einer lebensenergiereichen Vollwertkost

Nach diesen Worten frage ich Silvia, ob sie alles verstanden hat.

„Ich denke schon. Um wirklich gesund zu werden und zu bleiben, sollten wir also unbedingt eine gesunde Darmflora haben, mit der wir unser eigenes Vitamin B_{12} und daneben auch das Vitamin K, das Biotin, die PABA und die Phytase zum teilweisen Abbau der Phytinsäure bilden. Produzieren wir genügend Vitamin D in der Haut oder nehmen wir es mit dem Milchfett auf, können wir uns unbedenklich ausschließlich mit pflanzlichen Lebensmitteln oder laktovegetarisch ..."

„ ... ernähren!" setze ich ihren Satz fort. „Und wenn wir eine gesunde Magensäurebildung haben, können wir das pflanzliche Eisen optimal verwerten und viele andere Mineralstoffe, wie Kalzium, Zink, Mangan und Chrom, werden ebenfalls besser im Dünndarm resorbiert *(siehe Kapitel 5)*. Je weniger unser Körper dann noch verschlackt ist und je mehr wir unsere Körperzellen mit einem möglichst hohen Anteil lebendiger, pflanzlicher Lebensmittel in unserer Nahrung vitalisieren, desto besser können alle Nährstoffe in die Zellen aufgenommen werden *(siehe Kapitel 10)*."

„Dann haben wir jetzt alle wichtigen Nährstoffe besprochen!?" Silvia schaut mich irgendwie erleichtert an. „Auch wenn ich nicht alles behalten kann, was du mir erzählt hast, so weiß ich nun jedenfalls, dass man sich mit einer veganen Ernährungsweise durchaus gesund ernähren kann. Ernährt man sich laktovegetarisch, dann geht man noch weniger Risiken ein, dass zum Beispiel bestimmte Aminosäuren (hochwertiges Eiweiß), die Vitamine B_{12} oder D oder das Kalzium in der Nahrung fehlen könnten!"

„Das klingt ein wenig einschränkend?"

„Nun ja, ich verstehe zumindest, dass viele Menschen keine Lust haben, sich mit diesem umfassenden Gebiet zu beschäftigen und daher dem allgemeinen Strom folgen und weiterhin tierische Lebensmittel essen. Sie sind dann nicht wegen des Vitamins B_{12} oder der Phytase auf eine gesunde Darmflora angewiesen, da sie vor allem mit Fleisch, Fleisch und Eiern immer genügend Vitamin B_{12} und Vitamin D sowie die eher kritischen Spurenelemente, wie Eisen und Zink, aufnehmen. Und gegen einen Muskelkrampf wegen eines eventuellen Magnesiummangels nimmt man dann irgendein Magnesiumpräparat ein. Einfacher ist diese Ernährung schon!"

„Einfacher vielleicht, aber nicht gesünder! Besonders in der heutigen Zeit mit den starken Umweltbelastungen sollten wir unser Immunsystem so intensiv wie möglich stärken. Die Lebensenergien der rohen Früchte, Nüsse und Samen sind dafür bestens geeignet. Zugleich sind diese Lebensmittel aber auch besonders reich an den drei wichtigsten Radikalfängern unserer Nahrung, den Vitaminen E, C und A beziehungsweise den Carotinoiden, und sie können unser Bindegewebe von allen Stoffwechselschlacken und Umweltgiften befreien.

Ernährt man sich daher mit Fleisch, Fisch und Eiern, sollte man auf jeden Fall auf eine vollwertige Nahrung achten und gleichzeitig auch viel Vollkorngetreide und Gemüse mit kaltgepressten pflanzlichen Ölen essen.

Für diejenigen Menschen, die aus ethischen oder gesundheitlichen Gründen keine tierischen Produkte essen möchten, bestehen also absolut keine Nachteile, solange sie eine gesunde Verdauungskraft und eine intakte Darmflora haben und das Vitamin D mit Hilfe der Sonnenstrahlen in der Haut bilden. Auf den raffinierten Zucker sollten aber dennoch nicht nur die Vegetarier verzichten, da die Darmflora durch ihn grundsätzlich geschädigt wird. Eine kranke Darmflora ist nämlich die Brutstätte für viele Stoffwechselstörungen sowie einen Großteil aller akuten und chronischen Krankheiten *(ausführliche Beschreibung in Kapitel 17)*.

Haben wir daher eine gesunde Darmflora und ernähren uns von aufgeschlossenem Vollkorngetreide, Gemüse, Obst, Nüssen und Ölsamen, kaltgepressten Ölen, Hülsenfüchten und deren Produkten und eventuell von Milchprodukten, werden wir mit allen Nährstoffen versorgt, die unser Körper benötigt. Nur Salz und **Jod**, das für die Bildung des Schilddrüsenhormons Thyroxin wichtig ist, sollten wir bei dieser Ernährungsweise ergänzen, da diese Mineralien in den Landpflanzen relativ wenig vorkommen. Die besten Jodquellen sind hingegen alle Meerestiere und Meeresalgen. Wer daher ein- bis zweimal wöchentlich Meeresfische oder regelmäßig Meeresalgen isst, wird auf jeden Fall ausreichend mit Jod versorgt. Um den Tagesbedarf an Jod von 150 bis 200 Mikrogramm (µg) mit jodiertem Speisesalz einigermaßen zu decken, müsste eine erwachsene Person zirka 10 Gramm Jodsalz täglich zu sich nehmen. Weil das jedoch keinesfalls sinnvoll ist, bieten sich Kelptabletten an, von denen Erwachsene durchschnittlich eine pro Tag schlucken können. Ich persönlich bevorzuge ebenfalls die Kelptabletten, vor allem auch deshalb, weil sie natürlich gebundenes Jod enthalten. Falls man jedoch unter einer Schilddrüsenüberfunktion leidet, sollte man diese Selbstanwendung mit einem Arzt oder Heilpraktiker besprechen.

Die einzigen Präparate, die ich daher zur Zeit hin und wieder einnehme, sind Kelptabletten und im Winter eventuell ab und zu den Inhalt einer Kapsel, die einen Vitamin-D-Extrakt aus Fischlebertran enthält – vor allem dann, wenn ich im Sommer nur selten Gelegenheit hatte, mich in der Sonne aufzuhalten. Und da fast alle Trockenfrüchte deutlich weniger Vitamin C als die frischen Früchte enthalten, ergänze ich die meisten Mahlzeit, die aus Nüssen oder Ölsamen mit Trockenfrüchten bestehen, mit etwas getrocknetem Camu-Camu-Pulver, das sehr reich an natürlichem Vitamin C ist[51]."

Mögliche Nachteile einer reinen Obst- oder Gemüseernährung

„Nach alldem, was du mir heute erzählt hast, ist mir nun auch klar geworden, warum die reine Obst- und Gemüseernährung ebenfalls viele Nachteile mit sich bringen kann. Rohes Obst und Gemüse können unseren Körper zwar aufgrund ihrer vitalen Lebensenergien und ihrem Basenüberschuss hervorragend entgiften, jedoch mangelt es dieser Nahrung vor allem an Eiweiß und vielen Vitaminen und Mineralstoffen. Mit der Zeit kann es durch eine solche Ernährungsweise doch sicherlich zu gravierenden Mangelerscheinungen im Körper mit entsprechenden Organunterfunktionen kommen, oder?"

„Da hast du völlig Recht! Was die Entgiftung betrifft, kann uns das yin-überschüssige rohe Obst und Gemüse allerdings überwiegend nur von den Yang-Schlacken und -Giften befreien *(siehe Kapitel 13)*. Das sind in erster Linie alle möglichen Stoffwechselendprodukte aus dem Eiweißstoffwechsel, wie zum Beispiel Harnsäure und Harnstoff, sowie abgelagerte Eiweißmoleküle oder -bruchstücke, eine Menge an Umweltgiften, wie die Schwermetalle, bestimmte Produkte aus der Erdöl-, Erdgas- und Kohleverbrennung und die meisten Gifte, die wir durch das Rauchen einatmen. Die meisten chemischen Substanzen hingegen, die wir über die Nahrung, das Wasser, die Luft oder über chemisch-pharmazeutische Medikamente aufnehmen und teilweise im Körper ablagern, werden durch die Yin-Energien von rohem Obst oder Gemüse weniger gut mobilisiert. Dafür benötigen wir vor allem die Yang-Energien, zum Beispiel aus dem Getreide.

Alle Dinge haben also immer zwei Seiten! Auch wenn unser Körper durch das rohe Obst oder Gemüse weniger gut von den Yin-Giften und -Schlacken befreit wird, so können diese Lebensmittel dennoch eine hervorragende Heilnahrung darstellen. Viele Krankheiten und Stoffwechselstörungen können dadurch verschwinden, vor

---

51) Diese Aussage bezieht sich auf meine vegetarische Ernährungsweise, wie ich sie bis zirka 1997 praktiziert habe. Bei der ausschließlichen Anwendung der höheren Trennkoststufen können solche Zusatzpräparate dann wegfallen, weil der Körper dadurch in die Lage versetzt wird, sie in ausreichenden Mengen selbst zu bilden *(mehr dazu in den Kapiteln 18 und 23)*.

allem dann, wenn sie durch eine schwache Verdauungskraft mit den entsprechenden Folgezuständen im Darm und im ganzen Körper in Verbindung standen. Obst oder Gemüse benötigen nämlich für ihre Verdauung nur wenig Magensäure, Galle und Verdauungsenzyme des Magens und der Bauchspeicheldrüse. Menschen, die daher aufgrund einer schwachen Verdauungskraft durch den Verzehr von anderen pflanzlichen oder tierischen Lebensmitteln krank werden, können Obst und Gemüse in den meisten Fällen noch problemlos verdauen. Deshalb geht es vielen Menschen mit einer Verdauungsschwäche so gut oder zumindest besser, wenn sie sich ausschließlich oder überwiegend von Obst oder Gemüse ernähren. Die Darmflora regeneriert sich und wenn durch diese Ernährungsweise das Bindegewebe teilweise entgiftet ist, kann man regelrecht zu neuem Leben aufblühen.

Als Entgiftungs- und Heilkur kann die reine Obst- oder Gemüsenahrung daher durchaus sinnvoll sein. Als Dauernahrung eignet sie sich für die meisten Menschen jedoch nicht, da ihr nicht nur die Yang-Energien fehlen, sondern auch eine Menge wichtiger Mineralstoffe und Vitamine. Dazu gehören vor allem Natriumchlorid, Magnesium, Kalzium, Phosphor und viele Spurenelemente sowie die Vitamine D, E und einige B-Vitamine. Zwar erhöht eine Ernährung mit rohen, pflanzlichen Lebensmitteln die Verwertung aller Nährstoffe in den Zellen, jedoch kann der relative Mangel dieser Substanzen im Obst und Gemüse dadurch nur teilweise kompensiert werden. **Da die optimalen Stoffwechsel- und Organfunktionen auch vom Gesamtniveau aller notwendigen Nährstoffe im Körper und in den Organen abhängig sind, kann es bei der reinen Obst- oder Gemüseernährung nach einigen Monaten bereits zu mehr oder weniger starken Mangelsituationen mit entsprechenden Leistungsverringerungen des Stoffwechsels und der Verdauungsorgane kommen. Die Verdauungskraft nimmt durch eine solche Ernährungsweise daher auf jeden Fall ab, auch wenn sich das vor allem dann nicht störend bemerkbar macht, solange man sich konsequent nur von Obst oder eiweißarmen Gemüsesorten ernährt.** Andere eiweiß-, fett- oder kohlenhydratreichere Lebensmittel werden aber zunehmend schlechter verdaut, wodurch natürlich eine regelrechte Abhängigkeit von Obst und Gemüse entsteht. Es ist daher absolut notwendig, dass die Verdauungskraft nach einer solchen Kur wieder aufgebaut wird. Ansonsten kann man nach der Kur mehr gesundheitliche Probleme entwickeln, als man vorher schon hatte ...“

Da ich die Aufbauenergien und katalysatoraktivierenden Energien der Lebensmittel erst fünf bis sechs Jahre später entdeckte, konnte ich Silvia damals noch nicht erzählen, dass Obst und Gemüse so gut wie keine Aufbauenergien für unsere Verdauungsorgane enthalten. Wer sich daher monate- oder jahrelang nur von Obst, Gemüse oder Kartoffeln ernährt, schwächt seine Verdauungskraft nicht nur infolge eines möglichen Nährstoffmangels, sondern auch wegen der fehlenden Aufbauenergien *(siehe die Kapitel 6 und 18).*

„Ein weiteres Problem kann bei der reinen Obst- und Gemüseernährung durch den relativ niedrigen Eiweißgehalt dieser Lebensmittel entstehen. Da die meisten Obstsorten selten mehr als 1 % Eiweiß enthalten, muss eine erwachsene Person einige Kilogramm frisches Obst täglich essen, um 10 bis 20 Gramm Eiweiß aufzunehmen. Auch wenn der Stoffwechsel mit dieser geringen Eiweißmenge gerade noch auskommt, so kann man mit dieser Nahrung auf Dauer natürlich keine besonders anstrengenden Körperleistungen vollbringen[52].

Wie du ja weißt, habe ich mich selbst einige Jahre ähnlich ernährt und an meinem eigenen Körper die fatalen Folgen einer solchen Ernährungsweise erfahren. Anfangs erlebte ich durch sie zwar eine unbeschreibliche geistige Freiheit, jedoch verlor ich mit der Zeit immer mehr die Motivation und Kraft, die Alltagspflichten zu erfüllen. Mit anderen Worten: Die reine Pflanzenkost mit rohen Lebensmitteln erdete mich damals nicht genügend, um meine täglichen Aufgaben optimal erfüllen zu können. Es ist daher sehr wichtig zu wissen, wie und warum man sich körperlich und vielleicht sogar seelisch und geistig durch eine solche Ernährung verändert und wie man sich mit einer entsprechend anderen Nahrung wieder erden kann.

Kommen wir noch einmal auf den Yin-Überschuss in Obst und Gemüse zurück. Ernähren wir uns nämlich lange Zeit überwiegend von yin-überschüssigen Lebensmitteln, brauchen wir unbedingt einen Yang-Ausgleich, um einigermaßen im Yin-Yang-Gleichgewicht zu bleiben. Ein mehrere Wochen oder Monate anhaltender starker Yin-Überschuss verändert sonst die körperliche Gesamtkonstitution und eventuell auch unser seelisches Empfinden und Verhalten, woraus sich einige körperliche Störungen und seelische Unausgewogenheiten entwickeln können.

Eine der direkten Folgen einer zu starken Yinisierung des Körpers hast du selbst ja schon kennen gelernt: Je yin-betonter du dich ernährst, desto leichter beginnst du in der kalten Jahreszeit zu frieren. Da ein kalter Winter einen äußeren Yin-Einfluss darstellt, brauchen wir zur Aufrechterhaltung des Yin-Yang-Gleichgewichtes in dieser Jahreszeit mehr Yang. Die Yang-Energien schützen uns dann vor der Kälte, indem sie unter anderem ein Zusammenziehen unserer Hautporen bewirken, wodurch wir mehr Wärme im Körperinneren speichern und ein tieferes Eindringen der Kälte in unseren Körper verhindert wird. Fehlen diese schützenden Yang-Energien im Winter, wie es zum Beispiel bei einer ausschließlichen Ernährung mit Obst und Gemüse der Fall ist, werden wir nicht nur durch die Nahrung yinisiert, sondern auch durch die Kälte. Diese allgemeine Yinisierung schwächt nun jedoch nicht nur unsere Abwehrkräfte, sondern

---

52) Dass es dennoch möglich ist, sich ausschließlich von rohem Obst zu ernähren, ohne irgendwelche Mangelerscheinungen zu bekommen, wird ausführlich im Folgebuch von „Gesund und allergiefrei" beschrieben. Dafür müssen nämlich einige wichtige körperliche und geistige Bedingungen erfüllt sein.

auch unsere Yang-Organe *(siehe Kapitel 13)*. Um wirklich gesund zu werden und zu bleiben, sollten wir daher möglichst annähernd im Yin-Yang-Gleichgewicht leben.

Wer sich dennoch ausschließlich von Obst oder Gemüse ernähren will, muss seinen Körper dann auf eine andere Art und Weise yangisieren. In tropischen Gegenden oder an heißen Sommertagen in unserer gemäßigten Klimazone geschieht das größtenteils durch die äußere Hitze. Andererseits werden wir aber auch durch anstrengende körperliche Tätigkeiten und Sport yangisiert. Allerdings müssen uns diese Aktivitäten schon ein wenig fordern, so dass sich unser Puls auf mindestens 100 Schläge pro Minute erhöht. Bei Sportlern mit einem unterdurchschnittlichen Ruhepuls wird dieser Effekt hingegen schon bei ungefähr 80 Herzschlägen pro Minute erreicht.

Aber auch das intensive Meditieren oder Beten sowie bestimmte körperliche Praktiken, wie Hatha-Yoga und andere yogaähnliche Körperübungen, Tai Chi oder Qi Gong, harmonisieren unsere Yin-Yang-Energien, weshalb einige Yogis und Yoginis unbedenklich nur von Obst oder Gemüse leben können – vorausgesetzt, diese Übungen werden tagtäglich eine Zeit lang praktiziert. Nur dann lässt sich ein ernährungsbedingter Yin-Überschuss allein damit ausgleichen. Die Wirkung auf unseren Körper und unser feinstoffliches Energiesystem ist dabei jedoch nicht nur von der Gesamtdauer und der korrekten Ausführung der Übungen abhängig, sondern vor allem von der bewussten Ausführung.

Darüber hinaus besteht aber auch noch die Möglichkeit, dass wir Menschen aufgrund einiger Meditations- oder Yogatechniken oder aufgrund unseres Bewusstseins grundsätzlich weniger oder gar keine feste Nahrung mehr aufzunehmen brauchen. Alles, was wir dann an Nahrung benötigen, wird im Körper selbst gebildet."

Silvia schaut mich mit einem gedankenversunkenen Blick an. Aber auch ich bin ein wenig nachdenklich geworden, denn ich war mir bereits seit einigen Monaten sicher, dass es neben der „kosmischen Ernährung" eine Ernährungsform geben musste, wodurch unser Stoffwechsel in die Lage versetzt wird, bestimmte fehlende Nährstoffe selbst zu bilden oder zu transmutieren (umzuwandeln, *siehe die Kapitel 18 und 23)*. Ich wusste damals jedoch noch nicht, wie diese Ernährungsweise genau aussieht.

Der Abend war bereits weit fortgeschritten und so trennten wir uns schließlich. Auf meinem Fahrrad fuhr ich durch die Nacht und schaute dabei sehnsüchtig in den Himmel, so als ob ich in der Ferne des Weltalls die Antworten auf meine vielen Fragen, die ich damals hatte, erfahren könnte. Sicherlich ist es gut zu wissen, wie man sich ausgewogen ernähren kann. Aber ich ahnte schon damals, dass es noch viele Geheimnisse zu entdecken gibt, auf die uns die materielle Wissenschaft keine Antworten geben kann.

Nährwerttabelle

Fast alle Angaben in der Nährwerttabelle stammen aus dem Buch: „Die große GU Nährwert Tabelle" von Prof. Dr. I. Elmadfa, Neuausgabe 1996/97, das im Gräfe und Unzer Verlag erschienen ist.

Wer sich daher ausführlicher informieren möchte, dem kann ich die neueste Auflage dieser mittlerweile wirklich ausführlichen Nährwerttabelle nur empfehlen.

Die durchschnittlichen Tagesempfehlungen in diesem Tabellenauszug beziehen sich auf eine erwachsene, nicht schwangere Person, da der Bedarf für alle Nährstoffe in der Schwangerschaft steigt.

Es ist praktisch jedoch fast unmöglich, alle empfohlenen Nährstoffmengen jeden Tag allein mit der Nahrung zuzuführen. Dass wir auch mit viel weniger Nährstoffen auskommen und dabei ausgesprochen gesund sein können, hat Dr. Ralph Bircher in seinem Buch „Geheimarchiv der Ernährungslehre" *(siehe Literaturverzeichnis)* an vielen unterschiedlichen Ernährungsweisen verschiedener Naturvölker aufgezeigt. Was sie alle gemeinsam haben, ist ihre vollwertige Ernährung, in der es grundsätzlich keine industriell verarbeiteten Nahrungsmittel oder chemisch erzeugten Zusatzstoffe gibt.

Je gesünder und lebensenergiereicher wir uns daher ernähren, desto besser werden alle Nährstoffe von den Körperzellen verwertet, weshalb der tatsächliche Bedarf für die meisten Nährstoffe durchaus niedriger sein kann.

Die meisten Vitamine und Mineralien werden in Milligramm (mg) angegeben. Nur bei den Vitaminen A und D sowie bei Chrom und anderen gering vorkommenden Spurenelementen verwendet man als Gewichtseinheit das Mikrogramm (μg). Einige Werte habe ich der Übersicht halber auf- oder abgerundet.

1 Gramm = 1.000 Milligramm = 1.000.000 Mikrogramm

1 Milligramm (mg) = ein tausendstel Gramm = 1.000 Mikrogramm

1 Mikrogramm (μg) = ein millionstel Gramm = 0,000001 Gramm

Früher wurden die meisten Vitamine in „Internationalen Einheiten" = I. E. berechnet, von denen jeweils eine bestimmte Menge als medizinische Größe in der Lage ist, entsprechende Ausfallerscheinungen beim Menschen zu verhindern. Da es sich bei den Internationalen Einheiten um individuelle Wirkmengen handelt, besitzt jedes Vitamin eine andere Umrechnungsgleichung für die Gewichtseinheit.

1 I. E. Vitamin A = 0,60 μg Carotin

1 I. E. Vitamin A = 0,30 μg Vitamin A

1 I. E. Vitamin D = 0,025 µg Vitamin D
1 I. E. Vitamin E = 0,675 mg Vitamin E

Elementabkürzungen der Mineralstoffe:
K = Kalium, P = Phosphor, Ca = Kalzium, Mg = Magnesium,
Fe = Eisen, Zn = Zink, Mn = Mangan, Cu = Kupfer, Cr = Chrom

Vitamin A:
Fleisch, Fisch und Eier enthalten vor allem fertiges Vitamin A. Milchprodukte enthalten sowohl fertiges Vitamin A als auch Carotinoide. Alle pflanzlichen Lebensmittel enthalten vor allem Carotinoide.

In der Tabelle ist der Carotingehalt der Lebensmittel in Vitamin A umgerechnet worden.

Bei den Mengenangaben in der Tabelle bedeutet eine **Null**, dass diese Substanz nicht nachzuweisen war, und ein **Strich**, dass noch keine Analysenwerte vorliegen. Ein **Pluszeichen** weist hingegen darauf hin, dass Spuren der Substanz vorhanden sind.

VITAMINE pro 100 g in	A µg	B_1 mg	B_2 mg	B_6 mg	C mg	D µg	E mg
durchschnittliche Tagesempfehlung	1000	1,2	1,6	1,7	75–300	5	12
Amaranth (Korn)	–	0,80	0,19	–	–	–	–
Dinkel (Korn)	0	0,42	0,10	0,30	0	–	1,4
Gerste (Korn)	0	0,43	0,18	0,56	0	–	0,6
Hafer (Korn)	0	0,52	0,17	0,96	0	–	1,0
Hirse (Korn)	0	0,26	0,14	0,52	0	–	0,4
Mais (Korn)	185	0,36	0,20	0,40	0	–	2,2
Reis (Korn)	0	0,41	0,09	0,28	0	–	0,7
Reis (poliert)	0	0,06	0,03	0,15	0	–	0,4
Roggen (Korn)	60	0,35	0,17	0,29	0	–	2,0
Weizen (Korn)	3	0,46	0,11	0,27	0	–	1,6
Weizenmehl (Type 405)	+	0,06	0,03	0,18	0	–	0,3
Haselnüsse	4	0,40	0,20	0,31	3	–	26,6
Mandeln	23	0,22	0,60	0,16	0	–	25,2
Sesamsamen	6	1,00	0,25	–	–	–	5,7
Sonnenblumenkerne	–	1,90	0,14	0,60	–	–	21,8
Walnüsse	10	0,35	0,10	0,87	3	–	12,3

VITAMINE pro 100 g in	A µg	B₁ mg	B₂ mg	B₆ mg	C mg	D µg	E mg
durchschnittliche Tagesempfehlung	**1000**	**1,2**	**1,6**	**1,7**	**75–300**	**5**	**12**
Fortsetzung							
Butter	**653**	0,01	0,02	–	+	**1,30**	2,2
Olivenöl	120	0,00	0,00	0,00	0	–	**13,2**
Sonnenblumenöl	4	0,00	–	–	–	–	**50,0**
Erbsen (gelb)	13	**0,76**	0,27	0,12	1	–	–
Linsen	17	**0,45**	0,26	**0,60**	–	–	–
Sojabohnen	63	**1,00**	**0,50**	**1,00**	0	0,00	1,5
Apfel	4	0,04	0,03	0,10	12	–	0,5
Apfelsine	11	0,09	0,04	0,10	50	–	0,3
Aprikosen, getrocknet	5790	0,01	0,11	0,17	12	–	–
Avocado	12	0,08	0,15	**0,50**	13	–	1,3
Banane, roh	+	0,05	0,06	**0,37**	11	–	0,3
Datteln, getrocknet	25	0,04	0,09	0,10	2	–	–
Feigen, getrocknet	8	0,11	0,10	0,12	2	–	–
Blumenkohl	2	0,10	0,11	**0,20**	69	–	0,1
Brokkoli	**143**	0,10	**0,20**	0,17	110	–	0,5
Feldsalat	**650**	0,07	0,08	**0,25**	35	–	0,6
Gurken, roh	65	0,02	0,03	0,04	8	–	0,1
Karotten	**1600**	0,07	0,05	**0,30**	7	–	0,6
Kartoffel, roh	1	0,10	0,05	**0,30**	17	–	0,1
Kopfsalat	**240**	0,06	0,08	0,06	13	–	0,6
Löwenzahnblätter	**1300**	**0,20**	**0,17**	–	33	–	2,5
Mangold	**588**	0,09	**0,16**	–	39	–	–
Paprikafrüchte	**180**	0,07	0,05	**0,27**	140	–	2,5
Tomaten	84	0,06	0,04	0,10	25	–	0,8
Weißkohl	12	0,05	0,05	0,10	47	–	1,7
Vollmilch (Rind)	31	0,04	**0,18**	0,05	2	**0,06**	0,1
Sahne (30 % Fett)	274	0,03	0,15	0,04	1	**1,10**	0,8
Goudakäse (48 % Fett i. Tr.)	**310**	0,04	**0,30**	0,06	0	**1,30**	0,8
Hühnereier	**202**	0,13	**0,35**	0,12	+	**1,80**	0,8
Rindfleisch	20	0,23	0,26	**0,40**	+	–	0,5
Schweinefleisch	6	**0,90**	0,23	**0,50**	2	–	0,3
Hering	38	0,04	0,22	**0,45**	+	**31,00**	–
Schellfisch	17	0,05	0,17	–	–	ca. 1,00	0,4

MINERALIEN pro 100 g in	K mg	P mg	Ca mg	Mg mg	Fe mg	Zn mg	Mn mg	Cu mg	Cr µg
durchschnittliche Tagesempfehlung	2000	1400	900	350	12	13	2–5	2–3	50–200
Amaranth (Korn)	484	582	214	309	9,0	–	–	–	–
Dinkel (Korn)	447	411	22	130	4,2	–	–	–	–
Gerste (Korn)	444	342	38	114	2,8	3,1	1,70	0,30	13
Hafer (Korn)	355	342	79	129	5,8	4,5	3,70	0,50	13
Hirse (Korn)	150	310	20	170	9,0	1,8	1,90	0,90	–
Mais (Korn)	330	256	15	120	1,5	2,5	0,50	0,20	32
Quinoa (Korn)	804	328	80	276	8,0	–	–	–	–
Reis (Korn)	150	325	23	157	2,6	1,5	2,50	0,20	–
Reis (poliert)	103	120	6	64	0,6	0,5	1,00	0,10	–
Roggen (Korn)	510	373	64	120	4,6	1,3	2,40	0,50	25
Weizen (Korn)	381	341	44	128	3,3	4,1	3,40	0,60	3
Weizenmehl (Type 405)	108	74	15	10	1,1	1,1	0,70	0,30	–
Haselnüsse	630	330	225	150	3,8	1,9	5,70	1,30	14
Mandeln	835	454	252	170	4,7	2,1	1,90	0,90	12
Sesamsamen	458	607	787	347	10,0	–	–	–	–
Sonnenblumenkerne	725	618	100	420	6,3	11,0	0,40	5,00	7
Walnüsse	570	410	87	135	2,1	2,7	2,00	0,90	–
Butter	16	21	13	3	0,1	0,2	+	+	6
Erbsen (gelb)	930	378	51	116	5,2	3,8	1,30	0,70	4
Linsen	810	412	74	77	7,5	5,0	–	0,70	–
Sojabohnen	1750	550	201	220	6,6	1,0	2,80	1,10	–
Apfel	144	12	7	6	0,5	0,1	0,07	0,10	–
Apfelsine	189	22	42	14	0,4	0,1	0,03	0,07	1
Aprikosen, getrocknet	1370	111	82	50	4,4	0,4	1,50	0,80	–
Avocado, roh	503	38	10	29	0,6	–	+	0,20	–
Banane, roh	382	27	8	36	0,7	0,2	0,50	0,10	8
Datteln, getrocknet	649	60	61	50	2,5	0,3	0,15	0,33	29
Feigen, getrocknet	850	108	190	70	3,2	–	0,35	0,38	–
Blumenkohl	311	54	22	17	1,6	0,2	0,20	0,10	2
Brennnessel	316	61	190	–	41,0	–	–	–	–
Brokkoli	373	82	113	24	1,3	0,9	0,30	0,20	1
Feldsalat	420	49	32	13	2,0	0,5	–	0,10	–

MINERALIEN pro 100 g in	K mg	P mg	Ca mg	Mg mg	Fe mg	Zn mg	Mn mg	Cu mg	Cr µg
durchschnittliche Tagesempfehlung	2000	1400	900	350	12	13	2–5	2–3	50–200
Fortsetzung									
Gurken, roh	141	23	15	8	0,5	–	–	–	–
Karotten	290	36	41	17	2,1	0,6	0,20	0,10	5
Kartoffel, roh	411	50	6	20	0,4	0,3	0,20	0,20	33
Kopfsalat	172	22	20	9	0,3	–	0,78	0,07	–
Löwenzahnblätter	435	70	173	36	3,1	–	0,30	0,15	–
Mangold	376	39	103	–	2,7	–	–	–	–
Paprikafrüchte	177	26	10	12	0,7	0,2	0,10	0,10	–
Tomaten	242	18	9	14	0,6	0,2	0,10	0,10	5
Weißkohl	208	29	49	20	0,5	0,2	0,10	0,10	1
Vollmilch (Rind)	157	102	120	12	0,1	0,4	0,01	0,01	3
Sahne (30 % Fett)	112	63	80	10	+	0,3	+	+	–
Goudakäse (48 % Fett i. Tr.)	100	500	750	34	0,3	3,9	–	0,01	95
Hühnereier	144	221	58	13	2,7	1,4	0,03	0,10	20
Rindfleisch	385	194	4	21	1,9	4,2	0,02	0,10	14
Schweinefleisch	387	204	3	27	1,5	1,9	0,08	0,05	–
Hering	360	250	34	31	1,1	–	0,05	0,30	–
Schellfisch	300	262	20	25	1,0	0,3	0,02	0,20	–

KAPITEL 15

Die Heilkräfte des Ayurveda

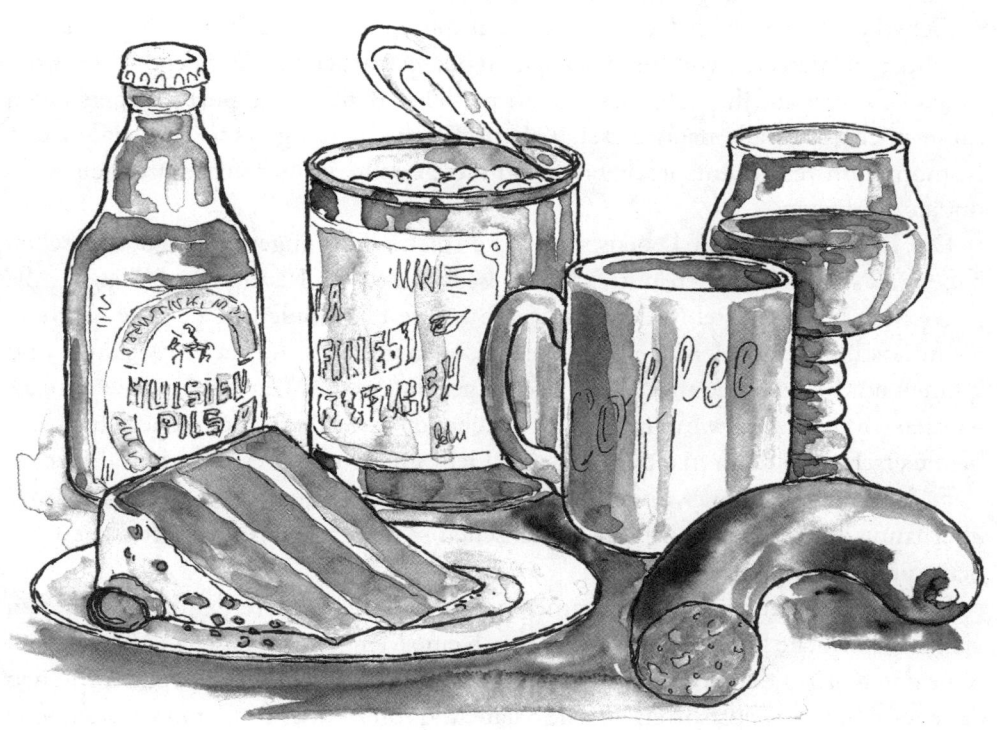

Krank durch tamasische Nahrungsmittel

Die Heilkräfte des Ayurveda

Rückblickend befand ich mich mit meinem Wissen über die lebenswichtigen Inhaltsstoffe der Nahrung und die Bedeutung des Salzes, über die Trennkost, den Wert der Rohkost und die Yin-Yang-Energien fast an meinem Ziel. Ich konnte mir kaum vorstellen, was hier noch fehlen könnte. Aber irgendeinen Faktor musste es noch geben, das spürte ich. Denn meine Verdauungskraft verbesserte sich trotz der Anwendung all dieses Wissens nur sehr langsam und meine Allergien wollten auch nicht verschwinden.

Auf der Suche nach neuen Impulsen vertiefte ich mich schließlich auch in den Teil der indischen Ayurveda-Lehre, der sich mit der Ernährung des Menschen befasst. Ich war ergriffen von der Übereinstimmung der geistigen Philosophie dieser uralten indischen „Wissenschaft vom Leben" mit meinen eigenen Erfahrungen.

Sicherlich haben auch Sie schon einmal die vitalisierende Wirkung von rohen Früchten, Salaten oder von frisch gekochten oder gebackenen Getreidegerichten oder Vollkornbroten auf Ihr seelisches und körperliches Befinden gespürt. Ich persönlich fühle mich jedenfalls nach diesen Lebensmitteln, vorausgesetzt, sie werden den Kombinationsregeln entsprechend zusammengestellt, immer ausgesprochen wohl und ausgeglichen.

Die Inder bezeichnen Lebensmittel, die solche Wirkungen auf den Menschen haben, als sattvische Lebensmittel. **Sattva** bedeutet Licht, Klarheit und Wissen. Alle sattvischen Lebensmittel fördern daher die innere Harmonie und geistige Klarheit. Sie unterstützen den Menschen in seiner geistigen und spirituellen Entwicklung und können uns helfen, eine andere Perspektive gegenüber der Welt zu entwickeln, so als würden wir das Leben wie auf einem Berg stehend besser überblicken. Die Alltagsprobleme erscheinen dann in einem anderen Licht und sind so besser zu bewältigen.

Es ist daher nicht verwunderlich, dass sich indische Yogis und Mönche – und überhaupt die meisten spirituellen Menschen – überwiegend von sattvischen Lebensmitteln ernähren.

Sattvische Lebensmittel sind immer nahrhaft und leicht verdaulich. Sie liefern viele feinstoffliche Lebensenergien, aber auch eine Menge an physischen Nährstoffen, ohne den Körper jedoch allzu sehr zu belasten. Zu ihnen gehören alle rohen, frischen oder getrockneten Obstsorten, frische Salate und roh zu essende Gemüsesorten, rohe Nüsse und Ölsamen, rohes, angekeimtes Getreide, frisch gebackenes Brot oder frisch gekochte Getreidegerichte, frische Rohmilch, Joghurt und Buttermilch, Butter und kaltgepresste Öle, Honig, Vollrohrzucker, Meer-, Stein- und Kristallsalz. Fällt Ihnen etwas auf? Es handelt sich um diejenigen Lebensmittel, die in jeder Hinsicht die höchsten Qualitäten in sich tragen.

Die Inder haben übrigens Getreide immer gekocht oder gebacken. Alte Hindu-schriften erwähnen: „Was die Sonne am Himmel ist, ist das Feuer auf der Erde." Be-stimmte Nahrungsmittel, die roh unbekömmlich sind oder die durch eine zusätzliche Hitzeeinwirkung aufgeschlossen werden müssen, werden daher im Ayurveda gekocht oder gebacken. Rudolf Steiner, der sein spirituelles Wissen unter anderem aus den theosophischen Lehren bezogen hatte, die wiederum stark durch die indischen Reli-gionen und das Ayurveda-System geprägt sind, empfahl ja ebenfalls das Erhitzen des Getreides. Er begründete es damit, dass der Reifungsprozess der Getreidekörner, der durch die Sonne begonnen wird, erst durch die zusätzliche Feuerhitze abgeschlossen wird.

In den Essener-Schriften spricht Jesus allerdings ganz andere Worte: „Mit dem Todesfeuer, das heißer ist als euer Blut, kocht ihr eure Nahrung in euren Heimen und auf euren Feldern ... Esst daher nichts, das durch ein stärkeres Feuer als das Feuer des Lebens getötet wurde ... Denn esst ihr lebende Nahrung, so wird sie euch beleben; doch tötet ihr eure Nahrung, so wird die Nahrung auch euch töten. Denn Leben kommt nur vom Leben und vom Tod kommt immer nur Tod." Für Getreide gibt es daher nur eine Lösung, um es nicht durch die Feuerhitze aufschließen zu müssen: das Keimen. Auch dazu gibt Jesus im „Friedensevangelium der Essener" genaue Anweisungen. Ich komme im Kapitel 23 „Leben kommt nur vom Leben" darauf zurück.

Bei einer Ernährung, die ausschließlich aus sattvischen Lebensmitteln besteht, verspürte ich früher jedoch oft, dass mir die Kraft für meine damaligen Alltags-pflichten und -aufgaben fehlte. Entweder musste ich während meiner medizinischen Ausbildungen meinen Geist mit viel überflüssigem Lernstoff belasten oder ich war als Zivildienstleistender im Krankenhaus der Laufjunge für alles. In beiden Fällen konnte ich mir durchaus sinnvollere Aufgaben und Tätigkeiten vorstellen, die mehr meinem Naturell entsprechen. Ich brauchte daher eine Nahrung, die mir mehr Kraft und Energie gab, mich aktiv den Anforderungen und Pflichten meines damaligen Alltagslebens stellen zu können. Ich begann daher, regelmäßig Käse zu essen. Außer-dem aß ich mehr gekochtes Gemüse und Salz und ergänzte meine Nahrung zum Teil mit scharfen Gewürzen, wie Pfeffer und Senf. Mit dieser Ernährungsvariante fühlte ich mich irgendwie dynamischer und kampfeslustiger und konnte so diese für mich schwierigeren Zeiten leichter durchstehen.

In den Ayurveda-Büchern fand ich die Erklärung für meine Erfahrung: Scharfe Gewürze, relativ viel Salz, gesalzener Käse, pasteurisierte Milch, gekochtes Gemü-se, aber auch gekochte oder in Öl gebackene sattvische Lebensmittel werden den so genannten rajasischen Nahrungsmitteln zugeordnet. **Rajas** bedeutet Aktivität, Antrieb und Bewegung. Durch diese Lebensmittel bekommen wir mehr Kraft, um auch anstrengende oder unangenehme Dinge des Lebens bewältigen zu können. Auf der anderen Seite werden wir durch diese Nahrungsmittel aus unserer „sattvischen

Harmonie" herausgerissen, wodurch sich die geistige Klarheit teilweise verliert und wir leichter in die Wirren der Welt mit all ihren emotionalen Ausbrüchen verstrickt werden.

Mit dem Verzehr von rajasischen Nahrungsmitteln beginnen daher auch die physischen und psychischen Krankheiten. Dennoch wird in der Ayurveda-Lehre empfohlen, neben den sattvischen auch geringe Mengen an rajasischen Lebensmitteln zu essen, um in der heutigen Gesellschaft unseren Mann beziehungsweise unsere Frau stehen zu können. Wir bringen damit natürlich sowohl ein körperliches als auch ein seelisch-geistiges Opfer. Essen wir keine rajasischen Lebensmittel, kann der tägliche „Lebenskampf" eine enorme psychische Leistung von uns erfordern, weil der Geist ständig gezwungen werden muss, in der Materie aktiv zu sein. Wer diese Kraft und Konzentration nicht hat, kann dadurch regelrecht krank werden. Rajasische Nahrungsmittel aktivieren uns also, nach außen tatkräftiger zu werden – auf Kosten eines Verlustes an sattvischer Klarheit und innerer Harmonie.

Neben diesen beiden Zuständen des menschlichen Bewusstseins, welche die Inder *Gunas* nennen, gibt es noch eine dritte Bewusstseins- oder Energieform. Nahrungsmittel, die dieses dritte Guna, das so genannte tamasische Prinzip, im Menschen aktivieren und verstärken, sind Fleisch, Fisch, Eier, geröstete Erdnüsse, sterile Nahrung, Dosennahrung, eingefrorene Nahrung (Tiefkühlkost), Weißmehlprodukte, geschälter Reis, raffinierter Zucker, raffinierte Öle und Fette, alkoholische Getränke, Kaffee und auch Drogen. Gebackenes Vollkornbrot und andere gekochte Vollkorngetreidegerichte, die älter als ein halber Tag sind, verlieren zunehmend ihre sattvischen Energien und werden tamasischer. Frisch gebackenes Brot ist daher deutlich sattvischer als mehrere Tage altes Brot. Wer isst nicht frisches Brot viel lieber als altes? Es hat wesentlich mehr Lebensenergien, und wenn man es genauso gründlich kaut wie ein altes und härteres Stück Brot, entstehen bei gesunder Verdauungskraft auch keine Verdauungsbeschwerden. Vollkornnudeln, die durch ihren Verarbeitungsprozess zumindest teilweise ein Fertignahrungsmittel darstellen, verlieren durch das Herstellungsverfahren ebenfalls an Vitalität und büßen so einen Teil ihrer sattvischen Natur ein.

Tamas bedeutet Trägheit im Sinne der geistig-spirituellen Kraft. Tamas ist somit das Gegenteil von Sattva. Ein Übermaß an Tamas im Menschen kann daher alle negativen Charaktereigenschaften verstärken. Die tamasische Energie hält den Menschen in geistiger Dunkelheit, Unklarheit und im Zweifel, und sie bindet ihn an die Materie. Alle Krankheiten auf der körperlichen und seelischen Ebene werden durch solche Nahrungsmittel gefördert. Im ursprünglichen Ayurveda werden daher tamasische Nahrungsmittel eher abgelehnt.

Wer sich jahrelang überwiegend sattvisch ernährt hat, wird ein deutliches Gespür für tamasische Nahrungsmittel bekommen. Man fühlt sich nach dem Verzehr solcher

Nahrungsmittel körperlich und seelisch schwerer und geistig weniger frisch. Auf einen Menschen, der jahrelang kein Fleisch gegessen hat, kann die starke Erdung des Bewusstseins nach einer Fleischmahlzeit daher sehr befremdend wirken. In der Regel vergeht dieses Gefühl jedoch nach wenigen Tagen wieder.

Wer sich dennoch mit Fleisch, Fisch und Eiern relativ gesund ernähren möchte, sollte als erstes nach und nach auf alle anderen tamasischen Nahrungs- und Genussmittel verzichten. Alles Weitere kommt von ganz allein, soweit Sie ein klares Ziel vor Augen haben.

Im Ayurveda-System gibt es neben diesen drei, eher auf das Bewusstsein wirkenden Grundkräften der Nahrung außerdem drei Energien, die überwiegend auf den Körper wirken. Durch die Verbindung von Körper, Seele und Geist im Menschen wird allerdings in keiner mir bekannten traditionellen Gesundheitslehre der alten Kulturen, und somit auch nicht bei den Indern, eine absolute Trennung dieser drei Ebenen vorgenommen. Eine Ernährung, welche die geistige Entwicklung des Menschen unterstützt, ist daher grundsätzlich auch gesund für den Körper. Und was für den Körper wirklich gesund ist, fördert in der Regel auch die seelisch-geistige Harmonie. Daher beeinflussen die rein physisch wirkenden Energien immer auch das seelische Befinden des Menschen.

Die Inder unterscheiden also wiederum drei Grundenergien, die vor allem den Stoffwechsel und alle Organfunktionen regulieren und möglichst immer im Gleichgewicht zueinander stehen sollten. Diese werden als *Doshas* bezeichnet.

Vata oder **Vayu** entspricht dem luftigen Element im Menschen. Es werden damit alle Funktionen im Körper angesprochen, bei denen bestimmte Bewegungen und Verteilungsvorgänge stattfinden. Das betrifft die motorischen Vorgänge des Verdauungstraktes, das gesamte Transportsystem des Menschen, wie die Blut- und Lymphgefäße, aber auch die Reizübertragungen des Nervensystems.

Pitta entspricht dem Feuerelement. Es liefert dem Körper die notwendige Hitze, die er für alle Funktionen benötigt. Der gesamte Stoffwechsel und die Verdauungskraft werden durch die Pitta-Energien angeheizt.

Kapha schließlich ist eine Mischung aus dem Wasser- und Erdelement. Wasser und Materie bilden sozusagen den Körper und daher baut Kapha den Körper auf und hält ihn feucht und geschmeidig. Zusammen mit der Vata-Energie kann dann alles im Körper fließen und es kommt zu keinen Stauungen oder Ablagerungen. Zusammen mit Pitta unterstützt Kapha die Verdauung und den Stoffwechsel, denn ohne Wasser und die beständige Kraft der Materie kann nichts im Körper dauerhaft funktionieren.

Diese Energien sind nicht mit den Yin-Yang-Energien vergleichbar, da beide Systeme völlig verschiedene Energieebenen im Menschen und in der Natur beschreiben.

Dennoch wirken sie ineinander, wodurch sie sich durchaus ergänzen. In jedem Dosha finden sich nämlich sowohl Yin- als auch Yang-Anteile und umgekehrt kann das Yin oder Yang in der Natur oder im Menschen alle Doshas enthalten. An zwei Beispielen möchte ich Ihnen dieses Ineinandergreifen darstellen.

Erstes Beispiel: Das menschliche Blut besteht aus flüssigen und aus festeren Anteilen. Der flüssige Teil ist gegenüber den Blutkörperchen und Bluteiweißen yin und umgekehrt sind die Blutkörperchen und Bluteiweiße gegenüber dem flüssigen Plasma yang. Da Kapha allem Flüssigen und Festen im Körper entspricht, bildet es daher das Blut. Somit hat das Kapha des Blutes einen Yin- und einen Yang-Anteil.

Andererseits sind alle Körperflüssigkeiten, wozu unter anderem das Blut und die Lymphe gehören, gegenüber den festen Körperstrukturen yin. Diese yin-betonten Flüssigkeiten werden nun durch die strukturschaffenden Kräfte von Kapha gebildet, durch die Bewegungsenergie von Vata transportiert und durch Pitta erwärmt.

Zweites Beispiel: Alle Getreidekörner haben mit geringen Unterschieden dieselbe Yang-Wirkung auf den Körper. Jedoch unterscheiden sie sich in den drei Doshas erheblich voneinander: Reis und Weizen haben einen Überschuss an Kapha, Gerste ist mehr vata-überschüssig, und Roggen und Hirse vermehren sowohl die Vata- als auch die Pitta-Energien.

Da nun jeder Mensch eine ganz bestimmte Grundkonstitution besitzt, die auch mit der individuellen Wesensart und den Charaktereigenschaften in Verbindung steht, findet man nur relativ selten einen Menschen, der in allen drei Doshas ausgeglichen ist. Sehr dynamische Menschen haben oft einen Überschuss an Pitta. Gesellige, aber auch empfindsame Menschen entsprechen eher dem Vata-Typ und ausdauernde oder kräftige Menschen können stark von Kapha geprägt sein.

Solange ein dynamischer (Pitta) Mensch auch seine empfindsamen (Vata) Seiten lebt und zudem ausdauernd (Kapha) in der Durchsetzung seiner Ziele ist, lebt er im Gleichgewicht dieser drei Doshas. Fehlt jedoch die eher empfindsame Natur in seiner gesamten Persönlichkeit oder unterdrückt er sie, entsteht ein Ungleichgewicht der Kräfte, wodurch Pitta und eventuell auch Kapha in ihm überwiegen. Je stärker dieses Ungleichgewicht der Kräfte nun ist, umso mehr kann es sich auf die Konstitution des Körpers auswirken.

Bei jedem Menschen überwiegen also in der Regel ein bis zwei Doshas. Dementsprechend sind ein bis zwei Doshas schwächer ausgebildet. Die daraus resultierende Grundkonstitution des Körpers kann man mit verschiedenen Methoden erkennen. Eine davon ist die ayurvedische Pulsdiagnose, mit der man relativ schnell, ohne dass man den Menschen besonders gut kennen muss, die konstitutionelle Situation der drei Doshas erfahren kann.

Da ich selbst eher ein Kapha-Vata-Typ bin und mir ein wenig von der spontanen Kraft der Pitta-Energie fehlt, hoffte ich, mit mehr Pitta-Energien in meiner Nahrung meine Verdauungskraft anregen zu können. Aus den ayurvedischen Kapha-Pitta-Vata-Listen entnahm ich nun diejenigen Lebensmittel, welche die Pitta-Energie im Körper vermehren können. Neben der bevorzugten Wahl bestimmter Gemüse- und Obstsorten aß ich daher monatelang relativ häufig Hirse und Roggen. Ab und zu wählte ich auch Gerste oder Reis und aß den Kapha-vermehrenden Weizen immer in einer Mischung mit Roggen als Roggen-Weizen-Vollkornbrot.

Leider veränderte sich die Situation in meinem Verdauungstrakt durch diese Maßnahmen kaum. Auch meine allergischen Reaktionen blieben eher konstant.

Für mich war damit klar, dass ich weder mit den Yin-Yang-Energien noch mit der Anwendung der drei Doshas allein meine Verdauungskraft aufbauen und meine vielen Allergien heilen konnte. Am meisten hatten mir dabei noch die Trennkost und die Wiederverwendung von Salz geholfen.

Dennoch spielen all diese verschiedenen Energien eine mehr oder weniger große Rolle für ein harmonisches und gesundes Leben im Einklang mit der Natur und den Jahreszeiten sowie bei der Behandlung vieler körperlicher oder seelischer Störungen und Krankheiten.

Um jedoch eine stark geschwächte Verdauungskraft mit der Nahrung aufbauen zu können und eine wirkliche Allergiefreiheit sowie die Heilung von vielen umweltbedingten Erkrankungen zu erreichen, müssen nach meiner Erfahrung die Aufbauenergien und die katalysatoraktivierenden Energien *(Definitionen siehe Kapitel 6, Seite 91)* zur Anwendung kommen.

KAPITEL 16

Alles Wichtige über Allergien

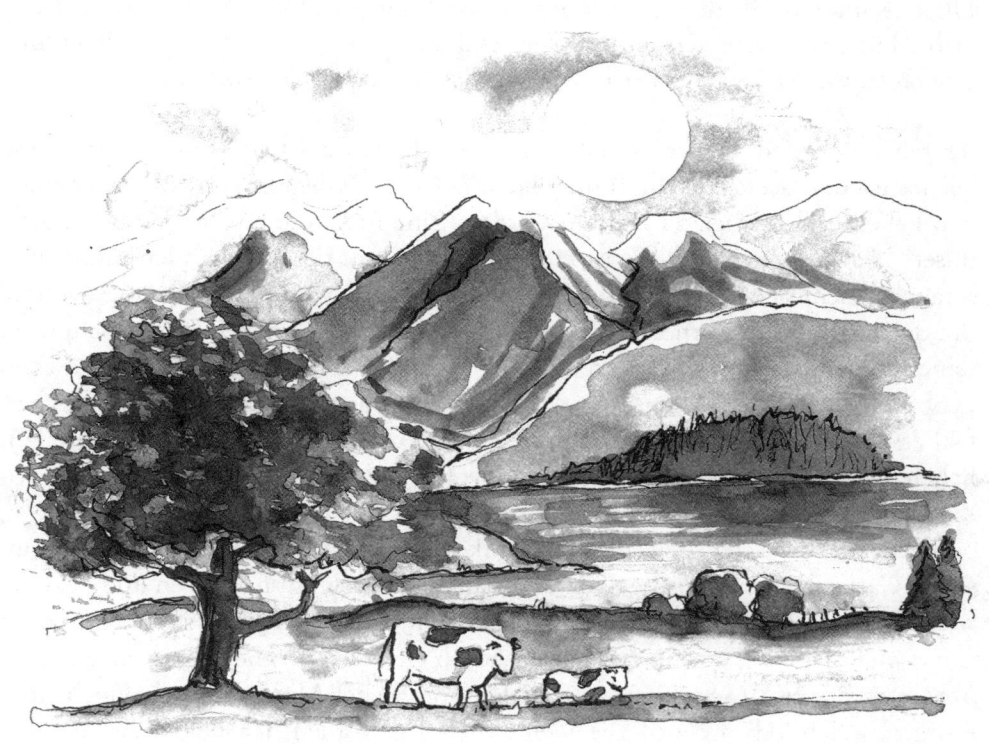

Zurück zur Natur und Allergien gehören der Vergangenheit an

Alles Wichtige über Allergien

Inhaltsübersicht

- Ausführliche Beschreibung der verschiedenen Entstehungsmöglichkeiten von Allergien
- Symptomatische und ursächliche Allergietherapien und Heilungswege
- Die körperlichen Allergiesymptome
- Die psychischen Allergiesymptome

Dieses Kapitel ist die direkte Fortsetzung von Kapitel 7 „Die Wahrheit ist ganz einfach". Für das bessere Verständnis kann es daher sinnvoll sein, zuvor Kapitel 6 und 7 noch einmal zu lesen, um erst dann mit diesem Kapitel fortzufahren.

Ich schaue aus dem Fenster und beobachte die Blätter der Bäume, wie sie im Wind leicht hin- und herschaukeln. Immer mehr fallen zu Boden, um im ewigen Kreislauf von Leben und Sterben zu Erde zu werden. Eine Erde, die mit Sonne und Wasser unsere Nahrung bereitet. – Es ist Herbst und der Saft des Lebens aller Bäume und Sträucher zieht sich zurück ins Innere der Hölzer. Dort wird das Leben überwintern, um dann im Frühling erneut in die Äste zu schießen und uns mit der Farbenpracht seines grünen Kleides zu erfreuen und mit seinen Früchten zu ernähren. Vor diesem Leben habe ich den höchsten Respekt. Die Natur wurde von unserem Schöpfer perfekt erschaffen und wir Menschen dürfen sie für uns nutzen und von ihr leben. Wir haben jedoch kein Recht dazu, sie auszubeuten oder zu zerstören. Denn wenn wir die Natur zerstören, zerstören wir uns selbst!

Wieder einmal schweifen meine Gedanken in die Zukunft. Ich sehe mich in unserem Garten stehen, umgeben von ein paar anderen Häusern, Wiesen und Feldern, wie ich sie von heute her kenne. Es gibt Straßen, auf denen jedoch keine typischen Autos mehr fahren. Ganz in der Nähe sehe ich vielmehr ein eher ovales Gefährt, das über dem Boden zu schweben scheint. Ich höre weder Motorgeräusche noch stößt es irgendwelche Abgase aus. Die Welt ist leiser geworden. Ich nehme bewusst ein paar tiefe Atemzüge. Die Luft ist frisch und voller Lebenskraft. Am blauen Himmel ziehen ein paar kleine Wolken dahin, als plötzlich ein Flugzeug in nicht allzu großer Entfernung ziemlich schnell vorbeifliegt. Das Flugzeug ist rund und sein leises Surren hat keinerlei Ähnlichkeit mit dem Lärm der alten Propeller- und Düsentriebwerke. Ich mache es mir auf dem Rasen bequem und betrachte unser Haus am Rande des

Gartens. Obwohl wir seit ein paar Jahren die freie Energie nutzen, sind auf dem Dach noch mehrere Solarplatten zur Warmwasserbereitung angebracht. An der Seite des Hauses führt ein Regenwasserrohr in eine unterirdische Wasserzisterne. Auf einmal öffnet sich die Terrassentür und Anna-Maria und Jonathan betreten den Garten.

„Hallo, Großvater!" höre ich sie fast gleichzeitig sagen.

„Seid gegrüßt, ihr beiden! Kommt und setzt euch zu mir."

Während die beiden auf mich zukommen, muss ich an meine eigenen Jugendjahre denken ... Doch dann sind Anna-Maria und Jonathan auch schon bei mir und setzen sich zu mir auf den Rasen.

Wie wird Eiweiß verdaut?

„Großvater!" beginnt Jonathan. „Unser letztes Gespräch hat mich sehr beschäftigt. Kann ich dir noch ein paar Fragen dazu stellen?"

Ich nicke ihm zu und freue mich über sein großes Interesse an diesen wichtigen Dingen des Lebens.

„Du hast uns erzählt, dass in den letzten Jahrzehnten viele Menschen und vor allem die meisten stärkeren Allergiker eine schlechte Eiweißverdauung hatten, so dass bei ihnen übermäßig viele unverdaute Eiweiße ins Blut gelangen konnten und das Immunsystem zusätzlich zu allen anderen natürlichen und unnatürlichen Substanzen belasteten, die sie über den Verdauungstrakt, die Haut oder die Atemwege aufnahmen. Wie wird das Eiweiß denn im Normalfall verdaut?"

„Eiweiß beziehungsweise Proteine kommen in fast allen natürlichen Lebensmitteln vor. Am höchsten ist die Konzentration in Sojabohnen, die bis zu 40 % davon enthalten können, und in getrockneter Hefe mit bis zu 50 %. Frisches Obst enthält hingegen nur sehr wenig Eiweiß. Viele Früchte weisen nicht einmal mehr als 0,2 % und selten mehr als 1 % auf. Gemüse ist ebenfalls relativ eiweißarm. Wer daher nur von Obst oder Gemüse lebt, ist natürlich auf keine gute Eiweißverdauung angewiesen. Wer jedoch Fleisch, Fisch, Eier und Milchprodukte, Hülsenfrüchte, Nüsse, Ölsamen und Getreide verdauen will, muss auch eine gute Verdauungskraft haben.

Im Mund werden fast ausschließlich komplexe Kohlenhydrate verdaut[53]. Je länger wir die Nahrung kauen, umso besser kann das Speichelenzym Ptyalin (= Amylase) diese

---

53) Neben dem Ptyalin (= Amylase) enthält der Speichel auch geringe Mengen des fettverdauenden Enzyms **Lipase**. Ebenso wird nicht nur bei Babys, sondern auch bei Erwachsenen etwas Lipase in bestimmten Magendrüsenzellen produziert und mit dem Magensaft abgesondert. Für die gesamte Fettverdauung spielen diese Lipasen allerdings nur eine untergeordnete Rolle, da sie höchstens 15 % aller aufgenommenen Fette verdauen, das heißt in Glycerin, Monoglyceride und freie Fettsäuren zerlegen. Die Fettverdauung wird ausführlich in Kapitel 17 erklärt.

langkettigen Kohlenhydrate aufspalten. Essen wir hauptsächlich kohlenhydrathaltige Nahrung in einer Mahlzeit, wird weniger Magensäure ausgeschüttet, so dass das Ptyalin im Magen nicht so schnell durch die Säure inaktiviert wird und noch eine Zeit lang weiterwirken kann *(siehe Kapitel 11)*.

Die Eiweißverdauung beginnt hingegen immer erst im Magen. Je nachdem, wie viel Eiweiß unsere Nahrung enthält, produziert der Magen entsprechend mehr oder weniger Magensaft, soweit er natürlich dazu in der Lage ist. Der Magensaft enthält vor allem drei wesentliche Bestandteile: Magensäure (= Salzsäure), Pepsinogen und Magenschleim *(siehe Fußnote 53, Seite 293)*. Je mehr Magensäure ausgeschüttet wird, umso mehr Magenschleim muss produziert werden. Der Magenschleim legt sich dann an die Magenwand und schützt sie so vor dem Säureangriff. Die Säure verdaut nämlich nicht nur Fremdeiweiß, sondern kann genauso körpereigenes Gewebe angreifen. Wer daher zu wenig Magenschleim im Verhältnis zur Säureproduktion bildet, beginnt sich im wahrsten Sinne des Wortes selbst zu verdauen. Solche relativen Unterfunktionen der Magenschleimbildung äußern sich in der Regel mit chronischen Magenschleimhautentzündungen und können letztendlich bis zum Magengeschwür oder sogar zu Magenkrebs führen. Noch in den letzten Jahrzehnten gab es viele stressgeplagte Menschen, bei denen sich im Zusammenwirken mit einer magnesium- und vitalstoffarmen Ernährung solche Leiden entwickelten *(siehe auch Kapitel 14)*.

Die Magensäure zieht nun aus allen Nahrungsmitteln das Eiweiß heraus und lässt es gerinnen. Diesen Vorgang nennt man auch ‚Ausfällung der Proteine‘. Gleichzeitig wird das Pepsinogen im Magen durch die Säure zu Pepsin aktiviert und beginnt mit der Aufspaltung der ausgefällten Eiweißmoleküle in kleinere Bruchstücke. Das Pepsin gehört also zu den eiweißspaltenden Enzymen, die ebenso wie alle anderen Enzyme eine bestimmte Reaktion bewirken, ohne dabei jedoch verbraucht zu werden. Alle Enzyme können daher nach erledigter Arbeit viele Male hintereinander dieselbe Leistung vollbringen. Nachdem die Eiweiße im Magen durch die Magensäure ausgefällt und durch das Pepsin in relativ große Bruchstücke zerlegt worden sind, ist die Verdauungsarbeit im Magen auch schon abgeschlossen. Die Fette bleiben übrigens beim Erwachsenen im Magen größtenteils unverdaut liegen *(siehe Fußnote 53, Seite 293)*. Nur im ‚Labmagen‘ von Babys können auch Fette relativ gut aufgespalten werden.

Die größeren Eiweißbruchstücke gelangen nun portionsweise durch den Magenausgang in den oberen Dünndarm, den so genannten Zwölffingerdarm. Man nennt ihn so, weil er tatsächlich nicht viel länger als zwei nebeneinander liegende Hände und zwei Finger ist. Nur wenige Zentimeter hinter dem Magenausgang gibt die Bauchspeicheldrüse zusammen mit der Gallenblase ihre Verdauungssäfte in den Dünndarm ab. Diese Säfte neutralisieren (puffern) die Magensäure und emulgieren und spalten dann fast alles auf, was wir mit der Nahrung aufnehmen: die Eiweißbruchstücke und die noch nicht aufgespaltenen Kohlenhydrate und Fette. All diese Moleküle werden also erst im Dünndarm in ihre Einzelbausteine zerlegt. Die Eiweißbruchstücke aus dem Magen werden hier durch die eiweißspaltenden Bauchspeicheldrüsenenzyme zu den Aminosäuren abgebaut. Bei den Aminosäuren handelt es sich also um die Einzelbausteine der großen Eiweißmoleküle, die wir mit der Nahrung aufnehmen *(siehe auch Kapitel 10)*. Zusammen mit den aufgespaltenen Kohlenhydraten und Fetten werden sie über die Darmwand resorbiert und gelangen schließlich auf dem Blutweg zur Leber und zu den Körperzellen, die daraus die individuellen Körpereiweiße aufbauen."

Die Entstehung von Allergien durch nicht verdautes Eiweiß

„Das ist ja alles unglaublich genial eingerichtet!" staunt Jonathan. „Und kannst du uns noch einmal genau erklären, wie es infolge einer Eiweißverdauungsschwäche zu Allergien kommt?"

„Wenn an irgendeiner Stelle dieses dreistufigen Eiweißabbaus eine Störung entsteht, ist dadurch der gesamte Abbau gestört. Nehmen wir einmal an, jemand möchte zwei Scheiben Brot und einen halben Liter Joghurt essen. Insgesamt nimmt die betreffende Person mit dieser Nahrung zirka 20 Gramm Eiweiß zu sich. Hat sie jedoch eine stärkere Funktionsschwäche des Magens oder der Bauchspeicheldrüse und kann mit dem geschwächten Organ nicht mehr als 15 Gramm Eiweiß pro Mahlzeit verdauen, bleiben 5 Gramm unverdaut. Erwachsene Menschen mit gesunder Verdauungskraft können übrigens ein Vielfaches dieser Eiweißmenge verdauen.

Befindet sich die Störung im Bereich der Magensäureproduktion, wird das Eiweiß nur unvollständig ausgefällt. Das Pepsin kann jedoch unausgefälltes Eiweiß deutlich schlechter angreifen. Dieses Eiweiß gelangt dann teilweise unverändert in den Darm und kann dort von den eiweißspaltenden Enzymen der Bauchspeicheldrüse nicht weiterzerlegt werden.

Ist hingegen die Produktion von Pepsinogen geschwächt, wird das Eiweiß zwar durch die Magensäure ausgefällt, jedoch nicht vollständig in die größeren Eiweißbruchstücke, die so genannten Polypeptidketten, weiterzerlegt. Da nun aber die eiweißspaltenden Bauchspeicheldrüsenenzyme nur diese Polypeptide in Aminosäuren zerlegen können, kann unausgefälltes oder ausschließlich ausgefälltes Eiweiß, das nicht durch das Pepsin weiterverdaut worden ist, nicht endaufgespalten werden.

Fehlen die eiweißspaltenden Enzyme der Bauchspeicheldrüse, leistet der Magen zwar ganze Arbeit und alles kommt auch vorschriftsmäßig im Darm an, aber die

Endaufspaltung der Polypepdide in die Aminosäuren ist dann unvollständig. Übrig bleiben in diesem Fall die nicht verdauten Polypeptidketten (Eiweißbruchstücke).

Bezüglich der Darmflorastörungen und der Allergieentstehung durch nicht verdautes Eiweiß ist es nun völlig egal, welche Stufe dieses dreistufigen Eiweißabbaus nicht richtig funktioniert. Sowohl die unausgefällten oder ausschließlich ausgefällten ganzen Eiweißmoleküle als auch die Polypeptide beginnen ab einer bestimmten Menge im mittleren und unteren Darmabschnitt verstärkt zu faulen, was zu einer mehr oder weniger starken Störung der Darmflora führt. Die gesunde Dünn- und Dickdarmflora reagiert nämlich äußerst sensibel auf zu viel faulendes Eiweiß. Nicht verdaute Kohlenhydrate oder Fette können übrigens ähnliche Schäden im Darm anrichten *(ausführlich behandelt in Kapitel 17),* jedoch lösen diese Verdauungsstörungen nur äußerst selten Allergien aus.

Bleiben wir jedoch vorerst nur bei den Folgen einer zu schwachen Eiweißverdauung. Die Darmflora erkrankt also, wobei es einerseits zu einer Verschiebung der gesunden Bakterienstämme zueinander und andererseits zu einer generellen Abnahme der gesunden Darmbakterien mit einem eventuellen Pilzwachstum kommt. Die Darmwand wird aufgrund der Darmfloraerkrankung mit der Zeit großporiger, so dass die nicht verdauten Eiweißmoleküle oder Eiweißbruchstücke vermehrt ins Blut übertreten können (= Leaky-Gut-Syndrom, *siehe Kapitel 5).* Da jedoch nur Aminosäuren im Blut erwünscht und körperfremdes Nahrungseiweiß oder dessen größere Bruchstücke im Blut hochgradig giftig sind, muss der Körper dieses Eiweiß sofort vernichten. Dazu schlägt das Immunsystem Alarm und mobilisiert bestimmte weiße Blutkörperchen (Leukozyten) und Enzyme, die sich auf das Eiweiß stürzen und es regelrecht auffressen und zerlegen. Je stärker das Immunsystem nun ist und je weniger Fremdeiweiß im Blut ankommt, umso besser kann der Körper diese Belastung abfangen. Wenn das Abwehrsystem jedoch aus irgendwelchen äußeren, inneren oder psychischen Gründen zusätzlich belastet oder geschwächt wird *(siehe „Ursachen und Heilung vom Leaky-Gut-Syndrom" in Kapitel 5 sowie „Die Ursachen der Allergieentstehung" in Kapitel 7)* oder die Fremdeiweißmenge im Blut durch eine besonders reichhaltige Eiweißmahlzeit oder eine weitere Schwächung der Eiweißverdauung zunimmt, kann es passieren, dass die normale Immunabwehr zur Vernichtung der Fremdeiweiße im Blut nicht mehr ausreicht. Dann greift der Körper zu einer Notlösung und produziert vermehrt spezielle Antikörper zumeist gegen das Fremdeiweiß, das die Überbelastung ausgelöst hat. Die Antikörper koppeln sich an das Eiweiß an und es entsteht ein Fremdeiweiß-Antikörper-Komplex (= Antigen-Antikörper-Komplex). Alle Fremdkörper, die eine solche Immunreaktion im Blut auslösen können, werden als *Antigene* bezeichnet. Dazu können sowohl die Fremdeiweiße aus der Nahrung als auch Blütenpollen, sämtliche Krankheitserreger und alle möglichen anderen natürlichen und unnatürlichen Substanzen aus der Umwelt gehören, wie Hausstaub, Holzstäube, Metalle, die vielen Umweltgifte und so weiter.

Solche Antigen-Antikörper-Komplexe schwimmen erst einmal eine Zeit lang im Blut, bis sie von speziellen weißen Blutkörperchen, den so genannten eosinophilen Granulozyten, gefressen und abgebaut werden. Daher liegt bei stärkeren Allergikern in der Regel ein erhöhter Blutwert dieser Eosinophilen, eine Eosinophilie vor.

Bestimmte Zellen des Abwehrsystems haben nun die Fähigkeit, sich dieses spezielle Fremdeiweiß beziehungsweise Antigen, gegen welches das Immunsystem besonders viele Antikörper produzieren musste, zu merken. Sobald die betroffene Person wieder einmal mit diesem Antigen in Kontakt kommt oder dieses aufnimmt, wird von den entsprechenden Gedächtniszellen (= Memoryzellen) eine Immunantwort in Gang gesetzt, bei der vorsichtshalber eine große Menge an spezifischen und unspezifischen Antikörpern produziert und ins Blut ausgeschüttet wird. Diese überschießende Abwehrreaktion des Immunsystems nennt man dann Allergie. Bei starken Allergien reicht schon der äußere Kontakt mit dem Antigen, um diese Antikörperflut auszulösen.

Bei der normalen Immunabwehr merkt sich der Körper zwar auch die Antigene und produziert ebenfalls Antikörper, jedoch fehlt die überschießende Reaktion.

Wer also einmal mit einer überschießenden Antikörperbildung gegen ein Fremdeiweiß oder eine andere Substanz reagiert hat, weil die Belastung für die normale Immunabwehr zu groß oder das Abwehrsystem durch äußere oder innere Gründe geschwächt war, wird beim nächsten Kontakt mit diesem Antigen in der Regel allergisch darauf reagieren. Bei starken Allergien ist die überschießende Antikörperbildung dabei deutlich intensiver als bei einer schwachen Allergie. Die Intensität einer Allergie ist daher ganz von der allergieauslösenden Erstbelastung und vom Zustand des Abwehrsystems abhängig. Allerdings kann jede erneute Belastung eine vorhandene Allergie verschlimmern oder zusätzliche Allergien verursachen.

Meidet man ein Antigen mehrere Monate, vergisst der Körper die letzte allergieauslösende Überbelastung des Abwehrsystems allmählich und die Allergie kann unter günstigen Bedingungen wieder verschwinden. Ist das Immunsystem jedoch stark geschwächt, können stärkere Allergien auch bei jahrelanger Karenz noch bestehen bleiben.

Andererseits können Allergien, die durch eine Verdauungsschwäche verursacht werden, nach einigen Monaten von ganz allein verschwinden, wenn immer nur so viel Eiweiß gegessen wird, wie optimal verdaut werden kann. Um das zu erreichen, gibt es zwei Möglichkeiten: Entweder reduziert man das aufgenommene Gesamteiweiß pro Mahlzeit auf die Menge, die gut verdaut werden kann, oder man sorgt dafür, dass die fehlenden Verdauungssäfte wieder ausreichend gebildet werden.

Die Substitution (Ersetzung) von Magensäure oder Verdauungsenzymen mit entsprechenden Präparaten ist natürlich nahe liegend, aber teuer. Wirklich geheilt wird man durch diese Therapie allerdings nicht und außerdem bleibt man von den Medikamenten abhängig. Dennoch sind die schnellsten Erfolge bei allen verdauungskraftbedingten

Körperstörungen und Allergien mit einer Kombination aus einer Eiweißreduktion, der Substitution von Verdauungsenzymen oder Magensäure sowie der Vermeidung der Hauptallergene – soweit das überhaupt möglich ist – zu erreichen. Für sich allein stellt dieser Weg jedoch keine endgültige Lösung dar, da man ohne die Reaktivierung der geschwächten Verdauungskraft entweder auf die Enzym- oder Magensäurepräparate angewiesen bleibt oder die eiweißarme Ernährung ständig beibehalten muss. Die beste und natürlichste Lösung ist daher die Reaktivierung der geschwächten Verdauungskraft, auch wenn das der mühsamere und längere Weg ist."

„Eigentlich ist es ja ganz einfach, wie Allergien aufgrund einer geschwächten Eiweiß-verdauung entstehen können!" meint Anna-Maria und versucht meine lange Rede noch einmal mit ihren Worten zusammenzufassen:

„Infolge einer Eiweißverdauungsschwäche des Magens oder der Bauchspeichel-drüse gelangen bei einer übermäßigen Eiweißaufnahme zu viele unverdaute Eiweiß-moleküle oder -bruchstücke in den mittleren und unteren Darmabschnitt, wodurch es zu einer verstärkten Eiweißfäulnis und zu entsprechenden Darmflorastörungen kommt. Deshalb haben alle Allergiker, deren Allergien auch mit einer geschwächten Verdauungskraft in Verbindung stehen, in der Regel ebenfalls eine kranke Darmflora. Die Darmwand wird großporiger und das nicht verdaute Eiweiß kann verstärkt durch die Darmwand ins Blut übertreten und bei einer Überbelastung der normalen Immunabwehr schließlich zu einer überschießenden Antikörperproduktion führen. Diese unkontrollierte Immunantwort nennt man dann Allergie! Richtig?"

„Ja, das ist völlig korrekt! Auch wenn die Eiweißallergien mit Abstand am häufigsten unter den Nahrungsmittelallergien vorkamen und auch heute noch vorkommen, kann man grundsätzlich aber auch auf Kohlenhydrate, Fette und alle anderen Inhaltsstoffe der Nahrungsmittel allergisch reagieren. Besonders allergieauslösend sind dabei vor allem raffinierte, chemisch behandelte, gentechnisch oder künstlich erzeugte Nah-rungsmittel und Nahrungszusatzstoffe, wie zum Beispiel Phosphate, Geschmacks-stoffe, synthetische Farbstoffe, Konservierungsmittel und Süßstoffe. Relativ häufig traten daher neben den Eiweißallergien auch Allergien auf diese eher unnatürlichen Nahrungsbestandteile, insbesondere auf den raffinierten Zucker auf. Gegen den un-behandelten getrockneten Zuckerrohr- oder Zuckerrübensaft (Vollrohrzucker oder Vollzucker) stellten wir interessanterweise fast nie eine Allergie fest, auch dann nicht, wenn eine Person auf den voll- oder teilraffinierten beziehungsweise auskristallisierten Zucker allergisch reagierte."

„Großvater," fragt mich Jonathan, „sag uns doch bitte, wie viel Prozent der starken Allergiker damals auch unter einer umwelt- oder ernährungsbedingten Eiweißver-dauungsschwäche litten?"

„Es ist schwer, genaue Prozentzahlen anzugeben, da ich diesbezüglich keine objektiven statistischen Untersuchungen gemacht habe. Ich kann mich daher nur auf die private Statistik aus unserer Praxistätigkeit stützen, wonach es jedoch mindestens 80 % aller Allergiker waren. Die meisten stärkeren Allergiker wiesen also zugleich eine mehr oder weniger geschwächte Eiweißverdauungskraft auf. Viele von ihnen hatten sogar zusätzliche Immunblockaden durch nicht richtig überwundene Impfungen, wodurch das Abwehrsystem ebenfalls geschwächt war. Die rein psychischen oder durch Schocks ausgelösten Allergien kamen mit Sicherheit nicht häufiger als bei 2 % unserer Patienten vor.

Kurz nach der Jahrtausendwende hatten bereits über 60 % aller Menschen in den hochtechnisierten und industriell belasteten Ländern Europas oder den USA mehr oder weniger Allergien. In besonders belasteten Regionen wurde damals bereits jedes dritte bis zweite Kind mit einem so stark geschwächten Immunsystem und einer so schwachen Verdauungskraft geboren, dass es entweder sofort oder in den ersten Lebensmonaten Allergien entwickelte, vor allem natürlich auf die Proteine der Tiermilch oder Ersatznahrung und häufig sogar auf die Muttermilch *(siehe die Kapitel 7 und 22)*.“

Ohne Umweltgifte
keine allergischen Babys und Kinder!

Anna-Maria blickt mich traurig an: „Konnte man diesen allergischen Babys und Kindern denn nur durch den Aufbau der Verdauungskraft und die Entgiftung des Körpers helfen, oder kam es auch vor, dass die Allergien und damit die allergischen Symptome von selbst verschwanden?“

"Vor der Jahrtausendwende und vor allem im ersten Jahrzehnt danach nahm die Zahl der Allergiker von Jahr zu Jahr zu. Schließlich kam der Zeitpunkt, als auch die letzten Wissenschaftler und Politiker, die vorher eine Beziehung zwischen Allergien und Umweltgiften sowie anderen Umweltbelastungen, wie dem digital gepulsten Mobilfunk, abgestritten oder ignoriert hatten, einsichtig wurden. Die meisten von ihnen und ihre Familien waren nämlich mittlerweile selbst von Allergien und umweltbedingten Erkrankungen betroffen. Als man daraufhin begann, die Umweltbelastungen deutlich zu reduzieren, verringerte sich auch die starke Zuwachsrate von Allergikern, bis sie schließlich rückläufig wurde. Dies betraf natürlich auch alle Neugeborenen. Denn seitdem die Übertragung von Umweltgiften und anderen chemischen oder sonstigen toxischen Substanzen in der Schwangerschaft und durch das

Stillen auf die Babys nachlässt, nimmt die Gesamtzahl der gesund geborenen Babys wieder zu. Deswegen wäre es besonders in den beiden Jahrzehnten vor und nach der Jahrtausendwende für die meisten Mütter wichtig gewesen, den Körper vor einer Schwangerschaft entgiftet zu haben. Dieses Wissen um die große Bedeutung der Reinheit und Gesundheit des Körpers vor einer Schwangerschaft setzte sich jedoch erst viele Jahre nach der Jahrtausendwende durch.

Die meisten Allergien und allergischen Konstitutionen verschwinden daher vor allem dann von ganz allein, wenn die Mütter keine Gifte mehr auf die Babys übertragen und wenn wir so wenig unnatürliche Substanzen wie möglich aufnehmen.

Andererseits besteht jedoch auch die Möglichkeit, dass Babys und Kleinkinder mit nicht allzu starken allergischen Reaktionen ihre Beschwerden während des Wachstums verlieren. Das hängt zum einen damit zusammen, dass sich das Immunsystem erst in der frühen Kindheit vollständig ausbildet, und zum anderen kommt es während der Wachstumsphase von Babys bis ins Jugendalter ungefähr zu einer Verzehnfachung der Verdauungskraft, wodurch in der Regel auch die Leistung der geschwächten Verdauungsfunktionen im entsprechenden Verhältnis zu den gesunden Organfunktionen zunimmt. Je nach der Ausgangssituation kann diese Zunahme der Verdauungskraft schon im Kleinkindalter, häufig aber auch erst im Schulalter für eine vollständige Eiweißverdauung ausreichen, so dass man dann geradezu aus verdauungskraftbedingten Allergien ‚herauswachsen' kann.

Das Missverhältnis zwischen der Verdauungsleistung des geschwächten Organs und den normalen Funktionen bleibt jedoch meistens bestehen. Wenn dann infolge irgendwelcher äußerer oder innerer Umstände dieses Organ wieder geschwächt wird, können die früheren Verdauungsbeschwerden, Darmflorastörungen und Allergien natürlich schnell wieder auftreten."

Nach diesen Worten gebe ich meinen beiden Urenkeln zu erkennen, dass ich eine kurze Redepause brauche. Jonathan legt sich mit dem Rücken auf den Rasen und scheint die Wolken am Himmel zu beobachten, wie sie langsam über uns hinwegziehen. Anna-Maria holt sich ein paar Feigen, die in einer Schüssel auf dem Terrassentisch liegen, und lässt sie sich schmecken. Dennoch verraten mir die etwas ernsten Gesichtszüge meiner beiden Gesprächspartner, dass sie über den Inhalt meiner Ausführungen nachdenken.

Untersuchungsmethoden für Allergien

Es sind vielleicht fünf Minuten vergangen, als sich Jonathan wieder hinsetzt und mich freundlich anlächelt. Ich nicke den beiden zu, was Anna-Maria dazu veranlasst, mit einer weiteren Frage unser Gespräch fortzusetzen:

„Großvater, ich habe mich eben gefragt, wie du eigentlich die Allergien feststellst, denn besonders aufwendige Blutuntersuchungen hast du ja nie machen lassen, oder?"

„Nein, Anna-Maria! Von Anfang an diagnostizierten wir die Allergien mit dem so genannten kinesiologischen Auratest (Aura-Kinesiologie), den ich zu Beginn meiner beruflichen Tätigkeit entdeckt habe. Ich werde euch diese Methode später einmal zeigen[54]. Mit diesem Test kann man in wenigen Minuten nicht nur das Vorhandensein der wichtigsten Allergien und Überempfindlichkeiten (Pseudoallergien) feststellen, sondern auch deren Intensität. Für die Therapiekontrolle kann das natürlich von großer Bedeutung sein, da man mit dieser Methode auch geringfügige Verringerungen der Allergien schon einige Zeit, bevor der Patient selbst eine deutliche Besserung wahrnimmt, relativ genau feststellen kann."

„Dann braucht man für diese Untersuchungsmethode also kein Blut abnehmen?"

„Nein, Blut braucht man dafür nicht! Dennoch kann ein geübter Kinesiologe mit diesem Verfahren ebenso gute Ergebnisse bekommen wie mit dem IgE-Test (z. B. RAST-Test), bei dem das Blut auf spezifische Antikörper, die so genannten Immunglobuline E, untersucht wird *(siehe Kapitel 1)*. Allerdings ist diese Blutuntersuchung relativ teuer, so dass sie in keinem preislichen Verhältnis zum kinesiologischen Auratest steht, bei dem man die Ergebnisse außerdem sofort vorliegen hat.

Die kostengünstigeren Hauttests (z. B. der Pricktest[55]), die bei den meisten Allergikern lange Zeit zur Bestimmung der Allergien in vielen Arztpraxen durchgeführt wurden, sind hingegen bei einem Großteil der Patienten nur sehr wenig aussagekräftig. Das liegt vor allem daran, dass die Haut nur dann auf ein aufgetragenes, eingeriebenes oder eingespritztes Allergen reagiert, wenn sie selbst zumindest einen schwachen Reaktionsort darstellt. Viele Allergiker reagieren jedoch mit ihren Allergien nur sehr gering oder überhaupt nicht im Bereich der äußeren Körperhaut, weshalb man bei ihnen entweder keine oder nur die stärkeren Allergien über die Haut nachweisen kann."

---

54) Diese Untersuchungsmethode, die sich in entsprechenden Varianten auch zur Diagnose der meisten anderen Erkrankungen anwenden lässt, stelle ich Ihnen ausführlich in meinen Büchern über die Aura-Kinesiologie vor *(siehe Schlusswort)*.

55) Beim **Pricktest** werden die Allergene auf die Haut aufgetragen und mit einer Nadel oder Lanzette unter die Haut gestochen. Die Art der Hautreaktionen lassen dann bis zu einem bestimmten Grad einen Rückschluss auf die Intensität der Allergien zu.

Heuschnupfen –
eine Vorstufe für Nahrungsmittelallergien?

„Kannst du uns erklären, wie der Heuschnupfen entsteht?" möchte Jonathan wissen.

„Die Ursachen, die zu Pollenallergien und Heuschnupfen führen, sind dieselben wie bei allen anderen allergischen Erkrankungen: ein zumeist durch Umweltgifte und/oder andere lebensfeindliche Umweltfaktoren (Mobilfunk mit gepulsten Hochfrequenzen etc.) geschwächtes Immunsystem, das auf Polleneiweiße nicht mehr mit der normalen Immunabwehr reagieren kann und die ‚Notbremse' ziehen muss. Das Abwehrsystem ist dann so stark geschwächt und überfordert, dass es notgedrungen auf die Pollen überreagiert. Dass bestimmte Menschen mit geschwächtem Immunsystem nun auf Pollen allergisch reagieren und andere wiederum nicht, hängt mit der individuellen Reaktionsbereitschaft zusammen, die sowohl durch genetische als auch psychische Faktoren beeinflusst wird.

Häufig wiesen vor allem in den letzten Jahrzehnten reine Pollenallergiker, die also nur auf Pollen allergisch reagieren, auch eine geschwächte Verdauungskraft auf, weshalb sie nicht selten verdauungskraftbedingte Darmflorastörungen hatten und das Immunsystem zusätzlich mit mehr unverdautem Nahrungseiweiß zu kämpfen hatte, als normal ist. Das Blut kann also durchaus mit viel Fremdeiweiß belastet sein, ohne dass das Abwehrsystem auf diese Eiweiße allergisch reagiert. Wenn dann jedoch im Frühjahr und Sommer die Polleneiweiße dazu kommen, die über die Schleimhäute der Atemwege ins Blut gelangen, können sie das ‚Fass zum Überlaufen' bringen. Das Abwehrsystem ist dann gezwungen, mit einer vermehrten Antikörperbildung auf diese Eindringlinge zu reagieren, wodurch schließlich die Allergien entstehen.

Viele Pollenallergiker sind daher latente Nahrungsmittelallergiker, denn wenn die Verdauungskraft weiter sinkt oder die Eiweißmenge in der Nahrung zunimmt, treten in der Regel zusätzlich zu den Pollenallergien noch weitere Allergien hinzu. Reduziert man dann die Gesamteiweißmenge in der Nahrung und ernährt sich mit möglichst gesunden Lebensmitteln, nehmen die Allergien in den meisten Fällen wieder ab.

Ich selbst beobachtete daher im Alter von 18 Jahren allein durch eine eiweißärmere Ernährung eine Verringerung meiner Heuschnupfensymptome. Eine weitere Verbesserung dieser Symptome trat vor allem dann ein, als ich kein Schweinefleisch mehr aß und etwas später jegliches Fleisch in meiner Ernährung mied. Wenige Jahre später nahmen die Allergien jedoch aufgrund der zunehmenden Verdauungsschwäche wieder zu *(siehe Kapitel 2)*.

Ein geradezu klassischer Verlauf führte daher besonders bei Erwachsenen innerhalb von einigen Jahren über den Heuschnupfen oder andere vereinzelte Allergien, wie zum Beispiel auf Hausstaub, Tierhaare, Chlorwasser, Waschmittel, bestimmte Metalle oder irgendeine chemische Substanz, zu den Nahrungsmittelallergien. Ich erinnere mich noch gut daran, wie uns in der Praxis immer wieder dieselbe Geschichte erzählt wurde: Erst begann vor einigen Jahren alles mit einem leichten Heuschnupfen, der dann von Jahr zu Jahr immer stärker wurde. Mit der Zeit kamen jedoch noch weitere Allergien dazu, bis schließlich die ersten Allergien auf bestimmte Nahrungsmittel auftraten.

In vielen Fällen begannen daher besonders bei Erwachsenen die allergischen Symptome mit einem Heuschnupfen oder mit anderen vereinzelten Allergien. Je mehr dann im Laufe der Jahre die Verdauungskraft infolge der zunehmenden Organbelastungen mit Umweltgiften oder aufgrund einer ungesunden Lebensweise *(siehe Kapitel 7)* abnahm und die Immunabwehr überfordert wurde, umso mehr Allergien kamen dazu, bis man nach einigen Jahren die ersten Nahrungsmittelallergien entwickelte.

Grundsätzlich gibt es also, ebenso wie bei allen anderen Allergikern, zwei Gruppen von Pollenallergikern: Die erste hat ausschließlich ein durch innere oder äußere Faktoren geschwächtes und überfordertes Abwehrsystem *(siehe Kapitel 7)*, **das die Pollen nicht mehr auf dem normalen Weg vernichten kann, und bei der zweiten stehen die Allergien zusätzlich mit einer Verdauungsschwäche in Verbindung.**

Ursächlich geheilt wird Heuschnupfen daher nur, wenn das Immunsystem durch die heilenden Maßnahmen beziehungsweise Therapien dauerhaft gestärkt und eine möglicherweise geschwächte Verdauungskraft wieder aufgebaut wird. Das Weglassen von Schweinefleisch und raffiniertem Zucker sowie die Umstellung der Ernährung auf eine gut kombinierte, nicht allzu eiweißreiche, überwiegend vegetarische Vollwertkost kann bereits ‚Wunder‘ bewirken.

Alle anderen Therapien, die das Immunsystem ebenfalls stärken, wie zum Beispiel die Bioresonanztherapie oder die Eigenblut- oder Eigenharntherapie, können natürlich ebenfalls eine Beschwerdefreiheit erreichen. Liegt jedoch eine stärkere Schwäche des Immunsystems oder der Eiweißverdauungskraft vor, sind die entsprechenden Erfolge mit diesen Therapien in der Regel nur unvollkommen oder nicht von Dauer, da sie nicht die Ursachen der Allergien beheben. In solchen Fällen kann nur dann eine dauerhafte Heilung erreicht werden, wenn mit der Therapie nicht nur das Immunsystem gestärkt und der Körper entgiftet wird, sondern wenn ebenfalls eine geschwächte Verdauungskraft wieder aufgebaut wird."

„Reagieren denn alle verdauungskraftbedingten Nahrungsmittelallergiker auch auf Pollen allergisch?" möchte Anna-Maria wissen. „Denn wenn man schon auf bestimmte Nahrungsmittel allergisch reagiert, dann müsste man doch auch auf die Blütenpollen reagieren?"

„Jeder Mensch hat aufgrund seiner genetischen, psychischen und körperlichen Verfassung eine völlig unterschiedliche Reaktionsbereitschaft des Immunsystems. Das erkennt man allein schon daran, dass die meisten Heuschnupfenallergiker auf verschiedene Blütenpollen allergisch reagieren. Dennoch gibt es ganz bestimmte Pollen, wie zum Beispiel die Gräser- oder einige Baumpollen, die bei sehr vielen Menschen Allergien auslösen können. Ob nun ein Nahrungsmittelallergiker auch auf Pollen allergisch reagiert oder nicht, hängt also ganz von der individuellen Konstitution des Abwehrsystems ab. Das Immunsystem hat nämlich genauso wie der gesamte Körper des Menschen seine Schwachstellen, und wenn diese überfordert werden, kommt es zu Allergien.

Nahrungsmittelallergiker müssen also nicht unbedingt auch auf Pollen allergisch reagieren. Anders sieht es hingegen bei allen Pollenallergikern aus, die zugleich eine geschwächte Verdauungskraft haben. Wenn bei ihnen nämlich mit der Zeit die Verdauungskraft weiter abnimmt, nehmen in den meisten Fällen nicht nur die Pollenallergien zu, sondern es entwickeln sich auch zunehmend Nahrungsmittelallergien. Diese Entwicklung beginnt dann häufig mit Allergien auf besonders eiweißreiche Nahrungsmittel, wie Fleisch, Fisch, Eier, Hefe und Milchprodukte, geht über Hülsenfrüchte, Nüsse und Ölsamen zum Getreide über und endet schließlich bei Gemüse und Obst. Grundsätzlich kann man natürlich nur auf diejenigen Nahrungsmittel allergisch reagieren, die man auch gegessen oder mit denen man zumindest einmal Kontakt gehabt hat. Besonders unangenehm ist dieser Verlauf vor allem deshalb, weil im gleichen Maß, wie die Verdauungskraft abnimmt, nicht nur die Allergien zunehmen, sondern auch die Verdauungsbeschwerden und Darmflorastörungen stärker werden."

Eine Therapie ist nur so gut wie ihr dauerhafter Erfolg!

„Du hast uns in unseren letzten Gesprächen bereits erzählt, dass man mit einer gesunden Ernährungsweise nicht nur das Abwehrsystem stärkt, sondern auch die Verdauungskraft aufbauen kann *(siehe die Kapitel 18 bis 21)*. Kannst du noch einmal kurz die anderen Möglichkeiten beziehungsweise Methoden beschreiben, mit denen man das Immunsystem, die Allergien und die Verdauungskraft therapieren kann?"

Da Jonathan unsere Arbeitsweise ein wenig kennt, weiß er auch, dass ich ab und zu mehrere Methoden einsetze, um das Abwehrsystem zu stärken und aufzubauen. Seitdem jedoch in den letzten beiden Jahrzehnten die Zahl der Multiallergiker stark zurückgegangen ist, setze ich diese ergänzenden Methoden immer seltener ein.

„Grundsätzlich gibt es zwei Möglichkeiten, Allergien zu behandeln: Entweder stärkt man das Abwehrsystem für sich allein oder man behandelt den ganzen Men-

schen und berücksichtigt dabei, dass neben der Stärkung der Abwehrkraft auch die Verdauungskraft aufgebaut und der Körper entgiftet wird.

Zu den Maßnahmen, mit denen das Immunsystem gestärkt werden kann, gehören zum Beispiel die Eigenblut- und Eigenharntherapie, einige phytotherapeutische Ansätze, die Stärkung des Immunsystems mit bestimmten Vitaminen und Mineralstoffen *(siehe Kapitel 14)* und viele energetische Therapien, wozu unter anderem die jahrtausendealten Yogamethoden oder die chinesischen Qi-Gong-Übungen, die ‚Fünf Tibeter‘, die Akupunktur, die neuzeitlichen Bioresonanzverfahren, die Magnetfeldtherapie und bestimmte kinesiologische Anwendungen zählen. Aber auch die von der Schulmedizin durchgeführten Desensibilisierungskuren konnten früher durchaus erfolgreich sein, selbst wenn sie zu den unangenehmsten und manchmal auch gefährlichsten Allergietherapien zählten.

Wenn es daher um die Behandlung von nur wenigen Allergien geht, gehört die Bioresonanztherapie neben den kinesiologischen Anwendungen oder der Geistheilung sicherlich zu den sanftesten Heilmethoden. Beim Bioresonanzverfahren kann man entweder ‚ungesunde Schwingungen‘ des Körpers in ‚gesunde‘ umwandeln, wodurch sich die allgemeine Krankheitssituation und damit auch die Allergien bessern können, oder man therapiert zusätzlich einzelne Allergien, indem für eine relativ kurze Zeit die invertierten (umgekehrten) Schwingungen der Allergene auf den Körper übertragen werden. Durch die Übertragung dieser Gegenschwingungen der Allergene wird das Immunsystem gezielt in die Lage versetzt, die behandelten Allergene wieder normal bekämpfen zu können. Nach nur wenigen Behandlungen mit einer bestimmten Bioresonanzmethode können die Allergien dadurch völlig verschwunden sein.

Aber wie ich schon sagte, können all diese Verfahren nur denjenigen Menschen längere Zeit helfen, die grundsätzlich nur wenig Allergien haben und eine möglichst intakte Verdauungskraft aufweisen, so dass die Allergien bei ihnen nicht durch eine Eiweißüberlastung des Immunsystems entstanden sind. Werden zusätzlich zu diesen eher symptomatischen Allergietherapien auch die Ursachen *(siehe Kapitel 7)*, die zu den Allergien geführt hatten, erkannt und beseitigt, bleibt das Immunsystem in der Regel auch nach der Therapie stabil und die Allergien kommen nicht wieder.

Liegen hingegen mehrere Allergien vor und stehen diese auch mit einer geschwächten Verdauungskraft in Verbindung, können die eher symptomatischen Maßnahmen zur Stärkung des Immunsystems allerhöchstens eine Linderung der Symptome bewirken, da unser Abwehrsystem generell nur eine ganz bestimmte Gesamtkapazität besitzt und sich diese nur bis zu einem gewissen Grad stärken lässt. Bildhaft gesprochen wird diese Gesamtabwehrkraft durch die eben genannten, das Immunsystem stärkenden Verfahren für eine gewisse Zeit aufgebaut, ‚aufgeputscht‘ oder über bestimmte Allergien ‚geschoben‘ oder ‚verschoben‘. Therapiert man daher einen Multiallergiker zum Beispiel mit dem Bioresonanzverfahren, kommt es relativ häufig vor, dass die therapierten Allergien zwar schwächer werden oder sogar für eine gewisse Zeit verschwinden, dafür jedoch andere, eventuell zuvor behandelte Allergien wieder stärker hervortreten. In solchen Fällen hat es daher nur wenig Sinn, ausschließlich das Immunsystem zu stärken, damit es besser mit den vielen verschiedenen Fremdeiweißen oder sonstigen Antigenen im Blut umgehen kann. Die einzige erfolgversprechende Lösung ist die Verringerung der belastenden Substanzen im Blut und im gesamten Körper. Mehrere, durch eine Eiweißverdauungsschwäche verursachte oder mitbedingte Allergien können daher nur über den Aufbau der Verdauungskraft und die Entgiftung des Körpers endgültig und dauerhaft ausgeheilt werden. Mit welcher Methode beziehungsweise mit welchem Heilungsweg dieses Ziel erreicht wird, ist dabei völlig unerheblich.

Auch wenn wir die Gesamtkonstitution und die Verdauungskraft unserer Patienten in den meisten Fällen homöopathisch behandelt haben *(siehe Schlusswort)*, ist der Weg über die Ernährung dennoch ein ganz besonderer. Mit bestimmten Lebensmitteln können wir nämlich nicht nur unsere Verdauungskraft aufbauen und den Körper von allen Umweltgiften und Stoffwechselendprodukten befreien, sondern sie sind auch in der Lage, das gesamte Immunsystem und alle unsere Hormondrüsen optimal zu aktivieren. Außerdem können sie unseren Stoffwechsel im optimalen Gleichgewicht halten, wodurch wir grundsätzlich gesünder und länger jung bleiben *(mehr dazu in Kapitel 23)*. Schließlich unterstützen uns diese Lebensmittel auch in unserer seelisch-geistigen Entwicklung *(siehe Kapitel 15)*, weshalb sich besonders in den letzten Jahrzehnten immer mehr Menschen teilweise oder überwiegend von ihnen ernähren."

„Gibt es denn neben der Aufbau- und Entgiftungstherapie mit der Nahrung nicht auch noch andere Ernährungstherapien, mit denen man den Allergikern helfen kann?"

Damit spricht Anna-Maria verschiedene Therapiemöglichkeiten an, die wir jedoch nur bei den stärkeren Allergikern als vorübergehende Ergänzung zur Konstitutionstherapie eingesetzt beziehungsweise empfohlen haben. Vorrangig konzentrierten wir uns immer auf die ursächlichen Störungen im Körper oder in der Seele, die zu den Allergien geführt hatten.

„Ja, Anna-Maria, eine wichtige Notwendigkeit bei der Behandlung von Allergien kann die **Allergenkarenz** sein. Wenn man also die Substanzen festgestellt hat, auf die ein Mensch allergisch reagiert, kann es sehr hilfreich sein, den Kontakt mit diesen Substanzen fortan zu meiden beziehungsweise entsprechende Nahrungsmittel vorübergehend nicht mehr zu essen – natürlich nur so lange, bis die Ursachen der Allergien behoben sind!

Es gab jedoch vor allem in den Jahren um die Jahrtausendwende und in den ersten beiden Jahrzehnten danach so zahlreiche Multiallergiker, die auf so viele Substanzen und Lebensmittel allergisch reagierten, dass die Vermeidung aller Allergene und die so genannte ‚**Weglass-Diät**‘ bei ihnen nicht mehr möglich waren, da sonst kaum noch Nahrungsmittel zum Leben übrig geblieben wären. Trotzdem bewirkte natürlich eine Vermeidung oder Reduktion der Hauptallergene zumindest eine Erleichterung der Symptome. Zu den so genannten Allergieverschiebungen kam es aber dennoch relativ häufig, vor allem dann, wenn die Verdauungskraft nicht aufgebaut wurde. Wenn zum Beispiel ein Allergiker mit einer sehr schwachen Eiweißverdauung den Weizen und seine Produkte wegen einer entsprechenden Allergie durch Dinkel ersetzte, war zwar unter günstigen Umständen nach einigen Monaten die Weizenallergie verschwunden, dafür konnte er jedoch zunehmend auf den Dinkel allergisch reagieren. Dieselben Verschiebungen konnten natürlich auch bei allen anderen Lebensmitteln auftreten, zum Beispiel, wenn Kuhmilch gegen Ziegenmilch oder Stutenmilch ausgetauscht wurde, man das Schweinefleisch durch Rindfleisch ersetzte oder alle tierischen Eiweißquellen mied und dafür mehr Nüsse oder Hülsenfrüchte aß. Entscheidend für die Entstehung der meisten Nahrungsmittelallergien ist ja das nicht verdaute Eiweiß. Weizen- oder Kuhmilcheiweiß wird dann bei einer entsprechend geschwächten Verdauungskraft genauso schlecht verdaut wie Dinkel-, Ziegen- oder Stutenmilcheiweiß, auch wenn diese drei Eiweißarten generell ein wenig schwächer in ihrer allergieauslösenden Wirkung sind als Kuhmilch- oder Weizeneiweiß.

Zur Entlastung und Stärkung des Abwehrsystems führte man neben der Weglass-Diät aber auch die so genannte ‚**Rotations-Diät**‘ ein, mit der man die allergischen Symptome zwar ebenfalls lindern, jedoch keinesfalls heilen kann. Man fand nämlich heraus, dass die allergischen Reaktionen auf die allergieauslösenden Lebensmittel weniger stark auftreten, wenn man die Nahrungsmittel täglich wechselt. Außerdem hat es sich als wirksam erwiesen, möglichst wenig Lebensmittel in einer Mahlzeit zusammen zu essen und darauf zu achten, dass sie harmonisch kombiniert werden *(siehe Kapitel 11)*.“

Die Rolle der Erbfaktoren bei der Entstehung von Krankheiten

„Welche allergischen Symptome des Körpers gibt es denn eigentlich und wie kommt es, dass die eine Person zum Beispiel Neurodermitis hatte und eine andere Asthma?“

Jonathans Frage hatte ich in den letzten Jahrzehnten unzählige Male beantwortet. Ich denke zurück an die Zeit, in der ich selbst noch meinen allergischen Schnupfen hatte, morgens mit verquollenen Augen, Kopfschmerzen und Zerschlagenheitsgefühlen aufgestanden war und viele Stunden gebraucht hatte, um mich wieder einigermaßen wohl zu fühlen. Meine Gedanken durcheilen die vielen Jahre der Forschung, bis ich in den Jahren 1992 und 1993 schließlich die Aufbauenergien und die katalysatoraktivierenden Energien entdeckt hatte. Zwei Jahre später waren meine Allergien verschwunden ...

„Großvater! Wo bist du?" Anna-Maria berührt mich sanft am Arm und schon verblassen meine Erinnerungen wieder. Ich lächle den beiden zu und nach einem tiefen Atemzug fühle ich mich wieder ganz im Hier und Jetzt.

„Um deine Frage genau beantworten zu können, muss ich ein wenig ausholen. Wie ich euch bereits erzählte, hat in der Regel jeder Mensch viele verschiedene erblich bedingte Schwachstellen im Körper. Das sind die Stellen, die eigentlich jeder bei sich kennt. Bei dem einen sind es die Haare, die vielleicht schon mit 25 Jahren grau werden oder auszufallen beginnen, und bei einem anderen sind es die Gelenke, die Haut, irgendein Organ, das Zahnfleisch oder die Zähne selbst.

Diese Schwachstellen sind nun einerseits genetisch im Erbgut verankert und andererseits werden bestimmte Schwachstellen durch die so genannten **Miasmen** verstärkt. Der Begriff Miasma kommt aus dem Griechischen und bezeichnet in diesem Zusammenhang vier Grundkrankheiten beziehungsweise Grundstörungen, die seit Jahrtausenden mit den Keimzellen von einer Generation zur nächsten vererbt werden oder auch im Leben erworben werden können. Schon vor ungefähr 250 Jahren hatte der deutsche Arzt und Begründer der Homöopathie, Samuel Hahnemann (1755–1843), diese Grundkrankheiten erkannt, auch wenn er sie teilweise anders benannt und etwas anders beschrieben hatte. Dazu gehören die Krätze, die Syphilis, der Tripper (= Gonorrhoe) und die Tuberkulose. Man kann diese vier Miasmen daher in gewisser Hinsicht als Urkrankheiten der Menschheit betrachten, an denen besonders in früheren Zeiten viele Menschen litten oder gestorben sind. Auf jeden Fall haben sie sich im Erbgut der Menschen festgesetzt und werden seitdem als Grundstörungen von Generation zu Generation weitervererbt. Durch viele Untersuchungen an meinen Patienten habe ich herausgefunden, dass wir in der Regel immer ein Miasma von jedem Elternteil vererbt bekommen, so dass wahrscheinlich die meisten Menschen auf der Erde – zumindest jedoch die hellhäutige europäische und amerikanische Bevölkerung – immer mit mindestens zwei verschiedenen oder mit einem doppelt vorhandenen Miasma belastet sind. Bei diesen Miasmen werden also keineswegs die entsprechenden Krankheiten vererbt, sondern es handelt sich vielmehr um vererbte Grundstörungen, die in einer direkten Beziehung zu den aktivierten genetischen Schwachstellen des Körpers stehen.

Die Miasmen kann man daher auch als Verstärker ganz bestimmter Erbanlagen bezeichnen. Einerseits hat also jeder Mensch seine genetisch bedingten Schwachstellen und andererseits sind nun die Miasmen dafür verantwortlich, welche dieser Schwachstellen bei entsprechenden Störungen des Körpers oder der Seele zuerst in Erscheinung treten.

Gäbe es diese Miasmen nicht, wären wir auf jeden Fall widerstandskräftiger und würden alle Krankheiten grundsätzlich schneller und leichter überwinden. Eines der obersten Ziele in der homöopathischen Konstitutionstherapie ist daher die Abschwächung oder Beseitigung dieser Miasmen. Dieses Ziel kann jedoch nicht nur mit individuellen homöopathischen Mitteln erreicht werden, sondern auch mit anderen Methoden, wie zum Beispiel der Geistheilung, der Meditation oder der jahrelangen Ernährung mit rohen Früchten, Nüssen, Ölsamen und angekeimtem Getreide im Sinne der dritten Trennkoststufe *(ausführliche Beschreibung in Kapitel 18)*.

Die meisten Krankheiten haben also immer einen direkten Bezug zu einem bestimmten Miasma. Wir entwickeln daher bei entsprechenden Stoffwechselstörungen oder psychischen Krankheitsursachen vor allem diejenigen Symptome und Krankheiten, die nicht nur in unserem Erbgut als Schwachstellen verankert sind, sondern die gleichzeitig in einer direkten Beziehung zu den Miasmen stehen und durch sie sozusagen leichter aktiviert werden können.

Je gesünder daher unser Stoffwechsel ist, umso weniger werden die Miasmen und die erblich bedingten Schwachstellen und Krankheitsanlagen aktiviert. Je mehr unser Körper jedoch übersäuert oder mit lebensfeindlichen Umweltfaktoren und Chemikalien belastet ist, umso mehr treten sie in den Vordergrund.

Die Umweltgifte und viele chemische Medikamente können nun zu einer so starken Aktivierung der Miasmen führen, dass sie in einer völlig neuen Intensität in Erscheinung treten. Daher bezeichnet man diese lebensfeindlichen Umweltfaktoren und Chemikalien auch als fünftes Miasma, obwohl sie natürlich kein Miasma darstellen, sondern die anderen vier nur in einer extremen oder verzerrten Form erscheinen lassen.

An zwei Beispielen möchte ich euch diesen Sachverhalt erklären. Die Krätze ist eine stark juckende, ekzemähnliche Hautkrankheit, die durch die Krätzemilben hervorgerufen wird. Nehmen wir einmal an, ein kleines Baby kommt mit einer geschwächten Verdauungskraft auf die Welt und entwickelt bereits in den ersten Lebenstagen eine Muttermilchallergie. Nur unter der Voraussetzung, dass dieses Baby eine genetisch bedingte Hautschwäche und zumindest einmal das Krätze-Miasma geerbt hat, wird es infolge dieser Allergie im Bereich der Haut mit einem allergisch bedingten Ekzem reagieren, was man dann atopisches Ekzem oder Neurodermitis nennt. **Alle Neurodermitiker haben daher eine schwache Hautanlage und sind zumindest einmal mit dem Krätze-Miasma belastet. Die Haut beim Neurodermitiker ist somit ausschließlich der erblich und miasmatisch bedingte Reaktionsort für die Allergien, deren Ursache ein geschwächtes und überfordertes Abwehrsystem infolge der Umweltgifte und -belastungen und oft auch einer Eiweißverdauungsschwäche ist.** Ihr könnt euch sicher vorstellen, dass dieses Kind mit einem doppelt vererbten Krätze-Miasma zu den extremeren Neurodermitikern gehören würde. Liegt bei diesem

Kind jedoch als zweite Grundstörung das Tuberkulose-Miasma vor, wäre damit die miasmatische Voraussetzung erfüllt, dass es außer auf der Haut auch im Bereich der Atemwege, zum Beispiel mit allergischem Asthma oder einer allergischen Bronchitis, reagieren könnte.

Es gibt natürlich auch viele Allergiker, die weder im Bereich der Haut noch an irgendwelchen Schleimhäuten allergisch reagieren. Diese Menschen sind in der Regel zwar auch miasmatisch belastet, jedoch sind bei ihnen zumindest die Haut und die Schleimhäute nicht oder kaum erblich geschwächt, so dass weder die Körperhaut noch die Schleimhäute der Augen, Ohren, Atemwege, des Verdauungstraktes oder Urogenitalbereiches als Reaktionsorte für die Allergien in Erscheinung treten. Bei ihnen können dann jedoch andere, zum Beispiel nervlich bedingte Allergiesymptome, wie Hyperaktivität und eine unerklärliche Müdigkeit, Ohrensausen, Schwindel, Herzklopfen, Nervenschmerzen, Kribbeln und Ziehen in den Gliedmaßen, Bauchschmerzen und Bauchkrämpfe, oder psychische Reaktionen besonders ausgeprägt sein *(siehe „Wenn Allergien Nerven und Gehirn reizen" im folgenden Kasten)*. Ganz selten kommt es hingegen auch vor, dass ein stärkerer Allergiker weder körperliche noch psychische Symptome aufweist. Das sind dann meistens relativ ruhige und ausgeglichene Persönlichkeiten.

Grundsätzlich entstehen Krankheiten also immer dann, wenn unsere Darmflora oder unser Stoffwechsel erkrankt beziehungsweise übersäuert und verschlackt ist. Die Ursachen dafür können eine Menge äußere oder innere Gründe sein, wozu sowohl die allgemeine Lebensweise und die Umweltbelastungen, aber auch viele psychische Faktoren gehören. Die Erbanlagen, die Miasmen oder sogar die akuten seelischen Konflikte selbst sind dann letztlich dafür verantwortlich, in welchen Körperbereichen oder Organen sich die krank machenden Störungen manifestieren.

Die erblich bedingten Krankheitsanlagen und Miasmen sind daher niemals die Ursachen der Krankheiten, sondern bestimmen ausschließlich die Art und den Reaktionsort der Erkrankung. Die krankheitsauslösenden Ursachen selbst sind fast immer dieselben: ein durch äußere, ernährungsbedingte oder psychische Faktoren geschwächter Körper."

„Dann ist es also so," unterbricht mich Anna-Maria, „dass wir von unseren Eltern bestimmte Schwachstellen und Krankheitsanlagen vererbt bekommen, unsere Lebens-, Denk- und Verhaltensweise und natürlich die Umweltfaktoren diese Krankheitsanlagen jedoch aktivieren können. Damit bestimmt der Mensch also durch sein Leben selber, ob er gesund bleibt oder krank wird!?"

„Im Prinzip hast du Recht und auf die meisten Menschen trifft das auch zu. Aber, wie so häufig, gibt es auch Ausnahmen: Eine Krankheit muss nämlich nicht immer durch innere oder äußere Faktoren *dieses* Lebens ausgelöst werden, sondern sie kann in seltenen Fällen auch andere, eher geistige Gründe haben. Ein anderes Mal werde ich euch mehr über die Entstehung und den Sinn solcher Krankheiten erzählen."

Wenn Allergien Nerven und Gehirn reizen

Diese Liste enthält die wichtigsten allergischen Reaktionsorte im Bereich der Nerven, Nervengeflechte (Plexus) und des Gehirns. Die dazugehörigen Symptome können zwar auch von vielen anderen Erkrankungen des Körpers oder der Seele verursacht werden, immer häufiger stehen sie jedoch mit Allergien in Verbindung:

- Nervus sympathicus ➤ Hyperaktivität, Unruhe, Nervosität, Ticks, Schlaflosigkeit, Schweißausbrüche, depressive Verstimmungen, Aggressivität
- Nervus vagus ➤ chronische Müdigkeit, Benommenheit, Antriebslosigkeit
- Nervus trigeminus (Unterkiefer- und Gesichtsnerv) ➤ chronische Zahn-, Kiefer- und Gesichtsschmerzen
- Nervus facialis (Gesichtsnerv) ➤ Kribbeln, Schmerzen, Schwellung und Taubheitsgefühl im Gesicht
- Nervus vestibulocochlearis (Hör- und Gleichgewichtsnerv) ➤ Ohrgeräusche (Tinnitus), Gleichgewichtsstörungen, Schwindel
- Fasciculus atrioventricularis (Reizleitungssystem des Herzens) und Plexus cardiacus (vegetatives Nervengeflecht des Herzens) ➤ Herzrhythmusstörungen, Herzklopfen und Pulsstörungen
- Plexus gastricus (Nervengeflecht des Magens) ➤ Magendruck, Magenkrämpfe und Magenschmerzen
- Plexus mesentericus superior et inferior (Nervengeflechte des Darms) ➤ Bauchdruck und Bauchschmerzen
- Nerven der Arme und Beine ➤ Kribbeln, Schmerzen, Taubheitsgefühle und Ticks in den Gliedmaßen, unruhige Beine (eine Ursache für das RLS = Restless-Leg-Syndrom)
- Frontallappen (vorderer Großhirnlappen) ➤ Hyperaktivität, Konzentrations- und Gedächtnisstörungen, Lernschwierigkeiten, ADS (= Aufmerksamkeits-Defizit-Syndrom), Legasthenie, Depressionen
- Schlafzentrum (im Zwischen- und Mittelhirn) ➤ Schlafstörungen (Einschlaf- und Durchschlafstörungen)
- Kreislaufzentren (in der Medulla oblongata) ➤ Kreislaufstörungen
- Blutdruckzentrum (in der Medulla oblongata) ➤ Blutdruckveränderungen (Hypertonie und Hypotonie)
- Temperaturzentrum (im Zwischenhirn) ➤ Kälte- und Hitzeallergien, Hitzewallungen, Kälteschauer, erhöhte Körpertemperatur
- Schweißzentren (in verschiedenen Bereichen des Gehirns): Schweißausbrüche
- Großhirn, Zwischen- und Mittelhirn ➤ epileptische Anfälle

Allergiesymptome an Haut und Schleimhäuten

„Kannst du uns noch etwas zu den verschiedenen allergischen Beschwerden im Bereich von Haut und Schleimhäuten sagen, denn diese waren doch lange Zeit die einzigen Allergiesymptome, die als solche erkannt wurden, oder?"

Bei dieser Frage von Jonathan muss ich vor allem an die letzten Jahrzehnte vor der Jahrtausendwende denken, als der Begriff Allergie nicht nur in der Bevölkerung, sondern auch von vielen Ärzten, Heilpraktikern und anderen Therapeuten noch ausschließlich mit allergischen Hautreizungen, Heuschnupfen oder Asthma gleichgesetzt wurde. Damals wusste man einfach noch nicht, wie vielfältig sich Allergien auswirken können und dass man dadurch auch eine Menge nervlich bedingte Störungen (siehe „Wenn Allergien Nerven und Gehirn reizen" im Kasten, Seite 311) und sogar Kopfschmerzen bekommen kann. Mit einem Kopfnicken bestätige ich Jonathans Frage und setze meine Erläuterungen fort:

„Bei einer Allergie werden also von bestimmten weißen Blutkörperchen vermehrt Antikörper produziert und ins Blut ausgeschüttet. Ich sagte euch ja schon, dass es sich bei einer Allergie um eine Notmaßnahme des Körpers handelt, bei der das Immunsystem mit einer überschießenden Antikörperproduktion reagiert, um bestimmte Eindringlinge so schnell wie möglich zu binden, da es sonst zum lebensbedrohlichen anaphylaktischen Schock kommen kann. Die Antikörper koppeln sich dann an die Antigene, wodurch zumindest die Schocksituation vermieden wird. Solange jedoch diese Antigen-Antikörper-Komplexe nicht von den so genannten eosinophilen Granulozyten aufgefressen worden sind und noch frei im Blut schwimmen, können sie zusammen mit dem vermehrt ausgeschütteten Gewebshormon Histamin und anderen gefäßwirksamen hormonähnlichen Substanzen, wie bestimmten Prostaglandinen, die allergischen Reaktionen an den erblich bedingten Schwachstellen auslösen. Das Histamin und die Prostaglandine werden bei allergischen Reaktionen vor allem deshalb ausgeschüttet, um bestimmte kleinere Blutgefäße zu erweitern, so dass das Blut und damit die weißen Blutkörperchen und Antikörper leichter in alle Regionen des Körpers vordringen können.

Grundsätzlich können die allergischen Reaktionen nun auf der Haut und an all jenen Schleimhäuten vorkommen, die einen direkten Kontakt zur Außenwelt haben, mit der Außenwelt in Verbindung stehen oder wichtige Flüssigkeiten und Stoffwechselendprodukte nach außen abgeben, wie zum Beispiel die Harn- oder Gallenblase. Aber wie ihr ja wisst, sind davon nur die miasmatisch geprägten Schwachstellen betroffen. Niemals reagiert ein Mensch auf der Haut und an allen Schleimhäuten gleichzeitig, sondern immer nur an seinen erblich oder psychisch bedingten Schwachstellen.

Die allergischen Symptome sind dann auf der Haut und den Schleimhäuten ziemlich identisch. Die Haut oder die Schleimhäute entzünden sich und können zu jucken beginnen oder auch Schmerzen verursachen. Bei stärkeren Allergien reagieren sie zusätzlich mit Quaddeln oder sie bilden vermehrt Schleim und andere dünn- bis dickflüssige Sekrete. Außerdem können sie stark anschwellen oder es entstehen Wasseransammlungen im Gewebe, so genannte Ödeme, was besonders im Bereich der Atemwege zu lebensbedrohlichen Situationen führen kann.

Beim Neurodermitiker ist also die Haut der erblich bedingte Reaktionsort für die Allergien. Beim allergisch bedingten Asthma sind es die Bronchien und/oder Bronchiolen. Letztere sind die kleinsten Atemwegsäste kurz vor den Lungenbläschen. Bei der allergischen Bronchitis sind hingegen ausschließlich die Schleimhäute der Bronchien betroffen. Hat jemand einen allergischen Schnupfen, ist die Nasenschleimhaut der vererbte und miasmatisch geprägte Reaktionsort. In vielen Fällen ist diese Schwachstelle jedoch mit den Bindehäuten der Augen gekoppelt, so dass es infolge der Allergien dann ebenfalls zu Bindehautreizungen kommen kann. Sehr häufig schwellen bei einer entsprechenden Veranlagung auch die Augenlider an.

Generell können also neben der Körperhaut alle inneren und äußeren Schleimhäute der Atemwege, des Verdauungstraktes, der Ohren und der Augen betroffen sein, ja sogar der Tränen-Nasen-Gang kann allergisch anschwellen, so dass die Tränenflüssigkeit nicht abfließen kann und die betroffenen Augen ständig tränen. Eine weitere, wenn auch eher seltene Reaktionsmöglichkeit der Augen ist die allergisch bedingte Lederhautentzündung.

Im Bereich der Ohren treten als allergische Reaktionsorte relativ häufig der äußere Gehörgang und die Schleimhaut der Eustachischen Röhre in Erscheinung. Die Eustachische Röhre ist der Belüftungskanal des Mittelohrs und beginnt mit einer kleinen Öffnung im mittleren Rachenraum. Lange Zeit war aber auch die allergische Mittelohrreizung beziehungsweise -entzündung ziemlich unbekannt. Die Betroffenen haben dann mit ständigen oder häufig wiederkehrenden Mittelohrreizungen zu tun, wodurch es, ähnlich wie beim Paukenhöhlenerguss nach einer Mittelohrentzündung, auch zur Schwerhörigkeit kommen kann.

Im Bereich der Atemwege können die Nasen- und Nasennebenhöhlenschleimhäute, der Rachen, die Kehlkopfschleimhaut, die Luftröhre, die Bronchien und die Bronchiolen allergisch reagieren. Neben dem allergisch bedingten Schnupfen können die Nasenschleimhäute jedoch auch mit häufigem Nasenbluten auf Allerene reagieren.

Im Bereich des Verdauungstraktes stehen an allererster Stelle die Magen-, Dünndarm- und Dickdarmschleimhaut. Etwas seltener treten die Lippen, die Mundschleimhaut, die Speiseröhre, die Gallenblase, die Gallengänge oder der Ausführungsgang der Bauchspeicheldrüse als Reaktionsorte in Erscheinung. Des Weiteren können aber auch die Häute oder Schleimhäute der Harnröhre und Harnblase oder der äußeren Geschlechtsorgane allergisch reagieren.

Viele chronische Erkrankungen der Haut, der Augen oder Ohren, der Atemwege, des Verdauungstraktes oder des Urogenitaltraktes können also mit allergischen Reaktionen in Verbindung stehen. Werden die Allergien auch durch eine Verdauungsschwäche verursacht, treten sie fast immer gemeinsam mit Darmflorastörungen und Darmpilzen auf, was die Symptome der Allergien natürlich stark verschlimmern kann. In welcher Beziehung die verschiedenen Darmpilzstämme und Allergien zueinander stehen und wie die Pilzerkrankungen viele akute und chronische Krankheiten beeinflussen oder sogar hervorrufen können, werde ich euch bei unserem nächsten Treffen erzählen *(siehe nächstes Kapitel)*.

Die häufigsten allergischen Symptome des Körpers sind:
- **juckende oder brennende Hautausschläge mit und ohne Quaddeln (Urtikaria), trocken oder nässend,**
- **Stock- oder Fließschnupfen, Niesattacken,**
- **entzündlich-juckende Reizungen der Bindehäute und Augenlidschwellungen,**
- **juckende Schleimhautschwellungen der Eustachischen Röhre,**
- **allergische Entzündungen des Rachens, des Kehlkopfs, der Luftröhre oder der Bronchien mit den entsprechenden Symptomen, wie Halsschmerzen, chronischer Schleimbildung, Schluckbeschwerden und Husten,**
- **allergisches Asthma,**
- **allergisch bedingtes Brennen, Kribbeln oder andere Sensibilitätsstörungen der Mundschleimhaut oder Zunge,**
- **allergische Magenreizungen mit Krämpfen, Schmerzen und Erbrechen und**
- **allergisch bedingte Darmbeschwerden. Das können Durchfälle, Verstopfung und Schleimhautentzündungen bis hin zu Darmkrämpfen mit den entsprechenden Schmerzen sein.**

(Eine ausführliche Auflistung der allergischen Reaktionsorte und ihren Symptomen finden Sie in „Das Handbuch für Allergiker" – siehe Anhang.)

Die **Zöliakie** beziehungsweise (einheimische) **Sprue** ist eine zum Teil allergisch mitbedingte Erkrankung der Dünndarmschleimhaut, bei der man auf das Klebereiweiß (Gluten) bestimmter Getreidesorten mit entsprechenden Schleimhautveränderungen des Dünndarms und mehr oder weniger starken Durchfällen reagiert.

Eine besonders unangenehme allergische Reaktionsmöglichkeit ist das **Glottisödem**, bei dem es infolge einer starken Anschwellung der Kehlkopfschleimhaut zu lebensbedrohlicher Atemnot kommen kann. Die meisten allergisch bedingten Kehlkopfentzündungen haben hingegen eher eine chronische Verlaufsform und äußern sich zum Beispiel durch ständige Schluckbeschwerden oder leichten Husten.

Daneben gibt es jedoch auch den spontanen **Pseudokrupp-Anfall**, der besonders durch Umweltgifte und psychische Belastungen ausgelöst wird. Wenn wir früher eine ungünstige Wetterlage gehabt hatten, in der die Luftbelastung oder die Ozonkonzentration Spitzenwerte erreichten, konnten vor allem kleinere Kinder und Babys auf diese Belastungen mit einer spontanen Entzündung und Schwellung der Kehlkopfschleimhaut reagieren. Die Symptome verlaufen ähnlich dramatisch wie beim Glottisödem, sind jedoch äußerst selten lebensbedrohlich. In der Regel setzen sie ‚urplötzlich‘ ein. Typisch sind vor allem der keuchhustenähnliche, bellende Husten und die starke Atemnot, wodurch die Kinder eine panische Angst entwickeln und sich dadurch regelrecht in die Symptome hineinsteigern können. Die wichtigste Erste-Hilfe-Maßnahme ist daher, die Kinder erst einmal zu beruhigen.

Jutta und ich erlebten ein paar Mal sowohl mit Manuel als auch mit Jonas eine solche Situation. Das erste Mal war Manuel davon betroffen, als er vielleicht zwei Jahre alt war. Wir wohnten zu der Zeit in der Nähe von Ingolstadt, nur wenige Kilometer von Bayerns damals größter Sondermüllverbrennungsanlage entfernt. – Vier Jahre später (1996) wurden zusätzlich zwei neue Öfen in Betrieb genommen, wodurch diese Anlage mit insgesamt drei Öfen und einer Jahreskapazität von 175.000 Tonnen zu Europas größter ‚Giftküche‘ wurde! – Es war Winter und die durch die Emissionen der umliegenden Industrien (unter anderem drei Erdölraffinerien) und der Sondermüllverbrennungsanlage belastete Luft war wegen einer Inversionswetterlage alles andere als gesund. Manuel hatte einen ereignisreichen Tag hinter sich gehabt, als er mitten in der Nacht aufwachte und krampfartig zu husten begann. Wir wussten sofort, was er hatte und bemühten uns, ihn zu beruhigen, obwohl wir selbst natürlich äußerst aufgeregt waren. Beim zweiten Mal waren wir bereits gelassener und das homöopathische Mittel, das wir ihm dann gegeben haben, ließ ihn bald wieder einschlafen. Dennoch bekamen beide Kinder nach einem solchen Pseudokrupp-Anfall fast immer eine Bronchitis oder eine Luftröhrenentzündung mit dem entsprechenden Husten. Dieses Phänomen beobachteten wir auch relativ häufig bei anderen Kindern, die wir deswegen behandelten. Der Pseudokrupp trat bei Manuel und Jonas also vor allem dann auf, wenn zwei Umstände zusammenfielen: die äußere Luftbelastung und irgendwelche unverarbeiteten Tageserlebnisse, die sie psychisch überfordert oder belastet hatten. Diese seelische Komponente scheint beim Pseudokrupp sehr wichtig zu sein.

Generell wirken sich psychische Belastungen und Stress jedoch auf alle Erkrankungen und demnach auch auf Allergien negativ aus, da sie das Immunsystem grundsätzlich schwächen. Sie können vorhandene Allergien daher verstärken, lösen diese jedoch nur äußerst selten aus. Alle Wege, die dazu beitragen, uns wieder in Harmonie von Körper, Seele und Geist zu bringen, stärken somit auch das Immunsystem und helfen uns, die Allergien zu überwinden und wieder gesund zu werden.

Neben diesen allergischen Symptomen reagierten viele Menschen, vor allem aber Babys und Kleinkinder, auf die permanente Überforderung des Abwehrsystems mit immer wiederkehrenden Infekten der Atemwege und Ohren. Außerdem neigten sie häufig zu Mandelentzündungen und chronischen Lymphknotenschwellungen. Schnupfen, Husten, Mittelohrentzündungen sowie ständige Gaumen- und Rachenmandelschwellungen (Polypen) waren daher die häufigsten Begleiterscheinungen der meisten an Allergien erkrankten Kinder.

Auch Kopfschmerzen können allergiebedingt sein

Neben den allergischen Reaktionen im Bereich der Haut, der inneren und äußeren Schleimhäute, der Nerven und des Gehirns *(siehe den Kasten „Wenn Allergien Nerven und Gehirn reizen", Seite 311)* gibt es jedoch noch ein paar weitere Allergiesymptome, die ebenfalls mit bestimmten Gehirnbereichen, insbesondere einigen Gehirnarterien, oder den Sinneszellen der Augen, Ohren, Nase oder Zunge in Verbindung stehen. Es handelt sich um folgende Symptome:

*   Kopfschmerzen, Migräne,
*   Sehstörungen,
*   Schwerhörigkeit bis Taubheit,
*   eine Verringerung oder der Verlust des Geruchssinns,
*   Geschmacksirritationen bis hin zum Geschmacksverlust.

Auch wenn diese Symptome wesentlich häufiger durch andere Störungen des Körpers oder der Seele hervorgerufen werden, sollte man bei ihnen immer auch an einen Zusammenhang mit Allergien denken – vor allem dann, wenn keine anderen Ursachen für sie gefunden werden können. *(Mit Hilfe der aurakinesiologischen Differentialdiagnostik lassen sich alle allergisch bedingten Körperstörungen relativ einfach von anderen Krankheitsursachen unterscheiden – siehe Schlusswort.)*

Psychisch bedingte Allergien und ihre Heilung

Jonathan sieht mich nachdenklich an. Er scheint durch mich hindurchzuschauen und in der Ferne nach irgendeiner Antwort zu suchen. Ich fühle, dass er über meine Worte nachdenkt. Sein Blick verrät mir jedoch, dass noch einige Unklarheiten vorliegen. Ich frage ihn daher, ob er alles verstanden hat.

„Schon, du hast uns erzählt, dass Allergien immer dann entstehen, wenn das Immunsystem durch innere oder äußere Faktoren geschwächt oder durch Fremdeiweiße oder andere Substanzen überlastet wird. Wenn ich es richtig verstanden habe, können dieselben Faktoren, die das Immunsystem direkt überfordern und schwächen, auch zu einer Schwächung der Verdauungskraft führen, so dass im Falle einer stärkeren Eiweißverdauungsschwäche das Immunsystem zusätzlich mit mehr unverdautem Fremdeiweiß belastet wird als normal ist[56], wodurch sich die Allergiebereitschaft natürlich deutlich erhöht. Die körperlichen Allergiesymptome können aber auch durch Stress oder psychische Belastungen verstärkt werden und äußern sich dann vor allem an den erblich und miasmatisch bedingten Schwachstellen, die du die allergischen Reaktionsorte nennst. Dazu gehören vor allem die Haut und die meisten Schleimhäute des Körpers. Aber auch bestimmte Gehirnbereiche, die Sinneszellen der Nase, der Ohren und Augen oder der Zunge sowie vereinzelte oder mehrere Nerven oder Nervengeflechte können diesbezüglich betroffen sein.

Ich habe jedoch noch nicht verstanden, wie durch rein psychische oder die anderen Faktoren, die du bei unserem letzten Gespräch erwähnt hast *(siehe Kapitel 7)*, Allergien entstehen können."

„Wie Allergien bei einer rein psychischen Belastung mit gesunder Verdauungskraft entstehen, kann auch ich euch nicht genau erklären. Warum also nach einem Schock oder bei Antipathien und Aversionen bei sonst gesunden Körperfunktionen Allergien auftreten können, lässt sich nur mit einer energetischen Blockade und einer nachfolgenden dauerhaften Störung des Immunsystems erklären, das dann nicht mehr in der Lage ist, gegen bestimmte Substanzen mit der normalen Immunabwehr vorgehen zu können. Es entsteht sozusagen ein ‚Loch' im Abwehrsystem, so dass der Körper dann gegen bestimmte Eindringlinge mit der überschießenden Antikörperreaktion antworten muss.

Lasst mich euch ein paar Beispiele dieser anderen Möglichkeiten berichten, wie Allergien auch entstehen können. Als ich in den ersten Jahren meiner beruflichen Tätigkeit auf einem Bioresonanz-Seminar in Österreich war, setzte sich am Sonntagmorgen ein Ehepaar an meinen Frühstückstisch. Die Frau schaute interessiert auf mein Essen, das vor mir auf dem Tisch stand, und fragte mich, ob ich nach einer bestimmten Diät leben würde. So kamen wir ins Gespräch und ich erzählte den beiden ein wenig von meinen Erkenntnissen und dem Seminar, an dem ich teilnahm. Als die Frau das Wort ‚Allergie' hörte, begann sie, von ihrer Krankheitsgeschichte und ihrer Heilung von einer bestimmten Allergie zu berichten. Lange Zeit hatte sie unter Rheuma gelitten. Ihre Krankheit führte sie auf vielen Wegen schließlich zur

---

56) Kleine Mengen von unverdautem Eiweiß (Polypeptide) werden auch im gesunden Darm ins Blut resorbiert und müssen vom Immunsystem vernichtet werden.

makrobiotischen Ernährungsweise, durch deren Anwendung sie ihre Beschwerden einigermaßen in den Griff bekam. Einmal jährlich machte sie sogar eine extreme Entgiftungskur. Sie aß dann mehrere Tage lang – ich glaube, es waren vier oder fünf Tage – nur Getreide, das sie sogar in den ersten Tagen ausschließlich roh und ohne Wasser zu sich nahm. Erst ab dem zweiten oder dritten Tag aß sie dann gekochtes Getreide, wodurch sie wenigstens die lebensnotwendige Mindestmenge an Wasser aufnahm. Gefährlich war diese Kur schon, denn durch das starke Yang des Getreides ohne den Ausgleich vom yin-betonten Wasser, mit dem ja auch die gelösten Schlacken über die Nieren ausgeschwemmt werden, kommt es zu einer starken Bindegewebsentgiftung vor allem von Yin-Ablagerungen, die sich durch die geringe Wasserzufuhr jedoch im Blut zu stauen beginnen können. Die Frau muss eine enorm gute Nierenkonstitution gehabt haben, denn erst nach drei bis vier Tagen spürte sie diese Organe wegen der zunehmenden Belastung. Dann begann sie zusätzlich Wasser oder Tee zu trinken und schwemmte mit der Flüssigkeit die gelösten Gifte aus. Ihrem Rheuma half diese jährliche Extremkur so gut, dass sie mit der übrigen eiweißarmen Ernährung über den Rest des Jahres recht gut zurechtkam.

Viele Rheumatiker haben nämlich – ebenso wie die meisten Allergiker – eine Eiweißverdauungsschwäche und weisen daher nicht selten auch Nahrungsmittelallergien und die entsprechenden, für Rheuma typischen Störungen der Dünndarmflora auf *(ausführlich in Kapitel 17).*

Die Allergie, von der sie mir dann erzählte, betraf eine Pflanze, gegen die sie eine innere Aversion entwickelt hatte. Immer wenn sie die Pflanze berührte, ich glaube sogar, wenn sie diese nur sah, bekam sie am ganzen Körper ein merkwürdiges Hautjucken. Auf der Suche nach einem Heilungsweg für diese Allergie stieß sie auf ein Buch über die Kraft der Liebe, die fähig ist, alle Krankheiten – und so auch Allergien – zu heilen. Sie setzte die Empfehlungen dieses Buches in die Tat um und begann ihr Verhalten gegenüber der allergieauslösenden Pflanze zu ändern. Sie ging auf sie zu, redete mit der Pflanze und versuchte, Liebe für sie zu empfinden – und es gelang! Ihre Allergie verschwand. Dennoch litt sie auch weiterhin unter einigen Nahrungsmittelallergien, die mit dieser Methode nicht verschwanden. Generell wäre das schon möglich gewesen, wenn ihre Liebe gegenüber Gott und allem Leben nur stark genug gewesen wäre, wodurch letztendlich auch ihre vermutlich geschwächte Verdauungskraft gestärkt worden wäre.

Ein anderer Fall betrifft eine Situation, in die ein Patient von mir, Herr S., eines Tages durch ein unvorhergesehenes Ereignis hineingeraten war. Er war Zeuge eines schweren Autounfalls geworden. Das Besondere an diesem Fall ist nun, dass eine Katze, die ebenfalls am Unfallort gewesen war, in ihrer Panik auf die Arme des Mannes sprang. Beide waren von dem Ereignis geschockt gewesen. Seit dieser Situation hatte Herr S. eine Allergie gegen Katzenhaare, obwohl er vorher überhaupt nichts gegen

Katzen gehabt hatte. Sein Unterbewusstsein hatte die Katze jedoch mit diesem Ereignis in Verbindung gebracht, da sie unmittelbar danach auf seinen Armen Schutz gesucht hatte. Schocks können daher dauerhafte ‚Narben' im Immunsystem hinterlassen, die dann auch für bestimmte Allergien verantwortlich sein können.

Aber auch euer Großvater Jonas entwickelte im Alter von zwei Jahren eine Allergie auf Katzenhaare. Wir hatten damals einen jungen Kater geschenkt bekommen und natürlich wollte der kleine Jonas – ebenso wie sein größerer Bruder – die Katze streicheln und herumtragen. Da er jedoch in seiner kleinkindhaften Tollpatschigkeit oft zu grob und unbeholfen mit der Katze umgegangen ist, wusste sich Mischka bisweilen nicht mehr anders zu wehren, als dass er ihn immer wieder einmal kratzte. Das veranlasste Jonas erst recht, den ebenfalls noch kleinen Kater gröber zu behandeln und ihn manchmal sogar auf den Rücken zu schlagen. So ging es zwischen den beiden einige Wochen hin und her, wobei nicht nur einmal die Tränen geflossen sind. Ja, und eines Tages hatte Jonas eine psychisch bedingte Katzenallergie entwickelt, die sich bei ihm als allergische Luftröhrenentzündung äußerte. Von Jutta hatte er übrigens das tuberkuline Miasma geerbt. Wir gaben ihm ein homöopathisches Konstitutionsmittel und behandelten ihn ein paar Mal mit dem Bioresonanzgerät, bis die Allergie wieder verschwunden war. In der Zwischenzeit hatte Jonas gelernt, den Kater einigermaßen zu respektieren, so dass Mischka seine Pfoten zwar noch einige Zeit immer wieder einmal mahnend heben musste; seine Krallen kamen jedoch nur noch äußerst selten zum Einsatz.

Impfungen – Segen oder Gefahr?

Einer der wichtigsten Auslöser oder Verstärker von Allergien waren die vielen Impfungen, die man den Menschen noch bis in die letzten Jahrzehnte hinein empfohlen hatte. Verantwortungsbewusste Ärzte achteten zwar auf eine möglichst infektionsfreie Zeit, wenn sie ihre Patienten impften; dennoch beobachteten wir eine stetige Zunahme von so genannten ‚Impfblockaden' und deren Folgen. Der Grund dafür war das durch die vielen äußeren und inneren Faktoren geschwächte Immunsystem *(siehe Kapitel 7)* bei zunehmend mehr Menschen, das die normalen Impfungen immer häufiger nicht mehr richtig überwinden konnte. **Ich empfahl daher, wenn überhaupt, nur Einzelimpfungen in einem Abstand von mindestens vier bis sechs Wochen** *(mehr dazu in Kapitel 22).*

Wir haben sehr viele Menschen mit solchen Immunblockaden durch Impfungen behandelt. Es gab darunter schwere und leichtere Fälle. Einige davon möchte ich euch erzählen. Es war im Jahr 1994, als eine Mutter mit ihrem Baby zu uns kam, das nach der ersten Dreifachimpfung zwei Tage lang ununterbrochen geschrieen hatte und sich in dieser Zeit kaum beruhigen ließ. Kaum war diese Phase überstanden, traten die ersten allergischen Neurodermitissymptome auf. Dieses Kind hatte einen Impfschock erlitten – zum Glück keinen Impfschaden, denn in seltenen Fällen können Impfungen neurologische Schäden bei einem Menschen verursachen, wodurch man regelrecht zum körperlich und geistig Behinderten werden kann. Dennoch wurde das Immunsystem des Babys durch die nicht richtig überwundene Impfung derart geschwächt, dass dadurch eine zuvor kompensierte Milchallergie zum Ausbruch kam. Bei unseren Untersuchungen stellten wir nämlich außerdem eine entsprechende Eiweißverdauungsschwäche der Bauchspeicheldrüse fest, die das Baby entweder schon seit seiner Geburt gehabt oder die sich erst durch den Impfschock entwickelt hatte, was ich jedoch für relativ unwahrscheinlich halte. Die Milchallergie war also mit großer Wahrscheinlichkeit wegen der geschwächten Eiweißverdauungskraft schon vor der Impfung latent vorhanden gewesen und trat durch die zusätzliche Immunschwächung nach der Impfung in Erscheinung. Der genetisch und miasmatisch bedingte allergische Reaktionsort war bei diesem Kind die Haut, so dass sich die Milchallergie dann als Neurodermitis zeigte.

Immunblockaden durch Impfungen können also generell vorhandene Allergien verstärken oder sogar neu in Erscheinung treten lassen. Ich erinnere mich an viele Fälle, bei denen trotz gesunder Verdauungskraft direkt nach irgendwelchen Impfungen einzelne oder mehrere Allergien aufgetreten sind. Dabei darf man jedoch nicht vergessen, dass es sich bei den meisten betroffenen Patienten um Menschen handelte, die in oder in der Nähe von industriell belasteten Städten aufgewachsen sind oder dort bereits viele Jahre gelebt oder gearbeitet hatten. Und wie ihr ja wisst, lebten auch wir einige Jahre in Ingolstadt, wo keinesfalls Luftkurortverhältnisse vorherrschten und das Immunsystem aller dort lebenden Menschen einer besonders starken Belastung mit vielen hundert oder sogar tausend zum Teil hochgiftigen chemischen Verbindungen ausgesetzt war. Es war für mich daher nicht verwunderlich, dass das Fass bei immer mehr Menschen dann irgendwann zum Überlaufen kam. Nicht selten war der entscheidende Tropfen dann irgendeine Impfung. Ebenso häufig verschlechterte sich die allgemeine Abwehrkraft des Immunsystems bei vielen Menschen aber auch in den besonders smogreichen Winter- oder Sommermonaten. Wurden dadurch akute oder chronische Krankheiten oder Allergien ausgelöst oder verstärkt, konnte man dieser Situation dauerhaft nur Herr werden, wenn man den Körper entgiftete und das Immunsystem stärkte.

Eine junge Frau kam damals jedenfalls zu uns, weil sie seit einigen Jahren immer dann Magenschmerzen bekam, wenn sie Bananen, Kiwis oder Paprikafrüchte gegessen hatte. Die Verdauungskraft war in Ordnung; jedoch diagnostizierte ich drei Allergien, und zwar auf Bananen, Kiwis und Paprika. Der erblich und miasmatisch bedingte

Reaktionsort war die Magenschleimhaut und jedes Mal, wenn sie diese Lebensmittel aß, reagierte die Magenschleimhaut mit allergisch-entzündlichen Abwehrreaktionen. Die letztlich allergieauslösenden Ursachen waren zwei nicht überwundene Impfungen gewesen.

Eine andere junge Frau konnte jahrelang kein Obst essen und vertrug nur wenig Gemüsesorten. Sie bekam davon starke Durchfälle und reagierte mit leichten Hautreizungen. Auch bei ihr war die Verdauungskraft völlig gesund. Dennoch hatte sie eine Allergie auf Fruchtzucker sowie einige Gemüseallergien. Die erblich bedingten Reaktionsorte waren die Haut und vor allem die Dickdarmschleimhaut. Wie im vorigen Fall waren für diesen Zustand neben der allgemeinen Belastung des Körpers mit Umweltgiften zwei ‚Impfblockaden' verantwortlich. Nach der Beseitigung dieser Blockaden waren die Allergien für über ein Jahr verschwunden. Anfang 1997 kam die Patientin allerdings wieder in unsere Praxis, da die allergischen Symptome langsam wieder zunahmen. Dieses Mal half ihr nur die Konstitutionstherapie, bei der nicht nur der Körper entgiftet und das Immunsystem gestärkt, sondern auch die Miasmen zumindest teilweise abgebaut wurden.

In einem weiteren Fall bekam ein Mann direkt nach einer Grippeimpfung zunehmend Durchfälle, die mal stärker und mal schwächer waren. Seine Verdauungskraft und seine Darmflora befanden sich in einem allgemein guten Zustand. Dennoch zeigte sich eine leichte Entzündung der Dickdarmschleimhaut. Nahrungsmittelallergien hatte er keine. Psychische Faktoren als auslösende Krankheitsursachen wären theoretisch möglich gewesen, jedoch fand ich eine andere Ursache für sein Leiden. Ich entdeckte nämlich eine starke Quecksilberallergie, die für die Entzündung der Dickdarmschleimhaut und die Durchfälle verantwortlich war. Die Ursache für diese Allergie war jedoch nicht das Quecksilber selbst, das vor allem aus den Amalgamfüllungen der Zähne stammte, sondern eine Immunblockade nach der Grippeimpfung. Durch diese Grippeimpfung wurde das Abwehrsystem derart geschwächt, dass es nicht mehr auf normalem Wege mit dem gelösten Quecksilber im Blut umgehen konnte, wodurch die Allergie entstanden war. Hätte er kein Quecksilber im Körper gehabt, hätte natürlich auch keine Allergie dagegen entstehen können, und möglicherweise wäre sein Immunsystem dann so stark gewesen, dass es erst gar nicht zur ‚Impfblockade' gekommen wäre.

Dass nicht richtig überwundene Impfungen auch andere Symptome, Krankheitsanfälligkeiten oder Organschwächen hervorrufen können, möchte ich euch an zwei weiteren Beispielen veranschaulichen.

Ein kleines Baby erfuhr, ähnlich wie im ersten Fall, dieses Mal jedoch nach einer Keuchhustenimpfung, einen leichten Impfschock und hatte eine Nacht lang geweint. Die durch diese Impfung entstandene Immunblockade bewirkte nun eine Verstärkung des tuberkulinen Miasmas, was zu einer Schwächung der Bronchien führte, wodurch das Baby für häufige und längere Bronchitiserkrankungen anfällig geworden war. Ich erzähle euch diesen Fall vor allem deshalb, weil er ein klassisches Beispiel für eine miasmatische Resonanz darstellt. In den meisten Fällen einer ‚Impfblockade' oder sogar eines Impfschadens werden nämlich vor allem diejenigen Impfungen nicht vertragen, die mit einem vorhandenen Miasma in Resonanz stehen. Dass der Keuchhusten beziehungsweise die Keuchhustenimpfung eine Beziehung zum tuberkulinen Miasma hat, lässt sich auch für euch leicht nachvollziehen, denn die Tuberkulose ist eine Erkrankung, deren Erstinfektion zu zirka 90 % im Bereich der Lunge stattfindet.

Das zweite Beispiel betrifft einen Jungen, der noch in derselben Nacht nach einer Schutzimpfung gegen Tuberkulose starke Kopfschmerzen bekam, die ihn seitdem immer wieder plagten. Wie in all den anderen Fällen war hierfür eine Energieblockade infolge der nicht richtig überwundenen Tuberkuloseimpfung verantwortlich gewesen.

Neben diesen so genannten ‚Impfblockaden' und den neurologischen Impfschäden kann es natürlich auch zu abgeschwächten oder hochakuten Infektionen durch die Impfungen selbst kommen. Außerdem ist man von fachlicher Seite davon überzeugt, dass die vielen Impfungen erheblich zur Begünstigung von Krebs beitragen[57].

Nun können jedoch nicht nur Impfungen zu einer dauerhaften Schwächung des Immunsystems führen, sondern im Prinzip auch jede nicht richtig überwundene Krankheit. Das zeigt das Beispiel eines Mannes, der mit zirka 40 Jahren schwer an Scharlach erkrankte. Die vom Arzt verordnete mehrwöchige Antibiotikatherapie ließ den Scharlach zwar verschwinden, jedoch hatte er direkt danach unerklärliche Gelenkschmerzen. Die schulmedizinischen Untersuchungen ergaben weder einen positiven Rheumabefund noch konnte man entsprechende Entzündungszeichen im Blut feststellen. Dennoch ähnelten die Symptome einer infektiösen Gelenkentzündung. Die Ursache für diese subakute Infektion war der Scharlach, der durch die Antibiotikatherapie nicht richtig ausgeheilt war und Restentzündungen im Körper zurückgelassen hatte. Die Krankheit wurde durch das Antibiotikum sozusagen ‚unterdrückt', aber keinesfalls richtig ausgeheilt.

Jede nicht richtig überwundene Krankheit kann daher – mit oder ohne Therapie – zu einer dauerhaften Immunblockade führen. Deshalb sollte man den Körper und die Seele des Menschen möglichst immer so therapieren, dass sie in ihren Selbstheilungsversuchen unterstützt werden.

Übergeht man jedoch das körpereigene Immunsystem durch den Einsatz bestimmter chemisch-pharmazeutischer Medikamente, die weder die wirklichen Ursa-

---

57) Quelle: Aussage von Dr. William Forbes Laurie, Leiter des Metropolitan Cancer Hospital in London aus: „Impfungen – der unglaubliche Irrtum" von F. und S. Delarue, Hirthammer Verlag, München 1990, Seite 78.

chen einer Erkrankung behandeln noch das Immunsystem stärken, können relativ
leicht entsprechende ‚Restinfektionen' oder latente Herde im Körper zurückbleiben
und eine dauerhafte Immunblockade verursachen.

**Für den Notfall und in schweren Fällen, bei denen die Selbstheilungskräfte des
Menschen nicht mehr angeregt werden können, um eine Krankheit zu überwinden,
ist gegen Antibiotika, Kortison, Schmerzmittel und andere chemische Medikamente
natürlich nichts einzuwenden.**

Durch Immunblockaden können also latente Allergien ausbrechen oder vorhandene Allergien verstärkt werden. Eine ungesunde, lebensenergiearme Ernährungsweise
mit wenig natürlichen Vitalstoffen fördert natürlich eine Immunschwäche sowie die
Bereitschaft, Immunblockaden durch Impfungen oder irgendwelche Krankheiten
bekommen zu können. Dass eine gesunde Ernährungsweise aber auch unsere Abwehrkraft über den Darm stärkt, wird vor allem dadurch deutlich, dass sich zirka
70 % aller Lymphknoten des Körpers, die so genannten Peyerschen Plaques, im
Darm befinden. Sie filtern nicht nur körperfremde Stoffe aus dem Blut beziehungsweise der Lymphe, sondern stellen auch bedeutende Bildungsstätten für bestimmte
weiße Blutkörperchen, die Lymphozyten, dar. Werden diese Lymphknoten durch
zu starke Fäulnis- und Gärungsprozesse oder durch ungesunde Nahrungsmittel und
Nahrungszusatzstoffe belastet oder sogar überlastet, wird dadurch automatisch das
gesamte Abwehrsystem des Menschen in Mitleidenschaft gezogen.

**Ein gesundes Darmmilieu ist daher eine der wichtigsten Voraussetzungen für ein
intaktes Immunsystem. Eine starke Darmbelastung führt hingegen automatisch zu
einer Schwächung des Immunsystems.**

Dass psychische Faktoren für sich allein in einem gesunden Körper Allergien auslösen, kommt ausgesprochen selten vor. Die große Mehrheit aller Allergien stand auf
jeden Fall in einer direkten oder indirekten Beziehung zu den vielen lebensfeindlichen
Umweltfaktoren und chemischen Fremdstoffen, mit denen unser Körper konfrontiert
wurde. Dennoch können zumindest alle disharmonischen Zustände der Seele und
auch akute oder selbst länger zurückliegende, noch nicht überwundene traumatische
Erlebnisse und Schocks das Immunsystem nachhaltig schwächen und alle vorhandenen Allergien verstärken.

Der in den letzten Jahrzehnten weit verbreitete Dauerstress und die zunehmende
psychische Labilität und Orientierungslosigkeit vieler Menschen wirkte sich neben
einer ungesunden Ernährungs- und Lebensweise natürlich ebenfalls sehr negativ auf
das Immunsystem und alle Organfunktionen aus."

Die psychischen Allergiesymptome

Meine beiden Urenkel haben mir aufmerksam zugehört. Es ist ganz still um uns herum. Wir sitzen uns schweigend gegenüber und denken über unser Gespräch nach. Wie sehr verbinden mich doch all diese Ausführungen mit meiner Vergangenheit! Viele Erinnerungen, Ängste und Hoffnungen aus der alten Zeit werden wieder lebendig. Ich fühle mich zurückversetzt in meine damaligen Gefühle, die voller Sorge um die Zukunft der Menschheit und unseres Planeten waren. – Das Gezwitscher einiger Vögel unterbricht jedoch diese andächtige Stille und eine dankbare Freude erfüllt mein Herz; denn die unruhigen Jahre des Umbruchs sind nun vorüber und die Erde strahlt bereits in der Morgendämmerung eines neuen, langen Tages. Obwohl wir nun bereits fast zwei Stunden zusammensitzen, scheinen Anna-Maria und Jonathan noch nicht müde zu sein, da sich Jonathan auch schon wieder an mich wendet und mir eine weitere Frage stellt.

„Du hattest uns einmal erzählt, wie es dir psychisch in deiner Zeit als Allergiker ergangen ist. Gab es denn viele Menschen, denen es wegen ihren Allergien psychisch ebenso schlecht ging wie dir?"

„Ja, sogar sehr vielen, Jonathan! Das liegt vor allem daran, dass sich die meisten **psychischen Allergiesymptome** kaum von den körperlichen Auswirkungen der Allergien trennen lassen. Stellt euch einmal vor, euer gesamter Körper juckt den ganzen Tag und das Jucken hört auch nachts nicht auf. Ihr seid nur noch am Kratzen und an einigen Stellen wird die Haut wund und fängt zu bluten an. Solche Menschen sind allein durch ihr körperliches Leid oft am Ende ihrer Nervenkraft. Sie werden nervös, unzufrieden, schlafen schlecht und halten ihre gesamte Umgebung in Aufruhr. Außerdem entwickeln sie wegen ihrer kranken Haut häufig starke Minderwertigkeitskomplexe, was die Psyche natürlich zusätzlich belastet.

Auch wenn es sich hierbei um ein Extrembeispiel handelt, gab es dennoch sehr viele solcher starken Allergiker, deren körperliche Allergiesymptome das Leben regelrecht zur Qual werden ließen. Denkt aber auch an die vielen Asthmatiker in den beiden Jahrzehnten vor und nach der Jahrtausendwende oder an einen Darmallergiker, der von ständigen Durchfällen und Darmschmerzen geplagt wurde.

Die psychischen Symptome sind also immer mehr oder weniger an die allergischen Reaktionen des Körpers gebunden. Daher gibt es einige klassische psychische Symptome, die bei den meisten Allergikern vorkommen. **Das am häufigsten vorkommende psychische Symptom bei Allergikern ist die übersteigerte Sensibilität auf alle möglichen Außenreize.** Aus diesem Grund musste ich mich, als ich selbst Allergiker war *(siehe die Kapitel 1 bis 6)*, täglich oder zumindest alle zwei Tage für einige Zeit von der äußeren Welt zurückziehen, um mich von den vielen Eindrücken des Alltags zu erholen. Disharmonische Zustände, wie Stress, Lärm, Konflike und Ärger, werden von vielen Allergikern viel schlechter kompensiert als von gesunden Menschen. Ihnen fehlt einfach die natürliche innere Ruhe, da sich bei ihnen die ständige Kampfphase des Immunsystems regelrecht auf das Seelenleben überträgt. Viele Allergiker müssen daher zur Erledigung der alltäglichen Aufgaben und Pflichten deutlich mehr Energie und Kraft mobilisieren als gesunde Menschen. Umso leichter kann ein stärkerer Allergiker dann schon mal die Beherrschung verlieren und ausfallend werden. Dieser Zustand hat dann aber nur selten etwas mit dem cholerischen Temperament eines Gesunden zu tun, sondern entspricht vielmehr einer völligen Erschöpfung von Körper und Seele. Lange Erholungsphasen sind daher für die meisten stärkeren Allergiker besonders wichtig.

Bei vielen Kindern zeigt sich die allergisch bedingte übersteigerte Sensibilität auf äußere Reize vor allem in einer größeren Unruhe und Unkonzentriertheit.

Auch wenn diese Symptome bei einigen Kindern ganz normal sein können, da sie zu ihrem Charakter beziehungsweise Temperament gehören, so gab es um die Jahrtausendwende und in den ersten beiden Jahrzehnten danach immer mehr Kinder, deren Verhalten keineswegs mehr normal war. Es war die Zeit der hyperaktiven und lerngestörten Kinder. Man bezeichnet die entsprechenden Symptomenkomplexe daher als **Hyperaktivität** und **ADS (Aufmerksamkeits-Defizit-Syndrom)**. Die Hauptsymptome, mit denen diese Kinder zu kämpfen hatten, waren ein zwanghafter Bewegungsdrang, eine mehr oder weniger ausgeprägte Nervosität mit oder ohne Schlafstörungen sowie Konzentrations- und Gedächtnisstörungen, die sich bis hin zur Legasthenie (Lese- und Rechtschreibschwäche) steigern konnten. In der Schule hatten sie daher Schwierigkeiten, ruhig auf dem Stuhl sitzen zu bleiben und dem Unterricht konzentriert zu folgen, wodurch sie nicht selten für viele Lehrer eine große Herausforderung darstellten. Zu Hause setzten sich diese Verhaltensweisen natürlich fort. Eine ungesunde Ernährung und das viele Fernsehen sowie die immer größer werdende Dominanz von Computern beziehungsweise Computerspielen in dieser Zeit verschlimmerten diesen überreizten inneren Unruhezustand natürlich noch zusätzlich.

Wenn derart betroffene Kinder älter werden, bleiben die Symptome meistens bestehen, weshalb mit der Zeit auch immer mehr Erwachsene unter diesen Symptomen zu leiden hatten. Außerdem konnte man selbstverständlich auch erst als Erwachsener hyperaktive Symptome entwickeln oder zunehmende Konzentrations- und Gedächtnisstörungen bekommen. Die Ursachen für diese beiden Symptomenkomplexe sind in der Regel toxische Belastungen des Gehirns und Nervensystems mit Umweltgiften sowie Allergien, die sich über bestimmte anlagegeschwächte Nerven- oder Nervengeflechte, insbesondere den Nervus sympathicus (Leistungs- und Aktivitätsnerv des vegetativen Nervensystems), und Gehirnbereiche, wie den Großhirnvorderlappen, auswirken *(siehe „Wenn Allergien Nerven und Gehirn reizen" im Kasten auf Seite 311)*.

Wie ihr euch sicher denken könnt, nahmen diese Symptome und viele weitere Beschwerden deutlich zu, als das Mobilfunknetz mit den gepulsten Hochfrequenzen überall auf der Welt immer dichter wurde. Denn gerade die Nerven und das Gehirn gehören neben den empfindlichen Hormondrüsen (Zirbeldrüse, Hirnanhangdrüse, Schilddrüse, Thymusdrüse etc.) zu den sensibelsten Organen, die bei immer mehr Menschen durch diese flächendeckende Bestrahlung in ihren Funktionen abnahmen und erkrankten.

Eine besondere Form der allergisch bedingten Hyperaktivität können aber auch die schon erwähnten plötzlich einsetzenden, raschen Muskelzuckungen, so genannte Ticks, oder allergisch bedingte Muskelkrämpfe sein *(ausführlicher in „Das Handbuch für Allergiker“, siehe Anhang)*. Selbst wenn als direkte Auslöser für die allergischen Reaktionen letztlich alle möglichen natürlichen und unnatürlichen Substanzen oder Lebewesen, wie Tiere und sogar andere Menschen, in Frage kommen, sollte man bei ihnen vor allem an tierische Eiweißquellen, wie Milch und deren Produkte, an Fleisch, Fisch, Eier und Hefe, aber auch an die in einigen Nahrungsmitteln früher zugesetzten Phosphate oder chemischen Nahrungszusatzstoffe, wie Farbstoffe oder Konservierungsmittel, denken. In unserer Praxistätigkeit haben wir aber auch solche Fälle kennen gelernt, bei denen das Leitungswasser oder Aquariumwasser und sogar das im Raum verdunstete Aquariumwasser für die allergischen Symptome verantwortlich war.

Ein weiteres, häufig vorkommendes Allergiesymptom vor allem bei Babys und Kleinkindern ist, dass sie mehr weinen als ihre gesunden Altersgenossen und sich häufig auch schlechter beruhigen lassen. Oft schlafen sie schlecht und sind auch tagsüber unruhig und quengelig.

Aber auch erwachsene Allergiker können, wie gesagt, mehr oder weniger nervös sein und unter Schlaf- und Konzentrationsstörungen leiden. Ich selbst litt damals zeitweilig sogar unter einer so starken Vergesslichkeit, dass ich schon an mir selbst zu zweifeln begann und mich zumindest geistig wie ein Greis fühlte. Es gab Zeiten, in denen ich eine Seite eines Fachbuches gelesen und eine halbe Stunde später den Großteil davon schon wieder vergessen hatte. Dennoch hat diese Zeit auch etwas Positives bewirkt: Um nämlich den Anforderungen des Lebens dennoch einigermaßen gerecht zu werden, bleibt einem starken Allergiker in einer solchen Situation gar nichts anderes übrig, als seine Willenskraft zu schulen.

Die Überforderung des Immunsystems kann bei vielen Allergikern jedoch noch zu weiteren schwer wiegenden psychischen Symptomen führen. Häufig kann man nämlich intensive **Stimmungsschwankungen** beobachten, die durch die Aufnahme oder allein schon durch den Kontakt mit einem starken Allergen ausgelöst werden können. Schlagartig kann sich dann der psychische Zustand verschlechtern und wird nicht selten von depressiven Phasen begleitet. Die allergisch bedingten **Depressionen** können unter Umständen dann sogar so weit gehen, dass man den Sinn eines solchen Lebens ernsthaft in Frage zu stellen beginnt.

So schlimm das alles vielleicht klingen mag, so haben dennoch alle Krankheiten im Kern ihres Wesens auch etwas Gutes in sich. In den meisten Fällen zeigen sie uns nämlich, dass wir in unserem Leben irgendetwas falsch gemacht haben. Denn alle Krankheiten entstehen im Prinzip immer nur infolge der Missachtung der Naturgesetze des Lebens. Eine schwere Krankheit zwingt uns daher häufig zu einer Umkehr unserer Lebens- oder Verhaltensweise, wodurch wir automatisch die notwendigen Erkenntnisse sammeln, wie wir wieder in Einklang und Harmonie mit uns selbst, der Umwelt und der Natur kommen.

Neben all diesen psychischen Symptomen gab es jedoch noch weitere Phänomene, die uns von einigen Allergikern berichtet wurden. Sie reichen von einer besonderen Wärme- oder Kälteempfindlichkeit des ganzen Körpers oder einzelner Körperteile, wie zum Beispiel der Mundschleimhaut, bis hin zu Hitzewallungen oder Kälteschauern, die durch bestimmte Allergene ausgelöst werden können. Es gibt also durchaus die so genannte Kälte- oder Hitzeallergie, bei der die Betroffenen auf alle zu kalten oder zu heißen Nahrungsmittel und sogar auf zu kalte oder zu warme Luft allergisch reagieren. Die allergischen Reaktionsorte sind hierbei – ebenso wie bei den meisten psychischen Allergiesymptomen – ganz bestimmte Nerven, Nervengeflechte oder Gehirnbereiche. Daher handelt es sich bei ihnen auch nicht um psychische, sondern vielmehr um nervlich bedingte Allergiesymptome *(siehe den Kasten „Wenn Allergien Nerven und Gehirn reizen", Seite 311)*.

Sehr viele Allergiker waren aber auch extrem elektrosensibel, so dass sie durch Elektrosmog im Wohnbereich oder in der Nähe von Hochspannungsleitungen und Mobilfunksendern beziehungsweise digital gepulsten, schnurlosen Heimtelefonen eine Verschlimmerung all ihrer körperlichen oder psychischen Symptome erleben konnten. Bei der Elektrosensibilität handelt es sich jedoch in den meisten Fällen keinesfalls um eine krankhafte Anlage, sondern sie steht vielmehr mit einer angeborenen oder erworbenen allgemeinen Feinfühligkeit eines Menschen in Verbindung. Bei einem starken Allergiker kann sie allerdings extreme Ausmaße annehmen und alle allergischen Symptome verstärken. Auch ich war als Allergiker ausgesprochen elektrosensibel und bin es zum Teil heute noch.

Als ich langsam allergiefrei wurde, begann für mich regelrecht ein zweites Leben. Meine übersteigerte Sensibilität gegenüber allen naturwidrigen Umwelteinflüssen nahm deutlich ab und ich gewann meine natürliche innere Ruhe zurück. Ich wurde von Monat zu Monat belastbarer und meine Gedächtnisleistung normalisierte sich wieder.

Vielleicht könnt ihr euch nun vorstellen, nach alldem, was ihr über Allergien gehört habt, wie es mir und vielen starken Allergikern ergangen ist. Da man jedoch als Multiallergiker seine Allergien mit Hilfe der verschiedenen Therapien niemals von heute auf morgen verliert, sondern immer nur allmählich über einige Wochen, Monate oder sogar Jahre, wächst man auch ganz langsam aus ihnen heraus. Sind sie erst einmal verschwunden, gewöhnt man sich schnell wieder an den gesünderen Zustand des Körpers und ebenso schnell gehören die lästigen Symptome dann der Vergangenheit an. Es wäre daher von großer Wichtigkeit gewesen, wenn wir schon vor vielen Jahrzehnten die Sprache der Natur und unseres Körpers verstanden und aus den vielen Krankheiten und Symptomen gelernt hätten. Dann hätte sich die Menschheit in jeder Hinsicht viel Leid ersparen können!"

Anna-Maria, Jonathan und ich gehen noch etwas im Garten spazieren und ich erzähle den beiden zum Ausklang unseres heutigen Treffens noch ein wenig aus der Zeit, nachdem ich mich selbst von meinen Allergien geheilt hatte. Es war daher kaum verwunderlich, dass uns in den ersten Jahren danach überwiegend Allergiker und Menschen mit Verdauungs- und Darmbeschwerden aufsuchten. Aber nicht jeder Betroffene brachte die notwendige Geduld mit, die es in besonderen Fällen gebraucht hätte, um völlig beschwerdefrei zu werden. Das war einer der Gründe, warum ich mein erstes Buch geschrieben hatte, das wir dann vielen Patienten zu lesen empfahlen. Wir erhofften uns dadurch, dass sie durch das Verständnis für die komplexen Zusammenhänge, wie Allergien entstehen, von uns keine Wunder erwarteten, auch wenn die Entdeckung der verschiedenen Heilungswege und meine eigene Genesung für mich eines war! Vielmehr wünschten wir uns, dass sie unsere Hilfestellungen als Weg betrachteten, der sie früher oder später zur Allergiefreiheit und Gesundheit führen würde.

Die wichtigsten Entstehungsmöglichkeiten von körperlich bedingten Allergien *(siehe auch Kapitel 7)*

1. Lebensfeindliche Umweltfaktoren (Umweltgifte, Mobilfunk mit digital gepulsten Hochfrequenzen, erhöhte UV-Strahlung etc.) und alle möglichen körperfremden Substanzen belasten und schwächen das Immunsystem.
2. Umweltgifte, viele chemisch-pharmazeutische Medikamente, bestimmte Stoffwechselendprodukte und andere körperfremde Substanzen können in allen Organen und Bereichen des Körpers abgelagert werden und so zu einer Funktionsminderung und weiteren Schwächung des Immunsystems sowie der meisten Körperfunktionen führen.

3. Eine durch äußere oder innere Faktoren entstandene stärkere Eiweißverdauungs-schwäche *(siehe Kapitel 7)* führt zu einer krankhaften Veränderung der Darmflora und Darmschleimhaut (Leaky-Gut-Syndrom, *siehe Kapitel 5*), wodurch unter anderem unverdautes Eiweiß vermehrt ins Blut übertreten kann. Die Folge ist eine weitere Belastung und Schwächung des Immunsystems.

Die körperlichen Allergiesymptome

Grundsätzlich treten die körperlichen Allergiesymptome nur an den genetisch, mi-asmatisch oder durch psychische Faktoren bedingten Schwachstellen auf.

Ausgelöst werden die Symptome durch die Antigen-Antikörper-Komplexe selbst und durch gefäßwirksame Hormone und hormonähnliche Substanzen, wie das His-tamin und bestimmte Prostaglandine.

Am häufigsten treten die Allergiesymptome im Bereich der Haut und der meisten Schleimhäute auf. Dazu gehören:

- die gesamte äußere Körperhaut
- alle Schleimhäute der Atemwege
- die Schleimhäute des gesamten Verdauungstraktes inklusive der Gallenblase, der Gallengänge und des Ausführungsganges der Bauchspeicheldrüse
- bestimmte Schleimhäute sowie die Haut im Bereich der Augen und Ohren
- die Schleimhäute der Harnblase und Harnröhre
- die Haut und die Schleimhäute der äußeren Geschlechtsorgane.

Die Symptome entstehen in der Regel durch entsprechende Entzündungen und Anschwellungen der Haut oder der Schleimhäute, wobei es zu starkem Jucken, Brennen, vermehrter Schleim- oder Flüssigkeitssekretion, zur Quaddelbildung und zu Schmerzen kommen kann. Der Darm kann zusätzlich mit Durchfällen reagieren, die in der Regel unblutig sind.

Neben der Haut und den Schleimhäuten können jedoch auch bestimmte Gehirnbe-reiche, einige Gehirnarterien, die Sinneszellen der Ohren, der Nase, der Augen und der Zunge sowie vereinzelte oder mehrere Nerven und Nervengeflechte als allergische Reaktionsorte in Erscheinung treten *(siehe auch den Kasten: „Wenn Allergien Nerven und Gehirn reizen", Seite 311)*.

Weitere Allergiesymptome können daher sein:

- Hyperaktivität, innere Unruhe, Nervosität
- Schlafstörungen (Einschlaf- und Durchschlafstörungen)

- chronische Müdigkeit, Benommenheit, Antriebslosigkeit
- Konzentrationsstörungen, Lernschwierigkeiten, ADS, Legasthenie, Gedächtnis-störungen
- Kopfschmerzen, Migräne
- epileptische Anfälle
- Sehstörungen
- eine Verringerung oder der Verlust des Geruchssinns
- Geschmacksirritationen
- Wärme- und Kälteempfindlichkeit
- Hitzewallungen und Kälteschauer
- Schweißausbrüche
- Herzrhythmusstörungen
- Kreislaufbeschwerden, Blutdruckschwankungen (Hypertonie und Hypotonie)
- Gleichgewichtsstörungen und Schwindel
- Ohrensausen (Tinnitus)
- Schwerhörigkeit bis Taubheit
- Atmungsstörungen besonders bei Babys und Kindern
- Nervenschmerzen, Taubheitsgefühle, Kribbeln und Ziehen (Parästhesien) in den Gliedmaßen
- nervale Reizungen von Mund, Speiseröhre, Magen und Darm
- einzelne oder generalisierte Muskelzuckungen (Ticks) oder länger andauernde Krampfzustände (tonische Konvulsionen)
- Druckgefühl im Prostatabereich.

Die psychischen Allergiesymptome

Bei den meisten Allergikern treten die psychischen Allergiesymptome in der Regel immer gemeinsam mit den körperlichen auf, da ein Großteil der psychischen Symptome an die körperlichen gebunden ist und von ihnen sozusagen verursacht wird. Nur relativ wenig Allergiker reagieren daher ausschließlich mit psychischen Symptomen auf die Allergien.

Die Menge und Intensität der Symptome sind dabei einerseits vom Schweregrad der Erkrankung und andererseits von der jeweiligen psychischen und körperlichen Veranlagung abhängig. Dazu gehören:
- übersteigerte Sensibilität auf alle Außenreize
- seelisch-körperliche Erschöpfungszustände
- Stimmungsschwankungen bis hin zu Depressionen

- Nervosität und innere Unruhe
- Hyperaktivität
- innere Gereiztheit und Neigung zur Aggressivität
- Unkonzentriertheit, Vergesslichkeit, ADS
- Schlaflosigkeit oder starkes Schlafbedürfnis
- übersteigerte Elektrosensibilität
- allergische Babys weinen mehr als ihre Altersgenossen.

KAPITEL 17

Die Entstehung von Darmpilzen und chronischen Krankheiten

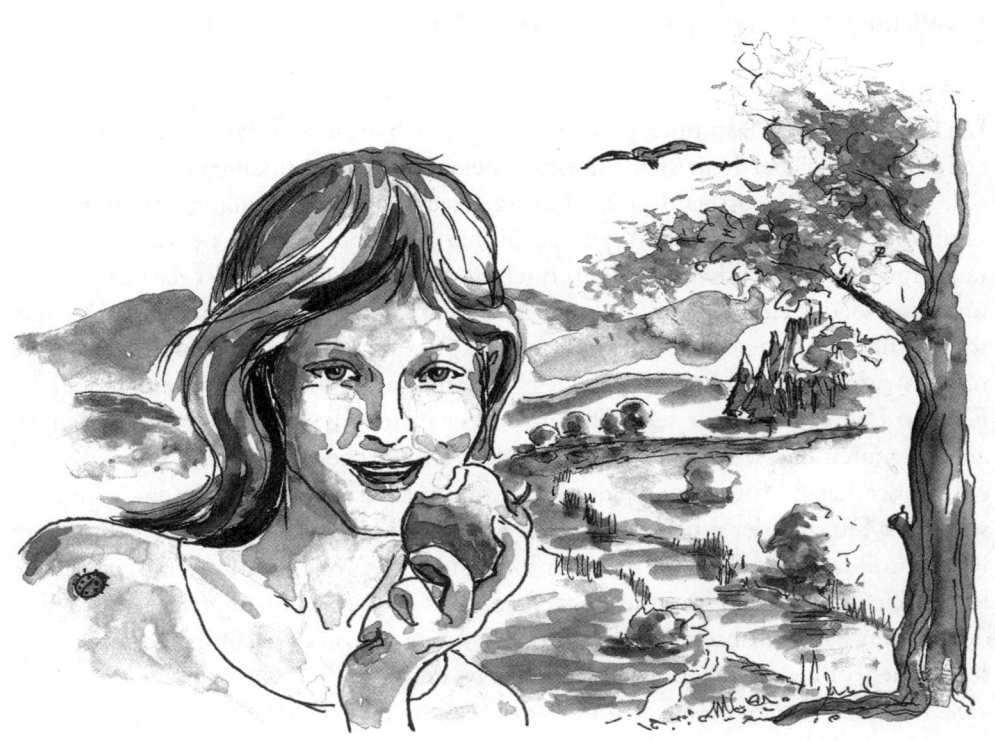

Auch Krebs ist heilbar mit den Heilkräften der Natur

Die Entstehung von Darmpilzen und chronischen Krankheiten

Inhaltsübersicht

- Die Entstehung von Darmflorastörungen und Darmpilzen infolge einer geschwächten Eiweiß-, Kohlenhydrat- oder Fettverdauung
- Die Ursachen für die Entstehung von chronischen Krankheiten, insbesondere von Arteriosklerose, Krebs und Rheuma
- Der Heilungsweg von chronischen Krankheiten mit der Nahrung
- Wichtige Voraussetzungen, um an einer Infektionskrankheit zu erkranken

Ein lautes Dröhnen lässt mich plötzlich aus dem Schlaf aufschrecken. Das ganze Haus erzittert und wieder baut sich für einige Sekunden dieses unangenehme Geräusch auf, so dass die Teetasse auf dem Tisch regelrecht zu klirren anfängt. Während ich krampfhaft versuche, meine Augen zu öffnen, bemerke ich den permanenten Geräuschpegel um mich herum. Wo bin ich und was für ein Lärm ist das? Dann fällt mir alles wieder ein! Ich befinde mich in einem kleinen Zimmer in einer Dachgeschosswohnung eines mehrstöckigen Hauses, das an einer Hauptdurchgangsstraße im Zentrum von Frankfurt-Höchst liegt. Ich stehe auf und schaue aus einem kleinen Fenster. Direkt unter mir sehe ich Autos über Autos, die sich in langen Schlangen an den grauen Häuserfassaden vorbeiwinden. Dazwischen taucht immer wieder mal ein großer Lastkraftwagen auf, der die Erde und das alte Haus wie ein schwergewichtiger Dinosaurier erbeben lässt. Ich will das Fenster öffnen, um den Raum ein wenig zu lüften. Doch dann sehe ich in nicht allzu großer Entfernung gelb-grüne Rauchschwaden in den Himmel aufsteigen, die sich wie eine nebligtrübe Masse über der ganzen Stadt ausbreiten. Mir wird ein wenig schwindelig und ich muss mich setzen. Ich bin verwirrt! Bin ich wirklich in Frankfurt? War das nicht vor vielen, vielen Jahren, in einer Zeit ... und dann beginnt es plötzlich in meinem Kopf zu rauschen und alles um mich herum löst sich in nichts auf. – Ich fühle meinen Atem und spüre die belebende Kraft der frischen Luft in jeder Zelle meines Körpers. Ich öffne meine Augen und sehe über mir den klaren, blauen Himmel, den ich so sehr lieben gelernt habe. Wie real war doch dieser Traum, so als ob ich alles noch einmal wirklich erlebt hätte! Mühsam versuche ich, mich an meinen damaligen Aufenthalt in Frankfurt zu erinnern. Über 70 Jahre ist es nun her. Was war das doch für eine Zeit! War es Zufall, dass in dieser Zeit bereits jeder vierte bis zweite Mensch in der so genannten zivilisierten Welt an Krebs starb? Nein, heute wissen wir, dass wir für all diese Krankheiten selbst verantwortlich sind. Sie waren die notwendige Folge einer in die Irre geratenen Menschheit, welche die Naturgesetze mit den Füßen trat und sich auf der Erde als Gott aufspielte.

Ich muss wohl für ein bis zwei Stunden geschlafen haben, denn die Sonne ist bereits ein beachtliches Stück weitergewandert. So etwas ist mir schon lange nicht mehr passiert, denn eigentlich wollte ich mich nur kurz im Gras ausstrecken, um dann ein wenig zu meditieren, bis Anna-Maria und Jonathan kommen würden. Kaum muss ich an meine beiden Urenkel denken, als die beiden auch schon auf mich zukommen.

„Ja, Großvater! Du siehst ja ganz verschlafen aus!" – Anna-Maria muss bei ihren Worten grinsen. Sie kennt mich nur zu gut und weiß daher sehr wohl, dass ich in der Regel nachmittags meditiere und nicht schlafe.

„Ja, ja! – Ich glaube, ich werde nun doch ein wenig älter! Aber kommt und setzt euch zu mir!"

Erste Folgen einer gestörten Verdauung von Kohlenhydraten und Fetten

Die beiden erzählen mir von ihren Tageserlebnissen, bis Jonathan mir eine Frage stellt, wodurch unser Gespräch am Inhalt meiner letzten Ausführungen über die Entstehungsmöglichkeiten und Symptome von Allergien anknüpft:

„Großvater, nun hast du uns bei unserem letzten Treffen so viel über Allergien erzählt, dass wir heute gerne etwas über die Entstehung anderer chronischer Krankheiten hören würden. Außerdem fragte mich Anna-Maria gestern Abend, was denn passiert, wenn nicht die Eiweißverdauung geschwächt ist, sondern die Kohlenhydrat- oder Fettverdauung. Ich wusste es nicht. Kannst du uns noch etwas dazu sagen?"

„Ich habe euch bewusst noch nicht viel darüber erzählt, da die Kohlenhydrat- und Fettverdauung bei der Entstehung von Allergien eine eher untergeordnete Rolle spielt. Nahrungsmittelallergien werden nämlich in den meisten Fällen durch nicht verdaute Eiweiße und wesentlich seltener durch unverdaute Kohlenhydrate oder Fette ausgelöst. Wenn also ein Mensch gegen Weizen allergisch ist, dann hat er die Allergie meistens gegen das darin enthaltene Eiweiß und nicht gegen die komplexen Kohlenhydrate des Weizens. Dennoch gibt es einige Kohlenhydrat- und Fettunverträglichkeiten, die jedoch nichts mit Allergien zu tun haben. Milchzucker (Laktose) zum Beispiel

braucht zur Aufspaltung das Enzym Laktase, das in bestimmten Drüsen der Dünndarmschleimhaut gebildet wird. Wer jahrelang keine Milchprodukte isst oder nach
der Stillzeit nie welche gegessen hat, bei dem hört die Laktasebildung mit der Zeit
auf. Dies trifft zum Beispiel auf viele erwachsene Chinesen und andere Asiaten zu.
Neben dieser weltweit relativ weit verbreiteten Ursache für die **Laktoseintoleranz**,
bei der nach meiner Ansicht genetische Faktoren eher zweitrangig sind, kann es aber
auch durch die Belastung des Körpers mit Umweltgiften oder infolge einer schlechten
Allgemeinernährung zu einer Unterfunktion der Laktasebildung kommen. Letztere
Entstehungsmöglichkeit war die Hauptursache für die Milchzuckerunverträglichkeit
bei immer mehr Menschen in den Industrieländern. Wird jedoch weniger oder keine
Laktase mehr gebildet, wird der Milchzucker je nach der aufgenommenen Menge
schlechter oder gar nicht mehr aufgespalten, wodurch nach dem Verzehr von süßer
oder gesäuerter Milch mehr oder weniger starke Darmbeschwerden, wie zum Beispiel
weiche Stühle bis hin zu Durchfällen, aber auch Bauchschmerzen und Darmkrämpfe
auftreten können. Käse oder Quark werden dann besser vertragen, da sie weniger
Milchzucker enthalten. Denn der Milchzucker wird zusammen mit einem Großteil
der Mineralien und wasserlöslichen Vitamine mit der Molke abgepresst.

Neben dieser so genannten Milchzuckerintoleranz gibt es aber auch noch einige
andere Verwertungsstörungen von Kohlenhydraten. Eine davon betrifft grundsätzlich alle nur wenige Monate alten Säuglinge, da bei ihnen bestimmte Enzyme für
die Verdauung von komplexen Kohlenhydraten noch fehlen und erst mit der Zeit
gebildet werden. Deshalb können die Neugeborenen in den ersten Lebenswochen auch
noch keine komplexen (mehrkettigen) Kohlenhydrate außer Milchzucker verdauen
(ausführlicher behandelt in Kapitel 22).

Im Gegensatz zur Eiweißverdauung beginnt die Verdauung der komplexen Kohlenhydrate bereits im Mund mit dem Speichelenzym Ptyalin (Amylase) aus der
Ohrspeicheldrüse. Es zerlegt die langen Kohlenhydratketten in größere Bruchstücke
und teilweise sogar schon in Einfachzucker. Da nun aber die Geschmacksknospen der
Zunge keine Mehrfachzucker sondern nur Einfachzucker schmecken können, wird
ein Stück Brot oder etwas Getreide umso süßer, je länger es im Mund gekaut wird.
Die Süße im Mund nimmt also mit der Zunahme der abgespaltenen Einfachzucker
zu. Im Magen ist das Ptyalin nur noch so lange aktiv, bis es durch die Magensäure
inaktiviert worden ist. Ab diesem Zeitpunkt passiert mit den Kohlenhydraten im
Magen nichts mehr *(siehe auch Kapitel 11)*.

Fette werden beim Erwachsenen in Mund und Magen nur sehr gering verdaut *(siehe
hierzu Fußnote 53 auf Seite 293)*. Erst wenn die Nahrung portionsweise durch den Magenausgang in den Dünndarm gelangt, werden die Fette zusammen mit den noch nicht
endaufgespaltenen Kohlenhydraten und Eiweißbruchstücken weiterverdaut. Damit die
Enzyme der Bauchspeicheldrüse und bestimmter Drüsen des Dünndarms auch wirken

können, muss als erstes die Magensäure neutralisiert werden. Das geschieht natürlich allein schon aus dem Grund, damit die Magensäure die Darmschleimhaut nicht angreift. Bestimmte alkalische (basische) Substanzen des Bauchspeicheldrüsensaftes und die Gallenflüssigkeit puffern also die Säure und liefern zusammen mit den Enzymen der Bauchspeicheldrüse und der Dünndarmdrüsen alle notwendigen Faktoren für den Endabbau der Kohlenhydrate, Fette und Eiweiße. Die Kohlenhydrate werden nun von den kohlenhydratspaltenden Enzymen in Einfachzucker zerlegt und anschließend über die Dünndarmschleimhaut ins Blut resorbiert. Sie gelangen dann ebenso wie die Aminosäuren zur Leber oder zu den Körperzellen, wo sie für die Energiegewinnung zur Verfügung stehen oder auch gespeichert werden können.

Fette werden im Darm hingegen erst einmal durch die Gallensäure emulgiert. Das heißt, sie werden in kleinste Fetttröpfchen zerlegt, wodurch sie optimal durch das Bauchspeicheldrüsenenzym Lipase aufgespalten werden können. Die zerlegten Fette werden von der Darmschleimhaut resorbiert und vor Ort wieder zu Fettmolekülen zusammengesetzt. Das Fett gelangt daraufhin über die Lymphgefäße ins Blut und erreicht schließlich die Körperzellen, wo es entweder dem Körperaufbau dient, wie die Einfachzucker zu Energie verbrannt oder in den Fettdepots des Körpers abgelagert wird."

„Großvater," fragt mich Anna-Maria, „darf ich dir eine Zwischenfrage stellen? Was passiert denn, wenn wir nur sehr wenig Fett essen? Verlieren wir dann unser ganzes Körperfett?"

„Nein, ganz so schlimm ist es nicht, wenn auch das Unterhautfettgewebe des Körpers mit der Zeit deutlich abnimmt. Das Depotfett der inneren Organe bleibt jedoch bei einer Ernährung, die überwiegend aus Kohlenhydraten und Eiweißen besteht, immer erhalten. Der Körper kann nämlich aus Eiweißen und Kohlenhydraten Fette bilden. Umgekehrt geht das Ganze allerdings nicht ganz so gut. Bestimmte Aminosäuren lassen sich nämlich unter normalen Stoffwechselbedingungen weder aus Fetten noch aus Kohlenhydraten synthetisieren, weshalb sie essentielle Aminosäuren genannt werden und daher mit der Nahrung zugeführt werden müssen *(siehe Kapitel 10)*.

Lasst mich euch nun erklären, was passiert, wenn die Kohlenhydratverdauung geschwächt ist. Wenn ein Mensch mehr isst, als er an Kohlenhydraten verdauen kann, kommt es im Darm zu einer vermehrten Kohlenhydratgärung. Wie bei der Wein- oder Bierherstellung entsteht auch im Darm bei der Gärung Alkohol. Man nennt diesen auch Fuselalkohol und er ist aggressiver und schädlicher als der in alkoholischen Getränken enthaltene Alkohol (Äthanol). Außerdem entstehen bei der Gärung giftige Gase, wie zum Beispiel das Methan- beziehungsweise Sumpfgas, die dann für die Blähungen und Bauchschmerzen verantwortlich sind. Ein Großteil dieser Gärungsprodukte wird ins Blut resorbiert und muss von der Leber entgiftet werden. Ab einer bestimmten Menge gelangen diese Substanzen aber auch ins Gehirn und können zu Kopfschmerzen, Benommenheit und Müdigkeit führen. Die weiteren Symptome des Körpers können denen einer beginnenden Grippe sehr ähneln. Dazu gehören vor allem das allgemeine Zerschlagenheitsgefühl und Gliederschmerzen.

Wenn Obst im Darm zu gären anfängt, kann es nicht nur zu starken Blähungen mit Bauchschmerzen kommen, sondern auch zu spontanen Durchfällen, die dann regelrecht sauer vergoren riechen können.

Die Ursachen einer schlechten Kohlenhydratverdauung liegen entweder in einer zu geringen Enzymproduktion der Bauchspeicheldrüse oder in Ess- und Kombinationsfehlern *(siehe auch Kapitel 11)*. Essfehler können zum Beispiel schlecht gekautes Vollkornbrot sein oder auch zu viel Obst auf nüchternen Magen, auf das dann Wasser oder andere Getränke getrunken werden. Zu viel Flüssigkeit kann das Obst nämlich geradezu aus dem Magen in den Darm spülen, so dass der Trauben- oder Fruchtzucker nicht schnell genug im Dünndarm resorbiert werden kann und zu gären anfängt. Man sollte daher vor allem nach dem Verzehr von frischem Obst erst eine Zeit lang warten, bis man größere Mengen anderer Flüssigkeiten zu sich nimmt, die man dann am besten in kleinen Schlucken aufnimmt. Zu Trockenfrüchten sollte man hingegen schon eine bestimmte Menge Wasser trinken. Jedoch darf auch hier die Menge nicht zu groß sein, da es sonst zu denselben Darmbeschwerden kommen kann.

Wenn die Fettverdauung nicht funktioniert, kann das drei Ursachen haben, vorausgesetzt, die Gallengänge und Ausführungsgänge der Bauchspeicheldrüse in den Dünndarm sind gesund: Entweder liegt ein Enzymmangel der Bauchspeicheldrüse vor oder es wird zu wenig Galle in der Leber gebildet oder die Gallenblase wurde operativ entfernt. Normalerweise produziert die Leber besonders nachts viel Gallenflüssigkeit, die dann in der Gallenblase aufgefangen, eingedickt und gespeichert und tagsüber bei einer fettreichen Mahlzeit wohl dosiert in den Darm abgegeben wird. Während des Tages fließt zwar ebenfalls ständig ein wenig Galle aus der Leber in den Darm, jedoch reicht dieser kontinuierliche Gallenfluss in der Regel nur für die Verdauung von 20 bis maximal 30 Gramm Fett pro Mahlzeit bei einer erwachsenen Person aus. **Wer mehr als 30 Gramm Fett pro Mahlzeit zu sich nimmt, benötigt auf jeden Fall die gespeicherte Gallenflüssigkeit aus der Gallenblase. Wer keine Gallenblase mehr hat, kann natürlich nachts die Gallenflüssigkeit nicht mehr auffangen. Sie fließt dann direkt in den Darm und geht damit verloren. Tagsüber kann eine solche Person daher nicht mehr Fett verdauen als das, was durch den ständigen Gallenfluss emulgiert werden kann. Und das sind in der Regel nur 20 bis maximal 30 Gramm Fett pro Mahlzeit, vorausgesetzt die Leber hat eine gute Gallenproduktion.** Man kann jedoch davon ausgehen, dass viele Gallenblasenoperierten eher eine schlechte Gallensaftbildung oder eine ungünstige Zusammensetzung der Gallenflüssigkeit haben. Sonst hätten sich keine Gallensteine gebildet, die ja die häufigste Ursache für die Gallenblasenbeschwerden und -entzündungen sind. Eine solche Operation wird also in keinem Fall die Gesamtsituation der Betroffenen verbessern. Zwar haben sie nach der Entfernung der Gallenblase keine Gallenblasenprobleme mehr, die Fettverdauungsschwäche bleibt jedoch bestehen oder nimmt sogar noch zu.

In jedem Fall passiert mit dem nicht verdauten Fett immer dasselbe, unabhängig davon, ob die Gallenflüssigkeit oder das fettverdauende Enzym Lipase fehlt. Es durchwandert unverdaut den Darm und wird im Stuhl wieder ausgeschieden. Einen solchen Stuhl nennt man dann Fettstuhl. Typisch für einen Fettstuhl ist der glänzende Kot, der schmierige Streifen in der Toilette hinterlässt und bei dem man ohne Wasser fast nicht auskommt, um den After wieder sauber zu bekommen. Unverdaute Fette verursachen, verglichen mit der Eiweißfäulnis oder Kohlenhydratgärung, eigentlich die geringsten Darmbeschwerden, da einerseits kaum oder gar keine Blähungen auftreten und andererseits auch weniger Darmflorastörungen entstehen. Jedoch trügt dieses vordergründige Bild ein wenig, denn die unverdauten Fette legen sich zum Teil um andere wichtige Nährstoffe, wie Aminosäuren, Kohlenhydraten, Vitaminen und Mineralstoffen, und können so deren Resorption verschlechtern. Längerfristig kann es dadurch zu vielfältigen Mangelerscheinungen mit komplexen Stoffwechselstörungen kommen.

Wie ich euch schon sagte, entstehen – mit Ausnahme der Allergie auf den raffinierten Zucker – nur relativ selten Allergien auf Fette und Kohlenhydrate. Denn die zerlegten Fette werden ja in der Darmwand wieder zusammengesetzt und gelangen schließlich über die Lymphgefäße ins Blut. Ihr Vorhandensein im Blut ist also ganz normal. Die längerkettigen Kohlenhydrate gehören zwar ebenso wenig ins Blut wie irgendwelche Fremdeiweiße, jedoch haben sie hier, falls sie mal resorbiert werden sollten, keinesfalls dieselben toxischen Eigenschaften wie die ganzen Nahrungsmitteleiweiße oder deren größere Bruchstücke. **Allerdings führen häufige Gärungszustände unverdauter Kohlenhydrate und in gewissem Maß auch die Fettverseifung im Darm ebenso wie die Eiweißfäulnis zu mehr oder weniger starken Darmflorastörungen mit einer eventuellen Schädigung der Darmwand (Leaky-Gut-Syndrom). Noch nicht aufgespaltene Eiweißmoleküle oder deren Bruchstücke können dann leichter ins Blut übertreten. Indirekt wird dadurch natürlich die Entstehung von Allergien begünstigt.“**

Die Entstehung von Darmpilzen
aufgrund von Verdauungsschwächen

„Kann man dann sagen, dass nicht nur durch die Eiweißfäulnis, sondern auch durch die Kohlenhydratgärung und sogar durch die Fettverseifung krankhafte Darmpilze entstehen können?"

Jonathan hat meine Gedanken regelrecht aufgegriffen, denn ich wollte den beiden gerade die Pilzentstehung durch unverdaute Nahrungsmittel erklären.

„Ja, genauso ist es! Wenn früher ein Patient wegen Darmflorastörungen oder Darmpilzen zu uns kam, war es deshalb von entscheidender Wichtigkeit herauszufinden, ob eine Eiweiß-, Kohlenhydrat- oder Fettverdauungsstörung vorlag. In 80 bis 90 % der Fälle fanden wir eine Schwäche der Eiweißverdauung, zirka 10 % entfielen auf eine erworbene Kohlenhydratverdauungsschwäche und bei zirka 5 bis maximal 10 % war eine schlechte Fettverdauung für die Darmflorastörungen verantwortlich[58] *(die Untersuchungsmethode erkläre ich ausführlich im ersten Buch über die Aura-Kinesiologie sowie auf unseren Seminaren, siehe Schlusswort)*. Grundsätzlich können diese Störungen auch gemeinsam auftreten, wodurch das gesamte Krankheitsbild dann natürlich verstärkt wird. Viele dieser Patienten hatten schon so manche Darmflora- oder Pilzkur mit den verschiedensten Darmbakterien und Medikamenten hinter sich. In den meisten Fällen wurde während der Kur auch eine strenge Diät eingehalten. Mal wurde die Eiweißmenge reduziert, mal verdammte man die Kohlenhydrate. Kaum ein Betroffener wusste damals jedoch, warum die Darmflorastörungen oder Darmpilze nie so recht verschwinden wollten und immer wiederkehrten. Dabei gibt es eigentlich nur wenig Gründe, wodurch unsere Darmflora erkranken kann *(siehe Kapitel 7)*. Der wichtigste Grund ist neben dem raffinierten Zucker die geschwächte Verdauungskraft. Einer Person mit einer Schwäche der Eiweißverdauung nützt es daher überhaupt nichts, wenn sie die Kohlenhydratmenge in der Nahrung reduziert, und einem Menschen mit einer Kohlenhydratverdauungsschwäche wird in keiner Weise mit einer eiweißarmen Diät geholfen. **Hat man jedoch die Verdauungsschwäche richtig diagnostiziert und isst die betroffene Person fortan nicht mehr in einer Mahlzeit als das, was sie gut verdauen kann, verschwinden die Darmflorastörungen in der Regel nach einigen Tagen von ganz allein! Die Nahrung darf natürlich auf keinen**

---

58) Diese Statistik bezieht sich nur auf Deutschland *(geschrieben 2003)*. In anderen Ländern können daher durchaus andere Verhältnisse vorliegen. So vermute ich, dass zum Beispiel in den USA und in England aufgrund der allgemeinen Ernährungsweise mit überdurchschnittlich viel raffiniertem Zucker, Weißbrot und anderen industriell verarbeiteten Nahrungsmitteln viele Menschen nicht nur eine geschwächte Eiweißverdauung, sondern auch eine Kohlenhydrat- und/oder Fettverdauungsschwäche aufweisen.

Fall voll- oder teilraffinierten Zucker enthalten und sie sollte auch gut gekaut und harmonisch kombiniert werden *(siehe Kapitel 11).*

Dass echter Honig und andere natürliche Süßmittel, wie zum Beispiel der getrocknete Zuckerrohrsaft (Vollrohrzucker) oder Zuckerrübensaft (Vollzucker), Ahornsirup, Apfel-Birnen-Dicksaft oder Agavendicksaft, Darmflorastörungen und somit auch die verschiedenen Darmpilze ebenso verursachen sollen wie der raffinierte Zucker, entspricht keinesfalls der Wahrheit, solange man diese Süßmittel in ganz normalen Mengen verzehrt *(siehe auch Kapitel 9).* Seltene Ausnahmen bestätigen hier natürlich die Regel, wenn bei entsprechenden Zuckerverwertungsstörungen bestimmte Enzyme nicht oder weniger gebildet werden oder wenn bestimmte Zuckermoleküle aufgrund einer krankhaften Resorptionsstörung schlechter im Darm resorbiert werden. Außer beim Diabetes mellitus kommt es daher nur relativ selten vor, dass die Zuckermoleküle dieser Süßmittel nicht richtig vom Körper verwertet werden können.

Eine dauerhafte Reduktion der entsprechenden Nahrungsmittelmengen ist natürlich keine Endlösung, vor allem nicht bei denjenigen Menschen, die aufgrund einer starken Verdauungsschwäche nur noch sehr kleine Mahlzeiten zu sich nehmen können. Das Ziel sollte daher in jedem Fall der Aufbau der geschwächten Verdauungskraft sein, soweit das noch möglich ist. Eine schwache Fettverdauung lässt sich natürlich nach einer Gallenblasenentfernung in der Regel nicht mehr normalisieren."

Darmpilze als Ursache vieler Krankheiten

„Kannst du uns noch etwas zu den verschiedenen Darmpilzen und ihren krank machenden Wirkungen erzählen?"

Jonathan spricht damit ein Gebiet an, das so umfassend ist, dass ich es nur kurz darstellen werde, damit sie die Zusammenhänge wenigstens im Großen und Ganzen verstanden haben.

„Die Ursachen der krank machenden Darmpilzstadien kennt ihr ja bereits *(siehe Kapitel 7)*: Dazu gehören die eben erwähnten unverdauten Nahrungsmittel, der raffinierte Zucker, bestimmte Medikamente, wie zum Beispiel Antibiotika oder Zytostatika, die Strahlentherapie bei Krebs, vor allem, wenn sie im Bereich des Magen-Darm-Traktes stattfindet, und ungesunde Lebensmittelkombinationen. Daneben können aber auch stärkere Leberbelastungen mit einem Rückstau des Blutes in den Magen-Darm-Trakt *(siehe Kapitel 19)* und in gewissen Fällen auch länger anhaltende psychische Belastungen Darmflorastörungen auslösen. Bei Babys und Kleinkindern kann es aber auch beim Zahnen zu einer vorübergehenden Verschlechterung der Darmflora kommen, wodurch das Immunsystem geschwächt wird und sich bestimmte Krankheitssymptome kurzfristig verschlimmern können. Eine ungesunde, übersäuernde Allgemeinernährung mit viel Fleisch, Fisch oder Eiern sorgt natürlich in keinem Fall für eine ideale Darmflora.

Unser Darm enthält eine Vielzahl von unterschiedlichen Mikroorganismen. Dazu gehören viele verschiedene lebensnotwendige Dünn- und Dickdarmbakterien, aber auch ganz bestimmte ‚Urkeime' des Lebens. Einer der bedeutendsten Erforscher dieser kleinsten Lebensformen im Menschen war Professor Dr. Günther Enderlein. Er entdeckte sie zum ersten Mal 1916 bei seinen dunkelfeldmikroskopischen Untersuchungen im Blut von Fleckfieberkranken. Für ihn waren diese beweglichen Kleinstlebewesen, die sich sogar wie Spermien und Eier miteinander verbinden konnten, bisher völlig fremd. Er befasste sich mit allen bis dahin erforschten Erkenntnissen auf diesem Gebiet und widmete sich ab diesem Zeitpunkt nur noch dieser für ihn völlig neuen Welt von Lebewesen im Blut. Nach zehnjähriger Forschungsarbeit veröffentlichte er zum ersten Mal seine Ergebnisse, die eigentlich die gesamte Medizin hätten revolutionieren können. Aber wie es früher bei so vielen bahnbrechenden Erfindungen und Forschungsergebnissen nicht nur im Bereich der Medizin geschehen ist, wurde er von der Schulmedizin angegriffen und letztendlich nicht beachtet. Dennoch überlebten seine Entdeckungen und fanden Einzug in die damalige Naturheilkunde.

Diese Kleinstlebewesen findet man nun im Blut und im Darm von allen Menschen und Tieren. Enderlein vermutete, dass sie alle aus nur einem einzigen lebendigen Eiweißkörperchen, das er *Protit* nannte, entstehen. Aus diesem Protiten können sich unter bestimmten Bedingungen sowohl im Blut als auch im Darm höhere Lebensformen entwickeln, die dann sogar spermien- und eiähnliche Formen annehmen. Sie können sich paaren und begeben sich dadurch wiederum auf eine höhere Entwicklungsstufe. Aus dieser Entwicklungskette des Protiten, die Enderlein als *Urzyklode* bezeichnete, spalten sich ab einem gewissen Stadium alle möglichen Pilz-Urstämme ab. Mindestens acht solcher Stämme sind bereits bekannt. Physiologisch und wirklich gesund sind jedoch nur die niedrigen Entwicklungsstadien des Protiten selbst, die nach Enderlein unter anderem eine bedeutende Rolle im aktiven Immunsystem spielen. Alle höheren Entwicklungsstadien der Urzyklode und die abgespaltenen Pilz-Urstämme haben hingegen bereits krank machende Wirkungen auf den Körper und schwächen daher unser Immunsystem. Je höher sich die verschiedenen Pilz-Urstämme nun im Darm oder im Blut entwickeln, umso krank machender werden sie und um so eher können sie bestimmte Körperbereiche oder Organe befallen und dort den Nährboden für eine Krankheit oder Infektion bereiten.

Bei seinen weiteren Forschungen fand Enderlein nämlich heraus, dass alle akuten Infektionskrankheiten und die meisten chronischen Krankheiten mit den höher entwickelten Stadien dieser Pilz-Urstämme in einer direkten Verbindung stehen. Das Revolutionierende an dieser Entdeckung ist jedoch, dass ebendiese Pilzstämme entscheidend an der Entstehung der entsprechenden Nährböden beteiligt sind, auf denen sich die verschiedenen Viren, Bakterien und andere Erreger überhaupt vermehren und dadurch im Menschen ausbreiten können. Damit hatte er jedoch die Behauptung von Louis Pasteur bewiesen, der kurz vor seinem Tod Ende des 19. Jahrhunderts die berühmt gewordenen Worte ausgesprochen haben soll: ‚**Die Mikrobe ist gar nichts, das Milieu ist alles.**‘ Seine Worte sind zwar in die Geschichte eingegangen, wurden jedoch über ein Jahrhundert von der Schulmedizin ignoriert.

Alle Krankheitserreger, wie Bakterien, Viren, Prionen oder Parasiten, können daher nur in einem geschwächten Körper überleben, bei dem in den meisten Krankheitsfällen ein oder mehr höher entwickelte Pilzstämme an der Entstehung der Milieustörung beteiligt sind. Wird das Körpermilieu wieder normalisiert, entzieht man dem Erreger seinen Nährboden und er hat keine Überlebenschance mehr. Er kann sich nicht mehr vermehren, da sein Resonanzboden fehlt, und stirbt. Damit lässt sich eine der wichtigsten Ursachenketten für die Entstehung von Krankheiten erkennen. Der Erreger selbst ist dabei nur das letzte Glied am Ende dieser Kette.

Die gesamte Naturheilkunde kümmert sich daher in der Regel nur äußerst selten um die Erreger, sondern versucht im Falle einer Krankheit immer, die entgleiste Harmonie im Körper wiederherzustellen.“

„Dann steht also ein Großteil aller Krankheiten in einer direkten Beziehung zu den im Blut oder im Darm höher entwickelten Pilzstämmen?!“

„Ja, Jonathan, genauso ist es! Daher gehören diese höher entwickelten Pilz-Urstämme heute auch zu den wichtigsten Gesundheits- beziehungsweise Krankheitsindikatoren. Da sich diese Pilz-Urstämme nur in einem geschwächten Körper mit einer kranken Darmflora oder einem ungesunden, ‚übersäuerten‘ Blut höher entwickeln können, ist die Qualität der Darmflora und des Blutes zum Dreh- und Angelpunkt in der neuen Medizin des 21. Jahrhunderts geworden. Heute weiß man, dass der Mensch nur dann gesund werden und bleiben kann, wenn die Darmflora gesund ist und das Blut so wenig wie möglich mit Giften, sauren Stoffwechselendprodukten oder Fäulnis- und Gärungsprodukten belastet ist. Je gesünder wir uns daher ernähren, desto gesünder sind nicht nur unsere Darmflora und unser Blut, sondern umso intensiver stärken wir damit auch alle unsere Zell- und Organfunktionen und unser Abwehrsystem. Enderlein hatte aber auch diese Zusammenhänge schon vor über 120 Jahren erkannt. Er bewies mit Hilfe seiner dunkelfeldmikroskopischen Blutuntersuchungen, dass der Mensch kein Fleischesser sein kann, da sich das gesündeste Blut nur mit einer fleischarmen beziehungsweise fleischlosen, vollwertigen Ernährung erzielen lässt. Viele Forscher kamen ganz unabhängig voneinander in derselben Zeit zu denselben Ergebnissen. Dazu gehörten zum Beispiel Dr. Ralph Bircher in der Schweiz oder auch der englische Arzt Dr. Edward Bach, der anhand bestimmter Darmflorauntersuchungen des Dickdarms festgestellt hatte, dass die vegetarische Ernährung eine eindeutig positive Wirkung auf die Dickdarmflora ausübt. Für den Vegetarismus hätte das eigentlich den Durchbruch auf wissenschaftlicher Ebene bedeuten können. Jedoch mahlen die Mühlen der Zeit, wie ihr ja wisst, manchmal sehr langsam, so dass sich diese Erkenntnisse erst in unserem jetzigen Jahrhundert nach und nach durchzusetzen beginnen.

Wie sich seelische Zustände auf die Darmflora auswirken

Dr. Bach ist übrigens durch eine ganz andere Therapie bereits im 20. Jahrhundert berühmt geworden. Bei seinen Darmflorastudien entdeckte er nämlich, dass nicht nur die Ernährung einen Einfluss auf die Darmflora ausübt, sondern auch psychische Belastungen, unausgeglichene Seelenzustände und sogar bestimmte Verhaltensweisen die Darmflora negativ beeinflussen können, indem sie das mengenmäßige Verhältnis der verschiedenen Darmbakterien zueinander verändern. Damit hatte er jedoch in derselben Zeit wie Enderlein bedeutende Erkenntnisse über die Wechselwirkungen unserer Darmflora mit der Psyche erlangt.

Alle Emotionen und auch bestimmte Verhaltensweisen haben demnach eine energetische Entsprechung in jeweils einem bestimmten Bakterienstamm, von denen es zumindest im Dickdarm ungefähr ein Dutzend gibt. So wird also über die Psyche das Bakterienwachstum im Darm entweder gefördert oder gehemmt, wodurch sich das Verhältnis aller Stämme zueinander sowohl zum Guten als auch zum Schlechten verschieben kann.

Nach dieser fundamentalen Entdeckung begab sich Bach auf die Suche nach einer geeigneten Therapie für die Seele des Menschen. Er ging nämlich davon aus, dass letztendlich alle Erkrankungen des Menschen auch einen seelischen Ursprung oder zumindest eine seelische Komponente haben. Über eine geeignete Therapie müssten sich dann nicht nur die psychisch bedingten Darmfloraverschiebungen verbessern oder heilen lassen, sondern auch die entsprechenden körperlichen Symptome. Bach erforschte damit zwar einen wichtigen Ansatz bezüglich der Entstehung von Krankheiten; er vernachlässigte mit der Verfolgung dieses Weges jedoch die vielen Krankheitsursachen, die aufgrund einer ungesunden Lebens- und Ernährungsweise im Körper des Menschen entstehen können. **Wollen wir daher wirklich gesund werden und bleiben, müssen nicht nur die seelischen, sondern auch die körperlichen, ernährungs- und umweltbedingten Krankheitsursachen mitberücksichtigt werden.**

Auf intuitive Art und Weise entdeckte Bach schließlich die Wirkung frischer Blüten von verschiedenen Kräutern, Blumen, Sträuchern und Bäumen auf die wichtigsten

Seelenzustände des Menschen, womit sich tatsächlich nicht nur die psychisch bedingten Darmfloraverschiebungen, sondern auch die meisten Krankheiten behandeln lassen, die eine seelische Ursache haben oder seelisch mitbedingt sind. Wie so häufig in der Medizin, ehrte man den Entdecker damit, dass man dieser Therapie seinen Namen gab, weshalb sie bis heute als ‚Bach-Blütentherapie‘ bekannt ist. Die Verwandtschaft dieser Therapie mit der Homöopathie ist nicht ganz zufällig, da Bach vor der Entdeckung der Blütenenergien einige Zeit als Homöopath gearbeitet und daher ganz bewusst nach einer ähnlich feinstofflichen Behandlungsmethode gesucht hatte. Sie lässt sich übrigens ebenso gut bei Tieren und sogar bei Pflanzen einsetzen und wie ihr ja wisst, kommen heute neben den 38 von Bach beschriebenen Blütenmitteln auch noch eine Menge andere Blütenessenzen zum Einsatz.“

Jonathan und Anna-Maria sitzen mir staunend gegenüber. Nach einem kurzen Moment der Besinnung ergreift Jonathan wieder das Wort:

„Dann können im Darm unter bestimmten Voraussetzungen also nicht nur die krank machenden Pilz-Urstämme entstehen, sondern die Darmflora stellt auch einen der sensibelsten Indikatoren für unsere Gesundheit dar. Einerseits erkrankt die Darmflora vor allem bei verschiedenen Ernährungsfehlern und andererseits reagiert sie auch auf alle disharmonischen seelischen Zustände. Es kann dann nicht nur zu einer mengenmäßigen Verschiebung der gesunden Bakterienstämme zueinander kommen, sondern bestimmte Pilzstämme können außerdem infolge einer allgemeinen Abnahme der Darmflorabakterien höhere, krank machende Entwicklungsstadien annehmen. Kannst du uns nun vielleicht ein Beispiel nennen, wie eine Krankheit oder bestimmte körperliche Symptome durch die krank machenden Pilzstämme verursacht werden?“

Ich spüre, wie Jonathan gespannt meine Antwort abwartet. Aber auch Anna-Maria hört mir aufmerksam zu. In mir selbst werden jedoch die alten Emotionen wieder wach, die ich hatte, als ich vor vielen Jahrzehnten voller Begeisterung all diese Zusammenhänge erkannte. Es war der Beginn einer großen Reise, welche mich immer tiefer in die Geheimnisse des Lebens hineinführte, die auf magische Art und Weise mit dem ganzen Universum verbunden sind oder sich in ihm widerspiegeln.

Die gefürchteten Candidapilze und ihre Auswirkungen

„Wie ich euch vorhin schon erzählte, gibt es mindestens acht dieser verschiedenen Darmpilzstämme und alle haben eine große Bedeutung bei der Entstehung der meisten akuten und chronischen Krankheiten. Eine Pilzgattung fällt jedoch bei dieser Betrachtung ein wenig aus dem Rahmen, da sie neben den körperlichen Beschwerden auch starke psychische Symptome hervorrufen kann. Es sind die so genannten Candidapilze, die sich gegen Ende des letzten Jahrhunderts und in den ersten Jahrzehnten danach wie eine Seuche unter den Menschen ausbreiteten. Sie entstehen wie alle anderen Pilzstämme sowohl durch die Kombinationsfehler oder eine Fehlernährung mit viel raffiniertem Zucker als auch durch die Fäulnis, Gärung oder Verseifung von nicht richtig verdauten Nahrungsmitteln im Dickdarm. Die vielen Antibiotika-Therapien zur damaligen Zeit waren natürlich ebenfalls oft die Ursache von Pilzerkrankungen im Darm.

Diese Candidapilze befinden sich jedoch, ebenso wie alle anderen Pilzstämme, ab einem gewissen Stadium nicht nur im Darm, sondern auch im Blut und können über das Blut in ganz bestimmte Körperregionen und Organe vordringen.

Dabei haben alle krank machenden Pilzstämme aus dem Dünn- und Dickdarm ihre individuellen Resonanzstellen im Körper, wo sie sich einnisten können und an der Entstehung der Nährböden für einen Großteil der erregerabhängigen und -unabhängigen Krankheiten mitbeteiligt sind.

Die Candida-Pilzformen bevorzugen vor allem die Rücken- und Nackenmuskulatur, die Haut und Mundschleimhaut sowie die Nagelbetten, bestimmte arterielle Gehirngefäße und auch die Geschlechtsorgane. Daher sind sie sehr häufig die Auslöser oder Mitverursacher von chronischen Schmerzen und Verspannungen im Rücken und Nacken, Ischialgien und Lumbalgien (Hexenschuss), Haut- und Nagelpilzen, Mundfäule, weißem Soor und Aphten im Mundbereich, akuten und chronischen Kopfschmerzen oder Migräne, Eierstock- und Hodenentzündungen, Vaginalausfluss und anderen bakteriellen Erkrankungen der Geschlechtsorgane bei Frauen und Männern. Sehr häufig sind sie aber auch an der entsprechenden Milieuverschlechterung bestimmter Körperbereiche und der damit verbundenen Anfälligkeit für einige bakterielle oder virusbedingte Erkrankungen, wie zum Beispiel dem Lippenherpes, der Gürtelrose oder der infektiösen Bindehautentzündung, beteiligt. Zumindest bei den Erkrankungen an den Geschlechtsorganen und den drei letztgenannten Krankheiten können an deren Entstehung allerdings auch andere Pilzformen beteiligt sein.

Das Allgemeinbefinden ist bei einem Candidabefall im Darm immer gestört. Man ist häufig müde und schlapp und fühlt sich in der Regel äußerst unwohl ‚in seiner Haut‘. Die psychischen Symptome sind denen der Allergien sehr ähnlich, weshalb man sie kaum voneinander unterscheiden kann. Innere Gereiztheit, Konzentrationsstörungen, Lustlosigkeit bis hin zu depressiven Verstimmungen sind auch bei diesem Krankheitsbild nicht selten und können daher vor allem die psychischen Allergiesymptome stark verschlimmern. Oft besteht eine zwanghafte Sucht auf ungesunde Süßigkeiten, denn der Candidapilz kann ein regelrechtes Eigenleben im Körper führen und will dann geradezu mit dem raffinierten Zucker ernährt werden. Ihr wisst ja, dass der raffinierte Zucker nicht nur das schädlichste Nahrungsmittel überhaupt für die Darmflora ist, sondern zugleich auch die Lieblingsnahrung aller krank machenden Darmpilzstämme.

Viele Pilzstämme aus der Natur lassen sich am besten auf entsprechenden Nährböden mit dem raffinierten Zucker züchten. Dazu gehören nicht nur die Pilzstämme, die für die Herstellung von Antibiotika benutzt werden, sondern auch bestimmte Nahrungsmittelpilze, wie zum Beispiel einige Kefirpilze. Fälschlicherweise nahmen lange Zeit einige Therapeuten an, dass sämtliche süßen Lebensmittel schuld an den zunehmenden Pilzerkrankungen im Darm seien und empfahlen deshalb allen an Darmpilzen Erkrankten, überhaupt nichts Süßes und auch keine Weißmehlprodukte oder geschälten Reis mehr zu essen. Die Betroffenen mussten dann auch auf Honig, Vollrohrzucker und alle anderen natürlichen Süßmittel verzichten. Nur Obst und Vollkorngetreide war in gewissen Mengen erlaubt. Lange konnten sich diese Empfehlungen jedoch nicht halten, da man relativ schnell erkannt hatte, dass in der Regel weder die vollwertigen Süßmittel noch die ausgesiebten Mehle oder der geschälte Reis gravierende Darmflorastörungen verursachen können *(siehe Kapitel 9)* – es sei denn, es liegen irgendwelche Störungen bei der Verdauung oder Verwertung von Kohlenhydraten vor. **Die Hauptursachen der meisten Darmflorastörungen sind daher der raffinierte Zucker, die nicht verdauten Nahrungsmittel, die entweder in Fäulnis oder Gärung übergehen oder im Darm verseifen, und die falsch kombinierten Lebensmittel.**

Wenn der Dickdarm bei einem Menschen mit Darmpilzen befallen ist, dann ist in der Regel auch die Dünndarmflora betroffen, da diese infolge der darmfloraschädigenden Faktoren immer als erstes erkrankt. Jedoch muss jemand mit einer geschwächten Dünndarmflora nicht grundsätzlich auch eine Erkrankung der Dickdarmflora aufweisen. Das hängt nämlich ganz von der Art und der Menge der darmfloraschädigenden Faktoren ab. Isst man zum Beispiel nur wenig raffinierten Zucker, schädigt dieser zwar die Dünndarmflora, kommt jedoch nicht mehr im Dickdarm an, da er zuvor im Dünndarm ins Blut resorbiert wird. Je mehr raffinierten Zucker man jedoch zu sich nimmt, umso mehr kann davon auch in den Dickdarm gelangen, wo dann ebenfalls Darmflorastörungen entstehen. Mit den nicht verdauten Nahrungsmitteln oder den schlecht kombinierten Lebensmitteln verhält es sich ähnlich.

Grundsätzlich findet man nicht immer Candidapilze in den Stuhlproben, auch wenn man durch bestimmte energetische Untersuchungsmethoden oder bei der Betrachtung von Blut im Dunkelfeldmikroskop einen positiven Befund hat. Das liegt daran, dass nur die Endstadien der Pilzstämme durch eine Kultur nachweisbar sind. Die verschiedenen Pilzstämme durchlaufen jedoch nach der Abspaltung von der Urzyklode mehrere Entwicklungsstadien, wobei sie alle in den ersten Stadien keinerlei Ähnlichkeit mit den Pilzstrukturen des Endstadiums aufweisen. Ihre Form ähnelt dann eher der von Bakterien, so dass sie durch eine entsprechende Kultur, die man auf die Endstadien hin untersucht, natürlich nicht erfasst werden. Wer daher den Stuhl oder einen Schleimhautabstrich auf Pilze untersuchen lässt, durch die

Kultur jedoch keine Pilzerkrankung nachweisbar ist, kann dennoch die krank machenden Pilzformen im Körper haben. Für die Krankheitsentstehung sind zwar die
am höchsten entwickelten Stadien am aggressivsten, jedoch können uns grundsätzlich
alle Pilzstämme – vor allem auf längere Sicht – auch in den niedriger entwickelten
Vorstadien fast genauso zu schaffen machen.

Da alle Pilzerkrankungen, insbesondere jedoch die Candidapilze, in derselben Zeit
auf dem Vormarsch waren wie die vielen allergischen Erkrankungen, war es natürlich
nahe liegend, dass hier ein Zusammenhang bestehen musste. Was beide Krankheits-
formen miteinander verbindet, habe ich euch ja bereits erzählt. Es sind dieselben
Ursachen: eine ungesunde Ernährungsweise und eine schlechte Eiweißverdauung,
die in den meisten Fällen durch die vielen lebensfeindlichen Umweltfaktoren und
Gifte der ‚alten Zeit' hervorgerufen wurde *(siehe Kapitel 7)*.

Ich könnte euch nun viele Beispiele nennen, wie die verschiedenen Pilzstämme
akute und chronische Krankheiten auslösen oder mitverursachen. Ein paar klassische
Beispiele sollen jedoch genügen.

Die Bedeutung der Darmpilze für die Entstehung von Gefäßerkrankungen, Krebs und Rheuma

Die möglicherweise wichtigste Ursache für die Entstehung fast aller **Gefäßerkrankungen**
ist ein bestimmter Dünndarmpilz: der *Mucor racemosus,* der die höher entwickelte Pilzform der Urzyklode selbst darstellt. In besonderen Fällen können daran allerdings auch
die höher entwickelten Stadien einer zweiten Pilzform, des *Aspergillus niger,* beteiligt sein.
Zu den Gefäßerkrankungen, an deren Entstehung diese beiden Pilzformen sehr häufig
mitbeteiligt sind, gehören die meisten arteriellen und venösen Leiden, angefangen bei der
Arteriosklerose und somit auch der Koronarsklerose (Verengung der Herzkranzgefäße)
mit den entsprechenden Durchblutungsstörungen und der Infarktgefahr *(siehe auch
„Arteriosklerose ist heilbar!“ im folgenden Kasten)* bis hin zu Krampfadern und offenen
Beinen *(siehe auch Kapitel 9)*. Dass in den letzten hundert Jahren so viele Menschen
am so genannten Herzkreislaufversagen gestorben sind, liegt keineswegs daran, dass
das Herz aus Altersschwäche einfach aufgehört hatte zu schlagen; denn der Mensch
kann durchaus wesentlich älter als 80 oder 90 Jahre werden. Es hing vielmehr damit
zusammen, dass das Herz in den meisten Fällen aufgrund der jahrzehntelangen Auswirkungen dieser höher entwickelten Dünndarmpilze im Bereich der arteriellen Gefäße
mit den entsprechenden Sklerosen und Blutdruckerhöhungen einfach überlastet und
geschwächt war und ein unnatürlicher Herztod dem Leben dann ein Ende bereitete.

Arteriosklerose ist heilbar!

Nach unseren Erfahrungen ist Arteriosklerose eindeutig heilbar – aber nur dann, wenn auch deren Ursachen behoben werden. Ein Hauptverursacher der Arteriosklerose ist der Dünndarmpilz Mucor racemosus (genauer: die höheren Entwicklungsstadien dieses Pilzes, *siehe die Seiten 341 bis 344),* da er die Gefäßinnenwände (Intima) der Arterien und Venen „befallen" kann und an der Entstehung von Intimaläsionen (Verletzungen) beteiligt ist. **Für eine möglichst schnelle und erfolgreiche Therapie der Arteriosklerose sind daher ein pilzfreier Darm und ein pilzfreies Blut absolut notwendig.**

Verletzte Gefäßinnenwände müssen vom Körper entweder repariert werden, wofür er vor allem viel Vitamin C und E benötigt, oder sie werden von außen unter anderem mit Cholesterin, Kalzium und Eiweißen „notdürftig" gekittet. Werden die gekitteten Stellen nicht repariert, zum Beispiel wenn zu wenig Vitamin C mit der Nahrung aufgenommen wird, können die arteriosklerotischen Ablagerungen mit der Zeit immer stärker werden, wodurch es schließlich zu folgenschweren Verengungen der betroffenen Arterien mit den entsprechenden Durchblutungsstörungen kommt.

Alle Faktoren, welche die Konstitution der Gefäßinnenwände verschlechtern, fördern daher die Entstehung der Arteriosklerose. Dazu gehören vor allem das Rauchen und eine ungesunde Ernährungsweise, insbesondere der raffinierte Zucker *(siehe Kapitel 9, ab Seite 155)* **und alle homogenisierten Milchprodukte** *(siehe Kapitel 22, Seite 498).* Ein erhöhter Cholesterinspiegel im Blut verursacht zwar keineswegs Gefäßinnenwandläsionen, falls diese jedoch bereits vorhanden sind, kann er die Entstehung der Arteriosklerose beschleunigen.

Geheilt wird die Arteriosklerose, indem man zumindest

* die vier wichtigsten Ernährungsregeln konsequent beachtet *(siehe Kapitel 11, Seite 222),*
* keine homogenisierten Milchprodukte zu sich nimmt,
* für eine gesunde Verdauungskraft sorgt *(siehe Kapitel 18)* und
* nicht raucht.

Die Einhaltung dieser vier Ernährungsregeln und eine gute Verdauungskraft sorgen dann dafür, dass die Darmflora einigermaßen gesund und der Darm pilzfrei ist.

Darüber hinaus sollte man als Erwachsener für mindestens ein Jahr lang täglich 500 bis 1000 mg natürliches Vitamin C und zirka 200 I. E. natürliches Vitamin E (= 135 mg Vitamin E) einnehmen. Betroffenen Kindern gibt man je nach Körpergewicht entsprechend weniger von den Vitaminen. Bitte verwenden Sie möglichst natürliche Vitamine *(lesen Sie hierzu „Natürliche Vitamine: Wann sind sie echt?" in Kapitel 14, Seite 256)*, da diese deutlich besser im Körper wirken als synthetische Vitamine. *(Die Einnahmeempfehlungen für natürliche Vitamin-C-Präparate finden sie auf Seite 441 in Kapitel 20 und den Hinweis auf entsprechende Bezugsadressen für die Vitamine im Schlusswort.)*

Diese zusätzliche Vitamineinnahme in der Therapie von Arteriosklerose ist sehr wichtig, weil dadurch die Gefäßinnenwände wesentlich besser ernährt und repariert werden und bereits vorhandene arteriosklerotische Ablagerungen je nach Dicke innerhalb von einigen Monaten bis wenigen Jahren völlig verschwinden können. Wer die Wirkung der Vitamine auf die Gefäßwände noch unterstützen möchte, kann dies mit einem OPC-Präparat tun (OPC = oligomere Procyanidine, Extrakt aus Weintraubenkernen oder Kiefernrinde, *Hinweis für Bezugsadressen siehe Schlusswort).*

In unserer Praxis geben wir an Arteriosklerose erkrankten Personen darüber hinaus noch individuell ausgesuchte homöopathische Einzelmittel für eine besonders schnelle Regeneration der Gefäßwände.

Selbstverständlich kann man die empfohlenen Vitamine und das OPC auch zur Vorbeugung einnehmen. Wer sich jedoch im Sinne der ersten bis dritten Trennkost-stufe ernährt *(siehe Kapitel 11)*, eine gesunde Verdauungskraft hat und nicht raucht, braucht sich um eine zusätzliche Arteriosklerose-Prophylaxe mit diesen Präparaten keine Gedanken machen.

Das zweite Beispiel betrifft die **Krebsentstehung**. Sicherlich handelt es sich hierbei um eines der komplexesten Krankheitsgeschehen überhaupt. Dennoch gibt es ein paar klassische Faktoren, die bei der Entstehung der meisten bösartigen Tumorformen eine entscheidende Rolle spielen. Alle Krebsarten haben zumindest eines gemeinsam: In den erkrankten Zellen liegt ein Erbgutschaden (Gendefekt) vor[59], so dass sich die Zellen unkontrolliert zu teilen und zu vermehren beginnen und den Körper dadurch regelrecht aufzehren können. Dieser Gendefekt kann natürlich angeboren sein. In den meisten Fällen ist er jedoch im Leben erworben worden und es gibt sehr viele Möglichkeiten, wie es zu einem solchen Gendefekt im Leben kommen kann.

---

59) Dieser Gendefekt beim Krebsgeschehen ist nicht zu verwechseln mit den so genannten Krankheitsge-nen, die zu unseren Erbanlagen gehören. Jeder Mensch hat grundsätzlich viele solcher Krankheitsgene beziehungsweise anlagebedingte Schwachstellen *(siehe auch Kapitel 16)*. Da jedoch ausschließlich unser körperlicher, seelischer und geistiger Zustand darüber entscheidet, ob sich eine Krankheitsanlage auch als Krankheit in uns manifestiert, ist letztendlich unsere Lebens-, Ernährungs- und Verhaltensweise ausschlaggebend für unsere Gesundheit. Leben wir daher möglichst gesund, das heißt im Einklang mit der Natur und den Naturgesetzen, und ist unser Körper nicht oder kaum verschlackt, wird auch kaum eine dieser genetisch bedingten Krankheitsanlagen zur Auswirkung kommen können.

Dazu gehören auf der einen Seite alle möglichen lebensfeindlichen Strahlungen, wie zum Beispiel die radioaktive Strahlung oder die Röntgenstrahlung, eine erhöhte UV-Strahlung, aber auch stärkere Funk- und geopathologische Strahlen (Wasseradern, Erdverwerfungen etc.). Auf der anderen Seite gehören dazu eine Menge natürliche oder unnatürliche Substanzen, die unser Immunsystem oder unseren Säure-Basen-Haushalt und damit unseren Stoffwechsel belasten. Zu den giftigsten Substanzen zählen dabei zweifelsohne die vielen unnatürlichen Chemikalien, mit denen unser Abwehrsystem evolutionsbedingt am schlechtesten umgehen kann. Am wenigsten krebserregend wirken hingegen die körpereigenen Stoffwechselendprodukte.

Je mehr der Körper nun irgendwelchen Giften, Schlacken oder krank machenden Strahlen ausgesetzt wird, umso eher kann es an einer entsprechenden Schwachstelle des Körpers zu einem Gendefekt und damit zur Zellentartung kommen. Grundsätzlich sind diese Schwachstellen nun genetisch und miasmatisch bedingt *(siehe Kapitel 16)* oder entstehen aufgrund einer psychischen Belastung oder Blockade. Bei besonders starken Belastungen mit bestimmten giftigen Substanzen oder lebensfeindlichen Strahlungen erkrankt ab einer bestimmten Dosis im Prinzip jedes Lebewesen, was dann auch schnell zum Tod führen kann. Dennoch sind der Zustand des Gesamtstoffwechsels und die individuelle Konstitution der verschiedenen Organe und Körperbereiche generell dafür verantwortlich, ob diese bei einer weniger starken Belastung schnell, langsam oder gar nicht erkranken. Das erklärt auch, warum zum Beispiel nicht jeder Raucher Lungenkrebs bekommt oder warum der eine Raucher häufiger unter Atemwegserkrankungen leidet und ein anderer diesbezüglich keine Beschwerden hat. So makaber es vielleicht klingen mag, so würden dennoch alle starken Raucher irgendwann im Bereich der Atemwege chronisch erkranken, wenn sie nicht zuvor an anderen Folgen des Rauchens oder der ‚zivilisierten Lebensweise‘ gestorben wären.

Die Psyche kann nun bei der Krebsentstehung insofern eine bedeutende Rolle spielen, weil durch traumatische Erlebnisse oder durch nicht überwundene Konflikte häufig Schwachstellen im Körper entstehen, deren Zellen dann bei einer entsprechenden Grundbelastung des Körpers mit Strahlen, Giften oder Schlacken am leichtesten entarten können. Dass jedoch ein psychischer Konflikt in einem relativ gesunden und mit Fremdstoffen unbelasteten Körper Krebs auslösen kann, ist äußerst unwahrscheinlich! Andererseits kann man aber auch dann Krebs bekommen, wenn kein psychischer Konflikt vorliegt.

Der deutsche Arzt und Krebsforscher Dr. Ryke Geerd Hamer hatte im letzten Jahrhundert eine interessante Entdeckung gemacht. Er fand nämlich heraus, dass alle Krebskranken runde oder ovale Veränderungen in entsprechenden Gehirnbereichen aufweisen, die er ‚Hamersche Herde‘ nannte. So, wie sich der ganze Mensch in den Reflexzonen der Füße und Hände oder in der Ohrmuschel widerspiegelt, so hat auch jeder Körperteil nicht nur eine funktionelle, sondern auch eine energetische

Entsprechung im Gehirn. Sind wir erkrankt, finden sich daher in der Regel auch im Gehirn entsprechende Störungen oder Veränderungen. Besonders deutlich werden diese Veränderungen jedoch beim Krebs, so dass sich die den Organen oder Körperbereichen entsprechenden Gehirnbereiche dann sogar optisch verändern, was Hamer damals mit der Computertomographie sichtbar machte.

Hamer selbst war nun fest davon überzeugt, dass es keinen Krebs ohne einen nicht gelösten psychischen Konflikt gibt und dass der Krebs immer von selbst verschwindet, wenn dieser Konflikt überwunden werden kann oder zu existieren aufhört, indem man zum Beispiel seine Lebensverhältnisse verändert. Für viele Krebskranke mit entsprechenden Konflikten trifft das auch zu. Was Hamer bei all seinen Überlegungen jedoch scheinbar nicht berücksichtigte, war die Tatsache, dass die Krebssterblichkeit vor noch nicht allzu langer Zeit von Jahr zu Jahr dramatisch zunahm; gegen Ende des letzten Jahrhunderts starb bereits jeder vierte bis dritte Deutsche an Krebs und gleichzeitig nahm das durchschnittliche Sterblichkeitsalter für Krebs immer mehr ab. Die Menschen erkrankten also immer früher an Krebs und immer mehr Kinder waren davon betroffen. Wenn Hamers These, dass Krebs nur durch einen ungelösten Konflikt verursacht wird, uneingeschränkt gelten würde, hätte es in allen früheren Jahrhunderten oder Jahrtausenden genauso viele Krebskranke geben müssen wie im letzten Jahrhundert und in den ersten Jahrzehnten dieses Jahrhunderts. Denn ungelöste Konflikte und Überlebensängste gab es zu allen Zeiten. Hamers These entspricht daher nur einer Teilwahrheit, wenn auch einer sehr bedeutenden.

Die ganze Wahrheit hingegen ist, dass die vielen lebensfeindlichen Umweltfaktoren, die Genussgifte, Chemikalien und so weiter nicht nur unser Immunsystem und den Stoffwechsel schwächen, wodurch die vielen Verdauungsschwächen, Pilzerkrankungen und Allergien entstehen, sondern dass es durch dieselben Faktoren auch zu so starken Zellstoffwechselstörungen kommen kann, an deren Ende letztendlich ein Gendefekt steht *(siehe Kapitel 6)*. Diese Zellstoffwechselstörungen treten natürlich bevorzugt in den Organen oder Körperbereichen auf, die entweder anlagebedingt oder durch einen psychischen Faktor geschwächt sind.

Mit anderen Worten: Je mehr unser Körper übersäuert und vergiftet ist, desto leichter kann Krebs entstehen.

Genau das ist auch die Erkenntnis von Rudolf Breuß, der dem Krebs sozusagen den Nährboden entzog, indem er die Kranken mit rohen Gemüsesäften fasten ließ. Ähnliche Heilwirkungen kann jedoch auch Ohsawas stark yang-überschüssige ‚Diät Nr. 7‘ auf das Krebsgeschehen haben, wenn der Krebs durch zu viel ‚pathologisches Yin‘ entstanden ist *(siehe Kapitel 13)*. Dabei empfahl Ohsawa den Krebskranken, sich für einige Wochen oder Monate nur von gekochtem Vollkorngetreide mit etwas Meersalz zu ernähren und die Nahrung gründlich zu kauen. Alle hatten sie Erfolge, sowohl Breuß als auch Ohsawa und Hamer. Keiner konnte jedoch allen Krebskranken helfen. Das lag vor allem daran, dass sie ihre Erkenntnisse nicht miteinander kombinierten.

Aber auch Enderlein entdeckte wichtige Zusammenhänge bei der Krebsentstehung. So fand er heraus, dass die höher entwickelten Stadien der beiden eben erwähnten Pilzformen, des *Mucor racemosus* und *Aspergillus niger*, auch an fast allen stoffwechselbedingten Krebserkrankungen beteiligt sind. Unter der Voraussetzung der zellspezifischen Übersäuerung und Verschlackung können sie daran beteiligt sein, dass es in der Zelle überhaupt zu einem genetischen Defekt und zur Zellentartung kommt.

Auf dem Nährboden, der unter anderem durch diese höher entwickelten Pilzstämme bereitet wird, können sich dann natürlich alle möglichen Viren, Bakterien oder sogar Parasiten vermehren und ausbreiten. So veröffentlichte Frau Dr. Hulda Regehr Clark 1992 in den USA ihre Erfahrungen in einem Buch über angeblich sensationelle Heilerfolge bei allen Krebsarten und sogar bei AIDS. Sie war davon überzeugt, die eigentliche Ursache für diese Geißeln der Menschheit gefunden zu haben. Was sie letztlich gefunden hatte, waren bestimmte Parasiten beziehungsweise Egel, insbesondere der große Darmegel (lat.: *Fasciolopsis buski*, die Länge des ausgewachsenen Wurms beträgt 30 bis 70 mm), die angeblich bei der Entstehung von sämtlichen Krebserkrankungen und AIDS wesentlich beteiligt sind.

Normalerweise können sich alle Parasitzen und somit auch diese Egel nur in einem kranken Organismus einnisten und vermehren. Hauptbrutstätte ist dabei vor allem der Darm, aber nur dann, wenn man sich ungesund ernährt, die Darmnischen mit entsprechenden Ablagerungen verschlackt sind *(siehe hierzu „Die Bedeutung von Darmreinigungskuren" in Kapitel 21, Seite 475)* und die Darmflora erkrankt ist. Je nach der Immunlage des Körpers können die Parasitzen oder deren Entwicklungsstadien ebenso wie die Darmpilze über das Blut in die am meisten geschwächten und verschlackten Organe und Körperbereiche eindringen, sich dort weiterentwickeln und an der Krebsentstehung mitbeteiligt sein.

In unserer Praxis konnten wir die Erkenntnisse von Hulda Clark nur teilweise bestätigen. Wir haben nämlich keinesfalls bei allen Krebserkrankungen immer den großen Darmegel vorgefunden, der für sie der Hauptauslöser dieser Erkrankungen sein soll. Wir fanden dann entweder andere Egel (Leberegel, Pankreasegel, Pärchenegel etc.) oder gar keine Parasitzen. Nach unseren Erkenntnissen gibt es also durchaus Krebsfälle, an deren Entstehung keine Parasiten beziehungsweise Egel beteiligt sind.

Ein stoffwechselbedingter Krebs kann daher nur in den Zellen entstehen, die durch bestimmte Gifte, freie Radikale oder Stoffwechselschlacken vorbelastet sind und damit die Voraussetzung erfüllen, dass sich höher entwickelte Pilzstämme hier einnisten können. Möglicherweise reichen diese Faktoren ab einem bestimmten Belastungsgrad schon dafür aus, dass die Zellen entarten. Andererseits bereiten

sie jedoch den Nährboden für bestimmte Erreger, wie Krebsviren oder Parasiten, wodurch die Krebsentstehung stark beschleunigt wird.

Alle Krebsforscher hatten daher aus ihrer Sicht Recht, da bei der Entstehung von Krebs in den meisten Fällen viele Faktoren beteiligt sind. Entgiftet man den Körper dann, so wie es unter anderem Breuß empfohlen hatte, werden auch die Krebszellen entschlackt und entgiftet, wodurch den Pilzstämmen, Parasiten oder Viren der Resonanzboden entzogen wird. Außerdem gesundet beim Fasten in der Regel auch die Darmflora, was eine der Grundvoraussetzungen dafür ist, dass kein Krankheitserreger im Körper überleben kann.

Enderlein empfahl ebenso wie Professor Koch *(siehe Kapitel 6)* und viele andere ganzheitlich orientierte Therapeuten eine vegetarische, eiweißarme Vollwertkost, um den allgemeinen Stoffwechsel dadurch zu verbessern und zu entlasten. In der weiteren Therapie versuchte Enderlein, mit entsprechenden homöopathischen Medikamenten den *Aspergillus niger* und *Mucor racemosus* abzubauen, soweit das überhaupt noch nötig war. In der Regel reicht dafür nämlich allein schon eine gesündere Ernährung aus. Koch substituierte und aktivierte mit seinen Mitteln bestimmte Stoffwechselkatalysatoren, um über den besseren Zellstoffwechsel eine Heilung der krebserkrankten Zellen zu erzielen, was ihm auch in sehr vielen Fällen gelang *(siehe Kapitel 6)*. Hulda Clark schließlich verwandte in ihrer Therapie unter anderem verschiedene „Kräuter" und bestimmte Gleichstromfrequenzen[60], um damit die verschiedenen Parasiten abzutöten.

Ein im Leben erworbener Krebs entsteht also immer nur dann, wenn ein Gendefekt vorliegt, der entweder durch lebensfeindliche Strahlen oder Gifte direkt ausgelöst wird oder infolge von stärkeren Stoffwechselstörungen in dem am meisten geschwächten Organ oder Körperteil entsteht.

In der Therapie sollte man daher möglichst alle Ursachen, die den erkrankten Körperbereich geschwächt und den Stoffwechsel verschlechtert haben, berücksichtigen: Dazu gehören alle lebensfeindlichen Strahlungen, Chemikalien und Umweltgifte, das Rauchen und natürlich Alkohol. Ein eventueller psychischer Konflikt oder ein Trauma sollte erkannt und behoben werden. Der Körper sollte möglichst entsäuert und entgiftet und alle Darmflorastörungen beseitigt werden. Damit verschwinden alle Darmpilze und eventuelle Krebserreger von ganz allein. Eine weitere wichtige Voraussetzung für eine erfolgreiche Krebstherapie ist außerdem eine gesunde Verdauungskraft, damit die Darmflorastörungen nicht wiederkehren, und dass man sich möglichst von gesunden Lebensmitteln ernährt, die alle Stoffwechselkatalysatoren so intensiv wie möglich aktivieren.

---

60) Die verschiedenen Frequenzen werden durch kleine, batteriebetriebene Handgeräte oder größere, netzbetriebene Tischgeräte erzeugt und über entsprechende Elektroden auf den Körper übertragen. Diese Methode ist unter dem Begriff „Zappen" bekannt geworden.

Um den Krebs dann wirklich ‚besiegen‘ zu können, ist in den meisten Fällen eine positive Lebenseinstellung und Zukunftsperspektive von unschätzbarem Wert. Denn nichts kann den Menschen besser heilen als seine eigene geistige Kraft! Dem so genannten positiven Denken kommt daher in der Behandlung jeder Krankheit – und so auch bei Krebs – eine enorm große Bedeutung zu. Verbinden wir uns jedoch mit unserem göttlichen Selbst, werden die Selbstheilungskräfte noch intensiver aktiviert, denn Gott ist vollkommen und je mehr wir in der Verbindung mit Gott diese göttliche Vollkommenheit wahrnehmen, desto weniger können Krankheiten in uns existieren. Mit anderen Worten: Die innere Verbindung mit Gott kann letztendlich jede Krankheit heilen!

Darüber hinaus gibt es natürlich noch viele weitere biologische Therapieansätze, die den Tumorabbau und Heilungsprozess unterstützen und beschleunigen können. Ob diese den Körper nun vorrangig entgiften oder den Stoffwechsel oder das Immunsystem stärken, ist dabei eher zweitrangig. Im Endeffekt tragen sie alle direkt oder indirekt dazu bei, dass der Gendefekt entweder repariert wird und sich die erkrankten Zellen wieder regenerieren oder dass die Krebszellen zerstört werden. Dazu gehören die Hyperthermie, verschiedene Sauerstofftherapien, verschiedene Lichtbehandlungen, zum Beispiel mit bestimmten UV-Strahlen, die Aktivierung und Substitution von reduziertem Glutathion[61] und bestimmten Stoffwechselkatalysatoren mit entsprechenden Medikamenten, einige Enzymtherapien, die Misteltherapie und andere Heilpflanzen, wie zum Beispiel die indianischen Kräutermischungen ‚Essiac‘[62] und ‚Flor-Essence®‘, die Substitution von Radikalfängern und anderen möglichst natürlichen Vitaminen und Mineralstoffen, individuell ausgesuchte homöopathische Medikamente sowie einige weitere körperliche, energetische und geistige Heilmethoden.

Versteht ihr nun, warum die vielen verschiedenen vegetarischen und zumeist sehr eiweißarmen Diäten und Ernährungsweisen schon so manchem Krebskranken das Leben gerettet haben? Der Körper wird entgiftet, der Stoffwechsel entlastet und eine eventuell zuvor erkrankte Darmflora kann ausheilen. Ist jedoch eine stärkere Verdauungsschwäche an der Krebsentstehung beteiligt, muss die Verdauungskraft aufgebaut werden. Zuvor kann man natürlich fasten, wenn die Reserven der erkrankten Person das erlauben.“

„Könnte man dann sagen, dass die umweltbedingten Allergien ein Vorstadium von Krebs sind?“

---

61) Das reduzierte Glutathion ist eine körpereigene Substanz, die beim gesunden Menschen die Zerstörung von Krebszellen einleitet, wenn ein Gendefekt nicht mehr repariert werden kann.

62) Quelle: „Essiac – das geheimnisvolle Elixier“ von Cynthia B. Olsen, Windpferd Verlag, Aitrang 1997.

„Ja, durchaus, Anna-Maria! Denn alle Faktoren, die das Immunsystem überfordern und schwächen, belasten ja auch den Zellstoffwechsel und sind damit mehr oder weniger zelltoxisch. Wer daher viele Jahre oder Jahrzehnte ein Multiallergiker ist, trägt ein deutlich höheres Risiko in sich, an Krebs zu erkranken als ein Nichtallergiker. Das bedeutet jedoch nicht, dass man ausschließlich als Allergiker Krebs bekommen kann oder dass alle starken Allergiker irgendwann einmal Krebs bekommen. Es besagt nur, dass es bei einem stärkeren Allergiker aufgrund der überforderten und geschwächten Abwehrsituation des Immunsystems und der entsprechenden Bindegewebsbelastungen und Stoffwechselstörungen leichter zur Zellentartung kommen kann als bei einem Menschen mit gesunden Stoffwechselfunktionen und intaktem Immunsystem. Aufgrund der ähnlichen Krankheitsursachen von Allergien und Krebs kann man in der Regel eine stoffwechselbedingte Krebserkrankung ebenso heilen wie einen Multiallergiker. Dasselbe trifft im Prinzip auch auf das **Rheuma**[63] zu, über das ich mit euch noch kurz sprechen möchte, bevor ich euch einige wichtige Faktoren für die Entstehung von akuten Krankheiten schildern werde.

Typisch für die meisten an Rheuma beziehungsweise der primär-chronischen Polyarthritis (pcP) Erkrankten ist der positive Rheumafaktor im Blut, der als Krankheitsanlage vererbt werden kann. Es handelt sich dabei um einen Antikörper, der gegen das eigene Immunsystem gerichtet ist und an den Entzündungen der Gelenke mitbeteiligt sein kann. Diesen Rheumafaktor kann man bei vielen Menschen vorfinden, ohne dass sie jedoch jemals an Rheuma erkranken. Für den Ausbruch der Krankheit müssen also noch weitere Bedingungen erfüllt sein.

Wie bei Krebs betrifft die zweite Voraussetzung für eine rheumatische Erkrankung den Zustand des Bindegewebes der Gelenkknorpel, die beim Rheumatiker von der Anlage her geschwächt sind und daher eine seiner erblich und miasmatisch bedingten Schwachstellen darstellen. Je mehr die Knorpel nun mit Umweltgiften, Chemikalien oder Stoffwechselendprodukten verschlackt sind, umso weniger werden sie mit Lebensenergien versorgt, wodurch die Widerstandskraft irgendwelchen Erregern gegenüber abnimmt.

Damit wären wir auch schon bei denjenigen Faktoren, welche die Entzündungen überhaupt erst auslösen. Enderlein fand nun heraus, dass daran vor allem zwei Pilzstämme beteiligt sind: der *Aspergillus niger* und der *Penicillium notatum*, die wie-

---

63) Der Begriff **Rheumatismus** umfasst eine Vielzahl von Symptomen und Erkrankungsformen, die in verschiedene Gruppen eingeteilt werden. Eine der häufigsten Rheumavarianten ist dabei die primär-chronische Polyarthritis (pcP), die sich an den Gelenken manifestiert und in diesem Kapitel als Beispiel besprochen wird. Dennoch betrifft die Entstehungskette der chronischen Polyarthritis mehr oder weniger alle Rheumaformen und ist daher auch auf den Muskelrheumatismus, den Morbus Bechterew oder eine isolierte, stoffwechselbedingte Gelenkentzündung übertragbar.

derum beide ursprünglich infolge einer kranken Darmflora oder einer schlechten Blutqualität entstehen und über das Blut zu den Gelenken gelangen. Professor Dr. Fassbender, der in den 70er Jahren des letzten Jahrhunderts das private Zentrum für Rheuma-Pathologie in Mainz gegründet hat, fand nun heraus, dass an den kurzen, nur etwa drei bis vier Tage dauernden Entzündungsschüben des Rheumatikers mit großer Wahrscheinlichkeit unter anderem bestimmte Viren, so genannte *Retroviren*, beteiligt sind, wodurch die Knorpel regelrecht zerfressen werden. Ist die Entzündung abgeklungen, produzieren die übrig gebliebenen gesunden Zellen Kollagenfasern, wodurch das rheumatypische Narbengewebe entsteht.

Damit erfüllen sich jedoch – wie beim Krebs – die Worte von Louis Pasteur: ‚Die Mikrobe ist gar nichts, das Milieu ist alles.‘ Denn diese Viren können sich ebenso wie alle anderen Krankheitserreger nur in einem entsprechend gestörten Milieu vermehren und ausbreiten. Die Voraussetzungen dafür werden, wie bei Krebs und den meisten anderen chronischen Krankheiten, durch das verschlackte Bindegewebe und durch die entsprechenden Pilzstämme in den höher entwickelten Stadien bereitet, die sich nun im geschwächten, verschlackten Bindegewebsknorpel der Gelenke einnisten können und so den Nährboden für die virusbedingte Infektion selbst darstellen. Je stärker der Körper daher zum Beispiel aufgrund einer schlechten Verdauungskraft oder einer ungesunden Ernährungsweise verschlackt ist und je kränker die Darmflora ist, umso intensiver kann ein Mensch mit einer vererbten Rheumaanlage an dieser Krankheit leiden.

Diese Rheuma verursachenden Viren stellen daher, ebenso wie die krebsauslösenden Viren oder Egel, nur das Ende der Entstehungskette dieser Krankheiten dar, die immer nur dann aktiv werden können, wenn ein entsprechend ungesunder Nährboden ihnen dafür die Gelegenheit bietet. Alle Erreger, egal ob Viren, Bakterien, Prionen oder irgendwelche Parasiten, können in keinem gesunden Körper mit einem starken Abwehrsystem längere Zeit überleben, weshalb ein widerstandskräftiger Körper jede Krankheit überwinden kann.

Bei den meisten chronischen Krankheiten finden wir demzufolge die klassische Vierteilung in der Entstehungskette:

- **die genetisch-miasmatisch oder psychisch bedingte Schwachstelle,**
- **das übersäuerte oder toxisch belastete Bindegewebe und Blut,**
- **eine kranke Darmflora mit den verschiedenen krank machenden Pilzstämmen und**
- **die direkten Krankheitserreger.**

Heilung als ganzheitlicher Weg
für Körper, Seele und Geist

Im Gegensatz zu den chronischen Krankheiten spielt der Zustand des Bindegewebes bei den akuten Krankheiten eher eine zweitrangige Rolle. Da die vielen Umweltgifte, Stoffwechselschlacken und sonstige giftige Substanzen jedoch auch in den Organen des Immunsystems abgelagert werden, schwächt eine starke Verschlackung des Körpers natürlich auch das Immunsystem. Stecken wir uns nun mit irgendeinem Erreger einer Infektionskrankheit an, entscheidet vor allem der aktuelle Zustand des Blutes, des Abwehrsystems und der Psyche, ob und wie stark wir an der Infektion erkranken. Da es keine Infektionskrankheit gibt, bei der nicht ein bis drei höher entwickelte Pilzstämme daran beteiligt sind, den Nährboden für die Vermehrung der Erreger im Blut, auf der Haut, den Schleimhäuten oder in den befallenen Organen zu bereiten, kann jede Infektion allein durch eine Milieuverbesserung des Blutes und der betroffenen Körperbereiche relativ schnell überwunden werden.

Alle Maßnahmen, die daher die Blutqualität verbessern und das Abwehrsystem sowie die Psyche stärken, können somit dazu beitragen, dass eine Infektion entweder im Keim erstickt wird oder nur kurz aufflackert, um dann relativ schnell wieder zu verschwinden.

Ich werde euch später einmal erzählen, wie man zum Beispiel einen grippalen Infekt allein mit der Ernährung so therapiert, dass er sich gar nicht erst ausbreitet, oder wie man ihn zumindest in nur wenig Tagen überwinden kann *(siehe Kapitel 23, Seite 525)*. Biologische Heilmittel können diesen Prozess natürlich unterstützen oder sogar ersetzen.“

„Dann geht es bei der Entstehung von allen Krankheiten ja im Prinzip immer um dieselben Grundstörungen im Körper. Entscheidend ist also in jedem Fall der Zustand der Psyche, der Darmflora, des Blutes, des Bindegewebes und des Immunsystems. Das sind jedoch alles Faktoren, die wir mit unserer Lebens- und Ernährungsweise stark beeinflussen können. Dann müssten wir doch mit einer besonders vitalstoffreichen, lebendigen und harmonisch kombinierten Nahrung all diese Krankheiten nicht nur beeinflussen, sondern mit der Zeit sogar heilen können, oder?“

„Ja, Jonathan, so ist es! Bis auf wenige Ausnahmen kann man tatsächlich alle Krankheiten des Menschen mit der Ernährung nicht nur positiv beeinflussen, sondern oft sogar heilen. Die Nahrung kann sogar zum besten physischen Heilmittel des Menschen überhaupt werden und unseren Stoffwechsel und unser Immunsystem so intensiv stärken, dass wir nur noch selten oder gar nicht mehr krank werden *(siehe auch die Kapitel 18 und 23)*.“

Ich bin froh, wie gut Jonathan meinen Ausführungen folgen konnte, und seine Frage zeigt mir, dass er tatsächlich auch alles verstanden hat. Ich wende mich Anna-Maria zu und frage sie, ob es für sie zu kompliziert war.

„Eigentlich nicht, aber ich kann deine Ausführungen ja noch einmal kurz wiederholen: Wenn zum Beispiel aufgrund einer ungesunden Ernährungsweise oder einer Verdauungsschwäche die Darmflora erkrankt, können dort verschiedene Pilzstämme krank machende, höhere Entwicklungsstadien annehmen, die sich über das Blut in den entsprechend geschwächten Organen und Körperbereichen einnisten können. Gemeinsam mit der allgemeinen Übersäuerung und Verschlackung von Blut und Bindegewebe bilden sie den Nährboden, auf dem sich andere Krankheitserreger schließlich vermehren und ausbreiten können. Eine Heilung der meisten chronischen Krankheiten erreicht man daher vor allem dann, wenn man nicht das letzte Glied dieser Ursachenkette, also irgendwelche Viren, Bakterien oder Parasiten, zu bekämpfen versucht, sondern das Milieu harmonisiert, in dem sich die Erreger überhaupt erst ausbreiten können. Dazu muss man die wirklichen Ursachen behandeln und das sind vor allem psychische Faktoren, das verschlackte Bindegewebe, das übersäuerte Blut und eine kranke Darmflora."

„Dennoch ist es mit dem Gesundwerden und -bleiben so eine Sache, da wir Menschen nicht nur physische, sondern auch seelisch-geistige Wesen sind. Die meisten Krankheiten haben nämlich aus der geistigen Perspektive betrachtet in der Regel auch einen geistigen Hintergrund oder sogar eine geistige Ursache. Das liegt daran, dass wir unser Leben eigentlich tagtäglich wie in einem Film selbst erschaffen und daher, geistig betrachtet, selbst für unsere Lebensbedingungen und unsere seelische Situation verantwortlich sind. Jetzt mögt ihr vielleicht denken, dass es doch einzelne und sogar kollektive Schicksalsschläge gibt. Das ist völlig richtig; jedoch sind wir Menschen für all diese Situationen letztendlich selbst verantwortlich und haben uns mit unserer Geburt in dieser Zeit und an dem entsprechenden Ort dazu entschieden, diese Umstände zu erleben, weil wir dadurch vielleicht eine wichtige Lernerfahrung machen. Es ist daher unser Bewusstsein, das darüber entscheidet, was wir in unserem Leben anziehen, womit wir uns umgeben und beschäftigen und was für unsere seelisch-geistige Entwicklung mehr oder weniger gut ist und was nicht. Das Gesetz der Resonanz, bei dem Gleiches von Gleichem angezogen wird, spielt dabei eine große Rolle. Erweitern wir nun unser Bewusstsein, verändert sich nicht nur unsere Sichtweise, sondern wir ziehen auch andere Situationen im Leben an, die uns näher zu Gott und uns selbst bringen. Je mehr wir diesen Prozess fördern, umso eher werden wir auch in der Lage sein, uns möglichst gesund zu ernähren, so dass ernährungsbedingte Krankheiten dann keine ‚Notwendigkeit' mehr für unser weiteres seelisch-geistiges Fortkommen darstellen. **Die wirkliche Gesundheit muss daher erst im Geiste stattfinden, bevor sie sich im Körper manifestieren kann. Erst dann werden wir uns zum Beispiel seelisch** und körperlich auch dazu hingezogen fühlen, uns zunehmend von vollwertigen, pflanzlichen Lebensmitteln zu ernähren, was eine der wichtigsten Voraussetzungen für ein wirklich gesundes und langes Leben ist.

Gesundwerden ist in Wirklichkeit also ein ganzheitlicher Werdeprozess, der alle Ebenen unseres Wesens und des Lebens mit einbezieht. Auch ich hätte mich damals sicherlich nie von meinen Allergien heilen können und damit die verschiedenen Heilungswege entdeckt, wenn ich nicht primär auf der Suche nach Gott und der Wahrheit gewesen wäre, wodurch ich mich für all die Menschen, Situationen, Informationen und Ideen öffnete, die mir auf diesem Weg geholfen haben."

Mit diesen Worten beenden wir unser heutiges Gespräch über die Entstehung von Krankheiten und ich lade meine beiden Urenkel ein, mich auf meinem Abendspaziergang zu begleiten.

Entstehung und Heilung von chronischen Krankheiten

Die meisten Krankheiten können nur dann entstehen, wenn ein entsprechend krankhaftes Milieu im Darm, im Blut, in den Organen oder in anderen Körperbereichen einen geeigneten Nährboden für die verschiedenen Erreger bereitet.

Diese Milieuverschlechterung kann einerseits psychische Ursachen haben; andererseits entsteht sie aber grundsätzlich auch infolge der allgemeinen Übersäuerung und Verschlackung unserer Körperzellen, deren Funktion zusätzlich durch höher entwickelte Pilzstämme verschlechtert wird. Die Vitalität unserer Körperzellen wird daher nicht nur von der Blutqualität bestimmt, sondern auch vom Zustand der Darmflora.

Bei den meisten chronischen Krankheiten findet man daher die klassische Vierteilung in der Entstehungskette:

- die genetisch-miasmatisch oder psychisch bedingte Schwachstelle,
- das übersäuerte oder toxisch belastete Bindegewebe und Blut,
- eine kranke Darmflora mit den verschiedenen krank machenden Pilzstämmen und
- die direkten Krankheitserreger, wie Bakterien, Viren, Prionen oder Parasiten.

Alle Faktoren, die den Körper entgiften und unsere Blutqualität sowie den Zustand der Darmflora verbessern, fördern daher unsere Gesundheit. Dazu gehören vor allem:

- eine ausgeglichene Psyche,
- eine gesunde, möglichst vegetarische Ernährungsweise und
- eine gute Verdauungskraft.

Ein psychisch ausgeglichener Mensch mit einem entsäuerten und entschlackten Körper bietet daher weder für die verschiedenen Pilzstämme noch für irgendwelche anderen Erreger einen Angriffspunkt.

Die Wiederherstellung der ursprünglichen seelischen und körperlichen Harmonie führt damit automatisch zur Gesundheit.

KAPITEL 18

Die Aufbau- und Entgiftungstherapie mit der Nahrung

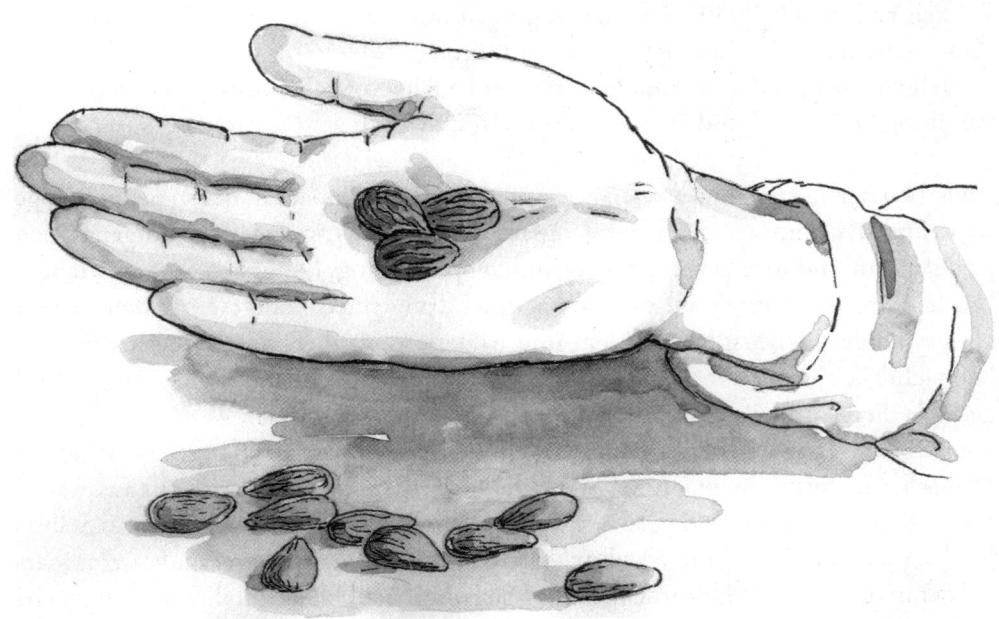

Gesund mit nur drei Mandeln pro Tag

Die Aufbau- und Entgiftungstherapie mit der Nahrung

Kommen wir nun zur dritten Trennkoststufe, der Aufbau- und Entgiftungstherapie mit der Nahrung. Diese Form der Ernährung ist die heilkräftigste Anwendungsmöglichkeit der Trennkost, der Makrobiotik, der Ayurveda-Medizin und aller anderen Ernährungssysteme, die ich kenne. Alles bisher Gesagte gipfelt sozusagen in dieser ursprünglichsten Methode, den Körper des Menschen zu heilen und gesund zu erhalten. Sie ist mit Sicherheit viele Jahrtausende alt, da sie, wie ich im Kapitel 23 „Leben kommt nur vom Leben" beschreibe, mit großer Wahrscheinlichkeit auch von Jesus gelehrt wurde, obwohl einige Elemente im Zuge der Überlieferungen entweder verloren gegangen sind oder aus bestimmten Gründen geheim gehalten wurden. Zu Anfang des beginnenden neuen Zeitalters ist es jedoch dringend notwendig, dieses uralte Wissen wieder allen Menschen zugänglich zu machen, damit jeder die Möglichkeit hat, die Heilkräfte der Nahrung nicht nur für den Körper, sondern auch für seine seelisch-geistige Entwicklung zu nutzen.

Steigen wir nun ein in eines der größten Ernährungsgeheimnisse, mit deren Anwendung Sie gesund und allergiefrei werden und bleiben können.

Zwischen den letzten Gesprächen mit Anna-Maria und Jonathan liegen bereits einige Tage und der Sommer neigt sich langsam dem Ende entgegen. Im Morgengrauen stehe ich auf und mache meinen gewohnten Spaziergang. Die ersten Sonnenstrahlen brechen über dem Horizont hervor. Sie durchdringen das Laub einiger Bäume und ein gewaltiges Farbenspiel aus Licht und Materie verzaubert meine Seele. Ergriffen beobachte ich das weitere Aufsteigen der Sonne. Ich schließe meine Augen und genieße die Wärme ihrer Strahlen auf meiner Haut. Wie immer, wenn ich morgens einen Spaziergang mache, ist mein Ziel ein besonderer Ort am Rande eines kleinen Wäldchens. Dort steht ein großer Stein, der für mich eine besondere Kraft ausstrahlt. Ich setze mich auf ihn und versenke meine Aufmerksamkeit in mein inneres Selbst.

Nach einiger Zeit werde ich durch den Ruf eines über mir kreisenden Habichts wieder in die äußere Welt zurückgeholt. Die Sonne steht bereits in ihrer vollen Pracht und Größe am Himmel und ein leichtes Magenknurren erinnert mich daran, den Heimweg anzutreten.

Zu Hause angekommen, werde ich bereits von Anna-Maria und Jonathan erwartet, da wir heute gemeinsam essen wollen.

„Schön, dass ihr schon da seid! Ich habe nämlich schon ein wenig Hunger."

Wir begrüßen einander und machen es uns am Tisch auf der Terrasse bequem, auf den ich am frühen Morgen ein paar Schalen mit verschiedenen Obst- und Nusssorten gestellt habe. Nachdem wir uns gesetzt haben, nehme ich eine Orange in die Hand und frage meine beiden Urenkel, an was sie diese Frucht erinnert.

„Ich finde, sie sieht wie eine kleine untergehende Sonne am Abendhimmel aus. Denn kurz bevor die Sonne untergeht, wird auch sie orange bis rot und man kann sie dann sogar, ohne geblendet zu werden, anschauen."

„Ja, Anna-Maria, daran habe ich auch gedacht. Aber nicht nur äußerlich erinnern Orangen an die Sonne, sondern auch die belebende Wirkung ihres Saftes lässt durchaus einen Vergleich mit der Leben spendenden Kraft der Sonne zu. Im Prinzip trifft das natürlich auch auf die meisten anderen Früchte und fruchtähnlichen Lebensmittel zu. Dennoch wirkt der Saft der Orangen im Gegensatz zum Yang der Sonnenenergie auf uns sehr yinisierend, weshalb wir sie vor allem in der warmen oder heißen Jahreszeit essen sollten, wenn wir durch die äußere Wärme yangisiert werden. Alle anderen Obstsorten sind ebenfalls yin-überschüssig, einige mehr, wie zum Beispiel die Zitronen, und andere weniger, wie die Äpfel und Birnen. Aber ein großer Unterschied besteht eigentlich kaum in den Yin-Qualitäten von Obst, genauso wenig wie es bei den verschiedenen Getreidesorten größere Yang-Unterschiede gibt *(siehe Kapitel 13).*"

Die Bedeutung des Zellstoffwechsels für die Gesundheit und ein langes Leben

Nach diesen Worten wünsche ich den beiden einen guten Appetit, worauf wir es uns schmecken lassen.

„Großvater", Anna-Maria schaut mich ein wenig nachdenklich an. „Bei unseren letzten Treffen hast du uns erzählt, wie Allergien und chronische Krankheiten entstehen. Vor einiger Zeit erklärtest du uns jedoch die Zusammenhänge zwischen der Entstehung von Krankheiten und den Zellverschlackungen, die infolge einer zu geringen Aktivität der Stoffwechselkatalysatoren hervorgerufen werden *(siehe Kapitel 6).* Kannst du uns noch einmal erklären, wodurch es überhaupt zu dieser verminderten Katalysatortätigkeit kommt und wie man diese wieder aktivieren kann?"

Vor einigen Wochen erzählte ich den beiden Geschwistern mein kleines Abenteuer zu Beginn meiner beruflichen Tätigkeit, wie ich auf mysteriöse Art und Weise in den Messehallen von Düsseldorf zu einem Buch geführt worden bin, wodurch ich den lang ersehnten und entscheidenden Schlüssel in die Hände bekam, mit dem ich schließlich die Aufbau- und Entgiftungstherapien entwickeln konnte. Ich erklärte ihnen, dass bei allen chronischen Krankheiten und Organunterfunktionen die Zellen und Zellmembranen immer aufgrund einer verringerten Aktivität der Stoffwechsel-katalysatoren mehr oder weniger verschlackt sind und wie die Zellen durch die Aktivierung dieser Stoffwechselkatalysatoren entgiftet werden. Je stärker daher die Aktivität der Stoffwechselkatalysatoren ist, umso intensiver werden die Zellen und Zellwände nicht nur von irgendwelchen Giften, sondern auch von den ganz normal anfallenden Stoffwechselendprodukten freigehalten. Dadurch kann sich nicht nur der Stoffwechsel der Zellen, sondern auch die Membrandurchlässigkeit um ein Vielfaches erhöhen. Die Zellatmung und -ernährung nimmt wieder zu und die Zellen beginnen sich zu regenerieren. Diese Reaktivierung des Zellstoffwechsels spielt also bei der Heilung der meisten Krankheiten und Organunterfunktionen eine bedeutende Rolle, gleichgültig, ob es sich um hormonelle Störungen, um eine Enzymschwäche der Bauchspeicheldrüse, um Haarwuchsprobleme oder um Krebs handelt *(siehe die Kapitel 6, 17 und 21).*

Für die 16-jährige Anna-Maria ist es manchmal nicht leicht, meinen Ausführungen zu folgen, auch wenn ich mich immer bemühe, die vielen komplexen Zusammenhänge so einfach wie möglich darzustellen. Ich habe daher großes Verständnis dafür, wenn sie mich öfters um eine Wiederholung oder Zusammenfassung bittet.

„Die Stoffwechselkatalysatoren und einige andere Enzyme sind also daran beteiligt, die Zellwände und die Zellen selbst von den Stoffwechselendprodukten, von freien Radikalen und von allen möglichen anderen Giften frei zu halten. Je besser sie ihre Aufgaben erfüllen, umso besser werden die Zellen ernährt, und letztlich verbessert sich dadurch der gesamte Zellstoffwechsel. Eine Funktionsminderung sorgt hingegen für eine zunehmende Verschlackung der Zellen, wodurch der Zell-stoffwechsel und damit die Vitalität der Zellen abnimmt und sie leichter von allen möglichen Krankheitserregern, wie höher entwickelten Pilzstämmen, Bakterien, Viren oder Parasiten, befallen werden können.

Die Ursachen, die nun zu einer verminderten Funktion der Soffwechselkatalysatoren und Enzyme führen, sind im Prinzip dieselben, die auch unser Abwehrsystem schwächen. Dazu gehören nicht nur all die vielen natürlichen und unnatürlichen lebensfeindlichen Umweltfaktoren oder eine ungesunde Ernährungsweise, sondern auch psychische Belastungen *(siehe die Kapitel 7 und 8).* Je schlechter und säurebildender wir uns daher ernähren, je mehr Umweltgifte und Chemikalien wir aufnehmen und je mehr lebensfeindlichen Strahlungen wir ausgesetzt sind, wie zum Beispiel der radioaktiven Strahlung, den digital gepulsten Hochfrequenzen der früheren Mobil-funktechnologien[64] oder einer erhöhten UV-Strahlung, umso schlechter werden nicht nur alle Enzyme und Stoffwechselkatalysatoren in unserem Körper gebildet, sondern umso weniger aktiv sind sie auch.

Diese Funktionsminderung der Stoffwechselkatalysatoren und Enzyme entsteht jedoch nicht nur bei einer allgemeinen Übersäuerung oder Verschlackung des Körpers, sondern auch infolge einer vitalstoffarmen Mangelernährung, da ihre Bildung auch vom Vorhandensein bestimmter Nährstoffe (Eiweiß bzw. Aminosäuren, Vitamine, Mineralstoffe etc.) abhängig ist.

Will man daher den Zellstoffwechsel wieder verbessern, sollte man den Zellen nicht nur alle Nährstoffe zur Verfügung stellen, die für einen gesunden Zellstoffwechsel notwendig sind *(siehe die Kapitel 10 und 14)*, sondern man sollte vor allem für eine Entschlackung des Körpers sorgen. Je durchlässiger die Zellmembranen nämlich sind, umso weniger Nährstoffe sind nötig, um die Zellen optimal zu ernähren. Die Natur hat uns dafür ein paar wunderbare Lebensmittel bereitgestellt. Denn die rohen Früchte, Nüsse und Ölsamen sowie das rohe, angekeimte Getreide erfüllen auf phantastische Weise all diese Voraussetzungen. Sie können wie keine anderen Lebensmittel nicht nur sämtliche Stoffwechselkatalysatoren und wahrscheinlich auch alle anderen Körperenzyme optimal aktivieren, sondern sie tragen auch die notwendigen Energien in sich, mit denen man das gesamte Bindegewebe entgiften und die Verdauungskraft wieder aufbauen kann. Außerdem versorgen sie uns mit fast allen Nährstoffen, die unser Körper zum Leben braucht *(siehe Kapitel 14)*.

Je mehr wir daher durch Ernährungsfehler oder irgendwelche Umwelteinflüsse geschwächt oder krank sind, umso bedeutender kann eine gesunde Ernährung mit diesen energiereichen Lebensmitteln für uns sein.

Um wirklich gesund zu werden und zu bleiben, sollte man also ein möglichst hohes Stoffwechselniveau anstreben. Je intensiver wir daher den Körper entgiften und je häufiger wir die Stoffwechselkatalysatoren maximal aktivieren, umso schneller verlieren wir unsere Krankheiten. Mit einer zwei- bis dreimaligen Anwendung der dritten Trennkoststufe pro Woche können wir zwar keine Riesensprünge machen, was das Altern anbetrifft; jedoch können wir dadurch fast alle Organfunktionen normalisieren und so zumindest die meisten chronischen Krankheiten positiv beeinflussen oder sogar nach einigen Monaten bis Jahren heilen.

Ideal wäre natürlich ein Stoffwechselgleichgewicht, bei dem sämtliche Stoffwechselendprodukte neben den körperfremden Substanzen von außen hundertprozentig entfernt werden. Je näher wir diesem Idealzustand kommen, umso seltener müssen sich die Körperzellen teilen und erneuern und umso länger bleiben wir jung. Ich werde euch später einmal erzählen, wie man das mit Hilfe der Ernährung erreichen kann. Ihr könnt euch sicherlich vorstellen, dass es sich dabei um eine hochinteressante

---

64) Die fiktiven Gespräche mit Anna-Maria und Jonathan finden im Jahr 2055 statt. Ich gehe daher davon aus, dass bis dahin in den meisten Ländern der Erde alle gesundheitsschädlichen oder -gefährdenden Technologien, wie der Mobilfunk mit digital gepulsten Hochfrequenzen oder Atomkraftwerke, weitgehend durch alternative, den Naturgesetzen entsprechende Technologien ersetzt wurden beziehungsweise werden. Damit diese Vision jedoch Wirklichkeit wird, müssen wir heute damit beginnen, die Alternativen zu fördern, weiterzuentwickeln und die Politik sowie die Wirtschaft dafür zu öffnen.

Sache handelt. Der Traum der ‚ewigen Jugend' ist daher seit wenigen Jahrzehnten schon kein Traum mehr, sondern wird für einige Menschen bereits Wirklichkeit *(mehr dazu in den Kapiteln 23 und 24 sowie im zweiten Band)*. Grundsätzlich kann man also durchaus sagen: Je besser unser Stoffwechsel funktioniert, umso länger bleiben wir jung und umso älter können wir werden."

„Gibt es denn neben der Ernährungstherapie nicht auch noch andere Möglichkeiten, womit wir die Stoffwechselkatalysatoren aktivieren und unseren Körper entgiften können?" möchte Jonathan wissen.

„Durchaus! Da wir Menschen im Grunde Licht beziehungsweise Energie sind, brauchen wir dem Körper eigentlich nur Licht oder Energie zuführen und er wird wieder gesund. Krankheit ist daher immer ein Mangel an Licht oder Energie. Alle Methoden und Wege, die dem Körper demnach Licht oder Energie zuführen oder die eigene Lebensenergie aktivieren oder besser zirkulieren lassen, können Krankheiten heilen. Am einfachsten wäre es natürlich, wenn wir uns ausschließlich vom göttlichen Licht ernähren könnten! Jedoch gehört dazu ein transformiertes Bewusstsein und wir müssten entweder voll und ganz im göttlichen Licht leben oder uns zumindest einige Stunden pro Tag dem göttlichen Licht öffnen, das uns dann tatsächlich ernähren kann. Solange wir diese Vollkommenheit noch nicht erreicht haben, lässt sich zumindest unser Körper fast ebenso gut mit lichtreichen Lebensmitteln ernähren – und das sind nun einmal in erster Linie alle rohen Früchte, Nüsse und Ölsamen und das rohe, angekeimte Getreide. Darüber hinaus kann man natürlich zusätzlich Yoga, Qi Gong oder ähnliche Übungen praktizieren, die ebenfalls für eine vermehrte Licht- beziehungsweise Energieaufnahme über unsere Energiezentren (Chakras) sorgen. Schließlich gibt es auch verschiedene Naturheilmittel und -methoden, die nicht nur die Stoffwechselkatalysatoren oder das Bindegewebe aktivieren und entgiften können, sondern uns auch in der Lichtaufnahme über die Chakras unterstützen."

Notwendige Voraussetzungen für die Aktivierung der Aufbaukräfte

„Jetzt hast du uns so viel über die Bedeutung eines entschlackten Körpers und eines gesunden Zellstoffwechsels erzählt, dass wir nun ganz gespannt sind, wie man die Heil- und Aufbaukräfte der rohen Früchte, Nüsse und Samen nutzen kann! Sicherlich muss man dabei einige wichtige Regeln beachten, oder?"

Jonathan beißt nach dieser Frage in eine Feige und nimmt zwei oder drei Mandeln, die er zusammen mit dem Feigenstück kaut. Mir kommt diese Situation fast wie ein

Traum vor, so wie die beiden da vor mir sitzen und die Früchte und Nüsse verzehren. Sie erinnern mich an meine Jugendjahre, in denen ich anfing, mir zum ersten Mal Gedanken über eine gesunde Ernährung zu machen.

„Ja, es gibt tatsächlich ein paar Regeln, die genau eingehalten werden müssen, denn sonst kann man sich mit der Anwendung der dritten Trennkoststufe mehr Schaden zufügen als dass sie einem nützt. Bevor wir jedoch diese Bedingungen besprechen werden, will ich euch erklären, welche Voraussetzungen erfüllt sein müssen, damit die Aufbaukräfte und Entgiftungsenergien der rohen Früchte, Nüsse und Samen überhaupt voll zur Wirkung kommen.

Wie ihr ja bereits wisst, enthalten diese Lebensmittel einerseits die stärksten katalysator- und verdauungskraftaktivierenden Energien *(siehe Kapitel 6)*, und andererseits gibt es keine anderen Lebensmittel, die das Bindegewebe und alle Funktionszellen des Körpers so stark entgiften und aktivieren können wie sie. **Entscheidend für die maximale Aktivierung der Stoffwechselkatalysatoren und der bindegewebsentgiftenden Energien ist nun jedoch die richtige Kombination dieser Lebensmittel in einer Mahlzeit und das gründliche Kauen** *(siehe Kapitel 6)*.

Ich fand heraus, dass sich nur eine rohe Nuss- oder Ölsamensorte mit nur einer rohen Fruchtsorte optimal kombinieren lässt. Zum angekeimten Getreide darf außer dem sortenreinen, kaltgepressten Olivenöl nichts kombiniert werden. Jede andere Kombination dieser Lebensmittel führt bereits zu einer deutlichen Verringerung ihrer Heil- und Aufbaukräfte. Außerdem sollten die Nüsse und Ölsamen auch nicht geschält sein, weil die katalysatoraktivierenden Energien dadurch um zirka 25 % und die Aufbauenergien um etwa 50 % gegenüber den ungeschälten Nüssen und Ölsamen abnehmen. Das betrifft zum Beispiel rohe, geschälte Mandeln und Sesamsamen sowie deren rohe Nussmuse. Grundsätzlich kann man natürlich auch mehrere Obstsorten mit verschiedenen Nüssen oder Ölsamen zusammen essen; jedoch werden dadurch alle Aktivierungs- und Entgiftungsenergien mehr oder weniger stark geschwächt. Solche Kombinationen entsprechen dann nicht mehr der dritten, sondern der zweiten Trennkoststufe *(siehe Kapitel 11)*. Ich hatte damals wirklich alle möglichen Kombinationen ausprobiert: eine Nusssorte mit zwei Fruchtsorten, ausschließlich zwei Fruchtsorten oder auch zwei Nuss- oder Ölsamensorten zusammen, angekeimtes Getreide mit anderen kaltgepressten Ölsorten, wie Sonnenblumenöl, Sesam- oder Distelöl, oder angekeimtes Getreide mit Honig. Nichts funktionierte wirklich optimal! Rohes Gemüse schied bei diesen Versuchen von vornherein aus, da es schon für sich allein wesentlich schwächere katalysatoraktivierende Energien besitzt als rohe Früchte, Nüsse und Ölsamen oder angekeimtes Getreide. – Es blieb also bei den beiden einfachsten Möglichkeiten. Selbstverständlich kann man auch nur eine Obstsorte oder Nuss- beziehungsweise Ölsamensorte pro Mahlzeit essen, jedoch bringt das gewisse Nachteile mit sich. Nüsse und Ölsamen gehören nämlich zu den leicht säurebildenden Lebensmitteln *(siehe Kapitel 8)*, so dass ein Säure-Basen-Ausgleich über die Früchte sehr sinnvoll ist. Das ist vor allem dann von Bedeutung, wenn man sich häufiger oder längere Zeit von Nüssen und Ölsamen ernähren will. Isst man hingegen nur die Früchte für sich allein, wird man schon nach kurzer Zeit wieder hungrig sein, da sie einerseits relativ kalorienarm (joulearm) sind und andererseits oft schon nach 20 bis 30 Minuten den Magen wieder verlassen haben. Die Ergänzung mit den eiweiß- und fettreichen Nüssen oder Ölsamen führt daher nicht nur zu einer deutlichen Erhöhung der Nährstoffzufuhr und des Sättigungseffektes, sondern durch sie kommt es ja überhaupt erst zu der intensiven Aktivierung der gesamten Eiweiß- und Fettverdauung.

Bei meinen Forschungen fand ich noch heraus, dass sich rohe Nüsse und Ölsamen nicht gemeinsam mit rohem, angekeimten Getreide im Magen-Darm-Trakt vertragen. Beide Lebensmittelgruppen sind neben dem Obst die lebensenergie- und vitalstoffreichsten, die es gibt, wobei die Früchte, Nüsse und Ölsamen die hochwertigsten Yin-Qualitäten und die angekeimten Getreidesorten die hochwertigsten Yang-Qualitäten besitzen. Beide Gruppen stellen sozusagen die stärksten, in der menschlichen Nahrung vorkommenden ‚Energiepakete‘ dar, die sich jedoch aufgrund ihrer Polarität nicht gleichzeitig im Magen oder Darm vertragen. **Daher sollte man am selben Tag niemals rohe Nüsse oder Ölsamen und rohes, angekeimtes Getreide essen.** Am schlimmsten wirken sich die dadurch entstehenden bioelektrischen und energetischen Spannungen aus, wenn wir beide Lebensmittelgruppen gleichzeitig oder in aufeinanderfolgenden Mahlzeiten zu uns nehmen. Die Folgen können eine Menge Magen-Darm-Beschwerden mit Bauchschmerzen, Krämpfen, Blähungen und zum Teil massiven Darmflorastörungen sein. Das Allgemeinbefinden und das Abwehrsystem werden deutlich geschwächt und in der Regel machen sich auch die bekannten Schwachstellen des Körpers bemerkbar. Ich selbst habe bei meinen Experimenten außerdem mit Kopfschmerzen, Nackenverspannungen, Rückenschmerzen und Beschwerden in den Kniegelenken reagiert *(mehr dazu unter „3. Kombinationsregel“ in Kapitel 11, Seite 198)*.

Es gibt allerdings noch ein neutrales Lebensmittel, das wir diesen beiden Kombinationen hinzufügen können und natürlich auch müssen: das Wasser. Es kann warm oder kalt sein; jedoch sollte es nicht heißer als 45°C sein und es muss absolut mineralarm sein. Alle anorganischen Mineralien, und dazu gehören das Kochsalz und unraffinierte Steinsalz beziehungsweise Kristallsalz ebenso wie die Mineralsalze im Mineralwasser, vermindern die katalysatoraktivierenden Energien dieser Nahrung. Außerdem vertragen sich Salz und alle anderen anorganischen Mineralien nicht mit rohen Nüssen, Ölsamen und rohem Getreide im Magen-Darm-Trakt. Es kann dadurch zu mehr oder weniger starken Darmflorastörungen und zu denselben Symptomen kommen, die bei einer Kombination von rohen Nüssen oder Ölsamen mit rohem, angekeimten Getreide auftreten können *(siehe auch Kapitel 3)*. Am besten eignet sich dafür sauberes Regen- oder Quellwasser, so wie es die Schöpfung eigentlich für den Menschen vorgesehen hat.

Vor 50 Jahren war es jedoch nicht immer leicht, an ein unbelastetes, **mineralarmes Wasser** heranzukommen. Das Leitungswasser eignete sich nur in den wenigsten Gebieten für diese Ernährungsweise, da es häufig sehr kalkreich und oft auch mit anderen giftigen Substanzen belastet war. In einigen Städten und Regionen wurde es sogar gechlort. Wir bauten uns daher ein Umkehrosmosegerät unter unsere Küchenspüle ein, das über 95 % der Mineralien und aller organischen und anorganischen Substanzen und Schadstoffe herausfilterte. Die strombetriebene Wasserdestillation war uns wegen des hohen Stromverbrauchs zu teuer und nicht umweltfreundlich genug. Außerdem hat sie den Nachteil, dass man dadurch ein relativ lebensenergiearmes Wasser erhält, dass vor dem Trinken erst wieder energetisch aufbereitet werden sollte. Es gab natürlich, ebenso wie heute, auch verschiedene mineralarme Wässer in Flaschen zu kaufen, die in jedem Fall eine gute Alternative zu einem mineralreichen Leitungswasser darstellen. **Der gesamte Mineralsalzgehalt dieser Wässer darf aber keinesfalls 250 mg pro Liter überschreiten – je weniger, desto besser** *(siehe hierzu auch Fußnote 12 auf Seite 43)*.

Warum erst beim **gründlichen Kauen** der Nahrung die katalysatoraktivierenden Energien freigesetzt werden, lässt sich nur mit der Kombination aus der mechanischen Zerkleinerung und der gleichzeitigen Einwirkung des Mundspeichels erklären. Außerdem muss dieser Vorgang im Mund selbst stattfinden, denn wenn man die Lebensmittel püriert, mit Speichel versetzt und einige Minuten abwartet, geschieht diesbezüglich gar nichts. **Erst wenn wir beispielsweise ein Stück Apfel mit drei bis vier Haselnüssen 150- bis 200-mal oder entsprechend drei bis vier Minuten lang gekaut haben, werden diese Energien maximal aktiviert.** Kleinere Bissen müssen selbstverständlich weniger häufig beziehungsweise nur zwei bis drei Minuten lang gekaut werden, um denselben Effekt zu erreichen. Außerdem kann man die Nüsse oder Ölsamen und das Obst auch im ständigen Wechsel oder die jeweiligen Mengen hintereinander auf diese Art und Weise zu sich nehmen. Frisches Obst muss dann je nach Sorte und Größe des Bissens nur 50- bis 150-mal gekaut werden, bis die festen Anteile weitgehend verflüssigt sind. **Der beim Kauen freiwerdende Saft kann dabei sofort hinuntergeschluckt werden, da der reine Zellsaft nicht durch das Kauen und Einspeicheln energetisch aufgeschlossen werden muss. Reiner, unerhitzter Fruchtsaft ist ‚pure Lebensenergie'!** Das Aufschließen betrifft vor allem die festen beziehungsweise faserstoffhaltigen Anteile der Lebensmittel. **Falls beim gründlichen Kauen von rohem, angekeimten Getreide ein kaugummiähnlicher Eiweißklumpen übrig bleibt, kann dieser ebenfalls nach der entsprechend langen Kauaktion hinuntergeschluckt werden. Er löst sich dann unter dem Einfluss der Magensäure vollständig auf.** Sobald

wir uns ausschließlich im Sinne der höheren Ebenen der dritten Trennkoststufe er-
nähren, verändert sich die Zusammensetzung des Speichels derart, dass beim längeren
Kauen von rohem Getreide kein solcher Klumpen Klebereiweiß mehr übrig bleibt.
Das Getreide wird dann bereits im Mund vollständig ‚verflüssigt‘.

Am Anfang gehört natürlich schon ein wenig Übung dazu, einen Bissen so lange
zu kauen und nicht vorzeitig hinunterzuschlucken. Mit der Zeit gewöhnt man sich
jedoch daran, bis das gründliche Kauen ganz automatisch geschieht.

Zusammen mit all den anderen Energien, wie den Aufbau- und bindegewebsaktivierenden Energien oder auch den Yin-Yang-Energien, wirken die katalysatoraktivierenden Energien nun bereits über den Mund auf alle Körperzellen. Im Magen setzt
sich diese Wirkung fort und zwar so lange, bis die Nahrung den Magen verlassen
hat. Je nach der verzehrten Nahrungsmenge kann das mehrere Stunden dauern.
Mund und Magen dienen dabei geradezu als energetische Verteilungsstellen für die
verschiedenen Energien. Neu ist diese Erkenntnis über die energetische Funktion
des Magens keinesfalls, denn sowohl die Chinesen als auch die Inder kennen sie seit
vielen tausend Jahren. In der Traditionellen Chinesischen Medizin gibt es sogar einen
Meridian (Energieleitbahn), der mit dieser Verteilerfunktion des Magens in direkter
Verbindung steht (Dreifacher Erwärmer).

Die Verweildauer der Nahrung im Magen ist jedoch nicht nur von der Menge,
sondern auch von der Art der Nahrung abhängig. Fette liegen dabei grundsätzlich am
längsten im Magen, Eiweiße am zweitlängsten und Kohlenhydrate verlassen ihn in der
Regel am schnellsten. 100 Gramm Nüsse oder Ölsamen mit einer beliebigen Menge
Obst haben nach ungefähr vier bis fünf Stunden den Magen wieder verlassen. Genauso
lange wirken dann alle Aufbau- und Entgiftungskräfte der Nahrung über den Magen
auf den ganzen Körper. Die Hälfte dieser Menge braucht natürlich auch nur ungefähr
die halbe Zeit, um im Magen verdaut zu werden. 100 Gramm angekeimtes Getreide
(getrocknet, vermahlen und mit etwas Wasser zu einem festen Teig vermischt) braucht
ungefähr drei Stunden, um im Magen verdaut zu werden. Kombiniert man dieselbe
Menge Getreide hingegen mit zirka 50 ml Olivenöl, hat diese Mahlzeit erst nach vier
bis fünf Stunden den Magen wieder verlassen. Isst man ausschließlich Obst auf nüchternen Magen, ist dieser je nach Art und Menge der verzehrten Früchte oft schon nach
20 bis 60 Minuten wieder leer. Die längste Verweildauer haben jedoch Mahlzeiten,
bei denen wir größere Mengen an Fetten, Eiweißen und komplexen Kohlenhydraten
miteinander mischen. Eine solche Mahlzeit kann dann je nach der verzehrten Menge
auch mehr als fünf Stunden benötigen, bis sie den Magen vollständig verlassen hat
(siehe auch den Kasten „Die Verweildauer der Nahrung im Magen“ und das Unterkapitel
„Mindestwartezeiten nach rohen Nüssen und Samen“ in Kapitel 11, ab Seite 202).

Die Bedeutung der Verweildauer dieser verschiedenen Lebensmittel und Mahlzeiten im Magen ist vor allem deshalb so wichtig, da sich die rohen Nüsse und Samen

nur mit wenigen anderen Nahrungsmitteln im Magen-Darm-Trakt vertragen und keinesfalls mit größeren Mengen von anorganischen Mineralien in Berührung kommen sollten. Außerdem können die verschiedenen Aktivierungsenergien der rohen Früchte, Nüsse und Samen ja nur dann optimal im Magen wirken, wenn sie sich mit keinen anderen Lebensmitteln vermischen. **Bevor man also diese energiereichen Lebensmittel zu sich nimmt, muss der Magen hundertprozentig leer sein, und man sollte mit der nächsten Mahlzeit immer so lange warten, bis die Heilnahrung den Magen vollständig verlassen hat.**"

„Um die Aktivierungsenergien von rohen Früchten, Nüssen und Ölsamen und vom rohen, angekeimten Getreide vollständig nutzen zu können, müssen also vier Bedingungen eingehalten werden:

- **Generell gibt es nur zwei Grundkombinationen und zwar eine rohe Nuss- oder Ölsamensorte mit einer Fruchtsorte oder eine Sorte rohes, angekeimtes Getreide für sich allein oder mit sortenreinem, kaltgepressten Olivenöl.**
- **Jeder Bissen muss mindestens 150- bis 200-mal gekaut werden, bis er einigermaßen verflüssigt ist.**
- **Man darf nur mineralarmes Wasser dazutrinken und**
- **schließlich dürfen sich diese Lebensmittel mit keiner anderen Nahrung im Magen vermischen.**"

Jonathan lässt es sich bei dieser Feststellung schmecken und ich habe den Eindruck, dass er bewusst etwas länger kaut als sonst.

Hindernisse bei der Aufbau- und Entgiftungstherapie

„Aber wie kommt es nun zum Aufbau der Verdauungskraft?"

„Das Wichtigste ist bereits geschehen, Jonathan. Durch die Aktivierung aller Katalysatoren beginnt die große ‚Reinigungsaktion' der Zellen. Die Zellmembranen und die Zellen selber werden entgiftet, so dass sie bis zu zehnmal besser ernährt werden können als ohne diese intensive Katalysatoraktivierung. Die Zellfunktionen nehmen dadurch wieder zu und je häufiger und regelmäßiger wir uns so ernähren, umso vitaler werden nicht nur alle Körperzellen, sondern umso eher können sich auch kranke Zellen durch diese Heilmethode wieder regenerieren. Dabei denke ich auch an alle Krebserkrankungen, die ja in den meisten Fällen ein Endstadium der verminderten Tätigkeit einiger Soffwechselkatalysatoren darstellen *(siehe die Kapitel 6 und 17)*.

Die Verdauungskraft wird nun durch die zusätzlichen Aufbauenergien wieder reaktiviert und die einzelnen Steigerungen der Verdauungskraft addieren sich von Tag zu Tag *(siehe Kapitel 6)*.

Es gibt eigentlich nur eine Möglichkeit, wodurch der erreichte Aufbauwert eines Tages wieder auf das Niveau des Vortages zurückfallen kann: Das geschieht immer dann, wenn wir in einer späteren Mahlzeit deutlich mehr essen, als wir verdauen können. Durch diese Überlastung wird das geschwächte Verdauungsorgan derart überfordert, dass die Verdauungsfunktion wieder sinkt.

Dies ist ein wichtiger Grund, warum viele Krankheitssymptome, Allergien, Verdauungsbeschwerden und Darmpilzerkrankungen ab einem bestimmten Zeitpunkt schlagartig zunehmen können, auch wenn sie sich vorher relativ langsam entwickelt hatten. Wenn die Verdauungskraft nämlich durch die Umweltgifte, durch Stress oder die allgemeine Lebens- und Ernährungsweise bis zu einem bestimmten Punkt abgenommen hat, so dass die üblichen Mahlzeiten das geschwächte Organ zunehmend stärker überfordern, verringert sich durch diese Überforderung ab einem bestimmten Zeitpunkt zusätzlich die Verdauungskraft. Die Symptom- und Krankheitsentstehung nimmt dann mit wachsender Geschwindigkeit zu *(siehe auch Kapitel 7)*.

Schützen können wir uns vor dieser Eskalation der Beschwerden nur, wenn wir ein sensibles Körpergefühl entwickeln, das uns vor einer Überlastung mit zu viel Nahrung warnt. Liegt daher eine Verdauungsschwäche vor, ist es natürlich ratsam, die Verdauungskraft so schnell wie möglich aufzubauen, um Schlimmeres zu verhindern.

Generell sollte man bei allen Verdauungsschwächen daher immer nur so viel pro Mahlzeit essen, dass dadurch die Symptome so gering wie möglich gehalten werden. Mehrere kleine Mahlzeiten sind dann absolut empfehlenswert. Wenn die Verdauungskraft wieder gestiegen ist, kann man natürlich zu den drei oder auch nur zwei üblichen Mahlzeiten zurückkehren. Die häufig geführte Diskussion, ob nun mehrere kleine oder wenig ‚große' Mahlzeiten pro Tag gesünder sind, erübrigt sich daher in einer solchen Situation. Für einen gesunden Menschen halte ich jedoch wenig größere Mahlzeiten für besser, damit der Verdauungstrakt seine notwendigen Ruhephasen bekommt *(mehr dazu in Kapitel 23 und im Folgebuch)*. "

Nun hatte ich so viel erzählt, dass ich vor lauter Reden nicht zum Essen gekommen bin. Eine Zeit lang sitzen wir daher schweigend zusammen und genießen unser spätes Frühstück.

Es ist vielleicht eine halbe Stunde vergangen, als Anna-Maria unser Gespräch fortsetzt:

„Ich habe noch einmal über alles nachgedacht ...", sie zögert einen Moment, bevor sie schließlich weiterspricht:

„Wenn wir also eine optimale Verdauungskraft haben wollen, müssen wir auch Lebensmittel zu uns nehmen, die alle Organfunktionen aktivieren können. Die Kohlenhydratverdauung wird dabei am besten durch das aufgeschlossene Vollkorngetreide aktiviert, wobei das rohe, angekeimte Getreide am intensivsten wirkt. Kartoffeln, Weißbrot, geschälter Reis und auch das rohe, ungekeimte Getreide sind diesbezüglich deutlich schwächer. Ihnen fehlen nicht nur die starken katalysatoraktivierenden Energien, sondern sie haben auch deutlich geringere Aufbauenergien als das energetisch aufgeschlossene angekeimte Vollkorngetreide *(siehe Grafik in Kapitel 6, Seite 92)*. Rohe Nüsse und Ölsamen stärken hingegen am besten die gesamte Eiweiß- und Fettverdauung[65]. Aber auch Fleisch, Fisch, Eier sowie erhitzte Hülsenfrüchte und erhitztes Getreide enthalten relativ starke Aufbauenergien. Ihnen fehlen jedoch mehr oder weniger die katalysatorivierenden Energien *(siehe Kapitel 6)*.

Letztlich ist unsere Gesundheit also nicht nur von den vielen Inhaltsstoffen der Nahrung abhängig, sondern auch von einer Vielzahl verschiedener feinstofflicher Energien. Daher können wir unseren Körper und unsere Seele auch mit dem Gebet, der Meditation, mit bestimmten Atemtechniken und den vielen energetischen Bewegungssystemen, wie zum Beispiel Hatha-Yoga, Tai Chi oder Qi Gong, stärken und vitalisieren."

„Ja, du hast völlig Recht! Das, was über verschiedene energetische Körper-, Atem- und Meditationstechniken erreichbar ist, können wir auch über die Ernährung oder sogar allein über unser Bewusstsein erreichen. Entscheidend ist, dass die Energie im Körper harmonisch fließt und zunimmt. Es gibt daher viele Wege, die den Körper heilen und gesund erhalten können. Die Ernährung ist dabei nur eine von vielen Methoden, aber sie ist die natürlichste und kann alle anderen Wege ideal ergänzen.

Wenn wir den Heilungsweg über die Ernährung gehen wollen, gibt es jedoch noch einige wichtige Bedingungen zu beachten. Die katalysatoraktivierenden Energien von rohen Früchten, Nüssen und dem rohen, angekeimten Getreide (mit oder ohne kaltgepresstem, sortenreinen Olivenöl) können sich nämlich nur dann maximal entfalten, wenn wir nicht mehr als ein Fünftel bis höchstens ein Viertel von dem essen, was wir gerade noch verdauen könnten. Das bedeutet jedoch, dass der Mensch idealerweise nur ein Fünftel bis ein Viertel von dem essen sollte, was er verdauen kann. Dadurch verfügt er über einen großen Überschuss an Verdauungssäften, wodurch die Nahrung mehr als optimal zerlegt wird.

Lasst mich euch diesen Sachverhalt anhand eines typischen Beispiels erklären: Wenn gesunde Babys geboren werden, haben sie nach ein bis zwei Wochen eine ma-

---

65) Der Vollständigkeit halber muss an dieser Stelle darauf hingewiesen werden, dass rohes, angekeimtes Getreide zusammen mit kaltgepresstem, sortenreinen Olivenöl nicht nur die Kohlenhydratverdauung hervorragend aktiviert, sondern auch die Fettverdauung. Wegen der ausgesprochen starken Entgiftungswirkung dieser Kombination empfehle ich diese jedoch noch nicht in diesem Buch. Sie ist ein wichtiges Thema des Folgebuches von „Gesund und allergiefrei".

ximale Eiweißverdauungskraft für ungefähr 12 bis 15 Gramm Eiweiß. 200 Milliliter Muttermilch, also eine gute Babymahlzeit, enthalten 2,4 Gramm Eiweiß und das ist genau ein Fünftel bis Sechstel von diesen 12 bis 15 Gramm. Wird die Muttermilch in kleinen Schlucken direkt aus der Brust getrunken, wird diese Nahrung von gesunden Babys nicht nur ideal verdaut, sondern sie kann auch die Katalysatoren relativ intensiv aktivieren. Anders sieht es hingegen bei Babys mit einer Eiweißverdauungsschwäche aus, die in extremen Fällen sogar nur eine maximale Verdauungskraft für zwei bis drei Gramm Eiweiß oder noch weniger aufweisen können. In der Regel haben solche Babys nicht nur starke Verdauungsbeschwerden, sondern es handelt sich bei ihnen meistens auch um stärkere Allergiker, die unter anderem auch auf die Muttermilch oder die entsprechende Ersatznahrung allergisch reagieren. In solchen Fällen werden die Katalysatoren wegen der Überschreitung des idealen Fünftels nur noch sehr schlecht aktiviert. Bei gesunden Babys baut die Muttermilch den Körper und die Verdauungskraft daher wesentlich besser auf als bei Säuglingen mit geschwächter Verdauungskraft."

„Ja, wie sollen wir denn wissen, wie stark das schwächste Glied unserer Verdauungsorgane ist, so dass wir nicht mehr als ein Fünftel von der Aufbaunahrung essen, als dieses Organ verdauen kann?"

„Wisst ihr, das ist eigentlich nur durch eine spezielle Untersuchung möglich, wobei jedes Organ auf alle seine Einzelleistungen genau überprüft wird. In der Praxis haben wir diese Untersuchungen früher daher bei den meisten Patienten durchgeführt. *(Diese Untersuchungsmethode beschreibe ich ausführlich im ersten Buch über die Aura-Kinesiologie. Außerdem stelle ich sie auf unseren Seminaren vor, siehe Schlusswort.)* Bei euch beiden habe ich diesbezüglich keine Bedenken, da ihr eine völlig gesunde Verdauungskraft habt. Ihr könnt euch daher von ganz normalen Mengen ernähren. Hat eine Person hingegen Magen- oder Darmbeschwerden, chronische Darmflorastörungen, Pilzerkrankungen oder auch einige Nahrungsmittelallergien, liegt diesen Symptomen in den meisten Fällen auch eine Verdauungsschwäche zugrunde. Kennt man daher den oberen Grenzwert des schwächsten Verdauungsorgans nicht, beginnt man die Aufbautherapie sicherheitshalber mit kleinen Anfangsmengen, die man dann ganz langsam steigern kann. **Wegen der starken körperlichen Belastung mit Umweltgiften oder auch chemisch-pharmazeutischen Medikamenten vieler Menschen in der alten Zeit habe ich damals sowieso meistens empfohlen, die Heilnahrung in den ersten Monaten nicht häufiger als zweimal wöchentlich mit nur 10 bis maximal 20 Gramm Nüssen, Ölsamen oder angekeimtem Getreide anzuwenden ..."**

Einfache Erkennungsmerkmale
für die verschiedenen Verdauungsschwächen

„Darf ich dich noch einmal unterbrechen, Großvater? Da stellt sich mir nämlich noch eine Frage: Wie kann man denn als medizinischer Laie erkennen, ob man eine Eiweiß-, Fett- oder Kohlenhydratverdauungsschwäche hat? Denn wenn man die Verdauungskraft stärken will, muss man doch wissen, welche Organfunktion geschwächt ist. Wer zum Beispiel eine geschwächte Kohlenhydratverdauung hat, würde sonst mit rohen Nüssen und Ölsamen wochen- oder monatelang vergeblich versuchen, seine geschwächte Verdauungskraft aufzubauen!"

„Das ist eine gute und wichtige Frage, Anna-Maria! – Für die Unterscheidung der verschiedenen Verdauungsschwächen gibt es ein paar typische Merkmale, die es auch dem Laien einigermaßen ermöglichen, sie bei sich selbst zu diagnostizieren.

Bei einer Eiweißverdauungsschwäche des Magens, bei der entweder ein Magensäuremangel, eine verringerte Pepsinogenbildung oder beides vorliegt, wird man nach einer reichhaltigen Mahlzeit relativ schnell Magendrücken, Magenschmerzen oder zumindest ein starkes Unwohlsein im Oberbauch bekommen, das häufig auch von einer allgemeinen Müdigkeit oder von Kopfschmerzen begleitet wird. Nach einiger Zeit kann auch Sodbrennen auftreten, wenn die Nahrung im Magen zu faulen und zu gären anfängt. Ähnliche Symptome können allerdings auch bei einem Magenschleimmangel auftreten, bei dem die Magensäure, soweit sie natürlich ausreichend gebildet wird, die Magenwand anzugreifen beginnt.

Fehlen hingegen die eiweißspaltenden Bauchspeicheldrüsenenzyme, ist also die Eiweißverdauung der Bauchspeicheldrüse geschwächt, treten die Verdauungsbeschwerden in der Regel erst nach einiger Zeit auf, nämlich dann, wenn die Nahrung den Magen verlässt und im Darm weiterverdaut wird. Es kann dann zu einem mehr oder weniger starken allgemeinen Unwohlsein mit oder ohne Bauchschmerzen und Blähungen kommen. Stark stinkende, weiche, aber auch harte Stühle können typische Symptome für eine generelle Eiweißverdauungsschwäche sein, gleichgültig, ob nun die Eiweißverdauung des Magens oder der Bauchspeicheldrüse geschwächt ist. Man kann also durch zu viel faulendes Eiweiß im Darm sowohl Durchfälle als auch Verstopfung bekommen.

Da besonders durch eine verringerte Eiweißverdauung Allergien entstehen oder vorhandene Allergien verstärkt werden können, sollte man als Allergiker mit entsprechenden Magen-Darm-Beschwerden immer auch an eine Eiweißverdauungsschwäche denken.

Werden die kohlenhydratverdauenden Enzyme der Bauchspeicheldrüse weniger gebildet, treten die Darmbeschwerden, wie Blähungen oder auch Bauchschmerzen, ebenfalls frühestens eine Stunde nach dem Essen auf. Leider sind sie nur sehr schwer von denen, die durch eine Eiweißfäulnis hervorgerufen werden, zu unterscheiden. Die Blähungsgase stinken hingegen nicht so stark, sondern riechen eher sauer vergoren. Liegt ausschließlich eine Schwäche der Kohlenhydratverdauung vor, hat man also fast dieselben Darmsymptome wie bei einer Eiweißverdauungsschwäche. Die Entstehung von verdauungskraftbedingten Nahrungsmittelallergien wird hierdurch jedoch weniger gefördert.

Bei einer reinen Fettverdauungsstörung der Galle oder der Bauchspeicheldrüse hat man hingegen kaum Darmbeschwerden und Nahrungsmittelallergien werden dadurch in der Regel auch nicht verursacht. Das klassische Symptom ist der glänzende Fettstuhl, der schmierige Steifen in der Toilette hinterlässt und bei dem der After häufig nicht ohne Wasser sauber zu bekommen ist *(siehe auch Kapitel 17)*.

Die Heilnahrung –
Heil- und Aufbautherapie mit Samen und Früchten

Am stärksten sind natürlich die Darmbeschwerden, wenn nicht nur eine Störung vorliegt, sondern gleich mehrere. Da nun die rohen Nüsse oder Ölsamen die gesamte Eiweiß- und Fettverdauung des Magens und der Bauchspeicheldrüse sowie die Gallenbildung in der Leber aktivieren können, stärkt man eine geschwächte Eiweiß- und/oder Fettverdauung am besten mit dem Verzehr von rohen Nüssen oder Ölsamen zusammen mit rohen Früchten. Außerdem wird durch diese Nahrung auch die Schleimbildung des Magens aktiviert. Eine geschwächte Kohlenhydratverdauung wird hingegen am intensivsten mit dem rohen, angekeimten Getreide aufgebaut.

Wer trotz dieser Leitsymptome für die verschiedenen Verdauungsschwächen nicht genau weiß, ob nun die Eiweiß-, Kohlenhydrat- oder Fettverdauung geschwächt ist, dem empfehle ich grundsätzlich, die Nüsse, Ölsamen und Früchte immer im Wechsel mit dem angekeimten Getreide anzuwenden. Das hat zudem den Vorteil, dass durch diesen Wechsel das gesamte Bindegewebe von allen Giften und Schlacken, also sowohl von den Yin- als auch von den Yang-Giften *(siehe Kapitel 13)*, **zunehmend befreit wird und sich so manche Funktionsstörung des Körpers allein dadurch zu regenerieren beginnt.** Man muss dabei immer bedenken, dass ja in den letzten 100 Jahren größtenteils die chemischen Umweltgifte, Nahrungszusatzstoffe und leider auch viele chemisch-pharmazeutische Medikamente daran beteiligt waren, dass es überhaupt zu diesen weitverbreiteten Organunterfunktionen und den vielen Allergien kommen konnte. Da diese vielen chemischen Substanzen meistens eine starke Yin-Betonung aufweisen, werden sie vor allem durch starke Yang-Energien mobilisiert und ausgeschieden. **Das rohe, angekeimte Getreide ist daher in dieser Zeit eines der wichtigsten Heilmittel überhaupt gewesen, denn mit den yin-überschüssigen rohen Früchten, Nüssen, Ölsamen oder Gemüsesorten kann man den Körper von diesen Giften deutlich schlechter befreien**[66].

Wer schließlich mit dieser Heilanwendung seine Verdauungskraft wieder normalisiert hat, kann natürlich vorzugsweise in der warmen Jahreszeit eher die yin-überschüssigen Nüsse, Ölsamen und Früchte zu sich nehmen und sich im Winter mehr vom yang-überschüssigen Getreide mit oder ohne sortenreinem Olivenöl ernähren.

Grundsätzlich sollte die Aufbau- und Entgiftungstherapie mit der Nahrung sehr vorsichtig begonnen werden, denn sie gehört zu den wirkungsvollsten Entgiftungstherapien, die es gibt. Auch jene Menschen, die glauben, dass sie völlig gesund und wenig verschlackt sind, müssen vorsichtig mit dieser Methode umgehen. Nachdem die erste Auflage von „Gesund und allergiefrei" erschienen war, mussten wir leider immer wieder erfahren, dass viele Leser diese Warnung nicht ernst genommen hatten. Sie konnten sich einfach nicht vorstellen, wie effektiv diese Ernährungsweise ist, da sie etwas Vergleichbares vorher nie kennen gelernt hatten. Wer daher keine stärkeren Entgiftungsreaktionen oder sogar -krisen erleben möchte, sollte sich in den ersten Monaten bis Jahren relativ genau an meine Empfehlungen halten *(lesen Sie dazu bitte auch die Kapitel 19 bis 21).*

Wer unter einer Eiweiß- oder Fettverdauungsstörung oder sogar an beidem leidet, beginnt die Aufbau- und Entgiftungstherapie sicherheitshalber mit einer relativ geringen Menge von 10 bis maximal 20 Gramm einer Nuss- oder Ölsamensorte zusammen mit einer beliebigen Fruchtsorte. Die Fruchtmenge ist dabei unerheblich. In schweren Krankheitsfällen empfiehlt es sich, diese Menge sogar auf 5 bis 10 Gramm Nüsse und Ölamen zu reduzieren oder auch nur die „Drei-Mandel-Therapie" anzuwenden *(siehe den Kasten „Die Drei-Mandel-Therapie" auf Seite 384).* **Die Anwendungen sollten in den ersten Monaten nicht häufiger als zweimal wöchentlich mit einem Mindestabstand von drei Tagen stattfinden.**

Man kann übrigens nach dem Verzehr der Heilnahrung durchaus noch etwas Obst von derselben Sorte, die man mit den Nüssen beziehungsweise Ölsamen verzehrt

---

66) Diese Aussage bezieht sich ausschließlich auf die erste Ebene der dritten Trennkoststufe, die in diesem Buch beschrieben wird. Alle höheren Ebenen dieser Ernährungsweise können den Körper nämlich trotz eines Yin- oder Yangüberschusses grundsätzlich von allen abgelagerten Giften und Stoffwechselendprodukten befreien, da bei ihnen, unabhängig von den Yin-Yang-Energien, umfassende Stoffwechselfunktionen angeregt werden. Wer diese Ebenen anwenden möchte, sollte sich aber auf jeden Fall zuvor mit der ersten Ebene der dritten Trennkoststufe längere Zeit entgiftet haben und weitgehend gesund sein, da alle höheren Ebenen sonst sehr schnell zu starken Entgiftungskrisen führen können. Die höheren Ebenen der dritten Trennkoststufe werden ausführlich im Folgebuch von „Gesund und allergiefrei" behandelt.

hat, zu sich nehmen. Allerdings muss das Obst dann ebenfalls im Sinne der dritten Trennkoststufe gekaut werden, da weniger gut gekautes Obst sonst die energetische Wirkung der Heilnahrung im Magen mehr oder weniger stark abschwächt. Außerdem kann man, wie gesagt, natürlich auch die Nuss- beziehungsweise Ölsamensorte zuerst für sich allein kauen und das Obst hinterher essen. Und falls man kein Obst verträgt, kann man es selbstverständlich auch weglassen und nur die Nüsse oder Ölsamen als Heilnahrung zu sich nehmen.

Wer diese Anwendungen zwei bis maximal dreimal wöchentlich wiederholt und sich ansonsten möglichst gesund und basenüberschüssig ernährt, kann mit dieser Methode ‚wahre Wunder' erleben. Jedoch braucht man dafür viel Geduld, da eine Heilung nur ganz allmählich geschieht.

Falls nun nicht die Eiweiß- oder Fettverdauung geschwächt ist, sondern die Kohlenhydratverdauung, beginnt man die Aufbau- und Entgiftungstherapie mit nur 10 bis 20 Gramm angekeimtem Getreide[67], das man als Heilnahrung in den ersten Monaten bis Jahren zwei- bis höchstens dreimal wöchentlich für sich allein (ohne Olivenöl) isst. Mineralarmes Wasser kann und sollte natürlich zu allen Mahlzeiten der dritten Trennkoststufe dazugetrunken werden. In schweren Krankheitsfällen empfiehlt es sich wiederum, die Menge der Heilnahrung um die Hälfte, also auf 5 bis 10 Gramm Getreidekörner zu reduzieren.

Wie ich euch zuvor erklärt habe, ist es für medizinische Laien jedoch nicht immer leicht, genau herauszufinden, ob man nun unter einer Eiweiß-, Fett- oder Kohlenhydratverdauungsschwäche leidet. Aus diesem Grund und natürlich auch wegen der umfassenderen Entgiftung des Körpers hat es sich als ausgesprochen sinnvoll und wirksam erwiesen, wenn man die Aufbau- und Entgiftungstherapie mit der Nahrung von Anfang an sowohl mit den Nüssen, Ölsamen und Früchten als auch mit dem angekeimten Getreide anwendet. Dabei wechselt man die Nuss-Ölsamen-Frucht-Kombinationen entweder in einem regelmäßigen Drei- bis Viertagerhythmus mit einer Getreidemahlzeit ab (1 : 1-Verhältnis) oder man praktiziert diese Methode in einem Zwei-zu-eins-Rhythmus, indem man im Abstand von drei bis vier Tagen zweimal hintereinander eine Aufbaumahlzeit aus Nüssen oder Ölsamen mit einer Fruchtsorte zu sich nimmt und dann einmal das angekeimte Getreide verzehrt (2 : 1-Verhältnis).

---

67) Die angegebene Getreidemenge bezieht sich immer auf **getrocknete, angekeimte Getreidekörner** *(siehe die letzten Seiten dieses Kapitels)*. Möchten Sie die Körner im frisch gekeimten, ungetrockneten Zustand essen, können Sie diesbezüglich alle Mengenangaben für das Getreide grundsätzlich verdoppeln. Das bezieht sich also sowohl auf die jeweilige Ausgangsmenge, mit der Sie diese Ernährungsweise beginnen, als auch auf die monatlichen Steigerungen.

Wer diese Grundanwendungen der dritten Trennkoststufe (**Grundanwendung: zweimal wöchentlich 10 bis maximal 20 Gramm Nüsse, Ölsamen oder angekeimtes Getreide**) bereits einige Monate (bis Jahre) praktiziert hat, keinen Leberstau entwickelt hat *(siehe die nächsten drei Kapitel)* und sich einigermaßen gesund fühlt, kann als nächstes die Häufigkeit der Anwendungen pro Woche erhöhen. Treten auch bei zweitägigem oder täglichem Verzehr der Heilnahrung im Sinne der Grundanwendung keine nachhaltigen Entgiftungsreaktionen auf, können schließlich auch die Mengen der einzelnen Aufbaumahlzeiten langsam erhöht werden. Dabei sollte die Menge der Nüsse und Ölsamen beziehungsweise des angekeimten Getreides[67] jedoch niemals um mehr als 5 Gramm pro Monat gesteigert werden. Vor allem, wenn man die Nüsse und Ölsamen im Wechsel mit dem angekeimten Getreide verzehrt, kann es wegen der umfassenden Stoffwechselaktivierung relativ schnell zu stärkeren Entgiftungsreaktionen des Körpers kommen, weshalb man besonders in diesem Fall mit der Erhöhung der Anwendungshäufigkeit und der Heilnahrungsmengen sehr behutsam vorgehen sollte. Diese Warnung betrifft ganz besonders auch ältere Menschen, da sie erfahrungsgemäß meistens stärker verschlackt sind als jüngere und weniger Lebensenergie haben, um einen starken Leberstau ‚unbeschadet‘ zu überstehen. Wer daher auf Nummer Sicher gehen will, nimmt die Heilnahrung auch nach der anfänglichen Aufbau- und Entgiftungsphase nicht häufiger als alle zwei Tage zu sich und erhöht die Mengen der Nüsse und Ölsamen beziehungsweise des angekeimten Getreides nur alle zwei Monate um maximal 5 Gramm. **Kranke Menschen sollten hingegen von einer Erhöhung der Anwendungshäufigkeit und der Heilnahrungsmengen grundsätzlich so lange absehen, bis sie ihre Beschwerden mit Hilfe der zweimaligen Grundanwendung pro Woche überwunden haben.**

Relativ gesunde und wenig verschlackte Menschen, wie ihr beide, können die dritte Trennkoststufe durchaus mit 20 bis 30 Gramm Nüssen, Ölsamen oder angekeimtem Getreide beginnen und diese Mengen dann bei zweitägiger bis täglicher Anwendung von Monat zu Monat um 5 Gramm steigern. Nach spätestens einem Jahr ist man dann bei einer Menge von 50 bis 60 Gramm angekommen, bei der man aus bestimmten Gründen, die ich euch gleich erklären werde, vorerst aber bleiben sollte. Außerdem braucht man für den Verzehr von nur 50 Gramm Nüssen oder Ölsamen, die man zusammen mit einer Fruchtsorte verzehrt, und 50 Gramm angekeimtem Getreide wegen der intensiven Kauarbeit mindestens eine halbe Stunde. Theoretisch könntet ihr die dritte Trennkoststufe natürlich auch sofort mit 50 Gramm Nüssen, Ölsamen oder angekeimtem Getreide praktizieren. Da diese Mengen jedoch für mehrere Stunden eine enorm starke Entgiftung des gesamten Körpers bewirken *(siehe nächstes Kapitel)*, vertragen in der Regel auch gesunde Menschen anfangs nur kleine Mengen der Heilnahrung. Erfahrungsgemäß beginnt man diese Ernährungsweise daher auch als gesunder Mensch am besten mit kleinen Mengen von nicht mehr als 20 bis 30 Gramm

Nüssen, Ölsamen und angekeimtem Getreide und steigert diese dann allmählich auf maximal 50 Gramm, sofern man dieses Ziel überhaupt hat[68].

Praktisch geht man nun so vor, dass man die Heilnahrung am besten immer als erste Nahrung am Tag zu sich nimmt. Dann ist nicht nur der Magen, sondern auch der Dünndarm leer, wodurch es zu keinerlei Unverträglichkeiten mit irgendwelchen anderen Nahrungsmitteln kommen kann. Falls das aus zeitlichen Gründen nicht möglich ist, sollte man zur letzten Mahlzeit so viel Abstand einhalten, dass der Magen vorher mindestens eine halbe bis eine Stunde leer gewesen ist. Echter Hunger oder Magenknurren sind die besten Zeichen dafür, dass der Magen wirklich leer ist. Wie ich euch schon sagte, braucht eine normale Hauptmahlzeit, die aus Eiweiß, Kohlenhydraten und Fetten besteht, mindestens drei bis fünf Stunden, bis sie den Magen wieder verlassen hat *(siehe auch „Die Verweildauer der Nahrung im Magen" auf Seite 202).* Kleinere Zwischenmahlzeiten liegen hingegen oft nicht länger als ein bis drei Stunden im Magen. Ist man sich nicht ganz sicher, ob der Magen wirklich leer ist, kann man den Magen auch mit ein oder zwei Gläsern Wasser von den eventuellen Resten ‚freispülen' und wartet dann noch einmal mindestens eine halbe Stunde, bevor man die rohen Nüsse oder Samen isst.

Hat man seine Aufbaumahlzeit beendet, ist es ganz wichtig, dass man bis zur nächsten Mahlzeit grundsätzlich so lange abwartet, bis der Magen wieder leer ist. Die einzige Nahrung, die man in der Zwischenzeit in nicht allzu großen Mengen zu sich nehmen kann, ist das mineralarme Wasser. Jegliche Art von Tee würde ich nicht unbedingt empfehlen, da durch deren Inhaltsstoffe eine leichte Beeinträchtigung der Aktivierungsenergien entstehen kann. Man trinkt solche Getränke am besten erst dann, wenn die Aufbaunahrung im Magen verdaut ist und ihn bereits verlassen hat.

Nach Beendigung einer Mahlzeit von 10 Gramm Nüssen, Ölsamen oder angekeimtem Getreide beträgt die Wartezeit bis zur nächsten Nahrungsaufnahme mindestens 45 Minuten, nach 25 Gramm 1½ Stunden, nach 50 Gramm 2½ Stunden und nach 75 Gramm zirka 3½ bis 4 Stunden. Nach 100 Gramm Nüssen oder Ölsamen mit einer beliebigen Menge Obst oder 100 Gramm angekeimtem Getreide sollte man mindestens 4½ bis 5 Stunden bis zur nächsten Mahlzeit warten. Grundsätzlich beginnt die Wartezeit immer erst dann, wenn der letzte Bissen hinuntergeschluckt worden ist *(siehe auch „Mindestwartezeiten nach rohen Nüssen und Samen" in Kapitel 11, Seite 204).*

---

68) Aus Erfahrung wissen wir jedoch, dass es in der heutigen Zeit *(geschrieben 2003)* nur noch wenige Menschen in den Industrieländern gibt, die wirklich gesund sind und die dritte Trennkoststufe daher problemlos mit diesen „größeren" Mengen beginnen können.

Das Getreide wird zwar ohne Öl schneller verdaut als dieselbe Menge an Nüssen oder Ölsamen, jedoch hat sich in der Praxis gezeigt, dass es beim angekeimten Getreide dennoch wichtig ist, diese langen Wartezeiten einzuhalten. Ansonsten können im Darm durch die Vermischung mit anderen Nahrungsmitteln sehr leicht Darmbeschwerden entstehen.

Es hat sich auch als sinnvoll herausgestellt, dass die ersten Lebensmittel nach einer solchen Mahlzeit nicht allzu salzig sein sollten. Ihr wisst ja: Alle rohen Nüsse und Samen vertragen sich nicht mit Salz im Magen-Darm-Trakt *(siehe die 4. Kombinationsregel in Kapitel 11, Seite 200).*

Ganz besonders wichtig sind bei der Ernährung mit rohen Nüssen und Samen also die Wartezeiten zu anderen Mahlzeiten, wobei es keine Rolle spielt, ob man diese Lebensmittel nun im Sinne der ersten, zweiten oder dritten Trennkoststufe zu sich nimmt. Bei manch einer Person können die angegebenen Richtzeiten allerdings auch ein wenig kürzer oder länger ausfallen. Entscheidend ist immer das subjektive Wohlbefinden."

„Aber so richtig satt kann man doch von 10 bis 30 Gramm Getreide oder Nüssen nicht gerade werden?!"

Anna-Marias Stimme klingt bei dieser Frage ein wenig skeptisch. Sie ist jedoch sehr wohl berechtigt, denn auch ich musste diese „Hungerstrecke" anfangs hinter mich bringen.

„Da hast du völlig Recht. Es braucht schon einige Monate oder sogar Jahre, bis man sich von der dritten Trennkoststufe zumindest einmal täglich so ernähren kann, dass man auch satt davon wird. Ich selbst fing vor über 60 Jahren ebenfalls mit kleinsten Mengen von 10 Gramm an, die ich morgens zweimal hintereinander aß. Ich musste damals mit so geringen Mengen beginnen, da meine Verdauungskraft ausgesprochen schwach war. Hätte ich die doppelte oder dreifache Menge verwendet, hätte ich den Grenzwert für das ‚ideale Fünftel' überschritten *(siehe Seite 375).* Dadurch wäre es dann zu einer deutlichen Abschwächung der Aktivierungsenergien gekommen, mit der Folge eines wesentlich geringeren Aufbau- und Entgiftungseffektes. Zwischen diesen beiden Mahlzeiten lag dann ungefähr eine Stunde. Dieser Abstand ist sehr wichtig, damit sich die Verdauungsorgane ausgeruht haben und wieder mit ihrer maximalen Leistung gefordert werden können[69]. Bei größeren Nahrungsmengen verlängert sich der Abstand natürlich entsprechend der Wartezeiten, die wir eben besprochen haben.

------

69) Allen Lesern dieses Buches kann ich nur eindringlich empfehlen, die dritte Trennkoststufe keinesfalls in derselben Intensität anzuwenden, wie ich es getan habe, da Sie sonst Gefahr laufen, ähnlich starke Entgiftungskrisen durchzumachen wie ich *(siehe Kapitel 21).* Das betrifft natürlich ganz besonders ältere und kranke Menschen mit geschwächten Leber- und Nierenfunktionen, bei denen stärkere Entgiftungsreaktionen unter Umständen auch lebensbedrohlich werden können.

Eine Stunde nach der zweiten Aufbaumahlzeit aß ich dann mein gewohntes Früh-stück. Ein Dreivierteljahr später war die Menge der Aufbaunahrung allerdings schon so groß geworden, dass sie zu meinem Frühstück werden konnte. Mittags aß ich dann erhitztes Getreide mit Öl, Salz und Gemüse.

Wer diesen Heilungsweg daher gehen will, sollte diese Nahrung anfangs aus-schließlich als Heilmittel betrachten! Erst wenn die Menge der aufgenommenen Nahrung mit der Zeit größer wird, kann sie zunehmend zu einer vollständigen Mahl-zeit werden. Bevor man jedoch von einer Aufbaumahlzeit auch satt wird, sollte man die entsprechenden Wartezeiten unbedingt einhalten und kann dann sein übliches Frühstück zu sich nehmen.

Grundsätzlich empfiehlt es sich außerdem, generell nur natürliche Nahrungsmittel zu essen und die anderen Mahlzeiten ebenfalls relativ gesund zu kombinieren. Es gibt jedoch ein Nahrungsmittel, das sich genauso wenig wie das Salz mit rohen Nüssen, Ölsamen oder dem rohen, angekeimten Getreide im Darm verträgt – und das ist der voll- und teilraffinierte Zucker. Wer also diese Aufbautherapie mit der Ernährung durchführen möchte, sollte seiner Darmflora zuliebe auf den raffinierten und aus-kristallisierten braunen Zucker konsequent verzichten!"

Die „Drei-Mandel-Therapie"

Eine besonders einfache und den Körper wenig belastende Variante der Heilnahrung ist die „Drei-Mandel-Therapie", da sie in der Regel von jedem praktiziert werden kann. Man benötigt dafür nicht mehr als fünf Minuten pro Tag.

Bei der „Drei-Mandel-Therapie" nehmen Sie in den ersten Monaten nicht alle drei bis vier Tage 5 bis 20 Gramm Nüsse, Ölsamen oder Getreide zu sich, sondern täglich nur einen Bissen – nämlich zwei bis drei rohe Nüsse (Mandeln, Haselnüsse, Macadamianüsse etc.) beziehungsweise einen Kaffeelöffel rohe Ölsamen (Sonnen-blumenkerne, Sesamsamen etc.) mit etwas Obst oder einen Kaffeelöffel rohes, angekeimtes Getreide für sich allein.

Am besten ist es, wenn man diese Nahrung frühmorgens, zum Beispiel unter der Dusche, gründlich kaut und danach etwas mineralarmes Wasser trinkt. Nach spätes-tens 30 Minuten hat dieser Bissen den Magen wieder verlassen, weshalb man nach 30 bis 45 Minuten sein gewohntes Frühstück essen kann.

Wer diese Methode täglich anwendet, kann damit dieselben Ergebnisse wie mit 10 Gramm rohen Nüssen oder Samen erzielen, die alle drei Tage im Sinne der dritten Trennkoststufe gegessen werden.

Dennoch muss man sich auch bei dieser sanften Aufbau- und Entgiftungstherapie bewusst sein, dass es infolge der zunehmenden Verbesserung des Stoffwechsels und einer möglicherweise besser werdenden Verdauungskraft zu mehr oder weniger starken Entgiftungsreaktionen des Körpers kommen kann. Daher gelten auch für diese Variante der Heilnahrung dieselben Hinweise und Warnungen, die ich in den Kapiteln 19 bis 21 beschrieben habe.

Entgiftung und Transmutation – wie Vorteile zu Nachteilen werden können

„Vorhin erwähntest du, dass es aus bestimmten Gründen nicht gut sei, mehr als 50 Gramm Nüsse oder Samen täglich auf diese Art und Weise zu sich zu nehmen. Wir wissen jedoch von dir, dass du dich seit einigen Jahrzehnten überwiegend nach diesen Erkenntnissen ernährst und dass deine Mahlzeiten deutlich mehr als nur 50 Gramm Nüsse oder Samen enthalten ...“

„Ja, Anna-Maria, beinahe hätte ich es vergessen! Alles, was ich euch bis jetzt erzählt habe, war relativ einfach nachzuvollziehen. Leider existieren bei dieser Methode jedoch zwei Umstände, welche die Anwendung ein wenig erschweren.

Der erste Umstand betrifft die starke Entgiftung des Bindegewebes, die wir mit diesen Lebensmitteln bewirken können. Daher sollte man die Menge der Heilnahrung anfangs sehr gering dosieren und nur ganz langsam steigern, damit das Blut nicht zu stark mit den gelösten Giften überschwemmt wird und die Leber oder die Nieren möglicherweise mit der Ausleitung der Gifte und Schlacken nicht mehr nachkommen. Zum anderen kommt es auch durch die sich ständig verbessernde Verdauungskraft, soweit sie natürlich vorher geschwächt war, zu einer kontinuierlichen Verbesserung der Blutqualität, wodurch in der Regel eine zweite Entgiftungsreaktion des Körpers einsetzt, die ebenfalls ausgesprochen stark sein kann. Ich werde euch beide Formen der Bindegewebsentgiftung noch einmal bei unserem nächsten Treffen ausführlich erklären *(siehe nächstes Kapitel)*. Auf jeden Fall sollte man den Körper deshalb nur ganz langsam aufbauen und nichts überstürzen.

Der zweite Umstand ist noch ein wenig komplizierter. Ich habe euch vorhin schon angedeutet, dass diese Art der Ernährung sogar das Leben verlängern kann. Das setzt jedoch voraus, dass alle Stoffwechselfunktionen ‚mehr als optimal‘ funktionieren müssen. Der Körper ist dann sogar in der Lage, bestimmte Substanzen zu bilden, die er im Normalzustand nicht herstellen kann. Eine dieser Substanzen ist das Natriumchlorid, der Hauptbestandteil unseres gewöhnlichen Speisesalzes. Wenn wir also diese Art der Ernährung praktizieren, wird unser Körper regelrecht zu einem alchemisti-

schen Labor, in dem nicht nur bestimmte Elemente in andere umgewandelt werden
können, sondern mit großer Wahrscheinlichkeit sogar neue Elemente entstehen[70].
Nur so wird verständlich, warum man bei dieser energiereichen Ernährung ohne
jegliche Salzzufuhr dennoch mehr als genug Salz im Körper haben kann. Im Gegensatz zur normalen salzlosen Ernährung, bei der wegen des Natriumchloridmangels
nach einigen Tagen oder Wochen bereits die Magensäurebildung zu sinken beginnt
(siehe Kapitel 2), kann es bei dieser Art der Ernährung sogar zu einem Anstieg der
Magensäureproduktion kommen. Auch der Schweiß bleibt leicht salzig, was ja bei
einer normalen salzlosen Ernährung keineswegs der Fall ist[71].

Diese neugebildeten Mineralionen verhalten sich im Körper im Prinzip wie alle
primär organisch gebundenen Mineralien[72], die wir mit den pflanzlichen und tierischen Nahrungsmitteln aufnehmen. Das betrifft jedoch keinesfalls die anorganischen
Mineralionen[73], wie zum Beispiel die Natrium- und Chloridionen aus dem Koch-
oder Meersalz, auch wenn sich diese chemisch in keiner Weise von den im Körper
transmutierten beziehungsweise neu gebildeten Elementen und den primär organisch
gebundenen Mineralien unterscheiden[74]. Im Stoffwechsel verhalten sich die primär
anorganisch gebundenen Mineralionen nämlich ein wenig anders als die primär organisch gebundenen beziehungsweise im Körper transmutierten Mineralionen. Mit

---

70) Grundsätzlich habe ich in diesem Buch immer versucht, mich entweder an naturwissenschaftlich
bewiesene oder zumindest an naturwissenschaftlich nachvollziehbare Tatsachen zu halten. Mit dieser
Aussage begebe ich mich jedoch in einen Bereich, der für die heutige Wissenschaft eine enorme Provokation darstellt, da sie bestimmte Gesetze der Physik in Frage stellt. Bevor Sie daher diese Behauptung
– für mich ist eine Tatsache – grundsätzlich als „Ding der Unmöglichkeit" hinstellen, lesen Sie bitte
das Kapitel 23.

71) Nach einem ersten fünfmonatigen Selbstversuch im Sommer 1996 praktiziere ich diese Ernährungsweise
nun schon ohne bedeutende Unterbrechungen seit dem Frühjahr 1997 *(geschrieben 2003)*.

72) Unter **organischen Substanzen** versteht man solche Verbindungen, die Kohlenstoffatome enthalten.
Sie bilden damit die Grundlage der „belebten" Natur auf der Erde. Organisch gebundene Mineralien
sind zum Beispiel an Aminosäuren (Einzelbausteine der Eiweiße) gebunden und kommen somit in
allen Pflanzen, Tieren und im Menschen vor.

73) **Anorganische Substanzen,** wie zum Beispiel die meisten in der Natur vorkommenden Mineralsalzverbindungen, enthalten im Gegensatz zu den organischen Verbindungen keine Kohlenstoffatome.
Sie bilden damit die Grundlage der „unbelebten" Natur auf der Erde.

74) **An dieser Stelle möchte ich darauf hinweisen, dass das unraffinierte Stein- bzw. Kristallsalz im
Gegensatz zum Koch- und Meersalz zwar ebenfalls ein anorganisches Salz darstellt, es infolge der
jahrmillionenlangen tektonischen Einflüsse jedoch von unserem Körper ebenso gut wie organisch
gebundene Mineralien oder selbst gebildetes Salz verwertet wird.** Welch große Bedeutung dieses Salz
daher für unsere Gesundheit und die Anwendung aller Ebenen der dritten Trennkoststufe hat, werde
ich ausführlich im Folgebuch von „Gesund und allergiefrei" beschreiben. Aber auch wenn es bedeutend
besser von unserem Körper verwertet wird als die meisten anderen anorganischen Salzverbindungen,
ist es dennoch ein anorganisches Salz und sollte niemals zusammen mit rohen Nüssen und Ölsamen
oder rohem Getreide in einer Mahlzeit gegessen werden.

großer Wahrscheinlichkeit werden sie nämlich schlechter in unserem Körper verwertet als die primär organisch gebundenen oder neu gebildeten Mineralien. Um diesen Nachteil auszugleichen, ist unser Körper nun in der Lage, die primär anorganischen Mineralsalzbestandteile so zu verändern, dass ihre Stoffwechselaktivität mit den primär organisch gebundenen Mineralien identisch wird. Die anorganischen Mineralien bekommen sozusagen eine ‚organische Prägung' und können dann ebenso gut wie die primär organisch gebundenen oder selbst gebildeten Mineralionen im Stoffwechsel verwertet werden. Unser Körper tut dabei nichts anderes als das, was die Pflanzen oder Tiere uns zuvor schon abgenommen haben. Geistig gesehen werden die Mineralionen bei diesem Prozess auf eine höhere Energie- beziehungsweise Daseinsebene gehoben. Allerdings braucht unser Körper für diesen Vorgang meistens einige Tage Zeit. Diese kann jedoch unter bestimmten Voraussetzungen, die unseren Gesundheitszustand, unsere Lebensenergien und vor allem unser geistiges Bewusstsein betreffen, auch auf wenige Stunden sinken! Ebenso lässt sich dieser Vorgang mit bestimmten homöopathischen Mitteln hervorragend beeinflussen.

Bei meinen Forschungen habe ich nun herausgefunden, dass es in unserem Körper bezüglich des Natriumchlorid-Haushalts nur zwei Zustände gibt, die keinesfalls nebeneinander bestehen können: Entweder wird unser Körper von außen mit dem anorganischen Natriumchlorid versorgt und beginnt dann, dieses innerhalb von einigen Tagen in ‚organisch geprägte' Ionen umzuwandeln oder er nimmt bereits organisch geprägte Natrium- und Chloridionen mit der Nahrung auf beziehungsweise bildet sie grundsätzlich selbst. Mit der Bildung von Natrium- und Chloridionen kann er jedoch erst dann beginnen, wenn alle anorganischen Mineralsalzbestandteile im Körper ‚umgewandelt' sind. Ernähren wir uns daher so, dass der Körper eigentlich dazu in der Lage wäre, Natriumchlorid selbst zu bilden, und befinden sich noch nicht ‚umgewandelte' Mineralionen im Blut, beginnt er zuvor, alle noch nicht ‚organisch geprägten' Mineralionen vermehrt über die Nieren auszuscheiden. Er will ja den Zustand erreichen, bei dem nur ‚organisch geprägte' Mineralionen im Körper sind, um dann mit der Eigensynthese zu beginnen.

Das Problem liegt nun darin, dass wir uns mit der Ernährung in der dritten Trennkoststufe einerseits extrem natriumchloridarm ernähren und andererseits das anorganische Koch- oder Meersalz, das wir mit den übrigen Mahlzeiten aufnehmen, vermehrt über den Urin ausgeschieden wird. Unter normalen Bedingungen müssten sich daher die meisten Menschen bis zu fünf Tagen ohne anorganische Mineralsalze ernähren, bis alle primär anorganisch gebundenen Mineralionen im Körper ‚umgewandelt' worden sind und eine solche Aufbaumahlzeit auch die Salzbildung im Körper anzuregen beginnt. Solange wir jedoch mit den anderen Mahlzeiten noch normale Mengen anorganischer Salze aufnehmen, besteht bei dieser energiereichen Ernährungsweise die Gefahr, dass wir viel Natriumchlorid über den Urin verlieren.

Daher habe ich gesagt, dass man nicht mehr als 50 Gramm Nüsse oder Samen pro Tag auf diese Art und Weise essen sollte, da man sonst zu viel Natriumchlorid über den Urin verliert. Um die vermehrte Salzausscheidung auszugleichen, sollte man in allen anderen Mahlzeiten dann natürlich auf eine ausreichende Salzzufuhr achten.

Die Warnung vor einer zu intensiven Anwendung der dritten Trennkoststufe mit mehr als 50 Gramm Nüssen oder Samen pro Tag sollte also sehr ernst genommen werden. Sonst sind nicht nur starke Entgiftungskrisen vorprogrammiert, sondern man kann auch enorm viel Natriumchlorid über die Nieren verlieren – nämlich einen Großteil der Menge, die man an den Vortagen in Form von normalem Koch- oder Meersalz aufgenommen hat, mit all den Folgen, die ein Natriumchloridmangel mit sich bringen kann *(siehe auch Kapitel 2).*

Ist der Körper jedoch nach einigen Jahren größtenteils entgiftet, kann man sich zunehmend nach den höheren Ebenen der dritten Trennkoststufe ernähren. Zusätzliches Koch- oder Meersalz, alle synthetisch gebundenen Mineralien und die meisten anderen anorganischen Mineralverbindungen, wie sie zum Beispiel in Mineralwässern vorkommen, sollten dann natürlich streng gemieden werden, da sie die Transmutation oder Eigensynthese von Elementen ja so lange blockieren, bis sie entweder ‚organisch geprägt‘ oder über die Nieren ausgeschieden worden sind. Das unraffinierte Stein- beziehungsweise Kristallsalz betrifft dies jedoch nicht[74], weshalb es unbedenklich mit denjenigen Lebensmitteln zusammen gegessen werden kann, die sich mit Salz vertragen. Für euch kommt diese Art der Ernährung im Moment jedenfalls noch nicht in Frage, da ihr für die fehlerfreie Umsetzung dieser Ernährungsweise noch eine Menge zusätzliches Hintergrundwissen benötigt, ohne das ihr euch sonst mehr oder weniger schaden könntet *(siehe auch Kapitel 23)!“*

„Scheidet unser Körper die primär anorganisch gebundenen Mineralionen denn nur dann vermehrt aus, wenn wir die rohen Früchte, Nüsse und Samen so essen, dass alle Aktivierungsenergien maximal angeregt werden, oder verlieren wir ebenso viel Salz, wenn wir zum Beispiel mehrere rohe Obst- oder Nusssorten zusammen essen?“

„Wie ich schon sagte, Jonathan, **der Körper scheidet die primär anorganischen, noch nicht ‚organisch geprägten‘ Mineralionen nur dann vermehrt aus, wenn er eigentlich in der Lage wäre, bestimmte Mineralionen selbst zu bilden. Das ist er aber ausschließlich dann, wenn wir uns nach der dritten Trennkoststufe ernähren, bei der wir nicht nur die entsprechenden Kombinationsregeln beachten, sondern die Lebensmittel auch gründlich kauen müssen.** Alle noch nicht ‚organisch geprägten‘ Mineralionen stehen dem Körper dabei jedoch im Wege, so dass er sie entweder zuerst umwandeln oder eliminieren muss. Wenn du daher eine Mahlzeit aus mehreren rohen Früchten und Nüssen zu dir nimmst, wird der Körper eher versuchen, das Salz vermehrt zurückzuhalten, da diese Mahlzeit sehr natriumchloridarm und der Stoffwechsel immer bestrebt ist, im Gleichgewicht zu bleiben – allerdings mit einer kleinen Einschränkung: Falls du nämlich durch eine solche Nahrung stark entgiften solltest, sie ist ja basenüberschüssig und gehört immerhin der zweiten Trennkoststufe an, wirst du auch durch eine solche Mahlzeit etwas mehr von den Mineralionen über die Nieren verlieren als ohne diese Entgiftungsreaktion *(siehe Kapitel 2)*. Das liegt unter anderem daran, dass bestimmte Stoffwechselendprodukte, wie zum Beispiel Harnsäure, an Kalzium-, Kalium- oder Magnesiumionen gebunden werden und den Körper so über den Urin verlassen *(siehe Kapitel 8)*."

Zusammenfassung

Jonathan schaut seine Schwester fragend an, so als würde er wissen, dass er meine Ausführungen für sie noch einmal mit seinen Worten zusammenfassen muss:

„Also, wenn ich alles richtig verstanden habe, können wir an bestimmten Symptomen erkennen, ob wir eine Eiweiß-, Fett- oder Kohlenhydratverdauungsschwäche haben. Zwar haben nicht alle Allergiker eine Eiweißverdauungsschwäche; wenn sie jedoch neben den Allergien auch unter Verdauungsbeschwerden und eventuell sogar unter Pilzerkrankungen leiden, liegt mit großer Wahrscheinlichkeit auch eine Eiweißverdauungsschwäche vor. Eine Fettverdauungsschwäche zeigt sich am Fettstuhl, der schmierige Streifen in der Toilette hinterlässt. Die Kohlenhydratverdauungsschwäche ist eher eine Ausschlussdiagnose, wenn wir nämlich Verdauungs- und Darmbeschwerden haben, jedoch weniger stark zu Nahrungsmittelallergien neigen und keinen typischen Fettstuhl aufweisen.

Mit den Nüssen und Ölsamen können wir die gesamte Eiweiß- und Fettverdauung aufbauen und mit dem angekeimten Getreide die Kohlenhydratverdauung. Wichtig bei der praktischen Durchführung dieser Heilnahrung ist nun, dass wir neben den Kombinationsregeln und dem gründlichen Kauen auch noch gewisse Wartezeiten zu anderen Nahrungsmitteln und Getränken, außer dem mineralarmen Wasser, einhalten. Besonders vorsichtig muss man mit der Salzaufnahme nach einer Mahlzeit aus rohen Nüssen oder Samen sein, da sich Salz weder im Magen noch im Darm mit diesen Lebensmitteln verträgt.

Eine letzte Bedingung betrifft noch einmal die katalysatoraktivierenden Energien. Damit sich diese optimal entfalten können, darf man nicht mehr als ein Fünftel bis ein Viertel von der Menge essen, die das am stärksten geschwächte Organ maximal verdauen kann. Da man diesen Grenzwert nur durch genaue Untersuchungen erfahren kann, beginnt man die Aufbautherapie sicherheitshalber mit sehr geringen Mengen, die man dann allmählich steigern kann. Das hat außerdem den Vorteil, dass das Blut und die Ausscheidungsorgane durch die anfänglich stärkere Entgiftung nicht zu sehr belastet werden.

Da rohe Nüsse und Ölsamen sowie das rohe, angekeimte Getreide die lebensenergiereichsten Lebensmittel überhaupt sind und gleichzeitig die polaren Yin-Yang-Kräfte enthalten, vertragen sie sich am selben Tag nicht gemeinsam im Darm *(siehe auch die „3. Kombinationsregel" in Kapitel 11, Seite 198)*. Dasselbe trifft auch auf die Kombination mit dem raffinierten Zucker zu, den man allein schon wegen seiner vielen anderen negativen Wirkungen auf unseren Körper meiden sollte *(siehe Kapitel 9)*.

Solange wir noch anorganische Mineralsalze, wie das Koch- oder Meersalz oder die Mineralien der Mineralwässer, mit unserer Nahrung aufnehmen, sollten wir pro Tag nicht mehr als durchschnittlich 50 Gramm Nüsse oder Samen im Sinne der dritten Trennkoststufe essen, da wir sonst zu viel von den noch nicht ‚organisch geprägten' Mineralionen über die Nieren verlieren. Bei den anderen Mahlzeiten sollten wir daher auf eine ausreichende Salzzufuhr achten."

Jonathan hält einen Moment inne und fährt dann fort:

„Wir könnten doch all diese einzelnen Punkte in einer übersichtlichen Tabelle ausarbeiten! Dann kann man sich die Zusammenhänge besser einprägen."

Kaum hat er den letzten Satz zu Ende gesprochen, steht er auch schon auf und läuft ins Haus. Kurz darauf kommt er mit einem Block Papier und einem Bleistift wieder. Gemeinsam beginnen wir drei, die Tabelle zu erstellen.

DIE DRITTE TRENNKOSTSTUFE

Grobe Diagnose der Verdauungsschwächen

Eiweißverdauungsschwäche	– Aufbau mit Nüssen oder Ölsamen zusammen mit Obst
mögliche Symptome:	– Verdauungsbeschwerden (Blähungen, weiche Stühle bis Durchfälle oder Verstopfung)
	– Darmflorastörungen mit Pilzerkrankungen
	– verdauungskraftbedingte Allergien
Fettverdauungsschwäche	– Aufbau mit Nüssen oder Ölsamen zusammen mit Obst
mögliche Symptome:	– Fettstuhl
	– Verdauungsbeschwerden (weiche Stühle oder Verstopfung)

              – geringe Darmflorastörungen mit Pilzerkrankungen (in der Regel keine verdauungskraftbedingten Allergien)

Kohlenhydrat-   – Aufbau mit angekeimtem Getreide
verdauungsschwäche
mögliche Symptome: – Verdauungsbeschwerden (Blähungen, Bauchschmerzen und weiche Stühle bis Durchfälle)
              – Darmflorastörungen mit Pilzerkrankungen (kein Fettstuhl, verdauungskraftbedingte Allergien nur bei stärkeren Darmbeschwerden infolge des Leaky-Gut-Syndroms, *siehe Kapitel 5*)

Notwendige Voraussetzungen und Bedingungen für die Aufbau- und Entgiftungstherapie mit der Nahrung

1. Voraussetzungen für die maximalen Aktivierungsenergien:

- Die verwendeten Früchte, Nüsse, Ölsamen sowie das angekeimte Getreide müssen den Rohkostkriterien entsprechen. Das heißt: Sie dürfen weder zu hoch erhitzt (geröstet, gebacken, pasteurisiert etc.) noch tiefgefroren oder schockgefroren worden sein. Außerdem sollten sie nicht mit Salzwasser behandelt, begast oder radioaktiv bestrahlt worden sein. Früchte und Samen aus biologischem Anbau sind solchen aus dem konventionellen Anbau vorzuziehen.
- Eine rohe Nuss- oder Ölsamensorte mit einer rohen Obstsorte (Obst kann geschält werden) sowie eine Sorte rohes, angekeimtes Getreide für sich allein oder mit sortenreinem, kaltgepressten Olivenöl.
- Die Nahrung sollte durch gründliches Kauen weitgehend verflüssigt werden. Je nach Nahrungsart und Größe des Bissens sollte dieser zirka 100- bis 200-mal gekaut werden.
- Zur Aufbaunahrung darf nur mineralarmes Wasser getrunken werden. Der gesamte Mineralsalzgehalt sollte 250 mg pro Liter nicht überschreiten – je weniger, desto besser! Außerdem darf das Wasser keine Kohlensäure enthalten.
- Man darf nicht mehr als ein Fünftel bis ein Viertel von der Menge essen, die das am stärksten geschwächte Verdauungsorgan maximal verdauen kann.

    Ist der oberste Grenzwert nicht bekannt, beginnt man die Aufbau- und Entgiftungstherapie mit der Nahrung sicherheitshalber mit einer relativ geringen Menge, die nur langsam gesteigert wird.

In schweren Krankheitsfällen isst man daher anfangs nur

| 5 bis 10 Gramm | Nüsse oder Ösamen mit einer beliebigen Menge Obst oder |
| 5 bis 10 Gramm | angekeimtes Getreide[67, Seite 380]. |

In leichteren Krankheitsfällen beginnt man mit

| 10 bis 20 Gramm | Nüssen oder Ölsamen mit einer beliebigen Menge Obst oder mit |
| 10 bis 20 Gramm | angekeimtem Getreide[67, Seite 380]. |

Gesunden Menschen wird empfohlen, diese Ernährungsweise wegen der anfänglich stärkeren Entgiftung des Bindegewebes ebenfalls mit nur geringen Mengen Nüssen oder Samen zu beginnen, die nicht mehr als 20 bis 30 Gramm[67, Seite 380] betragen.

Grundsätzlich sollte die Aufbau- und Entgiftungstherapie mit der Nahrung (= Heilnahrung) in den ersten Monaten bis Jahren nicht häufiger als zwei- bis maximal dreimal wöchentlich angewandt werden.

Wer seinen Körper mit dieser Methode hingegen schon einige Zeit entgiftet hat, relativ gesund ist und keinen Leberstau aufweist, kann sowohl die Anwendungshäufigkeit als auch die Menge der Nüsse und Samen allmählich erhöhen. Dabei sollte die monatliche Steigerung der Heilnahrung aber keinesfalls über 5 Gramm Nüssen, Ölsamen oder angekeimtem Getreide[67, Seite 380] liegen.

2. Bedingungen für einen optimalen Ablauf:

* Der Magen muss vor einer Aufbau- und Entgiftungsmahlzeit immer absolut leer sein.
* Bevor man nach einer Aufbau- und Entgiftungsmahlzeit andere Nahrungsmittel mit Salz zu sich nehmen will, müssen bestimmte Wartezeiten eingehalten werden. Dabei beginnt die Wartezeit erst dann, wenn der letzte Bissen der Heilnahrung hinuntergeschluckt worden ist.

  Mindestwartezeiten nach Nüssen, Ölsamen und angekeimtem Getreide:

10 Gramm:	45 Minuten
25 Gramm:	1½ Stunden
50 Gramm:	2½ Stunden
75 Gramm:	3½ bis 4 Stunden
100 Gramm:	4½ bis 5 Stunden

* Rohes, angekeimtes Getreide und rohe Nüsse oder Ölsamen sollten weder in derselben noch in aufeinanderfolgenden Mahlzeiten verzehrt werden. Am besten isst man beide Lebensmittelgruppen nie am selben Tag.

- Am selben Tag sollte auch nie vollraffinierter, teilraffinierter oder auskristallisierter brauner Zucker gegessen werden, da sich diese Zuckerarten nicht mit Nüssen und Samen im Darm vertragen.
- Solange wir uns noch mit zusätzlichem Koch- und Meersalz und anderen anorganischen Mineralien ernähren, sollten wir nicht mehr als 50 Gramm Nüsse oder Samen täglich auf diese Art und Weise zu uns nehmen, da der Körper sonst zu viel von den noch nicht „organisch geprägten" Mineralionen über die Nieren ausscheidet.
- Damit kein Natriumchloridmangel entsteht, muss auf einen ausgeglichenen Salzhaushalt geachtet werden. Der durchschnittliche Tagesbedarf einer erwachsenen Person beträgt drei bis fünf Gramm Salz. Schwitzen wir viel, erhöht sich der Salzbedarf automatisch.

Ratschläge für das Keimen von Getreide

Nachdem wir die Tabelle fertig gestellt haben, fragt mich Anna-Maria, wie das Getreide gekeimt werden muss, damit es die maximalen Aufbaukräfte entwickelt.

„Die stärksten Aufbaukräfte hat das Getreide dann, wenn der Keimling gerade zu wachsen beginnt und vier bis fünf Millimeter lang ist. Er ist dann zwei bis drei Millimeter gewachsen, da seine Länge im trockenen Getreidekorn bereits zwei Millimeter beträgt. Lässt man das Getreide länger keimen, so wie es teilweise von anderen Autoren empfohlen wird, enthält es zwar mehr Vitamine und etwas weniger Phytinsäure, jedoch verringern sich durch diesen Wachstumsprozess zunehmend die Aktivierungsenergien. Ist der Keimling länger als das Korn selbst, ist es als Aufbaunahrung bereits untauglich. Außerdem kann das so weit gekeimte Getreide unsere Darmflora keinesfalls mehr so gut aufbauen wie das nur kurz angekeimte Getreide.

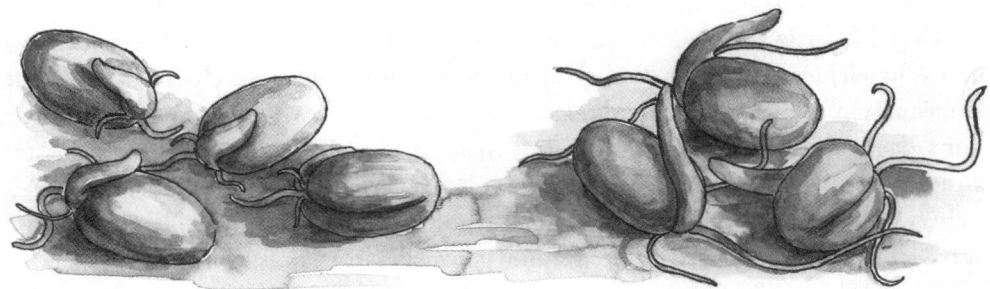

richtig angekeimter Weizen   zu lang angekeimter Weizen

Abgesehen davon schmeckt das kurz angekeimte Getreide wesentlich besser als das eher penetrant süß schmeckende, länger gekeimte Getreide.

Weizen lässt sich von allen Getreidesorten am leichtesten keimen. Man weicht ihn 4 bis 6 Stunden in frischem, ungechlorten Wasser ein und gießt das Einweichwasser dann ab. Je mehr die Einweichzeit 7 Stunden überschreitet, umso mehr nimmt die Keimfähigkeit der Körner ab. Lässt man Weizen länger als 12 Stunden im Wasser, keimt er fast gar nicht mehr. **Um ein besonders schnelles und vor allem gleichmäßiges Ankeimen aller Getreidesorten, insbesondere von Roggen, zu erreichen, hat es sich als nützlich erwiesen, nach einer Einweichzeit von zirka einer Stunde einen Wasserwechsel vorzunehmen. Dafür gießt man das Einweichwasser ab, spült das Getreide ein- bis zweimal und füllt das Gefäß dann wieder mit frischem Wasser auf.** Durch diesen Wasserwechsel, den man nach weiteren ein bis zwei Stunden auch noch einmal wiederholen kann, werden die bereits angequollenen Körner außerdem gelockert und können sich im Einweichglas oder der Schüssel nicht mehr festsetzen. Nach dem Einweichvorgang wird das Getreide wiederum ein paar Mal mit frischem Wasser gespült, bis das Spülwasser klar bleibt. Man lässt das Getreide in einem Sieb gut abtropfen und gibt es dann in eine Schüssel oder ein großes Glas und bedeckt das Gefäß zum Beispiel mit einem Teller, damit die gequollenen Körner nicht austrocknen. Zweimal täglich sollte man das Getreide mit frischem Wasser spülen, damit es einerseits feucht bleibt und sich andererseits keine Schimmelpilze bilden.

Aus praktischen Gründen lasse ich immer ein bis zwei Kilogramm Getreide auf einmal ankeimen. Als Keimgefäße dienen mir zwei große Einweckgläser mit einem Volumen von jeweils drei Litern. Da das Getreide beim Einweichen stark aufquillt, darf das Glas höchstens zur Hälfte mit den Körnern gefüllt werden. Das Einweichwasser sollte dann das ganze Glas füllen. Durch ein Küchensieb, das genau auf die Glasöffnung passt, kann man das Wasser hervorragend abgießen. Zum Abtropfen stelle ich die Gläser einfach umgekehrt auf die Siebe und lasse sie so ein bis zwei Tage bei normaler Raumtemperatur stehen. Zwischendurch spüle ich das Getreide natürlich regelmäßig.

Wenn der Keimling eine Gesamtlänge von vier bis fünf Millimetern erreicht hat, ist das Getreide fertig angekeimt. In diesem Wachstumsstadium sind beim Weizen ein bis drei Würzelchen gewachsen, wobei die mittlere Stammwurzel durchschnittlich nicht länger als ein Zentimeter sein sollte und die beiden Nebenwurzeln etwas kürzer oder nur anlagemäßig erkennbar sind. Würde man das Getreide in diesem Wachstumsstadium nicht essen oder trocknen, würde es in den nächsten 12 bis 24 Stunden so schnell weiterwachsen, dass es für die dritte Trennkoststufe zunehmend unbrauchbar wird. Es ist also wichtig, den richtigen ‚Erntezeitpunkt' genau abzupassen. Ist die Raumtemperatur kühler als 18°C, verlängert sich die Keimzeit. Bei einer Raumtemperatur von über 26°C kann das gequollene Getreide dagegen relativ leicht zu gären beginnen.

Man kann das Getreide so essen, wie es ist, oder man trocknet es, um es dadurch haltbar zu machen. Aus alten Überlieferungen geht hervor, dass die Vorfahren der Israeliten vor einigen tausend Jahren das so angekeimte Getreide gequetscht und dann in Form von Brotfladen an der Sonne getrocknet haben *(siehe Kapitel 23)*. In Deutschland ist das Klima für diese Art des Trocknens jedoch zumeist ungeeignet. Daher habe ich es anfangs im Heißluftherd bei zirka 40 bis 45°C getrocknet. Auf drei Backblechen verteilte ich das angekeimte Getreide und trocknete es auf der niedrigsten Temperaturstufe. Je nach Dicke der Keimlingsschicht dauert der Trocknungsvorgang im Heißluftherd zwischen 8 und 24 Stunden. Das Getreide ist erst dann fertig getrocknet, wenn es ebenso ‚knochentrocken‘ wie die ungekeimten Getreidekörner ist. In späteren Jahren benutzten wir einen selbst gebauten Trockenschrank, bei dem neun bis zehn mit einer Kunststoffgaze (Fliegengitter) bespannte Rahmen übereinander in einem Holzschrank liegen, der von unten mit einem automatischen Heizlüfter erwärmt wird *(siehe Literaturverzeichnis unter „Hobbythek“, Bauanleitung für den Trockenschrank im Folgebuch von „Gesund und allergiefrei“)*. Die feuchtwarme Luft entweicht dabei über einen Spalt direkt unter der oberen Abdeckplatte. Der wichtigste Vorteil des Trockenschrankes gegenüber dem Heißluftherd ist vor allem der, dass das Getreide aufgrund der dünneren Lagen schneller trocknet und so weniger Strom verbraucht wird. Das getrocknete Getreide bewahre ich in luftdichten Dosen auf. Mit einer Getreidemühle mahle ich mir dann meine jeweilige Menge, die mit etwas mineralarmem Wasser zu einem festen Teig angemischt wird und schließlich wie Brot gegessen werden kann[75].

Roggen lässt sich nicht ganz so leicht keimen, da er oft unregelmäßig schnell ankeimt und leichter zu gären beginnt als Weizen. Im Gegensatz zum Weizen sollte die Einweichzeit beim Roggen nur 3½ bis 5 Stunden betragen und 6 Stunden nicht überschreiten. Da sich beim Einweichen von Roggen relativ viele organische Säuren aus den Randschichten lösen, ist es hier besonders wichtig, dass man das Einweichwasser nach ein bis maximal zwei Stunden wechselt. Sonst kann es passieren, dass das Korn, insbesondere der Keimling, in den eigenen Säuren ‚erstickt‘ und nicht zu keimen beginnt. Wie ich zuvor schon sagte, empfiehlt sich dieser Wasserwechsel aus demselben Grund auch beim Einweichen aller anderen Getreidesorten. Die Keimzeit beträgt beim Roggen ebenfalls ein bis zwei Tage. Ausschlaggebend ist jedoch immer die Länge des Keimlings, der insgesamt vier bis fünf Millimeter lang sein sollte. In diesem Wachstumsstadium hat der Roggen bereits drei oder mehr Würzelchen gebildet.

Nackthafer weicht man nur 2 bis 3 Stunden ein, **Nacktgerste** und **Dinkel** 4 bis 6 Stunden. Ähnlich wie beim Roggen lassen sich jedoch auch diese drei Getreidesorten

---

75) Im Folgebuch von „Gesund und allergiefrei“ beschreibe ich ausführlich, warum das sonnengetrocknete, angekeimte Getreide noch gesünder ist als das im Heißluftherd oder Trockenschrank getrocknete angekeimte Getreide und was man alles beachten muss, wenn man das angekeimte und getrocknete Getreide zusammen mit kaltgepresstem, sortenreinen Olivenöl verzehren will.

nicht so gut ankeimen wie Weizen. Oft keimen sie unregelmäßig schnell und manchmal auch gar nicht. Dieses schlechte Keimverhalten ist einerseits von der Getreide-
und Wasserqualität sowie der Raumtemperatur abhängig, andererseits spielen hierbei
möglicherweise aber auch die Mondphasen eine Rolle. Bei allen drei Getreidesorten
beträgt die Keimzeit nicht ein bis zwei Tage, wie bei Weizen und Roggen, sondern
zwei bis drei Tage. Der Hafer hat im fertig angekeimten Stadium, ebenso wie Roggen,
neben der Stammwurzel weitere Nebenwürzelchen gebildet. Beim Dinkel und bei
der Gerste sind diese Nebenwürzelchen im fertig angekeimten Stadium hingegen nur
ansatzweise erkennbar. Reis, Mais und Hirse sind übrigens keine idealen Keimgetreide
und eignen sich daher auch weniger gut für die Aufbau- und Entgiftungstherapie
und die Ernährung in der dritten Trennkoststufe.“

„Kannst du uns noch sagen, was man unter ‚Nackthafer‘ und ‚Nacktgerste‘ versteht?“ möchte Jonathan wissen.

„Der Zusatz ‚nackt‘ bezeichnet eine besondere Zuchtform des Getreides, die keine
Spelzen aufweist. Normalerweise gehören Hafer und Gerste, ebenso wie der Dinkel,
zu den so genannten Spelzgetreiden, bei denen die Körner von harten Hülsen umgeben sind. Da nun aber alle Spelzgetreide vor dem Verzehr entspelzt werden, kann
es passieren, dass bei diesem Vorgang die Keimanlagen der Körner verletzt werden.
Das ist der Grund, warum Dinkel in der Regel schlechter oder zumindest unregel-
mäßiger ankeimt als Weizen. Nackthafer und Nacktgerste enthalten daher, ebenso
wie Weizen und Roggen, keine Spelzen, wodurch das Entspelzen natürlich entfällt.
Die Keimfähigkeit von Nackthafer und Nacktgerste ist damit deutlich besser als von
deren entspelzten Sorten.

Ihr könnt euch sicher denken, dass die Aufbau- und Entgiftungskräfte von unregelmäßig angekeimtem Getreide schlechter sind als von gleichmäßig angekeimten
Samen. Es hat hingegen keine Bedeutung, wenn das eine oder andere Korn nicht zu
keimen beginnt; jedoch können sich nur dann alle Energien optimal entfalten, wenn
das Getreide mindestens zu 90 bis 95 % ankeimt. Keimen mehr als 10 % der Körner
nicht, schwächen diese mit zunehmender Menge die Wirkung der angekeimten Samen. Wegen dieser wichtigen Voraussetzung für die Aufbau- und Entgiftungstherapie
verwende ich am häufigsten Weizen und Roggen, da sich diese beiden Getreidesorten
am besten ankeimen lassen.“

Während ich die letzten Worte ausspreche, beobachte ich Jonathan, wie er ein
paar Sonnenblumenkerne in die Hand nimmt und sie andächtig betrachtet. Welche
Kraft steckt doch in einem solchen Samen, dass daraus eine meterhohe Sonnenblume
werden kann, die wiederum viele hundert Samen bildet! Ich denke, dass wir nur dann
einen wirklichen Zugang zu diesen energiereichen Lebensmitteln bekommen können,
wenn wir uns der Wunder, der Kraft und der Schönheit der gesamten Schöpfung und
natürlich auch unserer Nahrung bewusst werden und sie achten und lieben lernen.

Nur wenn wir diesen Weg der Achtsamkeit und Liebe gehen, kann unser Planet ein Ort des Friedens werden. Am Ende dieses Weges wird das Licht und die Liebe Gottes unsere Nahrung sein. Vorher werden wir dieses Licht und die Lebendigkeit Gottes jedoch auch über die pflanzliche Nahrung aufzunehmen versuchen – und keine Nahrung ist licht- und energiereicher als rohe Früchte, Nüsse und Samen.

KAPITEL 19

Die Problematik der Bindegewebsentgiftung

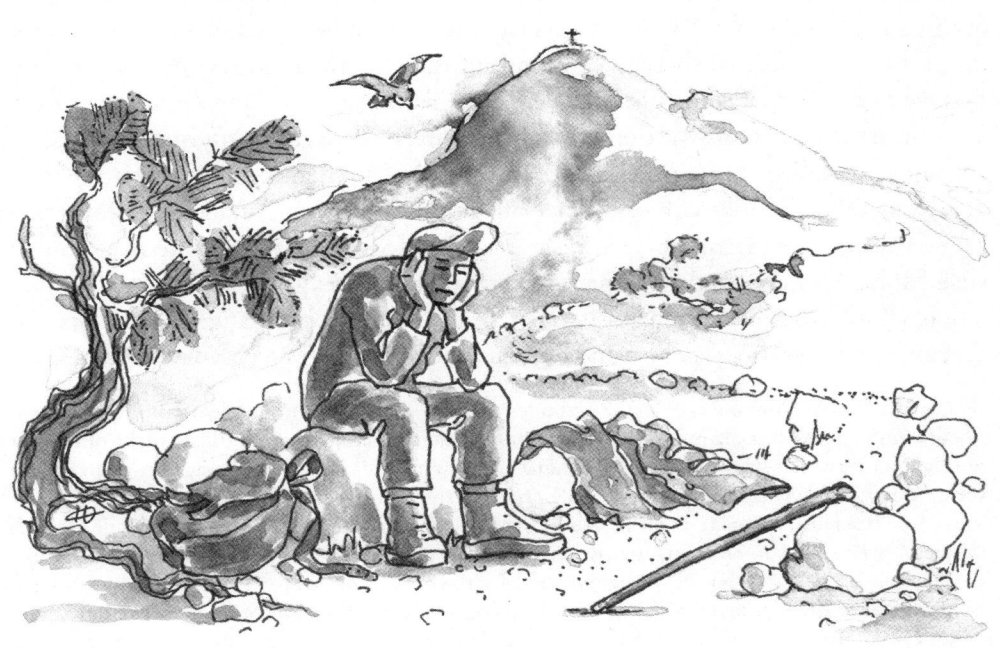

Entgiftungskrisen sind die letzten Hindernisse auf dem Weg zur Gesundheit

Die Problematik der Bindegewebsentgiftung

Es gibt viele Möglichkeiten, durch die unser Bindegewebe zur Entgiftung angeregt werden kann. Dazu gehören vor allem das Fasten, eine gesunde Ernährungsweise, die auch die Verwendung von Stein- oder Kristallsalz mit einschließt[76], die körperliche Bewegung, das Schwitzen in der Sauna, ein Klimawechsel, Hormonumstellungen in der Schwangerschaft und verschiedene Wege, bei denen entweder über eine Bewusstseinserweiterung oder durch körperliche Übungen die Lebensenergien besser fließen oder sich erhöhen. Zu den besten Entgiftungsmethoden gehören jedoch das Fasten und der Verzehr von rohen Früchten, Nüssen und Ölsamen sowie von rohem, angekeimten Getreide im Sinne der dritten Trennkoststufe. Dass auch ein Anstieg bestimmter kosmischer Energien einen großen Einfluss auf unseren Stoffwechsel hat, beschreibe ich im letzten Kapitel.

Am leichtesten entgiftet der Körper beim Fasten. Das liegt vor allem daran, dass dabei das Körperfett „verbrannt" wird, das ja eines der Hauptdepots für die abgelagerten Stoffwechselschlacken und Gifte ist. Zuerst werden beim Fasten daher diejenigen Gifte und Schlacken gelöst, die bei der Verbrennung des Unterhautfettgewebes frei werden. Erst wenn der Körper einen Großteil des Unterhautfettgewebes abgebaut hat, werden auch tiefere „Schichten", wie die Knochen, Sehnen und Organe, entgiftet. Bei unserer heutigen Belastung des Bindegewebes mit den vielen chemischen Substanzen und Schwermetallen aus der Umwelt, der Nahrung und den mit Amalgam plombierten Zähnen sowie den chemisch-pharmazeutischen Medikamenten müsste man jedoch viele Monate fasten, bis der Körper einigermaßen „gereinigt" ist.

Ich selbst habe in meinem bisherigen Leben dreimal eine längere Zeit gefastet. Zweimal waren es drei Wochen und einmal fastete ich knapp sechs Wochen lang. Ich

76) Da das unraffinierte **Steinsalz** und ganz besonders das **Kristallsalz** gegenüber dem raffinierten Kochsalz und auch dem Meersalz infolge der jahrmillionenlangen tektonischen Einflüsse nicht nur besser vom Körper verwertet wird, sondern auch den Zellstoffwechsel positiv beeinflusst, muss man bei der Verwendung dieses Salzes mit anfänglichen Entgiftungsreaktionen bis hin zu mehr oder weniger intensiven Leberstausituationen rechnen. Das bezieht sich sowohl auf das Trinken von Salzsole als auch auf die Verwendung von Stein- oder Kristallsalz in der Küche. In der Regel klingen diese Symptome jedoch nach einigen Wochen bis Monaten wieder ab, woraus man jedoch keinesfalls schlussfolgern sollte, dass der Körper dann entgiftet ist. Dies bedeutet nur, dass die leichte Stoffwechselverbesserung, die durch das Stein- beziehungsweise Kristallsalz bewirkt wird, dann kaum noch Gifte und Schlacken mehr löst. Das Kristallsalz gehört daher neben dem unraffinierten Stein- und Meersalz zweifelsohne zu den wichtigsten Bestandteilen einer gesunden Ernährung. Es stellt jedoch keinesfalls einen „Tiefenreiniger" für unseren Körper dar, weshalb die Aufbau- und Entgiftungstherapie mit der Nahrung dadurch nicht ersetzt werden kann *(mehr zum Thema Salz in Kapitel 2 und im Folgebuch von „Gesund und allergiefrei")*.

habe in dieser Zeit sicherlich stark entgiftet; jedoch hätte ich noch einige Monate länger fasten müssen, bis ich all die chemischen Substanzen ausgeschieden hätte, die sich erst einige Jahre später durch die Anwendung der dritten Trennkoststufe lösten.

Jeder, der einmal länger als zwei Wochen gefastet hat, wird dieselbe Erfahrung gemacht haben: Die Verdauungskraft sinkt in dieser Zeit auf den Nullpunkt. Man kann deshalb nach einer zwei- bis dreiwöchigen Fastenperiode in den ersten Tagen nach dem Fastenbrechen kaum etwas verdauen. Umso wichtiger ist es dann, dass die Nahrungsaufnahme nach dem Fasten nur ganz langsam gesteigert wird, da man seine Fastenerfolge durch eine Überforderung der Verdauungsorgane sonst völlig zunichte machen kann. Das Schwierigste beim Fasten ist daher in der Regel nicht so sehr das Fasten selbst, sondern das Fastenbrechen. Die Zellen sind dann oft so hungrig, dass man sich nur schwer bremsen kann, mehr zu essen, als man in den ersten Tagen verdauen kann. Wer daher mehrere Wochen fasten will, sollte sich zuvor genau informieren, wie man danach seine Verdauungsorgane aufbaut. Als grobe Regel gilt, dass man mindestens die Hälfte der Fastenzeit für diese Aufbauphase benötigt. Die anfangs kleinen Mahlzeiten, die möglichst eiweiß-, kohlenhydrat- und fettarm gehalten werden sollten, wie zum Beispiel ein Apfel oder etwas Gemüse, steigert man dann von Tag zu Tag. Äußerst sinnvoll ist es natürlich, die Mahlzeiten trennkostmäßig zu gestalten und vor allem in den ersten Tagen auf eine reichhaltige Salzzufuhr zu achten, um die Natriumchloridverluste der letzten Wochen möglichst schnell wieder auszugleichen *(siehe Salzanwendung in Kapitel 2)*.

Wer diese Aufbauempfehlungen nicht befolgt, dem kann das Fasten insgesamt mehr schaden als nützen. Zwar sind die Körperzellen durch den Entgiftungsprozess nach dem Fasten für alle Nährstoffe wesentlich aufnahmefähiger; werden den Verdauungsorganen jedoch aus Unwissenheit bestimmte Energien oder Nährstoffe vorenthalten, die sie für eine gute Funktion benötigen, wird man nach dem Fasten mehr Verdauungs- und Gesundheitsprobleme entwickeln, als man zuvor schon hatte.

Grundsätzlich wäre es natürlich besser, den Körper erst zu entgiften und ihn dann aufzubauen. Praktisch ist das jedoch in den meisten Fällen nicht durchführbar, da die Mehrzahl der Menschen in der heutigen Zeit einerseits einige Monate fasten müssten, um sich von allen Giften zu befreien, und es sich andererseits kaum jemand erlauben kann, auch nur eine oder zwei Wochen, geschweige denn ein oder zwei Monate aus dem Alltag auszusteigen, um sich ganz sich selbst zu widmen. Bei Kindern ist das Fasten schon gar nicht möglich, weil sie sich noch im Wachstum befinden und längere Fastenperioden zu Wachstumsstörungen führen können. – Ganz abgesehen von der psychischen Belastung, die das Fasten für Kinder darstellt!

Uns bleibt daher häufig nichts anderes übrig, als den Körper direkt aufzubauen und ihn über die sich verbessernde Blutqualität und die bindegewebsaktivierenden Energien der Lebensmittel zu entgiften.

Bevor ich die möglichen Symptome einer stärkeren Bindegewebsentgiftung bespreche, möchte ich Ihnen noch einmal genau erklären, wie es überhaupt zur Verschlackung des Bindegewebes beziehungsweise des Körpers kommt und wie sich diese Schlacken und Gifte mit der Ernährung und infolge einer sich verbessernden Blutqualität wieder zu lösen beginnen. Auf die Ausleitung der gelösten Schlacken über die Leber und die Nieren gehe ich dann im folgenden Kapitel ein.

Warum verschlackt unser Körper?

Jeder Mensch bildet seinen physischen Körper vor allem mit der Nahrung, die er isst. Die Nahrung besteht jedoch nicht nur aus den vielen chemisch analysierbaren Inhaltsstoffen, sondern sie enthält ebenfalls eine Menge feinstoffliche Energien, die wir bereits besprochen haben. Je lebensenergiereicher ein Lebensmittel beziehungsweise eine Mahlzeit aus verschiedenen Lebensmitteln nun ist, umso mehr kann sie unseren ganzen Stoffwechsel aktivieren. Je energieärmer eine Nahrungsmittelkombination ist, umso weniger stoffwechselaktiv ist sie und umso mehr Stoffwechselendprodukte und von außen aufgenommene Fremdstoffe bleiben in den Zellen und im Bindegewebe liegen. **Das bedeutet jedoch, dass wir auch bei gesündesten Umweltbedingungen und gesunder, vollwertiger Ernährungsweise mit oder ohne Fleisch, Fisch und Eiern ganz normal verschlacken. Je älter wir sind, umso intensiver wird dieser „natürliche" Verschlackungszustand.**

Mit der üblichen Durchschnittsernährung aus Fleisch, Brot, Kartoffeln, gekochtem Gemüse und ein wenig rohem Salat oder Obst, mit Käse und anderen Milchprodukten haben unsere Körperzellen aufgrund der ganz „normalen" allmählichen Verschlackung eine Lebensdauer von durchschnittlich 80 Jahren. Erhöhen wir den Verschlackungsgrad durch Tabakrauch, Drogen, Alkohol, raffinierten Zucker und die vielen chemischen Substanzen aus der Umwelt und der Nahrung oder mit chemischen Medikamenten, sinkt die Lebensdauer der Zellen weiter ab.

Bei diesem Verschlackungs- und Alterungsprozess der Zellen spielen also zwei Faktoren eine Rolle:

Zum einen wird der Prozess der Verschlackung und Übersäuerung der Zellen durch eine ungesunde Ernährungsweise, durch eine schlechte Verdauungskraft und durch alle möglichen schädlichen Substanzen von außen gefördert.

Zum anderen haben die lebensenergie- und lichtarmen Nahrungsmittel und Nahrungsmittelkombinationen nicht die Kraft, weder die ganz normalen Stoffwechselendprodukte, Säuren und Schlacken noch die zusätzlich aufgenommenen Fremdstoffe von außen 100-prozentig wegzutransportieren und zur Ausscheidung zu bringen.

Wie uns die Nahrung entgiften kann

Erhöhen wir nun das Energieniveau des Körpers, wie es zum Beispiel einige Yogis in Indien geschafft haben, lässt sich der Alterungsprozess der Zellen aufhalten. Das geschieht deshalb, weil über die Energiezunahme des Körpers unter anderem die Stoffwechselkatalysatoren aktiviert und die Zellen dadurch besser entgiftet werden als ohne diese verstärkte Aktivierung. Wie Sie ja bereits wissen, passiert genau dasselbe, wenn wir uns von besonders lebensenergiereichen Lebensmitteln beziehungsweise Lebensmittelkombinationen ernähren, die in der Lage sind, diese Katalysatoren und vermutlich auch alle anderen Körperenzyme maximal zu aktivieren.

Je nachdem, wie energiereich eine Lebensmittelkombination nun ist und wie stark diese Nahrung das Bindegewebe und die Stoffwechselkatalysatoren aktiviert, beginnt eine mehr oder weniger intensive Entgiftung von abgelagerten Stoffwechselendprodukten und Giften – natürlich nur so lange, bis alle Schlacken und Gifte ausgeschieden worden sind, die durch das entsprechende Energieniveau des Körpers gelöst werden können. Die Intensität der Lebensenergie in unserem Körper bestimmt somit den Gesundheitszustand unserer Körperzellen. Ist die Lebensenergie hoch, werden dadurch alle Körperzellen im Stoffwechselgleichgewicht gehalten. Dies bedeutet jedoch, dass weder im Bindegewebe noch in den Funktionszellen Ablagerungen irgendwelcher Substanzen vorliegen. Ist die Lebensenergie niedriger, werden die Stoffwechselkatalysatoren nicht mehr optimal aktiviert und die Körperzellen unterliegen dem ganz „normalen" Verschlackungsprozess. Der Stoffwechsel befindet sich dann natürlich nicht im Gleichgewicht. Ein Stoffwechselgleichgewicht ist daher nur dann möglich, wenn alle Katalysatoren so stark aktiviert werden, dass keine Stoffwechselendprodukte oder Gifte abgelagert werden können.

Unser Körper entgiftet jedoch nicht nur, wenn wir ihm über die Nahrung mehr Lebensenergien zuführen, die das Bindegewebe und die Katalysatoren aktivieren können, sondern allein schon dadurch, dass wir unsere Ernährung auf vollwertigere und basenüberschüssigere Lebensmittel umstellen. Woran liegt das?

Das ist vor allem darauf zurückzuführen, dass das Blut und das Bindegewebe gewebsspezifisch zusammengehören und sich ihre Qualitäten regelrecht gegenseitig bedingen. Das bedeutet jedoch, dass die Blutqualität die Bindegewebsqualität bestimmt und umgekehrt. Normalerweise ist der Körper immer bestrebt, die ganz normalen Stoffwechselendprodukte und alle anderen giftigen Substanzen über die Nieren oder die Leber auszuscheiden; bei „normalen" Stoffwechselverhältnissen gelangt jedoch ein Teil davon immer auch ins Bindegewebe und wird dort abgelagert. Je stärker das Blut daher mit Giften und Schlacken belastet ist, umso mehr werden von ihnen ins Bindegewebe abgeschoben und umso schlechter wird dessen Zustand. Andererseits gibt das Bindegewebe bei einer Verbesserung der Blutqualität, was zum Beispiel allein durch eine gesündere Ernährungsweise geschieht, so lange Schlacken und Gifte ins Blut ab, bis sich das Bindegewebe und das Blut wieder auf dem gleichen Belastungs- beziehungsweise Reinheitsniveau befinden. Der Körper beginnt daher automatisch zu entschlacken, wenn sich die Blutqualität verbessert.

Je mehr sich also die Blutqualität verbessert, umso stärker entschlackt unser Bindegewebe.

Die Blutqualität ändert sich jedoch nicht nur bei einer allgemeinen Ernährungs- umstellung, sondern auch, wenn eine Person mit geschwächter Verdauungskraft diese wieder aufbaut. Das zuvor durch die verstärkten Fäulnis- oder Gärungsprozesse der unverdauten Nahrung belastete Blut wird zunehmend entgiftet, so dass sich im sel- ben Maß, wie die Verdauungskraft zunimmt, auch die Blutqualität verbessert. Als Folge davon beginnt das Bindegewebe zu entschlacken und zwar so lange, bis die Bindegewebsqualität der Blutqualität entspricht.

Die Intensität dieser Entgiftung ist nun vor allem vom Belastungsgrad des Binde- gewebes und von der Zunahme der Verdauungskraft abhängig, wobei ein regelrechtes Belastungs- beziehungsweise Qualitätsgefälle vom Bindegewebe zur verbesserten Blutqualität entsteht. Je stärker nun das Bindegewebe vor dem Aufbau belastet war und je schneller sich die Blutqualität durch die Reaktivierung der Verdauungskraft verbessert, umso größer wird dieses Gefälle; und je größer das Gefälle ist, umso intensiver entgiftet der Körper. Diese Entgiftung kann viele Wochen oder Monate, in Extremfällen sogar mehr als ein Jahr anhalten und hört erst dann auf, wenn die Qualitäten von Blut und Bindegewebe wieder auf einem Niveau sind. **Deshalb sollte man eine stark geschwächte Verdauungskraft nur ganz langsam aufbauen, damit das Gefälle zwischen der Bindegewebsbelastung und der sich verbessernden Blutqua- lität nie zu groß wird und die Entgiftungsfunktionen von Leber und Nieren nicht überlastet werden** *(siehe auch Kapitel 21 „Der Weg zur Gesundheit“).*

Unsere Blutqualität verbessert sich daher einerseits durch eine gesündere Nahrung und andererseits durch eine stärker werdende Verdauungskraft.

Damit haben wir drei Faktoren, wodurch unser Bindegewebe über die Ernährung entgiftet werden kann:

Die umfassende Bindegewebsentgiftung

- **Der stärkste Entgiftungsimpuls entsteht durch die direkte Aktivierung des Bin- degewebes und die katalysatorbedingte Zellentgiftung beim Verzehr von rohen Früchten, Nüssen und Ölsamen sowie von rohem, angekeimten Getreide mit oder ohne sortenreinem, kaltgepressten Olivenöl im Sinne der dritten Trenn- koststufe. Die Entgiftung hält so lange an, wie die Lebensmittel im Mund und im Magen sind.**

Daneben wirken aber auch die Yin-Yang-Energien dieser Lebensmittel auf das Bindegewebe. Die yin-betonten Früchte, Nüsse und Ölsamen lösen dabei vorwiegend Yang-Gifte und das yang-betonte angekeimte Getreide hauptsächlich Yin-Gifte *(siehe Kapitel 13)*.

Die allgemeine Bindegewebsentgiftung

• Die zweitstärkste Entgiftung entsteht durch eine gesündere Auswahl oder Kombination der Lebensmittel, wodurch es grundsätzlich zu einer Verbesserung der Blutqualität kommt. Die dadurch einsetzende Entgiftung ist zeitlich ebenfalls auf die einzelnen Mahlzeiten begrenzt.

Die sekundäre Bindegewebsentgiftung

• Die drittstärkste Entgiftung entsteht durch eine sich verbessernde Verdauungskraft. Das betrifft natürlich nur solche Menschen, die vor dem Beginn der Aufbau- und Entgiftungstherapie eine geschwächte Verdauungskraft haben.

Ab einem bestimmten Zeitpunkt während des Aufbaus der Verdauungskraft beginnt durch die sich verbessernde Blutqualität das Bindegewebe zu entgiften. Diese Entgiftung kann je nach Gefälle zwischen der Bindegewebsbelastung und der sich verbessernden Blutqualität mehrere Wochen bis Monate, in Extremfällen sogar mehr als ein Jahr anhalten und hört erst dann auf, wenn die Bindegewebsqualität wieder der Blutqualität entspricht.

Daher sollte eine stark geschwächte Verdauungskraft nie zu schnell aufgebaut werden!

Die Blutqualität verbessert sich jedoch auch infolge einer besseren Luftqualität, wodurch es ebenfalls zu einer sekundären Bindegewebsentgiftung kommt, die so lange anhält, bis man sich an das neue Klima angepasst hat *(ausführlich beschrieben in Kapitel 21, Seite 474)*.

Sind Entgiftungskrisen vorprogrammiert?

Immer wenn unser Körper entgiftet, gelangen zuvor abgelagerte Stoffwechselendprodukte oder irgendwelche Gifte ins Blut und müssen nun über die Leber und die Nieren ausgeschieden werden. Die Leber stellt hierbei das wichtigste Entgiftungsorgan dar, da sie einerseits einige wasserunlösliche Substanzen wasserlöslich macht, so dass diese über die Nieren ausgeschieden werden können, und andererseits viele Schla-

cken und Gifte binden kann und diese über die Gallenflüssigkeit und den Darm
zur Ausscheidung bringt. Damit es nie zu einer Überlastung der Entgiftungs- und
Ausscheidungsfunktionen und damit zu unangenehmen bis gefährlichen Stauungser-
scheinungen der Leber oder der Nieren kommt, sollten Sie meine Warnung sehr erst
nehmen und jede Ernährungsverbessung und die Aufbau- und Entgiftungstherapie
mit der Nahrung immer nur in der Geschwindigkeit durchführen, dass Sie sich gut
dabei fühlen *(mehr dazu in Kapitel 21)*. Sonst geht es Ihnen aufgrund der Bindegewebsentgiftung schlechter als vorher und Sie kehren möglicherweise frustriert zu
Ihrer gewohnten Ernährungsweise zurück.

Dass schon kleinste Veränderungen größte Wirkungen haben können, möchte ich
Ihnen anhand des folgenden Beispiels veranschaulichen.

**In unserer Praxistätigkeit erlebten wir bereits Fälle, bei denen allein durch das
Weglassen von raffiniertem Zucker bei sonst gleichbleibender Ernährung starke
Entgiftungsreaktionen auftraten.** Raffinierter Zucker gehört zu den stärksten Säure-
bildnern aus dem Bereich der Nahrungsmittel *(siehe Kapitel 8)*. Durch das Weglassen
von weißem Zucker fällt dieser übersäuernde Faktor weg; das Blut wird „basischer"
und schon setzt die Entgiftung ein. Das passiert natürlich nur bei den Personen, die
zuvor viel raffinierten Zucker gegessen haben.

**Ebenso stark kann man entgiften, wenn man von heute auf morgen von einer
fleischreichen Ernährungsweise auf eine fleischarme oder vegetarische Vollwertkost
umsteigt.** Ich empfehle daher immer, Schritt für Schritt vorzugehen:

1. Zuerst sollte man den voll- und teilraffinierten Zucker durch echten Honig,
   Vollrohrzucker oder Vollzucker, durch Ahornsirup, Agavendicksaft oder andere
   natürliche Süßmittel ersetzen.
2. Als nächstes reduziert man langsam die stark säureüberschüssigen und säurebildenden Nahrungs- und Genussmittel, wie Fleisch, Fisch, Eier, Käse, Weißmehlprodukte sowie geschälten Reis, aber auch alkoholische Getränke, Tabakrauch
   und so weiter. Bis jetzt ernähren Sie sich noch mit der Mischkost.
3. In der nächsten Stufe beginnen Sie, vollwertige Lebensmittel gemäß der ersten
   Trennkoststufe zu kombinieren.
4. Nach und nach können Sie sich dann über Monate bis Jahre wenigstens teilweise
   bis zur dritten Trennkoststufe „hocharbeiten".

Wenn Sie von sich wissen, dass Sie eine geschwächte Verdauungskraft haben, und Sie
wollen diese mit der dritten Trennkoststufe aufbauen, empfehle ich Ihnen wegen der
irgendwann einsetzenden kontinuierlichen Bindegewebsentgiftung infolge der sich
verbessernden Blutqualität, den Aufbau nicht zu übertreiben. Die Entgiftung kann
sonst so stark werden, dass es zu einer Überlastung der Leber und eventuell auch der
Nieren *(siehe Kapitel 21)* mit entsprechenden Stauungssymptomen kommt. **Sobald Sie**

trotz der ein- oder zweimaligen Lebertherapie nach den Aufbaumahlzeiten *(siehe die Kapitel 20 und 21)* die ersten Anzeichen eines dauerhaften Leberstaus beobachten, brechen Sie die Aufbautherapie mit der dritten Trennkoststufe bitte sofort ab und ernähren sich mit den Lebensmitteln in den Kombinationen, mit denen Sie sich am wohlsten fühlen. Nach wenigen Wochen bis Monaten lässt die Entgiftung wieder nach und Sie können mit der Aufbautherapie fortfahren.

Ich muss Ihnen ehrlich gestehen, dass mir diese Art des Aufbaus zu langsam gewesen wäre. Außerdem wollte ich so schnell wie möglich wissen, ob ich mit dieser Therapie meine ersehnten Ziele erreichen konnte. Daher habe ich von Anfang an vor allem meine Leber mehrmals täglich mit homöopathischen Mitteln in der Ausleitung der gelösten Schlacken und Gifte unterstützt und konnte so meine Verdauungsorgane ohne Unterbrechung innerhalb von eineinhalb Jahren aufbauen. Bevor ich Ihnen jedoch diese Lebertherapie erkläre, ist es wichtig zu wissen, was ein Leberstau ist und wie sich dieser symptomatisch äußern kann.

Immer wenn Sie die Aufbau- und Entgiftungstherapie mit der dritten Trennkost-stufe anwenden, so wie ich es in Kapitel 18 beschrieben habe, kommt es aufgrund der starken Aktivierungsenergien zu einer mehr oder weniger intensiven Bindege-websentgiftung. Daneben verbessert sich jedoch auch die Blutqualität, vor allem dann, wenn zusätzlich die Verdauungskraft von Woche zu Woche zunimmt. Da die meisten Menschen in den Industrienationen heutzutage *(geschrieben 2003)* jedoch bereits eine mehr oder weniger geschwächte Verdauungskraft aufweisen, kann ich davon ausgehen, dass sich bei dem Großteil der Leser dieses Buches, die ihren Körper mit Früchten, Nüssen und Samen aufbauen und entgiften, irgendwann eine kontinu-ierliche Entgiftung aufgrund der sich verbessernden Verdauungskraft einstellen wird. Diese Entgiftung muss nicht stark sein, vor allem dann nicht, wenn die Leistung der Verdauungsorgane zuvor nur geringfügig vermindert war und der Aufbau langsam vollzogen wird. Wenn die Verdauungskraft jedoch von vornherein stärker geschwächt war und der Aufbau trotz der korrekten Befolgung meiner Empfehlungen *(siehe die Kapitel 18 und 21)* zu schnell geschehen ist, kann es zu einer so starken kontinuier-lichen Bindegewebsentgiftung kommen, dass vor allem die Entgiftungsfunktionen der Leber zeitweilig überfordert werden. Außerdem kann es insbesondere dann, wenn man relativ stark mit Umweltgiften oder chemisch-pharmazeutischen Medikamenten belastet ist, zu spontanen Entgiftungsschüben kommen, die jedoch häufig schon nach wenigen Stunden bis Tagen wieder abklingen. Beim Fasten nennt man diese sponta-nen Entgiftungsschübe Fastenkrisen. Sie benötigen daher sowohl bei einer stärkeren kontinuierlichen Entgiftung als auch bei den spontanen Entgiftungsschüben eine gute Lebertherapie, um damit die Leber in der Ausleitung der Schlacken und Gifte zu unterstützen. Wird die Leber in solchen Entgiftungssituationen nicht unterstützt, kommt es zu einem so genannten Leberstau.

Was ist ein Leberstau?

Wenn das Blut durch eine stärkere Bindegewebsentgiftung so stark belastet ist, dass die Leber mehr Schlacken und Gifte ausscheiden muss als sie kann, stauen sich diese Gifte im Blut. Das gesamte Blut ist dann mit diesen Substanzen überschwemmt, wobei die stärksten Konzentrationen in und vor der Leber vorzufinden sind. Ein solcher Leberstau ist mit schulmedizinischen Diagosemethoden nur schwer zu erfassen, da in der Regel keine oder nur geringfügige Abweichungen im Blutbild vorliegen. Falls bei längeren intensiven Stauungssituationen dennoch bestimmte Leberwerte ansteigen oder sich einige Elektrolytwerte verschieben sollten, wird man bei den meisten Betroffenen vergeblich nach einer klassischen Entzündung oder Krankheit suchen. In der derzeitigen Schulmedizin *(geschrieben 2003)* ist der Leberstau mit seinen möglichen Folgen nämlich nur unzureichend bekannt – schon gar nicht als Folge einer Bindegewebsentgiftung. Das liegt vor allem daran, dass die allgemeine Verschlackung des Bindegewebes beziehungsweise Körpers als eine der Hauptursachen für die Entstehung von Krankheiten bis heute noch nicht zum allgemeinen Lehrwissen an den meisten Universitäten gehört.

Ein Leberstau lässt sich schulmedizinisch daher nur äußerst schwer feststellen, ist jedoch mit Hilfe bestimmter energetischer Untersuchungsmethoden sehr einfach zu diagnostizieren. *(Ich stelle Ihnen diese Verfahren auf unseren Seminaren und im ersten Buch über die Aura-Kinesiologie vor – siehe Schlusswort.)* **Wenn es Ihnen daher während der Aufbau- und Entgiftungstherapie oder bei einer Ernährungsverbesserung einmal schlecht gehen sollte und Ihr Hausarzt oder Heilpraktiker keine Ursache für diesen Zustand findet, denken Sie bitte auch an einen Leberstau.**

Da das venöse Blut aus dem Magen-Darm-Trakt und größtenteils auch aus den unteren Extremitäten direkt zur Leber fließt, werden bei einem Leberstau diese Körperregionen als erstes mit den gestauten Giften und Schlacken belastet. Primär kann es bei einem Leberstau daher zu vielfältigen Magen-Darm-Beschwerden mit Übelkeit, Appetitlosigkeit, Magen- und Darmschmerzen oder -koliken, Durchfällen, Verstopfung oder Hämorrhoiden sowie zu Venenstauungen beziehungsweise Krampfadern in den unteren Extremitäten kommen. Zu den typischen Symptomen können aber auch vermehrte Blähungen und die so genannten „Stauungspilze" gehören. Das hängt vor allem damit zusammen, dass das zurückgestaute Venenblut des Darms einerseits weniger Gase resorbieren kann und andererseits der Rückstau sowie die Giftbelastung des Blutes die Darmflora stark beeinträchtigen können.

Da die gestauten Schlacken und Gifte jedoch ebenfalls im gesamten Blut anzutreffen sind, belasten sie sekundär alle körperlichen Schwachstellen, die wir bei uns kennen:

- Bei einem Allergiker verstärken sich durch einen starken Leberstau vorüber-gehend alle allergischen Symptome, da die gestauten Gifte und Schlacken das Immunsystem zusätzlich belasten und schwächen. Tatsächlich sind die Allergien dann auch verstärkt feststellbar. Mit der Beseitigung des Leberstaus verringern sie sich jedoch nach wenigen Tagen wieder auf das Niveau, das sie vor dem Le-berstau erreicht hatten. Bei einem Neurodermitiker verschlechtert sich daher vor allem das Hautbild und bei einem Asthmatiker kann ein Leberstau das Asthma verschlimmern oder einen Asthmaanfall auslösen.
- Beim Krebskranken stauen sich die Gifte und Schlacken unter anderem in den Tumor und können das Tumorwachstum fördern. Dies betrifft aber auch alle gutartigen Tumore, wie zum Beispiel Zysten, Lipome, Myome oder Fibrome. Daher ist die Lebertherapie bei jeder ganzheitlichen Tumortherapie von großer Bedeutung.
- Rheumatiker können durch einen Leberstau starke rheumatische Beschwerden erfahren, auch wenn sie das Rheuma zuvor so gut wie überwunden glaubten *(siehe Kapitel 17)*.
- Wer zu Kopfschmerzen oder Migräne neigt, kann durch einen Leberstau Kopf-schmerzen oder einen Migräneanfall bekommen.
- Da auch die Funktionen der Bauchspeicheldrüse durch einen Leberstau beein-trächtigt werden, kann sich dadurch ein vorhandener Diabetes mellitus mit all seinen Folgesymptomen schlagartig verschlechtern.

Jede Krankheit und jedes Symptom kann somit durch einen Leberstau verschlim-mert oder aktiviert werden.

Die Beseitigung des Leberstaus lässt jedoch in der Regel alle durch den Leberstau entstandenen Beschwerden in einigen Minuten bis Stunden und in schweren Fällen in wenigen Tagen wieder abklingen. Allerdings darf man mit der Lebertherapie nach dem Auftreten der Symptome nicht allzu lange warten.

Da die Leber im Falle eines Leberstaus deutlich weniger Alkohol abbauen kann als sonst, sollten Sie während einer solchen Entgiftungsphase grundsätzlich auf alkoholische Getränke verzichten. In starken Stauungssituationen kann sogar der Alkoholgehalt in Medikamenten schon zu viel sein und alle Krankheitssymptome verstärken. Die Lebermittel beziehungsweise das „Tote-Meer-Salz in der D 33" *(siehe nächstes Kapitel)* sollten dann so wenig Alkohol wie möglich enthalten.

Die wichtigsten Leberstau-Symptome im Überblick

Damit Sie sich ein besseres Bild von einem Leberstau und seinen möglichen Folgen machen können, beschreibe ich die damit verbundenen Beschwerden in drei Gruppen.

In der ersten Gruppe finden Sie die klassischen Anfangssymptome, die bei den meisten Menschen mit einem beginnenden Leberstau auftreten.

In der zweiten Gruppe fasse ich die häufigsten Leberstausymptome zusammen, die zusätzlich zu den klassischen Symptomen auftreten können, jedoch nicht unbedingt auftreten müssen. Da jeder Mensch unterschiedliche Schwachstellen im Körper hat, reagiert auch jeder unterschiedlich auf einen Leberstau.

In der dritten Gruppe erkläre ich die Entstehung einiger extremer Leberstausymptome, die vor allem bei starken Entgiftungsschüben auftreten können.

1. Die klassischen Leberstausymptome

* Müdigkeit
* Konzentrationsschwäche
* Lustlosigkeit
* Schlafstörungen, Schlaflosigkeit oder verstärktes Schlafbedürfnis
* Gereiztheit
* innere Unruhe
* verstärkte oder absolute Alkoholunverträglichkeit

2. Häufige Leberstausymptome

Allgemeine Symptome:

* Verschlechterung der allergischen und chronischen Krankheitssymptome
* Kreislaufbeschwerden
* Lymphknotenschwellungen und Lymphknotenentzündungen
* vorübergehende Gewichtsschwankungen: Gewichtszunahme (besonders bei Frauen) oder Gewichtsabnahme
* unregelmäßige und/oder vermehrte Menstruationsblutungen, möglicherweise mit verstärkten Schmerzen
* Blutdruckschwankungen (Hypertonie und Hypotonie)

Körperhaut:

- starke Körperausdünstungen, vermehrter Schweißgeruch, verstärkte Schweiß-sekretion
- trockene Haut, aber auch fettigere Haut
- Hautrisse (Rhagaden) vor allem im Bereich des Mundes, des Afters, der Finger und Füße
- Verstärkung vorhandener Hautkrankheiten
- verstärkte Hautunreinheiten, Pickelbildung bis hin zu Hautekzemen, eiternde Hautstellen, Furunkel- bis Abszessbildung
- Hautpilze – auch infolge von Stauungspilzen
- langwierige Nagelbettentzündungen
- verstärkte Bildung und Vergrößerung von Leberflecken und anderen Pigment-störungen der Haut
- schlechte Wundheilung
- verstärkte Narbenbildung und dunkle Verfärbung der betroffenen Hautstellen
- Sonnenlichtempfindlichkeit der Haut mit allergieähnlichen Symptomen (Rötung, Jucken, Pusteln, Quaddeln, Schwellungen etc.)
- Fuß- und Nagelpilze aufgrund von Stauungspilzen

Kopf, Kopfhaut, Haare:

- Kopfdruck bis Kopfschmerzen und Migräne
- Haarausfall
- Kopfschuppen, trockene und fettige Haare

Augen, Ohren:

- Augenbindehautentzündungen
- Sehstörungen, „schwebende Teilchen" im Glaskörper (Mouches volantes), Ver-stärkung der Kurz- oder Weitsichtigkeit oder vom grauen Star (Katarakt = Trübung der Augenlinse) und grünen Star (Glaukom = Erhöhung des Augeninnendrucks)
- Hörstörungen, Ohrensausen, Schwindel
- Ekzeme im äußeren Gehörgang

Verdauungstrakt:

- verstärkter Mundgeruch und Zungenbelag
- rauhe oder aufgesprungene Lippen, eingerissene Mundwinkel
- Aktivierung des Herpes simplex im Mundbereich (Herpes labialis) – auch infolge von Stauungspilzen *(mehr dazu in Kapitel 17)*

- Zahnfleischentzündungen, Zahnfleischbluten
- Schmerzen im Bereich der Zahnwurzeln, Aktivierung von latenten (ruhenden) Zahnwurzelentzündungen und Zahnherden (= Zahngranulome)
- Soor und Aphten im Mundbereich – auch infolge von Stauungspilzen
- **Übelkeit, Appetitlosigkeit, Sodbrennen, Magenschmerzen,** Magenschleimhautentzündung
- **verstärkte Blähungen, Bauchschmerzen, weiche Stühle bis hin zu Durchfällen, aber auch Verstopfung**
- **Hämorrhoiden, Analekzeme**

Atemtrakt:

- entzündete und eingerissene Nasenschleimhäute
- verstärkte Nasenschleimhaut- und Nasennebenhöhlenbeschwerden (Anschwellungen, Verschleimungen, Entzündungen)
- spontanes Nasenbluten
- chronische Beschwerden der Atemwege, Heiserkeit
- Rachenentzündung, Mandelschwellungen, Polypen

Herz:

- Herzrhythmusstörungen, Herzenge (Angina pectoris)

Nieren, Genitalien:

- **verstärkter Uringeruch, der Urin kann auch dunkler bzw. konzentrierter sein**
- **Nierenbeschwerden (Stauungsdruck oder Schmerzen) aufgrund einer toxischen Überlastung, möglicherweise mit Ödemen (Flüssigkeitsstauungen) an den Augenlidern oder Extremitäten**
- Herpes simplex an den Genitalien – auch infolge von Stauungspilzen *(siehe auch Kapitel 17)*
- Vaginalbeschwerden, Vaginalpilze und andere vaginale Infektionen, Vaginalausfluss

Muskeln, Gelenke:

- **Muskelschmerzen und Muskelverspannungen, Muskelkrämpfe, Nackenverspannungen, Rückenschmerzen**
- **Gelenkschmerzen,** Gelenkentzündungen, Kiefergelenkbeschwerden, angeschwollene Finger und Gelenke, rheumaähnliche Beschwerden

Grundsätzlich werden alle Entzündungen und Infekte durch einen Leberstau in der Entstehung begünstigt oder können durch ihn bestehen bleiben. Dazu gehören unter anderem:

- Atemwegsinfekte mit Schnupfen, Husten (Kehlkopfentzündung, Luftröhrenentzündung, Bronchitis), Halsschmerzen (Mandel- und Rachenentzündung) und sogar Lungenentzündung
- Stimmbandentzündung mit Heiserkeit bis hin zum vorübergehenden Stimmverlust
- Mittelohrentzündungen (besonders bei Kindern)
- Grippen und andere virale oder bakterielle Infektionskrankheiten
- Nierenentzündungen
- Blasen- und Harnröhrenentzündungen
- Eierstockentzündungen, Entzündungen der Gebärmutterschleimhaut, Hodenentzündungen

3. Extreme Leberstausymptome

Extreme Leberstausymptome entstehen in der Regel entweder durch länger anhaltende stärkere Entgiftungsphasen des Körpers *(ausführlich erklärt im nächsten Kapitel)* oder durch intensive, meist spontane Entgiftungsschübe. In den meisten Fällen wird diese Situation durch chemische Substanzen oder Schwermetalle ausgelöst. Das können alle möglichen sich lösenden Medikamente, Quecksilber, das zum Beispiel ursprünglich aus den Amalgamfüllungen der Zähne stammt, oder irgendwelche Umweltgifte sein, die unter Umständen viele Jahrzehnte im Bindegewebe abgelagert waren. **Die Symptome eines extremen Leberstaus gleichen zwar den häufigen Leberstausymptomen, sind jedoch in der Regel deutlich heftiger und lassen sich für einen in diesen Bereichen unerfahrenen Therapeuten oder Laien nur schwer von der akuten Verlaufsform einer chronischen Krankheit oder einer akuten Infektionskrankheit unterscheiden.** Hat man daher den begründeten Verdacht, dass es sich bei den entsprechenden Symptomen um einen Leberstau handeln könnte, unterstützt man die Leber einfach vermehrt in der Ausscheidung der gelösten Gifte und Schlacken *(ausführliche Beschreibung der Leberausleitung siehe nächstes Kapitel)*. Bessert sich der Zustand in nur wenigen Stunden nicht, sollte man unbedingt einen Arzt oder Heilpraktiker aufsuchen.

Ich selbst habe in den ersten drei Jahren, nachdem ich mit der Aufbau- und Entgiftungstherapie begonnen hatte, ungefähr vier- oder fünfmal einen extremen Leberstau infolge von spontanen Entgiftungsschüben gehabt. Mindestens dreimal habe ich innerhalb von nur einer Stunde wie aus heiterem Himmel hohes Fieber

bekommen und einmal sogar mit Schüttelfrost reagiert. Jedes Mal war mein Blut
mit irgendwelchen Antibiotika überschwemmt gewesen, die sich aus den Knochen
gelöst hatten. In Kapitel 7 habe ich ja erwähnt, dass ich als kleines Kind wegen einer
Knochenmarksentzündung des Kniegelenks mit extrem hohen Dosen Penicillin behandelt worden war. Als Jugendlicher wurde ich dann unsinnigerweise drei Jahre lang
wegen meiner damaligen Akne mit dem Antibiotikum Tetracyclin therapiert, das für
einige schwere Nebenwirkungen bekannt ist, die sich bei mir dann auch mit der Zeit
eingestellt hatten. Alle Antibiotika werden teilweise nicht nur im weichen Bindegewebe, sondern auch in den Knochen abgelagert. Dort können sie viele Jahrzehnte
lang ruhen, bis man sie zum Beispiel durch das Fasten, durch eine Ernährungsumstellung oder mit den starken Aktivierungsenergien der rohen Früchte, Nüsse und
Samen wieder mobilisiert. Im Frühjahr 1996 erlebte ich den letzten Entgiftungsschub
dieser Art. Er verlief zwar nicht so heftig wie die vorigen, dauerte dafür aber umso
länger. Über sechs Wochen lang plagten mich unter anderem massive Rücken- und
Nackenverspannungen mit einigen Wirbelblockaden, wodurch ich sogar reflektorische
Herzrhythmusstörungen, Herzstiche und Atembeschwerden bekam. Diese Symptome
waren natürlich nicht gerade angenehm und gaben mir doch zu denken. In dieser
Zeit reduzierte ich meine Aufbaumahlzeiten auf eine pro Tag – Sie sollten in einer
solchen Situation selbstverständlich keine Aufbaumahlzeiten mehr zu sich nehmen!
– und aß ansonsten nur noch Lebensmittel gemäß der ersten Trennkoststufe. Nach
sechs Wochen ließen die Symptome allmählich nach, um dann ganz zu verschwinden.
Es handelte sich bei diesen Körperreaktionen um die Folgen einer massiven Über-
schwemmung des Blutes mit den letzten Resten der Antibiotika, die bis dahin meiner
vegetarischen Ernährungsweise und meinen drei Fastenkuren getrotzt hatten. Erst
durch die starke Stoffwechselaktivierung, die ich mit der regelmäßigen Anwendung
der dritten Trennkoststufe erreicht hatte, lösten sich drei Jahre, nachdem ich mit
dieser Therapie begonnen hatte, die letzten Antibiotika aus den Knochen. Seitdem
habe ich keine weiteren Entgiftungsschübe mehr erlebt.

Ich habe natürlich bei all diesen Krisen immer intensiv die Leber therapiert, wodurch ich die Fieberreaktionen des Körpers jedes Mal innerhalb eines halben Tages
wieder in den Griff bekam. Bedenken Sie jedoch, dass die Leber- oder Nierentherapie
ausschließlich die allgemeine Ausscheidungsfunktion dieser Organe erhöht. Die Gifte
und Schlacken belasten dabei natürlich nach wie vor das Blut und zwar so lange, wie
diese starke Entgiftungsphase anhält. Das kann mehrere Stunden, Tage oder sogar
Wochen dauern. Die Lebertherapie selbst kann bei diesem Prozess sozusagen nur
die „Spitze des Eisberges abtragen" und dafür sorgen, dass die Gesamtbelastung des
Blutes auf das Möglichste reduziert wird. Die Restbelastung des Blutes ist dann für
die vielen, unangenehmen Symptome verantwortlich, die mit den klassischen und
häufigen Leberstausymptomen absolut identisch sein können. Die Lebertherapie

verhindert also bei einem starken Entgiftungsschub nur das Schlimmste und es gibt dann im Prinzip keine andere Alternative, als die „Zähne zusammenzubeißen" und durch diese Phase hindurchzugehen.

Schwache Entgiftungsreaktionen, die durch die normale Anwendung der dritten Trennkoststufe oder infolge einer allgemeinen Qualitätsverbesserung des Blutes entstehen, lassen sich hingegen mit der Anwendung des Toten-Meer-Salzes in der D 33 *(siehe nächstes Kapitel)* sofort beseitigen, so dass mögliche Leberstausymptome relativ schnell wieder verschwinden.

Eine extreme Bindegewebsentgiftung mit entsprechend starker Leberbelastung äußert sich daher immer in einer Steigerung einiger klassischer und häufiger Leberstausymptome. Besonders Kinder können bei stärkeren Entgiftungsphasen oder -schüben zusätzlich oder auch ausschließlich mit Fieber reagieren, ohne dass irgendeine Infektion oder Entzündung dahinter steht. Dieses Entgiftungsfieber erhöht alle Stoffwechselfunktionen, wodurch der Körper die gelösten Gifte und Schlacken besser ausscheiden kann. Wird die Entgiftungsfunktion der Leber dann mit einer geeigneten Therapie gestärkt, sinkt die Körpertemperatur in der Regel relativ schnell wieder auf Normalwerte ab. Erwachsene können bei stärkeren Entgiftungsphasen oder -schüben zwar auch mit Fieber reagieren, jedoch neigen sie eher zu akuten Entzündungsprozessen in denjenigen Organen und Körperbereichen, die erblich oder konstitutionsbedingt geschwächt sind.

Natürlich ist es für Sie als medizinischer Laie nicht einfach, eine Infektionskrankheit von einer Entgiftungsreaktion des Körpers mit einem Leberstau zu unterscheiden. So dramatisch und abschreckend, wie ich die möglichen Entgiftungsreaktionen vielleicht beschrieben habe, sind sie jedoch nur in den seltensten Fällen – nämlich nur dann, wenn Sie die Ernährungsumstellung oder den Aufbau der Verdauungskraft zu intensiv betreiben. Aber davor habe ich Sie ja bereits mehrmals in diesem Buch gewarnt. Die einzigen Symptome, mit denen Sie daher anfangs nach einer kleinen Mahlzeit aus rohen Nüssen mit Früchten oder rohem, angekeimten Getreide rechnen können, sind die klassischen Leberstausymptome, die jedoch nach der Einnahme des Toten-Meer-Salzes in der D 33 sofort wieder verschwinden. Falls Sie dennoch irgendwann einmal stärkere Entgiftungsreaktionen entwickeln sollten, halten Sie sich bitte genau an meine Anweisungen, die ich Ihnen in den beiden nächsten Kapiteln gebe. Im Prinzip brauchen Sie dann nur die Bindegewebsentgiftung durch eine weniger energiereiche Ernährung stoppen und die leberunterstützenden Maßnahmen anwenden.

Wissenswertes zum Leberstau

- Die Leber ist neben den Nieren und dem Darm das wichtigste Entgiftungsorgan des Körpers und hat eine zentrale Rolle im Stoffwechsel.
- Eine effektive Entgiftung des Körpers ist daher nur mit einer gesunden Leber-, Nieren- und Darmfunktion möglich *(siehe auch den wichtigen Hinweis am Ende dieses Kapitels)*.
- Ein Leberstau entsteht immer dann, wenn mehr giftige Substanzen und Stoffwechselendprodukte über die Ausscheidungsorgane (Leber, Nieren, Darm, Lunge, Haut) ausgeschieden werden müssen, als diese normalerweise ausscheiden können.
- Während eines Leberstaus sollte man grundsätzlich keinen Alkohol trinken, da dieser die Leber zusätzlich belastet und den Leberstau in der Regel verstärkt *(siehe auch Kapitel 21, Seite 469)*.
- Die Leber hat innerhalb des Organs keine Schmerzrezeptoren. Sensible Nerven gibt es nur in der Leberkapsel, weshalb ein Leberstau und andere Lebererkrankungen keine direkten Schmerzen, sondern ausschließlich den so genannten Kapseldruck oder ein unangenehmes Ziehen im Lebergebiet verursachen können. Regelrechte Schmerzen und Koliken im Lebergebiet hängen daher meistens mit der Gallenblase oder den Gallengängen zusammen.
- Erfahrungsgemäß können Hepatitis-A- und Hepatitis-B-Impfungen die Leber konstitutionell schwächen, wenn sie nicht richtig überwunden werden *(mehr zum Thema Impfungen in den Kapiteln 16 und 22)*.

Die Folgen eines Leberstaus

- Je stärker und länger die Leber mit giftigen Substanzen und Stoffwechselendprodukten belastet wird, desto größer ist der **Verbrauch an wichtigen Biokatalysatoren** (bestimmte Vitamine, Mineralien etc., *siehe nächstes Kapitel*) in diesem Organ, wodurch die Intensität des Leberstaus zunimmt.
- Wegen des hohen Verbrauchs wichtiger Vitamine (Vitamin C, B-Vitamine, Coenzym Q_{10} etc.) und Mineralstoffe (vor allem Zink) in der Leber während einer starken Belastung dieses Organs beziehungsweise einer länger anhaltenden Entgiftungssituation des Körpers nehmen sämtliche Stoffwechselfunktionen der Leber ab. Dazu gehört zum Beispiel die Eiweißsynthese aus Aminosäuren, wodurch es längerfristig zur **Muskel- und Gewichtsabnahme** kommen kann. Ein zunehmender Zinkmangel führt unter anderem zur **Schwächung des Immunsystems** mit den Folgen einer erhöhten Infektionsanfälligkeit und einer vorübergehenden Verstärkung von allergischen Symptomen.

- Mit der Zeit kann sich auch die Gallenbildung in der Leber verringern, wodurch es zu **Fettverdauungsstörungen** und einer pH-Wert-Veränderung im Darm mit Darmflorastörungen und möglichem Pilzbefall kommen kann.
- Relativ häufig bilden sich bei einem stärkeren oder länger andauernden Leberstau aber auch vermehrt **Leberflecken** in der Haut. Die Ursache dafür sind bestimmte Endprodukte des Fettstoffwechsels (Lipofuszin und andere Lipopigmente), die bei bestimmten Störungen des Leberstoffwechsels schlechter abgebaut werden und dann unter anderem in der Haut, im Nervengewebe und Gehirn, aber auch in der Netzhaut abgelagert werden und zu braunen Pigmentierungen führen.

  Die regelmäßige Einnahme von zirka 200 I. E. (= 135 mg) natürlichem Vitamin E pro Tag kann diese Pigmentablagerung während einer solchen Phase abschwächen und in Verbindung mit einer möglichst gesunden Ernährungs- und Lebensweise langfristig für eine Verringerung beziehungsweise ein Verblassen von bereits vorhandenen Leberflecken sorgen.

- Je stärker ein Leberstau ist, desto mehr Gifte und Stoffwechselendprodukte kreisen im ganzen Körper und werden in andere Organe und Körperbereiche abgeschoben. Dies kann dann zum Beispiel dazu führen, dass hochgiftige Substanzen wie Quecksilber vermehrt ins Gehirn gelangen.

  Andererseits werden sämtliche Schwermetalle, und somit auch das Quecksilber, mit der Anwendung der dritten Trennkoststufe (Heilnahrung) nach und nach aus allen Organen und dem Bindegewebe gelöst. Dazu gehört selbstverständlich auch das Gehirn.

- Weitere Symptome eines Leberstaus hängen mit dem Rückstau des Blutes in die Pfortader (sammelt das Venenblut aus dem Bauchraum, wie Magen, Darm etc.) und untere Hohlvene (sammelt unter anderem das Venenblut der unteren Extremitäten) zusammen. Dazu gehören:
  - **Appetitlosigkeit bis Übelkeit,**
  - **schlechtere Gesamtverdauung der Nahrung,**
  - **Blähungen** aufgrund einer gestörten Gasresorption im Darm,
  - **Bauchschmerzen,**
  - **Hämorrhoiden, Krampfadern,**
  - **kalte Füße** und Neigung zu **Ödemen (Schwellungen) in den Beinen.**
- Je stärker ein Leberstau ist, desto intensiver werden die Nieren belastet, wodurch es dann ebenfalls zum **Nierenstau** kommen kann. Die Hauptsymptome eines Nierenstaus sind ein unangenehmer **Druck im Nierengebiet** bis hin zu **Nierenschmerzen** („Rückenschmerzen") sowie Schwellungen der Augenlider (Augenlidödeme) *(mehr dazu in Kapitel 21, Seite 472).*

Fazit:

Die Entgiftung des Körpers sollte grundsätzlich nur so stark sein, dass möglichst kein länger andauernder Leberstau entsteht und es zu keinem Rückstau der gelösten Gifte und Stoffwechselendprodukte in andere Organe und Körperbereiche kommt. Ein zu großer Ehrgeiz bei der Entgiftung und dem Aufbau des Körpers bringt uns daher keineswegs schneller ans Ziel, sondern führt in der Regel zu einer vorübergehenden Verstärkung von bereits bestehenden Krankheiten und Symptomen und kann im Extremfall sogar lebensbedrohlich sein.

WICHTIGER HINWEIS

Bitte beachten Sie, dass die Aufbau- und Entgiftungstherapie mit der dritten Trennkoststufe sowie jede andere Entgiftungstherapie weder von schwangeren und stillenden Frauen angewandt werden darf noch von Personen praktiziert werden sollte, bei denen die Leber- und Nierenfunktionen gestört beziehungsweise krank sind.

Da alle Gifte und Schlacken über die Plazenta und die Muttermilch in den Embryo/Fötus beziehungsweise das Baby gelangen können, sollte jede zusätzliche Entgiftung des Körpers einer schwangeren oder stillenden Frau möglichst vermieden werden.

Grundsätzlich sollten Sie die dritte Trennkoststufe auch nur dann anwenden, wenn Ihre Leber und Nieren relativ gesund sind. Leiden Sie hingegen an einer akuten oder chronischen Leber- oder Nierenkrankheit oder weist eines dieser Organe eine Ihnen bekannte Funktionsschwäche auf, sollten Sie die Aufbau- und Entgiftungstherapie mit der Nahrung auf keinen Fall praktizieren. Leider finden sich diese Leber- und Nierenstörungen heutzutage immer häufiger. Sie entstehen vor allem durch Infektionen mit Viren *(siehe „Die chronische Epstein-Barr-Virusinfektion" in Kapitel 7, Seite 108)* oder Parasiten, infolge einer Belastung oder Schädigung durch Umweltgifte oder chemisch-pharmazeutische Medikamente, einer jahrelangen Zivilisationsernährung und des regelmäßigen Alkoholkonsums sowie einer stärkeren Verdauungsschwäche mit nachfolgender Übersäuerung und Verschlackung des Körpers. Daneben können bei ihrer Entstehung natürlich auch psychische Faktoren eine Rolle spielen. Liegt bei Ihnen daher eine bekannte Schwäche eines dieser Organe vor oder fehlt Ihnen möglicherweise eine Niere, dann sollten Sie sich in die Hände eines erfahrenen Therapeuten begeben, der Ihnen bei der Stärkung und Regeneration dieser Organe hilft oder Sie auf diesem Heilungsweg begleitet.

Außerdem sollte diese Methode niemals angewandt werden, wenn man akut erkrankt ist. Dies betrifft alle Infektionskrankheiten und akuten Organerkrankungen sowie alle akuten Verlaufsformen von chronischen Krankheiten, wie zum Beispiel ein akuter Rheumaschub oder Gichtanfall.

KAPITEL 20

Die Lebertherapie

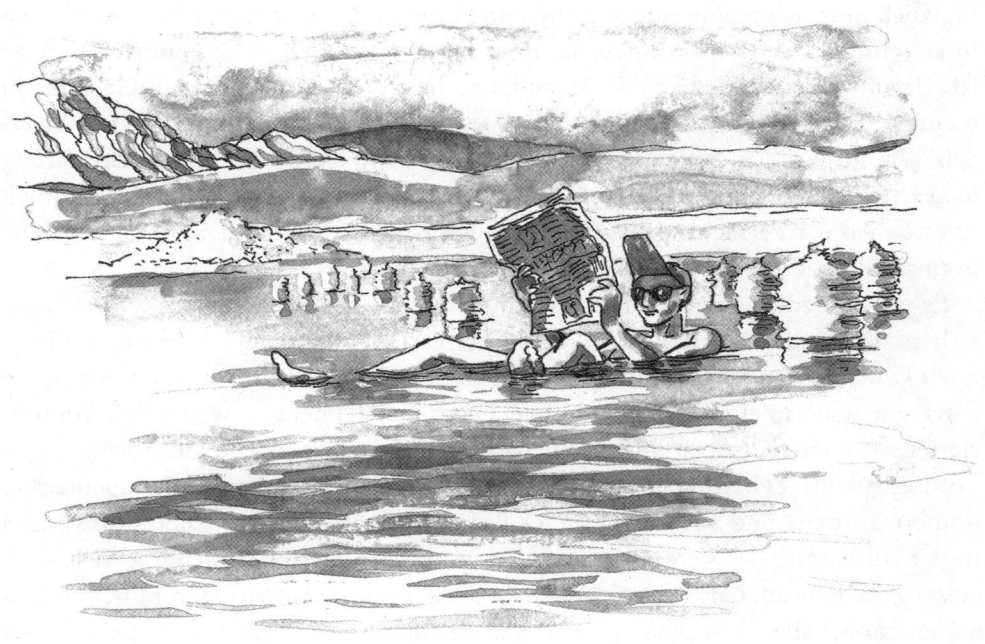

Das Salz vom Toten Meer — ein Wunder der Natur

Die Lebertherapie

Dieses Kapitel enthält zwei Teile:

Im ersten Teil werden die Entdeckung und Herstellung sowie die Anwendungsmöglichkeiten und -bedingungen vom Toten Meersalz in der D 33 (TMS D 33)[77] beschrieben.

Im zweiten Teil *(ab Seite 438)* gehe ich auf die komplexe Lebertherapie unter Berücksichtigung einer zusätzlichen orthomolekularen Substitution von bestimmten Nährstoffen ein, mit der auch extreme Leberstausituationen und Entgiftungskrisen behandelt werden können.

Die Entdeckung des Toten-Meer-Salzes in der D 33

Plötzlich muss ich meine Augen öffnen und höre im Nebenzimmer unseren kleinen Jonas schreien. Es ist stockdunkel um mich herum. Noch etwas benommen versuche ich, Traum und Wirklichkeit auseinander zu halten, als auf einmal ein Gedanke in meinen Kopf schießt und ich folgende Worte in mir höre: „Nimm das Tote-Meer-Salz!" In nur wenigen Sekunden bin ich hellwach und dann wird mir die Bedeutung dieses Satzes auch schon bewusst. Jonas ist bereits wieder eingeschlafen, aber für mich ist an Schlaf vorerst nicht mehr zu denken. Ich ziehe meinen Bademantel an und eile in unsere Praxis, die sich im selben Haus befindet.

Es war in der zweiten Weihnachtsnacht im Jahre 1994 und ich muss ehrlich gestehen, dass es das „wertvollste" Weihnachtsgeschenk überhaupt in meinem bisherigen Leben gewesen ist. Denn ohne das Salz vom Toten Meer wäre die Darstellung einer gut wirksamen homöopathischen Leber-Galle-Therapie wesentlich komplizierter gewesen. Seit über einem Jahr hatte ich nun schon nach einer vernünftigen Lösung für die Lebertherapie gesucht. Es gibt zwar viele pflanzentherapeutische, homöopathische und auch orthomolekulare Möglichkeiten, den Leberstoffwechsel in der Ausleitung der sich lösenden Gifte zu unterstützen. Ich suchte jedoch nach etwas ganz Besonderem, was nicht nur in allen Leberstausituationen hilft, sondern außerdem bei allen Menschen gleichermaßen einsetzbar ist. Da ich mir für ein paar Experimente einige Monate zuvor eine große Packung vom Salz aus dem Toten Meer (TMS)[77] in der Apotheke gekauft hatte, holte ich es aus dem Schrank und machte

---

77) Im weiteren Text ist der Begriff „Totes-Meer-Salz" der besseren Lesbarkeit wegen mit **TMS** abgekürzt.

mich ans Werk. Innerhalb von einer Stunde hatte ich das Salz bis zur D 12 (homöopathische Verdünnung) hochpotenziert und alle einzelnen Zwischenpotenzen auf
ihre Leberwirksamkeit überprüft. Interessanterweise kann das TMS erst ab der D 10
den Leberstoffwechsel beeinflussen. Bei der D 12 stellte ich diesbezüglich die stärkste
Wirkung fest. Ich war wegen dieses positiven Ergebnisses damals jedoch so aufgeregt,
dass ich gar nicht daran dachte, noch höhere Potenzen dieses Salzes anzufertigen und
auf ihre Leberwirksamkeit zu testen. Am nächsten Morgen mussten wieder einmal
– wie so häufig bei meinen Forschungen – Jutta, Manuel und Jonas herhalten. Dabei
stellte sich heraus, dass das TMS nicht dem Individualitätsgesetz der Homöopathie,
sondern ganz anderen Gesetzmäßigkeiten unterliegt, die ich in ihrer Gesamtheit jedoch erst ein Jahr später erkannte. Zumindest war mir zu Weihnachten 1994 schon
klar, dass mir mit dem TMS in der D 12 ein Lebermittel zur Verfügung stand, das
nicht nur bei einigen wenigen Menschen, sondern bei allen Menschen und Tieren
in derselben Intensität wirkt.

Leider erfüllte das TMS in der D 12 nicht die Erwartungen, die ich mir von ihm
erhofft hatte. Leichte Leberbelastungen wurden durch diese Potenz zwar kompensiert,
stärkere konnte dieses Mittel jedoch nicht beseitigen. Ein Jahr war vergangen, als mir
im Winterurlaub die Idee kam, dass es für das TMS, nachdem es ja schon nicht dem
Individualitätsgesetz der anderen homöopathischen oder spagyrischen Mittel *(die
Begriffe Homöopathie und Spagyrik werden im Kasten auf Seite 423 erklärt)* unterliegt,
eventuell auch andere Potenzgesetze gibt. Als wir aus dem Urlaub zurückgekommen
waren, machte ich mich noch am selben Abend an die Arbeit und potenzierte das
TMS bis zur D 16. Sie können sich kaum vorstellen, wie überrascht ich war, als sich
die D 13 als die bislang stärkste Potenz herausstellte. Zwei Wochen später fand ich
die notwendige Ruhe und Zeit, das TMS noch höher zu potenzieren. Das Ergebnis
verblüffte mich ein weiteres Mal: Denn die nächste gut wirksame Potenz war die
D 22 und sie ist entgegen allen homöopathischen Gesetzen sogar stärker als die D 13.
Bei den meisten anderen homöopathischen Mitteln ist nämlich die D 6 die stärkste
Potenz, danach folgen die D 9, die D 12, die D 18, die D 24, dann die D 30 und so
weiter. Die Intensität dieser homöopathischen Mittel nimmt also mit der Höhe der
Potenzen ab, dafür werden jedoch ihre Wirkzeiten mit zunehmender Potenz immer
länger. Die große Effektivität von Hochpotenzen lässt sich also weniger auf die Stärke
der Potenzen als vielmehr auf ihre langen, ununterbrochenen Wirkzeiten zurückführen. Sie können daher, ebenso wie die Tiefpotenzen, bei akuten und chronischen
Krankheiten eingesetzt werden.

Wiederum eine Woche später potenzierte ich das Mittel bis zur D 33. Es stellte
sich heraus, dass diese Potenz nicht nur noch stärker als die D 22 auf sämtliche Ausleitungsfunktionen des Leber-Galle-Stoffwechsels wirkt, sondern sie erfüllt auch alle
meine Anforderungen, die ich von einem guten Lebermittel erwarte. Die Wirkzeit

der D 33 vom TMS entspricht jedoch nicht der D 30 eines anderen pflanzlichen oder mineralischen Einzelmittels, sondern beträgt nur zwei Stunden. Diese relativ kurzen Wirkzeiten der wirksamen Potenzen vom TMS sind vor allem darauf zurückzuführen, dass es sich bei diesem Salz um eine komplexe Salzmischung handelt, die aus vielen verschiedenen Einzelsalzen besteht; denn alle homöopathischen oder spagyrischen Komplexmittel, in denen mehrere Einzelmittel beziehungsweise Einzelsalze zusammengemischt werden, wirken in der Regel immer deutlich kürzer als die Einzelmittel für sich allein.

Auch wenn ich das TMS später noch bis zur D 145 hochpotenzierte und dabei so manch interessante Potenz entdeckte, habe ich doch letztendlich mit dem TMS in der D 33 genau das Lebermittel gefunden, wonach ich immer gesucht hatte. Seit Februar 1996 setzen wir es daher als Lebermittel genauso häufig in unserer Praxis ein wie die individuell ausgesuchten homöopathischen Lebermittel. Es hat sich hervorragend bewährt und bis heute ist noch kein Fall vorgekommen, bei dem das Mittel nicht gewirkt hätte oder wo es nicht vertragen wurde.

Ich könnte Ihnen nun viele interessante Dinge zu den verschiedenen Potenzen des TMS und anderer homöopathischer Mittel sowie zu ihren Wirkungen erzählen. Das würde jedoch den Rahmen dieses Buches sprengen. Ich beschränke mich daher auf diejenigen Informationen, die für Sie wichtig sind. Wer mehr über dieses Thema wissen will, kann uns darauf gerne in der Praxis oder auf unseren Seminaren ansprechen *(siehe Schlusswort)*.

Neben dem TMS D 33 gibt es zwar auch andere gute Leber-Galle-Mittel; jedoch unterliegen diese entweder dem Individualitätsgesetz der Homöopathie und müssen nach einem bestimmten System für jede Person individuell herausgesucht werden oder ihre Wirkungen sind für starke Leberbelastungen zu schwach. Zu den letzteren gehören zum Beispiel einige pflanzentherapeutische Tees, Tinkturen und Trockenextrakte. Die am häufigsten verwendeten leber-gallewirksamen Pflanzen sind die Mariendistel, der Löwenzahn, die Artischocken, das Schöllkraut und die Gelbwurz.

Darüber hinaus haben sich aber auch einige Erkenntnisse aus dem Bereich der Orthomolekularmedizin als äußerst nützlich und wirkungsvoll in der Lebertherapie erwiesen. Bei allen Entgiftungsprozessen der Leber werden nämlich wichtige Nährstoffe verbraucht, deren (zusätzliche) Substitution besonders bei stärkeren Leberbelastungen von großer Bedeutung ist. Dies betrifft vor allem bestimmte B-Vitamine, Vitamin C, Zink und Coenzym Q_{10}.

Grundsätzlich können Sie Ihre Leber daher auch mit entsprechenden Tees, Pflanzenpräparaten oder orthomolekularen Nährstoffen therapieren; bei stärkeren Leberbelastungen reichen diese Mittel allein in der Regel jedoch nicht mehr aus, so dass das TMS D 33 in Verbindung mit den Vitaminen und Zink dafür eine ideale Lösung darstellt *(ausführlich beschrieben im zweiten Teil dieses Kapitels).*

Was ist Homöopathie?

Bei der Homöopathie handelt es sich um ein energetisches Aufschließungsverfahren, bei dem bestimmte feinstoffliche Energien von Pflanzen, Mineralien oder tierischen Präparaten freigelegt und verstärkt werden. Da wir Menschen ebenfalls energetische Wesen sind, können diese freigelegten Kräfte nun eine Wirkung auf unser Energiesystem ausüben. Im Prinzip geschieht dabei nichts anderes, als dass ein Teil der körpereigenen Lebensenergie einen Fremdimpuls bekommt und für eine gewisse Zeit zum Beispiel in ganz bestimmte Körperregionen geleitet wird. Ein krankes, geschwächtes oder überlastetes Organ wird auf diese Weise intensiver mit der körpereigenen Lebensenergie versorgt und kann dadurch entweder ausheilen oder wird in seiner Funktion gestärkt. Wegen dieser überwiegenden Umverteilung von feinstofflichen Energien kann die Homöopathie grundsätzlich auch nur bei den Menschen erfolgreich eingesetzt werden, bei denen noch genügend Lebensenergien vorhanden sind. Haben im Falle einer schweren Krankheit die Lebenskräfte schon sehr stark abgenommen, wird man mit dieser Therapiemethode kaum noch Erfolg haben können.

Um die einem Heilmittel innewohnenden Energien freizusetzen und zu verstärken, gibt es verschiedene Verfahren. Die beiden bekanntesten Methoden sind die Homöopathie und die Spagyrik. Im Gegensatz zum jahrtausendealten spagyrischen Herstellungsverfahren, bei dem die Pflanzen oder Mineralien regelrecht einer alchemistischen „Läuterung" durch Vergärung, Destillation und Veraschung unterzogen werden, entstehen die Heilmittel in der Homöopathie durch das so genannte *Potenzieren*. Es handelt sich dabei um ein Verdünnungsverfahren, bei dem durch intensives Schütteln oder Verreiben die Informationen oder Energien der Ursubstanzen stufenweise auf das Verdünnungsmedium übertragen werden. Praktisch geht man dabei so vor, dass man eine bestimmte Substanz, wie beispielsweise das Salz vom Toten Meer, in einer bestimmten Menge destilliertem Wasser auflöst. Feste Substanzen, wie zum Beispiel unlösliche Mineralien, werden pulverisiert und für eine bestimmte Zeit mit Milchzucker verrieben. Die wässrigen Lösungen werden dann nach genau vorgegebenen Richtlinien einige Male geschüttelt. Sowohl beim Verreiben als auch beim Schütteln werden nun bestimmte wesenstypische Informationen beziehungsweise Energien der Ursubstanz auf das Verdünnungsmedium übertragen. Als D 1 (erste Dezimalpotenz = 1:10-Potenz) bezeichnet man dann eine Verdünnung oder Verreibung, bei der man ursprünglich einen Teil der Ursubstanz mit neun Teilen Wasser oder Milchzucker vermischt und entsprechend lange geschüttelt oder verrieben hat. Nimmt man nun von dieser fertigen D 1-Potenz einen Teil und vermischt ihn wiederum mit neun Teilen Wasser oder Milchzucker und schüttelt beziehungsweise verreibt diese neue Verdünnung wie beim ersten Mal, entsteht dadurch die D 2-Potenz. Wiederholt man diesen Prozess noch zehnmal, erhält man schließlich die D 12 und so weiter. Bei den C-Potenzen (alte Schreibweise mit einem C: Centesimalpotenzen = 1:100-Potenzen) wird immer ein Teil der Ursubstanz mit 99 Teilen des Verdünnungsmittels vermischt und dann potenziert.

Unter Potenzieren versteht man also den Verdünnungsprozess einer Substanz, die jedoch erst dann zu einer homöopathischen Potenz wird, wenn die fertige Verdünnung anschließend entsprechend lange geschüttelt oder verrieben wird. Dadurch werden bestimmte wesenstypische Informationen der zu verdünnenden Substanz oder tieferen Potenz auf das Verdünnungsmedium übertragen und verstärkt, wodurch schließlich die nächst höhere Potenz entsteht. Homöopathie ist daher ein energetisches Aufschließungsverfahren, bei dem bestimmte Energien einer Substanz durch das stufenweise Verdünnen und anschließende Schütteln oder Verreiben freigesetzt und verstärkt werden.

Das Salz vom Toten Meer und seine Wirkung

Sie haben sicherlich schon von den Heilwirkungen des Toten Meeres bei so mancher Krankheit gehört. Besonders an Schuppenflechte Erkrankte und auch einige Neurodermitiker können von einem Urlaub am Toten Meer profitieren. Das Besondere des Toten Meeres ist dabei seine einzigartige Salzmischung, die es kein zweites Mal auf der Erde gibt. Das Salz besteht überwiegend aus Kalium-, Magnesium- und Natriumchlorid und einer ganzen Menge anderer Mineralverbindungen. Es ist keinesfalls identisch mit dem Salz der großen Meere und Ozeane, das zu 80 bis 90 % aus Natriumchlorid besteht. Daher hat es auch eine völlig andere Wirkung auf unseren Stoffwechsel als das normale Meersalz. In jedem Fall wirkt es entspannend und beruhigend und übt vor allem eine starke Aktivierung auf den Stoffwechsel aus.

Stellen wir einmal eine Verbindung zum Menschen her und suchen in ihm das Organ, das die größte Bedeutung für unseren Stoffwechsel hat. Es ist die Leber! – Das TMS gehört damit zu den „kleinen Wundern" dieser Welt, denn so, wie es als grobstoffliches Salz unsere gesamten Stoffwechselvorgänge aktiviert, kann es als energetisch aufgeschlossenes homöopathisches Heilmittel das wichtigste Stoffwechselorgan des Menschen, nämlich die Leber, stärken. **Dabei wirkt es jedoch überwiegend auf die Entgiftungsfunktionen des Leberstoffwechsels, weshalb sich erhöhte Cholesterinwerte oder irgendwelche akuten oder chronischen Lebererkrankungen mit diesem Mittel nicht behandeln lassen.** Als Ausleitungsmittel für alle natürlichen und unnatürlichen Substanzen eignet es sich jedoch hervorragend. Das schließt natürlich auch die Ausscheidung der in der Leber gebundenen Substanzen über die Galle mit ein. Daher werden durch das TMS D 33 auch der Gallenfluss und in geringem Maße die Gallenbildung aktiviert.

Interessanterweise scheint sich die Wirkung des TMS D 33 tatsächlich nur auf den Leberstoffwechsel zu beschränken. Möglicherweise lassen sich damit zwar auch noch andere Symptome oder Krankheiten behandeln, jedoch sind mir diese bis heute nicht bekannt. Das TMS D 33 stärkt also überwiegend die gesamten Entgiftungsfunktionen der Leber, so dass Sie damit sowohl alle möglichen Stoffwechselendprodukte als auch sämtliche Chemikalien und Schwermetalle vermehrt ausleiten können. **Das TMS wirkt jedoch keinesfalls entgiftend auf den Körper, das heißt, es kann keine Gifte oder Schlacken aus dem Bindegewebe oder den Organen lösen. Es unterstützt die Leber ausschließlich dabei, die gelösten Gifte über die Galle in den Darm auszuscheiden.**

Eines der bedeutendsten Phänomene bei diesem Mittel ist vor allem, dass es nicht dem homöopatischen Individualitätsgesetz unterliegt, so dass es bei allen Menschen und Tieren gleichermaßen einsetzbar ist.

Als wirksamste Potenz habe ich dabei die D 33 gefunden. Es wirken zwar auch die D 12, die D 13, die D 22, die D 40, die D 72 und so weiter, jedoch ist die D 33 für unsere heutige Zeit mit all den vielen Umweltgiften die beste Potenz. **Verwenden Sie bitte keine höheren oder tieferen Potenzen als die D 33, da bereits die D 34 keine Wirkung mehr auf den Leberstoffwechsel hat und die D 30, D 31 und D 32 deutlich schwächer in ihrer Wirkung sind als die D 22 oder D 13.**

Die Wirkzeit vom TMS in der D 33 beträgt ungefähr zwei Stunden und ist damit deutlich kürzer als von anderen homöopathischen Einzelmitteln in derselben Potenz. Die Wirkung dieses Mittels ist daher nicht mit ähnlich hohen Potenzen (D 30, C 30) anderer Mittel vergleichbar und es handelt sich somit auch keinesfalls um eine typische Hochpotenz. Die Intensität des TMS D 33 entspricht vielmehr der D 6 eines Einzelmittels und liegt mit seiner Wirkzeit zwischen der D 9 und der D 12 anderer homöopathischer Mittel. Sie können es in Extremfällen daher völlig unbedenklich so häufig einnehmen, wie Sie es benötigen. Das kann in besonders starken Leberstausituationen dann auch durchaus sechs- bis achtmal innerhalb von 24 Stunden sein.

Auch wenn das TMS D 33 ungefähr zwei Stunden wirkt, unterliegt diese Wirkung jedoch, ebenso wie bei allen anderen energetischen Mitteln, einem ganz normalen Energieabfall. Das heißt mit anderen Worten, dass das Mittel nach einer Stunde nur noch zu 50 % wirkt und nach 1½ Stunden nur noch maximal 20 % der Ausgangsleistung hat. Will man die starke Anfangsleistung bei intensiven Entgiftungsreaktionen daher länger aufrechterhalten, kann man die Einnahme des Mittels nach 30 bis 60 Minuten wiederholen. Für die normalen, leichteren Leberbelastungen reicht es jedoch aus, das Mittel nur ein- bis dreimal täglich einzusetzen.

Die Herstellung vom TMS D 33

Bevor Sie das TMS einsetzen können, müssen Sie es jedoch erst einmal haben. In Deutschland gibt es nämlich nach meinen derzeitigen Kenntnissen *(geschrieben 2003)* nur eine einzige Firma, die das „Badesalz vom Toten Meer" als homöopathisches Mittel in flüssiger Form (als Dilution) in D-Potenzen anbietet. Es handelt sich um die Arzneimittelfirma Staufen-Pharma in Göppingen. Leider bietet diese Firma das Mittel nur in den klassischen Potenzen an und dazu gehört die D 33 nicht[78]. Die nächsttiefere Potenz ist die D 30, die jedoch, wie gesagt, als Lebermittel keine Bedeutung hat. Trotz allem ist es für Sie relativ einfach, sich aus der D 30 die D 33 selbst herzustellen oder von Ihrem Apotheker nach der folgenden Anleitung herstellen zu lassen.

Mit den Angaben:　　　　**Badesalz vom Toten Meer D 30, 20 ml,**
　　　　　　　　　　　　von der Firma Staufen-Pharma GmbH & Co[79]
　　　　　　　　　　　　Bahnhofstraße 35
　　　　　　　　　　　　D-73033 Göppingen
　　　　　　　　　　　　Tel.: 0049-(0)7161-676231
　　　　　　　　　　　　Fax: 0049-(0)7161-676298

können Sie das Mittel in der Apotheke bestellen.

Da Sie aus 20 ml einer D 30 20 Liter in der D 33 herstellen können, ist diese geringe Menge mehr als ausreichend für Sie. Die nächstgrößere Bestellmenge wären 50 ml.

Es ist durchaus möglich, dass in absehbarer Zeit die Staufen-Pharma oder eine andere homöopathische Herstellerfirma, wie zum Beispiel die DHU (Deutsche Homöopathie-Union), bei genügend großer Nachfrage auch das TMS in der D 33 anbietet. **Leider wirkt dieses Mittel jedoch nur dann optimal, wenn es nach den in diesem Buch angegebenen Vorschriften hergestellt wird** *(siehe hierzu den wichtigen Hinweis auf Seite 428).* Fragen Sie daher vorher einmal in einer Apotheke nach, ob es das Salz vom Toten Meer in der D 33 schon nach den in diesem Buch angegebenen Herstellungsanweisungen zu kaufen gibt. Wenn ja, bestellen Sie dann jedoch ausschließlich Dilutionen (flüssige Verdünnungen, Tropfen) oder Milchzuckertabletten (80 oder 200 Tabletten), da die Globuli (Kügelchen) bei diesem Mittel grundsätzlich

---

78) Es gibt jedoch bereits Apotheken, die das TMS D 33 nach den in diesem Buch stehenden Anweisungen aus der D 30 herstellen und auch verschicken. Nähere Informationen dazu erfahren Sie auf unserer Homepage unter www.mueller-burzler.de, *siehe auch das Schlusswort.*

79) Bei einer Adressenänderung und Bezugsproblemen können Sie die aktuellen Daten beziehungsweise alternativen Bezugsmöglichkeiten auf unserer Homepage unter www.mueller-burzler.de erfahren.

nicht besonders wirksam sind. Ich komme später noch darauf zurück. Dennoch ist es wesentlich billiger, sich das Mittel aus der D 30 selbst herzustellen, zumal sie mit einer 20-ml-Flasche in der D 30 einige Jahre bis Jahrzehnte auskommen werden. Außerdem wissen Sie dann ganz genau, dass es auch richtig hergestellt wurde.

Potenzieranleitung

Bevor Sie mit dem Potenzieren beginnen, besorgen Sie sich bitte folgende Artikel in der Apotheke:

- eine 5-ml-Einwegspritze
- drei leere 100-ml-Tropfflaschen oder drei 200-ml- bis 500-ml-Flaschen
- zirka 500 ml destilliertes Wasser. Sie können aber auch mineralarme Wässer mit einem Gesamtmineralsalzgehalt von möglichst weniger als 200 mg pro Liter (z. B. Volvic) oder Umkehrosmosewasser verwenden.
- zirka 100 ml 70- oder 90-prozentigen Alkohol oder Sie kaufen sich normalen Schnaps beziehungsweise Korn mit einem Alkoholgehalt von zirka 30 bis 40 Prozent im Lebensmittelgeschäft.

Um nun aus der D 30 des TMS die D 33 herzustellen, gehen Sie bitte folgendermaßen vor:

1. Füllen Sie mit einer sauberen 5-ml-Einwegspritze 5 ml des TMS D 30 in eine saubere 100-ml-Flasche und geben genau neun Teile, also 45 ml destilliertes oder mineralarmes Wasser dazu. Die genauen Millilitermengen können Sie ebenfalls mit der Spritze bestimmen, jedoch sollten Sie diese vorher mehrmals unter fließendem Wasser vom TMS gereinigt haben, damit nicht irgendwelche Reste von diesem das Verdünnungswasser „impfen". Um homöopathische Mittel gut potenzieren zu können, muss genügend Luft in der Flasche sein. Sie sollte daher nur maximal bis zur Hälfte mit Flüssigkeit gefüllt sein. Besser ist es daher, grundsätzlich größere Flaschen mit einem Fassungsvermögen von 200 bis 500 ml zu verwenden. Dadurch erhöht sich der Luftanteil im Verhältnis zur Flüssigkeitsmenge.

2. **Schließen Sie die Flasche und schütteln Sie den Inhalt mindestens 150-mal, am besten jedoch 200- bis 250-mal. Das Schütteln sollte durchaus kräftig erfolgen, indem die Flasche mit einer Hand oder auch mit beiden Händen auf und ab bewegt wird. Der Inhalt sollte für kurze Zeit regelrecht aufschäumen.** Als wesentlich weniger effektiv (ca. 50 %) hat sich hingegen erwiesen, wenn man die Flasche in den offenen Handteller der anderen Hand oder auf einen entsprechend weichen Gegenstand aufschlägt. Durch das Schütteln wird das Mittel nun potenziert. Als Ergebnis halten Sie die D 31 vom TMS in der Hand. Damit Sie diese Flasche nicht mit den späteren verwechseln, empfiehlt es sich, sie sofort zu beschriften.

WICHTIGER HINWEIS:

Möglicherweise fragen Sie sich, warum das TMS denn 200-mal kräftig geschüttelt werden soll, während alle anderen homöopathischen Mittel traditionsgemäß (nach dem homöopathischen Arzneibuch HAB) wesentlich weniger und in der Regel auch nicht so stark pro Potenzstufe geschüttelt werden. Bei meinen ersten Eigenversuchen mit der Herstellung homöopathischer Mittel hatte ich diese auch nur 10- bis 20-mal pro Potenzstufe geschüttelt, bis ich jedoch nach einigen Experimenten entdeckte, dass grundsätzlich alle homöopathischen Dilutionen (flüssige Verdünnungen) ungefähr doppelt so stark wirken, wenn man sie mindestens 150-mal schüttelt.

Wenn Sie daher die maximale Wirkung des TMS D 33 erhalten möchten, sollten zumindest die letzten drei Potenzstufen von der D 30 bis zur D 33 intensiv geschüttelt werden. Aus diesem Grund ist es auch nicht empfehlenswert, sich eine flüssige Dilution des TMS D 33 zu kaufen, wenn sie nach den derzeitigen Vorschriften des HAB hergestellt wurde. Bezüglich der Milchzuckertabletten verhält es sich etwas anders, da diese pro Potenzstufe längere Zeit verrieben werden und dadurch in der Regel intensiver wirken als die normal potenzierten Tropfen.

Sobald das TMS daher von einer Herstellerfirma (DHU, Staufen-Pharma etc.) als Dilution in der D 33 angeboten wird, achten Sie bitte unbedingt darauf, dass zumindest die letzten drei Potenzstufen ausreichend lange und kräftig genug geschüttelt wurden. Ist das nicht der Fall – wovon man derzeit *(geschrieben 2003)* leider ausgehen muss –, sollten Sie dieses Mittel besser nicht verwenden und sich das TMS D 33 entweder selbst herstellen oder in einer Apotheke kaufen, die es nach den in diesem Buch angegebenen Vorschriften herstellt[78, Seite 426] *(aktuelle Informationen zum TMS D 33 auf unserer Homepage unter www. mueller-burzler.de).*

Es ist natürlich absolut notwendig, so sauber wie möglich zu arbeiten, damit so wenig Keime wie möglich in die wässrigen Lösungen gelangen. Denn die D 31 enthält, wenn Sie sie so herstellen, wie ich es eben beschrieben habe, nur 5,1 Vol.-% Alkohol, da die D 30 aus der Apotheke derzeit *(geschrieben 2003)* 51 Vol.-% Alkohol enthält. Besonders haltbar ist eine solche Tinktur daher nicht. Wenn Sie diese haltbarer machen wollen, können Sie das Wasser von vornherein mit einer entsprechenden Menge Alkohol oder Schnaps (Korn) vermischen oder sogar reinen Schnaps mit einem Alkoholgehalt von 30 bis 40 Vol.-% verwenden.

Der Vollständigkeit halber muss ich an dieser Stelle auf einen wichtigen Umstand hinweisen, der durchaus für das Potenzieren mit einem Gemisch aus Wasser und Alkohol spricht. Wenn man nämlich eine alkoholische Tinktur einer beliebigen Substanz mit reinem Wasser höher potenziert, hat man am Ende nicht nur die entsprechende

Substanz homöopathisch aufbereitet, sondern auch den Alkohol. Falls Sie daher das TMS D 30 mit reinem Wasser hochpotenzieren und möglicherweise erst in der letzten Potenzstufe (= D 33) wegen der besseren Haltbarkeit wieder Alkohol dazugeben, haben Sie letztendlich eine Mischpotenz vom TMS in der D 33 und von Alkohol in der D 3 vorliegen. Da nun aber eine D 3 erfahrungsgemäß nicht lange wirkt, hat eine solche Mischpotenz keine größeren Auswirkungen oder Nachteile auf unseren Organismus. Dennoch haben wir bereits einige sensible Personen kennen gelernt, welche die Wirkung von Alkohol in der D 3 durchaus spüren und als störend empfinden. Wollen Sie daher auf Nummer Sicher gehen und den Alkohol nicht mitpotenzieren, empfehle ich Ihnen, als Verdünnungsmittel grundsätzlich ein Gemisch aus Wasser und Alkohol zu verwenden.

Den Alkoholgehalt des Verdünnungsmittels können Sie also selbst bestimmen. Ab einem Alkoholgehalt von 10 bis 20 Vol.-% wirkt eine Tinktur zunehmend wachstumshemmend auf Bakterien. Konzentrationen von weniger als 5 Vol.-% haben diesbezüglich in der Regel keine Wirkung mehr. Ich selbst verwende in den Zwischentinkturen (= TMS D 31 und D 32) daher zirka 30 Vol.-% Alkohol und in der Endtinktur (= TMS D 33) 10 bis 15 Vol.-%.

Wer hingegen auf Alkohol allergisch reagiert oder Alkohol grundsätzlich ablehnt, kann bei sauberer Arbeitsweise grundsätzlich auch auf den Alkohol verzichten. Die D 33 enthält dann nämlich nur noch einen Alkoholgehalt von 0,051 Vol.-% und das ist in der Regel so wenig, dass darauf nur noch selten allergisch reagiert wird oder dass es für einen ehemaligen Alkoholiker gefährlich werden könnte. Wenn diese Menge dennoch zu viel sein sollte, kann man sich die D 33 natürlich auch aus einer tieferen Potenz, zum Beispiel aus der D 28, herstellen, wodurch der Alkoholgehalt der D 33 dann auf 0,00051 Vol.-% absinkt. Beide mehr oder weniger alkoholfreien Mittel haben natürlich außerdem den Vorteil, dass man sie unbedenklich zur Behandlung eines extremen Leberstaus einsetzen kann, da man in einer solchen Situation ja möglichst keinen Alkohol aufnehmen sollte. Andererseits enthalten diese Mittel, wie gesagt, neben dem TMS in der D 33 auch den Alkohol in der D 3 beziehungsweise in der D 5[80].

Um aus der D 31 die D 32 herzustellen, gehen Sie bitte genauso vor wie bei der Herstellung der D 31, nur dass Sie nun damit beginnen, mit der sauberen Spritze 5 ml vom TMS in der D 31 in eine neue, möglichst große Flasche zu füllen. Wieder

---

80) Da beim Menschen die Potenzstufen 4, 6, 9 und 12 (= Tiefpotenzen) der meisten homöopathisch aufbereiteten Substanzen am wirksamsten sind (es gibt also auch ein paar Ausnahmen!) und die Zwischenpotenzen dieser Mittel deutlich schlechter auf unseren Organismus wirken, kann die Wirkung von Alkohol in der D 5 bei weniger sensiblen Menschen ebenso vernachlässigt werden wie die der D 3.

kommen 45 ml Wasser oder die gleiche Menge einer Mischung aus Wasser und Alkohol dazu und dann können Sie mit dem Potenzieren beziehungsweise Schütteln
beginnen. Vergessen Sie bitte nie, die Spritze zu reinigen, nachdem Sie mit ihr das
TMS aufgezogen und in die neue Flasche gefüllt haben. Zu guter Letzt wiederholen
Sie diesen Vorgang noch einmal und erhalten aus der D 32 die D 33. Für die Einnahme füllen Sie das fertige Mittel dann in eine handliche 50- oder 100-ml-Flasche
mit Tropfvorrichtung, falls Sie es in einer größeren Flasche hergestellt haben.

Vermischen Sie bitte niemals unterschiedliche Potenzen und verwechseln Sie bitte
keine Flaschendeckel oder Tropfvorrichtungen miteinander. Es würde sonst zu gering-
fügigen Vermischungen anderer Potenzen kommen, was sich negativ auf die optimale
Wirkung des Mittels auswirken könnte. Wenn Ihnen einmal die D 33 ausgeht und
Sie wollen sich aus der D 32 Nachschub produzieren, nehmen Sie bitte entweder
eine neue, saubere Flasche oder schütten Sie den Rest der alten D 33 weg und spülen
die Flasche gründlich aus. Da keine D 33-Potenz 100-prozentig identisch mit einer
anderen ist, sollte man auch die gleichen Potenzen nicht miteinander vermischen, es
sei denn, sie stammen aus derselben Produktion.

Noch ein Tipp zum Schluss: Wollen Sie von vornherein eine größere Menge
der D 33 potenzieren, verwenden Sie für den letzten Potenzierschritt eine 500- bis
1000-ml-Flasche und füllen entsprechend viel von der D 32 hinein. Dazu geben Sie
relativ genau neun Teile von der Wasser-Alkohol-Mischung oder neun Teile Wasser
und beginnen dann mit dem Potenzieren. Mindestens die Hälfte der Flasche sollte
jedoch immer leer bleiben, damit sich der Inhalt gut schütteln lässt.

Wenn die verschiedenen Zwischenpotenzen und die fertige D 33 mindestens
15 Vol.-% Alkohol enthalten, müssen sie nicht im Kühlschrank aufgehoben werden. Enthalten Sie hingegen weniger als 10 Vol.-% oder keinen Alkohol, können
sie leichter verkeimen, weshalb man sie nicht nur kühl, sondern auch lichtgeschützt
aufbewahren sollte. Dafür empfehlen sich die lichtundurchlässigeren Braunglasfla-
schen aus der Apotheke.

Wer nicht in Deutschland lebt oder keinen Zugang zum TMS D 30 hat, dem bleibt
nichts anderes übrig, als sich das Mittel aus dem Salz selbst herzustellen. Dafür kauft
man sich das TMS (Medizinisches Badesalz aus dem Toten Meer) in einer Apotheke
oder Drogerie, wiegt sich zum Beispiel zehn Gramm ab und löst diese Menge dann in
90 ml destilliertem beziehungsweise mineralarmem Wasser auf. Nachdem sich das Salz
bis auf wenig unlösliche Partikel völlig aufgelöst hat, schütteln Sie diese Lösung zirka
200-mal und erhalten die D 1. Um die D 33 zu erhalten, wiederholen Sie den oben
beschriebenen Vorgang noch weitere 32 Mal. Sie können hierbei die Flasche mit der
Vorpotenz natürlich immer wieder verwenden, nachdem Sie den Inhalt weggeschüttet
und die Flasche gründlich gespült haben. Ab der D 28 empfehle ich Ihnen jedoch, die
Potenzen mit der Wasser-Alkohol-Mischung herzustellen und aufzuheben, um nicht

irgendwann die gesamte Prozedur noch einmal wiederholen zu müssen. Vergessen Sie dabei bitte nicht, eine genaue Strichliste zu führen, denn die D 31 und D 32 vom TMS wirken, wie gesagt, nur sehr schwach auf den Leber-Galle-Stoffwechsel und die D 34 hat diesbezüglich bereits keine Wirkung mehr.

Die praktische Anwendung des TMS D 33

Nun sind Sie also nach einigen ungewohnten Aktionen im Besitz des TMS in der D 33. Für die Therapie mit energetisch wirkenden Heilmitteln gibt es jedoch einige grundsätzliche Einnahmeregeln, die Sie unbedingt beachten müssen, damit sie ihre volle Wirkung entfalten können.

Einnahmeregeln für das TMS D 33:

1. Für alle homöopathischen und spagyrischen Mittel gibt es ganz bestimmte Mindestmengen für die optimale Wirkung. Nimmt man weniger als diese Initialdosis ein, wirkt das Mittel nicht nur schwächer, sondern auch kürzer.

   Beim TMS D 33 beträgt die Initialdosis für flüssige Verdünnungen (Dilutionen) ungefähr 8 bis 10 Tropfen[81], weshalb ich grundsätzlich empfehle, mindestens 10 bis 12 Tropfen[81] einzunehmen. Diese Menge entspricht ungefähr zwei ganzen Milchzuckertabletten der deutschen Normgröße mit einem Gewicht von 0,25 Gramm (= 0,5 Gramm).

   Ich selbst nehme immer 12 bis 15 Tropfen[81] mit normaler Standardgröße oder zirka 10 Tropfen, wenn diese entsprechend größer sind. Nimmt man mehr als die notwendige Mindestmenge, hat das weder Vorteile noch Nachteile, da homöopathische Mittel in diesem relativ hohen Potenzbereich keine weitere Steigerung der Wirkung hervorrufen können, wenn man die Dosis erhöht. Es geht in der Homöopathie – ebenso wie in der Spagyrik oder der Blütentherapie – um den einmaligen Energieimpuls, dessen Optimum zwar von der Mindestmenge abhängig ist, der jedoch durch das (theoretische) Trinken einer ganzen Flasche keinesfalls

---

81) Die angegebene Tropfenmenge bezieht sich auf die Tropfengröße, wie man sie durch normale Tropfvorrichtungen für alkoholische Lösungen erhält. Enthält das TMS D 33 hingegen weniger als 10 Vol.-% Alkohol, benötigt man einen Tropfeinsatz mit einer größeren Öffnung, wie er für ölhaltige Flüssigkeiten üblicherweise verwendet wird. Dadurch werden die Tropfen natürlich etwas größer, weshalb man die Tropfenmenge in diesem Fall etwas reduzieren kann, jedoch keinesfalls muss.

erhöht wird. Nimmt man das Mittel allerdings nach einer gewissen Zeit wieder ein, wird derselbe Impuls dadurch natürlich wiederholt.

Berühren Sie mit dem Mund bitte nie die Tropfvorrichtung, da das Mittel sonst relativ schnell verkeimen kann – besonders dann, wenn es wenig oder keinen Alkohol enthält. Sie erkennen ein verdorbenes Mittel daran, dass es fade schmeckt, die Flüssigkeit muffig zu riechen beginnt und eventuell sogar Schlieren erkennbar werden.

Die **Globuli** (Kügelchen), bei denen es sich um mit dem Wirkstoff besprühte Zuckerkügelchen handelt, empfehle ich bei diesem Mittel deswegen nicht, da Sie mindestens 50 Globuli lutschen müssten, um auch nur annähernd die Initialwirkung zu erreichen. Bei anderen D 30- oder C 30-Potenzen ist das hingegen etwas völlig anderes. Da reichen in der Regel schon 10 bis 15 Globuli aus, um die notwendige Mindestmenge für die optimale Wirkung dieser Potenzstufe zu erreichen. Je tiefer dann die Potenz ist, umso größer wird die Initialmenge, so dass man bei der D 12 eines normalen Einzelmittels durchaus wieder bei einigen Tropfen oder ein bis zwei Milchzuckertabletten à 0,25 Gramm angelangt ist.

2. **Damit homöopathische oder spagyrische Mittel voll zur Wirkung kommen, sollte man sie möglichst immer pur einnehmen und vorher wie nachher einen Mindestabstand von 10 Minuten zum Essen und Trinken einhalten.**

   Das bedeutet also, dass Sie solche Heilmittel immer für sich allein einnehmen, am besten eine halbe bis eine Minute im Mund behalten und erst dann hinunterschlucken sollten. Die Milchzuckertabletten sollten hingegen möglichst gelutscht werden, bis sie sich von selbst auflösen. Damit sich die Wirkung eines Mittels nun in ihrer vollen Intensität über die Schleimhäute des Mundes und der Speiseröhre entfalten kann, sollte man mindestens zehn Minuten danach weder etwas essen noch trinken. Aber auch *vor* der Einnahme eines homöopathischen oder spagyrischen Mittels sollten Sie mindestens zehn Minuten nichts getrunken oder gegessen haben, damit der Mund und die Speiseröhre völlig leer sind.

3. Alle homöopathischen oder spagyrischen Heilmittel führen, solange sie wirken, zu einer mehr oder weniger starken Energieverschiebung im Körper. Damit ein gut gewähltes Einzelmittel daher seine volle Wirkung entfalten kann, sollten die energetischen Verhältnisse während der Wirkzeit nicht durch irgendwelche anderen homöopathischen oder spagyrischen Mittel gestört werden, die auf derselben oder einer ähnlichen Energieebene wirken. **Sie sollten daher während der zweistündigen Wirkzeit des TMS D 33 möglichst keine energetischen Mittel einnehmen, die eine Wirkzeit von einer halben Stunde bis fünf Stunden haben.**

Dazu gehören unter anderem folgende Mittel:
- alle homöopathischen Potenzen ab der D 7, C 7 und LM 7 bis zur D 18, C 18 und LM 60
- alle spagyrischen Urtinkturen (zum Beispiel von der Staufen-Pharma)
- alle homöopathischen pilzabbauenden Mittel der deutschen Firma Sanum-Kehlbeck. (Obwohl es sich bei diesen Mitteln um Tiefpotenzen von der D 3 bis zur D 7 handelt, gelten hier ebenfalls völlig eigene energetische Wirkzeiten, die ungefähr zwischen 30 Minuten und 2 Stunden liegen. Nach der Einnahme dieser Mittel sollte man daher mindestens eine Stunde warten, bis man das TMS D 33 einnimmt.)

Alle höheren Potenzen ab der D 30, C 30 oder LM 60 beziehungsweise Q 60 und auch alle anderen Tiefpotenzen bis zur sechsten Potenzstufe (D 6, C 6, LM 6) können während der Wirkzeit des TMS D 33 eingenommen werden oder wirken. Allerdings wäre es grundsätzlich besser, in der Wirkzeit des TMS D 33 auch auf die Einnahme von Tiefpotenzen zu verzichten. Besser ist es daher, diese Mittel entweder einige Zeit vor dem TMS oder erst zwei Stunden danach einzunehmen.

Neben diesen Einnahmeregeln gibt es noch ein paar Bedingungen, die man ebenfalls einhalten sollte, damit die Wirkung des TMS so wenig wie möglich abgeschwächt wird. Ich erwähne an dieser Stelle wiederum nur die wichtigsten Punkte.

Bedingungen für die Wirkung homöopathischer Mittel:

1. Homöopathische und spagyrische Mittel wirken schlechter oder gar nicht, wenn Sie **Alkohol im Blut** haben.

   Die geringe Menge Alkohol, die man eventuell mit dem Mittel selbst aufnimmt, hat hingegen keinen negativen Einfluss auf die Wirkung des Mittels.
2. Kauen Sie bitte keinen **Kaugummi** in der Wirkzeit von homöopathischen oder spagyrischen Mitteln. Da sich am oberen Gaumen ein wichtiges Energiezentrum befindet, schwächen alle mehr oder weniger unnatürlichen Substanzen unser gesamtes Energiesystem, wenn sie in Kontakt mit diesem Zentrum kommen. Je schwächer jedoch unser Energiesystem ist, desto schwächer wirken auch alle energetischen Mittel.

   Das betrifft übrigens auch die **Schnuller für Babys.** Ein Silikonschnuller ist diesbezüglich schlechter als ein Kautschukschnuller. Die Wirkung von homöopathischen und spagyrischen Mitteln wird durch einen Schnuller im Mund um bis zu 40 % abgeschwächt. Das bedeutet natürlich nicht, dass Sie Ihrem Baby grundsätzlich keinen Schnuller mehr geben sollten. Ich empfehle Ihnen jedoch, Ihr Baby nicht an den Schnuller zu gewöhnen und ihn möglichst nur zum Einschlafen zu geben. Fällt er nach dem Einschlafen nicht von allein aus dem Mund, so ziehen Sie ihn einfach heraus.

3. Versuchen Sie, sich so natürlich wie möglich zu ernähren und Ihren Nährstoffbedarf möglichst nur über die Lebensmittel oder **natürliche Nahrungsergänzungsmittel** (Extrakte und Konzentrate) abzudecken. Auf **Kaffee** sollten Sie weitgehend oder ganz verzichten, da die Kaffeeröststoffe den Leberstoffwechsel und damit auch die Entgiftungsfunktionen der Leber schwächen.

4. Verwenden Sie möglichst nur reine **Naturkosmetika.** Je mehr Chemie Sie auf der Haut haben, umso mehr wird Ihr Energiesystem geschwächt. Alle Make-ups oder Lippenstifte, bei denen Farbpigmente auf die Haut aufgetragen werden und diese bedecken, schwächen grundsätzlich immer mehr oder weniger den Fluss Ihrer Lebensenergien. Ein vollständiges Gesichts-Make-up kann die Wirkung von homöopathischen Mitteln um bis zu 50 % verringern.

   Das betrifft natürlich ebenfalls alle medizinischen **Salben,** die daher möglichst natürliche Inhaltsstoffe enthalten sollten.

5. Sie sollten so wenig wie möglich **chemisch-pharmazeutische Medikamente** und größere Mengen an synthetischen Vitaminen einnehmen, da durch diese Produkte unser Energiesystem immer mehr oder weniger geschwächt wird.

   Normale Antibiotikamengen von mehreren 100 Milligramm pro Tag bei einem Erwachsenen schwächen die Wirkung der homöopathischen und spagyrischen Mittel ungefähr zu 50 % ab. Starke Betäubungs- und Schmerzmittel oder Chemotherapeutika, wie sie in der Tumortherapie eingesetzt werden, haben hingegen eine ähnlich blockierende Wirkung wie Alkohol und können die Wirkung um 50 bis annähernd 100 % reduzieren.

6. **Starke elekromagnetische Felder,** zum Beispiel von Hochspannungsleitungen, Elektrolokomotiven, Elektrizitätswerken oder in der Nähe von stärkeren elektrischen Haushaltsgeräten, aber auch der längere Aufenthalt über geopathologischen Störzonen, wie Wasseradern, Verwerfungen und so weiter, schwächen unsere Lebensenergien und damit auch die Wirkung von energetisch wirksamen Heilmitteln.

7. Alle **unnatürlichen Strahlungen** schwächen ebenfalls mehr oder weniger unser Energiesystem. Dazu gehören unter anderem die radioaktive Strahlung, die Mobilfunkstrahlung mit digital gepulsten Hochfrequenzen (Sendemasten[82],

---

82) Der nächste Mobilfunksender mit digital gepulster Hochfrequenztechnologie sollte mindestens 600 bis 1000 Meter entfernt sein, was in der heutigen Zeit leider nur noch in wenigen Regionen bzw. Ländern möglich ist. Achten Sie daher auch bei einem Umzug auf diesen Mindestabstand.

schnurlose Telefone mit dem DECT- und GAP-Standard[83], Handys) sowie die Funkstrahlung in der Nähe von Radio- und Fernsehsendern, die Strahlung, die aus den Bildröhren von Fernsehern und Computerbildschirmen tritt (im Gegensatz zu den strahlungsärmeren Flachbildschirmen), und die wegen der zerstörten Ozonschicht erhöhte UV-Strahlung des Sonnenlichtes.

Auch wenn die letzten zwei Punkte uns alle mehr oder weniger betreffen und nicht immer vermieden werden können, sollten Sie zumindest die ersten drei Bedingungen einhalten. In einer Zeit, in der Sie auf das Lebermittel oder andere homöopathische beziehungsweise spagyrische Heilmittel angewiesen sind, sollten Sie auf Alkohol daher grundsätzlich verzichten. Wenn Sie dennoch einmal eine Flasche Bier oder ein Glas Wein trinken möchten, was ja meistens am Abend geschieht, haben Sie tagsüber genügend Zeit, irgendwelche energetischen Mittel einzunehmen.

Was die Einnahme von chemisch-pharmazeutischen Medikamenten betrifft, so ist es selbstverständlich, dass Sie all jene Mittel weiterhin einnehmen sollten, die für Ihr körperliches Wohlergehen notwendig sind. Benötigen Sie einmal ein Antibiotikum während einer Zeit, in der Sie gerade wegen einer kontinuierlichen Entgiftungsphase auf Ihr Lebermittel angewiesen sind, dann nehmen Sie das Lebermittel bitte weiterhin genauso häufig ein wie zuvor. Zum einen wird kein chemisch-pharmazeutisches Medikament durch ein homöopathisches oder spagyrisches Mittel in seiner Wirkung geschwächt und zum anderen wirkt das Lebermittel während der Einnahme der Antibiotika dennoch zu ungefähr 50 %. Auch wenn das Lebermittel nun nicht mehr seine volle Wirkung entfalten kann, brauchen Sie es in der Regel nicht häufiger als zuvor einnehmen, da die Entgiftungsreaktion des Körpers während der Antibiotikatherapie aufgrund der schlechteren Blutqualität deutlich nachlässt. Ist die Antibiotikatherapie jedoch beendet, kann es durchaus notwendig sein, dass Sie das Lebermittel nun für einige Tage oder Wochen häufiger benötigen als vorher, falls Ihr Körper sofort mit der Entgiftung der gerade aufgenommenen Antibiotika beginnt. Je gesünder Sie sind und je lebensenergiereicher Sie sich ernähren, umso schneller wird sich Ihr Körper wieder von den abgelagerten Antibiotika befreien.

Immer wieder werden wir gefragt, ob auch ätherische Öle, insbesondere Pfefferminzöl und andere Minzöle, die Wirkung von homöopathischen Mitteln beeinflussen

83) Alle **schnurlosen Telefone** mit dem DECT- und GAP-Standard stellen regelrechte Dauersender dar, da sie nicht nur dann senden, wenn ein Anruf ankommt und wenn man telefoniert, sondern weil sie auch im Ruhezustand senden. Auch wenn solche Telefone eine Reichweite von ungefähr 200 Metern haben, nimmt der gesundheitsschädliche Einfluss dieser relativ kleinen Sender auf Mensch, Tier und Pflanze nach 20 bis 30 Metern deutlich ab. Je näher man sich jedoch in der Nähe dieser Sender bzw. Telefone aufhält, umso intensiver ist die negative Wirkung auf den gesamten Organismus. Daher kann ich nur allen Lesern empfehlen, solche Telefone gegen herkömmliche Kabeltelefone oder analoge schnurlose Telefone auszutauschen, die nur dann senden, wenn ein Anruf ankommt und man telefoniert.

und ob man Zahnpasta mit ätherischen Ölen beziehungsweise pflanzlichen Extrakten verwenden darf, wenn man die dritte Trennkoststufe anwendet oder gerade auf das TMS D 33 angewiesen ist. Alle ätherischen Öle und somit auch die Minzöle wirken sehr wohl auf unser Energiesystem und können die Wirkung von homöopathischen und spagyrischen Mitteln sowie der dritten Trennkoststufe durchaus beeinflussen. **Jedoch ist die abschwächende Wirkung dieser Substanzen auf die Aktivierungs-energien der Nahrung und die energetisch wirkenden Heilmittel bei weitem nicht so stark wie zum Beispiel der Einfluss von alkoholischen Getränken, Antibiotika, Chemotherapeutika, dem Mobilfunk mit digital gepulsten Hochfrequenzen oder der erhöhten UV-Strahlung des Sonnenlichtes auf unseren Körper.** Da es in der heutigen Zeit also viel wichtigere Bedingungen für eine gute Wirkung von energe-tisch wirkenden Heilmitteln gibt, als die Vermeidung von relativ geringen Mengen ätherischer Öle in Kosmetika, Zahnpasta oder Duftlampen, habe ich diese nicht in die entsprechende Liste mit aufgenommen. Dennoch ist es durchaus empfehlenswert, wenn Sie Ihren Mund nach der Verwendung einer Zahnpasta, die ätherische Öle enthält, besonders gründlich ausspülen.

„Switching" als Therapieblockade

Zu guter Letzt muss ich noch auf eine Situation hinweisen, die bei allen Therapien mit homöopathischen oder spagyrischen Heilmitteln von großer Bedeutung ist. Es handelt sich um das so genannte Switching oder Switchen. Das englische Wort „switch" (sprich: switsch) heißt im übertragenen Sinne „verschieben" und bezogen auf unser Energiesystem bedeutet der Zustand des Geswitchtseins, dass wir diesbe-züglich aus dem Gleichgewicht geraten sind. Sind wir geswitcht, befindet sich unser Energiekörper (Ätherkörper[84]) nicht in der normalen Deckung mit dem physischen Körper, sondern ist meistens um 10 bis 20 Zentimeter nach vorn verschoben. Als Er-wachsener hat man dann das Gefühl, dass man regelrecht neben sich steht. Auf jeden Fall sind wir in diesem Zustand nervös und unruhig, haben mehr oder weniger starke Konzentrationsstörungen, schlafen schlechter und können Gleichgewichtsstörungen, Schwindel, Depressionen und in seltenen Fällen sogar Psychosen bekommen.

---

84) Alle Lebewesen haben nicht nur einen physischen Körper, sondern auch mehrere feinstoffliche Körper, die letztlich auch die Seele des Menschen mit einschließen. Der so genannte Ätherleib, in dem sich zum Beispiel die Meridiane bzw. Energieleitbahnen befinden, die das Verteilernetz unserer Lebensenergie darstellen, ist normalerweise eng mit dem physischen Körper verbunden und sollte nicht mehr als fünf Zentimeter über diesen hinausgehen.

Die häufigsten Ursachen des Switchens sind starke Stresssituationen, Schocks oder Panikzustände. Aber auch starke seismische Wellen, die durch größere Erdbeben verursacht werden, können uns noch in weit entfernt liegenden Ländern switchen. Außerdem switchen wir leichter, wenn wir einen stärkeren Leberstau haben, da diese Situation in gewisser Hinsicht ebenfalls eine Stresssituation für den Körper darstellt.

Im geswitchten Zustand wirken jedenfalls keine homöopathischen oder spagyrischen Mittel. Falls Sie daher irgendwann einmal das Gefühl haben sollten, neben sich zu stehen, oder wenn aus unerklärlichen Gründen das TMS D 33 auf einmal nicht mehr wirken sollte, denken Sie bitte daran, dass Sie geswitcht sein könnten. Wie man genau testen kann, ob man geswitcht ist oder nicht, erkläre ich im ersten Buch über die Aura-Kinesiologie und auf unseren Seminaren. Außerdem wird Ihnen in der Regel in jedem Kinesiologie-Grundseminar beigebracht, wie man feststellen kann, ob eine Person geswitcht ist oder nicht.

Um den geswitchten Zustand wieder auszugleichen, gibt es eine Menge Methoden. Im Prinzip geht es nur darum, dass Körper, Seele und Geist wieder harmonisch miteinander verbunden werden. Das können Sie mit einem entspannenden Waldlauf oder durch Beten und Meditieren erreichen oder wenn Sie bestimmte Yoga-, Tai-Chi- oder Qi-Gong-Übungen machen. Ganz besonders eignen sich dafür auch die „Fünf Tibeter" und einige kinesiologische Übungen. Eine davon möchte ich Ihnen nun vorstellen. Ursprünglich handelt es sich dabei um eine Akupressuranwendung:

Als erstes nehmen Sie den Daumen und den Zeigefinger oder einen anderen Finger einer Hand und drücken mindestens 30 Sekunden lang in die beiden Kuhlen außen neben den beiden Halssehnen direkt oberhalb des linken und rechten Schlüsselbeins.

Danach drücken Sie wiederum mit dem Daumen und dem Zeigefinger mindestens 30 Sekunden lang auf die beiden tiefsten Stellen genau auf der Mittellinie Ihres Körpers ober- und unterhalb der Lippen. Der eine Punkt liegt also zwischen Nase und Oberlippe und der andere stellt den tiefsten Punkt oberhalb des Kinns unter der Unterlippe dar.

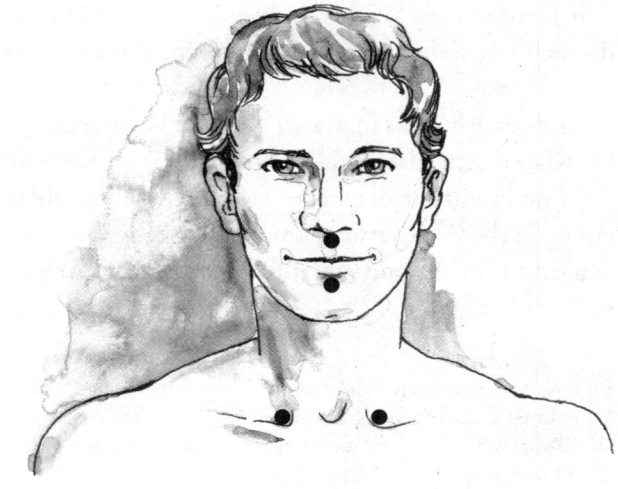

Die Reihenfolge ist bei dieser Akupressur sehr wichtig und sollte daher eingehalten werden. Der Druck darf nicht zu schwach sein, sollte aber auch nicht wehtun. Sie sollten so stark drücken, dass Sie Ihre Finger deutlich am Hals und auf dem Kiefer spüren.

Immer dann, wenn Sie den Verdacht haben, geswitcht zu sein, können Sie diese Methode anwenden. Dadurch entswitchen Sie in der Regel und die homöopathischen Mittel können wieder wirken.

Neben dieser Methode hat sich aber auch die Blütenessenz der Säckelblume (Deer Brush, Ceanothus integerrimus) bewährt, die zu den so genannten „Kalifornischen Blüten" gehört und die man bei Bedarf genauso anwendet wie die Bachblüten. Eine Gabe von fünf bis sieben Tropfen der verdünnten Mischung, bei der man einen Tropfen aus der Vorratsflasche (Stockbottle) auf 10 Milliliter einer Wasser-Alkohol- oder Wasser-Essig-Mischung gibt, reicht aus, um den Körper zu entswitchen[85]. Grundsätzlich können Sie alle Blütenessenzen völlig unabhängig von homöopathischen oder spagyrischen Heilmitteln einnehmen, es sei denn, Ihr Therapeut rät Ihnen davon ab. Wir setzen sie relativ häufig in unserer Praxis ein.

Die Notwendigkeit von orthomolekularen Nährstoffen in der Lebertherapie

Mit dem Toten-Meer-Salz in der D 33 haben Sie nun ein Lebermittel zur Verfügung, mit dem sich alle leichten bis mittelschweren Leberstausituationen hervorragend therapieren lassen. Um jedoch auch stärkere Leberstausituationen und Entgiftungskrisen in den Griff zu bekommen, benötigen Sie noch einige Kenntnisse mehr. Es handelt sich dabei, ebenso wie bei der Anwendung des TMS D 33, um unsere Praxiserfahrungen, die sich seit vielen Jahren ausgesprochen gut bewährt haben.

Grundsätzlich muss man sich bei der Therapie der Leber mit dem TMS D 33 darüber im Klaren sein, dass es ein rein energetisch wirkendes Mittel ist, das ausschließlich die Energiezufuhr der Leber erhöht, wodurch diese besser entgiften kann als ohne energetische Aktivierung. Im Prinzip bedeutet das, dass alle biochemischen Entgiftungsfunktionen und -abläufe in der Leber durch diese Lebensenergiezufuhr verbessert werden.

---

85) Blütenessenzen sollten, nachdem man die entsprechende Tropfenmenge aus der Stockbottle in die Einnahmeflasche gegeben hat, nur leicht verschüttelt werden. Keinesfalls sollte man sie jedoch häufiger als 10-mal schütteln, weil dadurch sonst homöopathische Potenzen entstehen, die unter Umständen auch unerwünschte Wirkungen haben können.

Bei allen Entgiftungsprozessen werden in der Leber jedoch auch wichtige Biokatalysatoren verbraucht[86], die unter normalen Bedingungen in ausreichender Menge mit einer gesunden, vollwertigen Ernährungsweise zugeführt oder auch teilweise in der Leber aus entsprechenden Vorstufen gebildet werden[87]. Solange der Körper daher nur jene Substanzen ausscheiden muss, die tagtäglich als Abfallprodukte des Stoffwechsels anfallen, läuft in der Regel alles reibungslos – vorausgesetzt, die Leber und die Nieren sind einigermaßen gesund und funktionsfähig. Wird der Körper jedoch zu einer umfassenden Mobilisierung von Schlacken und Giften angeregt, müssen die Leber und die Nieren zusätzlich zu den täglich auszuscheidenden Stoffwechselendprodukten und Giften auch noch diese Altlasten entsorgen. Je nach Art und Menge dieser zusätzlich anfallenden Schlacken kann die Leber dadurch relativ schnell an die Grenze ihrer Belastbarkeit gelangen.

Einerseits werden also bei allen Entgiftungsprozessen wichtige Biokatalysatoren verbraucht, die eine Substitution bei stärkeren Entgiftungsprozessen unumgänglich machen, andererseits ist das Lebensenergieniveau der Leber bei den meisten Menschen in der heutigen Zeit derart schlecht, dass bei ihnen eine umfassende Entgiftung des Körpers ohne energetische Leberunterstützung fast unmöglich ist. Dabei erhöht das TMS D 33 zwar die Energiezufuhr der Leber, es kann jedoch keinesfalls verbrauchte Biokatalysatoren ersetzen. Sind diese teilweise oder ganz verbraucht, kann die Wirkung der energetischen Leberaktivierung bei noch so häufiger Einnahme des TMS D 33 regelrecht auf den Nullpunkt absinken. Aus diesem Grund müssen bei länger andauernden oder stärkeren Entgiftungssituationen die verbrauchten Biokatalysatoren in ausreichender Menge substituiert, das heißt zugeführt werden.

Das TMS D 33 kann somit nur dann optimal wirken, wenn auch genügend Biokatalysatoren in der Leber zur Verfügung stehen, die durch die energetische Lebertherapie dann aktiviert werden. Die wichtigsten Biokatalysatoren sind dabei die Vitamine B_1 und B_6, Vitamin C, Zink und Coenzym Q_{10}.

---

86) Laut Definition sind **Katalysatoren** chemische Substanzen, die chemische Reaktionen aktivieren oder beschleunigen ohne dabei verändert zu werden. Deshalb können sie ihre Funktionen auch mehrmals hintereinander ausführen. Dennoch unterliegen sie, so wie die meisten Substanzen im Körper, einem allmählichen Verbrauch und müssen daher regelmäßig ersetzt beziehungsweise neu zugeführt oder auch im Körper gebildet werden.

87) Dies betrifft zum Beispiel das **Coenzym Q_{10}**, das entweder mit einigen, vor allem tierischen Lebensmitteln zugeführt wird und vor allem bei jüngeren, gesunden Menschen auch in der Leber aus den Vorstufen Q_1 bis Q_9, die wir mit pflanzlichen und tierischen Lebensmitteln aufnehmen, hergestellt werden kann. Je älter wir werden, umso schwächer wird bei der üblichen Ernährungsweise (Mischkost mit überwiegend erhitzten Lebensmitteln etc.) die körpereigene Coenzym-Q_{10}-Produktion, weshalb die meisten Menschen bereits ab dem 30. bis 40. Lebensjahr einen zunehmenden Coenzym-Q_{10}-Mangel in einigen Organen aufweisen. Je gesünder wir uns ernähren, umso mehr kann die Coenzym-Q_{10}-Synthese in der Leber wieder angeregt werden *(siehe hierzu auch das Kapitel 23, Seite 521)*.

Der Verbrauch von Biokatalysatoren
in den drei Leberstaustadien

Damit Sie sich ein besseres Bild der einzelnen Leberstausituationen in Verbindung mit dem Verbrauch der Biokatalysatoren machen können, werde ich sie kurz skizzieren. Grundsätzlich können drei Leberstaustadien unterschieden werden.

Die drei Leberstaustadien im Überblick:

- **Das erste Leberstaustadium** ist dadurch gekennzeichnet, dass die Leber aufgrund einer zu intensiven Bindegewebsentgiftung oder direkten Aufnahme von Umweltgiften oder chemisch-pharmazeutischen Medikamenten für relativ kurze Zeit mehr ausscheiden muss, als sie kann. Bei dieser kurzfristigen Belastung reicht es in der Regel aus, die Leber phytotherapeutisch oder rein energetisch in der Ausleitung der Gifte und Schlacken zu unterstützen, wofür sich unter anderem das TMS D 33 hervorragend eignet.

- **Das zweite Leberstaustadium** zeichnet sich vor allem dadurch aus, dass infolge einer besonders intensiven oder länger andauernden Entgiftungsphase des Körpers der Vorrat der bei diesem Prozess am meisten benötigten Biokatalysatoren in der Leber in wenigen Stunden bis Tagen zur Neige geht. Der Verbrauch dieser Nährstoffe ist dann so hoch, dass sie mit der normalen Nahrungsaufnahme in der Regel nicht mehr zugeführt werden können. Das sind vor allem die Vitamine C, B_1 und B_6. Wenn daher bei stärkeren oder länger andauernden Leberstausituationen das TMS D 33 auch bei zweistündiger Anwendung nicht mehr hilft – vorausgesetzt, man ist nicht geswitcht *(siehe Seite 436)* und das TMS D 33 wurde nach meinen Angaben hergestellt, denn zu wenig und nicht kräftig genug geschütteltes TMS D 33 wirkt deutlich schlechter! –, ist das meistens ein eindeutiges Zeichen dafür, dass die Vitamine C, B_1 und B_6 in der Leber größtenteils verbraucht sind. Die reine Energiezufuhr mit dem TMS D 33 hilft in solchen Fällen dann, wie gesagt, nicht mehr.

- **Im dritten und stärksten Leberstaustadium**, das vor allem durch spontane Entgiftungskrisen und länger andauernde, starke Entgiftungsphasen verursacht wird, sind nicht nur Vitamin C und wichtige B-Vitamine in der Leber verbraucht, sondern es liegt dann in der Regel auch ein mehr oder weniger starker Zink- und Coenzym-Q_{10}-Mangel vor. Beim Entgiften werden nämlich auch diese Nährstoffe in „größeren" Mengen benötigt.
  Wer daher bei einem Leberstau schon fünf- bis sechsmal täglich das TMS D 33, mindestens zweimal täglich einen Vitamin-B-Komplex (mit zirka 10 mg

der Vitamine B_1 und B_6) und möglicherweise auch eine größere Menge Vitamin C (500 bis 2000 mg pro Tag) zu sich nimmt und nach spätestens einem Tag immer noch keine Linderung der Leberstausymptome verspürt, sollte zusätzlich zirka 30 bis 60 mg Zink[88] in ein bis zwei Gaben täglich zum Essen einnehmen. In den meisten Fällen reicht diese zusätzliche Therapie dann aus. Ansonsten kann man neben dem Zink auch noch zwei- bis viermal täglich 30 mg Coenzym Q_{10} einnehmen.

Die Leberstausymptome nehmen natürlich mit jedem Stadium an Intensität zu und können ab dem dritten Stadium dann auch mit zusätzlichem Fieber mit oder ohne Schüttelfrost und sogar mit gelbsuchtähnlichen Symptomen einhergehen.

Wirkung und Anwendung der Biokatalysatoren in der Therapie eines Leberstaus

Bevor Sie bei einem stärkeren Leberstau nun zu irgendwelchen Vitaminen und Mineralstoffen greifen, sollten Sie sich zuvor ein wenig über die Wirkung und Anwendungsbedingungen der einzelnen Biokatalysatoren informieren.

Vitamin C

Vitamin C wird bei allen Entgiftungsprozessen neben den Vitaminen B_1 und B_6 mengenmäßig am meisten verbraucht. Dennoch spielt es hierbei erfahrungsgemäß im Verhältnis zu den B-Vitaminen und dem Zink nur eine sekundäre Rolle, weshalb man auf die Substitution von Vitamin C im ersten und zweiten Leberstaustadium möglicherweise auch verzichten kann. **Wer trotzdem viel Wert auf eine optimale Lebertherapie legt, kann als Erwachsener täglich 500 bis 2000 mg Vitamin C einnehmen. Es empfiehlt sich jedoch, diese Menge auf zwei bis vier Gaben à 500 bis 1000 mg pro Tag zu verteilen, da bereits mehr als 1000 mg (= 1 Gramm) Vitamin C auf einmal eingenommen bei einigen Menschen die Ausscheidungsfunktion der Nieren schwächen und auch zu Nierenschmerzen führen können.**

Da unser Körper natürliches Vitamin C, zum Beispiel als Extrakt aus Acerolakirschen oder Camu-Camu-Beeren, ungefähr doppelt bis viermal so gut verwertet wie

---

88) Die Mengenangaben von Zink und allen anderen Mineralstoffen beziehen sich in diesem Buch immer auf die elementaren Mineralstoffmengen. Achten Sie beim Kauf eines Zinkpräparates daher darauf, dass sich die auf den Packungen angegebenen Zinkmengen auch auf das elementare Zink beziehen und nicht eine Verbindung, wie zum Beispiel Zinkorotat oder Zinkglukonat, beschreiben. Meistens werden in den genauen Inhaltsdeklarationen beide Mengen angegeben, wobei die Menge der Zinkverbindung immer größer ist als die Menge des elementar gebundenen Zinks.

synthetisches Vitamin C und es auch nicht so schnell wieder über den Urin ausgeschieden wird, kann ich Ihnen nur empfehlen, Produkte mit natürlichem Vitamin
C zu bevorzugen. Außerdem schwächen zu große Mengen synthetischer Vitamine
unser Energiesystem *(siehe die Kapitel 14, 21 und 23)*, was wiederum eine leichte
Abschwächung der energetischen Wirkung des TMS D 33 zur Folge hat.

Da alle **Extrakte aus Acerolakirschen** sowie die meisten anderen Vitamin-C-reichen
Fruchtkonzentrate, wie zum Beispiel Sanddornsäfte, nicht nur reich an natürlichem
Vitamin C sind, sondern auch relativ viele Fruchtsäuren enthalten, sollten Acerolapräparate und alle fruchtsäurereichen Produkte (Taler, Tabletten, Pulver, Saft) nie zu
oder direkt nach einer Mahlzeit eingenommen werden, die Getreide oder Gemüse
enthält. Mehr oder weniger starke Magen-Darm-Beschwerden mit bioelektrischen
Spannungen und Darmflorastörungen wären sonst die Folge *(siehe Kapitel 11)*. **Nehmen Sie die Acerolapräparate beziehungsweise -produkte daher *mindestens* eine
Viertelstunde vor den Mahlzeiten auf leeren Magen ein und trinken etwas Wasser
dazu. Nach spätestens 20 bis 30 Minuten haben sie den Magen wegen der relativ
kurzen Verdauungszeit wieder verlassen, weshalb Sie dann ohne weiteres Getrei-
deprodukte oder Gemüse essen können.** Mit Früchten, Nüssen und Ölsamen sowie
allen tierischen Lebensmitteln können Sie alle fruchtsäurereichen Produkte hingegen
unbedenklich kombinieren *(siehe Kapitel 11)*. Die Acerolataler und -tabletten lassen
sich übrigens auch relativ leicht in einem Mörser pulverisieren. Das Pulver kann dann
in Wasser aufgelöst und getrunken werden.

Reagieren Sie auf Fruchtsäuren, Acerolakirschen oder auf die Acerolapräparate
allergisch, so dass es für Sie unmöglich ist, diese einzunehmen, kann ich Ihnen das
Pulver aus den getrockneten und vermahlenen südamerikanischen Camu-Camu-Beeren empfehlen. Erfahrungsgemäß wird es sogar von starken Multiallergikern deutlich
besser vertragen als die Acerolaextrakte. Da **Camu-Camu-Pulver** ungefähr zu 50 %
aus natürlichem Vitamin C besteht, schmeckt es zwar sauer, enthält jedoch relativ
wenig Fruchtsäuren, weshalb es sich wesentlich besser mit Getreide und Gemüse in
einer Mahlzeit verträgt als andere saure Früchte und deren Produkte.

B-Vitamine

Neben Vitamin C sind die B-Vitamine eindeutig die wichtigsten Biokatalysatoren bei
allen Entgiftungsprozessen in der Leber. Am meisten werden dabei erfahrungsgemäß
die Vitamine B_1 und B_6 verbraucht. Je stärker dieser Vitamin-B-Verbrauch in der
Leber ist, umso mehr nimmt mit der Zeit jedoch auch die Vitamin-B-Versorgung
im ganzen Körper ab. Das kann dazu führen, dass vor allem diejenigen Organe, deren gesunde Funktionen besonders von einer ausreichenden Vitamin-B-Versorgung
abhängen, während einer stärkeren Entgiftungsphase vorübergehend in Mitleidenschaft gezogen werden. Dazu gehören neben der Leber zum Beispiel das Gehirn und

die Nerven, weshalb Symptome, wie verstärkte Müdigkeit und Alkoholintoleranz, Konzentrations- und Gedächtnisstörungen sowie „schwache Nerven" einerseits zu den klassischen Leberstausymptomen gehören *(siehe Seite 410)*, andererseits aber auch typische Anfangssymptome eines Vitamin-B-Mangels sind *(siehe auch Kapitel 14, Seite 262)*. Dies betrifft natürlich in ähnlichem Maße auch Vitamin C und alle anderen Biokatalysatoren, die während einer solchen Situation vermehrt verbraucht werden.

Auch wenn ich grundsätzlich empfehle, so wenig synthetische Vitamine wie möglich einzunehmen *(siehe auch die Kapitel 14, 21 und 23)* und auf möglichst natürliche Alternativen auszuweichen, so ist dies bei den B-Vitaminen derzeit *(geschrieben 2003)* leider noch nicht möglich. Bei stärkeren Leberstausituationen kann der Bedarf an B-Vitaminen so groß sein, dass man diesen auch nicht mit dem Verzehr von besonders Vitamin-B-reicher Nähr- oder Bierhefe ausgleichen kann, die ja bekanntlich die Vitamin-B-reichsten Lebensmittel darstellen. Aus diesem Grund sollte man auf möglichst hochwertige und gut verträgliche Produkte mit synthetischen B-Vitaminen achten, da man generell auch auf synthetische Vitamine allergisch reagieren kann. Bedenken Sie dabei, dass man mit einer Tablette eines Vitamin-B-Komplexes, die zum Beispiel jeweils 10 mg der beiden Vitamine B_1 und B_6 enthält, bereits mehr als den fünffachen Tagesbedarf dieser Vitamine zuführt *(siehe auch die Nährwerttabelle ab Seite 279)*. **Mit Ausnahme der natürlichen Hefepräparate enthalten die meisten Vitamin-B-Präparate und Vitamin-B-reichen Produkte, die derzeit auf dem Markt angeboten werden, überwiegend oder ausschließlich synthetische B-Vitamine[89]. Dies betrifft auch sämtliche Hefetabletten mit einem Gehalt von mehr als 0,3 mg eines B-Vitamins pro Gramm; denn die vitaminreichste Trockenhefe enthält selten mehr als 30 mg eines einzelnen B-Vitamins pro 100 Gramm. Hefetabletten mit einem deutlich höheren Vitamin-B-Gehalt werden daher entweder mit synthetischen Vitaminen angereichert oder die Hefebakterien werden in einer Nährlösung mit synthetischen B-Vitaminen gezüchtet.**

Da einzelne B-Vitamine am besten im Verbund mit den anderen wichtigen B-Vitaminen wirken, empfehle ich grundsätzlich, einen Vitamin-B-Komplex zu verwenden. Neben den Vitaminen B_1 (Thiamin) und B_6 (Pyridoxin) sollte dieser also auch die Vitamine B_2 (Riboflavin) und B_3 (Niacin) enthalten. Da alle B-Vitamine wasserlöslich sind und ebenso wie Vitamin C hervorragend über den Darm ins Blut resorbiert werden, kann man den Vitamin-B-Komplex vor, zum oder auch nach dem Essen mit etwas Flüssigkeit einnehmen. Dabei ist es völlig normal, dass sich der Urin

---

89) Eine Ausnahme macht zum Beispiel das Vitamin B_{12}, das derzeit in der Regel natürlichen Ursprungs ist, da es unter anderem als „Abfallprodukt" bei der Antibiotikaherstellung entsteht.

spätestens ein bis drei Stunden nach der Einnahme der B-Vitamine gelb verfärbt, da die Überschüsse relativ schnell über die Nieren ausgeschieden werden.

Der Vitamin-B-Verbrauch kann je nach Leberstaustadium sehr unterschiedlich sein. Wenn man daher im ersten Stadium noch ohne zusätzliche Substitution eines Vitamin-B-Komplexes auskommt, kann man bereits ab dem zweiten Stadium auf eine Zufuhr von jeweils 10 bis 20 mg der Vitamine B_1 und B_6 pro Tag angewiesen sein. Im dritten Leberstaustadium kann der Vitamin-B-Bedarf schließlich auf bis zu 30 mg dieser Vitamine ansteigen, den man am besten mit drei Gaben von jeweils 10 mg pro Vitamin über den Tag verteilt abdeckt. Megadosen von 50 bis 100 mg der einzelnen B-Vitamine sind erfahrungsgemäß auch während starker Entgiftungskrisen nicht notwendig, wenn neben dem TMS D 33 und den B-Vitaminen ausreichende Mengen an Vitamin C, Zink und Coenzym Q_{10} substituiert werden.

Zink und Coenzym Q_{10}

Die Substitution von Zink und Coenzym Q_{10} spielt in der Lebertherapie in der Regel erst bei besonders starken und lang anhaltenden Entgiftungssituationen eine wichtige Rolle. Dies liegt daran, dass Zink und Coenzym Q_{10} bei allen Entgiftungsprozessen der Leber weniger stark verbraucht werden als zum Beispiel die Vitamine C, B_1 und B_6.

Da besonders ältere Menschen jedoch meistens einen stärkeren Coenzym-Q_{10}-Mangel aufweisen *(siehe Fußnote 87, Seite 439)*, wirken sich bei ihnen alle Entgiftungssituationen des Körpers auch wesentlich intensiver aus. Einerseits haben ältere Menschen weniger Lebensenergie als jüngere und sind in den meisten Fällen auch stärker verschlackt und andererseits haben sie in der Regel einen deutlichen Mangel an Coenzym Q_{10} und einigen anderen wichtigen Nährstoffen beziehungsweise Biokatalysatoren in der Leber. Dies sind wichtige Gründe dafür, warum ältere Menschen mit einer Ernährungsverbesserung und -umstellung oft viel mehr Probleme haben als jüngere. Sie leiden einfach viel intensiver unter der dann einsetzenden Entgiftung des Körpers. Starke Leberstausituationen können unter Umständen dann sogar lebensbedrohlich für alte Menschen werden.

Bei jüngeren Menschen mit einer relativ gesunden Leber spielt dieser altersbedingte Coenzym-Q_{10}-Mangel bezüglich der Lebertherapie bei nicht allzu starken Entgiftungssituationen des Körpers somit eine eher untergeordnete Rolle. Bei ihnen wirkt sich im dritten Leberstaustadium hingegen zuerst einmal der Zinkmangel besonders stark aus, weshalb man dann grundsätzlich neben den B-Vitaminen und möglicherweise auch Vitamin C ausreichende Mengen an Zink substituieren sollte. **Erfahrungsgemäß benötigen Erwachsene in starken Leberstausituationen und Entgiftungskrisen bis zu 60 mg Zink täglich, das auf zwei Gaben verteilt am besten morgens und abends zum Essen eingenommen wird. Sobald die stärksten**

Entgiftungssymptome abgeklungen sind, sollte die Menge auf eine Gabe à 25 bis 30 mg Zink pro Tag reduziert werden, welche dann so lange eingenommen werden kann, wie man sie benötigt.

Wenn diese zusätzliche Zinktherapie nach spätestens zwei bis drei Tagen keine Linderung der Leberstausymptome bewirkt, empfiehlt es sich, auch als jüngerer Mensch zu Coenzym Q_{10} zu greifen. Mehr als vier Gaben Coenzym Q_{10} à 30 mg täglich sind aber selbst in extremen Leberstausituationen in der Regel nicht notwendig. Diese sollten dann, ebenso wie Vitamin C, die B-Vitamine und Zink, in zwei bis drei Gaben über den Tag verteilt vor oder zum Essen eingenommen werden. Ältere Menschen können während einer Entgiftungsphase des Körpers hingegen schon wesentlich früher zu Coenzym Q_{10} greifen, vor allem auch deshalb, um damit einem stärkeren Leberstau mit den entsprechenden Symptomen vorzubeugen. Zur Prophylaxe reicht es meistens aus, ein- bis zweimal täglich 30 mg Coenzym Q_{10} einzunehmen. Natürlich kann auch Zink prophylaktisch eingenommen werden. Jedoch sollte diese Menge keinesfalls 30 mg pro Tag überschreiten, da es sonst zu negativen Wechselwirkungen zum Beispiel mit dem Zinkantagonisten Kupfer im Körper kommen kann, das bei zu hoher Zinksubstitution dann vermehrt über den Urin ausgeschieden wird.

Coenzym Q_{10} ist derzeit (geschrieben 2003) immer natürlichen Ursprungs, da es ausschließlich durch die Fermentation von Tabakblättern gewonnen wird. Dieses Verfahren ist momentan kostengünstiger als die Herstellung von synthetischem Coenzym Q_{10}. Doch wer weiß, was die Zukunft noch an Möglichkeiten bereithält!

Die orthomolekulare Therapie eines Leberstaus bei Erwachsenen

Erstes Leberstaustadium
Bei einem beginnenden Leberstau reicht es in der Regel aus, ein paar Mal täglich das TMS D 33 einzunehmen, um die klassischen Leberstausymptome (siehe Seite 410) dadurch zu kompensieren.

Falls Sie das TMS D 33 jedoch häufiger als viermal täglich benötigen, um sich einigermaßen wohl zu fühlen, befinden Sie sich bereits im Übergang zum zweiten Leberstaustadium und sollten zusätzlich einen Vitamin-B-Komplex oder auch Vitamin C einnehmen.

Zweites Leberstaustadium
Sobald Sie mit häufigen Gaben des TMS D 33 keine deutliche Besserung der Leberstausymptome mehr erreichen können, sind bei Ihnen bereits zu viele Biokatalysatoren in der Leber verbraucht.

In diesem mittleren Leberstaustadium reicht es dann aus, zusätzlich zu den TMS D 33-Gaben ein- bis zweimal täglich einen Vitamin-B-Komplex mit zirka 10 mg pro B-Vitamin – die Vitamine B_1 und B_6 müssen auf jeden Fall dabei sein – einzunehmen[90].

Außerdem kann man noch Vitamin C einnehmen, das ja ebenfalls bei allen Entgiftungsprozessen in der Leber verbraucht wird. Mehr als 1000 bis 2000 mg möglichst natürliches Vitamin C[90] pro Tag, das auf zwei bis vier Gaben verteilt werden sollte, sind in diesem Stadium jedoch nicht notwendig.

Drittes Leberstaustadium

Im dritten Leberstaustadium befindet man sich immer dann, wenn mehrmalige Gaben des TMS D 33 pro Tag in Verbindung mit einer zweimaligen Einnahme eines Vitamin-B-Komplexes, der zirka 10 mg pro B-Vitamin enthält, und der Substitution von Vitamin C keine Linderung der Leberstausymptome mehr bewirken.

In einem solchen Fall sollten Sie als erstes die Gaben des Vitamin-B-Komplexes von zwei auf drei erhöhen, wobei die zeitlichen Abstände der einzelnen Gaben am besten 8 Stunden betragen.

Die Vitamin-C-Mengen können auf 1500 bis 3000 mg (= 1,5 bis 3 Gramm) pro Tag erhöht werden. Falls Sie jedoch weder die natürlichen Vitamin-C-Konzentrate noch synthetisches Vitamin C vertragen, können Sie das Vitamin C auch weglassen. Erfahrungsgemäß funktioniert die Lebertherapie im dritten Leberstaustadium auch nur mit der Substitution der B-Vitamine, von Zink und Coenzym Q_{10}.

Als nächstes empfiehlt es sich, zweimal täglich ein Zinkpräparat mit 25 bis 30 mg Zink[88, Seite 441] zum Essen einzunehmen. Sobald sich Ihre Symptome gebessert haben, können Sie die Zinksubstitution auf eine Gabe pro Tag reduzieren und den Vitamin-B-Komplex nur noch zweimal täglich einnehmen.

Falls jedoch trotz der Zinkeinnahme spätestens nach zwei bis drei Tagen immer noch keine Besserung Ihres Zustandes eingetreten ist, benötigen Sie darüber hinaus auch Coenzym Q_{10}, das Sie – insbesondere ältere Menschen – natürlich auch schon vorher zur Prophylaxe eingenommen haben können. Mit zwei bis vier Gaben eines Coenzym-Q_{10}-Präparates[90] pro Tag, das 30 mg dieser Substanz pro Kapsel enthalten sollte, vervollständigen Sie nun die maximale Lebertherapie, die hoffentlich niemals bei Ihnen zur Anwendung kommen muss.

Falls Sie durch all diese Maßnahmen dennoch keine Hilfe erfahren, denken Sie bitte daran, dass Sie auch geswitcht sein könnten, was besonders in stärkeren Entgiftungskrisen leichter als sonst vorkommen kann *(siehe Seite 436)*.

---

90) Nähere Informationen über Bezugsquellen von empfehlenswerten Vitamin- und Mineralstoffpräparaten für die Lebertherapie finden Sie auf unserer Homepage *(siehe Schlusswort)*.

Die orthomolekulare Therapie eines Leberstaus bei Kindern und Jugendlichen

Rein theoretisch können natürlich auch Kinder und Jugendliche die Aufbau- und Entgiftungstherapie mit der Nahrung durchführen. Wir haben jedoch die Erfahrung gemacht, dass vor allem Kinder im vorpubertären Alter nur selten darauf eingehen, die Nahrung 150- bis 200-mal pro Bissen zu kauen. Pubertierende Jugendliche wären dazu zwar in der Lage, nicht selten fehlt aber auch ihnen die Einsicht, dass ihnen solche Kauaktionen helfen können. Anders sieht es hingegen bei älteren Jugendlichen aus. Sechzehn- bis Achtzehnjährige können in Einzelfällen durchaus schon Anhänger dieser Ernährungsweise werden, vor allem dann, wenn Sie merken, dass sie ihnen gut tut und sie dadurch möglicherweise keine Beschwerden mehr haben.

Grundsätzlich sollten Kinder und Jugendliche die dritte Trennkoststufe niemals häufiger als zwei- bis maximal dreimal wöchentlich anwenden. Die Nuss- und Samenmengen sind dabei dieselben, wie sie im Kapitel 18 für Erwachsene angegeben wurden. Ab einem Lebensalter von 13 bis 15 Jahren beziehungsweise einem Körpergewicht von über 40 Kilogramm gelten Jugendliche körperlich als erwachsen, weshalb man bei stärkeren Entgiftungsphasen dann auch das komplette Lebertherapieprogramm anwenden kann, wie ich es in diesem Kapitel für Erwachsene beschrieben habe.

Bei Kindern mit einem Körpergewicht von 20 bis 40 Kilogramm sollten jedoch alle angegebenen Vitamin- und Zinkmengen halbiert werden. Die Häufigkeit der Einnahme von TMS D 33 sowie die Tropfenmenge pro Gabe werden hingegen nicht reduziert, da sie bei Erwachsenen und Kindern identisch sind *(siehe Seite 431)*.

Wenn einmal, durch welche Ursache oder Therapie auch immer ausgelöst, ein Leberstau bei einem Kind mit einem Körpergewicht von 10 bis 20 Kilogramm auftritt und Sie neben dem TMS D 33 auch die B-Vitamine und Zink zum Einsatz bringen wollen, dann vierteln Sie bitte die in diesem Kapitel für Erwachsene angegebenen Vitamin- und Mineralstoffmengen.

Bei allen Babys und Kleinkindern mit einem Körpergewicht von 3 bis 10 Kilogramm sollte in solchen Fällen dementsprechend nur noch ein Achtel dieser Mengen pro Gabe verabreicht werden.

Jetzt habe ich Ihnen im Prinzip alles gesagt, was notwendig ist, um mit der Aufbau- und Entgiftungstherapie beginnen zu können. Das TMS D 33 und die zusätzlichen orthomolekularen Nährstoffe dienen also nur als Ausleitungsunterstützung für all die vielen Gifte und Schlacken, die Sie mit den rohen Früchten, Nüssen und Samen mobilisieren. Sie sollten das TMS D 33 immer dann einnehmen, wenn Sie sich

WICHTIGER HINWEIS

Bei den in diesem Kapitel beschriebenen Therapieempfehlungen zur Behandlung eines Leberstaus handelt es sich um Standardvorschläge, die sich in unserer Praxis seit vielen Jahren hervorragend bewährt haben. Diese können aber durchaus auch verändert und auf die individuellen Bedürfnisse und Notwendigkeiten abgestimmt werden. Wenn Sie daher das Gefühl haben, dass andere Therapievarianten, zum Beispiel mit pflanzlichen oder anderen homöopathischen Leber-Galle-Mitteln oder ausschließlich mit Vitaminen und Mineralstoffpräparaten, bei Ihnen besser wirken, so können sie diese selbstverständlich anwenden.

An dieser Stelle sei auch noch einmal darauf hingewiesen, dass es sich bei der gesamten Lebertherapie, die in diesem Kapitel vorgestellt wird, um eine reine Ausleitungsunterstützung der Leber handelt. Sie können damit also keine akuten oder chronischen Lebererkrankungen behandeln oder die Konstitution einer geschwächten Leber deutlich verbessern.

nach einer Aufbau- und Entgiftungsmahlzeit ein wenig unwohl fühlen oder wenn Sie danach einen dumpfen Kopfdruck oder andere klassische Leberstausymptome bekommen. Nach wenigen Minuten vergehen diese Symptome dann in der Regel wieder. Aber auch in stärkeren Leberstausituationen sollten Sie das Mittel so häufig einnehmen, wie Sie es benötigen. Unter Umständen können Sie es zur Verlängerung der intensiveren Anfangszeiten auch nach einer Stunde wiederholt einnehmen. Reicht diese Therapie bei drei- bis viermaliger Anwendung des TMS D 33 pro Tag nicht aus, um sich wohl zu fühlen, befinden Sie sich bereits im Übergang zum zweiten Leberstaustadium und Sie sollten an die zusätzliche Substitution von Vitamin C und einem Vitamin-B-Komplex denken. Eine weitere Mobilisierung von Giften und Schlacken mit der dritten Trennkoststufe oder anderen Entgiftungsmethoden muss in solchen Fällen natürlich so lange unterbunden werden, bis man wieder ohne Lebertherapie auskommt. Denken Sie bitte immer daran, dass kein spagyrisches oder homöopathisches Mittel ab der D 6 im geswitchten Zustand wirkt. Ein vorhandener Leberstau kann sich trotz Lebertherapie dann natürlich verstärken.

Damit Sie bei dieser Fülle an Hintergrundwissen nicht durcheinander geraten, lesen Sie bitte die nachfolgende Zusammenfassung und das nächste Kapitel. Dort erfahren Sie noch einmal im Zusammenhang, wie Sie die Aufbau- und Entgiftungstherapie mit der Nahrung sowie die Ausleitungsunterstützungen richtig anwenden.

Die Lebertherapie mit dem TMS D 33
und orthomolekularen Nährstoffen

Die wirksamste Potenz des TMS als Leber-Galle-Mittel ist die D 33. Dabei unterstützt das TMS D 33 die Leber ausschließlich dabei, gelöste Gifte und Stoffwechselendprodukte über die Galle in den Darm auszuscheiden, weshalb mit diesem Mittel keine akuten oder chronischen Leber-Galle-Erkrankungen behandelt werden können. Die Wirkzeit dieser Potenz beträgt ungefähr zwei Stunden und man sollte 10 bis 15 Tropfen oder zwei ganze Milchzuckertabletten (der deutschen Normgröße mit einem Gewicht von jeweils 0,25 Gramm) davon einnehmen, um die maximale Wirkung zu erzielen.

In leichten Entgiftungssituationen des Körpers reicht es völlig aus, die Leber rein energetisch mit dem TMS D 33 in der Ausleitung der gelösten Gifte und Schlacken zu unterstützen.

Benötigt man jedoch mehr als viermal täglich das TMS D 33, um sich wohl zu fühlen, sind in der Regel bereits zu viele Biokatalysatoren in der Leber verbraucht, die für alle Entgiftungsvorgänge der Leber unentbehrlich sind, weshalb sie dann substituiert werden sollten. Zu den wichtigsten Biokatalysatoren, die bei den Entgiftungsvorgängen beteiligt sind, gehören erfahrungsgemäß Vitamin C, die Vitamine B_1 und B_6, Zink und Coenzym Q_{10}.

Im mittleren Leberstaustadium können Erwachsene zusätzlich zu den mehrmaligen Gaben des TMS D 33 ein- bis zweimal täglich einen Vitamin-B-Komplex mit ungefähr 10 mg pro B-Vitamin und zwei- bis dreimal täglich 500 mg möglichst natürliches Vitamin C einnehmen.

In stärkeren Leberstausituationen benötigt man darüber hinaus noch ein- bis zweimal täglich 25 bis 30 mg Zink[88, Seite 441] und eventuell auch 60 bis 120 mg Coenzym Q_{10}, das in mehreren Gaben à 30 mg über den Tag verteilt eingenommen wird.

Bei der Substitution von Vitamin C sollten möglichst natürliche Vitamin-C-Präparate, zum Beispiel Extrakte aus Acerolakirschen oder Camu-Camu-Beeren, verwendet werden, da größere Mengen synthetischer Vitamine das Energiesystem des Menschen zu sehr schwächen, was sich unter anderem negativ auf die Wirkung des TMS D 33 auswirkt.

Einnahmeregeln für das TMS D 33

1. Das TMS D 33 sollte immer pur und für sich allein eingenommen werden und man sollte vorher wie nachher einen Mindestabstand von 10 Minuten zum Essen und Trinken einhalten.

2. Die Wirkzeiten von ähnlich wirkenden Mitteln sollten sich möglichst nicht mit der Wirkzeit des TMS D 33 überschneiden.

   Beim TMS D 33 betrifft das unter anderem

   – alle homöopathischen Potenzen ab der D 7, C 7 und LM 7 bis zur D 18, C 18 und LM 60,

   – alle spagyrischen Urtinkturen und

   – alle homöopathischen pilzabbauenden Mittel der deutschen Firma Sanum-Kehlbeck von der D 3 bis zur D 7.

Einnahmebedingungen für die optimale Wirkung des TMS D 33

1. Man darf keinen Alkohol im Blut haben.

2. Kaugummis und Schnuller schwächen das Energiesystem des Menschen, solange sie im Mund sind, wodurch auch alle energetisch wirkenden Mittel schwächer wirken.

3. Ernähren Sie sich so natürlich und chemiefrei wie möglich und verzichten Sie möglichst weitgehend oder ganz auf Kaffee.

4. Verwenden Sie möglichst nur Naturkosmetika. Je mehr Chemie Sie auf der Haut haben, umso mehr wird dadurch Ihr Energiesystem geschwächt.

5. Nehmen Sie so wenig chemisch-pharmazeutische Medikamente, synthetische Vitamine und chemisch gebundene Mineralien wie möglich ein, da sich deren Nebenwirkungen unter anderem auch auf eine mehr oder weniger starke Schwächung unseres Energiesystems erstrecken *(siehe auch die Kapitel 14, 18, 21 und 23)*.

6. Versuchen Sie, sich so wenig wie möglich im Bereich von starken elektromagnetischen Feldern (Hochspannungsleitungen, Elektrizitätswerke etc.) beziehungsweise in der Nähe von Mobilfunk-, Fernseh- und Radiosendern oder über geopathologischen Störzonen aufzuhalten. Schnurlose Heimtelefone mit dem DECT- und GAP-Standard (= digitale Dauersender) sollten gegen herkömmliche Kabeltelefone oder analoge schnurlose Telefone ausgetauscht werden und auf den Gebrauch von Handys sollte man ebenfalls so weit wie möglich verzichten.

7. Achten Sie darauf, dass Sie nicht geswitcht sind.

KAPITEL 21

Der Weg zur Gesundheit

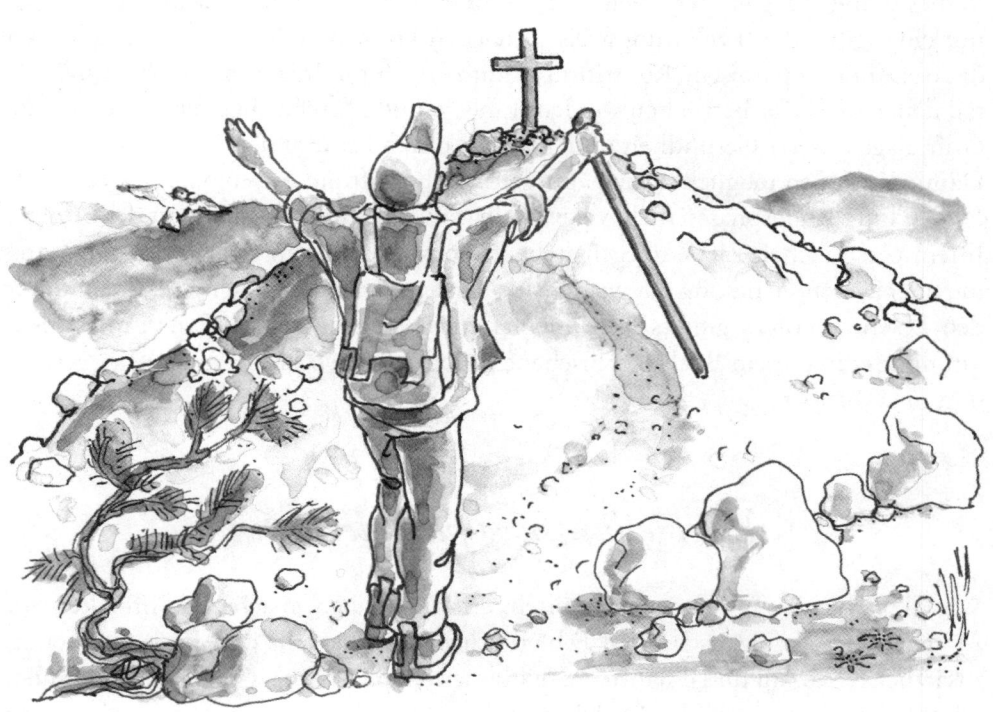

Kurz vor dem Ziel

Der Weg zur Gesundheit

Nun sind Sie bereits einen langen Weg mit mir gegangen und werden sicherlich einige Tage oder sogar Wochen gebraucht haben, um die ersten 20 Kapitel gelesen zu haben. In diesem Kapitel werde ich die wesentlichen Elemente der Aufbau- und Entgiftungstherapie mit der Nahrung sowie die Ausleitungsunterstützungen noch einmal zusammenfassen und mit meinen eigenen Erfahrungen verbinden. Schritt für Schritt können Sie dann Ihre eigenen Erfahrungen sammeln und Ihren Körper mit der Nahrung kräftigen und heilen. Für stärker erkrankte Menschen kann es dennoch ein langer Weg werden. Neben dem Vertrauen in diesen Heilungsweg ist die Geduld daher eine der wichtigsten Grundvoraussetzungen. Zusätzlich können Sie sich natürlich von Ihrem Arzt oder Heilpraktiker behandeln lassen. Die grundlegende Verbesserung Ihres körperlichen und eventuell sogar seelischen Zustandes, die Sie mit einer gesunden Ernährungsweise erreichen können, kann jedoch weder durch das beste homöopathische Konstitutionsmittel noch mit irgendeinem Vitamincocktail dauerhaft aufrechterhalten werden. Eine gesunde Ernährungsweise ist daher die Grundlage unserer Gesundheit und lässt sich durch keine andere Therapie ersetzen. Damit Sie in den möglicherweise auftretenden Entgiftungskrisen oder länger anhaltenden Entgiftungsphasen nicht verzweifeln, sondern mit der Gewissheit des Erfolges Ihrem persönlichen Ziel entgegenstreben, möchte ich Ihnen mit der Beschreibung meiner eigenen Genesung ein wenig Mut machen. Falls Sie zu den Gesunden unter den Lesern gehören, gibt es nach meiner Ansicht keine bessere Ernährungsweise, um mit der in diesem Buch beschriebenen Methode auch bis ins hohe Alter gesund und fit zu bleiben.

Ein Heilungsweg für jedermann

Wie Sie ja bereits in den ersten Kapiteln erfahren haben, machte ich im Alter von 21 Jahren einen folgenschweren Fehler: Ich nahm ungefähr drei Jahre lang kaum zusätzliches Salz auf und ernährte mich überwiegend von sehr natriumchloridarmen, pflanzlichen Lebensmitteln. Da ich damals noch nicht wusste, wie man die eigene Salzbildung mit einer pflanzlichen Rohkosternährung anregen kann *(siehe die Kapitel 18 und 23)*, nahm die Magensäurebildung aufgrund der sinkenden Natriumchloridkonzentration in meinem Körper zunehmend ab, um schließlich ganz auszubleiben. Aufgrund der allgemeinen Verwertungsstörungen von Eiweiß und einigen lebensnotwendigen Mineralstoffen *(siehe Kapitel 5)* entwickelten sich mit der Zeit zusätzlich starke Mangelzustände aller Verdauungsenzyme und der Galle. Die Folge war, dass ich nicht nur eine extrem schlechte Verdauungskraft mit massiven Störungen der Darmflora bekam, sondern auch zu einem starken Multiallergiker wurde.

Grundsätzlich ist es nun völlig egal, ob sich Ihr Gesundheitszustand durch irgendwelche Ernährungsfehler, durch chemische Medikamente und Gifte oder durch lebensfeindliche Umweltfaktoren *(siehe Kapitel 7)* verschlechtert hat. In jedem Fall können Sie Ihren Körper mit den Heilkräften der Nahrung entgiften und alle Organfunktionen wieder reaktivieren, soweit die Organe natürlich noch vorhanden und nicht irreparabel geschädigt sind, wie zum Beispiel beim fortgeschrittenen Diabetes mellitus. Je stärker jedoch die Störungen in Ihrem Körper sind, umso länger dauert in der Regel der Heilungsprozess. Bei mir waren es insgesamt eineinhalb Jahre, bis nicht nur meine Verdauungskraft wieder normal war, sondern bis ich auch fast alle Allergien – mit Ausnahme weniger zu dem Zeitpunkt noch schwach vorhandenen Pollenallergien – verloren hatte. Ein halbes Jahr später waren auch diese verschwunden.

Nachdem ich nach langem Suchen die Aufbaukräfte der Nahrung entdeckt hatte, war ich natürlich Feuer und Flamme herauszufinden, ob ich damit meine Verdauungskraft wieder aufbauen konnte. Da man für die optimale Aktivierung der Stoffwechselkatalysatoren ja nur ein Fünftel bis maximal ein Viertel von der Menge essen darf, die das geschwächte Verdauungsorgan gerade noch verdauen kann *(siehe Kapitel 18)*, musste ich die Aufbautherapie mit relativ niedrigen Mengen von Nüssen, Ölsamen und Getreide beginnen. Ich aß daher anfangs nur 10 Gramm Nüsse oder Samen, die ich im Abstand von einer Stunde zweimal morgens zu mir nahm.

Auch wenn ich in der ersten Auflage dieses Buches noch geschrieben habe, dass wir bisher nur wenig Patienten kennen gelernt haben, die eine ebenso schwache Verdauungskraft wie ich hatten, so hat sich diese Situation in den letzten fünf Jahren deutlich geändert. Einerseits stellen wir bei immer mehr Menschen, das betrifft Erwachsene ebenso wie Kinder und Babys, aber auch bei vielen Tieren eine zunehmend schlechter werdende Enzymleistung der Bauchspeicheldrüse, zumeist für die Eiweißverdauung fest. Andererseits sind unter den Betroffenen immer häufiger Personen mit einer sehr starken Verdauungsschwäche, bei der einzelne oder mehrere Verdauungsenzyme kaum noch gebildet werden. Aus diesem Grund empfehle ich grundsätzlich, die Aufbau- und Entgiftungstherapie nur mit geringen Mengen Nüssen und Samen von nicht mehr als 10 bis 20 Gramm zu beginnen und diese Therapie keinesfalls in derselben Intensität wie ich anzuwenden, sondern in den ersten Monaten bis Jahren nur zwei- bis maximal dreimal wöchentlich *(siehe Kapitel 18)*. Eine Alternative dazu ist die „Drei-Mandel-Therapie", die Sie täglich oder zumindest alle zwei Tage anwenden können *(siehe Kapitel 18, Seite 384)*. Falls Sie dann nach einer entsprechend langen Aufbau- und

Entgiftungsphase mit diesen geringen Anfangsmengen die Anwendungshäufigkeit und -menge von Monat zu Monat allmählich steigern, sollten Sie, sobald Sie bei 50 Gramm Nüssen und Samen angekommen sind, vorerst keine weitere Erhöhung dieser Mengen mehr vornehmen. Ansonsten besteht die Gefahr, dass Sie zu viel von dem noch nicht „organisch geprägten" Salz über die Nieren verlieren *(siehe Kapitel 18, ab Seite 385).* Das betrifft allerdings nur das Koch- und Meersalz. Unraffiniertes Stein- und Kristallsalz kann hingegen infolge der jahrmillionenlangen tektonischen Einflüsse so gut vom Körper verwertet werden, dass es durch die Anwendung der dritten Trennkoststufe nicht vermehrt über die Nieren ausgeschieden wird.

Haben Sie Ihren Körper nach einigen Monaten bis Jahren so weit entgiftet, dass Sie überwiegend von den Lebensmitteln der dritten Trennkoststufe leben können und wollen, dann müssen Sie einige weitere Bedingungen beachten, die Sie teilweise in Kapitel 23 und vor allem im Folgebuch von „Gesund und allergiefrei" erfahren.

Die acht Energieebenen unserer Nahrung

Es gibt jedoch noch einen weiteren wichtigen Grund, warum man nicht mehr als 50 Gramm Nüsse oder Samen im Sinne der dritten Trennkoststufe essen sollte, wenn man sich sonst von einer mehr oder weniger vollwertigen Mischkost mit oder ohne Fleisch, Fisch und Eiern ernährt. Je mehr die anderen Mahlzeiten nämlich aus relativ lebensenergiearmen Lebensmitteln, also aus rajasischen oder sogar tamasischen Nahrungsmitteln bestehen *(siehe Kapitel 15),* umso mehr verschlechtert sich nach einer solchen Mahlzeit das Energie- und Stoffwechselniveau sowie die Blutqualität, wodurch sich mehr Stoffwechselendprodukte und Gifte in den Zellen und im Bindegewebe ablagern können. Essen Sie zum Beispiel mittags oder abends ein Fleisch- oder Fischgericht oder einige Käse- oder Wurstbrote und trinken Sie möglicherweise noch ein alkoholhaltiges Getränk dazu, wird Ihr Körper mit der Aufbaumahlzeit am nächsten Morgen wesentlich stärker entgiften, als wenn Sie am Tag zuvor nur sattvische Lebensmittel *(siehe Kapitel 15)* im Sinne der Trennkost gegessen hätten. Solange wir uns daher noch überwiegend „normal" ernähren, pendelt unser Stoffwechsel bei einer einmaligen Aufbaumahlzeit pro Tag ständig zwischen zwei oder mehr verschiedenen energetischen Ebenen hin und her. Damit Sie sich ein besseres Bild von diesen verschiedenen Energieebenen der Lebensmittel machen können, werde ich sie grob beschreiben:

1. Ebene: Mischkost mit raffiniertem Zucker, Fleisch, Fisch, Eiern, Weißmehlprodukten, geschältem Reis, alkoholischen Getränken sowie allen möglichen synthetischen Produkten und „Nahrungsmittel-Imitaten"

2. Ebene:	Mischkost mit vollwertigen Lebensmitteln inklusive Fleisch, Eiern, Fisch und Käse (ohne raffinierten Zucker und irgendwelche Kunstprodukte aus der Nahrungsmittelindustrie, kaum Weißmehlprodukte oder geschälten Reis, wenig Alkohol)
3. Ebene:	Erste und zweite Trennkoststufe mit Fleisch, Fisch, Eiern, Milchprodukten und Hülsenfrüchten (wenig Alkohol)
4. Ebene:	Vegetarische Mischkost mit vollwertigen Lebensmitteln (mit Milchprodukten und Eiern, wenig Alkohol) – die 3. und 4. Ebene sind bei dieser Betrachtung fast identisch!
5. Ebene:	Erste Trennkoststufe mit vollwertigen, vegetarischen Lebensmitteln (mit Milchprodukten, aber nur geringen Mengen an Eiern, kein Alkohol)
6. Ebene:	Zweite Trennkoststufe mit vollwertigen, vegetarischen Lebensmitteln (erhitztes Getreide, rohe Nüsse und Ölsamen, gekochte Hülsenfrüchte, ausschließlich rohes Gemüse und Obst, möglichst rohe, unpasteurisierte Milch oder Milchprodukte, wie Joghurt, Kefir oder Dickmilch)
7. Ebene:	Erste Ebene der dritten Trennkoststufe (= Aufbau- und Entgiftungstherapie mit der Nahrung)
8. Ebene:	Höhere Ebenen der dritten Trennkoststufe *(Hauptthema des Folgebuches von „Gesund und allergiefrei")*.

Jede Ernährungsweise führt somit zu einem individuellen Stoffwechselniveau, das sich entweder im Gleichgewicht befindet, wie es allerdings nur bei einer dauerhaften und ausschließlichen Ernährungsweise im Sinne der höheren Ebenen der dritten Trennkoststufe der Fall ist, oder wodurch der Körper mehr oder weniger verschlackt.

Solange wir daher zwischen verschiedenen Energieebenen hin- und herpendeln, wird der Körper durch eine lebensenergiereichere Mahlzeit immer wieder von den „Verschlackungen" (= in den Körperzellen vermehrt liegen gebliebenen Stoffwechselendprodukten) einer weniger energiereichen Vormahlzeit entgiftet. Das bedeutet jedoch, dass wir niemals aufhören zu entgiften, solange wir pendeln! Die Leber und die Nieren werden nach einer Aufbaumahlzeit immer verstärkt gefordert, so dass wir möglicherweise immer auf eine zusätzliche homöopathische oder pflanzentherapeutische Unterstützung der Leberfunktion angewiesen bleiben.

Das Ziel wäre daher, sich möglichst so zu ernähren, dass alle Mahlzeiten im Großen und Ganzen *einer* Energieebene entsprechen *(mehr dazu in Kapitel 23)*. Da die stärksten Heil- und Aufbaukräfte der Nahrung jedoch nur in den rohen Nüssen und Ölsamen, im rohen, angekeimten Getreide und in rohen, reifen Früchten enthalten sind, ist es in den ersten Jahren einer Ernährungsumstellung unausweichlich, dass

wir zwischen verschiedenen Energieebenen der Mahlzeiten und Stoffwechselniveaus
hin- und herpendeln. Damit die Entgiftungsreaktionen dann nicht zu stark werden,
sollte man für die Aufbau- und Entgiftungsmahlzeiten in den ersten Monaten bis
Jahren nicht zu große Mengen an Nüssen und Samen verwenden und die anderen
Mahlzeiten grundsätzlich so gesund und sattvisch wie möglich gestalten.

Trinken Sie hingegen regelmäßig alkoholische Getränke und ernähren sich relativ
viel von säureüberschüssigen und säurebildenden Nahrungsmitteln, wie Fleisch,
Wurst, Fisch, Eiern, Käse, Weißbrot und raffiniertem Zucker, werden Sie keine
Freude an der Aufbau- und Entgiftungstherapie mit rohen Nüssen und Samen ha-
ben. Ihnen wird es vermutlich nach nur 10 bis 20 Gramm so schlecht gehen, dass
Sie diese Ernährungsweise schnell wieder aufgeben werden. Bevor Sie daher alle drei
Tage 10 bis 20 Gramm Nüsse oder Samen im Sinne der dritten Trennkoststufe oder
täglich die „Drei-Mandel-Therapie" anwenden, sollten Sie Ihre Ernährungsweise
Schritt für Schritt auf gesündere Lebensmittel umgestellt haben, so dass Sie sich zu-
mindest nicht mehr im Sinne der ersten und nur noch selten im Sinne der zweiten
Energieebene ernähren.

Wie man die Heilnahrung abschwächt

Wenn Sie Ihren Körper anfangs etwas weniger entgiften wollen, können Sie die rohen
Nüsse und Ölsamen natürlich auch mit rohem Gemüse kombinieren. Allerdings
wird durch das Gemüse aufgrund seiner relativ geringen katalysatoraktivierenden
Energien nicht nur das Bindegewebe schwächer entgiftet, sondern es schwächt in
diesen Kombinationen auch die Aufbaukräfte der Nüsse und Ölsamen ab, wodurch
die Verdauungsorgane ebenfalls geringer aufgebaut werden *(siehe auch die Kapitel 6
und 11)*. Eine ähnliche Verringerung aller Aktivierungsenergien erreichen Sie jedoch auch, wenn Sie mehrere Obst-, Nuss- und Ölsamensorten zusammen essen.
Außerdem werden die Stoffwechselkatalysatoren umso geringer aktiviert, je weniger
man die Nahrung kaut *(siehe Kapitel 6)*. Reifes Obst für sich allein gegessen kann
den Körper zwar ebenso intensiv entgiften wie eine Obst-Nuss-Mahlzeit, vor allem
dann, wenn wir nur eine Sorte pro Mahlzeit zu uns nehmen und das Obst gründlich
kauen; jedoch fehlen dem Obst einerseits die Aufbauenergien, weshalb es unsere Verdauungsorgane nicht aktivieren kann, und andererseits hat Obst nur eine sehr kurze
Verweildauer im Magen, weshalb die direkte Entgiftungszeit deutlich kürzer ist als
bei einer Obst-Nuss-Mahlzeit. Da Sie außerdem durch ein paar gründlich gekaute
Äpfel auch nicht besonders satt werden, bietet sich von Natur aus die Ergänzung mit
Nüssen oder Ölsamen an.

Die sekundäre Bindegewebsentgiftung

Kehren wir zurück zu meinen persönlichen Erfahrungen mit der Anwendung der dritten Trennkoststufe. Nachdem ich einige Wochen zweimal morgens jeweils 10 Gramm Mandeln, Sonnenblumenkerne oder Sesamsamen mit jeweils einer Fruchtsorte gegessen hatte, kam es mir wie ein Wunder vor, beobachten zu können, wie meine Verdauungskraft für die Eiweiß- und Fettverdauung ganz langsam zunahm. Je mehr sich von Monat zu Monat die Verdauungskraft verbesserte, umso mehr erhöhte ich die Menge der Nüsse oder Ölsamen pro Mahlzeit, bis ich schließlich bei ungefähr 30 bis 40 Gramm angelangt war. Je größer dabei die Gesamtmenge der verzehrten Nüsse beziehungsweise Ölsamen pro Tag wurde, umso schneller stieg natürlich auch die Verdauungsleistung an.

Ich hatte nun die große Hoffnung, dass diese Entwicklung bis zu meiner Genesung so weitergehen würde. Dem war aber leider nicht so! Nach einem Vierteljahr überfiel mich nämlich eine immer stärker werdende Müdigkeit, die häufig von Kopfschmerzen und anderen mir bis dahin unbekannten Symptomen begleitet wurde: Mein Stuhlgang verschlechterte sich wieder und wurde immer weicher und ab und zu hatte ich sogar Durchfälle. Der Urin wurde dunkler und roch aggressiver, manchmal sogar nach Antibiotika – genauso wie in den drei Jahren, in denen mir ein Hautarzt wegen meiner damaligen Akne das Antibiotikum Tetracyclin verordnet hatte. Meine Haare begannen vermehrt auszufallen, die Akne verstärkte sich deutlich, allerdings nur auf dem Rücken, und meine Lippen wurden spröde und sprangen häufig auf, so dass sie manchmal sogar bluteten. Ich bekam einen lästigen Mundgeruch und der Zungenbelag verstärkte sich. Ich hatte zunehmende Nierenstauungen mit einem unangenehmen Druckgefühl oder sogar Schmerzen in den Nieren. Die Nacken- und Rückenmuskulatur war ständig verspannt und meine körperliche Leistungsfähigkeit ließ wieder nach. Besonders stark waren diese Beschwerden nach meinen morgendlichen Aufbaumahlzeiten, weshalb ich natürlich sofort daran dachte, dass es sich um irgendeine vorübergehende Entgiftungsreaktion handeln könnte. Als die Symptome mit der Zeit jedoch immer schlimmer wurden, wurde mir klar, dass es sich bei dieser Situation um eine längere Angelegenheit handeln müsste. Wieso die Beschwerden aber auch tagsüber nach den anderen Mahlzeiten nicht verschwanden, war mir anfangs völlig unbegreiflich.

Im Laufe der Zeit kam ich dann ganz allmählich dahinter, dass für all diese Symptome die kontinuierliche Bindegewebsentgiftung verantwortlich war, die durch die sich ständig verbessernde Verdauungskraft und die zunehmende Verbesserung der Blutqualität ausgelöst worden war *(siehe „Die sekundäre Bindegewebsentgiftung" in Kapitel 19, Seite 405)*. Wie ich im letzten Kapitel schon angedeutet habe, begab ich mich dann auf die Suche nach entsprechenden Mitteln, mit denen sich die Ausscheidungsfunktionen der Leber und der Nieren unterstützen lassen. Ich entdeckte dabei viele verschiedene Möglichkeiten, war jedoch mit nur wenigen Methoden zufrieden. Ein wirklich gutes Mittel muss nämlich in der Lage sein, auch die stärksten Entgiftungsreaktionen des Körpers abfangen zu können, und für dieses Buch musste ich außerdem ein Mittel finden, das nicht dem Individualitätsgesetz der Homöopathie unterliegt, sondern bei allen Menschen gleichermaßen einsetzbar ist. Als ich nach dreijähriger Suche schließlich das TMS D 33 gefunden hatte, schienen alle Hindernisse für dieses Buch aus dem Weg geräumt zu sein. Was blieb, war und ist das große Problem der allgemeinen Verschlackung und „Vergiftung" der heutigen Menschheit und die Herausforderung, diesen Sachverhalt und den von mir wiederentdeckten Heilungsweg so umfassend, aber gleichzeitig so einfach wie möglich darzustellen.

Nachdem ich nun einige gute Lebermittel und etwas später das Salz vom Toten Meer in der D 33 entdeckt hatte, war ich in der Lage, bei mir und unseren Patienten, inklusive Tieren, alle Entgiftungsreaktionen und Leberstaus abzufangen, so dass ich meine Aufbau- und Entgiftungstherapie ungehindert fortsetzen konnte. **Ich muss an dieser Stelle jedoch noch einmal betonen, dass ich keinem Leser dieser Zeilen empfehlen kann, dieselbe „Tortur" auf sich zu nehmen, die ich mehr oder weniger freiwillig durchgemacht habe. Die möglichen gesundheitlichen Gefahren und Risiken, denen man während einer so langen und intensiven Entgiftungsphase ausgesetzt ist, sind einfach viel zu groß. Das betrifft vor allem ausgesprochen kranke und ältere Menschen mit einer geschwächten Gesamtkonstitution und bereits vorhandenen Stoffwechsel- und Organerkrankungen, zum Beispiel des Herzens, der Leber oder der Nieren, oder mit entartungsgefährdeten Tumoren sowie Krebs.**

Wann bin ich gesund?

Falls Sie in einem Industriestaat aufgewachsen sind oder dort seit einigen Jahren leben, brauchen Sie als erwachsener Mensch mindestens drei bis fünf Jahre, um Ihren Körper mit dieser Methode von einem Großteil aller schädlichen Substanzen zu befreien. Das bedeutet jedoch keinesfalls, dass Sie erst dann gesund werden können beziehungsweise beschwerdefrei sind. Die Gesundheit, die ich in diesem Zusammenhang einmal als die Freiheit von Krankheitssymptomen definieren möchte, tritt in der Regel nämlich schon wesentlich früher ein, da man meistens schon dann beschwerdefrei wird, wenn die „Spitze des Eisberges" an Giften und Schlacken in unserem Körper abgetragen ist. Eine umweltbedingte Krankheit tritt daher immer erst dann auf, wenn das Fass überläuft! Sobald Sie das Überlaufen stoppen, verschwinden in den meisten Fällen die Hauptkrankheitssymptome. Wirklich gesund sind Sie dann jedoch noch lange nicht, denn das Fass ist ja noch randvoll, und oft bedarf es nicht viel und das Fass läuft erneut über. Wirkliche Gesundheit bedeutet für mich daher nicht nur die Beseitigung von vordergründigen Krankheitssymptomen, sondern auch die Befreiung des Körpers von allen möglichen Giften und Schlacken, wodurch der Stoffwechsel überhaupt erst optimal funktionieren kann. Damit bewirkt die Ernährung mit rohen Früchten, Nüssen und Samen jedoch nicht nur regenerative Prozesse, sondern sie stellt gleichzeitig eine der besten prophylaktischen Methoden dar, mit der wir auch in industriell belasteten Gebieten relativ gesund bleiben können. **Von entscheidender Bedeutung für unsere Gesundheit ist nämlich, dass wir unseren Körper in umweltbelasteten Regionen regelmäßig von den neu aufgenommenen Giften befreien, um nicht nach einer erfolgreichen Entgiftungskur einige Zeit später in die alten Leiden zurückzufallen.**

Keine Panik bei Entgiftungskrisen!

Während der ersten drei Jahre, in denen ich meine Verdauungskraft aufbaute und den Körper entgiftete, erlebte ich einige Entgiftungskrisen, die immer mit einem extremen Leberstau verbunden waren *(siehe Kapitel 19)*. Mehrmals wurde ich von plötzlichen Fieberschüben überrascht und einmal hatte ich sogar Schüttelfrost dabei. In einigen Fällen wurden diese Krisen vor allem durch sich lösende Antibiotika verursacht, die ich ja reichlich in meinem Leben eingenommen hatte und die teilweise in den Knochen und im weichen Bindegewebe abgelagert waren. Ein- oder zweimal war dafür aber auch das Quecksilber verantwortlich, das ursprünglich aus meinen früheren Amalgamfüllungen der Zähne stammte. **Alle abgelagerten Gifte und Schlacken lösen sich bei einer Entgiftungskur nämlich nicht nur kontinuierlich, sondern diese Mobilisierung kann auch schubweise erfolgen, wodurch die Ausscheidungsorgane kurzfristig stark belastet werden.** Die verschiedenen Symptome eines extremen Leberstaus, der ja im Prinzip nur die Steigerung einer Leberbelastung durch eine kontinuierliche Bindegewebsentgiftung (= häufige Leberstausymptome) darstellt, habe ich ausführlich im Kapitel 19 beschrieben. Ich selbst bekam die Symptome dieser Entgiftungsschübe immer relativ schnell mit einer intensiven Lebertherapie in den Griff und konnte schon am darauf folgenden Tag wieder meiner normalen Tätigkeit nachgehen.

Geraten Sie daher niemals in Panik, falls Sie einmal von einer solchen Situation überrascht werden. Nehmen Sie am ersten Tag einfach alle zwei Stunden 10 bis 15 Tropfen vom TMS D 33 sowie das volle orthomolekulare Nährstoffprogramm für das dritte Leberstaustadium ein, soweit sie die entsprechenden Produkte zur Hand haben und auch vertragen. Sobald sich Ihre Situation wieder gebessert hat, reduzieren Sie allmählich die Häufigkeit der Gaben von TMS D 33, Vitaminen und Zink.

Bessert sich Ihr Zustand nach spätestens einem Tag nicht, müssen Sie natürlich auch eine akute Erkrankung in Betracht ziehen. Auf unseren Seminaren zeigen wir interessierten Therapeuten und medizinischen Laien, wie man einen Leberstau diagnostizieren und eine solche Entgiftungssituation relativ einfach von einer akuten Erkrankung unterscheiden kann *(siehe Schlusswort).*

Sicherlich sind Sie nicht erpicht darauf, ähnliche Entgiftungskrisen wie ich durchzumachen. Daher sollten Sie Ihren Körper so sanft wie möglich aufbauen und entschlacken. Lassen Sie sich also Zeit mit dem Gesundwerden und stellen Sie Ihre Ernährungsgewohnheiten nur Schritt für Schritt um. Dadurch können Sie eine möglicherweise entstehende kontinuierliche Bindegewebsentgiftung *(siehe Kapitel 19, Seite 406)* so gering wie möglich halten und werden nicht für längere Zeit von einer mehrmaligen Einnahme des TMS D 33 pro Tag abhängig. Wollen Sie den Weg dennoch schneller gehen, wäre es durchaus ratsam, sich mit uns oder einem anderen, auf diesem Gebiet erfahrenen Therapeuten in Verbindung zu setzen.

Ver- und Entgiftungssymptome sind oft dieselben

Aber auch wenn Sie Ihren Körper nur sehr langsam aufbauen und entgiften und alle meine Hinweise und Empfehlungen beachten, ist es für viele stärker erkrankte Menschen nicht leicht, diesen Heilungsweg ohne fachkundige Begleitung zu gehen. Das liegt vor allem daran, dass sich heute zunehmend mehr Menschen in derselben oder einer ähnlichen Situation befinden wie ich vor zirka 15 Jahren *(geschrieben 2003).* Die Krankheitssymptome, die so manchen Leser vielleicht zu diesem Buch geführt haben, können so intensiv sein, dass sie sich von den Symptomen eines mittleren bis starken Leberstaus kaum unterscheiden. Immer mehr Menschen leiden nämlich in der heutigen Zeit infolge der zunehmenden Verschlackung des Körpers mit Umweltgiften und Stoffwechselendprodukten verbunden mit einer mehr oder weniger starken Verdauungsschwäche unter den vielfältigsten Symptomen.

Dazu gehören vor allem
- alle möglichen allergischen Reaktionen,
- chronische Magen-Darm-Beschwerden mit Pilzerkrankungen,
- eine Leber- und/oder Nierenschwäche,
- Kopfschmerzen bis Migräne,
- hormonelle Störungen und Schilddrüsenerkrankungen,
- Hautkrankheiten,

- Muskel- und Gelenkbeschwerden inklusive Rheuma,
- Nervenleiden (inklusive Hyperaktivität),
- Schlaf-, Gedächtnis- und Konzentrationsstörungen (inklusive ADS),
- chronische Müdigkeit
- oder auch psychische Beschwerden.

Bei einem stärkeren Leberstau können nun genau dieselben Symptome auftreten, vor allem auch deshalb, da sich in einer solchen Situation generell die altbekannten Schwachstellen des Körpers als erstes bemerkbar machen.

Mehr oder weniger kranke Menschen haben somit das Problem, dass sie den allmählichen Heilungsprozess des Körpers besonders dann kaum oder gar nicht wahrnehmen, wenn sie infolge der sekundären Bindegewebsentgiftung *(siehe Kapitel 19, Seite 405)* **mit entsprechendem Leberstau genau unter denselben oder ähnlichen Symptomen leiden, die sie eigentlich mit der dritten Trennkoststufe ausheilen möchten.** Ein kranker Mensch kann also vor allem zu Beginn dieses Heilungsweges kaum unterscheiden, ob seine Symptome (noch) mit den ursächlichen Störungen des Körpers zusammenhängen oder ob sie die Folgen eines Leberstaus sind. Aufgrund dieses Umstandes kann sich diese Therapie daher vor allem für stärker erkrankte Menschen als besonders schwierig erweisen, auch wenn sie die Aufbau- und Entgiftungstherapie vorschriftsmäßig durchführen und nicht häufiger als zweimal wöchentlich entsprechend kleine Nuss- oder Samenmengen zu sich nehmen oder auch nur die „Drei-Mandel-Therapie" anwenden.

Ist die gesundheitliche Ausgangssituation zu Beginn dieser Therapie hingegen weniger schlecht oder hat man mit Hilfe der dritten Trennkoststufe schon einiges erreicht, wird man einen Leberstau wesentlich eher als solchen erkennen können. In einem solchen Fall braucht man dann nur die Lebertherapie intensiver anwenden und wenn sich nach wenigen Stunden bis Tagen die Symptome deutlich gebessert haben oder sogar verschwunden sind, hat man mit dieser Therapie die Diagnose gestellt. Bessern sich die Symptome auch mit der Anwendung des vollen Lebertherapieprogramms *(siehe Kapitel 20)* innerhalb von ein bis zwei Tagen nicht, kann man davon ausgehen, dass die entsprechenden Beschwerden ganz oder teilweise mit einer anderen Ursache in Verbindung stehen.

Ich wiederhole daher an dieser Stelle noch einmal meine zu Beginn dieses Kapitels geschriebenen Worte, dass besonders stärker erkrankte Menschen viel Geduld und Ausdauer für diesen ursächlichen und ganzheitlichen Heilungsweg benötigen. Darüber hinaus müssen sie wesentlich eher als gesündere Menschen damit rechnen, dass plötzliche Entgiftungskrisen oder länger anhaltende Entgiftungsphasen für eine gewisse Zeit auch viele ihrer Beschwerden verschlimmern können. Beim Fasten werden solche Krisen als Heilkrisen bezeichnet.

Karies durch zu starke Entgiftung

Immer wenn Sie Ihre Ernährungsgewohnheiten verbessern, das heißt, wenn Sie Ihre Nahrung lebensenergiereicher gestalten und besser kombinieren, verbessert sich automatisch Ihre Blutqualität und das Bindegewebe wird zur Entgiftung angeregt. Der Körper beginnt dann so lange zu entgiften, bis das Blut und das Bindegewebe wieder das gleiche Belastungs- beziehungsweise Reinheitsniveau aufweisen *(siehe Kapitel 19)*. Mit dem Verzehr der Lebensmittel in der dritten Trennkoststufe kann man zusätzlich nach und nach den gesamten Körper entgiften. Dabei mobilisiert das angekeimte, yang-überschüssige Getreide besonders diejenigen Gifte und Schlacken, die eine Yin-Betonung haben. Dazu gehören zum Beispiel die meisten chemischen Substanzen aus allen Bereichen der Industrie, die wir über die Nahrung, die Luft oder in Form von Medikamenten aufnehmen, aber auch Cholesterinablagerungen in den Gefäßwänden. Die yin-überschüssigen Nüsse, Ölsamen und Früchte entgiften uns hingegen vor allem von den eher yang-betonten Ablagerungen, wozu unter anderem Schwermetalle, einige Verbrennungsprodukte von fossilen und pflanzlichen Energieträgern und bestimmte Endprodukte aus dem Eiweißstoffwechsel gehören *(siehe Kapitel 13)*.

Bei allen Entgiftungsprozessen wird das Blut daher immer mit irgendwelchen Schlacken und Giften belastet. Auch wenn die Ausleitungsfunktionen der Leber und der Nieren für die sich lösenden Substanzen ausreichen und daher weder ein Leber- noch ein Nierenstau vorliegt oder wenn eine leichte Leberbelastung zum Beispiel mit dem TMS D 33 kompensiert wird, befinden sich diese Schlacken und Gifte dennoch im Blut. **Die toxische Belastung des Blutes und aller anderen Körpersäfte nimmt also grundsätzlich bei allen Entgiftungskuren vorübergehend zu. Das kann sich letztlich auch in mehr oder weniger starken pH-Wert-Abweichungen verschiedener Körperflüssigkeiten und -säfte ausdrücken.**

Am deutlichsten kann man eine solche Belastung der Körpersäfte an der pH-Wert-Veränderung des Mundspeichels erkennen. Wie Sie in Kapitel 9 erfahren haben, hat der gesunde Speichel einen neutralen bis leicht basischen pH-Wert und schwankt daher zwischen 7 und 8. Ein basischer Speichel ist mineralüberschüssig und kann den Zahnschmelz von außen remineralisieren. So wird der Zahnschmelz optimal vor Karies geschützt. Ein saurer Speichel greift den Zahnschmelz hingegen an, wodurch die Kariesanfälligkeit mit sinkendem pH-Wert deutlich zunimmt. Auch wenn der optimale pH-Wert des Speichels bei 7 bis 8 liegt, kann man einen pH-Wert von 6 bis 7 noch als „normal" ansehen. Erst wenn der pH-Wert des Speichels für längere Zeit unter 6 absinkt, wird der Zahnschmelz dadurch in der Regel zunehmend in Mitleidenschaft gezogen.

Mit einem gewöhnlichen pH-Indikatorpapier aus der Apotheke, das einen pH-Wert von 1 bis 10 anzeigt, kann man den pH-Wert des eigenen Speichels ganz einfach messen. Man sammelt ein wenig Spucke im Mund und benetzt damit das Papier. Die Farbveränderung des Papiers kann sofort mit der beiliegenden Farbskala der Indikatorpapierdose verglichen werden. Wichtig ist nur, dass man mindestens 30 Minuten zuvor weder etwas gegessen noch getrunken hat, da der Verdauungssaft, den die Ohrspeicheldrüse während des Essens oder Trinkens abgibt, den pH-Wert des Speichels immer alkalisch werden lässt.

Der pH-Wert des Speichels kann sich in der Regel mehrmals am Tag ändern, je nachdem, was man gegessen hat oder wie stark man durch diese Nahrung entgiftet. So kann man durch eine übersäuernde Mahlzeit aus Fleisch mit Weißmehlnudeln oder von einem Stück Weißmehlkuchen mit raffiniertem Zucker einen ebenso sauren pH-Wert des Speichels bekommen wie durch eine basenüberschüssige Obstmahlzeit oder einen Salat, wenn der Körper dadurch zu entgiften beginnt. Alle Menschen mit einer stärkeren Verdauungsschwäche haben daher fast immer einen sauren Mundspeichel, egal was sie an Nahrung zu sich nehmen. Essen sie gesunde, basenüberschüssige Lebensmittel, die sie verdauen können, wie zum Beispiel Obst oder Gemüse, beginnen sie zu entgiften und der Speichel wird sauer. Essen sie grundsätzlich mehr, als sie verdauen können, beginnt die Nahrung vermehrt im Darm zu gären oder zu faulen und das Blut und der Speichel übersäuern ebenfalls. Erst wenn wir uns lange Zeit basenüberschüssig oder zumindest im Säure-Basen-Gleichgewicht ernährt haben *(siehe Kapitel 8)*, die Nahrung optimal verdaut wird und der Körper durch diese Nahrung nicht mehr entgiftet, wird unser Speichel zunehmend basischer.

Über zwei Jahre lang entgiftete ich so stark, dass mein Speichel immer einen pH-Wert von 4 bis 5 aufwies. Je gesünder ich mich ernährte, umso saurer wurde der Speichel. In dieser Zeit mussten einige Zähne von mir saniert werden und mein Zahnarzt wunderte sich trotz meiner intensiven Zahnpflege und meiner gesunden Ernährungsweise über die hohe Kariesanfälligkeit meiner Zähne. Als ich ihm von meinem sauren Speichel aufgrund der starken Bindegewebsentgiftung erzählte, wurde auch ihm die Situation verständlich. Mein eigener Speichel griff sozusagen den Zahnschmelz an und verursachte die Karies *(siehe auch Kapitel 9)*.

Gegen Ende des Jahres 1995 änderte sich diese Situation jedoch innerhalb von wenigen Monaten. Der pH-Wert meines Speichels wurde zunehmend basischer und liegt heute zumeist zwischen 6 und 7, hin und wieder jedoch auch zwischen 7 und 8 *(geschrieben 2003)*. Grundsätzlich entschlacken wir durch die Nahrung ja auch dann, solange wir zum Beispiel zwischen der dritten Trennkoststufe und einer weniger energiereichen Ernährungsweise hin- und herpendeln *(siehe Seite 455)*. Dabei kann der pH-Wert des Speichels nach den Mahlzeiten der dritten Trennkoststufe vorübergehend natürlich auch etwas saurer als sonst sein. Darüber hinaus wirkt sich aber auch zu viel Stress negativ auf den pH-Wert des Speichels aus, weshalb dieser dann ebenfalls absinken kann.

Das Ziel: Gesundheit und Vitalität

Der saure Speichel ist jedoch nur ein Symptom von vielen, die wir aufgrund der Blutbelastung infolge der Bindegewebsentgiftung auch ohne Leberstau bekommen können. Generell können je nach der Entgiftungssituation alle typischen Symptome eines Leberstaus in abgeschwächter Form auftreten. Sie können dauerhaft sein oder immer wieder einmal kurzzeitig aufflackern, um eventuell schon am nächsten Tag wieder verschwunden zu sein. Zu den häufigsten Symptomen solcher Grundbelastungen des Blutes gehören die unterschiedlichsten Darmsymptome, wie Blähungen, immer wiederkehrende Bauchschmerzen, Verstopfung oder auch Durchfälle.

Ein weiteres Symptom, das bei einer Ernährungsumstellung mit einer entsprechenden Bindegewebsentgiftung auftreten kann, ist eine allgemeine Kraftlosigkeit. Sobald der Körper jedoch durch die Nahrung nicht mehr entgiftet wird und sich an die Nahrung gewöhnt hat, nimmt die Kraft wieder zu.

Eine durchaus positive Nebenwirkung einer gesünderen und lebensenergiereicheren Ernährung kann hingegen der Verlust von überflüssigen Pfunden sein. Vorübergehend kann es sogar vorkommen, dass man sein Idealgewicht unterschreitet. Mir ist es jedenfalls so ergangen. Je stärker jedoch die Verdauungskraft ist und je besser der Stoffwechsel funktioniert, desto besser können wir die Nahrung verwerten, wodurch wir irgendwann automatisch unser Idealgewicht erreichen. Je jünger Sie sind, umso eher werden Sie auch unangenehme Fettpolster im Bereich der Hüften, der Oberschenkel oder des Bauches verlieren. Regelmäßige körperliche Bewegung, Sport oder Gymnastik zur Stärkung der Muskulatur ist natürlich in jedem Fall empfehlenswert.

Unsere körperliche Vitalität und Gesundheit drückt sich letztlich jedoch nicht nur in den optimalen Funktionen der inneren Organe aus, sondern spiegelt sich auch in der Beschaffenheit der Haut, der Haare und Fingernägel wider. Graue Haare oder ein frühzeitiger Haarausfall sind daher nicht nur eine Sache der Vererbung oder einiger Hormone, sondern in den meisten Fällen auch ein eindeutiges Zeichen von entsprechenden Mangelzuständen (Aminosäuren, Mineralien, Vitamine etc.) und/oder Stoffwechselstörungen der Haarwurzeln, die neben dem allgemeinen Alterungsprozess auch mit bestimmten Darmflorastörungen und Darmpilzen (Mucor racemosus, Aspergillus niger etc.) sowie einer zunehmenden Verschlackung und Vergiftung des Körpers in Verbindung stehen können. Aus diesen Gründen lassen sich die Haarwurzelzellen grundsätzlich ebenso wie alle anderen Körperzellen entgiften und reaktivieren.

Kommen wir nun zum praktischen Teil:

Die Vermeidung von ungesunden Nahrungsmitteln

Der erste Schritt auf dem Weg zur Gesundheit besteht generell darin, alle ungesunden Nahrungsmittel zunehmend zu meiden. Belassen Sie Ihre Nahrung außerdem so natürlich wie möglich. Wollen Sie sich auch von rohen Nüssen und Ölsamen sowie von rohem, angekeimten Getreide ernähren, sollten Sie den voll- und teilraffinierten beziehungsweise auskristallisierten braunen Zucker völlig aus Ihrer Ernährung streichen. Verwenden Sie anstelle dessen echten Honig, Vollrohrzucker oder Vollzucker oder andere natürliche Süßmittel, wie Ahornsirup, Agavendicksaft oder Apfel-Birnen-Dicksaft. Da jede Verbesserung der Ernährung schon zu einer mehr oder weniger starken Bindegewebsentgiftung führen kann *(siehe Kapitel 19)*, sollten Sie Ihre Ernährungsgewohnheiten nur langsam verbessern und Schritt für Schritt die gesünderen Lebensmittel und besseren Trennkostkombinationen in Ihrer Küche einführen. In der Regel werden Sie selbst spüren, ob und wann Sie die nächste Stufe erklimmen wollen und können.

Der Aufbau der Verdauungskraft und die Entgiftung des Körpers

Der nächste Schritt besteht nun darin, eine gesunde Verdauungskraft zu bekommen, falls diese geschwächt ist, und den Körper allmählich von abgelagerten Stoffwechselendprodukten und Giften zu befreien. Gehen Sie dabei so vor, wie ich es in Kapitel 18 beschrieben habe. Halten Sie bitte alle Regeln genau ein und essen Sie, nachdem Sie einige Monate bis Jahre nur geringe Mengen von rohen Nüssen und Samen im Sinne der dritten Trennkoststufe zu sich genommen haben, grundsätzlich nie mehr als 50 Gramm dieser Heilnahrung pro Tag. **Bezüglich des gründlichen Kauens sei noch einmal erwähnt, dass die Nahrung weitgehend verflüssigt werden sollte. Als Richtwert habe ich 150 bis 200 Kaubewegungen angegeben, jedoch ist diese Anzahl generell von der Art der Nahrung und von der Größe des Bissens abhängig und kann daher auch ein wenig länger oder deutlich kürzer ausfallen.** In der Regel benötigt man für die Zerkleinerung eines normal großen Bissens, der zum Beispiel aus drei Mandeln und einem Stück Obst besteht, drei bis vier Minuten. Bei etwas größeren Bissen kann es jedoch auch vorkommen, dass man bis zu sechs Minuten mit der Zerkleinerung beschäftigt ist. **Flüssige Bestandteile eines Bissens, wie zum Beispiel den Saft von Früchten, kann man vorher hinunterschlucken. Bleibt beim**

Verzehr von angekeimtem Getreide zum Schluss ein kaugummiähnlicher Klumpen Klebereiweiß übrig, können Sie diesen ebenfalls hinunterschlucken[91].

Bei der Aufbau- und Entgiftungstherapie mit Nüssen und Samen beachten Sie bitte, dass einige nussähnliche Samen, wie **Erdnüsse**, die ja botanisch zu den Hülsenfrüchten gehören, oder **Cashewkerne** und **Pistazien**, in der Regel erhitzt oder geröstet werden und sich daher nicht für die dritte Trennkoststufe eignen – es sei denn, Sie haben ganz bewusst zum Beispiel sonnengetrocknete Cashewkerne gekauft. Daneben werden aber auch einige Trockenfrüchte mit zusätzlicher Hitze getrocknet. Dazu gehören zum Beispiel die meisten getrockneten Bananen.

Aber auch **gefrorene beziehungsweise schockgefrorene Früchte** sollten Sie nicht verwenden, da das Fruchtfleisch durch diese Konservierungsmethode einen Teil (zirka 50 %) seiner vitalen Aktivierungsenergien verliert. **Dieser generelle Verlust an Lebensenergie durch das Einfrieren betrifft jedoch nicht nur frisches Obst und alle Trockenfrüchte, sondern auch die meisten Nüsse und Ölsamen. Dazu gehören zum Beispiel Mandeln, Haselnüsse, Sonnenblumenkerne und Macadamianüsse. Werden diese Nüsse und Ölsamen eingefroren und wieder aufgetaut, haben sie nicht nur geringere Aktivierungsenergien, sondern es verringert sich im Gegensatz zu eingefrorenen und wieder aufgetauten trockenen Getreidesamen auch ihre Keimfähigkeit.** Daher sollte man Nüsse und Ölsamen zur Haltbarmachung nicht einfrieren, sofern man sie für die dritte Trennkoststufe verwenden will. Die meisten importierten, konventionell und biologisch angebauten Datteln aus Tunesien und möglicherweise auch aus anderen Ländern werden auf ihrem Transportweg derzeit *(geschrieben 2003)* sowohl im rohen als auch im getrockneten Zustand schockgefroren und vor dem Verkauf wieder aufgetaut. Wenn Sie sich daher Trockenfrüchte, wie Datteln, Feigen, Mangos, Papayas oder Weinbeeren, kaufen, achten Sie bitte immer darauf, dass die Früchte ausschließlich sonnengetrocknet sind oder bei entsprechend niedrigen Temperaturen getrocknet wurden.

Besonders bei getrockneten Feigen sollten Sie außerdem darauf achten, dass die Früchte nach der Ernte zur Schädlingsbekämpfung nicht in Meer- beziehungsweise Salzwasser gewaschen wurden. Einerseits verträgt sich das Salz nicht mit rohen Nüssen und Samen im Magen-Darm-Trakt *(siehe Kapitel 11)* und andererseits verringert das Salz, da es nur relativ wenig ist, zu ungefähr 50 % den Aufbau- und Entgiftungseffekt der Heilnahrung.

---

91) Sobald man sich ausschließlich im Sinne der höheren Ebenen der dritten Trennkoststufe ernährt, verändert sich die Zusammensetzung des Speichels derart, dass beim längeren Kauen von rohem Getreide kein kaugummiähnlicher Klumpen Klebereiweiß mehr übrig bleibt. Das Getreide wird dann vollständig „verflüssigt".

Die stärksten Aufbaukräfte von allen Nüssen und Ölsamen haben die süßen, ungeschälten Mandeln. Daneben eignen sich jedoch fast ebenso gut Haselnüsse, Walnüsse,
Pekannüsse, Sonnenblumenkerne, Sesamsamen, Zedernnüsse, rohe Cashewkerne und
Macadamianüsse sowie Mohnsamen. **Dennoch empfehle ich Ihnen, für die Aufbau-
und Entgiftungstherapie anfangs Sonnenblumenkerne, Sesamsamen oder auch
Walnüsse zu bevorzugen, da diese Samen beziehungsweise Nüsse relativ viel von
den Vitaminen B$_1$ und B$_6$ enthalten** (*siehe Nährwerttabelle in Kapitel 14*) **und den Leberstoffwechsel daher besser in der Ausleitung der Gifte und Schlacken unterstützen
als die anderen Nüsse und Ölsamen. Dadurch kommt es weniger schnell zum Leberstau.** Die Sesam- oder Mohnsamen kann man vor dem Verzehr zum Beispiel in einer
Ölsamenmühle oder in einem Kaffeeschlagmahlwerk zerkleinen und zu einem festen
Nussmus verarbeiten, wodurch sie leichter mit Obst gegessen werden können.

Falls Sie auf irgendwelche Nüsse oder Ölsamen allergisch reagieren und diese
deshalb nicht verzehren können, verwenden Sie natürlich ausschließlich diejenigen
Sorten, die Sie vertragen. Reagieren Sie auf alle Nüsse und Ölsamen allergisch, gibt
es nur zwei Möglichkeiten, die Eiweiß- und Fettverdauungskraft mit der Nahrung
aufzubauen: Entweder machen Sie es so wie ich und nehmen die allergischen Symptome vorübergehend in Kauf, falls diese nicht allzu stark sind, oder Sie lassen sich zum
Beispiel mit der Bioresonanztherapie behandeln (*siehe Kapitel 16*) und verringern oder
„löschen" auf diese Art und Weise zumindest ein oder zwei Allergien auf bestimmte
Nüsse oder Ölsamen, mit denen Sie dann Ihre Verdauungskraft aufbauen und Ihr
Bindegewebe entgiften können. Dasselbe gilt natürlich auch für das Getreide.

Um den Körper von allen Giften und Schlacken gleichermaßen zu befreien, ist
es durchaus sinnvoll, das angekeimte Getreide im regelmäßigen Wechsel mit den
Nüssen, Ölsamen und Früchten zu essen. Wollen Sie hingegen erst einmal gezielt die
Eiweiß- und/oder Fettverdauung aufbauen, sollten Sie bevorzugt Nüsse oder Ölsamen
mit Früchten verwenden. Möchten Sie primär die Kohlenhydratverdauung stärken,
sollten Sie das angekeimte Getreide bevorzugen (*siehe Kapitel 18*).

Die Bedeutung der Lebertherapie

Wenn Sie die Aufbau- und Entgiftungstherapie nun so gestalten, wie ich es in Ka-
pitel 18 empfohlen habe, und anfangs nur kleine Mengen der Heilnahrung zu sich
nehmen, reicht bei verhältnismäßig gesunden Menschen die relativ starke energetische
Wirkung der rohen Nüsse, Samen und Früchte auf die Ausscheidungsfunktionen von
Leber und Nieren in der Regel aus, um alle gelösten Gifte und Schlacken über die
Galle und den Urin zur Ausscheidung zu bringen. Sobald sich bei Ihnen jedoch die

ersten klassischen Leberstausymptome einstellen, wissen Sie, dass die Leber in ihrer normalen Ausleitungsfunktion bereits überfordert ist. Solange Sie dennoch keine gravierenden Beschwerden entwickeln, können Sie diese geringe Leberbelastung ohne weiteres in Kauf nehmen und mit einer einmaligen – höchstens jedoch zweimaligen – Gabe des TMS D 33 kompensieren. Dabei sollte es dann aber auch bleiben! **Essen Sie daher nie mehr von den Lebensmitteln in der dritten Trennkoststufe, dass Sie nicht mehr als einmal, höchstens jedoch zweimal nach einer solchen Mahlzeit das homöopathische Lebermittel benötigen. Nur so können Sie das Risiko, dass es während der Aufbau- und Entgiftungstherapie zu stärkeren Entgiftungskrisen oder anderen Komplikationen kommt, so gering wie möglich halten.**

Falls Sie sich daher nach irgendeiner Mahlzeit einmal unwohl fühlen sollten und sich eventuell irgendwelche klassischen Leberstausymptome zeigen *(siehe Kapitel 19)*, sollten Sie sofort 10 bis 15 Tropfen vom TMS D 33 oder ein ähnlich gut wirkendes Leber-Galle-Mittel einnehmen. Bitte beachten Sie dabei die Herstellungs- und Einnahmebedingungen bzw. -regeln für dieses Mittel *(siehe Kapitel 20)*. Nach einigen Minuten sollte es Ihnen bereits wieder besser gehen. Ist das nicht der Fall, führen Sie sicherheitshalber die Akupressur zum Entswitchen durch *(siehe Kapitel 20)*. Grundsätzlich können Sie das TMS D 33 bei stärkeren Entgiftungssituationen auch nach einer halben bis einer Stunde erneut einnehmen. Damit verlängern Sie die intensivere Anfangswirkung des Mittels, die ja kontinuierlich abfällt. Die normale Wirkzeit vom TMS D 33 beträgt zirka zwei Stunden *(siehe auch Seite 425)*. Eine ein- bis maximal zweimalige Gabe des TMS D 33 pro Tag zur Unterstützung der Leberausleitung nach einer Aufbaumahlzeit halte ich somit für absolut sinnvoll. Falls Sie jedoch an den Tagen, an denen Sie die dritte Trennkoststufe anwenden, häufiger als zweimal das TMS D 33 benötigen, um sich wohl zu fühlen, ist der Entgiftungsimpuls zu stark und Sie sollten die Menge der Heilnahrung so weit reduzieren, dass Sie danach nicht mehr als zweimal täglich das TMS D 33 einnehmen müssen. Benötigen Sie das TMS D 33 hingegen auch an allen anderen Tagen, an denen Sie die dritte Trennkoststufe nicht anwenden, entgiften Sie entweder wegen einer allgemeinen Ernährungsumstellung relativ stark oder es besteht bei Ihnen möglicherweise schon eine stärkere kontinuierliche Bindegewebsentgiftung *(siehe Kapitel 19, Seite 406)*. Im ersten Fall sollten Sie Ihre Ernährungsverbesserung langsamer gestalten und im zweiten die Aufbau- und Entgiftungstherapie so lange unterbrechen, bis Sie das Lebermittel nur noch nach den Aufbaumahlzeiten benötigen.

In der Zwischenzeit brauchen Sie auf ein gesundes Frühstück natürlich nicht zu verzichten. Essen Sie einfach mehrere Obst- und Nuss- beziehungsweise Ölsamensorten zusammen, ergänzen Sie diese Mahlzeiten eventuell mit etwas Milch oder Joghurt und kauen Sie die Lebensmittel nicht ganz so intensiv wie in der dritten Trennkoststufe. Das Getreide essen Sie dann bitte ausschließlich im erhitzten, das heißt im gebackenen, gekochten, gepufften oder gedarrten Zustand.

Die Bedeutung der orthomolekularen Nährstoffe in der Lebertherapie

Für den Fall einer schubweisen oder stärkeren kontinuierlichen Bindegewebsentgiftung denken Sie bitte neben der mehrmaligen Einnahme des TMS D 33 pro Tag auch an die zusätzliche Substitution der B-Vitamine, von Vitamin C, Zink und Coenzym Q_{10}. Da die Leber zum Entgiften vor allem viel von den Vitaminen C, B_1 und B_6 und vom Spurenelement Zink verbraucht, hat es sich als absolut nützlich erwiesen, auf eine besonders reichhaltige Aufnahme dieser Nährstoffe mit der Nahrung zu achten *(siehe Kapitel 14 und die Nährwerttabelle auf den Seiten 279 bis 282)*. Ich persönlich habe die Aufbau- und Entgiftungstherapie daher vorzugsweise mit Sonnenblumenkernen und Sesamsamen durchgeführt und tagsüber zusätzlich zur Nahrung noch etwas natürliches Vitamin C eingenommen. Einerseits wird durch diese Samen das Bindegewebe nicht ganz so intensiv entgiftet wie zum Beispiel durch rohe, ungeschälte Mandeln, und andererseits enthalten sie neben den Vitaminen B_1 und B_6 auch viel Vitamin E und viele wichtige Mineralstoffe. In stärkeren Entgiftungssituationen kann der Verbrauch an Vitamin B_1 und B_6 allerdings so groß sein, dass neben dieser Vitamin-B- und zinkreichen Ernährungsweise und der homöopathischen Lebertherapie eine zusätzliche Substitution von B-Vitaminen neben Vitamin C und möglicherweise auch Zink sehr hilfreich ist. Kaufen Sie sich dafür bitte einen Vitamin-B-Komplex, der zirka 10 mg pro B-Vitamin enthält *(Bezugsquellen und empfehlenswerte Präparate auf unserer Homepage, siehe Schlusswort)*. Was die Einnahme des Vitamin-B-Präparates betrifft, ist es wegen der relativ kurzen Verweildauer der meisten B-Vitamine im Körper am günstigsten, zweimal täglich, am besten morgens und abends vor, zum oder nach dem Essen jeweils die Hälfte der Tagesdosis mit etwas Flüssigkeit einzunehmen. Gegebenenfalls kann man die Vitamin-B-Tabletten oder -Kapseln daher auch halbieren. In besonders starken Entgiftungssituationen sollte man die B-Vitamine dann sogar dreimal täglich in entsprechender Menge zu sich nehmen *(siehe Kapitel 20)*.

Was kann ich sonst noch tun? – Unterstützende Maßnahmen beim Leberstau

- Grundsätzlich sollten Sie während einer stärkeren Entgiftungsphase **keinen Alkohol trinken**, da dieser den Leberstoffwechsel zusätzlich belastet und den Leberstau dadurch verstärken kann. Die geringen Mengen Alkohol, die Sie möglicherweise mit dem TMS D 33 oder einem anderen Heilmittel zu sich nehmen, fallen hierbei kaum ins Gewicht.

- **Ernähren Sie sich gesund**, aber nicht so gesund, dass dadurch das Bindegewebe zur Entgiftung angeregt wird. Da jeder Mensch eine andere Gesamtstoffwechsellage hat, kann ich an dieser Stelle nur allgemeine Hinweise geben. Generell sollten Sie sich in einer solchen Situation in der Energieebene *(siehe Seite 454)* ernähren, an die Ihr Körper gewöhnt ist. Um die Entgiftung mit der Ernährung zu verringern, dürfen die Aktivierungsenergien der Nahrung also nicht zu stark sein. Manch eine Person muss dann möglicherweise vermehrt tierische Produkte zu sich nehmen und bei einer anderen reicht vielleicht auch die so genannte „**Kartoffelbremse**" aus. Gebackene und in Schalen gekochte Kartoffeln sind zwar basenüberschüssig, aufgrund ihrer erdenden Eigenschaften und relativ geringen Vitalität entgiften sie uns jedoch deutlich weniger als die meisten anderen Gemüsesorten und pflanzlichen Lebensmittel *(siehe auch Kapitel 22, Seite 504)*.
- Achten Sie darauf, dass sie **genügend hochwertiges Eiweiß** aufnehmen *(siehe „Vorsicht vor einem Eiweißmangel!" und „Die wichtigsten Eiweiß-Mangelsymptome" in Kapitel 10, Seite 177)*, da der Leberstoffwechsel zum Entgiften auch Eiweiß (essentielle und nichtessentielle Aminosäuren) benötigt. Ein länger anhaltender Eiweißmangel wirkt sich hingegen immer negativ auf den Zellstoffwechsel des gesamten Körpers und somit auch auf die Leberfunktionen aus.
- **Heilerde** kann helfen, bereits über die Leber in den Darm ausgeschiedene Gifte zu binden, so dass sie weniger rückresorbiert werden, wodurch es zu einer Entlastung der Leber kommt. Dafür kann man zwei- bis viermal täglich einen Teelöffel Heilerde in ein Glas Wasser rühren und trinkt es grundsätzlich auf möglichst leeren Magen eine Viertelstunde vor dem Essen. Da es deutliche Qualitätsunterschiede bei den Heilerden bezüglich ihrer Bindungseigenschaften von Giften im Darm gibt, haben wir ein paar empfehlenswerte Produkte für Sie auf unserer Homepage aufgelistet *(siehe Schlusswort)*.
- Zwar können auch alle **Darmreinigungskräuter** beziehungsweise das reine **Flohsamenschalenpulver** ebenso wie eine faserstoffreiche Ernährung gewisse Mengen an Giften im Darm binden; da sie jedoch in der Regel mehr Ablagerungen im Darm lösen können als die Heilerden, rate ich eher davon ab, sie in der unterstützenden Therapie eines Leberstaus einzusetzen *(siehe das Unterkapitel „Die Bedeutung von Darmreinigungskuren", Seite 475)*. Falls dadurch nämlich auch Ablagerungen im Darm gelöst werden, kann die Giftbelastung im Darm deutlich zunehmen, was sich wiederum sehr negativ auf die Lebersituation auswirken würde. Gegen eine vollwertige, **faserstoffreiche Ernährungsweise** mit viel Gemüse und Vollkornprodukten, Obst, Nüssen und Hülsenfrüchten ist hingegen nichts einzuwenden, soweit Sie an diese Lebensmittel gewöhnt sind und dadurch nicht zusätzlich entgiften.
- Gut bewährt haben sich bei einem Leberstau auch **Einläufe** mit bis zu einem Liter warmem Wasser oder Kamillentee. So genannte Irrigatoren (Einlaufgeräte)

bekommen Sie in jeder Apotheke. Einläufe verringern die Rückvergiftung beziehungsweise Rückresorption von Giften im Dickdarm und entlasten dadurch die Leber. Außerdem regen sie die Darmperistaltik und die Darmlymphe an und tragen so dazu bei, dass sich der Körper leichter von den gestauten Giften befreit. Eine etwas professionellere und damit auch wirkungsvollere Alternative zu den Einläufen ist die **Colon-Hydro-Therapie** (Dickdarmspülungen mit entsprechenden Geräten). Wer hingegen an akuten oder chronischen Dickdarmerkrankungen, insbesondere an Dickdarmdivertikeln oder -geschwüren, leidet, sollte diese Behandlung zuvor jedoch mit seinem Arzt oder Heilpraktiker absprechen. Ein Durchbruch der Dickdarmwand kann nämlich zur lebensbedrohlichen Bauchfellentzündung führen.

- Altbewährt ist der **feuchtwarme Leberwickel** als Unterstützung zum TMS D 33 und zu den orthomolekularen Nährstoffen, da eine etwas höhere Organtemperatur die Stoffwechselfunktionen dieses Organs deutlich steigern kann. Falls die gesamte Körpertemperatur jedoch ansteigt, zum Beispiel durch hochsommerliche Temperaturen oder das Saunen, wird dadurch der gesamte Stoffwechsel und damit auch die Bindegewebsentgiftung angeregt, was Sie während einer stärkeren Entgiftungsphase möglichst vermeiden sollten.

- Wichtig ist auch, dass Sie während einer Entgiftungsphase des Körpers **viel trinken**, um die Nieren in der Ausscheidung der gelösten Gifte und Stoffwechselendprodukte zu unterstützen. Dadurch wird die Leber entlastet und man beugt so einem Nierenstau vor *(siehe auch das übernächste Unterkapitel)*.

- Da **körperliche Bewegung** (Sport etc.), eine **höhere Temperatur des gesamten Körpers** (sommerliche Hitze, Saunen etc.) und eine **Verbesserung der Luftqualität** *(siehe weitere Unterkapitel)* ebenfalls einen starken Einfluss auf die Mobilisierung von Bindegewebsgiften und -schlacken haben, sollten Sie während einer stärkeren Entgiftungsphase keinesfalls anstrengende körperliche Tätigkeiten ausüben oder in die Sauna gehen. Soweit es möglich ist, sollten Sie sich in dieser Zeit auch nicht einer deutlichen Klimaverbesserung aussetzen, da Sie sonst mit noch stärkeren Entgiftungssymptomen rechnen müssen. Das betrifft zum Beispiel einen Urlaub beziehungsweise längeren Aufenthalt in den Bergen oder am Meer, wenn Sie dieses Klima nicht gewöhnt sind.

Die Notwendigkeit der Lebertherapie
während einer akuten Krankheit

Falls Sie während einer stärkeren Entgiftungsphase krank werden, wenden Sie die Lebertherapie auf jeden Fall weiterhin an und informieren Sie auch Ihren Therapeuten über Ihren Zustand. Ein stärkerer Leberstau führt nämlich in der Regel zu einer Verschlimmerung aller Krankheitssymptome und kann in schweren Fällen eine Genesung geradezu verhindern. Allerdings verringert sich jede kontinuierliche Bindegewebsentgiftung vorübergehend oder kommt sogar ganz zum Stillstand, wenn Sie das Blut mit chemischen Medikamenten, wie zum Beispiel mit Antibiotika oder Schmerzmitteln, „belasten". Sinnvoll wäre daher, wenn Ihr Arzt oder Heilpraktiker dieses Buch und die Wirkung des TMS D 33 sowie der orthomolekularen Lebertherapie kennen würde, um seine Therapie darauf abstimmen zu können.

Die Therapie eines Nierenstaus

Nierenstauungen treten bei der Entgiftung in den meisten Fällen erst dann auf, wenn die Leber überlastet und gestaut ist. Häufig beginnen die Symptome mit einem unangenehmen Druckgefühl zirka zehn Zentimeter oberhalb des hinteren Beckenkamms ein- oder beidseitig neben der Wirbelsäule. Bei einigen Menschen kann es dadurch auch zu Wasseransammlungen (Ödemen) in den Extremitäten oder im weichen Bindegewebe, zum Beispiel der Augenlider, kommen. **Wer daher aufgrund stärkerer Entgiftungsreaktionen Nierenbeschwerden bekommt, sollte zuerst an die Therapie der Leber denken. Meistens lassen diese nämlich mit nachlassendem Leberstau ebenfalls nach.** Falls die Stauungsbeschwerden der Nieren nach wenigen Tagen dennoch nicht verschwunden sind, kann man die Ausscheidungsfunktion der Nieren hervorragend mit Brennnessel- oder Zinnkrauttee (Schachtelhalmtee) unterstützen. Das gilt natürlich auch für all jene Menschen, die von vornherein eine weniger gute Nierenausscheidung haben und zu Nierenstauungen oder auch zur Nierensteinbildung neigen. Nehmen Sie für die Herstellung des Tees immer einen vollen Teelöffel des getrockneten Krautes oder eine entsprechende Menge frisches Kraut pro 250 ml kochendes Wasser. Die Brennnesseln können Sie mehrere Minuten ziehen lassen. Den Zinnkrauttee sollte man hingegen schon nach drei bis vier Minuten abseihen, da er sonst für die innere Anwendung zu stark wird. Man kann auch beide Teesorten miteinander mischen, wobei man diese Mischung natürlich ebenfalls nicht länger als vier Minuten ziehen lässt. Sie können dann pro Tag bis zu einem Liter und mehr von diesem Tee trinken. Falls die Stauungsbeschwerden der Nieren nach einigen Tagen dann immer noch nicht verschwunden sind, geben wir unseren Patienten ein individuell ausgesuchtes homöopathisches oder spagyrisches Mittel, das die Nieren in ihren Ausscheidungsfunktionen stärkt.

Der Vollständigkeit halber muss ich an dieser Stelle jedoch darauf hinweisen, dass die Stauungsbeschwerden der Nieren auch sehr leicht mit akuten oder chronischen Erkrankungen der Nieren oder Harnleiter[92] verwechselt werden können. Wenn sich die Symptome daher durch eine ausreichende Lebertherapie und den Nierentee nicht bessern sollten, suchen Sie bitte umgehend Ihren Arzt oder Heilpraktiker auf.

Außerdem empfehle ich allen Lesern dieses Buches, die unter einer chronischen Leber- oder Nierenschwäche leiden beziehungsweise bei denen aus irgendwelchen psychischen oder körperlichen Gründen eine Beeinträchtigung der Ausscheidungsfunktionen dieser Organe vorliegt, die Aufbau- und Entgiftungstherapie zusammen mit einem erfahrenen Therapeuten durchzuführen, da es bei ihnen grundsätzlich schneller zu entsprechenden Komplikationen kommen kann *(siehe auch den wichtigen Hinweis am Ende von Kapitel 19, Seite 418)*.

Sport und Entgiftung

Betreiben Sie viel Sport, sollten Sie wissen, dass die körperliche Bewegung den Körper nicht nur von sich aus mehr oder weniger entgiftet, sondern dass die Entgiftung bei einer gleichzeitigen Verbesserung der Ernährung um ein Vielfaches zunehmen kann. Ich selbst musste daher fast zwei Jahre mit dem Jogging aussetzen, da ich die massive Entgiftung, die durch die Kombination aus der energiereichen Ernährung mit den zusätzlichen körperlichen Anstrengungen verursacht wurde, einfach nicht aushielt. Ich hätte die Aufbau- und Entgiftungstherapie natürlich auch reduzieren können, so wie ich es Ihnen in einem solchen Fall empfehle; jedoch wollte ich so schnell wie möglich wissen, ob ich mit dieser Ernährungsweise meine ersehnten Ziele erreichen konnte. Der Sport war für mich in dieser Situation weniger von Bedeutung.

---

92) Beim Harnleiter handelt es sich um eine zirka 30 cm lange Verbindungsröhre zwischen Nierenbecken und Blase.

Hitze und Entgiftung

Dass wir durch körperliche Anstrengungen intensiver entgiften, ist vor allem auf die verstärkte Yangisierung zurückzuführen, denn körperliche Aktivitäten üben eine ähnliche Yangisierung auf uns aus wie zum Beispiel der häufige Verzehr von Vollkorngetreide. Darüber hinaus führt aber auch eine erhöhte Außentemperatur zu einer Yangisierung unseres Körpers *(siehe Kapitel 13)*. Wenn nämlich die Lufttemperatur auf über 25°C ansteigt, wird unser Körper zunehmend von außen erwärmt, wodurch alle Stoffwechselvorgänge angeregt werden und er vermehrt zu entgiften beginnt. Je höher die Temperaturen werden, umso intensiver kann die durch diesen Yang-Einfluss ausgelöste Entgiftung sein. Denken Sie daher an heißen Sommertagen oder wenn Sie häufig in die Sauna gehen, auch an diese Möglichkeit der zusätzlichen Entgiftung, die Sie mit wenigen Gaben des TMS D 33 hervorragend ausgleichen können.

Der Einfluss der Luftqualität auf die Bindegewebsentgiftung

Neben dem Sport beziehungsweise der körperlichen Bewegung und der äußeren Hitze gibt es jedoch noch einen weiteren wichtigen Faktor, wodurch es zumindest vorübergehend ebenfalls zu mehr oder weniger starken Entgiftungsreaktionen des Körpers kommen kann: die Verbesserung der Luftqualität. Wenn uns Umweltgifte krank machen können, dann hat die Luftqualität natürlich eine große Bedeutung für unsere Gesundheit. Menschen, die in Großstädten oder Industriegebieten wohnen und arbeiten, sind daher in der Regel deutlich stärker mit giftigen Substanzen belastet als Menschen, die beispielsweise in den Bergen oder Küstenregionen leben. Alle Menschen, insbesondere Allergiker, können daher davon profitieren, wenn sie in eine weniger belastete Gegend ziehen oder dort Urlaub machen. Infolge der besseren Luftqualität fängt der Körper nämlich automatisch an zu entgiften, bis man sich an das neue Klima angepasst hat. Das ist der Grund, warum sich bei so manchen Allergikern oder chronisch Kranken die Beschwerden verringern oder verlieren, wenn sie zum Beispiel für längere Zeit eine Kur in den Alpen oder Urlaub in den Wäldern von Kanada machen.

Allerdings hat diese Entgiftung auch ihren Preis, denn die meisten Urlauber oder Auswanderer fühlen sich in den ersten Tagen, Wochen oder sogar Monaten während ihres Aufenthaltes am Meer, in den Bergen oder kanadischen Wäldern ausgesprochen müde und schlapp. Oft treten auch Kopfschmerzen, Muskel- und Gelenkbeschwerden oder auch Stimmungsschwankungen auf. Der Grund dafür ist eine mehr oder weniger starke Leberbelastung, da die gesündere Luft die Blutqualität verbessert, wodurch das Bindegewebe zur Entgiftung angeregt wird und die gelösten Gifte und Schlacken ins Blut gelangen und über die Leber und Nieren ausgeschieden werden müssen. Es handelt sich hierbei also um eine sekundäre Bindegewebsentgiftung infolge einer Verbesserung der Luftqualität *(siehe „Die sekundäre Bindegewebsentgiftung" in Kapitel 19, Seite 405)*. Wer in einer solchen Situation dann die Leber und die Nieren in der Ausleitung der Gifte unterstützt, wird relativ schnell wieder der Alte sein oder sich zumindest deutlich wohler fühlen. **Selbstverständlich sollte man in einer solchen klimatischen Anpassungszeit eine zusätzliche Mobilisierung von Giften und Schlacken mit der Ernährung oder einer anderen Entgiftungsmethode möglichst vermeiden.**

Leider gibt es zunehmend mehr Menschen, die aufgrund der umweltbedingten Bindegewebsbelastungen und Stoffwechselstörungen so stark verschlackt sind, dass ein Aufenthalt in so genannten Luftkurorten für sie zur Tortur werden kann. Wenn der Klimareiz nämlich so stark ist, dass deutlich mehr Gifte und Schlacken aus dem Bindegewebe gelöst werden, als die Leber und die Nieren ausscheiden können, stauen sich diese regelrecht im Blut und können nicht nur vorhandene Krankheiten, wie Allergien oder Rheuma, vorübergehend verstärken, sondern sogar neue verursachen. Die Giftmenge im Blut sollte also bei keiner Entgiftungskur oder -therapie so groß sein, dass das Abwehrsystem und die Ausscheidungsorgane dadurch überfordert werden. Wer hingegen eine solche klimabedingte Erstverschlimmerung mit Hilfe einer guten Ausleitungsunterstützung von Leber und Nieren *(siehe Kapitel 20)* durchsteht, wird danach für sein Durchhalten belohnt werden. Wenn die Entgiftung nach einigen Wochen bis Monaten nachlässt, wird es in der Regel allen Betroffenen deutlich besser gehen als vor dieser Anpassungsphase.

Die Bedeutung von Darmreinigungskuren

Viele Menschen haben infolge der Zivilisationsernährung und/oder einer geschwächten Verdauungskraft mit vermehrten Fäulnis- und Gärungsprozessen nicht nur eine kranke Darmflora, sondern auch Ablagerungen von verschleimten und verhärteten Speise- beziehungsweise Kotresten in den Darmnischen des Dünn- und Dickdarms. **Je mehr ein Darm mit solchen Ablagerungen verschlackt ist, umso schlechter ist die Nährstoffresorption im Darm und umso schwieriger ist es, eine gesunde Darmflora aufzubauen. In diesen Ablagerungen können sich nämlich die verschiedensten Darmpilze und Parasiten regelrecht einnisten. Wenn wir daher**

gesund werden und bleiben möchten, ist es von entscheidender Bedeutung, dass die Entgiftung des Körpers auch die Reinigung des Dünn- und Dickdarms mit einschließt.

Aus allem bisher Gesagten in diesem Buch können Sie schließen, dass es nicht viel Sinn macht, ausschließlich den Darm mit irgendeiner Methode zu reinigen, wenn nicht auch die Ursachen dieser Darmverschlackung beseitigt werden. Wenn wir daher keine gesunde Verdauungskraft haben, uns nicht gesund ernähren und den gesamten Körper nicht entgiften, wird man mit solchen Aktionen nur Teilerfolge erzielen können, die außerdem nur selten von Dauer sind.

Seit einigen Jahren werden nun immer mehr ballaststoffreiche Kräutermischungen zur Darmreinigung als Tabletten (Presslinge) oder in Pulverform angeboten, wodurch man sich innerhalb von einigen Wochen bis Monaten[93] von bereits bestehenden Ablagerungen im Dünn- und Dickdarm befreien und infolge der geringeren Giftbelastung und besseren Nahrungsverwertung regelrecht zu neuem Leben aufblühen kann. Wirklich notwendig sind diese Kräutermischungen jedoch nicht, denn die dritte Trennkoststufe hat eine ähnlich intensive Reinigungswirkung auf den Darm. **Das heißt also, dass man mit der Anwendung der dritten Trennkoststufe nicht nur die Verdauungskraft aufbauen, den Körper umfassend entgiften und alle Zellfunktionen optimal anregen kann, sondern mit der Zeit auch den gesamten Darm reinigt. Eine optimal zusammengestellte Nahrung ist daher das stärkste Heilmittel für den ganzen Körper!**

Da die vielen Forscher, die sich mit dem Thema der Darmreinigung intensiv beschäftigt haben, diese umfassende Wirkung der Heilnahrung nicht kannten, mussten sie natürlich eine zusätzliche Entschlackung des Darms empfehlen.

Dies bedeutet nun jedoch keinesfalls, dass man auf zusätzliche Hilfsmittel grundsätzlich verzichten kann, wenn man die Heilnahrung in den ersten Monaten bis Jahren nur zweimal wöchentlich anwendet, was ja relativ wenig ist. Ganz im Gegenteil, denn eine anfängliche beziehungsweise begleitende Darmreinigungskur kann die Anwendung der dritten Trennkoststufe und natürlich auch jede andere Entgiftungstherapie hervorragend ergänzen. Für viele Anwender der Heilnahrung ist sie daher durchaus sinnvoll, manch einer kann aber auch auf sie verzichten.

Man sollte bei einer solchen Kur jedoch immer bedenken, dass zu viele gelöste Darmablagerungen zu einer vorübergehenden Belastung des Blutes mit rückresorbierten Giften führen. Dies ist ein Grund, warum man sich bei solchen Kuren phasenweise auch sehr schlecht fühlen kann, vor allem dann, wenn die Leber nicht

---

93) Nur bei jüngeren und wirklich gesunden Menschen kann man heutzutage noch unbelastete Därme vorfinden. Je älter man jedoch ist und je länger man sich konventionell ernährt und eine geschwächte Verdauungskraft gehabt hat, desto stärker sind in der Regel auch die Darmablagerungen, deren Beseitigung mehrere Monate in Anspruch nehmen kann.

darin unterstützt wird, die rückresorbierten Gifte wieder über die Galle in den Darm auszuscheiden. Wer daher eine solche Darmreinigungskur durchführen möchte, sollte damit sehr vorsichtig beginnen und von den Reinigungstabletten beziehungsweise dem Reinigungs- oder Quellpulver anfangs eher weniger als zu viel nehmen *(siehe „Allgemeine Empfehlungen für eine Darmreinigungskur" auf der nächsten Seite)*.

Andererseits haben die Ballaststoffe (Faserstoffe etc.) ebenso wie alle Heilerden die positive Eigenschaft, dass sie Gifte im Darm binden können, weshalb man mit den Darmreinigungskräutern in gewissem Maße auch die Rückresorption von bereits über die Galle in den Darm ausgeschiedenen Giften verringern kann. Dies entlastet natürlich die Leber, was sich vor allem während einer Entgiftungssituation des Körpers positiv auswirken kann. Nimmt man hingegen zu viel von den Reinigungskräutern ein, kann dieser positive Effekt sehr schnell ins Gegenteil umschlagen, wenn dadurch nämlich zu viele Darmablagerungen gelöst werden.

Die zusätzliche Anwendung einer Darmreinigungskur kann sich also vor allem zu Beginn der „Körpersanierung" sowohl positiv als auch negativ auswirken. Ob und in welchem Maße sie einem gut tut, muss jeder selbst herausfinden.

Was man darüber hinaus noch wissen sollte, ist, dass grundsätzlich alle ballaststoffreichen Lebensmittel, Kräuter oder Pflanzenbestandteile, wozu auch die Flohsamenschalen (Psylliumschalen – der Hauptinhaltsstoff der meisten Darmreinigungskuren) gehören, bei hoher Dosierung die Lipaseaktivität (fettverdauendes Enzym) im Darm hemmen und bei längerfristiger Einnahme auch zu einer Verdickung der Schleimschicht auf der Oberfläche der Darmwand führen, wodurch die Resorption von Glukose, Fettsäuren und Cholesterin verrringert wird[94]. Größere Mengen (mehr als zwei Esslöffel pro Tag) Flohsamenschalen sind daher auf Dauer keine ideale Nahrung für unseren Darm, als vorübergehende Kur mit maximal zwei bis drei Kaffeelöffeln pro Tag sind sie jedoch wertvoll und sinnvoll. Grundsätzlich geht es aber, wie gesagt, auch ohne diese Darmreinigungskuren.

Zusammenfassend kann man also sagen, dass es eine optimale (Heil-)Nahrung für den Menschen gibt, die ihn längerfristig auch von möglichen Darmablagerungen befreit. Um diese jedoch etwas schneller loszuwerden, lässt sich die dritte Trennkoststufe auch mit einer Darmreinigungskur kombinieren. Dabei sollte die Dosierung der Reinigungstabletten oder des Reinigungspulvers vor allem anfangs eher niedrig sein, damit nicht zu viele Ablagerungen auf einmal gelöst werden. Darüber hinaus kann man vor der Anwendung der dritten Trennkoststufe natürlich auch fasten, wenn das die Konstitution zulässt, da ein mehrwöchiges Fasten ebenfalls stark reinigende Wirkungen auf den Darm hat.

---

94) Quelle: „Bioaktive Substanzen in Lebensmitteln" von B. Watzl und C. Leitzmann, Hippokrates Verlag.

Der Vollständigkeit halber soll an dieser Stelle auch erwähnt werden, dass die Co-lon-Hydro-Therapie (Dickdarmspülungen mit entsprechenden Geräten) zumindest den Dickdarm ebenfalls von Ablagerungen und „Pilznestern" befreien kann. Der Dünndarm wird durch diese Therapie jedoch nicht erreicht, weshalb man um eine ganzheitliche Darmreinigung mit oder ohne Darmreinigungskräuter in der Regel nicht herumkommt, wenn man wirklich gesund werden möchte.

Allgemeine Empfehlungen für eine Darmreinigungskur

Wenn es um die Auswahl von empfehlenswerten Darmreinigungskuren beziehungs-weise -produkten geht, sollten diese allgemein gut verträglich, wenn möglich sogar hypoallergen, und die Inhaltsstoffe weitgehend biologisch angebaut worden sein. Sie sollten also keine Kräuter enthalten, die eine negative Wirkung auf die menschliche Darmflora haben, wie zum Beispiel Papayablätter – nicht zu verwechseln mit den Papayafrüchten, die keinesfalls negativ auf die Darmflora wirken, wenn die Früchte im reifen Zustand gegessen werden. Da jedoch nicht alle Produkte, die derzeit auf dem Markt angeboten werden, diesen Auswahlkriterien entsprechen, haben wir eine kleine Auswahl zusammengestellt *(Adressenliste mit Produktinformationen und Bezugsquellen auf unserer Homepage, siehe Schlusswort)*. Grundsätzlich kann man für eine solche Darmreinigungskur auch reines Flohsamenschalenpulver verwenden. Nehmen Sie dafür jedoch bitte keine groben Flohsamenschalen, da die Reinigungswirkung von feinem Pulver deutlich besser ist.

Bezüglich der Einnahme ist es empfehlenswert, wenn man zu Beginn der Kur nur einmal täglich, am besten morgens eine halbe bis drei viertel Stunde vor dem Frühstück eine kleine Menge der Reinigungstabletten oder des Reinigungspulvers mit Wasser zu sich nimmt. Wird diese Menge gut vertragen, kann man die Menge nach einigen Tagen erhöhen oder auch zweimal täglich, zum Beispiel morgens und abends vor dem Essen, einnehmen. Verwendet man ein Pulver, sollte man davon anfangs nur einen Teelöffel in ein Glas mit zirka 400 ml Wasser geben, das mit einem Deckel verschlossen werden kann. Verschließen Sie das Glas und schütteln Sie den Inhalt so lange, bis das Pulver homogen im Wasser verteilt ist und zu quellen beginnt. Auf diese Weise verhindern Sie die sonst einsetzende Klumpenbildung des Pulvers. Geschmacklich sind solche „Drinks" für viele Menschen durchaus gewöhnungsbe-dürftig, aber was tut man nicht alles für seine Gesundheit! Nach dem Trinken oder Schlucken der Darmreinigungskräuter empfiehlt es sich, innerhalb der nächsten halben Stunde noch ein bis zwei Gläser klares Wasser hinterher zu trinken, weil dadurch die darmreinigende Wirkung des stark quellenden Pulvers beziehungsweise Präparates verbessert wird.

Der Abstand zum Frühstück oder zur Anwendung der dritten Trennkoststufe sollte deshalb eine halbe bis drei viertel Stunde betragen, damit die Kräuter den Magen vollständig verlassen haben und bereits im Darm ihre Wirkung ausüben.

Die Gesamtdauer einer solchen Kur sollte nicht länger als zwei bis drei Monate betragen, damit sich die Darmschleimhaut nicht verdickt. Man kann die Kur jedoch ohne weiteres nach einer Pause von einem Monat wiederholen.

Sind Darmflorapräparate notwendig?

In der naturheilkundlichen Behandlung von Darmerkrankungen und vielen anderen Körperstörungen werden unter anderem auch verschiedene Darmbakterien eingesetzt, die in der Regel in Tropfen- oder Kapselform zur oralen Einnahme angeboten werden. Solange die Ursachen der Darmflorastörungen und Darmpilze *(siehe Kapitel 7, Seite 119)* nicht beseitigt worden sind, können solche Therapien durchaus sinnvoll und hilfreich sein. Wenn man sich jedoch gesund ernährt, eine gesunde Verdauungskraft hat und der Darm von möglichen Ablagerungen befreit worden ist, sind solche Maßnahmen nicht mehr notwendig. Immer wieder erleben wir daher in unserer Praxis, wie sich die Darmfloraverhältnisse unserer Patienten in nur wenigen Tagen bis Wochen völlig normalisieren können, wenn zumindest kein voll- oder teilraffinierter beziehungsweise auskristallisierter Zucker mehr gegessen wird, die allgemeinen Kombinationsfehler vermieden werden *(siehe hierzu die wichtigsten Ernährungsregeln in Kapitel 11, Seite 222)* und grundsätzlich nur so viel gegessen wird, wie auch verdaut werden kann.

Falls Sie daher zu Beginn einer ursächlichen Heiltherapie zusätzlich eine Symbioselenkung mit Dünn- und/oder Dickdarmbakterien machen möchten, achten Sie bitte darauf, dass Sie nur solche Präparate oral einnehmen, die ausschließlich Dünndarmbakterien – zu den wichtigsten Dünndarmbakterien gehören die beiden Milchsäurebakterienstämme Lactobacillus acidophilus und bifidus – und keine Dickdarmbakterien, wie zum Beispiel Kolibakterien (Escherichia coli = Bacterium coli), enthalten. Das betrifft vor allem flüssige Präparate und Kapseln, die sich bereits im Magen oder Dünndarm auflösen. Kolibakterien und die meisten anderen Dickdarmbakterien sind absolut pathologisch (krankhaft) im Magen und Dünndarm und führen dort zu unangenehmen Störungen der Dünndarmflora, was sich längerfristig keinesfalls positiv auf die Gesundheit des Menschen auswirkt. Es gibt derzeit *(geschrieben 2003)* einige zum Teil sehr bekannte flüssige Präparate mit Kolibakterien auf dem Markt, die ich daher nicht empfehlen kann.

Andererseits kann man in Deutschland auch magensaftresistente, relativ feste Kapseln mit Kolibakterien in der Apotheke kaufen (z. B. das Präparat „Mutaflor"). Wenn man diese morgens nüchtern mit viel Wasser (zirka 0,4 bis 0,6 Liter = Inhalt von zwei Bechern) einnimmt, werden sie durch den Magen und Dünndarm in den Dickdarm gespült und lösen sich erst dort auf. Bedenken Sie jedoch, dass die Kolibakterien nur ein Stamm von mindestens zwölf verschiedenen Bakterienstämmen im Dickdarm sind und dass solche einseitigen Therapien niemals das gesamte Milieu das Darms normalisieren können. **Wer daher wirklich gesund werden und eine gesunde Darmflora haben möchte, kommt um eine gesunde Verdauungskraft und Ernährung nicht herum.**

Wasser – unser wichtigstes Lebensmittel

Beenden möchte ich dieses Kapitel nicht, ohne auf die große Bedeutung des Wassers, unseres wichtigsten Lebensmittels, hingewiesen zu haben. Das Wasser gehört zu den mysteriösesten Verbindungen, die es auf unserer Erde gibt. So einfach die chemische Strukturformel (H_2O) auch sein mag, so enthält das Wasser dennoch ein enormes Potential, nicht nur zur Entgiftung des Körpers beizutragen, sondern auch Lebensenergie speichern und an Pflanzen, Tiere und Menschen abgeben zu können. In diesem Buch habe ich mich fast ausschließlich den geheimnisvollen Heil- und Aufbaukräften unserer „festen" Lebensmittel gewidmet, weil darüber bisher noch nicht viel veröffentlicht worden ist. Im zweiten Band, in dem es im Wesentlichen um die höheren Ebenen der dritten Trennkoststufe geht, wird jedoch auch das Thema „Wasser" ausführlich behandelt, da ein gutes, lebendiges Wasser untrennbar mit den höheren Ebenen der dritten Trennkoststufe verbunden ist.

KAPITEL 22

Ernährung für Mutter und Kind

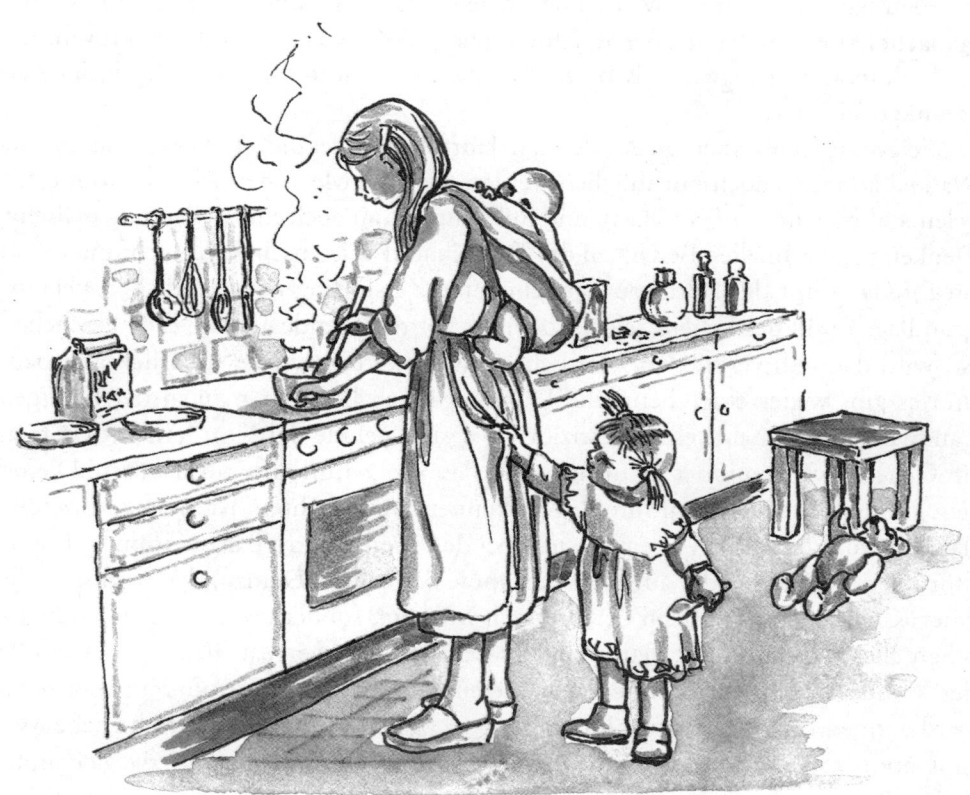

Das richtige Breikochen will gelernt sein

Ernährung für Mutter und Kind

Wieder einmal haben die erfrischend kühlen Herbsttage einen heißen Sommer abgelöst. Schon beginnen die Laubbäume in den nördlicheren Regionen ihre Blätter
abzuwerfen und die Zugvögel sammeln sich in Schwärmen, um ihre lange Wanderung
in den Süden anzutreten. Rückblickend war meine eigene Reise auf unserem blauen
Planeten für mich ein großes Abenteuer, das zwar von einigen Höhen und Tiefen
begleitet wurde, letztendlich jedoch ein glückliches Ende gefunden hat. Ich bin mir
sicher, dass es in der Geschichte unserer Erde nur wenig vergleichbare Situationen
gegeben hat, in denen die Menschheit einen derartig geistigen Entwicklungsschub
gemacht hat wie in den letzten 50 Jahren. Die „Große Wende" wird daher für immer
als Mahnmal und zugleich als Beweis für die Liebe Gottes im Gedächtnis der Zeit
verankert bleiben.

Vieles hat sich daher in den letzten Jahrzehnten verändert. Dieser allgemeine
Wandel konnte jedoch nur möglich werden, weil die Menschen wieder von Idealen
geleitet werden und äußere Macht und Reichtum kaum noch eine Bedeutung in ihrem
Denken haben. In allen Bereichen der Technik und Wissenschaft versucht man nun,
im Einklang mit der Natur zu handeln. Eine Zerstörung der natürlichen Lebensgrundlagen und des Lebens selbst, so wie es vor der Wende auf der Erde geschehen
ist, wird dadurch vermieden. Die Lebensmittel werden wieder natürlich angebaut
und es gibt weder eine chemische Düngung noch benötigt man in der heutigen
Landwirtschaft irgendwelche Pestizide. Wir sind gerade dabei zu lernen, wie man
im Gleichgewicht mit der Natur lebt und dass die Naturkräfte sogar unsere Diener
sein können, wenn wir nur ihre Regeln kennen und beachten. Krankheiten werden
daher sowohl beim Menschen als auch bei den Tieren und Pflanzen immer als eine
Störung der inneren oder äußeren Harmonie betrachtet. Demzufolge wird im Falle
einer Krankheit nicht nur in der heutigen Medizin, sondern auch in der Landwirtschaft alles versucht, diese Harmonie des Lebens wiederherzustellen. Seit dem Ende
der Wendezeit gibt es auf unserem Planeten daher weder ein Atomkraftwerk noch
werden irgendwelche Lebensmittel radioaktiv bestrahlt, und die gentechnische Manipulation von Pflanze, Tier und Mensch wurde ebenfalls als großer Irrweg erkannt.
Aufgrund der neuen technischen, medizinischen und landwirtschaftlichen Kenntnisse
und Errungenschaften ist sie sowieso längst nicht mehr notwendig.

Während ich noch über die Naturgesetze des Lebens nachdenke, höre ich, wie die
Haustür geöffnet wird, und kurze Zeit darauf betreten Anna-Maria und Jonathan
das Wohnzimmer. Wir begrüßen einander und ich lade die beiden ein, sich zu mir

zu setzen. Es sind bereits einige Wochen seit unseren letzten Gesprächen über die Entstehung von Krankheiten und den Weg zur Gesundheit vergangen. Für heute hat mich Anna-Maria gebeten, ihnen etwas über die Ernährung von schwangeren Frauen und kleinen Kindern zu erzählen.

Richtige Ernährung in der Schwangerschaft

Nachdem wir uns ein wenig über die Geschehnisse der letzten Tage unterhalten haben, berichtet mir Anna-Maria, wie es einer meiner Enkeltöchter, Anna-Marias und Jonathans Tante, geht. Sie wird nämlich in wenigen Wochen entbinden und wir alle sind bereits in großer Vorfreude auf unseren neuen Familienzuwachs.

„Es muss doch wunderschön sein, ein Baby zu bekommen und es großzuziehen, oder?!" Anna-Maria schaut mich bei diesen Worten mit einem fragenden Blick an.

„Ja, ich erlebte die Geburt meiner Kinder immer als etwas ganz Besonderes. In solchen Momenten scheint die Zeit wirklich stillzustehen und man hat, ähnlich wie in einer Meditation, das Gefühl, der Liebe Gottes ganz nahe zu sein. Aber nicht immer wird die Geburt eines Menschen zu einem solchen ‚kosmischen' Erlebnis, vor allem dann nicht, wenn es zu Komplikationen kommt oder wenn das Baby mit einem Kaiserschnitt aus dem Bauch geholt wird, so wie es in der alten Zeit leider sehr häufig geschehen ist. Wenn ein Neugeborenes dann auch noch chronisch krank oder behindert ist, kann die große Vorfreude schnell in tiefe Verzweiflung umschlagen.

In der alten Zeit kam es leider immer häufiger zu solchen Zwischenfällen bei der Geburt und immer mehr Kinder wurden oft schon in ihren ersten Lebenstagen zu Allergikern. Das hätte alles nicht sein müssen, wenn wir nur gesund gelebt hätten und uns selbst und unsere Umwelt nicht mit den vielen lebensfeindlichen Faktoren vergiftet und zerstört hätten. Wie ich euch ja schon vor einiger Zeit erzählte, wird in der Schwangerschaft durch die erhöhte Produktion bestimmter weiblicher Geschlechtshormone der Stoffwechsel und damit auch das Bindegewebe der Frau zur Entgiftung angeregt *(siehe Kapitel 7)*. Je stärker daher eine Frau vor der Schwangerschaft verschlackt und vergiftet ist, desto mehr giftige Substanzen gelangen dann über den Mutterkuchen (Plazenta) ins heranwachsende Baby. Damit wird natürlich bei diesem die Grundlage für ein schwaches Immunsystem und eine Menge Krankheiten bereitet. Es wäre daher von großer Wichtigkeit gewesen, wenn sich die meisten Frauen – vor allem in den Industrienationen – vor einer Schwangerschaft entgiftet und bereits an eine gesunde Ernährungsweise gewöhnt hätten. Denn in der Schwangerschaft sollte man sich selbstverständlich so gesund und vitalstofffrei wie möglich ernähren, damit das Baby mit allen notwendigen natürlichen Nährstoffen versorgt wird. Allerdings darf man mit dieser Ernährungsumstellung keinesfalls erst in der Schwangerschaft beginnen, da ja jede Ernährungsverbesserung automatisch zu einer vorübergehenden Entgiftung des Körpers führt und diese Gifte auch das Baby belasten können. **Von einer Aufbau- und Entgiftungstherapie mit der dritten Trennkoststufe oder einer anderen Methode während der Schwangerschaft oder Stillzeit habe ich daher immer strengstens abgeraten** *(siehe auch den wichtigen Hinweis auf Seite 418).*"

„Mit welchen Lebensmitteln sollte sich eine schwangere Frau denn vorzugsweise ernähren und was kann sie tun, wenn sie aufgrund der erhöhten Hormonproduktion zu entgiften beginnt?"

„Weißt du, Anna-Maria, grundsätzlich wäre es natürlich gut, sich auch in der Schwangerschaft überwiegend von Früchten, Nüssen und Samen, Gemüse und zusätzlich von Milchprodukten oder Hülsenfrüchten beziehungsweise deren Produkten wie Sojamilch oder Tofu zur Eiweißergänzung *(siehe „Vorsicht vor einem Eiweißmangel!" in Kapitel 10, Seite 177)* zu ernähren. Mit dieser Ernährungsweise würde man den Körper mit allen lebensnotwendigen Nährstoffen versorgen, die er für sich und das Baby benötigt. Jedoch ist dazu kaum eine Frau in der Lage, wenn sie sich nicht schon einige Monate oder Jahre zuvor auf diese Weise ernährt hat. Eine gesunde Ernährungsweise ist daher in der Schwangerschaft von großer Bedeutung; sie darf jedoch keinesfalls so gesund sein, dass man dadurch zu entgiften beginnt. Auf besonders ungesunde oder sogar schädliche Nahrungsmittel und Genussgifte, wie den raffinierten Zucker, die verschiedenen Weißmehlprodukte, den geschälten Reis oder auf Kaffee, Alkohol und Nikotin sollte man hingegen so weit wie möglich verzichten. Günstig wäre natürlich, dass man als Raucherin dem Tabak schon lange Zeit vor der Schwangerschaft entsagt hat, denn die anschließende automatische Entgiftung des Körpers von den Giften des ‚blauen Dunstes' kann viele Wochen oder sogar Monate anhalten und würde im Falle einer Schwangerschaft das Baby ebenfalls belasten. Noch schlimmer als diese Entgiftung ist jedoch das Rauchen in der Schwangerschaft.

Falls man aufgrund der erhöhten Produktion der Schwangerschaftshormone zu entgiften beginnt *(siehe Kapitel 7, Seite 121)* und mit den typischen Schwangerschaftsbeschwerden, wie Übelkeit oder Kreislaufproblemen, zu kämpfen hat, sind diese Symptome in der Regel auf einen stärkeren Leberstau zurückzuführen. In einer solchen Situation haben die Frauen verständlicherweise eher einen Hang zu ungesünderen Nahrungsmitteln, da besonders gesunde Lebensmittel die Bindegewebsentgiftung ja noch zusätzlich anregen, wodurch die Leberstausymptome zunehmen und es den Schwangeren noch schlechter geht. Mit drei oder mehr über den Tag verteilten Gaben des TMS D 33 lassen sich diese Beschwerden in der Regel wieder beseitigen oder zumindest deutlich verringern. Mit einer zusätzlichen Substitution von Vitamin C sowie Vitamin B_1 und B_6 in möglichst natürlicher Form, wie sie zum Beispiel in Acerola- und Camu-Camu-Präparaten beziehungsweise in bestimmten

Bier- und Nährhefeflocken oder -produkten reichlich vorkommen, kann man die Ausleitungsfunktion der Leber zusätzlich unterstützen und stärken. Darüber hinaus kann man natürlich auch noch Zink und Coenzym Q_{10} einnehmen. In besonders starken Entgiftungssituationen haben wir schwangeren Frauen allerdings auch die synthetischen B-Vitamine empfohlen *(siehe das gesamte Lebertherapieprogramm in Kapitel 20)*. Je geringer der Leberstau ist, umso weniger giftige Substanzen sind auch im Blut und können über die Plazenta ins Baby gelangen. Dennoch befinden sich die gelösten Gifte und Schlacken auch bei einem kompensierten Leberstau im Blut, wenn auch in geringerer Konzentration, so dass die Belastung des Babys mit diesen Substanzen infolge der Lebertherapie zwar verringert wird, jedoch keinesfalls völlig vermieden werden kann.

Aus Erfahrung weiß ich, dass schwangere Frauen manchmal eine durchaus verständliche Ängstlichkeit gegenüber allen Medikamenten entwickeln und daher sogar homöopathischen Mitteln skeptisch gegenüberstehen können. Selbst wenn diese Skepsis grundsätzlich nicht ganz unberechtigt ist, da ja alle homöopathischen Heilmittel im gewissen Sinne auch Nebenwirkungen haben können, und zwar energetische, können sie beim TMS D 33 jedoch unbesorgt sein, was sie selbst und ihre Kinder anbetrifft. Für ein Baby ist es nämlich viel schlimmer, die möglicherweise gestauten Gifte aufzunehmen, als dass ein Teil der mütterlichen Lebensenergie kurzfristig dafür verwendet wird, den Leberstoffwechsel zu verbessern. Als Alternative zum TMS und den orthomolekularen Nährstoffen kann man zur Leberstärkung natürlich auch verschiedene pflanzliche Präparate einsetzen, die in ihrer Wirkung jedoch bei weitem nicht so gut sind wie das TMS D 33. Zu den besten leber-galle-wirksamen Pflanzen gehören die Mariendistel, die Artischocke, das Schöllkraut und die Gelbwurz."

Mineralstoffbedarf in der Schwangerschaft

„Es gibt aber doch ganz bestimmte Mangelzustände an Vitaminen und Mineralien, die bei vielen Frauen trotz einer allgemein guten Ernährungsweise in der Schwangerschaft auftreten. Kann man diese Defizite mit irgendwelchen Lebensmitteln ausgleichen oder muss man dann immer gleich zu den entsprechenden Präparaten greifen?"

Hin und wieder bin ich über Jonathans Anmerkungen und Fragen doch erstaunt, da sie bereits von einem ausgeprägten Grundverständnis für die Ganzheitsmedizin zeugen. Ich kann mich noch gut erinnern, als er mich vor einigen Jahren das erste Mal auf meinen Beruf hin ansprach und mir eine Frage nach der anderen stellte. Seitdem weiß er, welchen Weg er beruflich einschlagen will, und daran hat sich bis heute nichts geändert.

„Ja, Jonathan, grundsätzlich kann sich im Körper der Frau während einer Schwangerschaft bezüglich der meisten Nährstoffe eine Mangelsituation entwickeln. Das liegt daran, dass das ungeborene Kind einen Großteil der aufgenommenen Nährstoffe für sich beansprucht und aus dem Blut herausfiltert. Ein paar Mineralstoffe werden jedoch ganz besonders benötigt. Dazu gehören vor allem in den letzten drei Schwangerschaftsmonaten, wenn die Knochenbildung des heranwachsenden Babys erfolgt, Kalzium und Phosphor. Andererseits beginnt der Fetus schon relativ früh, bestimmte Spurenelemente, wie Eisen, Zink und Mangan, aber auch Magnesium im Körper zu speichern, um in der zirka sechs- bis zwölfmonatigen Stillphase davon zehren zu können. Die Muttermilch enthält nämlich nur relativ wenig von diesen Mineralstoffen. Dennoch ist die Muttermilch in jeder Hinsicht die idealste Nahrung für alle Neugeborenen und dadurch, dass sich alle Feten im Mutterleib bereits einen Speicher von diesen Vitalstoffen zulegen, wird der relative Mangel dieser Substanzen in der Muttermilch auf völlig natürliche Art und Weise ausgeglichen.

Eine schwangere Frau sollte daher neben einer ausreichenden Zufuhr an Eiweiß und Vitaminen vor allem auf eine mineralstoffreiche Ernährung achten. Die Nahrung sollte viel Kalzium, Phosphor, Magnesium, Eisen, Zink und Mangan enthalten *(siehe Kapitel 14)* und eine gesunde Verdauungskraft und Darmflora tragen dann entscheidend dazu bei, dass alle Nährstoffe gut verwertet und resorbiert werden *(siehe die Kapitel 4 und 5)*. Die Natur hilft aber auch hier wieder auf wunderbare Weise. Bestimmte Schwangerschaftshormone sorgen nämlich unter anderem für eine verstärkte Resorption von Kalzium im Darm.

Besonders kalziumreiche Lebensmittel sind vor allem Sesamsamen, Mandeln, Haselnüsse, Amaranth, Brokkoli und natürlich die meisten Milchprodukte. Die besten Quellen für Magnesium, Phosphor, Eisen, Zink und Mangan sind hingegen alle Getreidesorten, Nüsse, Ölsamen und Hülsenfrüchte. Besonders eisenreich sind dabei vor allem Hirse, Amaranth, Quinoa, Sesamsamen, Sonnenblumenkerne, Leinsamen und wiederum die meisten Hülsenfrüchte *(siehe auch die Nährwerttabelle in Kapitel 14)*.

Wer sich daher grundsätzlich überwiegend von diesen Lebensmitteln ernährt, wird kaum einen Magnesium- oder Kalziummangel bekommen können und beugt auf ideale Weise einem Mangel an irgendwelchen Spurenelementen vor. Entsteht dennoch zum Beispiel ein Eisenmangel in der Schwangerschaft, so lässt sich dieser meistens mit einer täglichen Mahlzeit aus gekochter Hirse, Amaranth oder Quinoa oder einem Frühstück aus Sonnenblumenkernen oder Sesamsamen mit Obst oder Gemüse beheben. Eine gute Magensäurebildung ist natürlich die notwendige Voraussetzung für die optimale Verwertung des pflanzlichen dreiwertigen Eisens *(siehe Kapitel 4)*.

Wie wichtig eine gesunde, ausgewogene Ernährungsweise in der Schwangerschaft ist, wird vor allem dadurch deutlich, dass bei länger anhaltenden Mangelzuständen viele körperliche Beschwerden entstehen können. So kann sich zum Beispiel ein Zink- oder Manganmangel auch in einer zunehmenden Bildungsstörung von Verdauungsenzymen äußern, wodurch die Verdauungskraft abnimmt und eine Reihe von Symptomen und Krankheiten entstehen können oder bereits vorhandene Krankheiten oder Allergien verstärkt werden. Wenn eine Frau daher schon vor der Schwangerschaft eine Verdauungsschwäche oder sogar Allergien aufweist, nehmen diese bei einer unausgewogenen Ernährungsweise in den meisten Fällen während der Schwangerschaft noch zu. Wir haben daher lange Zeit vielen schwangeren Frauen, die entweder eine schwache Verdauungskraft hatten oder sich nicht optimal ernähren konnten, ein Multimineralpräparat, das außerdem natürliches Vitamin D enthielt, empfohlen, womit sie einer eventuellen Mangelsituation vorbeugen konnten *(Produktinformationen und Bezugsadressen auf unserer Homepage, siehe Schlusswort).*"

Die große Bedeutung der Muttermilch

Nachdem ich den letzten Satz zu Ende gesprochen habe, herrscht für einen kurzen Moment absolute Stille im Raum, bis schließlich Anna-Maria wieder das Wort ergreift, um unser Gespräch mit einer weiteren Frage fortzusetzen:

„Zweifelsohne ist die **Muttermilch** die beste Nahrung für ein Baby. Aber was macht die Muttermilch eigentlich so bedeutsam und wie soll man ein Baby ernähren, wenn die Mutter nicht stillen kann oder will oder wenn das Baby die Muttermilch nicht verträgt und zum Beispiel allergisch darauf reagiert?"

„Warum die arteigene Muttermilch die beste Nahrung für einen Säugling darstellt, liegt vor allem daran, dass sie das Baby nicht nur optimal ernährt, sondern so gut wie keine andere Nahrung beim Baby neben der gesamten Verdauungskraft und den Stoffwechselkatalysatoren auch alle anderen Funktionen und Organe des Körpers aktivieren kann. **Vergleicht man die arteigene Milch beim Säugling mit der Erwachsenennahrung, dann müssten wir uns ausschließlich von rohen Früchten, Nüssen und Ölsamen sowie von rohem, angekeimten Getreide und kaltgepresstem Olivenöl in den idealen Kombinationen ernähren, um dieselben Wirkungen im Körper zu erreichen wie die Muttermilch beim Baby.** Die gesamte Verdauungskraft und der Stoffwechsel des Säuglings sind daher auf die Milchnahrung eingestellt. Erst nach ungefähr einem halben Jahr verändert sich zunehmend die Zusammensetzung der Verdauungssäfte des Magens und der Bauchspeicheldrüse, so dass das Baby bereits nach einem Jahr ausschließlich mit ‚fester‘ Nahrung ernährt werden kann. Das ist dann auch der Zeitpunkt, ab dem die Milchnahrung die vielen Stoffwechselfunktionen des menschlichen Organismus kaum noch aktivieren kann.

Außerdem sind sowohl die Muttermilch als auch die verschiedenen Tiermilcharten immer basenüberschüssig und sie enthalten alle relativ viel Eiweiß und Kalzium, was für das schnelle Wachstum notwendig ist. Zwar enthält Frauenmilch nur 1,2 % Eiweiß und Kuhmilch nur 3,3 %; wenn man jedoch die Menge in Betracht zieht, die gesunde Säuglinge beziehungsweise Kälber täglich trinken, dann kommt man auf beachtliche Eiweißmengen im Verhältnis zum Körpergewicht. Wenn ein Säugling zum Beispiel durchschnittlich alle fünf Stunden 200 ml Muttermilch trinkt, dann ist das pro Tag ein Liter. Bei 1,2 Gramm Eiweiß pro 100 ml Milch nimmt er mit einem Liter Frauenmilch somit 12 Gramm Eiweiß täglich auf. Nehmen wir einmal an, dieser Säugling wiegt momentan fünf Kilogramm, dann müsste ein erwachsener Mensch mit einem Körpergewicht von 70 Kilogramm (70 kg : 5 kg = 14) 14 mal 12 Gramm, also 168 Gramm Eiweiß täglich zu sich nehmen. Der Tagesbedarf an hochwertigem Eiweiß eines normal arbeitenden Erwachsenen liegt jedoch unter einem Gramm pro Kilogramm Körpergewicht, also unter 70 Gramm Eiweiß bei einem 70 Kilogramm schweren Menschen. Damit ist der Eiweißbedarf eines wachsenden Säuglings ungefähr zweieinhalbmal so hoch wie bei einem ausgewachsenen Menschen. Würde man Babys mit unverdünnter Kuhmilch ernähren, bekämen sie viel zu viel Eiweiß. **Daher empfehle ich immer, die Kuhmilch zur Hälfte mit Wasser zu verdünnen, wodurch der Eiweißgehalt auf 1,65 % oder weniger verringert wird.**

Milch enthält neben hochwertigem Eiweiß und Kalzium jedoch auch noch eine Menge andere wichtige Nährstoffe. Dazu gehören vor allem Kalium und die B-Vitamine inklusive Vitamin B_{12} sowie die Vitamine A, C, D und E. Vor allem die Vitamine B_{12} und D sind nicht nur für Babys von großer Bedeutung für das Wachstum, sondern können auch für Vegetarier sehr wichtig sein, da sie in der rein pflanzlichen, unvergorenen oder unfermentierten Kost kaum vorkommen. Man muss schon eine völlig intakte Darmflora haben, um sein eigenes Vitamin B_{12} aus dem Kobalt der pflanzlichen Nahrung synthetisieren zu können *(siehe auch Kapitel 5)*. Wer aber hatte die schon in früheren Jahrzehnten, wo der voll- und teilraffinierte beziehungsweise auskristallisierte braune Zucker noch ein vielverwendeter Bestandteil der Ernährungsgewohnheiten der meisten Menschen war und sogar den Fertignahrungsmitteln beziehungsweise der Eratznahrung für Babys zugesetzt wurde. Solange wir daher infolge einer Verdauungsschwäche oder wegen irgendwelcher ungesunden Nahrungsmittel eine geschwächte oder kranke Darmflora haben, sind wir auf das fertige Vitamin B_{12} aus der Nahrung angewiesen. Vitamin D spielt eine wichtige Rolle für den Kalziumstoffwechsel, da es einerseits die Kalzium- und Phosphorresorption im Darm erhöht und andererseits zusammen mit einigen weiteren Faktoren, wie zum Beispiel dem Magnesium und den Vitaminen A, C und K, das Knochenwachstum sowie den Knochenaufbau steuert *(siehe Kapitel 14)*. Oft wurde früher behauptet, dass die Muttermilch zu wenig Vitamin D für einen gesunden Kalziumstoffwechsel und den Knochenaufbau enthalten würde, weshalb viele Babys und Kleinkinder zur **Rachitisprophylaxe** und für eine bessere Zahnbildung Vitamin-D-Tabletten bekamen. Grundsätzlich enthält die Muttermilch jedoch genügend Vitamin D, vorausgesetzt die Mutter nimmt selbst genügend Vitamin D mit der Nahrung auf oder bildet es über die Sonnenlichteinstrahlung in der eigenen Haut *(siehe Kapitel 14)*. Wenn die Babys dann noch regelmäßig draußen unter freiem Himmel sind und zumindest das Gesicht dem indirekten Sonnenlicht ausgesetzt wird, ist in der Regel keine zusätzliche Vitamin-D-Therapie notwendig.

Anders sieht es hingegen aus, wenn Babys mit künstlichen oder auch mit gesüßten Fertigmahlzeiten, die raffinierten Zucker enthalten, aufgezogen werden. Bei solchen Kindern ist die Gefahr der Entstehung von Rachitis oder zumindest einer schlechteren Knochen- und Zahnbildung deutlich größer. **Der Stoffwechsel und Aufbau des Körpers werden nämlich nicht nur von den materiellen Inhaltsstoffen der Nahrung beeinflusst, sondern auch von den verschiedensten feinstofflichen Energien der Nahrungsmittel. So weiß man mittlerweile, dass man der Rachitis nicht nur mit einer ausreichenden Kalzium- und Vitamin-D-Versorgung des Körpers vorbeugen kann, sondern dass rohe, unerhitzte Lebensmittel ebenfalls antirachitisch wirken.** Einen Beweis dafür lieferten die Katzenversuche von Pottenger und Simonsen in der ersten Hälfte des 20. Jahrhunderts, bei denen mit pasteurisierter Milch und erhitztem Fleisch großgezogene Katzen rachitische Krankheitssymptome mit entsprechenden Skelettveränderungen und andere Körperstörungen bekamen. Im Gegensatz dazu blieben die Tiere einer Kontrollgruppe, die nur mit roher Milch und rohem Fleisch ernährt wurden, völlig gesund. Vitamin D gehört übrigens zu den hitzeunempfindlichen Vitaminen, weshalb beide Katzengruppen dieselben Vitamin-D-Mengen und annähernd dieselben Kalziummengen bekamen. **Das bedeutet also, dass man mit einer Ernährung, die überwiegend aus rohen Lebensmitteln besteht, viel weniger dazu neigt, rachitische Symptome zu bekommen als mit denselben Nahrungsmitteln im erhitzen Zustand. Ganz besonders betrifft das auch die Milch als Nahrung für einen Säugling, die nur im rohen, nicht über 43°C erhitzten Zustand den Körper optimal ernähren und aufbauen kann.** Die Vitamine D, A, C und K und die Mineralstoffe Kalzium, Phosphor und Magnesium sind daher keinesfalls alle Faktoren, die für einen gesunden Kalziumstoffwechsel und Knochenaufbau wichtig sind *(siehe auch Kapitel 10)*.

Ihr seht, die rohe, unerhitzte Muttermilch ist durch nichts in der Säuglingsernährung zu ersetzen – auch dann nicht, wenn sie mit Umweltgiften oder Medikamenten belastet ist, so wie es früher leider häufig der Fall war. Denn die meisten Tiermilcharten und Trockenmilchpräparate standen diesen Belastungen in der Regel um nichts nach – bei alldem, was so manche Hochleistungskuh in der konventionellen Landwirtschaft zu fressen bekam und wie diese Kühe zum Teil medikamentös behandelt wurden."

Allergien bei Babys – Heilung ist möglich!

„Nun hast du mich noch gefragt, wie man einen Säugling ernähren sollte, wenn die Mutter nicht stillen kann oder will oder wenn die Muttermilch nicht vertragen wird ...“

Während ich Anna-Marias Frage indirekt wiederhole, schaue ich in ihre blauen Augen und spüre so stark wie selten zuvor das innere Band, das uns miteinander verbindet. Irgendwie habe ich das Gefühl, dass das Thema „Mutter und Kind“ eine uralte Erinnerung in mir wachruft. Doch kaum will ich näher darüber nachdenken, als mich die Realität auch schon wieder einholt und ich mit meinem kleinen Vortrag fortfahre.

„Bevor man im letzten Jahrhundert die Trockenmilchprodukte beziehungsweise die so genannte Ersatznahrung erfunden und auf den Markt gebracht hatte, wurde ein Baby, dessen Mutter nicht stillen konnte oder wollte, entweder von einer Amme gestillt, oder man ernährte das Kind mit verdünnter Tiermilch. Zu einem großen Problem wurde die Babyernährung vor allem in den letzten beiden Jahrzehnten vor der Jahrtausendwende sowie in der ersten Jahrzehnten danach, weil immer mehr Babys mit einer so schwachen Verdauungskraft auf die Welt kamen, dass dadurch nicht nur die allgemeinen Verdauungsbeschwerden, wie Blähungen und Bauchschmerzen, zunahmen, sondern auch die Nahrungsmittelallergien *(siehe die Kapitel 7 und 16)*. Die Hauptursache für die geschwächte Verdauungskraft und das geschwächte Immunsystem bei Babys waren die vielen Umweltgifte und sonstigen Chemikalien, die der Fötus bereits in der Schwangerschaft aufgenommen und nicht nur im Bindegewebe, sondern auch in den Organen abgelagert hatte.

Ihr könnt euch sicherlich vorstellen, dass es nicht immer einfach war, den verzweifelten Eltern die wahren Ursachen verständlich zu machen, da wir ja alle in einem Boot saßen und dieser Situation mehr oder weniger machtlos ausgeliefert waren. Vor allem gab es keine Patentlösung für die Ernährung solcher verdauungsgeschwächten Babys. Ob sie nun mit Muttermilch, Kuhmilch, Ziegenmilch, Stutenmilch, Sojamilch oder sogar Mandelmilch ernährt wurden, in immer mehr Fällen war die Verdauungskraft einfach zu schwach, um das Frauenmilch-, Tiermilch- oder Pflanzeneiweiß verdauen zu können. Ich erzählte euch ja bereits bei einem unserer letzten Gespräche, dass besonders betroffene Babys nicht einmal drei oder auch nur zwei Gramm Eiweiß normal verdauen konnten *(siehe Kapitel 7)*, so dass sie mit der Zeit auf fast alle Lebensmittel, die man ihnen zu essen beziehungsweise zu trinken gab, allergisch reagierten. Aufgrund der starken Überforderung des Immunsystems in einer solchen Situation gesellten sich natürlich häufig auch noch andere Allergien, wie zum Beispiel gegen Federn, Tierhaare, Hausstaub, Blütenpollen, Waschmittel, den Schnuller und so weiter dazu. Die einzige dauerhafte Lösung war daher die Aktivierung der Verdauungskraft und die Entgiftung des Körpers von den Umweltgiften. Im Zuge dieser Therapie verschwanden dann in der Regel alle verdauungskraftbedingten Magen-Darm-Beschwerden (Blähungen, Darmflorastörungen, Leaky-Gut-Syndrom etc.) und Allergien sowie die meisten anderen Überreaktionen. Zwar konnte die eine oder andere Allergie auch nach einem solchen Aufbau noch übrig bleiben, wenn das Immunsystem noch zu stark durch die Umweltgifte geschwächt war; je mehr man dann jedoch den Körper entgiftete und das Immunsystem stärkte, umso schneller verschwanden schließlich auch diese restlichen Allergien."

Obwohl ich Anna-Maria und Jonathan diese Umstände nun schon zum dritten Mal erzählt habe, schauen sie mich auch jetzt wieder ein wenig fassungslos an.

„Aber was hast du den Müttern dann empfohlen, was sie ihren Babys und Kindern zu essen geben sollten, bevor die Verdauungskraft wieder aufgebaut worden war?"

„Wie ich schon sagte, Jonathan, eine Patentlösung gab es nicht. Bei einem weniger stark betroffenen Kind reichte es vielleicht aus, die Kuhmilch vorübergehend durch eine andere Tiermilch, wie zum Beispiel Ziegenmilch, zu ersetzen, weil diese meistens weniger stark allergen wirkt und daher oft besser vertragen wird als Kuhmilch. Bei Babys mit einer stärkeren Verdauungsschwäche, die schon auf die Muttermilch allergisch reagierten, blieb hingegen in der Regel nichts anderes übrig, als diese Allergie zum Beispiel mit der Bioresonanztherapie zu behandeln, um die allergischen Reaktionen vorübergehend zu verringern, bis die Verdauungskraft durch die homöopathische Aufbau- und Entgiftungstherapie einigermaßen reguliert war *(siehe auch Kapitel 16 und das Schlusswort)*.

Grundsätzlich richteten sich meine Ernährungsempfehlungen für einen Allergiker, egal ob jung oder alt, also immer nach der individuellen Situation. Bei denen, die ohne große Probleme bestimmte Nahrungsmittel oder andere Allergene meiden konnten, empfahl ich natürlich, mit diesen vorübergehend nicht in Kontakt zu kommen beziehungsweise sie eventuell durch andere Nahrungsmittel zu ersetzen. In den meisten Fällen war das jedoch nicht immer möglich, vor allem dann nicht, wenn man nicht alle Allergien genau feststellen konnte, weshalb die allergischen Symptome erst mit der Zeit durch die konstitutionelle Aufbau- und Entgiftungstherapie verschwanden. Das konnte allerdings bei besonders starken, vor allem erwachsenen Allergikern oft sehr lange dauern, da die Aufbau- und Entgiftungstherapie wegen der massiven Bindegewebsbelastung der Betroffenen nur sehr langsam geschehen durfte. Ein bis drei Jahre Geduld musste man da schon mitbringen! Weniger starke Allergiker sowie die meisten Babys und Kinder waren hingegen schon wesentlich früher allergiefrei. Dennoch empfahl ich allen Patienten in den letzten Jahrzehnten nach einer erfolgreichen Therapie, den Körper entweder mit der dritten Trennkoststufe, der Vitamin-Entgiftung *(ausführlich beschrieben in „Das Handbuch für Allergiker", siehe die Buchvorstellung im Anhang)*, mit bestimmten Heilkräutern oder mit entsprechenden homöopathischen

Mitteln regelmäßig zur Entgiftung anzuregen, damit das Fass nicht ein paar Jahre später wieder voll war und überlief und die ersten Allergien erneut auftraten.

Neben diesen individuellen Ernährungsempfehlungen gab es natürlich auch noch einige allgemeine Regeln, die eigentlich alle Allergiker beachten sollten. Dazu gehörte zum Beispiel der konsequente Verzicht auf den voll- und teilraffinierten Zucker, weil dieser die Darmflora und das Immunsystem grundsätzlich schwächt und dadurch alle allergischen Reaktionen verschlimmern kann *(siehe die Kapitel 7 und 9)*. Außerdem empfahl ich allen Allergikern, sich so gesund wie möglich zu ernähren, alle Genussgifte zu reduzieren oder am besten ganz zu meiden und von tierischen Nahrungsmitteln, wie Fleisch, Fisch und Eier, nur so wenig wie möglich zu essen; denn das Eiweiß von allen tierischen Nahrungsmitteln neigt mehr als das pflanzliche Eiweiß dazu, im Darm zu faulen – vor allem dann, wenn es nicht richtig verdaut werden kann. Welche Folgen zu viel faulendes Eiweiß und eine kranke Darmflora nach sich ziehen können, habe ich euch ja bereits ausführlich erklärt *(siehe die Kapitel 5, 7, 16 und 17)*."

Ernährungsempfehlungen für gesunde Kinder

„Ich glaube, es gehört schon viel Erfahrung dazu, jedem Allergiker seine individuelle Ernährungsempfehlung zusammenzustellen und nicht einfach darauf zu bestehen, dass alle allergieauslösenden Nahrungsmittel und Substanzen grundsätzlich gemieden werden, was ja bei den stärkeren Allergikern, so wie du sagst, nicht immer möglich gewesen war. – Aber was mich nun interessieren würde, ist, wie eine **optimale Ernährung für gesunde Kinder** aussieht."

Während Anna-Maria ihren letzten Satz zu Ende spricht, muss ich erst einmal tief durchatmen; denn wieder fühle ich mich in meine persönliche Vergangenheit zurückversetzt und vor meinem geistigen Auge erscheinen einige Erinnerungen an meine beiden Söhne, als sie vielleicht gerade im Alter von sieben und vier Jahren waren. Wie sehr hatten Jutta und ich uns doch bemüht, sie gesund zu ernähren! Jedoch kam es mir damals oft so vor, dass wir einfach in der falschen Zeit lebten, denn die allgemeine Strömung verlief lange Zeit völlig konträr zu unseren Idealen. Spätestens als Manuel in die Schule kam, mussten wir daher lernen, was eine „offene Kompromissbereitschaft" bedeutet. Aber so wie uns erging es im Prinzip allen Eltern, die sich selbst gesund ernährten und dieses bei ihren Kindern ebenfalls versuchten. – Nach wenigen Sekunden verblassen diese Erinnerungen jedoch wieder und ich wende meine Aufmerksamkeit erneut meinen beiden Urenkeln zu.

„Nun ja, heute ist es eigentlich kein Problem mehr, sich und seine Kinder gesund zu ernähren. Noch vor nicht allzu langer Zeit sah das jedoch teilweise ganz anders aus. Eines der größten Probleme bei der Ernährung der Kinder war damals vor allem die **Vermeidung des raffinierten Zuckers** und damit all jener Produkte, die ihn enthielten. Und das waren nicht wenige! Es spielt übrigens überhaupt keine Rolle, ob der raffinierte Zucker aus biologisch angebauten Zuckerrüben beziehungsweise biologisch angebautem Zuckerrohr oder aus konventionell angebauten Lebensmitteln gewonnen wird. Beim Raffinationsprozess werden sowieso fast alle Chemikalien aus dem Rohsaft entfernt, so dass der raffinierte Zucker aus biologischem Anbau keinesfalls besser ist als der raffinierte Zucker aus konventionellen Zuckerrüben. **Raffinierter Zucker ist immer gleich schädlich für unseren Körper, egal, aus welchen Rohstoffen er gewonnen wird!**

Es war schon paradox, jedoch konnte man kurz vor der Jahrtausendwende die ersten Produkte mit raffiniertem Zucker aus biologischem Anbau in den Bioläden kaufen. Darüber hinaus wurden besonders in den ersten Jahren nach der Jahrtausendwende immer mehr Bioprodukte mit dem teilraffinierten beziehungsweise auskristallisierten braunen Zucker (Rohrohrzucker, Rohzucker) gesüßt. Es gab daher Zeiten, in denen man zum Beispiel keinen Bio-Fruchtjoghurt mehr in Deutschland kaufen konnte, der natürliche, für die Darmflora unschädliche Süßmittel, wie Vollrohrzucker, Agavendicksaft, Weizensirup oder Honig, enthielt. Man muss sich diese Situation einmal bewusst machen: Eine alternative Bewegung wird aus Unwissenheit, Gleichgültigkeit oder reinem Profitdenken hintenherum wieder von der Industrie unterwandert. Aber so war es früher nun einmal in vielen Branchen!

Jedenfalls sollte man bei einer gesunden Ernährungsweise darauf achten, so wenig voll- und teilraffinierten Zucker wie möglich zu erwischen. Gewisse Kompromisse mussten wir in der Ernährung von Manuel und Jonas natürlich immer eingehen. Das betraf jedoch ausschließlich unsere Urlaube oder wenn sie bei anderen Kindern waren. Bei uns zu Hause gab es den weißen oder braunen Zucker weder in offener Form noch ,versteckt' in irgendeinem Produkt. Allerdings haben wir auf das Süße an sich nie verzichtet, denn es gab ja schon immer genügend gesunde Alternativen *(siehe auch Kapitel 9)*. Dazu brauchte man nur einmal in einem gut sortierten Bioladen auf Entdeckungsreise gehen. Die beiden Jungs haben daher auf nichts verzichten müssen, auch nicht auf Schokolade oder Nuss-Nougat-Cremes. Natürlich handelte es sich bei beiden Produkten um entsprechend vollwertige Nahrungsmittel, die anstelle des raffinierten Zuckers den getrockneten Vollrohrzucker enthielten.

Grundsätzlich empfiehlt es sich, bei der Baby- und Kinderernährung zumindest die wichtigsten Kombinationsregeln zu beachten, denn eine harmonisch zusammengestellte Mahlzeit hat eine nicht zu unterschätzende Wirkung auf die Gesundheit und das allgemeine Wohlbefinden. **Gesunde Kinder, die mit einer vollwertigen, ausge-**

wogenen Kost ernährt werden, sind auf jeden Fall lernfreudiger und leistungsfähiger
in der Schule und können sich allgemein besser konzentrieren. Natürlich ist es nicht
immer möglich, alle Trennkostregeln einzuhalten, jedoch ist es von großem Wert,
zumindest die gröbsten Fehler zu vermeiden. Und dazu gehören vor allem:

- die Unverträglichkeit von allen Vollkorngetreidesorten und getreideähnlichen Samen, wie Quinoa, Amaranth oder Buchweizen, sowie allen Nüssen und Ölsamen sowohl im rohen als auch erhitzten Zustand mit voll- und teilraffiniertem sowie auskristallisiertem braunen Zucker,
- die Kombinationen von Vollkorngetreide und getreideähnlichen Samen sowie Gemüse oder Maronen mit saurem Obst oder Rhabarber in einer Mahlzeit und
- die Kombinationen von *rohen* Nüssen und Ölsamen sowie von *rohem* Getreide mit Salz oder anderen anorganischen Mineralsalzen in einer Mahlzeit.

Wer daher raffinierten Zucker zusammen mit anderen Nahrungsmitteln isst, sollte
unbedingt darauf achten, dass er nicht in derselben oder in einer Folgemahlzeit Voll-
kornprodukte, Nüsse oder Ölsamen zu sich nimmt. Je nach der verzehrten Menge
können andernfalls die dadurch entstehenden Darmflorastörungen und immun-
systemschwächenden Einflüsse so stark sein, dass man selbst oder die Kinder danach
krank werden. Das kann sich als harmloser Schnupfen äußern, der sich noch am
selben Tag oder tags darauf einstellt; das können aber auch Kopfschmerzen, Migräne, eine Reihe von Beschwerden des Bewegungsapparates und andere Erkrankungen
sein, die sich oft schon wenige Stunden später zu entwickeln beginnen. Mittelohrentzündungen, akute Atemwegserkrankungen, Anginen und die typischen Kinderin-
fektionskrankheiten stehen dabei an erster Stelle. Kommen diese Kombinationsfehler
häufiger oder sogar regelmäßig in der Ernährung vor, reagiert der Körper nicht selten
auch mit chronischen Verlaufsformen dieser oder anderer Krankheiten. Dasselbe
trifft im Prinzip ebenfalls auf den braunen Rohrohrzucker und Rohzucker zu, wenn
auch in etwas abgeschwächter Form. Wer trotz der vielen negativen Wirkungen des
raffinierten Zuckers nicht auf ihn verzichten will, sollte daher Vollkorngetreide, Nüsse
und Ölsamen, so gesund diese Lebensmittel auch sein mögen, weitgehend in seiner
Ernährung vermeiden!

Genügend Salz ist auch in der Ernährung von Babys und Kindern sehr wichtig.
Besonders viel benötigen sie jedoch nicht. Solange Babys gestillt werden, bekommen
sie sowieso alles, was sie brauchen. Dies gilt natürlich nur dann, wenn die Mutter
genügend Nährstoffe inklusive Salz mit der Nahrung aufnimmt. Sobald sie jedoch
nach einem halben Jahr Magensäure zu bilden beginnen und man mit dem Zufüttern beginnt, sollte den Mahlzeiten, zu denen Salz passt, regelmäßig ein wenig
Meersalz oder unraffiniertes Steinsalz beziehungsweise Kristallsalz zugefügt werden.

Am Anfang reichen natürlich nur wenige Prisen pro Tag. Später sollten die Kinder jedoch auch ganz normal gesalzene Nahrungsmittel bekommen, wie zum Beispiel normal gesalzenes Brot oder mit Salz zubereitete Salate und andere Gerichte. Wenn ein Kind einmal am Salztopf leckt, sollte man diesem natürlichen Bedürfnis keinen Riegel vorschieben – vorausgesetzt, das geschieht nicht gerade in den ersten Stunden nach einer Mahlzeit, die rohe Nüsse oder Samen oder nicht zusätzlich erhitzte Getreideflocken enthalten hat.

Falls man seine Kinder fleischlos beziehungsweise vegetarisch ernähren möchte, was ja in der heutigen Zeit immer mehr zunimmt, muss man unbedingt darauf achten, dass die Kinder all die Nährstoffe bekommen, die sie sonst mit dem Fleisch aufnehmen. Das sind vor allem wichtige essentielle Aminosäuren *(siehe „Vorsicht vor einem Eiweißmangel!" in Kapitel 10)*, die Vitamine B_{12} und D und die Spurenelemente Eisen und Zink *(siehe die Kapitel 5 und 14)*. Wenn die Kinder keinen raffinierten Zucker essen und eine gesunde Verdauungskraft haben, weisen sie bei einer gut kombinierten, relativ gesunden, vollwertigen Ernährungsweise auch eine gesunde Darmflora auf und können so ihr eigenes Vitamin B_{12} bilden, das ja in diesem Alter auch für die allgemeine Entwicklung und das Wachstum besonders wichtig ist.

Dennoch habe ich gerade in der Kinderernährung immer empfohlen, auf Milchprodukte, welche die Kinder mit den Vitaminen B_{12} und D sowie mit Kalzium und hochwertigem Eiweiß versorgen, nicht zu verzichten. Sicherlich kann man auch ohne Milchprodukte gesund aufwachsen; jedoch birgt die 100-prozentig tiereiweißfreie Ernährungsweise vor allem bei Kindern gewisse Risiken in sich, die natürlich in früheren Jahrzehnten noch viel größer waren als heutzutage.

Ausreichende Mengen von den Spurenelementen Eisen und Zink bekommen Vegetarier dann vor allem über die verschiedenen Getreidearten, alle Nüsse und Ölsamen und Hülsenfrüchte *(siehe Kapitel 14)*. Wer daher als Vegetarier überwiegend von Milchprodukten, Weißmehlprodukten, geschältem Reis, Obst und Gemüse lebt, kann unter Umständen über kurz oder lang einen Mangel an diesen wichtigen Spurenelementen entwickeln, was sich bei Kindern wiederum negativ auf das Wachstum und die geistige Entwicklung auswirken kann. Ganz davon abgesehen fehlen in einer solchen Ernährungsweise die wichtigen Yang-Energien, die unter anderem eine große Bedeutung für die Konzentrationsfähigkeit und das Immunsystem haben *(siehe Kapitel 13)*. Wer sich und seine Kinder daher ohne oder nur mit wenig Fleisch, Fisch und Eiern ernähren möchte, sollte immer auf eine gesunde Darmflora achten, also möglichst keinen raffinierten Zucker essen, und neben Nüssen und Ölsamen viel Vollkorngetreide oder Hülsenfrüchte in den richtigen Kombinationen zu sich nehmen."

Milchprodukte auf dem Prüfstand

„Aber eigentlich kann doch die Milchnahrung gar keine optimale Nahrung für uns sein, da sie von Natur aus nur für die Säuglinge bestimmt ist und man für die optimale Milchverdauung einen Labmagen haben müsste?"

„Da hast du völlig Recht, Jonathan! **Die Milchernährung der Menschen** ist in jeder Hinsicht eigentlich ein Unding. Aber noch viel schlimmer ist grundsätzlich das Töten und Essen von Tieren, nicht nur vom ethischen, sondern auch vom geistigen und gesundheitlichen Standpunkt aus. Wir leben jedoch in einer Zeit, in der wir nun Schritt für Schritt wieder die göttlichen Naturgesetze kennen lernen und unser Leben zunehmend danach ausrichten. Letztlich bestimmt daher unser Bewusstseinszustand, nach welcher Nahrung wir verlangen. Je spiritueller die Menschheit wird, umso weniger wird sie sich von Fleisch, Fisch und Eiern ernähren. Irgendwann wird das allgemeine Bewusstsein so hoch entwickelt sein, dass wir uns auch nicht mehr mit Milchprodukten erden müssen, um uns in dieser Welt wohl zu fühlen. Die Milch ist daher eine reine Übergangsnahrung und wird mit großer Wahrscheinlichkeit schon in den nächsten Jahrhunderten immer weniger zu den Hauptlebensmitteln der Menschen gehören.

Betrachten wir die Milchnahrung vom gesundheitlichen Standpunkt, ist sie zwar ein hochwertiger Eiweißlieferant *(siehe Kapitel 10)* und versorgt uns auch mit wichtigen Vitaminen und Mineralstoffen, wozu vor allem die Vitamine B_{12} und D und das Kalzium gehören, jedoch bringt sie auch gewisse Nachteile mit sich. Wie du schon sagtest, Jonathan, wird die süße Milch nur in einem Labmagen optimal verdaut. Zwar fällt auch unsere Magensäure das Milcheiweiß aus und unsere Verdauungsenzyme sind dann ebenfalls in der Lage, das Milcheiweiß in die Aminosäuren zu zerlegen, aber ganz so gut scheint dieser Prozess bei der Milch wohl doch nicht zu funktionieren. Sonst könnte sie uns nicht so leicht verschleimen, wenn die Verdauungssäfte nicht optimal gebildet werden oder wenn man zu viel süße Milch zusammen mit anderen Nahrungsmitteln isst, vor allem, wenn diese viel Salz enthalten *(siehe auch Kapitel 3)*. Daher hat man schon seit vielen Jahrtausenden die süße Milch weiterverarbeitet und daraus leichter verdauliche Nahrungsmittel, wie Joghurt, Kefir, Quark oder Käse, hergestellt. Außerdem empfiehlt es sich, Milchprodukte möglichst in den besseren Trennkostkombinationen zu sich zu nehmen.

Die Milch als Kalziumlieferant ist für einen gesunden Menschen, dessen Stoffwechsel sich einigermaßen im Gleichgewicht befindet, unbedeutend, da man bei einer basenüberschüssigen, vitalstoffreichen Ernährungsweise viel weniger Kalzium benötigt, als wenn unser Stoffwechsel durch relativ viel Fleisch, Fisch und Eier, durch den raffinierten Zucker und Weißmehlerzeugnisse oder durch sonstige, eher ungesunde Nahrungsmittel und alkoholische Getränke übersäuert ist. Eine vegetarische, ausgewogene Vollwertnahrung enthält daher in der Regel genügend Kalzium für einen gesunden Kalziumhaushalt. Dennoch gibt es einige Lebensmittel, die besonders kalziumreich sind. Das sind vor allem Sesamsamen, aber auch Mandeln und Haselnüsse sowie Brokkoli *(siehe Nährwerttabelle in Kapitel 14)*.

Für die Darmflora sind in der Regel bei einem Menschen mit gesunder Verdauungskraft und guter Laktasebildung zur Aufspaltung des Milchzuckers im Darm alle Milchprodukte wesentlich günstiger zu bewerten als die anderen tierischen Eiweißlieferanten, wie Fleisch, Fisch und Eier, die unsere Darmflora in jedem Fall eher negativ beeinflussen. Energetisch betrachtet, können die Milchprodukte unsere Verdauungsorgane im Gegensatz zu Fleisch, Fisch und Eiern jedoch kaum aktivieren. Andererseits erden sie uns aber auch nicht so stark wie all die anderen tierischen Nahrungsmittel, was in der heutigen Zeit für immer mehr Menschen ein wichtiger Grund ist, sich laktovegetarisch zu ernähren.

Wenn wir nun Milchprodukte zu uns nehmen, sollten wir vor allem solche Produkte bevorzugen, die möglichst wenig verarbeitet wurden. Wollen wir den vollen Vitamin-D-Gehalt der Milch aufnehmen, sollten wir denjenigen Produkten den Vorzug geben, die den natürlichen Fettgehalt aufweisen, da Vitamin D fettlöslich ist und deshalb nur im Milchfett vorkommt *(siehe Nährwerttabelle in Kapitel 14)*.

Neben der Verringerung des Fettgehalts in der Milch gibt es jedoch auch noch andere Verarbeitungsverfahren für die Milch. Dazu gehören vor allem die Pasteurisierung und Homogenisierung. Letztere ist in den Molkereien im Gegensatz zur Pasteurisierung jedoch niemals gesetzlich vorgeschrieben gewesen. Trotzdem wurden früher viele Milchprodukte aus einem bestimmten Grund, auf den ich gleich eingehen werde, homogenisiert.

Bei der **Pasteurisierung**[95] wird die Milch für einige Sekunden auf 71 bis 74°C oder 85°C oder für 30 Minuten auf 63 bis 65°C erhitzt. Ursprünglich wollte man damit die Ansteckung mit der Rindertuberkulose und andere auf den Menschen übertragbare Rinderkrankheiten verhindern. Ein wenig paradox ist dieses Verfahren allerdings schon, da die Tuberkulosebakterien bei diesen relativ niedrigen Temperaturen nur teilweise abgetötet werden. Natürlich können über das Melkverfahren auch andere Bakterien in die Milch gelangen; diese sind jedoch in der Regel keinesfalls so gefährlich wie zum Beispiel die Tuberkulosebakterien. Durch das Pasteurisieren werden aber nicht nur krank machende Keime ganz oder teilweise zerstört, sondern auch die in der frischen Milch vorkommenden Milchsäurebakterien, die normalerweise das Wachstum von unerwünschten Bakterien hemmen. Außerdem wird das Milcheiweiß teilweise

---

95) Der Begriff *Pasteurisierung* geht auf den Namen Louis Pasteur zurück, einen französischen Chemiker und Bakteriologen (1822 – 1895), der unter anderem die Impfung gegen Tollwut entwickelte.

denaturiert. Die Lebendigkeit der Milch nimmt durch die Pasteurisierung jedenfalls stark ab, wodurch sie zu einem weniger gesunden Nahrungsmittel wird.

Leider war die Angst vor krank machenden Bakterien in den letzten hundert Jahren so groß, dass man grundsätzlich empfahl, auch rohe Milch von gesunden Kühen immer abzukochen. Bakterien kommen jedoch überall vor, so dass die wichtigste Gesundheitsvorsorge, die wir treffen können, nicht die Sterilisation unseres Wohn- oder Arbeitsbereiches und unserer Nahrung sein sollte, sondern die Stärkung unseres Immunsystems. Dies geschieht aber nun einmal auch mit lebendigen, unerhitzten Lebensmitteln. Wenn man daher einen Bauern kennt, der gesunde Kühe hat und sie artgerecht hält und ernährt, ist gegen Rohmilch und deren Produkte wie Quark und Käse überhaupt nichts einzuwenden. Die frische Milch braucht dann auch für die Babyernährung in der Regel nicht abgekocht werden.

Auch wenn die Pasteurisierung der Milch grundsätzlich einen Sinn und Zweck erfüllt, so handelte es sich bei der **Homogenisierung** um eine völlig verfehlte und überflüssige Behandlung der Milch. Damit sie nicht aufrahmte, spritzte man sie unter Hochdruck durch eine Düse gegen eine Stahlplatte, wobei das Milchfett zu mikrofeinen Tröpfchen zerschlagen wurde und sich gleichmäßig (homogen) in der Milch verteilte. Dieses Verfahren nannte man daher Homogenisierung[96]. Gesundheitlich betrachtet war das Ganze jedoch äußerst bedenklich. Die homogenisierten Fettpartikel sind nämlich so klein, dass sie teilweise unverdaut über die Darmwand in die Lymphe und ins Blut übertreten können. Inwieweit das so resorbierte unverdaute homogenisierte Milchfett schädlich für den Menschen ist, lässt sich schwer sagen, zumal ganze Fettmoleküle in der Lymphe oder im Blut nichts Ungewöhnliches sind. Andererseits ist man sich aber sicher, dass ein bestimmtes Enzym der Milch, die Xanthin-Oxidase, das normalerweise auf den großen Fettmolekülen der Milch liegt und so von den Verdauungssäften zerstört werden kann, durch die Homogenisierung in die kleinen Fettpartikel gelangt. Innerhalb der Fettkügelchen kann es jedoch nicht mehr von den Verdauungssäften angegriffen und zerstört werden und gelangt schließlich unverdaut ins Blut. Dieses Enzym kann sich nun an den Blutgefäßwänden festsetzen und dort Schäden verursachen, wodurch möglicherweise arteriosklerotische Veränderungen eingeleitet werden können.

Ein genauso ungesundes Milchprodukt war die so genannte **H-Milch**, die für wenige Sekunden auf bis zu 150°C erhitzt und dadurch für einige Monate haltbar gemacht wurde. Das Milcheiweiß wird allerdings bei diesem Verfahren bis zu 90 % denaturiert und bei den wasserlöslichen Vitaminen, wie den B-Vitaminen und Vitamin C, treten Verluste bis zu 20 % auf. Noch höhere Vitaminverluste entstehen

---

96) Mittlerweile gibt es neben dem beschriebenen Homogenisierungsverfahren noch weitere Verfahren, wodurch die Milchqualität jedoch genauso stark beeinträchtigt wird.

allerdings bei der Sterilisation von Milch, bei der die Milch für 10 bis 30 Minuten auf 110 bis 120°C erhitzt wird. Bis zu 50 % der Vitamine können dadurch zerstört werden, beim Vitamin B_{12} sind es sogar 80 bis 100 %.

Ich habe daher grundsätzlich empfohlen, so weit wie möglich rohe Milchprodukte zu bevorzugen. Vor den homogenisierten Milchprodukten habe ich hingegen immer gewarnt, zumal die Arteriosklerose vor noch nicht allzu langer Zeit zu den häufigsten Erkrankungen der Menschen gehörte. Vermutlich war an deren Entstehung nicht nur der massive Verzehr des raffinierten Zuckers und anderer ungesunder Lebensmittel beteilig *(siehe Kapitel 9)*, sondern auch die homogenisierte Milch *(siehe auch „Arteriosklerose ist heilbar", Seite 349)*. Leider war es für den Verbraucher nicht immer eindeutig erkennbar, welche Milchprodukte homogenisiert waren und welche nicht, denn eine Deklarationspflicht gab es diesbezüglich nicht. Ich hatte mich daher einmal bei einer Molkerei erkundigt, ob ein von dieser Firma hergestellter Naturjoghurt homogenisiert war oder nicht. Es stand nämlich nichts darüber auf dem Becher. Mir wurde daraufhin geantwortet, dass in dieser Molkerei alle Milchprodukte – bis auf Butter, Käse und einige Sahnesorten – homogenisiert wurden. Man konnte also davon ausgehen, dass die normalen Milchprodukte in den damaligen Lebensmittelgeschäften und Supermärkten, wie Vollmilch oder fettarme Milch, Joghurt und Kefir und möglicherweise auch die eine oder andere Sahnesorte, nicht nur pasteurisiert, sondern auch homogenisiert waren, auch wenn es nicht auf den Verpackungen deklariert war. Demgegenüber waren die meisten Milchprodukte in den Bioläden in Deutschland zwar pasteurisiert, jedoch nicht homogenisiert[97]. Meistens wurde auf den Etiketten auch darauf hingewiesen. Das traf allerdings nicht auf alle Produkte in den Reformhäusern zu, von denen der Großteil lange Zeit homogenisiert wurde.

Auch wenn die laktovegetarische Kost nicht die optimale Ernährungsweise für den Menschen darstellt, ist sie insgesamt jedoch besser zu bewerten als eine Ernährungsweise mit Fleisch, Fisch und Eiern. Letztlich muss jedoch jeder Mensch für sich selbst herausfinden, welche Nahrungsmittel oder Produkte er verträgt und womit er sich seelisch und körperlich am wohlsten fühlt."

---

97) Mittlerweile gibt es bereits nicht nur homogenisierte, sondern auch ultrahocherhitzte (H-Milch) Milchprodukte in Bioläden. Möchte man daher nicht homogenisierte Milchprodukte kaufen, sollte man sich diesbezüglich genau erkundigen.

Allgemeine Ernährungsempfehlungen

„Wie sahen denn vor 50 bis 60 Jahren deine allgemeinen Enährungsempfehlungen aus? Lassen sie sich mit deinen heutigen Empfehlungen vergleichen oder haben sie sich im Laufe der Jahre verändert?"

Anna-Marias Frage macht mich ein wenig nachdenklich. Ich durchstreife noch einmal die letzten sechs Jahrzehnte und betrachte dabei vor allem die Veränderungen, die im Bereich der Ernährung stattgefunden haben.

„Grundsätzlich musste ich mich natürlich mit meinen Empfehlungen immer der Zeit und auch den Menschen anpassen. Wenn daher die meisten Menschen ohne Fleisch, Fisch und Eier nicht leben wollten, sprach ich generell nie dagegen, auch wenn ich zu den Nachteilen einer fleischreichen Ernährungsweise deutlich Stellung nahm. Ich wusste ja, dass eine Veränderung der Ernährungsgewohnheiten ganz von selbst im Zuge der spirituellen Öffnung geschehen würde.

Auf jeden Fall empfahl ich immer, die Kombinationsregeln einzuhalten und sich ansonsten (mit oder ohne Fleisch) vollwertig zu ernähren. Die einzigen Nahrungsmittel, die ich grundsätzlich ablehnte, waren der raffinierte Zucker sowie alle radioaktiv bestrahlten, gentechnisch veränderten und synthetisch hergestellten Nahrungsmittel. Wer den raffinierten Zucker nicht durch vollwertige Süßmittel ersetzen wollte, dem konnte ich zumindest bei den vorhandenen Darmflorastörungen und damit in Verbindung stehenden Symptomen und Krankheiten nur unzureichend helfen.

Als jedoch für immer mehr Nahrungsmittel und Nahrungsergänzungsmittel, wie zum Beispiel Vitamin- und Mineralstoffpräparate, gentechnisch manipulierte Rohstoffe beziehungsweise Inhaltsstoffe verwendet wurden, verschärften sich meine Empfehlungen zunehmend. Mir wurde der Lebensmittelmarkt nun zu undurchsichtig, so dass ich generell dazu riet, biologisch angebaute Lebensmittel zu bevorzugen. Daneben warnte ich natürlich auch vor BSE-verseuchtem Fleisch und sprach mich nicht gerade positiv über die Massentierhaltung aus. Jedoch musste diesbezüglich jeder selbst entscheiden, was er aß."

Praktische Tipps für die Ernährung von Babys und Kleinkindern

„Kannst du uns nun noch ein paar praktische Tipps für eine allgemein gesunde **Baby- und Kleinkindernährung** geben, denn irgendwann werden wir uns sicherlich auch einmal die Frage stellen, was man einem Baby zu essen gibt, wenn man mit dem Abstillen beginnt?"

Bei dieser Frage muss Anna-Maria ein wenig verlegen lächeln. Ich nicke ihr jedoch verständnisvoll zu, denn dass Anna-Maria einmal Mutter werden wird, halte auch ich für äußerst wahrscheinlich.

„Bevor man ein Baby mit fester Nahrung füttert, sollte es natürlich so lange wie möglich gestillt werden. Irgendwann verlangt jedoch jedes Baby auch nach fester Nahrung, das eine früher, das andere später, so dass die wenigsten Babys länger als ein Jahr gestillt werden."

„Darf ich dir dazu eine Zwischenfrage stellen?" fragt Anna-Maria, während sie mit einer Hand ihre schulterlangen Haare aus der Stirn streicht. „Wie lange kann oder sollte man Babys denn eigentlich stillen? Ich habe gehört, dass manche Frauen ihre Babys bis zu zwei Jahre und länger gestillt haben."

„Grundsätzlich halte ich es für sinnvoll, wenn Babys ein halbes bis ein Jahr voll gestillt werden und dann zunehmend feste Nahrung bekommen – anfangs natürlich in flüssiger Form oder als Brei. Die Muttermilch ist zwar die optimale Nahrung für alle Babys in den ersten Lebensmonaten, sie enthält jedoch nicht alle Nährstoffe in den Mengen, wie man sie später mit der festen Nahrung zuführt. Dazu gehören zum Beispiel die Spurenelemente Eisen, Zink, Mangan und Kupfer. Die Natur hat für diesen relativen Mangel einiger Nährstoffe in der Muttermilch jedoch einen Ausgleich geschaffen. So legt das Baby in den letzten Schwangerschaftsmonaten regelrecht einen Mineralstoffspeicher dieser in der Muttermilch weniger vorkommenden Nährstoffe in seinem Körper an, von dem es dann während der Stillzeit zehrt. Nach spätestens einem Jahr ist dieser Speicher jedoch aufgebraucht, weshalb die Muttermilch für sich allein dann nicht mehr die optimale Nahrung für das Baby beziehungsweise Kleinkind darstellt. Auf dieselbe Zeitdauer kommt man auch, wenn man die Zusammensetzung des Magensaftes von Babys und Kleinkindern betrachtet. Nach ungefähr einem halben Jahr verändert sich der so genannte Labmagen von Babys nämlich zunehmend und beginnt dann unter anderem anstelle des milchverdauenden, labähnlichen Enzyms Gastricisin Magensäure zu bilden. Nach insgesamt einem bis eineinhalb Jahren wird schließlich kaum noch Gastricisin, sondern fast nur noch Magensäure, Pepsinogen, etwas Lipase und Schleim im Magen produziert. Milch sollte spätestens dann kein Hauptlebensmittel mehr sein. Sie kann zwar verdaut werden, jedoch nicht mehr optimal. Was die Mutter selbst betrifft, so kann langes Stillen den Körper regelrecht auszehren, was zu mancherlei körperlichen Störungen und einem schnelleren Alterungsprozess führen kann – jedoch nur dann, wenn die mit der Muttermilch abgegebenen Nährstoffe nicht hundertprozentig wieder zugeführt werden. Das ist natürlich immer dann der Fall, wenn man sich nicht optimal ernährt oder die Nährstoffresorption im Darm gestört ist. Daher haben wir in den letzten Jahrzehnten vielen schwangeren (ab dem fünften Schwangerschaftsmonat) und stillenden Frauen relativ häufig ein Multimineralpräparat empfohlen *(Produktinformationen und Bezugsquellen auf unserer Homepage,*

502   Kapitel 22

siehe Schlusswort), denn der Verlust an lebenswichtigen Mineralien ist während der Schwangerschaft und Stillzeit in der Regel am bedeutendsten."

An dieser Stelle unterbreche ich die Beantwortung von Anna-Marias letzter Frage und schaue in zwei nachdenkliche Gesichter. Ich kann meine beiden Urenkel jedoch gut verstehen, denn mir erging es vor vielen Jahrzehnten nicht anders, als ich all diese Zusammenhänge erfuhr. Immer wieder musste ich damals erkennen, dass die Natur an sich perfekt ist, dass wir uns aber genau an ihre Regeln halten müssen, um uns nicht selbst zu schaden. Da weder Anna-Maria noch Jonathan eine weitere Frage stellen, setze ich meine Ausführungen an dem Punkt fort, an dem mich Anna-Maria zuvor unterbrochen hatte.

„Wenn man nun mit dem Zufüttern beginnt, sollten die ersten Mahlzeiten, die man einem Baby dann neben verdünnter und eventuell mit etwas Honig gesüßter Tier- milch oder Milchprodukten, wie Joghurt oder Dickmilch, gibt, vor allem diejenigen Lebensmittel sein, die sich am besten mit Milch im Magen-Darm-Trakt vertragen. Das sind vor allem Früchte, Gemüse und an dritter Stelle Nüsse und Ölsamen. Wir haben unseren Kindern daher als erstes zum Beispiel einen auf einer Glasreibe gerie- benen, geschälten süßen Apfel oder eine pürierte reife, biologisch angebaute Banane zugefüttert. Etwas später kann man dann damit beginnen, diesem Obstbrei zum Beispiel etwas süßes Mandelmus oder andere Nussmuse unterzumischen. Natürlich sind rohe, nicht geröstete Nussmuse gesünder, jedoch darf Mandelmus nicht bitter schmecken. Sonst enthält es zu viel Blausäure, die für so ein nur wenige Kilogramm schweres Baby giftig werden könnte. Auch darf man zu solchen Mahlzeiten mit rohen Nussmusen natürlich kein Salz ergänzen. Manuel und Jonas haben diese Nuss-Obst- Mahlzeiten zumindest immer bestens geschmeckt.

Wenn ein Baby oder Kleinkind noch gestillt wird oder an die Flasche gewöhnt ist und zwischen den Stillphasen beziehungsweise Mahlzeiten Durst bekommt, sollte man ihm nur Wasser oder einen ungesüßten Kräutertee zu trinken geben. Gebt ihr dem Baby oder Kleinkind hingegen verdünnte oder auch unverdünnte Fruchtsäfte oder gesüßten Tee, können die Fruchtsäuren und die Süße durch das längere Saugen und Nuckeln an der Flasche auf Dauer den Zahnschmelz der Milchzähne angreifen, was dann sehr schnell zu Karies führen kann *(siehe auch Kapitel 9)*.

Die nächsten zusätzlichen Mahlzeiten, die wir Manuel und Jonas dann gaben, waren Karottenbrei und anderes Gemüse oder gekochter Getreidebrei, entweder für sich allein oder zusammen mit etwas Gemüse oder Milch.

Der Karottenbrei und bestimmte andere Gemüsesorten, wie zum Beispiel Kohlrabi oder Rote Bete, können natürlich ebenfalls im rohen Zustand gefüttert werden. Jedoch sollte das Gemüse dann immer fein püriert sein, da es sonst einige Stunden später wieder unverdaut in der Windel ankommt. Wir haben das Gemüse daher meistens gedünstet und dann püriert. So verliert es zwar an Vitalität, ist jedoch für die kleinen

Babymägen leichter zu verdauen. Mit einer Prise Meer- oder Steinsalz und etwas kaltgepresstem Sonnenblumenöl haben wir diese Mahlzeiten dann abgerundet.

Getreide sollte Babys immer als Brei verabreicht werden, da sie ja noch keine Zähne zum Kauen haben. Je feiner das Vollkorngetreide gemahlen wird, desto besser ist es im Darm verwertbar. Von einem Frischkornbrei aus nicht angekeimtem Getreide kann ich nur abraten. Rohes, nicht angekeimtes Getreide ist am wenigsten aufgeschlossen und enthält die geringsten Aufbaukräfte *(siehe die Kapitel 5, 6 und 11).* Angekeimtes Getreide im frischen oder getrockneten und fein vermahlenen Zustand kann ich in der Baby- und Kinderernährung allerdings ebenfalls nicht empfehlen. Einerseits sollte man zu dieser Art der Getreideernährung mit Ausnahme von Olivenöl am besten nichts anderes essen, was wegen des häufigen Nachstillens bei Babys und den unkontrollierbaren Zwischenmahlzeiten von Kindern in der Regel nicht möglich ist, und andererseits wisst ihr ja, dass diese Nahrung – ebenso wie die Kombinationen aus rohen Nüssen und Ölsamen oder deren unerhitzten Musen mit rohen Früchten – den Körper stark entgiften kann. Deshalb musste man mit solchen Mahlzeiten noch vor wenigen Jahrzehnten in der Baby- und Kinderernährung relativ vorsichtig umgehen. Wer diese Entgiftung hingegen wünschte, bei dem bot sich natürlich das TMS D 33 an, das man Babys und Kindern dann prophylaktisch oder im Falle einer nachgewiesenen Leberbelastung nach einer solchen Mahlzeit geben konnte. Die Dosierung ist dieselbe wie bei Erwachsenen *(siehe Kapitel 20).* Nussmuse aus gerösteten Nüssen und Ölsamen haben hingegen deutlich schwächere Aufbaukräfte, weshalb sie den Körper natürlich auch wesentlich geringer entgiften.

Wenn wir einem Baby nun einen **Getreidebrei** kochen wollen, sollte das Getreide am besten direkt vor dem Kochen frisch vermahlen werden, weil nur so alle Vitalstoffe vollständig vorhanden sind. Es gibt zwar auch eine Menge Fertigmehle und Schmelzflocken in Bioläden, Reformhäusern und anderen Geschäften zu kaufen, jedoch haben diese Produkte durch die Sauerstoffoxidation schon einen Teil ihrer Vitalität verloren. Ob nun frisch vermahlen oder abgepackt, wichtig ist vor allem, dass es sich um fein vermahlenes Vollkorngetreide handelt. Zu viel Getreide darf man den kleinen, sechs bis neun Monate alten Babys allerdings noch nicht geben. Sie können die komplexen Kohlenhydrate anfangs nämlich kaum verdauen, da ihnen die Enzyme dafür noch fehlen. Man muss den Verdauungstrakt daher erst an die Getreidenahrung gewöhnen und beginnt deshalb mit kleinen Mengen von höchstens 10 bis 15 Gramm Getreide pro Mahlzeit, die man dann von Monat zu Monat steigert[98].

Der Brei sollte mindestens 15 Minuten, am besten jedoch 20 Minuten bei geringer Temperatur leicht gekocht werden. Diese Mindestkochzeit ist notwendig, damit das

---

98) Diese 10 bis 15 Gramm Getreide beziehen sich auf das trockene Rohgetreide. Im gekochten Zustand erhöht sich das Gewicht der Mahlzeit dann natürlich um die dazugegebene Wassermenge.

Getreide seine Rohheit verliert und sich optimal mit Salz verträgt *(siehe auch „Optimale Kochzeiten für Getreide und Hülsenfrüchte" in Kapitel 11, Seite 207).* Außerdem wird es durch die etwas längere Kochzeit energetisch aufgeschlossen. Erhitzen wir das fein vermahlene Getreide kürzer als 10 Minuten oder übergießen irgendwelche Schmelzflocken oder Getreidemehle nur mit heißem Wasser, so wie es auf einigen Packungen damals empfohlen wurde, wird der Brei in der Regel nicht lange genug erhitzt und verträgt sich daher wesentlich schlechter mit Salz. Ein zu kurz gekochter Getreidebrei kann zusammen mit Salz dann natürlich eine Reihe von Magen-Darm-Beschwerden und Darmflorastörungen verursachen. Außerdem wird dadurch das Immunsystem geschwächt und schließlich können dadurch bereits vorhandene allergische Reaktionen und die Infektionsanfälligkeit zunehmen.

Der Brei kann nun fester oder flüssiger sein, je nachdem, wie die Babys ihn am liebsten mögen. Manche Babys lieben lange Zeit die Flasche, andere essen nur vom Löffel. Ein wenig experimentieren muss man mit dem Breikochen natürlich schon, denn auch das Breikochen will gelernt sein. Vor allem muss man den Brei beim Kochen ständig rühren, damit er nicht anbrennt, und man sollte wissen, dass jeder Brei beim Abkühlen fester wird, wodurch sich seine Konsistenz natürlich verändert. Wir haben den Getreidebrei von Anfang an mit einer Prise Salz gewürzt. Wollten wir hingegen einen süßen Brei, haben wir ihn zusätzlich mit etwas fruchtsäurearmen Apfel-Birnen-Dicksaft oder Agavendicksaft, mit Vollrohrzucker oder mit etwas Honig vermischt. Andererseits kann man ihn aber auch mit allen pürierten Gemüsesorten kombinieren.

Eine weitere Kombination ist der **Milchbrei**. Dazu kocht man das fein gemahlene Getreide ebenfalls 15 bis 20 Minuten mit Wasser, achtet aber darauf, dass der Brei nicht allzu flüssig wird, da er ja durch die Milch noch verdünnt wird. Am Ende der Kochzeit wird der Brei dann mit Rohmilch oder pasteurisierter, nicht homogenisierter Vollmilch vermischt. Dabei sollte die Milchmenge nicht mehr als die Getreidebreimenge ausmachen. Ihr könnt den Getreidebrei also im Verhältnis von 1:1 mit Milch vermischen oder ihr gebt entsprechend weniger Milch zum Brei. Zu guter Letzt kann der fertige Milchbrei noch gesüßt werden und bekommt eventuell eine Prise Meer- oder Steinsalz – und fertig ist eine vollwertige, relativ gesunde Babymahlzeit. Manuel wurde auf diese Art und Weise über ein Jahr lang mit der Flasche ernährt.

Jonas zog allerdings von Anfang an den festen Brei vom Teller der Flasche vor und aß auch lieber Joghurt als süße Milch. Käse mochte er im Gegensatz zu Manuel in den ersten drei Lebensjahren allerdings überhaupt nicht.

Kartoffelgerichte hatte Jutta den Kindern auch gekocht, jedoch nicht sehr häufig, da Kartoffeln kein ideales Nahrungsmittel für den Menschen sind. Immer wieder wurde ich früher gefragt, warum ich Kartoffeln als weniger wertvoll für die menschliche Ernährung erachte als die meisten anderen Gemüsesorten, zumal man mit ihnen einige wichtige Nährstoffe zuführen kann. Zum einen enthalten Kartoffeln das giftige Alkaloid Solanin, das nur durch ausreichendes Erhitzen (Kochen, Backen etc.) zerstört wird. Kartoffeln gehören daher zu denjenigen Lebensmitteln, die im Rohzustand giftig sind und bei entsprechend großer Menge für Kinder sogar tödlich sein können. Zum anderen fühlen sich viele Menschen nach einer Kartoffelmahlzeit wesentlich geerdeter, müder und auch geistig träger als nach einer Mahlzeit, die zum Beispiel aus Vollkorngetreide, Nüssen oder Ölsamen, Früchten, rohem Gemüse oder Milchprodukten besteht[99]. Das liegt vor allem daran, dass unsere Lebensenergie besonders nach dem Verzehr von erhitzten Kartoffeln für einige Stunden vermehrt aus dem Kopfbereich in den Bauch gezogen wird. Für viele, insbesondere geistig aktive Menschen und kreative Denker, kann ein solcher Energieabzug daher sehr unangenehm sein, weshalb sie dann automatisch nur wenig oder gar keine Kartoffeln essen. Darüber hinaus sind Kartoffeln zwar basenüberschüssig *(siehe Kapitel 8)*, ihre stoffwechselaktivierenden Energien sind jedoch schwächer als bei den meisten anderen Gemüsesorten, weshalb sie den Körper auch weniger gut entschlacken können als diese. Diesen Nachteil kann man sich jedoch auch zu Nutze machen, wenn man die Entgiftung des Körpers während einer stärkeren Entgiftungsphase verringern möchte *(siehe die „Kartoffelbremse" in Kapitel 21, Seite 470)*. Ich persönlich habe noch die Erfahrung gemacht, dass Kartoffeln bei einigen Menschen die Ausscheidungsfunktion der Nieren schwächen können. Einerseits scheint das mit einer organspezifischen Wirkung der Kartoffeln zusammenzuhängen *(siehe auch die „Subtilitätslehre" der Hildegard von Bingen, Seite 229)* und andererseits können alle stark yin-betonten Lebensmittel, wozu auch die Kartoffeln gehören, bei überwiegendem oder häufigem Verzehr einen schwächenden Einfluss auf so genannte Yang-Organe (Herz, Leber, Nieren etc.) haben *(siehe auch Kapitel 13)*.

Wie dem auch sei, so wie bei allem, was wir essen, muss letztendlich jeder für sich selbst herausfinden, ob ihm Kartoffeln nicht nur kurzfristig, sondern auch längerfristig gut tun oder nicht. Mit dem Geschmack oder Geruch eines Nahrungsmittels haben solche Betrachtungen daher nur noch am Rande etwas zu tun. Raffinierter Zucker schmeckt ja ebenfalls relativ gut, auch wenn ihm wesentliche Aromastoffe des Vollrohrzuckers fehlen!

Schwerpunktmäßig bekamen Manuel und Jonas als Babys also Getreidegerichte mit oder ohne Gemüse, Nuss-Obst-Mahlzeiten, süße, nicht homogenisierte, pasteurisierte Milch oder Rohmilch, gesäuerte Milchprodukte für sich allein oder mit Obst und natürlich den Milchbrei.

---

99) Dieser Vergleich bezieht sich selbstverständlich nur auf gut kombinierte Mahlzeiten und betrifft nur solche Menschen, die eine gute Verdauungskraft haben und alle aufgezählten Lebensmittel auch vertragen und nicht allergisch darauf reagieren.

Später im Kleinkind- und Schulalter gab es besonders im Sommer morgens ein Müsli aus verschiedenen Nüssen und Ölsamen zusammen mit Obst und eventuell etwas süße Sahne oder Milch dazu. Manchmal enthielten diese Nussmüslis ausschließlich geröstete oder im Backofen erhitzte Nüsse oder Ölsamen, wenn wir wussten, dass die Kinder noch in derselben Mahlzeit oder relativ schnell nach dem Essen etwas Salziges verzehren würden.

Ein alternatives Frühstück war ein Müsli aus Getreideflocken mit fruchtsäurearmen Früchten und Milch oder Vollkornbrote mit Butter und Honig, etwas Käse oder irgendwelchen biologischen süßen Aufstrichen (Nuss-Nougat-Cremes mit Vollrohrzucker, fruchtsäurearme Marmeladen, Zuckerrübensirup etc.) und eventuell einer Tasse Milch oder Kakao, der selbstverständlich mit Vollrohrzucker gesüßt war. Ansonsten aßen sie überwiegend dieselbe Nahrung wie wir und wir ernährten uns ausschließlich nach der ersten, zweiten oder dritten Trennkoststufe mit vollwertigen, biologischen und vegetarischen Lebensmitteln.

Das Obst für die Müslis oder Nussmahlzeiten bestand allerdings hin und wieder auch aus Trockenfrüchten, die wir über Nacht eingeweicht hatten. Die Getreideflocken wurden so durch die süßen Aprikosen, Rosinen, Feigen oder Datteln zusammen mit ein wenig Milch oder Sahne zu einer schmackhaften Mahlzeit. Ihr seht, wir haben immer versucht, die wichtigsten Trennkostregeln einzuhalten. Als die Kinder größer wurden, war das natürlich nicht mehr möglich. Jedoch vermieden sie in der Regel von ganz allein die gröbsten Kombinationsfehler."

„Haben denn Großvater Jonas und Onkel Manuel niemals Fleisch, Fisch oder Eier gegessen? Und wie hast du generell zu diesen Nahrungsmitteln in der Baby- oder Kinderernährung gestanden?"

Mit dieser Frage schneidet Jonathan ein zentrales Thema der Ernährungsdiskussionen an, das in den letzten Jahrzehnten noch heiß umstritten war.

„Doch, beide Kinder haben, als sie älter wurden, auch Fleisch, Wurst und Eier bekommen. Allerdings achteten wir immer darauf, dass es möglichst biologisch erzeugte Produkte waren. Fisch mochte hingegen eigentlich nur Jonas. Da wir ja lange Zeit die einzigen Vegetarier in unserer Familie waren und auch nur die wenigsten Mitschüler und Freunde von Manuel und Jonas vegetarisch ernährt wurden, wollten sie natürlich wissen, wie Fleisch oder Fisch schmecken. Außerdem wollten wir sie nicht zum Vegetarismus zwingen. Dennoch haben wir sie schon in jungen Jahren aufgeklärt, um was es sich bei Wurst und Fleisch handelt, denn den wenigsten kleinen Kindern ist bewusst, was sie da vor sich auf dem Teller liegen haben – woher auch!

In einigen Kuchen verwandte Jutta relativ häufig ein oder zwei Eier als Bindemittel. Die Menge der Eier berechnete sie jedoch immer so knapp, dass der Kuchen gerade noch zusammenhielt, denn zu viele Eier in einem Vollkornkuchen machen aus ihm eine relativ schwer verdauliche Angelegenheit. Ebenfalls schwerer verdaulich wird ein

Kuchen aber auch durch zu viel Fett, das sich beim Backen mit dem Mehl verbindet und für die Verdauungssäfte dadurch schlechter angreifbar ist.

Den zweiten Teil deiner Frage kann ich schnell beantworten: Fleisch, Fisch und Eier gehören nach meiner Ansicht nicht in die Babyernährung. Wenn das Fleisch schon kein ideales Nahrungsmittel für Erwachsene darstellt, so ist es das erst recht nicht für Babys! Die wenigsten Kinder sind übrigens von sich aus ausgeprägte Fleischesser. Die große Bedeutung des Fleisches in der Ernährung der Menschen wurde den meisten Kindern in der alten Zeit daher anerzogen."

Anna-Maria und Jonathan schauen mich ein wenig nachdenklich an. Vermutlich sind sie erstaunt über Juttas und meine Toleranz, die wir der Ernährung mit Fleisch damals entgegengebracht haben; denn diese ist in unserer Familie heute eher eine Seltenheit geworden, so dass die beiden Geschwister daher noch nie Fleisch gegessen haben und es vermutlich auch nie tun werden.

Impfungen und Fluoreinnahme – zwei umstrittene Themen

Ich frage sie, ob sie etwas trinken möchten, und gehe daraufhin in die Küche, um eine Flasche Saft und einen Krug mit Wasser zu holen. Anna-Maria ist mir hinterhergelaufen und trägt die Gläser ins Wohnzimmer. Nachdem wir es uns wieder bequem gemacht und erst einmal unseren Durst gelöscht haben, setzen wir unser Gespräch fort. Schließlich kommen wir auf die medizinische Versorgung von Kindern zu sprechen und bleiben bei dem Thema Impfungen hängen.

„Würdest du die **Impfungen** nun als sinnvoll oder eher als schädlich einstufen?"

„Diese Frage ist wirklich sehr schwer zu beantworten, Jonathan. Im Prinzip erfüllen sie ja schon einen Sinn, auch wenn das Risiko von zum Teil massiven Nebenwirkungen sowie eines Impfschadens oder einer nachhaltigen Schwächung beziehungsweise ‚Blockade' des Immunsystems immer vorhanden ist *(siehe Kapitel 16)*. Außerdem kann man aber auch genau die Krankheit, gegen die man geimpft wird, entweder in einer abgeschwächten Form oder in einer extremeren Variante bekommen und möglicherweise sogar daran sterben. Das betrifft zum Beispiel die Pockenschutzimpfung, bei der laut WHO (Welt-Gesundheits-Organisation) und der Hersteller der Impfstoffe ein bis zwei Personen von einer Million Geimpften an Pocken oder den Folgen der sekundär auftretenden Krankheiten sterben. Daneben gibt es natürlich auch die Möglichkeit, dass eine Impfung den beabsichtigten Impfschutz gar nicht bewirkt. Wie dem auch sei, Jutta und ich standen den Impfungen immer äußerst skeptisch gegenüber, weshalb wir uns selbst und unsere Kinder nicht impfen ließen. Jutta und ich sind davon überzeugt, dass ein gesundes Immunsystem die beste ‚Lebensversicherung' darstellt, die uns keine Impfung garantieren kann. Falls unsere Kinder dann an einer klassischen Kinderkrankheit erkrankten, haben wir immer auf die Naturmedizin, die unsere Selbstheilungskräfte unterstützt und aktiviert, vertraut. Jedoch haben wir diese Verantwortung niemals für andere Menschen außerhalb der eigenen Familie übernommen. Unsere Patienten haben wir daher immer nur über die Risiken und möglichen Nebenwirkungen von Impfungen aufgeklärt; es wurden ja auch einige Bücher darüber geschrieben *(siehe Literaturverzeichnis)*. Entscheiden mussten sie sich jedoch selbst. Die meisten entschieden sich dann für einen Kompromiss, bei dem man die Kinder und sich selbst nur gegen die gefährlichsten Infektionskrankheiten impfen ließ, und das sind Kinderlähmung (Poliomyelitis), Diphterie, Wundstarr-krampf (Tetanus) und in bestimmten gefährdeten Regionen eventuell noch die so genannte FSME (Frühsommer-Meningoenzephalitis), die durch Zecken übertragen werden kann. **Grundsätzlich empfahlen wir jedoch immer, die Impfungen möglichst einzeln und in einem Abstand von mindestens vier bis sechs Wochen vornehmen zu lassen** *(siehe auch Kapitel 16)*.

Ein ebenso brisantes Thema war damals übrigens die orale **Fluoreinnahme**, die man vor allem Babys und kleinen Kindern empfohlen hatte, und die Trinkwasser-fluoridierung in verschiedenen Regionen einiger Länder, wodurch angeblich der Zahnschmelz härter werden sollte und man damit der Kariesentstehung vorbeugen wollte. So wie in vielen Bereichen der damaligen Medizin, versuchte man mit dieser Therapie ein Symptom zu bekämpfen, ohne dass jedoch genügend getan wurde, um die Ursachen zu beseitigen. Die wahren Ursachen der Karies sind nämlich nur äußerst selten ein Fluormangel im Zahnschmelz, sondern fast immer ein saurer be-ziehungsweise ungesunder Mundspeichel, in dem sich dann einige Karies auslösende Keime, wie Milchsäurebakterien, bestimmte Streptokokken und sogar Candidapilze, vermehren können, und natürlich der häufige Verzehr von zu süßen Nahrungsmitteln, allen voran der raffinierte Zucker, der den Körper und unseren Speichel ja zugleich am meisten übersäuert *(siehe auch die Kapitel 8, 9 und 21)*.

Auch wenn die lokalen Fluorbehandlungen der Zähne in einigen Fällen durchaus einen Sinn und Zweck erfüllen können, so stand ich der oralen Verabreichung der anorganischen Fluorsalze in Form von Tabletten oder im Trinkwasser eher ablehnend gegenüber, da es sich bei diesen Verbindungen grundsätzlich um sehr giftige Substan-zen handelt. Unser Körper war ja schon mehr als genug mit Giften und Chemikalien belastet. Bei den anorganischen Fluorsalzen handelt es sich nämlich unter anderem um starke Enzymhemmer, wodurch alle Stoffwechselvorgänge verschlechtert werden und die daher direkt oder indirekt mit allen möglichen Krankheiten und Symptomen in Verbindung stehen können.

Der ausschließlichen Verabreichung von möglichst natürlichem Vitamin D zur Rachitisprophylaxe bei Babys, Kindern und Erwachsenen vor allem in den lichtarmen Wintermonaten stand ich hingegen in den meisten Fällen immer offen gegenüber. In der Regel reicht es in solchen Fällen sowohl für Erwachsene als auch für Kinder und Babys völlig aus, zweimal wöchentlich 400 I. E. (Internationale Einheiten) natürliches Vitamin D aus Fischleberöl einzunehmen *(Bezugsquellen auf unserer Homepage, siehe Schlusswort)*.

Ganz abgesehen davon kommt das ungiftige, organisch gebundene Fluor in allen natürlichen Lebensmitteln vor, vor allem jedoch im Vollkorngetreide. Wer sich daher gesund und vollwertig ernährt, wird immer genügend Fluor aufnehmen. Nicht zuletzt wird die Härte des Zahnschmelzes ja nicht nur vom Fluor allein bestimmt, sondern auch vom Kalziumphosphat, dem Hauptbestandteil des Zahnschmelzes."

„Was habt ihr doch damals in einer komplizierten Zeit gelebt!" stöhnt Anna-Maria. „Wie sollte sich ein normaler Mensch da noch auskennen!?"

„Da hast du völlig Recht, Anna-Maria! Dennoch gibt es eine Möglichkeit, die jeder Mensch als Leitfaden für sich benutzen kann, um der Wahrheit auf die Spur zu kommen – und diese Möglichkeit ist der Weg des Natürlichen. Denn alles, was unnatürlich ist und nicht von Anfang an ein Teil der Natur war oder den Naturgesetzen entspricht, hat in der Regel immer Nebenwirkungen auf das Leben und daher auch auf uns Menschen. Sicherlich müssen wir auch heute noch gewisse Kompromisse akzeptieren; jedoch gehen alle Forschungen in der heutigen Zeit zumindest in die Richtung, dass man nur noch diejenigen Substanzen, Methoden und Technologien einsetzt, die entweder ein Teil der Natur sind oder zumindest den Naturgesetzen nicht widersprechen und daher der Natur und dem Leben nicht schaden."

Anna-Maria, Jonathan und ich sitzen noch eine Zeit lang zusammen und die beiden hören mir gespannt zu, während ich ihnen noch so manches aus unserer Vergangenheit erzähle. Schließlich unterhalten wir uns auch über das Leben und die Lehre von Jesus. Da die beiden regelrecht ergriffen von diesem Thema sind, verabreden wir uns für den nächsten Nachmittag, wo wir dieses Gespräch fortsetzen wollen und ich ihnen erzählen werde, dass auch Jesus schon vor über 2.000 Jahren gewusst hatte, wie man sich optimal ernähren kann.

KAPITEL 23

„Leben kommt nur vom Leben!"

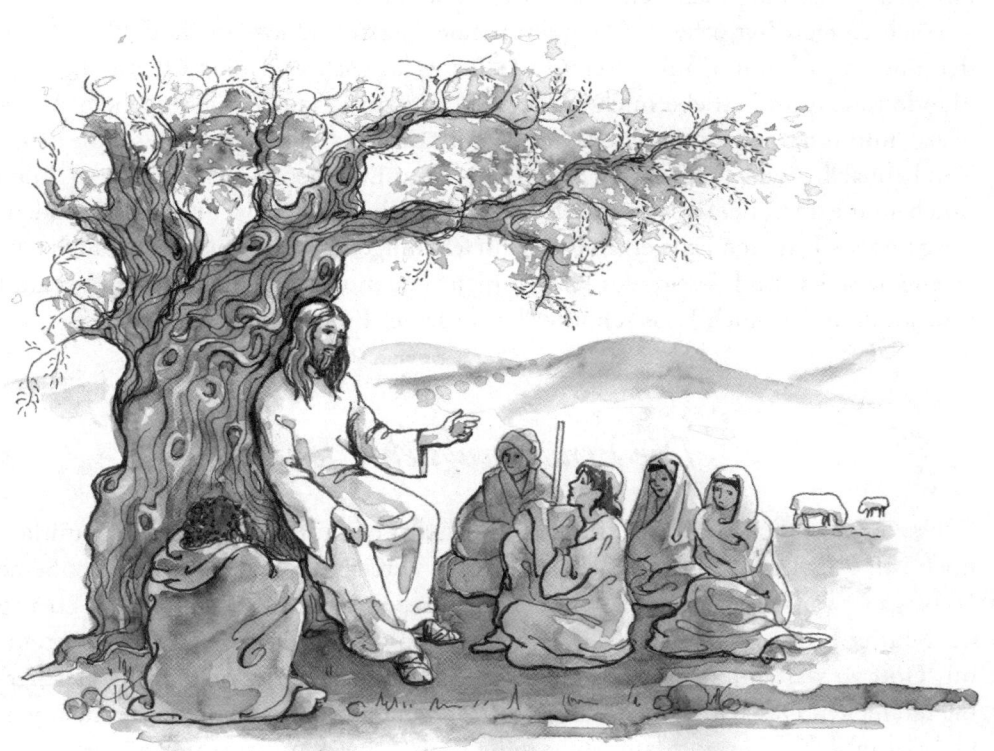

Jesus lehrte die Wahrheit über die optimale Ernährung des Menschen

„*Leben kommt nur vom Leben!*"

Ich schließe meine Augen und konzentriere mich auf die Hände, die ich sanft auf die Erde lege. Ich fühle, wie der Pulsschlag ihres Lebens in meinen Körper aufsteigt, und ihre Stimme beginnt zu mir zu sprechen. Sie spricht jedoch nicht in Worten, sondern einfach durch ihr Sein. Die Erde lebt und ihr Körper möchte uns ernähren, ihre Seele möchte Musik in unseren Ohren sein und ihr Geist will sich mit dem unseren vereinen. Meine Hände graben sich tief in sie hinein. Kühl und feucht ist sie als Lebensspenderin, Ruhe und Geduld bestimmen ihren Charakter und voller Kraft und Vertrauen erfüllt sie mein Herz. Immer tiefer lasse ich mich fallen und tauche ein in ein unendliches Meer aus Liebe, in dem sich Geist und Materie vereinen. Es gibt keine Trennung mehr. Gott ist überall und alles!

Nach einiger Zeit öffne ich langsam meine Augen und löse mich allmählich aus der inneren Verbindung mit unserer Erde. Dabei lasse ich sie dankerfüllt durch meine Hände rieseln und erhebe mich schließlich, um zum Haus zurückzugehen. Anna-Maria und Jonathan sitzen bereits auf der Terrasse und scheinen mich schon einige Zeit beobachtet zu haben. Nachdem wir uns begrüßt haben, setze ich mich zu ihnen und beginne unser heutiges Gespräch damit, dass ich ihnen ein wenig über die Bedeutung unseres Planeten Erde erzähle, der ein lebendiger Organismus ist und auch eine eigene Seele hat und dass dieses Wissen nicht nur in vielen alten Kulturen bekannt war, sondern dass auch Jesus schon während seines Erdenlebens davon wusste.

Die Ernährungslehre Jesu

„Wisst ihr eigentlich, dass Jesus ein ausgesprochener Naturliebhaber war und natürlich noch ist!? – Er lebte so bewusst, dass er keinen Bereich des Lebens ausschloss. Seine Liebe galt zwar vor allem dem Schöpfer allen Lebens, jedoch schenkte er sie ebenso der Mutter Erde, ohne die das physische Leben nicht möglich wäre. Um völlig eins mit Gott zu werden, müssen wir alle Erscheinungsformen der Schöpfung gleichermaßen lieben. Das geht jedoch nur, wenn wir keine Bewertungen mehr vornehmen. Gott kann sich daher nur dann vollständig in und durch uns ausdrücken, wenn wir zwischen nichts und niemandem mehr unterscheiden und für alles dieselbe Liebe empfinden. Das ist die eigentliche Lehre Jesu!

Jesus lehrte aber auch ganz praktische Dinge des täglichen Lebens. Ich erzählte euch ja bereits gestern, dass Jesus sogar genaue Ernährungsempfehlungen gegeben hat. Ich werde euch dazu einen Abschnitt aus einem Buch vorlesen, das ich vor ungefähr 75 Jahren[100] zum ersten Mal in die Hände bekam. Damals befand ich mich jedoch noch ganz am Anfang meiner Forschungs- und Entdeckungsreise in die Geheimnisse unserer Nahrung, weshalb ich die tiefe Weisheit und das Wissen, das aus diesen Aufzeichnungen hervorgeht, erst viele Jahre später verstehen und nachvollziehen konnte.

Das Buch heißt ‚Heliand – Evangelium des vollkommenen Lebens‘ von Edmond Székely. Die vollständige Originalausgabe erschien unter dem Titel ‚Das Friedense-vangelium der Essener‘ *(siehe Literaturverzeichnis)*. Dabei handelt es sich um einen Auszug eines Evangeliums, das angeblich von Jesu Jünger Johannes stammt, so wie es der Autor im Vorwort einer englischen Fassung behauptet. Ursprünglich hatte der ungarische Professor, Arzt und Wahrheitssucher Dr. Edmond Bordeaux Székely in der Königlichen Bibliothek der Habsburger in Wien dieses Evangelium in altslawischer Sprache gefunden. Er schrieb den Inhalt ab und übersetzte ihn teilweise ins Englische, damit möglichst viele Menschen diese Wahrheiten erfahren konnten. Später hatte er jedoch Gelegenheit, in der Bibliothek des Vatikans in Rom festzustellen, dass der altslawische Text eine wörtliche Übersetzung einer dort aufbewahrten Handschrift in aramäischer Sprache war. Da Jesu Muttersprache ebenfalls Aramäisch war, wird damit zumindest die Authentizität dieses Evangeliums unterstrichen.“

Ich schlage das Buch auf und beginne zu lesen:

„Und Jesus sprach weiter: ‚Gott gebot euren Vorvätern: „Du sollst nicht töten.“ Doch ihre Herzen waren hart und sie töteten. Da wünschte Moses, dass sie (die Menschen) zumindest keine Menschen töten sollten, und er erlaubte ihnen, Tiere zu töten. Doch da wurden die Herzen eurer Vorväter noch härter und sie töteten Menschen ebenso wie Tiere. Ich aber sage euch: Tötet weder Menschen noch Tiere, ja nicht einmal die Nahrung, die ihr in euren Mund führt. Denn esst ihr lebende Nahrung, so wird sie euch beleben; doch tötet ihr eure Nahrung, so wird die tote Nahrung auch euch töten. Denn Leben kommt nur vom Leben und vom Tod kommt immer nur Tod. Denn alles, was eure Nahrung tötet, tötet auch eure Leiber. Und alles, was eure Leiber tötet, tötet auch eure Seelen. Und eure Leiber werden, was eure Nahrung ist, gleich wie euer Geist wird, was eure Gedanken sind. Esst daher nichts, was durch Feuer, Frost oder Wasser zerstört wurde. Denn erhitzte, erstarrte und faule Nährstoffe werden auch euren Leib erhitzen und zur Erstarrung und Fäulnis bringen. Seid nicht wie der dumme Bauer, der gekochte, gefrorene und gefaulte Saat in seine Äcker säte. Und als der Herbst kam, da trugen seine Felder nichts. Und groß war seine Not. Seid vielmehr wie jener Bauer, der lebendige Saat in seinen Acker säte

---

100) Die fiktiven Gespräche mit Anna-Maria und Jonathan finden im Jahre 2055 statt.

und dessen Acker lebendige Weizenähren trug, hundertfach in der Zahl der gesäten Körner. Denn ich sage euch wahrlich, lebet nur durch das Feuer des Lebens und bereitet eure Nahrung nicht mit dem Feuer des Todes, das eure Nahrung, euren Leib und eure Seele tötet.'

,Meister, wo ist das Feuer des Lebens?' fragten einige.

,In euch, in eurem Blute und in euren Leibern.'

,Und das Feuer des Todes?' fragten andere.

,Es ist das Feuer, das außerhalb eures Leibes brennt und das heißer ist als euer Blut. Mit diesem Todesfeuer kocht ihr eure Nahrung in euren Heimen und auf euren Feldern. Ich sage euch wahrlich, es ist das gleiche Feuer, das eure Nahrung und eure Leiber zerstört, gleich wie das Feuer der Bosheit eure Gedanken wie auch euren Geist verwüstet. Denn euer Leib ist, was ihr esst, und euer Geist ist, was ihr denkt. Esst daher nichts, das durch ein stärkeres Feuer als das Feuer des Lebens getötet wurde. Bereitet und esst daher alle Früchte der Bäume und alle Kräuter des Feldes und alle Milch von Tieren, soweit sie sich zur Ernährung eignen. Denn sie alle werden durch das Feuer des Lebens genährt und gereift; alle sind Gaben der Engel unserer Erdenmutter. Esst dagegen nichts, dem erst das Feuer des Todes Geschmack verleiht, denn solches ist von Satan.'

,Wie sollen wir denn unser täglich Brot ohne Feuer bereiten?' fragten einige in großem Erstaunen.

,Lasst die Engel Gottes euer Brot bereiten. Befeuchtet euren Weizen, damit der Wasserengel in ihn trete. Dann setzt ihn der Luft aus, damit auch der Luftengel ihn umarme. Und lasst ihn vom Morgen bis zum Abend in der Sonne stehen, damit der Sonnenengel in ihn herabsteige. Und der Segen der drei Engel wird bald den Lebenskeim in eurem Weizen zum Sprießen bringen. Zerquetscht nun eure Körner und macht dünne Waffeln (Oblaten), wie eure Vorväter getan, als sie aus Ägypten, dem Hause der Knechtschaft, auszogen. Legt bei Sonnenaufgang diese Oblaten wieder in die Sonne und wenn sie am höchsten steht, so wendet die Teigscheiben, damit auch die untere Seite vom Sonnenengel umarmt werden kann. Bei Sonnenuntergang ist euer Brot gebacken. Denn die Engel des Wassers, der Luft und der Sonne haben den Weizen auf dem Felde genährt und gereift, und ebenso müssen auch sie euer Brot bereiten. Und die gleiche Sonne, die mit dem Lebensfeuer den Weizen wachsen und reifen machte, muss auch euer Brot mit dem gleichen Feuer backen. Denn das Feuer der Sonne gibt dem Weizen, dem Brot und dem Leib das Leben. Doch das Feuer des Todes tötet den Weizen, das Brot und den Leib. Und die lebendigen Engel des lebendigen Gottes dienen nur lebendigen Menschen. Denn Gott ist der Gott der Lebenden und nicht der Gott der Toten.

So esset immer vom Tische Gottes: die Früchte der Bäume, die Körner und Kräuter der Felder, die Milch der Tiere und den Honig der Biene. Denn alles, was darüber hinausgeht, ist von Satan, und es führt über Sünden und Krankheit zum Tode. Die Nahrung dagegen, die ihr von der reichen Tafel Gottes esst, gibt eurem Leibe Kraft und Jugend, und Krankheit wird euch fern bleiben. Denn die Tafel Gottes speiste den alten **Methusalem**, und ich sage euch wahrlich, lebt ihr so, wie er lebte, so wird der Gott der Lebenden auch euch, wie ihm, ein langes Erdenleben schenken. Denn wahrlich, ich sage euch, der Gott der Lebenden ist reicher als die Reichen dieser Erde und seine übervolle Tafel ist reicher als die reichsten Festgelage aller Reichen dieser Welt. Esst daher all euer Leben lang am Tische unserer Erdenmutter und nie werdet ihr Not zu leiden haben. Und esst ihr an ihrem Tische, so esst alle Dinge so, wie sie sich auf dem Tische der Erdenmutter vorfinden. Kochet sie nicht, noch mischt sie miteinander, damit eure Eingeweide nicht dampfende Sümpfe werden. Denn ich sage euch wahrlich, dies ist in den Augen des Herrn ein Greuel.

Und seid nicht wie der gierige Knecht, der am Tische seines Herrn immer auch das aufaß, was den anderen gehörte. Alles verschlang er in seiner Unersättlichkeit durcheinander. Als der Herr das sah, wurde er böse und jagte ihn vom Tische. Als nun alle ihr Mahl beendet hatten, mischte er alles, was auf der Tafel übrig geblieben war, zusammen, rief den gierigen Knecht zu sich und sagte: „Nimm und iss nun alles mit den Schweinen; denn dort ist dein Platz und nicht an meinem Tische."

Gebt daher acht und beschmutzt den Tempel eures Leibes nicht mit Greueln aller Art. Seid mit zwei oder drei Speisen, die ihr auf dem Tische eurer Erdenmutter immer finden werdet, zufrieden.

Und lasst euch nicht gelüsten, alles zu verschlingen, was ihr rund um euch sehen könnt. Denn ich sage euch wahrlich, mischt ihr in eurem Leibe vielerlei Speisen, so geht der Frieden eures Leibes verloren und ein endloser Krieg beginnt in euch zu wüten. Und der Leib wird zerstört, gleich wie Heime und Reiche sich zerstören, sobald sie sich entzweien. Denn euer Gott ist der Gott des Friedens und nie hilft er bei Entzweiungen. Weckt daher nie den Zorn Gottes gegen euch, damit er euch nie von seinem Tische jage und ihr gezwungen seid, an Satans Tisch zu gehen, wo das Feuer der Sünden, der Krankheiten und des Todes euren Leib verderben wird.

Und wenn ihr esst, füllt euch nie ganz. Flieht Satans Versuchungen und lauscht der Stimme von Gottes Engeln. Denn Satan und seine Macht verlocken euch, immer mehr zu essen. Lebet daher im Geiste und widerstehet den Begierden des Leibes. Und immer erfreut euer Fasten die Engel Gottes. So gebt acht, wie viel ihr esst, bis ihr ganz satt seid, und dann esst immer ein Drittel weniger.

Das Gewicht eurer täglichen Nahrung sei nicht weniger als ein Mina (rund ½ kg), soll jedoch nicht über zwei Mina gehen. Dann werden euch die Engel Gottes immer dienen und ihr werdet nie in die Knechtschaft Satans und seiner Krankheiten fallen. Stört das Werk der Engel in eurem Leibe nicht durch häufiges Essen. Denn ich sage euch wahrlich, wer mehr als zweimal isst, dient Satans Werk. Und die Engel Gottes

verlassen seinen Leib und bald wird Satan von ihm Besitz ergreifen. Esst nur, wenn
die Sonne am höchsten steht und dann wieder, wenn sie untergegangen ist. Und nie
werdet ihr krank werden; denn solches Tun ist Gott wohlgefällig. Esst nur, wenn die
Tafel Gottes vor euch bereitet ist, und esst nur, was ihr auf ihr findet. Denn ich sage
euch wahrlich, Gott weiß, was euer Leib braucht und wann er es braucht.

Von Beginn des Monats Jiar an esst Gerste, vom Monat Sivan an esst Weizen, die
Frucht des vollkommensten aller samentragenden Gräser. Und lasst euer täglich Brot
aus Weizen bestehen, damit der Herr sich eures Leibes annimmt. Von Tammuz an esst
die saure Weintraube, damit euer Leib abnehme und Satan aus ihm entweiche. Im
Monat Elul sammelt die Trauben und trinkt ihren Saft. Sammelt im Monat Marchesh-
van die süßen Weintrauben, gesüßt und getrocknet durch den Sonnenengel, damit
sie euren Leib wieder zunehmen machen; denn die Engel des Herrn wohnen in ihm.
Esst in den Monaten Ab und Shebab saftige Feigen und was übrig bleibt, lasst den
Sonnenengel für euch haltbar machen. Esst sie mit dem Kern der Mandeln in all den
Monaten, da die Bäume keine Früchte tragen. Im Monat Theber esst die Kräuter, die
nach der Regenzeit kommen, damit euer Blut von all euren Sünden reingewaschen
werde. Und im gleichen Monat beginnt auch die Milch eurer Tiere zu trinken; denn
der Herr gab die Kräuter und Gräser der Felder allen milchgebenden Tieren, damit
ihre Milch den Menschen nähre. Denn ich sage euch wahrlich, selig sind jene, die nur
am Tische Gottes essen und alle Greuel Satans meiden. Esst keine unreinen Speisen,
die aus fernen Ländern kommen, sondern esst die Früchte eurer Bäume. Denn euer
Gott weiß wohl, was ihr braucht und von wo und wann. Und er gibt allen Völkern
aller Reiche als Nahrung, was für sie am besten ist. Esst nicht wie die Wilden, die in
Hast sich vollstopfen und ihren Leib mit Greueln aller Art beschmutzen.

Denn die Kraft der Engel Gottes tritt mit der lebendigen Nahrung, die euch der
Herr von seinem königlichen Tische reicht, in euch. Und wenn ihr esst, so habt über
euch den Luftengel und unter euch den Wasserengel. Atmet während des ganzen
Mahles lang und tief, damit der Luftengel es segnen möge. Und kauet die Speise
gut mit euren Zähnen, damit sie zu Wasser werde und der Wasserengel sie in eurem
Leibe in Blut verwandeln kann. Und esst langsam, als wäre es ein Gebet zu Gott.
Denn ich sage euch wahrlich, wer in dieser Art an Gottes Tafel isst, in den tritt Gottes
Kraft ein ...'"

Altes Wissen neu entdeckt

Die beiden Jugendlichen schauen mich mit großen Augen an und dann platzt es aus Anna-Maria heraus:

„Das kommt mir ja ausgesprochen bekannt vor, was Jesus lehrte!"

„Seht ihr, ich habe euch doch gesagt, es gibt selten wirklich neue Dinge auf der Welt. Oft gerät uraltes Wissen in Vergessenheit, bis es eines Tages wiederentdeckt wird. Rein oberflächlich betrachtet scheint es dann neu zu sein, weil es in einem anderen Gewand erscheint und vielleicht eine andere Sprache spricht. Jedoch ist es dasselbe uralte Wissen!"

„Jesus sprach genauso wie du davon, dass nur die lebendige, unerhitzte Nahrung den Körper und die Seele ideal ernährt und dass erhitzte Nahrungsmittel uns schwächen und krank machen können. Ist es nicht erstaunlich, dass Jesus ebenfalls das ange-keimte Getreide empfahl? Und da auch die Vorväter Israels diese Nahrung gegessen haben, muss es sich um eine wirklich uralte Ernährungsweise handeln. Er sagte, dass die menschliche Nahrung nur aus den Früchten der Bäume, den Körnern und Kräutern des Feldes, der Milch der Tiere und dem Honig der Biene bestehen sollte. Darunter würden dann alle Früchte, Nüsse und Ölsamen, alle Getreidesorten und getreideähnlichen Samen, Milch und Honig fallen. Ja, und für den Begriff ‚Kräuter' können wir doch bestimmt auch ‚Gemüse' einsetzen, oder?"

„Im gewissen Sinne schon, Anna-Maria. Ihr müsst jedoch bedenken, dass es vor 2.000 Jahren wesentlich weniger Gemüsesorten gab als heute. Die vielen Kohlsorten zum Beispiel, die es heute gibt, wurden erst viele Jahrhunderte später aus einer Urkohl-sorte gezüchtet. Ebenso verhält es sich mit den vielen Salatsorten. Außerdem kannten und aßen die meisten Menschen nur das Gemüse der jeweiligen Region. Erst in den letzten Jahrhunderten brachten die Weltreisenden hin und wieder Gemüse aus anderen Ländern mit. So wurden die Kartoffeln vor ungefähr 500 Jahren aus Südamerika nach Europa geschifft und dienten anfangs als Nahrung der Armen. Ich persönlich glaube daher, dass mit dem Begriff ‚Kräuter' auch Wildkräuter gemeint sind."

„Jesus spricht ja sogar die Trennkost an! So empfiehlt er, in den verschiedenen Monaten nur bestimmte Getreidesorten, Früchte, Milch oder getrocknete Feigen mit Mandeln zu essen. Meinte Jesus damit, dass wir die ganze Zeit immer nur dasselbe essen sollten? – Auf der anderen Seite sagte er doch auch, dass wir nicht mehr als zwei bis drei Lebensmittel pro Mahlzeit mischen sollen, um nicht den Frieden in unserem Körper zu stören. Daraus kann man doch schließen, dass man generell mehr als ein Lebensmittel pro Mahlzeit essen kann?"

Ich überlege kurz, wie ich Jonathans Frage eindeutig beantworten kann, da sich die Aussagen Jesu ja scheinbar widersprechen. Schließlich habe ich jedoch die richtigen Worten gefunden:

„Nein, Jonathan! Bei diesen monatsbezogenen Zuordnungen der verschiedenen Lebensmittel handelt es sich nach meiner Ansicht eher um einzelne Grundnahrungsmittel, die Jesus in der Region, in der er damals lebte, schwerpunktmäßig zu essen empfahl. Ihr müsst bedenken, dass Jesus diese Ernährungslehre nicht selbst aufgeschrieben hatte, so dass von ihr nur die Essenz überliefert wurde, mit der heute jedoch kaum jemand etwas anfangen kann, da das gesamte Hintergrundwissen und die praktischen Anleitungen dazu fehlen. Wenn man die höchsten Ebenen der dritten Trennkoststufe kennt, handelt es sich keinesfalls mehr um einen Widerspruch.

Tatsächlich ist es nun so, dass die optimalen Lebensmittelkombinationen der höchsten Ebene der dritten Trennkoststufe aus ganz bestimmten Nuss- und Ölsamensorten mit einer Fruchtsorte, wie zum Beispiel Mandeln mit Feigen, oder auch nur aus einer Fruchtsorte sowie aus einer Sorte angekeimtem, sonnengetrockneten Getreide mit kaltgepresstem, sortenreinen Olivenöl bestehen. Darüber hinaus gibt es noch eine weitere, recht mystische Kombination, die aus roher Tiermilch mit etwas Honig besteht. Bei diesen optimalen Lebensmittelkombinationen handelt es sich also immer um zwei verschiedene Lebensmittel, mit Ausnahme der für sich allein gegessenen Fruchtsorten. Zählen wir jetzt noch das Wasser als drittes Lebensmittel dazu, kommen wir auf maximal drei Lebensmittel pro Mahlzeit.

Wenn man nun ausschließlich eine dieser Lebensmittelkombinationen zwei- bis dreimal täglich zu sich nimmt – optimal sind aus einem bestimmten Grund tatsächlich nur zwei Mahlzeiten pro Tag –, und darüber hinaus nur mineralarmes Wasser trinkt, entsteht eine enorme Harmonie und seelisch-geistige Kraft im Körper – vorausgesetzt man entgiftet durch diese Ernährungsweise nicht mehr. Diese Harmonie und seelisch-geistige Kraft ist absolut vergleichbar mit der geistigen Klarheit und den Hochgefühlen, die man während einer Fastenkur haben kann. Die Yin-Yang-Energien *(siehe Kapitel 13)* und die Kapha-, Pitta- und Vata-Energien (= Doshas, *siehe Kapitel 15)* spielen bei dieser Ernährungsweise übrigens nur noch eine untergeordnete Rolle, da hierbei ganz bestimmte Phänomene auftreten, wodurch der Körper trotz ‚einseitiger‘ Ernährungsweise einerseits von allen Giften und Schlacken befreit wird und andererseits auch ein Ausgleich der drei Doshas stattfindet *(ausführlich erklärt im Folgebuch von „Gesund und allergiefrei“).*

Wer nun das Ziel hat, sich so ernähren zu wollen, kann dies keinesfalls von heute auf morgen tun, da das Blut und die Ausscheidungsorgane sonst in den dadurch mobilisierten Giften und Schlacken regelrecht ‚ersticken‘ würden. Es ist daher absolut notwendig, den Körper und die Seele ganz langsam an die höheren Energieebenen der dritten Trennkoststufe zu gewöhnen. In der Regel braucht man dafür je nach der individuellen körperlichen und seelischen Ausgangssituation einige Jahre. Nur ganz wenige Menschen schaffen diese Anpassung in mehreren Monaten. Zum Glück hatte ich um die Jahrtausendwende einige Zwischenstufen entdeckt, mit denen man sich

Schritt für Schritt dieser Ernährungsweise annähern kann. In der alten Zeit waren diese Zwischenstufen jedoch auch deshalb so wichtig, weil sich aus verschiedenen Gründen damals kaum jemand so optimal ernähren konnte, wie ich es euch eben beschrieben habe. Wenn ihr euch eines Tages so ernähren möchtet, benötigt ihr für die fehlerfreie Umsetzung noch eine Menge Hintergrundwissen, ohne das ihr euch sonst mehr oder weniger stark schaden könntet."

WICHTIGER HINWEIS

Bitte machen Sie mit den hier gegebenen Hinweisen zu den höheren Ebenen der dritten Trennkoststufe keine Selbstversuche! Um diese Ernährungsweise richtig anwenden zu können, müssen Sie neben den verschiedenen Zwischenstufen und den speziellen Nuss- beziehungsweise Ölsamen-Frucht-Kombinationen auch noch einige wichtige Voraussetzungen und Bedingungen kennen, von denen ein paar besonders in der heutigen Zeit nur schwer einzuhalten sind. Dazu gehören zum Beispiel eine möglichst geringe Mobilfunkbelastung und Luftverschmutzung. Ausführlich wird dieses Thema im Folgebuch von „Gesund und allergiefrei" behandelt.

Wie alt kann der Mensch werden?

„Das hört sich ja ausgesprochen spannend an, was du uns da erzählst! Dass Jesus die Kombinationsregeln gekannt haben muss, geht ja eindeutig daraus hervor, dass er vor ungünstigen Mischungen gewarnt hat, die zur vermehrten Fäulnis und Gärung im Darm mit entsprechenden Folgesymptomen führen. Außerdem entsprechen alle direkt aufgeführten Ernährungsempfehlungen den Trennkostgedanken. Aber was meinte Jesus damit, dass man so alt werden kann wie Methusalem, wenn man sich so ernährt, wie er es empfahl?"

Jonathan schaut mich bei dieser Frage interessiert an und sein Blick verrät eine gespannte Neugier, die ich von mir selbst nur zu gut kannte. Diese Aussage Jesu hatte mich selbst nämlich so lange beschäftigt, bis ich sie nach vielen Jahren endlich beantworten konnte.

„**Methusalem** ist eine biblische Gestalt im ersten Buch Mose des Alten Testaments, die angeblich 969 Jahre alt geworden ist und dessen Enkel Noah war. Zur damaligen Zeit sollen jedoch alle Vorfahren und direkten Nachkommen Methusalems ein ähnlich hohes Alter erreicht haben. Erst seine späteren Nachkommen starben allmählich in immer jüngeren Jahren. Abraham wurde zum Beispiel nur noch 175 Jahre alt, und Moses soll schließlich im Alter von 120 Jahren gestorben sein.

Die meisten Wissenschaftler der alten Zeit hielten das hohe Alter von Methusalem oder Noah jedoch für unmöglich und glaubten, dass die Menschen damals eine andere Zeitrechnung hatten. Das ist aber nicht möglich, da sonst so manche biblische Frau ihre eigenen Kinder im Kindesalter geboren haben müsste und so mancher Vater in der damaligen Zeit noch nicht einmal im Pubertätsalter gewesen wäre. Außerdem gibt die Bibel genaue Auskunft darüber, wie das Alter der Nachkommen Methusalems immer mehr abnahm, bis die Menschen schließlich nur noch um die hundert Jahre alt wurden.

Gegen Ende des letzten Jahrhunderts änderte sich jedoch die allgemeine Lehrmeinung der Gerontologen, da sie aufgrund ihrer Forschungen immer mehr zu der Überzeugung kamen, dass der Mensch sogar älter als 130 oder 140 Jahre werden könne. Das Geheimnis besteht aber nicht in einer Verlängerung des Lebens alt gewordener Zellen, sondern in der Fähigkeit der Zellen, mit einem Alter von 20 bis 30 Jahren langsamer zu altern. Viele Wissenschaftler waren daher vor allem in den letzten hundert Jahren damit beschäftigt, die Ursachen des Alterns zu entschlüsseln, um dadurch Hinweise zu bekommen, wie man länger jung bleiben kann.

Aufgrund der zunehmenden Überbevölkerung und des verantwortungslosen Handelns vieler Menschen in der alten Zeit hätte die ‚Pille für die ewige Jugend' jedoch katastrophale Folgen gehabt. Zum Glück gibt es diese Pille nicht und es wird sie auch nie geben, da der Mensch nur durch eigene geistige und körperliche Bemühungen an den Punkt gelangen kann, dass er sich letztlich ausschließlich von rohen, pflanzlichen Lebensmitteln im Sinne der dritten Trennkoststufe ernähren kann. Das ist nämlich die wichtigste Grundvoraussetzung für das notwendige Stoffwechselgleichgewicht all unserer Körperzellen und kann nur durch rein geistige Anstrengungen oder bestimmte Yogaübungen teilweise oder ganz ersetzt werden. Es gehört also ein bestimmtes Bewusstsein dazu, um diesen Weg gehen zu können. Zwar hätten sich einige Menschen nach einer entsprechenden Entgiftungszeit auch vor 50 Jahren schon so ernähren können; aus verschiedenen Gründen war das jedoch nur den wenigsten möglich. Die meisten von ihnen mussten sich nämlich ganz bewusst erden, um in der damaligen Welt ihre Aufgaben erfüllen zu können. Sie waren daher mehr oder weniger dazu gezwungen, regelmäßig etwas ungesündere Nahrungsmittel zu essen *(siehe auch Kapitel 15)*. Außerdem waren die äußeren Bedingungen für ein biblisches Alter in den meisten Ländern in jener Zeit kaum gegeben. Aufgrund der extremen Umweltbelastungen konnte man nämlich nur ein annähernd optimales Stoffwechselgleichgewicht erreichen. Dennoch lohnte es sich natürlich auch damals schon, diesen Weg zumindest teilweise zu gehen, allein schon aus dem Grund, um gesund zu werden und den Körper von einem Großteil der Gifte und Schlacken zu befreien und freizuhalten.

Heute sieht die Situation dagegen ganz anders aus. Einerseits werden die Umweltbedingungen von Jahrzehnt zu Jahrzehnt immer besser und andererseits gibt es kaum noch einen Grund, sich besonders stark erden zu müssen."

Das Geheimnis des alten Methusalem

„Wir bleiben also grundsätzlich nur dann länger jung und altern langsamer, wenn sich unser Stoffwechsel im optimalen Gleichgewicht befindet, bei dem nicht nur alle Stoffwechselendprodukte, sondern auch alle giftigen Substanzen von außen 100-prozentig ausgeschieden werden?"

„Das ist völlig richtig, Anna-Maria. Um diesen Zustand jedoch zu erreichen, müssen wir die rohen Früchte, Nüsse und Samen nicht nur ideal kombinieren, sondern auch gründlich kauen. Aber auch die rohe Milch mit dem Honig sollte gut eingespeichelt werden. Wie ich euch schon sagte, werden dadurch alle Körperfunktionen optimal aktiviert. Dazu zählen die Stoffwechselkatalysatoren und alle anderen Körperenzyme natürlich ebenso wie die Verdauungsorgane, die Hormondrüsen und zum Teil sogar unsere Energiezentren (Chakras). Das größte Geheimnis dieser Ernährungsweise besteht jedoch darin, dass unser Körper durch sie in die Lage versetzt wird, neben Eiweiß (genauer: essentielle und nichtessentielle Aminosäuren) bestimmte Vitamine, Hormone und Elemente selbst zu bilden beziehungsweise zu transmutieren, die er sonst nicht oder mit zunehmendem Alter immer weniger herstellen kann. Dazu gehört zum Beispiel die verstärkte Produktion des Coenzyms Q_{10} in der Leber, das nicht nur als Radikalfänger bekannt ist *(siehe Kapitel 14, Seite 255 und Kapitel 20, Seite 439)*, sondern auch eine große Bedeutung für die Energieversorgung unserer Zellen hat und bei optimaler Versorgung die Leistungsfähigkeit aller Zellen auf dem Niveau eines gesunden Jugendlichen hält. Neben der Aktivierung aller Hormondrüsen, wodurch natürlich mit der Zeit alle Hormone wieder optimal gebildet werden, spielt letztendlich die Transmutation und Neubildung von Elementen eine bedeutende Rolle bei dieser Ernährungsweise.

Neu ist dieses Phänomen jedoch keinesfalls, da bereits im 19. Jahrhundert der wissenschaftliche Beweis erbracht wurde, dass Pflanzen nicht nur in der Lage sind, bestimmte Elemente in andere umzuwandeln, sondern dass sie sogar Materie erschaffen können. So veröffentlichte zum Beispiel im Jahre 1873 der Baron Albrecht von Herzeele seine Entdeckungen, nach denen Pflanzen die Fähigkeit zu besitzen scheinen, Kohlensäure in Magnesium, Magnesium in Kalzium, Kalzium in Phosphor, Phosphor in Schwefel und Stickstoff in Kalium umwandeln zu können. Aber auch im letzten Jahrhundert haben sich einige Forscher dieses Themas angenommen und kamen nach Tausenden von Analysen immer wieder zu demselben Ergebnis: Die Pflanzen sind perfekte Alchemisten! Der Anthroposoph Dr. Rudolf Hauschka konnte sogar nachweisen, dass Pflanzen nicht nur in der Lage sind, Materie zu erschaffen oder umzuwandeln, sondern dass sie Materie auch verschwinden lassen können. Dieses ‚Ätherisieren' der Materie, so wie er es nannte, unterliegt dabei einem regelrechten

Rhythmus zwischen Neubildung und Auflösung, der häufig sogar den Mondphasen entspricht[101].

Diese Ernährungsweise kann also auch den Körper des Menschen in die Lage versetzen, dass er fehlende Mineralstoffe entweder aus zugeführten Mineralien umwandelt oder sogar völlig neu bildet. Das betrifft neben dem Natriumchlorid, das ja in Früchten, Nüssen und Samen kaum enthalten ist, auch alle anderen Mengen- und Spurenelemente.

Mit ziemlich großer Sicherheit können wir mit dieser Ernährungsweise sogar die Vitamin-C-Bildung in der Leber anregen. Unter normalen Bedingungen ist der Mensch – ebenso wie die Menschenaffen, das Meerschweinchen und gewisse Vogel- und Fledermausarten – dazu nicht in der Lage, da er im Gegensatz zu den meisten übrigen Lebewesen, inklusive der Pflanzen, das dafür notwendige Enzym L-Gulonolacton-Oxidase nicht bilden kann. Im Grunde stellt der angeborene Vitamin-C-Mangel des Menschen daher eine ‚Enzymmangelkrankheit‘ dar. Inwieweit wir nun dieses Enzym – und damit das Vitamin C – mit Hilfe einer ausschließlichen oder überwiegenden Ernährungsweise im Sinne der dritten Trennkoststufe wieder selbst herstellen können, ist bis heute wissenschaftlich noch nicht bewiesen. Aufgrund meiner Forschungen müssten wir dazu jedoch in der Lage sein, so dass wir auch bei einer Vitamin-C-armen Ernährungsweise, die überwiegend aus rohen Nüssen und Ölsamen mit rohen, getrockneten Früchten oder aus rohem, angekeimten Getreide mit kaltgepresstem, sortenreinen Olivenöl besteht, mehr als ausreichend mit Vitamin C versorgt werden. Solange diesbezüglich jedoch noch kein analytischer Beweis vorliegt, empfehle ich aus Sicherheitsgründen dennoch, auf eine Vitamin-C-Zufuhr von mindestens 50 bis 100 mg pro Tag bei einer erwachsenen Person zu achten.

Ebenso bin ich mir ziemlich sicher, dass wir Menschen unter denselben Voraussetzungen grundsätzlich in der Lage sind, Vitamin D auch ohne die Sonnenlichtbestrahlung im Körper zu bilden. Auf jeden Fall benötigen wir jedoch bei einer Ernährungsweise mit überwiegend rohen, pflanzlichen Lebensmitteln weitaus geringere Vitamin-D-Mengen als bei einer Ernährungsweise mit erhitzten Nahrungsmitteln beziehungsweise bei der üblichen Mischkost *(siehe Kapitel 22)*. Außerdem scheint es bei dem natürlichen Vitamin D *(wird nur von wenigen Firmen in Deutschland angeboten)* einen kleinen Unterschied zwischen dem im Körper gebildeten Vitamin D und dem zum Beispiel aus Fischlebertran extrahierten Vitamin D zu geben. Ich selbst habe bei einer Tagesdosis von nur 200 I. E. (5 µg) natürlichem Vitamin D aus Fischleberöl zumindest immer dann mit leichten Kopfschmerzen reagiert, wenn ich mich überwiegend im Sinne der dritten Trennkoststufe ernährte. Ernährte ich mich

---

101) Quelle: „Das geheime Leben der Pflanzen" von Peter Tompkins und Christopher Bird, Fischer Taschenbuch Verlag, Frankfurt am Main 1988.

dagegen ,normal' beziehungsweise ausschließlich im Sinne der ersten oder zweiten Trennkoststufe, trat dieses Symptom nicht auf. Diese erhöhte Sensibilität bei einer besonders lebensenergiereichen Ernährung des Menschen – und das betrifft ja im Prinzip auch alle Babys, die gestillt werden – sollte daher jeden Mediziner nachdenklich stimmen, zumal man früher Babys und Kleinkindern zur Rachitisprophylaxe täglich 400 bis 500 I. E. und mehr Vitamin D *(in Deutschland zumeist synthetisches Vitamin D)* gegeben hat."

Die körpereigene Salzbildung – eine bewiesene Tatsache!

Nun ist es genau sieben Jahre her, als ich 1996 während unseres Familienurlaubes in den Sommerferien das Phänomen der körpereigenen Salzbildung entdeckte. Dieses Erlebnis war jedoch erst der Anfang vieler weiterer Entdeckungen bezüglich der Neubildungs- und Transmutationsfähigkeiten unseres Körpers, die in den darauf folgenden Jahren von mir und anderen Anwendern bereits praktiziert und damit zum großen Teil bewiesen wurden. Da dieses Thema ausgesprochen komplex ist, habe ich den Versuch abgebrochen, es mit wenigen Worten in diesem Buch zu erklären. Ich werde mich ihm ausführlich im Folgebuch von „Gesund und allergiefrei" widmen *(siehe Schlusswort).*

Falls Sie daher schon vor Erscheinen des Folgebuches mehr als 50 Gramm Nüsse oder Samen täglich im Sinne der dritten Trennkoststufe *(siehe Kapitel 18, Seite 388)* oder sogar die höheren Ebenen dieser Ernährungsweise anwenden möchten, sollten Sie entweder eines unserer Ernährungsseminare besuchen oder sich mit mir persönlich in Verbindung setzen.

Der Darm: Wurzel für Gesundheit und Vitalität

„Dann darf man sich also von nichts anderem ernähren als von den rohen Lebensmitteln im Sinne der höchsten Ebene der dritten Trennkoststufe, wenn man einen optimalen Gesundheitszustand erreichen und sagen wir einmal ... mindestens 150 Jahre alt werden möchte?"

Jonathan will es genau wissen!

„Grundsätzlich nicht, wenn du tatsächlich dieses Ziel anstrebst oder sogar ein noch höheres Alter erreichen willst! Die einzigen Ausnahmen bilden nur noch ein paar roh zu essende Gemüsesorten und Wildkräuter. Allein dadurch ist gewährleistet, dass man sich nicht nur im Stoffwechselgleichgewicht befindet, sondern dass auch alle notwendigen alchemistischen Umwandlungs- und Bildungsprozesse im Körper stattfinden. Nehmen wir dennoch zwischendurch erhitzte Nahrungsmittel oder weniger gute Trennkostkombinationen, wie zum Beispiel rohe Milch mit rohen Früchten, zu uns, fällt unser Stoffwechselgleichgewicht bereits auf ein niedrigeres Niveau zurück. Unser Körper beginnt dadurch natürlich sofort zu verschlacken, was schließlich zu einer Beschleunigung des Alterungsprozesses führt. Außerdem hat dieses Pendeln den großen Nachteil, dass wir uns mit den nächsten optimalen Mahlzeiten von den Stoffwechselendprodukten, die durch eine weniger gute Vormahlzeit vermehrt in den Zellen und im Bindegewebe liegen geblieben sind, erst einmal wieder befreien müssen. Das aber belastet natürlich das Blut und die Ausscheidungsorgane, wodurch man sich für einige Zeit mehr oder weniger unwohl fühlt *(siehe Kapitel 18)*. Versteht ihr nun, was Jesus damit meinte, dass man nie den ‚Zorn Gottes‘ gegen sich wecken soll, damit man nicht gezwungen ist, an ‚Satans Tisch‘ zu essen, wo das Feuer der Sünden, der Krankheiten und des Todes den Leib verderben? Er meinte damit unter anderem, dass der Weg zurück zur optimalen Ernährung mit rohen Früchten, Nüssen und Samen aufgrund der monate- bis jahrelangen Entgiftungsphase des Körpers in den meisten Fällen so schwer ist, dass man ihn ohne Hilfe fast nicht gehen kann und dann dazu gezwungen ist, sich weiterhin mit weniger guten Nahrungsmitteln und Lebensmittelkombinationen zu ernähren.

Der Vollständigkeit halber möchte ich jedoch noch einmal erwähnen, dass man den Alterungsprozess auch noch mit einigen anderen Faktoren und körperlichen Übungen, wie Hatha-Yoga, Tai Chi oder Qi Gong, positiv beeinflussen und durch rein geistige ‚Anstrengungen‘ sogar deutlich verlangsamen oder auch zum Stillstand bringen kann, wenn man dies möchte. Dazu ist jedoch ein mit Gott einsgewordenes Bewusstsein nötig. Nur dann kann die geistige Kraft eines Menschen so stark werden, dass die Materie regelrecht transzendiert wird, wodurch sie ihren vergänglichen Charakter verliert und keinen Einfluss mehr auf den Alterungsprozess des Körpers ausübt.

Was man nun alles beachten muss, damit bei der Anwendung der höheren Ebenen der dritten Trennkoststufe alle wichtigen alchemistischen Vorgänge in unserem Körper stattfinden und der Zellstoffwechsel optimal angeregt wird, werde ich euch ein anderes Mal erzählen *(siehe das Folgebuch)*. Auf einen wichtigen Zusammenhang möchte ich heute aber dennoch schon eingehen. Es ist nämlich absolut notwendig, dass sich sowohl im Dünndarm als auch im Dickdarm dieselbe Nahrung befindet. Damit kommen dem Darm neben der Resorption der Nahrung noch weitere wichtige Funktionen zu, die unter anderem unser Energiesystem und Abwehrsystem betreffen. Je größer nämlich die Harmonie in unserem Darm ist, desto intensiver wirkt sich diese nicht nur auf unser seelisch-geistiges Befinden aus, wie ich euch eben erzählt habe, sondern umso mehr wird neben den alchemistischen Vorgängen in unserem Körper auch das Abwehrsystem gestärkt. Dass diese Erkenntnis eine enorme Bedeutung für unsere Gesundheit und somit auch für viele Krankheiten haben kann, könnt ihr euch sicherlich vorstellen! Immer wenn sich daher früher eine Infektionskrankheit, wie zum Beispiel ein Schnupfen oder eine Grippe, bei mir angekündigt hatte, habe ich sie meistens allein mit der Ernährung im Keim ersticken können. Ich aß dann einfach ein bis zwei Tage lang dieselben Lebensmittel im Sinne der dritten Trennkoststufe und blieb entweder gesund oder machte nur eine relativ kurze Krankheitsphase durch, in der ich auch meistens ohne Unterbrechung weiterarbeiten konnte. Etwas schwächer funktioniert diese Methode allerdings auch mit dem Verzehr von einer gekochten Getreidesorte zusammen mit kaltgepresstem Olivenöl und etwas Meer-, Stein- oder Kristallsalz und sogar mit einer Sorte rohem, ungekeimten Getreide und schließlich mit allen besseren Kombinationen der zweiten Trennkoststufe. Je mehr Nahrungsmittel wir jedoch in den Mahlzeiten miteinander kombinieren, umso geringer wird das Immunsystem aktiviert und umso länger dauert natürlich auch der Genesungsprozess."

„Das bedeutet also, dass wir uns, wenn wir tatsächlich so alt werden wollen wie Methusalem, für einige Zeit nur von einer Nahrungsart ernähren müssten?!"

„Ja, Anna-Maria. Um wirklich alle mir bekannten Stoffwechselprozesse im Körper dauerhaft zu aktivieren, die uns diesem Ziel näher bringen, muss sich im Dünn- und Dickdarm nach meinen bisherigen Kenntnissen ein und dieselbe Nahrungsart befinden, die entweder aus einer rohen Fruchtsorte oder höchstens aus einer rohen Nuss- oder Ölsamensorte mit einer rohen Fruchtsorte oder aus einer Sorte rohem, angekeimten Getreide mit kaltgepresstem, sortenreinen Olivenöl bestehen darf. Außerdem muss diese Nahrung gründlich gekaut werden und ‚zu Wasser' geworden sein. Zeitweilig können wir allerdings auch rohe Milch mit etwas Honig trinken oder uns hin und wieder von bestimmten rohen Gemüsesorten ernähren. Jedoch muss die Hauptnahrung immer aus den rohen Früchten, Nüssen und Samen bestehen, da sie die einzigen Lebensmittel sind, die alle Stoffwechselvorgänge optimal aktivieren können. Ob wir nun mit dieser Ernährungsweise tatsächlich alle Voraussetzungen erfüllen, um so alt werden zu können wie Methusalem, kann ich natürlich nicht mit Gewissheit sagen. Der notwendige Beweis fehlt uns ja noch!

Grundsätzlich müsst ihr euch auch im Klaren darüber sein, dass es nicht einfach ist, sich so zu ernähren. Einerseits muss man dafür ganz bestimmte seelisch-geistige Voraussetzungen erfüllen, denn sonst kann euch diese Ernährungsweise mehr schaden als nützen! Und andererseits gehört vor allem anfangs sehr viel Disziplin dazu, zumal es einige Zeit dauert, bis man den Körper nach und nach völlig entgiftet hat. Trotzdem lohnt sich natürlich der Einsatz, denn die innere Freiheit und Lebendigkeit, die diese Ernährungsweise in euch bewirkt, könnt ihr mit keiner anderen Ernährungsweise erreichen."

War Jesus Vegetarier?

„Eine Frage habe ich noch!" Anna-Maria rutscht ein wenig unruhig in ihrem Sessel hin und her. „Aus einigen Bibelstellen geht doch hervor, dass Jesus Fisch gegessen und auch Wein getrunken haben soll. Wie passt das mit seiner grundsätzlichen Lebenseinstellung und seiner Ernährungslehre aus dem Evangelium des vollkommenen Lebens zusammen?"

„Wisst ihr, das war in unserem letzten Jahrhundert ein viel diskutiertes Thema. Aus griechischen und altsyrischen Quellentexten der Evangelien, alten Überlieferungen und einer Menge Sekundärliteratur scheint eindeutig hervorzugehen, dass Jesus während seines öffentlichen Wirkens durchaus Fisch gegessen hat. Fisch war in der Umwelt Jesu ein von Arm und Reich gleichermaßen geschätztes Nahrungsmittel, das meistens als Beigabe zu Brotfladen gegessen wurde. Es gibt kaum eine Gastmahldarstellung aus jener Zeit, in der Fisch fehlte[102]. Viele Menschen glaubten daher, Jesus habe nicht nur Fisch, sondern auch Fleisch gegessen, und vertraten die Ansicht, wenn Jesus Fisch und Fleisch gegessen hat, dann kann das nicht schädlich sein und aßen es daher selbst. Dabei beriefen sie sich auch auf das Alte Testament, in dem Moses schließlich das Fleischessen erlaubt hat. Wie Moses wirklich dazu stand und was Jesus dazu sagte, habe ich euch vorhin vorgelesen. Die Sache mit dem Fleischverzehr von Jesus ist allein schon deshalb reine Spekulation, da aus keiner Bibelstelle hervorgeht, dass er jemals Fleisch gegessen hat. Mit großer Wahrscheinlichkeit ist Jesus sogar (überwiegend) vegetarisch großgezogen worden, denn Maria und Joseph sympathisierten entweder mit den Essenern oder waren sogar Mitglieder in deren Bruderschaft. Die Essener sollen zumindest größtenteils streng vegetarisch gelebt haben. Darüber hinaus geht man davon aus, dass Jesus selbst einen engen Kontakt mit den Essenern gehabt hat, da seine Lehren eine große Ähnlichkeit mit denen der Essener aufweisen[103].

Auch wenn Jesus damals durchaus gewusst hat, wie die optimale Ernährung des Menschen aussieht, so hatte er seine Ernährungsweise vor allem in den letzten drei Jahren seines öffentlichen Wirkens mehr oder weniger der damaligen Zeit angepasst. Es war also für ihn viel wichtiger, seine geistige Mission zu erfüllen als eine Ernährungsweise zu praktizieren oder zu predigen, die damals sowieso kaum ein Mensch nachvollziehen und umsetzen konnte.

---

102) Quelle: „Das Jesus-Evangelium" von Günther und Jörn Schwarz, Ukkam-Verlag, München 1993.

103) Quellen: „Das Friedensevangelium der Essener, Schriften der Essener, Buch 1" von Dr. Edmond Bordeaux Székely, Neue Erde Verlag, Saarbrücken 2002; „Jesus lebte in Indien" von Holger Kersten, Droemersche Verlagsanstalt Th. Knaur Nachf., München 1983/1984; „Verschlußsache Jesus – Die Qumranrollen und die Wahrheit über das frühe Christentum" von Michael Baigent und Richard Leigh, Droemersche Verlagsanstalt Th. Knaur Nachf., München 1993.

Und was den ‚Wein‘ betrifft, gab es früher zwei Arten: Bei dem einen handelte es sich tatsächlich um den vergorenen Traubensaft und bei dem anderen wurde der Traubensaft unter Kochen eingedickt und dann zum Essen mit Wasser verdünnt. Ihr könnt euch sicherlich denken, welche dieser beiden Weinarten Jesus und seine Jünger tranken, wenn sie durch das Land zogen! Aus alten Quellen soll man zumindest sicher belegen können, dass damit ausschließlich der mit Wasser verdünnte, eingedickte Traubensaft gemeint war. Da durch das lange Erhitzen des Traubensaftes ein Großteil der Fruchtsäuren zerstört wird, lässt er sich natürlich auch wesentlich besser mit Vollkornbrot kombinieren als irgendein saurer Fruchtsaft.“

Nachdem ich meinen beiden Urenkeln noch einige andere Stellen aus dem Evangelium des vollkommenen Lebens vorgelesen habe, lade ich sie zum Abendessen ein. Während des Essens erzähle ich ihnen noch ein wenig über Jesu Lehren, von seinen Prophezeiungen und von seinem Versprechen, eines Tages wiederzukommen.

Nun liegt die „Große Wende“ hinter uns und eine neue Zeit ist angebrochen – eine Zeit, in der die Wahrheit triumphiert und der Christus in die Herzen der Menschen einzieht. Eine Zeit, in der die Vergangenheit für immer unser Lehrmeister sein wird, für Dinge und Taten, die wir niemals wiederholen werden, und eine Zeit, in der die Menschen nur noch eines wollen: Frieden und Liebe.

KAPITEL 24

Ausblick in die Zukunft

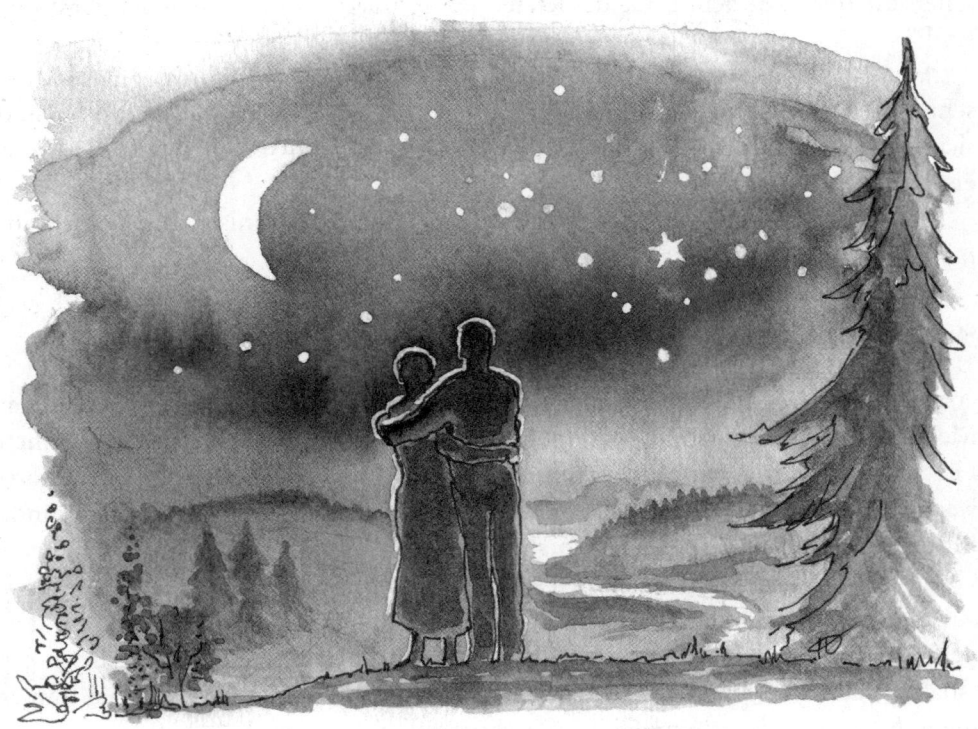

Die Zukunft findet bereits jetzt statt, denn Raum und Zeit sind Illusion

Ausblick in die Zukunft

Die Sonne ist bereits untergegangen und in relativ kurzer Zeit hat sich die Dämmerung in einen geheimnisvollen Nachthimmel verwandelt. Über uns scheinen die Sterne zum Greifen nah zu sein. Der Mond strahlt in seiner vollen Größe und wir können einige seiner gigantischen Krater mit bloßem Auge erkennen. Gedankenversunken verliert sich mein Blick in den Tiefen des Weltalls, das für mich schon immer die Größe und die unendliche Macht unseres Schöpfers widerspiegelt. Aber auch Jonathan und Anna-Maria scheinen vom klaren Sternenhimmel tief beeindruckt zu sein.

Schließlich schaut mich Anna-Maria ein wenig nachdenklich an und bricht mit einer Frage die Runde des Schweigens:

„Großvater, ist es nicht ein Zeichen der unendlichen Liebe Gottes, dass die kosmischen Energien seit dem Ende des letzten Jahrhunderts immer intensiver geworden sind?"

„Ja, Anna-Maria, vor allem deshalb, weil durch diesen Energieanstieg viele Menschen wieder zu ihrem ‚Ursprung', ihrer inneren Lebensquelle zurückgefunden und sich letztendlich für eine natürliche, den Naturgesetzen entsprechende Lebensweise entschieden haben."

„Wie hast du denn das erste Mal erfahren, dass die kosmischen Energien zunehmen?"

Anna-Maria sieht mich bei dieser Frage erwartungsvoll an, so als ob ich ihr nun eine spannende Geschichte erzählen werde.

„So richtig bewusst ist mir die große Bedeuung dieses Energieanstiegs eigentlich erst geworden, als in den neunziger Jahren des letzten Jahrhunderts immer häufiger Menschen zu uns kamen, die – ohne ihre Lebensweise verändert zu haben – einen Leberstau aufwiesen, der durch irgendwelche, aus dem Bindegewebe gelösten Stoffwechselendprodukte oder giftigen Substanzen ausgelöst worden war. Innere Gründe für diese Entgiftung hatte es also nicht gegeben. Es konnte daher nur ein äußerer Grund dafür verantwortlich gewesen sein. Da diese Situationen vor allem periodisch auftraten, schloss ich daraus, dass wir in diesen Zeiten in steigendem Maße mit Lebensenergien von außen versorgt wurden, die wir über unsere Energiezentren, die Chakras, aufnahmen. Dieser allgemeine Energieanstieg bewirkte dann bei immer mehr Menschen unter anderem eine vermehrte Bindegewebsentgiftung, bis das neue Energieniveau keine weiteren Schlacken oder Gifte mehr mobilisieren konnte. Je nach der Grundbelastung des Körpers und der individuellen Resonanz mit der zunehmenden kosmischen Energie konnte es bei der einen oder anderen Person daher immer wieder zu Leberstausituationen mit allen möglichen Folgesymptomen *(siehe Kapitel 19)* kommen, die in den meisten Fällen jedoch nur wenige Wochen oder Monate anhielten.

Ab diesem Zeitpunkt wurde mir also klar, was in unserem Kosmos vor sich ging: Die Frequenz- beziehungsweise Schwingungserhöhung bewirkte eine ‚Entgiftung' auf allen Ebenen des Lebens. Aber nicht nur unsere Körper oder die Tiere und Pflanzen waren davon betroffen, sondern auch unser Planet selbst und vor allem unsere Seelen. Von Jahr zu Jahr nahmen diese Energien zu und alles, was dem neuen Schwingungsmuster nicht entsprach, konnte auf Dauer nicht länger bestehen. Das Ganze lief also auf eine globale körperliche und seelische ‚Reinigung' allen Lebens – und daher auch der Menschen – durch eine allmähliche Schwingungserhöhung hinaus. Zwar konnte die körperliche Entgiftung vorübergehend einige Beschwerden hervorrufen, im Gegensatz zu den seelisch-geistigen Reaktionen waren diese jedoch relativ leicht zu handhaben. Im Allgemeinen bewirkte dieser Energieanstieg bei den meisten Menschen nämlich eine zunehmende innere Unruhe, die sich auch in Konzentrationsstörungen, Herzrhythmusstörungen oder Schlafstörungen bis hin zu psychischen Leiden ausdrücken konnte. Viele von ihnen hatten daher das Gefühl, als ob ihnen die Zeit davonliefe und stürzten sich regelrecht in alle möglichen äußeren Aktivitäten, wodurch sie jedoch immer mehr vor sich selbst davonliefen. Um in einer solchen Situation innerlich wieder zur Ruhe zu kommen, gibt es nur eine Möglichkeit: Man muss ein offenes, ehrliches Herz haben und sollte sich bemühen, zu sich selbst zu finden und sich von innen her führen zu lassen. Nur so kann man mit dieser zunehmenden Energie in eine harmonische Resonanz treten. Wer diese Voraussetzungen nicht erfüllte oder zu erfüllen nicht bereit war, bei dem konnte sich diese Energie zunehmend gegen ihn selbst richten. Immer häufiger wurden Menschen daher von Depressionen oder anderen psychischen Beschwerden, wie zum Beispiel einer unerklärlichen inneren Gereiztheit oder Aggressivität oder einer allgemeinen Lebensangst, befallen. Letztendlich äußerte sich diese Energiezunahme jedoch auch darin, dass einige Menschen aus scheinbar unerklärlichen Gründen körperlich erkrankten, was nicht nur auf eine mögliche Entgiftung des Körpers und einen Leberstau zurückzuführen war.

Die Zunahme dieser Energien führte nach einer Phase von verschiedenen Krisen auf allen Ebenen des Lebens schließlich zu einer weltweiten Neuorientierung und vor allem zu einem deutlichen Bewusstseinsanstieg der Menschheit. – Nun ja, und alles andere ist euch ja bekannt."

„Was hast du den Menschen, die damals mit einem durch die kosmische Energieerhöhung entstandenen Leberstau zu dir kamen, denn gesagt und empfohlen?"

„Du kannst dir sicher vorstellen, Jonathan, dass ich am Anfang so manche Bedenken hatte, ob mir irgendeiner meiner Patienten meine Erklärung abnehmen würde. Nachdem es jedoch allen Betroffenen mit der entsprechenden Lebertherapie schnell wieder besser ging, merkte ich, dass man mir zu glauben begann. Außerdem war ich ja nicht der einzige, der von dieser Energieerhöhung sprach. Davon ganz abgesehen spürten zunehmend mehr Menschen, dass irgendetwas um sie herum und in ihnen selbst vorging, und der kosmische Energieanstieg war eine durchaus logische Erklärung dafür. Ab diesem Zeitpunkt zögerte ich daher nur noch selten, in einer solchen Situation die Wahrheit zu sagen.

Zur Ausleitung setzten wir natürlich neben den individuellen Leber-Galle-Mitteln auch das TMS D 33 ein, das die Betroffenen so häufig einnehmen sollten, bis sie sich wieder wohl fühlten. In stärkeren Entgiftungssituationen ergänzten wir diese Therapie auch mit orthomolekularen Nährstoffen, wie zum Beispiel den B-Vitaminen *(siehe Kapitel 20)*. Zusätzlich wiesen wir immer darauf hin, dass man eine Aufbau- und Entgiftungstherapie mit der Ernährung, mit homöopathischen Mitteln oder anderen Methoden grundsätzlich so lange unterbrechen sollte, bis die Entgiftung und der Leberstau wieder abgeklungen waren und man das Lebermittel nicht häufiger als einmal täglich benötigte. Je stärker diese Energien daher von Jahr zu Jahr wurden, umso mehr musste man bei allen Unternehmungen, die den Körper entschlackten, diesen kosmischen Entgiftungsfaktor mit berücksichtigen."

„Dann bewirkte die Zunahme der kosmischen Energien ja im Prinzip dieselbe Entgiftung, die mit den rohen Früchten, Nüssen und Samen erreicht werden kann?"

Jonathans Frage habe ich erwartet.

„Teilweise schon. Jedoch wird eine gesunde Ernährungsweise dadurch keinesfalls ersetzt. Solange wir nämlich noch von der physischen Nahrung abhängig sind und uns von physischen Lebensmitteln ernähren, sind wir, was die optimale Stoffwechselaktivierung betrifft, auch auf die rohen Früchte, Nüsse und Samen in den optimalen Kombinationen angewiesen. Als besonders wertvoll hat sich dabei erwiesen, neben den Früchten, Nüssen und Ölsamen zeitweilig auch das angekeimte Getreide mit sortenreinem Olivenöl zu sich zu nehmen. Dadurch entsteht unter anderem eine leichte Yangisierung des Körpers, die sich in vielerlei Hinsicht positiv auf den Menschen auswirken kann.

Im Falle einer besonders intensiven Aufnahme der kosmischen Energien spielt diese Yangisierung durch das Getreide jedoch nur noch eine untergeordnete Rolle, da sich die kosmischen Energien im absoluten Yin-Yang-Gleichgewicht befinden und der Mensch dadurch immer unabhängiger von den verschiedenen feinstofflichen Energien der Nahrung wird."

„Ist es dann überhaupt noch notwendig, sich möglichst gesund zu ernähren, wenn man sein Leben ganz und gar nach Gott ausrichtet?"

„Durchaus, Anna-Maria! Wie ich eben schon sagte, wird eine gesunde Ernährungsweise durch ein wenig mehr Energie im Körper aufgrund einer zunehmenden spirituellen Öffnung und Entwicklung keinesfalls ersetzt. Eine ungesunde Ernährungsweise würde sogar die vermehrte Aufnahme der kosmischen Energien eher erschweren. Daher gibt es keine Trennung zwischen der geistigen Entwicklung und der Ernährung des Menschen. Hier gilt – wie überall im Universum – das Gesetz der Resonanz. Man kann es auch mit den Worten umschreiben: Gleiches zieht Gleiches an. Es ist daher eine ganz natürliche Entwicklung, dass man ab einem bestimmten Zeitpunkt auf diesem Weg die Qualitäten der Nahrungsmittel immer mehr unterscheiden lernt und sich automatisch zu den gesünderen Lebensmitteln und Lebensmittelkombinationen hingezogen fühlt, weil man sich durch deren Verzehr einfach wohler fühlt."

„Dann wird es also in unserer Zukunft so sein, dass sich die Menschen im Zuge ihrer spirituellen Entwicklung immer lebensenergiereicher ernähren werden?"

„Ja, genauso wird es sein, Jonathan. Bereits heute ernähren sich ja schon die meisten Menschen vegetarisch. Als nächstes werden die Milchprodukte immer mehr reduziert werden, bis auch sie vom Speiseplan der Menschen verschwinden. Übrig bleiben dann ausschließlich die pflanzlichen Lebensmittel. Die nächste Entwicklung wird sein, dass man nur noch solche Lebensmittel isst, durch deren Verzehr am wenigsten Leben zerstört wird; und das sind alle Früchte, Nüsse und Samen, bei denen die Mutterpflanze nicht mitgegessen wird. Gemüsepflanzen wird man dann kaum noch essen. Rohe Früchte, Nüsse und Samen sind jedoch diejenigen Lebensmittel, die alle Funktionen in unserem Körper am intensivsten aktivieren können. Die Menschen werden sich daher in einigen Jahrhunderten überwiegend von ihnen ernähren. Und dann kommt eine Zeit, in der immer mehr Menschen nur noch Obst essen werden, um sich schließlich kosmisch zu ernähren.

Bevor wir uns jedoch ausschließlich über unsere Energiezentren kosmisch ernähren können, werden viele Menschen die Kräfte der Nahrung nutzen, um gesund zu sein und ein langes Leben zu haben. Das Methusalemalter, von dem Jesus im ‚Evangelium des vollkommenen Lebens' spricht, wird daher am Ende des 4. Jahrtausends keine Seltenheit mehr sein."

Während ich den letzten Satz zu Ende spreche, sehe ich, wie vor uns eine Sternschnuppe auf die Erde herabfällt. Als ich noch jung war, habe ich mir in einer solchen Situation immer irgendetwas gewünscht. Nun fällt mir jedoch nichts mehr ein, was ich mir noch wünschen könnte. Ich bin über mich selbst erstaunt, aber es scheint tatsächlich so zu sein, als ob alle meine Wünsche und Träume in den letzten Jahrzehnten in Erfüllung gegangen sind. Es gibt keine Kriege mehr auf der Erde und die Menschen aller Nationen versuchen, politisch, wirtschaftlich und ökologisch an einem Strang zu ziehen. In meinem tiefsten Inneren bin ich mir heute sicher: Nie wieder wird es auf diesem Planeten zu einer ähnlichen Zerstörung der Umwelt kommen, wie es vor der Wende geschehen ist, und nie wieder werden die Menschen der Erde das Wichtigste in ihrem Leben vergessen, das es gibt: die unendliche Liebe Gottes für alles Leben, das er geschaffen hat!

Schlusswort

Es hat nicht nur drei Jahre gedauert, die erste Fassung dieses Buches zu erstellen, sondern auch die Überarbeitung für die 2. Auflage hat nochmals drei Jahre in Anspruch genommen. Das Buch ist so überarbeitet und erweitert worden, dass der Übergang zum Folgebuch nun optimal gewährleistet ist.

Ich hoffe, dass es mir mit diesem Buch gelungen ist, Ihre wichtigsten Fragen bezüglich einer gesunden Ernährungsweise zu beantworten. Dass bei der Vielfalt der verschiedenen Ernährungslehren und des Wissens, das wir bereits im Bereich der Biochemie und Biophysik haben, nicht alle Fragen beantwortet werden konnten, steht außer Frage. Jedoch war und ist das auch nicht das Ziel dieses Buches. Vielmehr habe ich versucht, mich auf das Wesentliche zu beschränken und einen Heilungsweg zu beschreiben, mit dessen Hilfe Sie gesund werden und bleiben können.

Seminare und Ausbildungen

Wenn Sie mehr erfahren möchten, besteht die Möglichkeit, ein Ernährungsseminar von uns zu besuchen. Hier können Sie mit uns in einer offenen Runde über alle möglichen Ernährungs- und Gesundheitsfragen ins Gespräch kommen. Grundsätzlich bieten wir verschiedene Seminare an. Im *Ernährungsgrundseminar* für die „ganze Familie" werden vor allem grundlegende Ernährungs- und Gesundheitsthemen systematisch besprochen und vertieft. Der Inhalt des Seminars orientiert sich im Wesentlichen an den Hauptthemen dieses Buches. Im *Rohkostseminar* wird hingegen das Wissen des Folgebuches vermittelt *(siehe „Geplante Bücher" auf der nächsten Seite).*

Kernelemente des Ernährungsgrundseminars sind vor allem
- die Grundlagen einer gesunden Allgemeinernährung, inklusive einer gesunden Kinderernährung,
- bestimmte Steigerungsmöglichkeiten bis hin zu einer vegetarischen Ernährungsweise mit relativ hohem Rohkostanteil, ohne dass man dadurch Mangelerscheinungen bekommt,
- die kinesiologische Austestung der individuellen Verdauungskraft, von Darmflorastörungen beziehungsweise Darmpilzen sowie der wichtigsten Allergien bei jedem Seminarteilnehmer (soweit gewünscht),
- die ausführliche Besprechung der individuellen Aufbau- und Entgiftungstherapie mit der Nahrung innerhalb der Gruppe (soweit gewünscht) und
- die thematische Behandlung einiger akuter und chronischer Krankheiten sowie deren Heilungsmöglichkeiten allein mit der Nahrung.

Alle Ernährungsseminare sind grundsätzlich so ausgerichtet, dass Sie als Laie ebenso viel davon mit nach Hause nehmen wie ein Therapeut oder Ernährungsberater. Die einzige Voraussetzung dafür ist, dass Sie dieses Buch gelesen haben und bereit sind, einen neuen Weg zu gehen.

Neben den Ernährungsseminaren bieten wir auch eine Ausbildung zum **Ernährungs- und Gesundheitsberater** an.

Darüber hinaus können sich Heilpraktiker und Ärzte in der **Aura-Kinesiologie nach Müller-Burzler®** und in der von mir entwickelten **Astro-Medizin** ausbilden lassen.

Sind Sie an einem Seminar oder einer Ausbildung von uns interessiert, können Sie genauere Informationen darüber auf unserer Homepage (www.mueller-burzler.de) unter den Links „Seminare und Vorträge" sowie „Ausbildungen" erfahren. Haben Sie keinen Internetzugang, bitte ich Sie, das Seminar- oder Ausbildungsprogramm bei uns schriftlich anzufordern. Fügen Sie Ihrem Brief bitte einen ausreichend frankierten und an Sie adressierten Rückumschlag bei. Unsere aktuelle Anschrift und Praxisadresse erhalten Sie entweder beim Windpferd Verlag oder Sie können diese unter folgender Telefonnummer vom Band abrufen: 08041-780098.

Unsere Homepage: www.mueller-burzler.de

Neben den Seminaren bieten wir zur Vertiefung und Erweiterung des Wissens über eine gesunde Ernährungs- und Lebensweise auch unsere Homepage im Internet an. Seit 2001 sind in unserem Forum bereits einige tausend Beiträge zu wichtigen Fragen verfasst worden. Ein Großteil der Antworten stammt von mir und es lohnt sich sicherlich für viele, sich dieses Forum, inklusive dem Archiv, einmal anzuschauen. Andererseits schreibe ich hin und wieder auch neue Artikel, die Sie unter dem Link „Artikel" anklicken können.

Möchten Sie

* Adressen von Apotheken beziehungsweise Firmen, die das **TMS D 33** nach meinen Anweisungen herstellen und verkaufen oder
* die Liste mit unseren **Präparateempfehlungen für die orthomolekulare Lebertherapie** und zur allgemeinen **Nahrungsergänzung** sowie mit den von uns empfohlenen **Darmreinigungskräutern** und **Heilerden** oder
* Informationen zur **Anwendung von Aminosäurepräparaten,**

klicken Sie bitte den Link „Bücher" an und gehen dann auf die Seite von „Auf den Spuren der Methusalem-Ernährung, 1. Buch, Gesund und allergiefrei". Von dort aus gelangen Sie schließlich zu den gewünschten Seiten.

Bezugsadressen für **rohes, angekeimtes Getreide** finden Sie in unseren Linkempfehlungen *(siehe „Links" in den Linkleisten)* unter „Gesunde Lebensmittel".

Geplante Bücher

An einigen Stellen in diesem Buch wurde auf das Folgebuch von „Gesund und allergiefrei" sowie auf die geplanten Bücher über die Aura-Kinesiologie hingewiesen.

Im **Folgebuch von „Gesund und allergiefrei"** werde ich mich in erster Linie verschiedenen Varianten der 2. Trennkoststufe sowie den höheren Ebenen der 3. Trennkoststufe widmen. Es geht dabei vor allem um die Fähigkeit des Körpers, unter bestimmten Voraussetzungen und Bedingungen Substanzen (Vitamine, essentielle und nichtessentielle Aminosäuren, Mineralstoffe etc.) bilden oder umwandeln (transmutieren) zu können, wozu er sonst nicht oder kaum in der Lage ist. In diesem Zusammenhang wird unter anderem auf die große Bedeutung von bestimmten Nuss-Frucht- beziehungsweise Ölsamen-Frucht-Kombinationen, von sonnengetrocknetem, angekeimten Getreide mit sortenreinem Olivenöl sowie von unraffiniertem Stein- und Kristallsalz eingegangen und es wird das uralte Geheimnis von naturbelassener, roher Milch mit Honig gelüftet. Spätestens nach der Lektüre dieses Buches werden Sie wissen, warum beide Bücher den gemeinsamen Titel „Auf den Spuren der Methusalem-Ernährung" tragen. Die wichtigsten Inhalte dieses Buches werden jedoch schon jetzt in unserem Rohkostseminar erklärt.

In den geplanten **Büchern über die Aura-Kinesiologie** stelle ich Ihnen eine umfassende Untersuchungsmethode vor, mit welcher der geübte „Kinesiologe" vieles herausfinden kann, was für eine erfolgreiche Beratung oder Therapie notwendig ist.

Neben diesen Büchern arbeiten wir bereits an einem **Rezeptbuch** für die 1. und 2. Trennkoststufe, in dem außerdem die wichtigsten Grundlagen einer gesunden Ernährungsweise zusammengefasst werden.

Alle bisher erschienenen Bücher können Sie auf unserer Homepage unter dem Link „Bücher" abrufen. Bereits feststehende Termine für Neuerscheinungen werden hier bekannt gegeben.

Die Anwendung der Heilnahrung bei Kindern

Ab dem Schulalter können Kinder im Prinzip auch die Aufbau- und Entgiftungstherapie mit der Nahrung anwenden. Da Kinder in der Regel nicht für lange Kauaktionen zu begeistern sind, empfiehlt sich bei ihnen vor allem die „Drei-Mandel-Therapie" *(siehe Kapitel 18, Seite 384)*. Um einer sekundären Entgiftungsreaktion des Körpers *(siehe Kapitel 19)* weitgehend vorzubeugen – hundertprozentig ausschließen kann man diese nie! –, gibt man den Kindern am besten nur alle zwei Tage zwei bis drei rohe Nüsse (Mandeln, Haselnüsse, Macadamianüsse, unerhitzte Cashewkerne etc.) oder einen Kaffeelöffel voll Ölsamen (Sonnenblumenkerne, fein gemahlene bzw. im

Schlagmahlwerk zerschlagene Sesamsamen etc.) und eventuell etwas Obst dazu und sagt ihnen, dass sie diesen Bissen so lange kauen sollen, bis er zu „Wasser" geworden ist. Erst dann sollte er hinuntergeschluckt werden. Daraus kann man auch ein „Spiel" machen. Auf jeden Fall empfiehlt es sich, ihnen mit einfachen Worten den Sinn und Zweck dieser Aktion zu erklären und diese auch zu kontrollieren. Dafür bleibt man dann ungefähr drei bis vier Minuten bei ihnen, bis sie mit dem Kauen fertig sind. Die Wartezeit zu einer Folgemahlzeit sollte mindestens 30 Minuten betragen *(mehr dazu in Kapitel 18)*. Durchaus sinnvoll wäre es, wenn die Kinder im regelmäßigen Wechsel rohe Nüsse und das rohe, angekeimte Getreide auf diese Art und Weise zu sich nehmen (z. B. Montag rohe Nüsse mit Obst, Mittwoch angekeimtes Getreide, Freitag wieder rohe Nüsse u.s.w.), weil der Körper nur dadurch nach und nach von allen Giften befreit werden kann und eine eventuell vorhandene Störung der Kohlenhydratverdauung ebenfalls regeneriert wird. Das Tote Meersalz in der D 33 (TMS D 33) können die Kinder dann, ebenso wie erwachsene Anwender dieser Ernährungsweise beziehungsweise Therapie, ein- bis zweimal an den Anwendungstagen einnehmen. Es muss jedoch nicht sein, da die „Drei-Mandel-Therapie" für die meisten Menschen so sanft ist, dass sie keine zusätzliche Lebertherapie benötigen. Die erste Gabe des TMS D 33 kann dann bereits 10 bis 30 Minuten nach der Heilnahrung eingenommen werden. Die Dosierung ist dieselbe wie bei Erwachsenen *(siehe Kapitel 20, Seite 431)*.

Kinder im Vorschulalter sind in der Regel zu jung für diese Selbstanwendung. Wenn Sie daher Babys oder Kleinkinder mit der Heilnahrung behandeln wollen, bleibt Ihnen nichts anderes übrig, als den Bissen vorzukauen und ihn dem Kind dann mit einem Löffel zu verabreichen. Auch wenn man mit dieser Anwendung vielen erkrankten Kleinkindern in der heutigen Zeit helfen könnte, so wird sie bei den meisten Lesern unseres Kulturkreises sicherlich auf Ablehnung stoßen. Neben diesem negativen ethischen Gefühl gibt es jedoch auch noch einen triftigen Grund, warum diese Anwendung nicht unbedingt ideal ist. Da immer mehr Menschen in der heutigen Zeit an chronischen Virusinfektionen (Epstein-Barr-Virus, Herpesviren etc.) erkrankt sind, besteht die Möglichkeit, dass das Kind damit über den Speichel angesteckt wird *(siehe auch „Die chronische Epstein-Barr-Virusinfektion", Seite 108)*. Wer seinem Kind daher die vorgekaute Heilnahrung geben möchte, sollte auf jeden Fall selbst weitgehend gesund sein und momentan keinen Leberstau haben beziehungsweise sich nicht in einer akuten Entgiftungsphase befinden. Denn sonst würde das Kind mit der vorgekauten Nahrung auch all jene Gifte aufnehmen, die über den Speichel abgegeben werden. Der Speichel und das Zahnfleisch sollten also in jedem Fall gesund sein und man darf auch keine bakteriellen, virus- und pilzbedingten Erkrankungen in der Mundhöhle haben (Aphten, Soor etc.).

Aus rechtlichen Gründen weise ich an dieser Stelle noch einmal auf den im Kasten stehenden wichtigen Hinweis auf der Impressumseite am Anfang des Buches hin. Dies betrifft natürlich auch die Anwendung aller in diesem Buch stehenden Ratschläge und Therapieempfehlungen bei Ihren Kindern.

Die „Vitamin-Entgiftung"

Wer die Heilnahrung aus irgendwelchen Gründen nicht bei sich oder seinen Kindern anwenden kann oder will, kann sich auch mit der von mir entwickelten „Vitamin-Entgiftung" umfassend entgiften. Allerdings ist diese Therapie nicht in der Lage, eine geschwächte Verdauungskraft aufzubauen. Leichte Verdauungsschwächen können sich möglicherweise aber auch mit einer deutlichen Stoffwechselverbesserung infolge der Entgiftung des Körpers und einer guten Allgemeinernährung von selbst regenerieren. Eine Garantie gibt es jedoch nicht dafür. Wer daher auf Nummer Sicher gehen will, sollte eine geschwächte Verdauungskraft direkt aufbauen, was in der Selbstanwendung am besten und schnellsten mit der Heilnahrung möglich ist.

Die „Vitamin-Entgiftung" wird ausführlich im „Handbuch für Allergiker" beschrieben *(siehe Anhang)*.

Unsere homöopathische Therapie

Als Alternative zur Selbstbehandlung mit der Heilnahrung oder der „Vitamin-Entgiftung" besteht natürlich immer die Möglichkeit, sich von einem Therapeuten (Arzt, Heilpraktiker, Heiler etc.) behandeln zu lassen. Dies ist vor allem bei schwerer erkrankten Personen sowie kleinen Kindern und Babys empfehlenswert.

In unserer Praxis behandeln wir grundsätzlich alle allergischen sowie die meisten akuten und chronischen Erkrankungen bis hin zu Krebs. Wichtige Elemente der meisten Therapien sind dabei individuell ausgesuchte homöopathische Einzelmittel, die nach einer von mir entwickelten Methode ermittelt und am Patienten überprüft werden. Mit ihnen wird das Immunsystem dann gestärkt und der Körper umfassend entgiftet und regeneriert. Daneben können natürlich – je nach Krankheitsfall – auch noch andere Heilmittel und Therapien zum Einsatz kommen. Grundsätzlich werden in der Untersuchung und Therapie seelische Krankheitsursachen genauso berücksichtigt wie die rein physischen. Auch wenn es nicht immer möglich ist, eine Prognose über den Heilungsverlauf einer chronischen Erkrankung zu stellen, so können dennoch die meisten mit dieser Therapie Behandelten oft schon in nur wenigen Wochen bis Monaten eine Besserung ihrer Symptome beobachten.

Danksagung

An dieser Stelle möchte ich mich bei allen Personen bedanken, die mir bei der Entstehung und Bearbeitung dieses Buches geholfen haben.

Der allergrößte Dank gilt dabei meiner Frau Jutta. Ohne ihre große Unterstützung in den zum Teil wochenlangen Arbeitsphasen und an den unzähligen Wochenenden hätte das Buch nicht in dieser Zeit geschrieben werden können.

Ein großes Dankeschön gebührt auch meiner Lektorin Sylvia Luetjohann für ihre intensive, hervorragende Zusammenarbeit mit mir.

Bei Stanley Frank bedanke ich mich für seine große Begeisterung für dieses Buch, für das Korrekturlesen einiger neuer Texte sowie für seine Anregungen und Verbesserungsvorschläge. Danke dir, Stan!

Helga Damerau hat mit großer Freude und viel Liebe die schönen Illustrationen gezeichnet. Recht herzlichen Dank.

Uwe Hiltmann, der mit unermüdlichem Einsatz die 1. Auflage layoutet und mit mir zusammen das Stichwortverzeichnis erstellt hatte, ist inzwischen zum Webmaster unserer Homepage geworden. Ich danke dir, lieber Uwe, vor allem dafür, dass du mich vor einigen Jahren regelrecht dazu überredet hast, mit einer eigenen Homepage ins Internet zu gehen und wenig später auch ein Forum zu eröffnen. Niemals hätte ich gedacht, dass wir auf diese Art und Weise so vielen Menschen helfen können, wie es bisher geschehen ist.

Literaturverzeichnis

Arnoul, Franz: Der Schlüssel des Lebens – Heilung durch die biologische Therapie nach Professor Enderlein, Edition Asklepios im Reichl Verlag, St. Goar 1992
Ein aufschlussreiches Buch über die krank machenden Wirkungen der wichtigsten Pilzstämme im Körper von Mensch und Tier, das nicht nur für den medizinischen Therapeuten, sondern auch für interessierte Laien geschrieben wurde.
Baehr, R. und Bieger, W. P.: Nahrungsmittel-Allergien – I. Allgemeine Grundlagen, Artikel in Naturheilpraxis mit Naturmedizin, Fachzeitschrift für Naturheilkunde, Erfahrungsmedizin und biologische Heilverfahren, Pflaum Verlag, München, Ausgabe März 1996
Baigent, Michael und Leigh, Richard: Verschlußsache Jesus – Die Qumranrollen und die Wahrheit über das frühe Christentum, Droemersche Verlagsanstalt Th. Knaur Nachf., München 1991, Taschenbuchausgabe 1993
Bach, Edward: Blumen, die durch die Seele heilen – Die wahre Ursache von Krankheit, Diagnose und Therapie, Heinrich Hugendubel Verlag, München 1980
Das Standardwerk der Blütentherapie nach Dr. Edward Bach.
Bieger, W. P. und Celeda, D.: Mineralhaushalt, oxidativer Streß und Genetik, Artikel in Naturheilpraxis mit Naturmedizin, Fachzeitschrift für Naturheilkunde, Erfahrungsmedizin und biologische Heilverfahren, Pflaum Verlag, München, Ausgabe April 1997
Bircher, Ralph: Geheimarchiv der Ernährungslehre – Heraus aus dem Labyrinth der Ungesundheit, Edition Wendepunkt im Bircher-Benner Verlag, Bad Homburg vdH und Erlenbach-Zürich, 3. Auflage 1990
Blitznakov, Emile G. und Hunt, Gerald L.: Herzwunder Co-Enzym Q_{10}, LebensBaum Verlag, Bielefeld 1992
Breuß, Rudolf: Krebs, Leukämie und andere scheinbare Krankheiten mit natürlichen Mitteln heilbar – Ratschläge zur Vorbeugung und Behandlung vieler Krankheiten, Eigenverlag Rudolf Breuß, A-6700 Bludenz (Vorarlberg), Winkelweg 6, erw. und verb. Auflage 1990
Bruker, M. O.: Unsere Nahrung – unser Schicksal, Bioverlag Gesundleben, Dreieich, 9. Auflage
Bruker, M. O.: Biologischer Ratgeber für Mutter und Kind, Bioverlag Gesundleben, Dreieich
Bruker, M. O.: Krank durch Zucker – Der Zucker als pathogenetischer Faktor, Gesammelte Forschungsergebnisse als Basis für umwälzende Erneuerung der Diätik, Helfer Verlag E. Schwabe, Bad Homburg vdH, 9. Auflage 1981
Buddecke, Eckhart: Grundriß der Biochemie für Studierende der Medizin, Zahnmedizin und Naturwissenschaften, Walter de Gruyter Verlag, Berlin – New York, 6. Auflage 1980
Budwig, Johanna: Das Fettsyndrom – Die fundamentale Bedeutung der Fette und anderer Lipide, Hyperion-Verlag, Freiburg im Breisgau, 3. Auflage 1959
Budwig, Johanna: Kosmische Kräfte gegen Krebs – Elektronen-Biologie, Hyperion-Verlag, Freiburg im Breisgau, 2. Auflage 1971
Burgerstein, Lothar: Heilwirkung von Nährstoffen – Richtlinien für Gesundheit und Leistungsfähigkeit bis ins hohe Alter, Orthomolekulare Medizin, Karl F. Haug Verlag, Heidelberg 1982, 6. Auflage 1991
Wer sich näher mit den Wirkungen von Vitaminen und Mineralstoffen in unserem Körper beschäftigen möchte, dem kann ich dieses Buch durchaus empfehlen.

Buttlar, Johannes von: Die Methusalemformel – Der Schlüssel zur ewigen Jugend, bettendorf'sche
verlagsanstalt, Essen 1994

Cernaj, Ingeborg: Umweltgifte – krank ohne Grund, MCS – Die Multiple Chemische Sensibilität
– eine neue Krankheit und ihre Ursachen, Südwest Verlag, München 1995
Es wäre gut, wenn alle Politiker dieses Buch gelesen hätten und ihre Wirtschafts-, Verkehrs- und
Umweltpolitik nach diesen schockierenden Tatsachen ausrichten. Ein informatives Buch!

Clark, Hulda Regehr: Heilverfahren aller Krebsarten – Vorbeugen und Heilen mit einfachen bio-
logischen Mitteln, Auszüge aus dem Werk: „The Cure for all Cancers" von Dr. Hulda Regehr
Clark, Copyright 1993 by Hulda R. Clark, Ph. D., N.D., herausgegeben von Gerhard Reich,
Bio-Service, Sigismundkorso 67, 13465 Berlin

Clark, Hulda Regehr: Heilung ist möglich, Droemersche Verlagsanstalt Th. Knaur Nachf.,
München 1997
In beiden Büchern von Hulda R. Clark geht es vor allem um Parasiten, die an der Entstehung
von verschiedenen Krankheiten, inklusive Krebs, mehr oder weniger beteiligt sein können. Alle
Parasiten haben jedoch immer eine oder mehrere Ursachen, wie man in Kapitel 17 nachlesen
kann. Es handelt sich bei ihnen daher, ebenso wie bei Darmpilzen oder einer chronischen
Übersäuerung des Körpers, um Begleiterscheinungen eines entgleisten Stoffwechsels. Aus diesem
Grund kann man mit der ausschließlichen (kurzfristigen) Beseitigung von Parasiten, ganz
gleich mit welcher Methode man dieses erreicht, nur in den seltensten Fällen eine dauerhafte
Heilung erzielen.

Clausnitzer, Ilse: Einführung in die Makrobiotik, Drei Eichen Verlag, München/CH-Engelberg
1957, Herbstausgabe 1975

Delarue, F. und S.: Impfungen – der unglaubliche Irrtum, Hirthammer Verlag, München 1990
Ein provokatives Buch, das die Schattenseiten der Impfungen aufdeckt. Für all jene, die sich
ernsthaft mit dem Thema Impfungen und Impffolgen auseinander setzen wollen.

Despopoulos, Agamemnon und Silbernagl, Stefan: dtv-Atlas der Physiologie, Gemeinschafts-
ausgabe: Georg Thieme Verlag und Deutscher Taschenbuch Verlag, Stuttgart/München
1979

Diamond, Harvey und Marilyn: Fit fürs Leben – Fit for Life, Goldmann Ratgeber, Waldthausen
Verlag, Ritterhude, Band 1 1986, Band 2 1989

Diamond, John: Der Körper lügt nicht, Institut für angewandte Kinesiologie Freiburg, Zasiusstraße
67, 79102 Freiburg im Breisgau, 10. Auflage 1994
Eine gute Einführung in die Kinesiologie für Laien und Therapeuten.

Elmadfa, Ibrahim u. a.: Die große GU Nährwerttabelle 1996/1997, Institut für Ernährungswis-
senschaft der Universitäten Wien und Gießen, Gräfe und Unzer Verlag, München 1995

Fassbender, Hans Georg: „Schlüssel zur Gelenkzerstörung entdeckt?" – Neues aus dem Zentrum
für Rheuma-Pathologie, Mainz, Artikel in der Zeitschrift „Mobil", Magazin der Deutschen
Rheuma-Liga, 3/1996, Rheinalle 69, 53173 Bonn

Fuchs, Norbert: Mit Nährstoffen heilen – Eine Einführung in die komplexe Orthomolekulare
Nährstoff-Therapie, Ralf Reglin Verlag, Köln 1999

Geigy, J. R.: Documenta Geigy – Wissenschaftliche Tabellen, J. R. Geigy A. G. Pharmazeutische
Abteilung 1960, CH-Basel, 6. Auflage 1962

Hamer, Geerd Ryke: Vermächtnis einer neuen Medizin, Band 1, Das ontogenetische System der
Tumoren mit Krebs, Leukämie, Psychosen, Epilepsie 1987, Amici di Dirk Verlagsgesellschaft,
Sülzburgstr. 29, Köln, 2. Auflage 1989

Hauschka, Rudolf: Substanzlehre – Zum Verständnis der Physik, der Chemie und therapeutischer Wirkungen der Stoffe, Vittorio Klostermann GmbH, Frankfurt a. Main 1950, 10. Auflage 1990

Hauswirth, Otto und Kracmar, Franz: Über die bioelektrische Natur der Nahrung, ein Beitrag zum Wirkungsmechanismus der Hayschen Trennkost in der Zeitschrift „Erfahrungsheilkunde" 1959, Heft 5, Seite 205 – 208, Karl F. Haug Verlag, Ulm (seit 1967 Heidelberg)

Heel, Heilmittelfirma: Therapie mit intermediären Katalysatoren, Biologische Heilmittel Heel GmbH, Baden-Baden

Helm, Beate: Die Heilkräfte der Kalifornischen Blütenessenzen, Aquamarin Verlag, Grafing, 1. Auflage 1990

Hertzka, Gottfried und Strehlow, Wighard: Küchengeheimnisse der Hildegard-Medizin – Ratschläge u. Erkenntnisse der heiligen Hildegard von Bingen über die Heilkräfte unserer Nahrungsmittel, Verlag Hermann Bauer, Freiburg im Breisgau 1984, 2. Auflage 1985
Ein Standardwerk für alle Hildegard-Freunde.

Hildegard von Bingen: Ursachen und Behandlung der Krankheiten – causae et curae, Karl F. Haug Verlag, Heidelberg 1955, 5. Auflage 1985

Hildegard von Bingen: Heilmittel – Erste vollständige und wortgetreue Übersetzung, bei der alle Handschriften berücksichtigt sind, herausgegeben durch die Basler Hildegard-Gesellschaft, CH-4010 Basel, Buch 2 und 3: Von den Pflanzen

Hobbythek, Hobbytip Nr. 72: Konservierung durch Trocknen. Trockenobst und Trockenblumen, Selbstbauanleitung für den Trockenschrank, WDR in 50610 Köln
Leider ist diese Broschüre nicht mehr erhältlich und die Selbstbauanleitung für den Trockenschrank ist auch bis heute in keinem anderen Hobbythekbuch abgedruckt *(siehe auch das Schlusswort)*.

Hornbostel, H., Kaufmann, W. und Siegenthaler, W: Innere Medizin in Praxis und Klinik, Band 3, Georg Thieme Verlag, Stuttgart 1973, 2. Auflage 1977

Kapfelsberger, Eva und Pollmer, Udo: Iß und stirb – Chemie in unserer Nahrung, Verlag Kiepenheuer & Witsch, Köln

Katalyse-Umweltgruppe Köln e. V.: Chemie in Lebensmitteln, Verlag Zweitausendeins, Frankfurt am Main 1981, 20. Auflage 1983

Kersten, Holger: Jesus lebte in Indien, Droemersche Verlagsanstalt Th. Knaur Nachf., München 1983/84

Koch, William Frederick: Das Überleben bei Krebs- und Viruskrankheiten – Das Schlüsselprinzip ihrer Heilbarkeit, Karl F. Haug Verlag, Heidelberg 1966, 2. Auflage 1981
Dieses Buch ist derzeit leider nicht mehr erhältlich *(geschrieben 2003)* und nur noch über Bibliotheken oder das Antiquariat zu beziehen.

Kollath, Werner: Die Ordnung unserer Nahrung, Karl F. Haug Verlag, Heidelberg 1977, 9. Auflage 1981

Kollath, Werner: Getreide und Mensch – eine Lebensgemeinschaft, Helfer-Verlag E. Schwabe, Bad Homburg vdH, 3. Auflage 1980

Kushi, Michio: Das Buch der Makrobiotik – Ein universeller Weg zu Gesundheit und Lebensfreude, Verlag Bruno Martin und Ost-West-Bund e. V., Frankfurt 1979

Kushi, Michio: Natürliche Heilung mit Makrobiotik, Verlag Bruno Martin und Ost-West-Bund e. V., Frankfurt 1981

Kushi, Michio: Kushi in Vaumarcus, ein Seminar über Makrobioik in Vaumarcus/Schweiz, Verlag Mahajiva Wolfgang Christalle, Holthausen/Münster 1984

Lad, Vasant: Das große Ayurweda-Heilbuch – die umfassende Einführung in das Ayurveda, Windpferd Verlagsgesellschaft mbH, Aitrang, Neubearbeitung 2003
  Ein verständlich und übersichtlich geschriebenes Buch, das einen leichten Einstieg in das ayurvedische Heilsystem ermöglicht.

Ludwig, Lotte: Fett und Ernährung – Nahrungsfette aus chemischer, physiologischer und diätischer Sicht unter besonderer Berücksichtigung von Margarine, Margarine-Institut für gesunde Ernährung, Hamburg 1968

Marn, Günther: Ein Weg – ein Ausweg? – Eine Makrobiotikerfahrung von Günther Marn, Verlag Ploetz & Außenhofer, Bienengasse 29, A-8020 Graz

Mayr, Franz X.: Darmträgheit – ihre radikale Behandlung, Verlag Neues Leben, A-4822 Bad Goisern/Oberösterreich, 6. Auflage 1977

Metz, H.: Gesundheitsforum – Beiträge zur gesunden Ernährung und Lebensführung, Ausgabe 39/96, Dr. Metz KG, Postfach 1446, D-65764 Kelkheim/Taunus

Mindell, Earl: Die Vitaminbibel, Wilhelm Heyne Verlag, München 1991

Moinuddin, Sheikh Hakim Abu Abdullah Ghulam: Die Heilkunst der Sufis – Grundsätze und Praktiken, Verlag Hermann Bauer, Freiburg im Breisgau 1984

Müller-Burzler, Henning: Das Handbuch für Allergiker, Windpferd Verlag, Aitrang 2002, 2. Auflage

Münzing-Ruef, Ingeborg: So heilt natürliche Nahrung, Wilhelm Heyne Verlag, München 1985

Nöcker, Rose-Marie: Gesundheit aus dem Zimmergarten – Die Entdeckung der 12 Tage Kräuter, Wilhelm Heyne Verlag, München 1984

Oberbeil, Klaus: Fit durch Vitamine, Südwest Verlag, München 1993, 9. Auflage 1995
  Ein interessant geschriebenes Buch, das sehr ausführlich die vielfältigen Wirkungen der Vitamine in unserem Körper beschreibt.

Ohsawa, Georges: Praktischer Leitfaden der Makrobiotischen Heilkunde des Fernen Ostens, ein Lehrgang über die Philosophie und die Medizin des Fernen Ostens, Jiro-Nakamura Ohsawa-Zentrale, Düsseldorf, Münsterstraße 255

Ohsawa, Georges: Das Wunder der Diätetik – Erfahrungen der fernöstlichen Medizin, Gesundheit durch Ernährung, Ohsawa-Zentrale, Düsseldorf, Münsterstaße 255

Ohsawa, Georges: Krebs und die fernöstliche Philosophie der Medizin, Ohsawa-Zentrale, Düsseldorf, Münsterstraße 255

Ohsawa, Georges und Aihara, Hermann: Makrobiotik: Eine Einladung zu Gesundheit und Glück, Verlag Mahajiva Wolfgang Christalle, Holthausen/Münster 1984

Olsen, Cynthia B.: Essiac – das geheimnisvolle Elixier, Windpferd Verlagsgesellschaft mbH, Aitrang, 1. Auflage 1997

Patzelt, Ljerka: Krebs ist kein Feind – Wie ich meine Lebensweise und Ernährung änderte – Die authentische Geschichte von Ljerka Patzelt, Verlag Ost-West Bund, Rehlingen 1986
  In dieser Autobiographie beschreibt die Autorin, wie die makrobiotische Ernährungsweise ihr geholfen hat, sich von Krebs zu heilen.

Pschyrembel, Willibald: Pschyrembel Klinisches Wörterbuch, Walter de Gruyter Verlag, Berlin – New York, 255. Auflage 1986

Rath, Matthias: Warum kennen Tiere keinen Herzinfakt – aber wir Menschen, MR Verlag, NL-7600 AK Almelo 1999

Rauch, Erich: Diagnostik nach F. X. Mayr, Karl F. Haug Verlag, Heidelberg 1977, 4. Auflage 1982

Rauch, Erich: Die Darmreinigung nach Dr. med. F. X. Mayr, Karl F. Haug Verlag, Heidelberg 1957, 12. – 35. Auflage 1967

Reckeweg, Hans-Heinrich: Schweinefleisch und Gesundheit, Aurelia-Verlag, Baden-Baden 1977

Reglin, Felicitas: Bausteine des Lebens, Aminosäuren in der Orthomolekularen Medizin, Ralf Reglin Verlag Köln, 2. Auflage 2003

„Reiko" Pharma Vertriebs GmbH, Bruno-Lauenroth-Weg 31, 22417 Hamburg, Tel.: 0049-(0)40-5200551, Fax: 0049-(0)40-5203310

Rein, Hermann und Schneider, Max: Physiologie des Menschen; Springer Verlag, Berlin-Göttingen-Heidelberg 1936, 11. Auflage 1955

Renzenbrink, Udo: Die sieben Getreide, Rudolf Geering Verlag, Goetheanum, Dornach/Schweiz 1981, 2. Auflage 1983
Ein empfehlenswertes Buch über die Geschichte, die botanischen Merkmale und die ernährungsphysiologischen Wirkungen der sieben Getreidearten Weizen/Dinkel, Reis, Gerste, Hirse, Roggen, Hafer und Mais auf den Menschen.

Rückert, Ulrich: Vitamine & Mineralstoffe – Die Baustoffe für Ihre Gesundheit, Ariston Verlag, CH-Genf 1985

Schmidt, Gerhard: Dynamische Ernährungslehre, Band 1 und 2, Proteus Verlag, St. Gallen, CH-9302 Kronbühl
Eine ausführliche Darstellung der anthroposophischen Ernährungslehre.

Schneider, Ernst: Nutze die Heilkraft der Nahrung, Saatkorn-Verlag Hamburg, 20. Auflage

Schneider, Ernst: Nutze die Heilkraft der Natur, Saatkorn-Verlag, Hamburg, 7. Auflage

Schnitzer, J. G., Schnitzer, Mechthilde: Schnitzer-Intensivkost Schnitzer-Normalkost, Schnitzer Verlag, St. Georgen im Schwarzwald, 9. Auflage

Scholz, Heinz: Magnesiummangel – Wenn Ihrem Körper ein wichtiger Mineralstoff fehlt, Trias Thieme Hippokrates Enke, Stuttgart 1988

Schwarz, Günther und Schwarz, Jörn: Das Jesus-Evangelium, Ukkam-Verlag, München 1993
Ein ursprügliches, unverfälschtes Evangelium, das viele Fehler im Neuen Testament aufdeckt und die Lehre Jesu teilweise in einem völlig neuen Licht erscheinen lässt. Im Unterschied zu allen anderen Übersetzungen wurden bei dieser Bearbeitung die ältesten griechischen und altsyrischen Grundtexte erst ins Aramäische, Jesu Muttersprache, zurückübersetzt und dann direkt ins Deutsche übertragen. Für jeden Wahrheitssucher wirklich empfehlenswert!

Seiler, Benjamin: Jede Krankheit hat zwei Phasen, Artikel in der Zeitschrift "ZeitenSchrift" – Ein Kompass in bewegten Zeiten, ZeitenSchrift Verlag, CH-9442 Berneck, Neugass 21, Ausgabe Nr. 12 Sept.96 – Nov.96

Simonis, Werner Christian: Korn und Brot, Verlag Freies Geistesleben, Stuttgart, 2. Auflage 1979
Ein ebenso interessantes Buch wie „Die sieben Getreide" von Udo Renzenbrink für all jene, die mehr über die Bedeutung des Getreides in der Ernährung des Menschen wissen wollen.

Steiner, Rudolf: Naturgrundlagen der Ernährung, Themen aus dem Gesamtwerk 6, Verlag Freies Geistesleben, Stuttgart 1981

Steiner, Rudolf: Gesundheit und Krankheit, Themen aus dem Gesamtwerk 10, Verlag Freies Geistesleben, Stuttgart 1983

Székely, Edmond Bordeaux: Das Friedensevangelium der Essener – Schriften der Essener, Buch 1, Neue Erde Verlag, Saarbrücken 2002

Székely, Edmond Bordeaux: Heliand – Evangelium des vollkommenen Lebens, Drei Eichen Verlag, München 1972, 8. Auflage 1986

Taylor, Renée: Die Gesundheits-Geheimnisse der Hunza – und ihre Kunst, ein langes und glückliches Leben zu führen, Hermann Bauer Verlag, Freiburg im Breisgau 1980, 2. Auflage 1982

Thakkur, Chandrashekhar G.: Ayurveda – die indische Heil- und Lebenskunst, Hermann Bauer Verlag, Freiburg im Breisgau 1987

Tompkins, Peter und Bird, Christopher: Das geheime Leben der Pflanzen – Pflanzen als Lebewesen mit Charakter und Seele und ihre Reaktionen in den physischen und emotionalen Beziehungen zum Menschen, Fischer Taschenbuch Verlag, Frankfurt am Main 1977, 119.–125. Tausend 1988

Ein Buch, das jeder Naturfreund und Pflanzenliebhaber gelesen haben sollte!

Tonia GmbH: Informationsbroschüre „Molekular-Therapie nach Prof. Dr. Dr. W. F. Koch" der Firma Tonia GmbH in 67551 Worms

Diese Firma existiert leider nicht mehr. Die Erkenntnisse und Medikamente von Prof. Koch werden jetzt von der Firma „Reiko" Pharma in Deutschland verbreitet und vertrieben (siehe „Reiko" Pharma).

Waerland, Are: Übersäuerung als Grundursache der Krankheiten, Humata Verlag Harold S. Blume, CH-3000 Bern/D-Pforzheim, 8. Auflage

Walb, Ludwig und Walb, Ilse: Die Haysche Trennkost nach Dr. Hay und Dr. Walb, Karl F. Haug Verlag, Heidelberg, 24. Auflage 1973

Walb, L., Heintze, Th. und Lehmann, P.: Original Haysche Trennkost, Karl F. Haug Verlag, Heidelberg, 44. Auflage 1996

Watzl, B. und Leitzmann, C.: Bioaktive Substanzen in Lebensmitteln, Hippokrates Verlag 1999

Wiedemann, Michael: Der Gesundheit auf der Spur – Die Mikronährstoffe der Orthomolekularmedizin, Ariston Verlag, Genf/München 1989

Zimmermann, Werner: Heilende Kost – Schon morgen gesünder, Drei Eichen Verlag, München/CH-Engelberg 1960, 6. Auflage 1979

Über den Autor

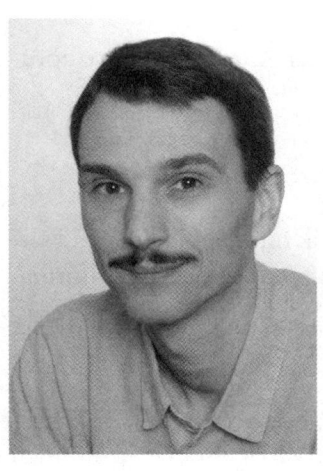

Henning Müller-Burzler, Jahrgang 1963, führt seit 1992 gemeinsam mit seiner Frau Jutta Burzler eine Naturheilpraxis. Er studierte Zahnmedizin, um sich dann jedoch ganz der Naturheilkunde zu widmen. Seit über 20 Jahren beschäftigt er sich intensiv mit dem Thema Ernährung. Neben seinen Ernährungsstudien erforscht er seit zirka 15 Jahren die Ursachen und Behandlungsmöglichkeiten von Krankheiten und entwickelte einige wirksame Therapien. Zu den Schwerpunkten der gemeinsamen Tätigkeit als Heilpraktiker gehören ernährungsbedingte Störungen sowie die Behandlung von akuten und chronischen Krankheiten, insbesondere von Allergien und Erkrankungen des Verdauungstraktes.

Seine Freizeit verbringt der Vater von zwei Söhnen mit seiner Familie oder er widmet sich geistig-spirituellen Themen.

2000 erschien von Henning Müller-Burzler „Das Handbuch für Allergiker" im Windpferd Verlag.

Sind Sie am **Seminar- und/oder Ausbildungsprogramm** von Henning Müller-Burzler interessiert, wenden Sie sich bitte mit einem an Sie adressierten und ausreichend frankierten Rückumschlag an den Leserservice des Windpferd Verlages *(siehe Seite 548)*, an den Autor selbst oder rufen Sie es auf der Homepage des Autors oder Windpferd Verlages im Internet ab.

Leserservice

Informationen zu diesem Buch können Sie unter folgender Internet-Adresse abrufen:

www.windpferd.de

Auf der Startseite unserer Homepage finden Sie eine Rubrik mit dem Namen „Leserservice". Diese führt zu einer Liste mit allen Büchern, zu denen wir Service-Informationen anbieten. Klicken Sie beim gewünschten Buchtitel bitte auf „PDF".

Anschrift des Autors:
Die Praxisadresse mit Telefonnummer finden Sie auf den Internetseiten beziehungsweise erfahren Sie durch den Leserservice des Windpferd Verlages oder Sie können sie unter folgender Telefonnummer vom Band abhören: 0049-(0)8041-780098.

Internet-Adressen:
http://www.mueller-burzler.de
http://www.windpferd.de

Auf der Homepage des Autors finden Sie unter anderem weitere Informationen zu den Themen Allergien, Hyperaktivität, Chronisches Müdigkeits-Syndrom (CFS), gesunde Ernährung und Darmsanierung.

Stichwortverzeichnis

Allergien sind heilbar – Praktische Anleitungen zur erfolgreichen Behandlung von allergischen Erkrankungen

Dieser umfassende Ratgeber gibt viele praktische Tipps und Empfehlungen, mit denen Allergien und die damit verbundenen Erkrankungen erfolgreich und nachhaltig geheilt werden können.

Da die meisten Allergien umweltbedingte Ursachen haben, ist eine dauerhafte Heilung nur dann möglich, wenn der Körper von den Umweltgiften befreit und das Immunsystem gestärkt wird.

Neben einem 10-Punkte-Ernährungsprogramm für Allergiker und vielen naturheilkundlichen Therapieratschlägen wird in diesem Buch erstmalig die von Henning Müller-Burzler, Heilpraktiker und Allergiespezialist, entwickelte Vitamin-Entgiftung vorgestellt. Dabei handelt es sich um eine Kombination von fünf natürlichen Vitaminen, die den ganzen Körper von allen Umweltgiften, chemischen Medikamenten, Schwermetallen und Stoffwechselschlacken entgiften kann.

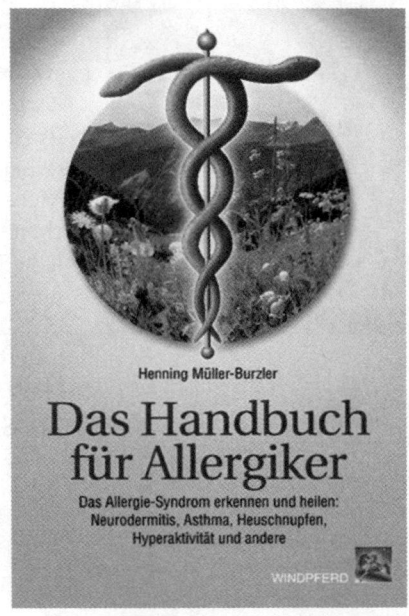

192 Seiten Paperback
€ 9,90, € 10,20 (A), SFr 18,10
ISBN 3-89385-335-9

Zu den häufigsten allergischen Reaktionen, die mit dieser Methode geheilt werden können, gehören folgende Krankheiten und Symptome:
*   Neurodermitis, Nesselsucht, Kontaktallergien
*   Asthma, Heuschnupfen, allergische Bindehautreizungen
*   allergischer Husten und Schnupfen, Pseudokrupp
*   Halsschmerzen, Rachenverschleimung, Heiserkeit
*   allergische Hyperaktivität
*   allergische Magen-Darm-Erkrankungen
*   allergische Blasenbeschwerden
*   allergische Vaginalbeschwerden
*   Ohrensausen, Schwindel, Schwerhörigkeit
*   allergische Muskel- und Nervenerkrankungen
*   Gereiztheit, Unkonzentriertheit, Depressionen
*   Nervosität, Schlaflosigkeit
*   Erschöpfung, chronische Müdigkeit u. a.

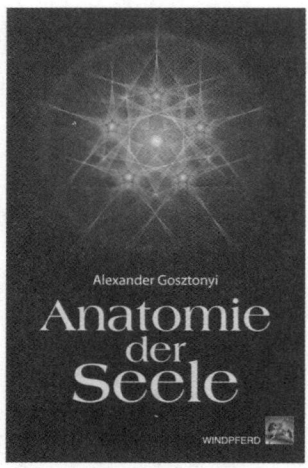

Alexander Gosztonyi

Anatomie der Seele

Jeder Mensch, der innerlich erwacht, wird eines Tages den Wunsch haben, bewusst zu leben. Er wird wissen wollen, was Sinn und Ziel seines Lebens sind, und fragen, wie er den Sinn seines Lebens erfüllen und seinem Ziel näher kommen kann.

Es ist seine Seele, die um den Sinn weiß und ihn zu seinem Ziel führt. Sie ist wissend und zur Führung des Menschen fähig, weil sie ein Funke aus Gott: ein Teilchen von Gottes Seele ist.

Jede Seele ist ein „Gedanke" Gottes. Der Sinn der menschlichen Existenz besteht darin, einen bestimmten „Gedanken" Gottes in der irdischen Welt: im Laufe der inneren Entwicklung zu verwirklichen.

Hardcover mit Schutzumschlag

716 Seiten · ISBN 3-89385-401-0 · www.windpferd.de

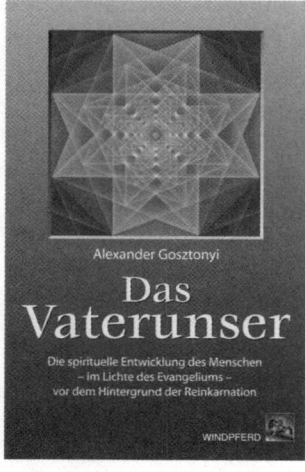

Alexander Gosztonyi

Das Vaterunser

Die spirituelle Entwicklung des Menschen vor dem Hintergrund der Reinkarnation

Dieses Buch vermittelt uns: Gott ist anders. Er stellt den Menschen nicht auf die Probe, er straft nicht, er zwingt nicht, er fordert nicht, was der Mensch nicht leisten könnte. Er liebt.

Gott umfasst alles, was es gibt, und er umfasst alles mit Liebe. Darum ist alles sinnvoll.

Der Mensch ist anders. Er ist ein Wesen, das bereits eine sehr lange Vergangenheit hinter sich hat, und er ist ein Wesen, das eine sehr lange Zukunft vor sich hat. Er ist heute das, was er war, und er ist heute schon das, was er sein wird.

Der Mensch entwickelt sich und er wird vollkommen werden. Darum ist alles sinnvoll, was vorhanden ist. Alles ist sinnvoll, was geschieht. Denn alles führt zu Gott.

Hardcover mit Schutzumschlag

406 Seiten · ISBN 3-89385-402-9 www.windpferd.de

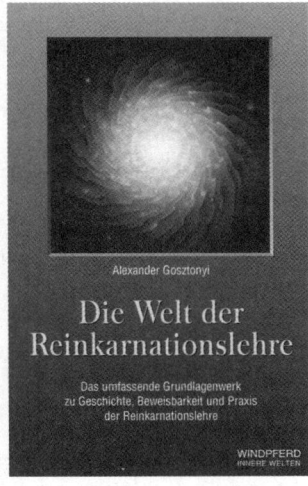

Alexander Gosztonyi

Die Welt der Reinkarnationslehre

Das umfassende Grundlagenwerk zur Geschichte, Beweisbarkeit und Praxis der Reinkarnationslehre sowie ihre Bedeutung für Psychologie und das Weltbild des Christentums

Es wird eingehend gezeigt, dass wiederholte Erdenleben, die Reinkarnationen, keine bloße Vorstellung oder eine Hypothese ist. Ihre Kenntnis beruht vielmehr auf konkreter Erfahrung, die für alle Menschen offensteht. Der Autor, der seit vier Jahrzehnten als Rückführungstherapeut tätig ist, erörtert darin alle wichtigen Fragen, die sich im Zusammenhang mit Reinkarnation stellen, und gibt einen historischen Überblick über die verschiedenen Reinkarnationslehren. Das Buch gibt zudem allen, die sich Gedanken über den Sinn des Lebens machen, grundlegende Hinweise dafür, wie sie es als einen groß angelegten inneren Entwicklungsprozess verstehen können.

352 Seiten · ISBN 3-89385-319-7 · www.windpferd.de

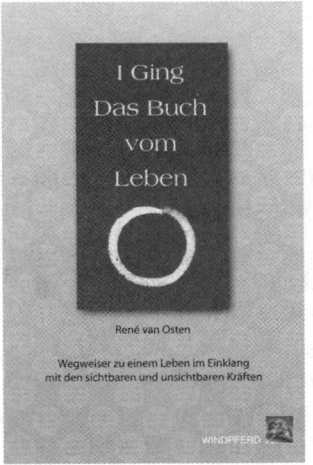

René van Osten

I Ging – Das Buch vom Leben

Wegweiser zu einem Leben in Einklang mit den sichtbaren und unsichtbaren Kräften

Das I Ging kann für sich beanspruchen, in seiner Kraft und Weisheit ebenso bemerkenswert zu sein, wie beispielsweise das Tao Te King.

In diesem Buch werden die Türen zum Verständnis der 64 Hexagramme geöffnet. Das Kernstück bilden die Texte und Kommentare zu den Hexagrammen. Der von René van Osten gewählte Stil folgt der Tradition tiefer Weisheit und baut zugleich sprachliche Brücken zum 21sten Jahrhundert. Die dem I Ging innewohnende Welt- und Weitsicht ist von unermesslicher Tiefe. René van Osten reicht mit diesem Buch all jenen, die den Sprung in höhere Erkenntnisebenen wagen wollen, eine hilfreiche Hand.

René van Osten gehört zu den wenigen Menschen, die heute die „Hohe Schule des I Ging" lehren.

540 Seiten · ISBN 3-89385-336-7 · www.windpferd.de

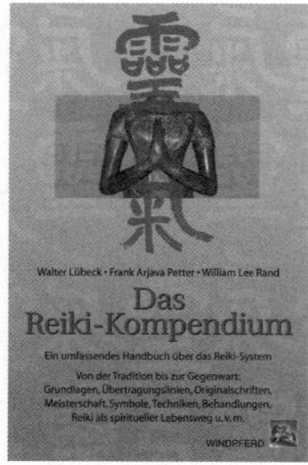

Walter Lübeck · Frank Arjava Petter · William Lee Rand

Das Reiki-Kompendium

Von der Tradition bis zur Gegenwart – Dr. Mikao Usui, Chujiro Hayashi, Grundlagen, Übertragungslinien, Originalschriften, Meisterschaft, Symbole, Behandlungen, Reiki als spiritueller Lebensweg u. v. m.

Ein Lehrbuch, das konzentriert und umfassend über sämtliche bedeutungsvollen Aspekte des Reiki berichtet, neueste Erkenntnisse und Entwicklungen ebenso mit einbezieht wie traditionelles Wissen – das alles findet sich in diesem Kompendium. Angefangen mit Definitionen über Reiki-Vereinigungen, -Traditionen, -Vertreter wie Usui, Hayashi, Takata u.v.a., Lehrmethoden, Anwendungstechniken und Symbole wie das Reiki-Kanji, reichen die Themen bis hin zu neuesten Wiederentdeckungen japanischer Heiltechniken. Über 150 Fotos bislang unveröffentlichter Heiltechniken runden dieses umfassende Reiki-Lehrbuch ab.

304 Seiten · ISBN 3-89385-340-5 · www.windpferd.de

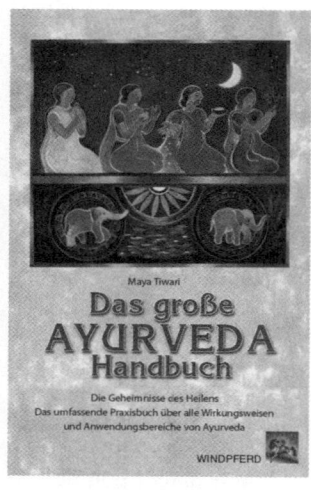

Maya Tiwari

Das große Ayurveda Handbuch

Das umfassende Praxisbuch über alle Wirkungsweisen und Anwendungsbereiche von Ayurveda

Mit 528 Seiten eines der umfassendsten Praxisbücher der ayurvedischen Naturmedizin. Das Wissen um die Kunst des Heilens ist in der spirituellen Weisheit des Ayurveda tief verwurzelt. Maya Tiwari hat Ayurveda jahrzehntelang studiert und praktiziert. In ihrem großen Handbuch erfahren wir alles über die ursprüngliche Kraft menschlicher Heilung. Sie führt uns in die uralten Geheimnisse spiritueller Praktiken, Therapien und Heilmittel, Ernährungssysteme und natürlicher Körperrhythmen ein, die – richtig angewandt – die notwendigen Erkenntnisprozesse für eine tiefgehende Heilung wachrufen. Dieses Buch ist in seiner Art die wohl umfassendste Darstellung der ursprünglichen Reinigungs- und Verjüngungstherapien, Pancha Karma.

528 Seiten · ISBN 3-89385-370-7 · www.windpferd.de